临床神经内科学

褚　旭等◎编著

吉林科学技术出版社

图书在版编目（CIP）数据

临床神经内科学 / 褚旭等编著. -- 长春：吉林科
学技术出版社，2017.6
ISBN 978-7-5578-2712-0

Ⅰ. ①临… Ⅱ. ①褚… Ⅲ. ①神经系统疾病—诊疗
Ⅳ. ①R741
中国版本图书馆CIP数据核字(2017)第161812号

临床神经内科学
LINCHUANG SHENJING NEIKE XUE

编　　著　褚　旭等
出 版 人　李　梁
责任编辑　刘建民　韩志刚
封面设计　长春创意广告图文制作有限责任公司
制　　版　长春创意广告图文制作有限责任公司
开　　本　889mm×1194mm　1/16
字　　数　540千字
印　　张　30
印　　数　1—1000册
版　　次　2017年6月第1版
印　　次　2018年3月第1版第2次印刷

出　　版　吉林科学技术出版社
发　　行　吉林科学技术出版社
地　　址　长春市人民大街4646号
邮　　编　130021
发行部电话/传真　0431-85635177　85651759　85651628
　　　　　　　　　　　　85652585　85635176
储运部电话　0431-86059116
编辑部电话　0431-86037565
网　　址　www.jlstp.net
印　　刷　永清县晔盛亚胶印有限公司

书　　号　ISBN 978-7-5578-2712-0
定　　价　98.00元

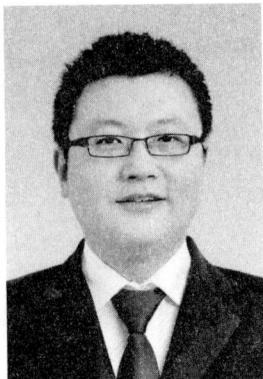

◎ 褚　旭

男，硕士研究生，从事神经内科工作十余年，山东省老年医学会癫痫委员会委员，山东省疼痛研究会癫痫委员会委员。参加工作以来一直在济宁医学院附属医院神经内科临床第一线从事医疗、教学工作，能够熟练诊治神经内科常见病，如脑梗死、脑出血、蛛网膜下腔出血、中枢神经系统感染等，对癫痫及睡眠障碍的规范诊疗有着独到的经验，在神经内科少见、疑难病的诊治方面积累了一定的经验。参与国家自然科学基金、山东省级课题数项，主持市级课题一项，发表论文十余篇。

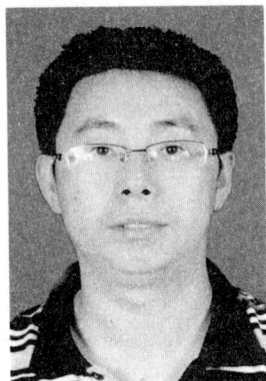

◎ 王　磊

男，主治医师。生于1983年3月，于2001年9月至2006年7月就读于济宁医学院临床学院；2006年10月至今工作于东营市第二人民医院神经内科。现任神经介入学科带头人。

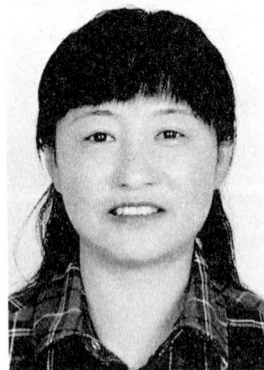

◎ 马乃华

女，汉族，1968年2月出生，现就职于山东省淄博市第四人民医院，任内科副主任，神经内科副主任，副主任医师，山东中医药大学兼职副教授，优秀带教老师，中华医学会淄博医学分会神经病学专业委员会委员，曾被山东省卫生厅评为"全省对口支援北川灾后恢复重建医疗卫生工作先进个人"并给予嘉奖。曾在上海第二军医大学进修神经内科。在近三十年的从医生涯中，积累了丰富的临床经验，对内科常见病、多发病的诊治及急危重症的救治有颇高的成功率，尤其擅长神经内科疑难病症的诊断、心脑血管病的诊治、预防和危险因素的控制。在国家核心期刊杂志发表论文二十余篇，出版著作一部，获得国家发明专利一项、国家实用新型专科两项。

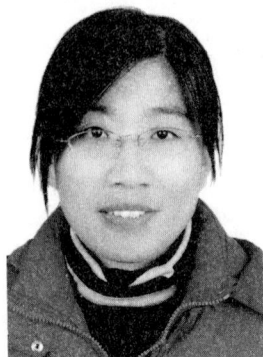

◎ 王小丽

女，1982年1月出生，2006年7月毕业于济宁医学院临床医学专业，毕业后就职于山东省乐陵市中医院，一直从事神经内科专业工作，现任内科副主任，主治医师，并兼任德州市中西医结合学会第一届神经内科专业委员会委员、德州市医师协会首届神经内科医师分会委员，德州市中医药学会脑病专业委员会委员。工作期间发表论文数篇。

　　神经内科学是研究中枢神经系统、周围神经系统及骨骼肌疾病的病因、病理、发病机制、临床表现、诊断和治疗、康复及预防等问题的一门临床医学,又称临床神经病学。近年来神经系统疾病,特别是脑血管病的发病率、致残率、死亡率均有逐年增高且有年轻化趋势,科学家们围绕神经系统疾病,开展了全新的研究,新知识、新理论、新技术的应用解决了一些亟待澄清的和关键性的问题。

　　《临床神经内科学》一书从临床工作的实际出发,力求用最简洁的方式介绍神经内科常见疾病的诊断、鉴别诊断和治疗方案,同时向读者展示疾病的最新进展。内容涵盖了神经内科病史采集、体格检查、各种辅助检查、诊断思路、治疗方法,以及临床常见病、多发病的具体临床诊断与治疗措施。本书基本反映了这一领域中最新的进展,并汇集了我们宝贵的临床经验,表达深入浅出、描述严谨流畅、图文并茂。本书是神经内科医生一本很好的高级参考书,其他相关学科的医生也可以从中汲取有用的营养。

　　本书内容较多、时间仓促,书中难免存在疏漏、错误和不足之处,殷切希望广大同仁批评指正。

《临床神经内科学》编委会

2017 年 4 月

第一章 神经内科病史采集

神经系统疾病的诊断是根据病史资料和检查结果进行综合分析而做出的。因此,完整与确切的病史是诊断疾病的重要依据。从病史资料中可获得关于损害部位和病变性质的初步印象。有些典型的疾病,如原发性癫痫、偏头痛、周期性瘫痪等,在间歇期中常查不到阳性体征,须根据病史做出诊断。神经系统疾病病史的采集方法基本上与一般内科疾病相同,亦包括现病史、过去史和家族史。

一、现病史

现病史是病史中最重要的部分,包括主诉和每个症状发生的时间、方式、性质,有无明显的致病或诱发因素;症状的进行、发展情况;曾经治疗的经过、效果,以及病程中有无缓解和复发等。一般而论,急骤起病的病因常为血液循环障碍、急性炎症、外伤等,而起病缓慢的病因则多为肿瘤、变性及发育异常性疾病。询问病史时应尽可能避免带有暗示性提问,对于患者所说的每一个症状都要详细了解其真正的含义。如患者所诉的"发麻"可能是代表皮肤感觉的减退、缺失或异常,亦可能是指肢体运动不灵或肌肉营养障碍所引起的感觉,这就应进一步了解患者所表达的症状是指医学上的哪些功能障碍。又如患者诉说"头晕",患者的理解可能是指头重脚轻的感觉,也可能是指眼花缭乱、视物模糊或思维糊里糊涂的意思,也可能是指自身或周围物体的旋转、摇晃的感觉,应进一步询问患者的体验,而得出正确的理解。

应详细地询问症状发生的先后次序,尤其应了解其最早出现的症状,有助于病变的定位。如患者诉说头痛、呕吐,经探询病史,已有一侧听力减退多年,并逐渐发生同侧面部麻木、眩晕、步行不稳,最近数月才出现头痛、呕吐,则该患者的病变可能位于一侧的脑桥小脑角。

常见症状的病史询问应注意以下几点。

(一)头痛

应询问头痛的部位(整个头部还是局限于某个部位)、性质(胀痛、跳痛、撕裂痛、箍紧痛、钻痛、割锯痛或隐痛)、时间(早晨、午后、晚间)、规律(持续性、发作性)、程度、伴发症状(恶心、呕吐、视力减退、眩晕、闪光、畏光、复视、瘫痪、昏迷等),引起头痛的可能原因及加剧、减轻头痛的因素等。

(二)疼痛

应询问疼痛的部位、发作时间、频度、性质和散布情况,引起发作或加剧的原因,对各种治疗的效果。

(三)麻木

应询问麻木的性质(感觉减退、缺失、过敏或异常、热感、冷感、重感、触电感、针刺感等)、分布、传播、发展过程。

(四)惊厥

应询问起病年龄、发作情况(全身性、局限性),有无先兆,发作时间、频度,发作时意识,诱发因素(睡眠、饮食、情绪、疲劳、经期、精神受刺激),伴发症状(尖叫一声、发绀、舌唇咬破、口吐血沫、大小便失禁、跌倒受伤等),病程经过(病前有无头颅外伤、发热惊厥、脑炎、脑炎史、寄生虫病、曾否服用过抗痫药),家族史等。

(五)瘫痪

应询问瘫痪部位、起病缓急、肌张力改变、肌肉萎缩情况和伴发症状(麻木、疼痛、失语、排尿障碍、不自主运动等)。

（六）视力障碍

视物不清的诉说可能是视力减退，也可能是视野缺损、屈光不正以及眼肌瘫痪而致的复视、眼球震颤。视力减退可以是眼部疾患，也可以是神经系统疾患所致，均需进一步了解复视出现的方向，实像与虚像的位置关系和两者的距离，以及了解曾否发生单眼复视。

二、既往史

既往史对病因及鉴别诊断也具有重要意义。应询问其生长和发育情况、个人嗜好、有无冶游史，以及有无地方病史和疫水接触史。过去史的询问中特别注意既往传染病史以及有无恶性疾病史，因很多传染病可引起神经系统并发症，如麻疹、水痘、天花、腮腺炎和猩红热后可继发急性播散性脑脊髓炎；钩端螺旋体病可引起脑血管疾病（脑动脉炎）；心脏病（瓣膜病、心房颤动等）可引起脑栓塞；糖尿病可引起多发性末梢神经炎或糖尿病性脊髓病；癌症可引起各种神经系统并发症或肌病。

三、家族史

一些神经系统疾病与遗传有关，如进行性肌营养不良症、慢性进行性舞蹈症（Huntington）、遗传性共济失调等往往有明显的家族史。应询问直系及其他亲属中有无类似疾病，以及有无近亲婚配情况。病史记录应详尽而不繁琐，系统、有序、有重点。对于昏迷婴儿以及有精神失常的患者，应尽可能从其家属亲友或同事处获得较可靠的病史资料。

（付　燕）

第二章 神经内科体格检查

第一节 神经系统检查

神经系统检查应包括七部分:高级神经活动、脑神经、运动系统、感觉系统、反射系统、脑膜刺激征及自主神经系统功能等。应与全身体格检查同时进行。一般情况下,必须自上而下,即头部、颈、胸腹、四肢的顺序,如果患者病情严重、昏迷状态,特别是危重患者,抓紧时间重点进行必要的检查、立即抢救,待脱离危险后再作补充。

一、高级神经活动检查

高级神经功能十分复杂,其障碍涉及范围甚广,包括神经病、精神病及神经心理学等。临床检查主要是意识、语言、精神状态等。

(1)意识状态:有醒觉水平和意识内容改变,出现各种类型的意识障碍。

(2)语言障碍:由于脑受损部位的不同,主要表现多种类型的失语症。

(3)精神异常:出现复杂多样的精神症状,同神经科有关的主要是智能改变。

二、脑神经检查

(一)嗅神经

一般先询问患者有无主观嗅觉障碍,观察鼻腔是否通畅,然后嘱患者闭目,闭塞其一侧鼻孔,将装有香水、松节油、薄荷水等挥发性气味、但无刺激性液体的小瓶,或牙膏、香皂、樟脑等,置于患者另一侧鼻孔下,嘱其说出闻到的气味或物品的名称。然后再按同样方法检查对侧。结果有正常、减退、消失。嗅觉正常时可正确区分各种测试物品的气味,否则为嗅觉丧失,又可分为单侧或双侧嗅觉丧失。嗅觉丧失常由鼻腔病变引起,如感冒、鼻炎等,多是双侧性。在无鼻腔疾病的情况下,单侧嗅觉减退或缺失更有临床意义,多为嗅球或嗅丝损害,可见于前颅凹骨折、嗅沟脑膜瘤等。嗅觉减退尚可见于老年人帕金森病患者。在颞叶海马回遭受病变刺激时则可出现幻嗅。嗅觉过敏多见于癔症。

(二)视神经

1.视力

代表被测眼中心视敏度,检查时应两眼分别测试远视力和近视力。

(1)远视力检查:一般采用国际标准视力表,受试者眼距视标 5 m。常用分数表示视力,分子为被检眼与视力表的距离,分母为正常人能看某视标的距离,如5/10是受试者在 5 m 能看清正常人于 10 m 能看清的视标。

(2)近视力检查:通常用标准近视力表,被检眼距视标 30 cm。嘱受试者自上而下逐行认读视标,直到不能分辨的一行为止,前一行标明的视力即受试者的实际视力。正常视力在 1.0 以上,小于 1.0 即为视力减退。如果视力明显减退以至不能分辨视力表上符号,可嘱其在一定距离内辨认检查者的手指(指数、手动),测定结果记录为几米指数或几米手动。视力减退更严重时,可用手电筒照射检查,了解患者有无光感,完全失明时光感也消失。因此,按患者视力情况可记录为正常、减退(具体记录视力表测定结果)、指数、手动、光感和完全失明。应该注意,视器包括角膜、房水、晶状体以及玻璃体等各个部位的病变均可导致视力的丧失或减退。

2.视野

视野是眼球保持居中位注视前方所能看到的空间范围。正常单眼视野范围大约是颞侧 90°,下方 70°,鼻侧和上方各 60°。检查方法有两种。

(1)手试法:通常多采用此法粗测视野是否存在缺损。患者背光与检查者相隔约 60 cm 相对而坐,双方各遮住相对一侧眼睛(即一方遮右眼、另一方遮左眼),另一眼互相注视,检查者持棉签在两人等距间分别由颞上、颞下、鼻上、鼻下从外周向中央移动,嘱患者一看到棉签即说出。以检查者的视野范围作为正常与患者比较,判断患者是否存在视野缺损。如果发现患者存在视野缺损,应进一步采用视野计测定。

(2)视野计测定法:常用弓型视野计,可精确测定患者视野。将视野计的凹面向着光源,患者背光坐在视野计的前面,将颏置于颏架上,单眼注视视野计中心白色固定点,另一眼盖以眼罩。通常先用 3~5 mm 直径白色视标,沿金属板的内面在各不同子午线上由中心注视点向外移动,直到看不见视标为止,或由外侧向中心移动直至见到视标为止,将结果记录在视野表上。按此法每转动视野计 30°检查一次,最后把视野表上所记录的各点结果连接起来,成为该视野的范围。由于不同疾病的患者对各颜色的敏感度不同,因此除用白色视标检查,必要时,还可选用蓝色和黄色(视网膜病),红色和绿色(视神经疾病)视标,逐次检查。

3.眼底

通常在不散瞳的情况下,用直接检眼镜检查,可以看到放大约 16 倍的眼底正像。选择光线较暗处请患者背光而坐或仰卧床上,注视正前方,在患者右方,右手持检眼镜,用右眼观察患者右眼底,然后在患者左方,以左手持检眼镜,用左眼观察眼底。发现眼底病理改变的位置可以用钟表的钟点方位表示,或以上、下、鼻上、鼻下、颞上和颞下来标明,病灶大小和间隔距离用视乳头直径作单位来测量(1D=1.5 mm)。

(1)视乳头:注意观察形态、大小、色泽、隆起和边缘情况。正常视乳头呈圆形或椭圆形,直径约为 1.5 mm,边缘整齐,浅红色。中央部分色泽较浅,呈凹状,为生理凹陷。正常视乳头旁有时可看到色素环(或呈半月形围绕)。如果视乳头有水肿或病理凹陷时,可根据看清两目标的焦点不同(即看清视乳头最顶点小血管和看清视乳头周围部分小血管需要转动的检眼镜转盘上屈光度的差数)来测量隆起或凹陷的程度,一般以屈光度来表示,每相差 3 个屈光度相当于 1 mm。

(2)黄斑:在视乳头颞侧,相距视乳头 3 mm 处稍偏下方,直径约 1.5 mm。正常黄斑较眼底其他部分色泽较深,周围有一闪光晕轮,中央有一明亮反光点,称为中央凹反光。

(3)视网膜:正常视网膜呈粉红色,明暗有所不同,也可呈豹纹状。注意有无渗出物、出血、色素沉着及剥离等。

(4)视网膜血管:包括视网膜中央动脉和静脉,各分为鼻上、鼻下、颞上和颞下四支。正常血管走行呈自然弯曲,动脉与静脉的管径之比约为 2∶3。观察有否动脉狭窄、静脉淤血、动静脉交叉压迹。

(三)动眼、滑车和外展神经

动眼、滑车和外展神经共同管理眼球运动,故同时检查。

1.眼裂和眼睑

正常成人的上睑缘覆盖角膜上部 1~2 mm。患者双眼平视前方,观察两侧眼裂是否对称,有无增宽或变窄,上睑有无下垂。

2.眼球

(1)眼球位置:在直视情况下,眼球有无突出或内陷、斜视或同向偏斜。

(2)眼球运动:嘱患者向各个方向转动眼球,然后在不转动头部的情况下注视置于患者眼前 30 cm 处的检查者食指,向左、右、上、下、右上、右下、左上、左下等八个方向移动。最后检查辐辏运动。分别观察两侧眼球向各个方向活动的幅度,正常眼球外展时角膜外缘到达外眦角,内收时瞳孔内缘抵上下泪点连线,上视时瞳孔上缘至上睑缘,下注视时瞳孔下缘达下睑缘。有无向某一方向运动障碍,如果不能移动到位,应记录角膜缘(或瞳孔缘)与内、外眦角(或睑缘)的距离。注意两侧眼球向各个方位注视时是否同步协调，有无复视。若有复视，应记录复视的方位、实像与虚像的位置关系。检查过程中应观察是否存在眼球震颤，即眼球不自主、有节律的往复快速移动，按其移动方向可分为水平性、垂直性、斜向性、旋转性和混合性，根据移动形式可分为摆动性(往复速度相同)、冲动性(往复速度不同)和不规则性(方向、速度和幅度均不恒定)。如果观察到眼球震颤，应详细记录其方向和形式。

3.瞳孔

(1)瞳孔大小及形状：普通室内光线下，正常瞳孔为圆形、边缘整齐，直径为 3～4 mm，儿童稍大，老年人稍小，两侧等大。小于 2 mm 为瞳孔缩小，大于 5 mm 为瞳孔扩大。

(2)对光反射：用电筒从侧面分别照射双眼，即刻见到瞳孔缩小为光反射正常。照射侧瞳孔缩小为直接对光反射，对侧瞳孔同时缩小为间接对光反射。

(3)调节和辐辏反射：注视正前方约 30 cm 处检查者的食指，然后迅速移动食指至患者鼻根部，正常时可见双瞳缩小(调节反射)和双眼内聚(辐辏反射)。

(四)三叉神经

1.感觉功能

用针、棉絮和盛冷、热水的玻璃试管测试面部皮肤的痛觉、触觉和温度觉，注意两侧对比，评价有无感觉过敏、感觉减退或消失，并划出感觉障碍的分布区域，判断是三叉神经周围支区域的感觉障碍还是核性感觉障碍。尚有用棉签轻触口腔黏膜(颊、腭、舌前 2/3)检查一般感觉。

2.运动功能

观察两侧颞部和颌部的肌肉有无萎缩，嘱患者做咀嚼动作，以双手指同时触摸颞肌或咬肌，体会其收缩力量的强弱并左右比较。其后患者张口，以上下门齿的中缝线为标准，观察下颌有无偏斜。若存在偏斜，应以下门齿位移多少(半个或 1、2 个齿位)标示。一侧三叉神经运动支病变时，病侧咀嚼肌的肌力减弱，张口下颌偏向患侧，病程较长时可能出现肌肉萎缩。

3.反射

(1)角膜反射：双眼向一侧注视，检查者以捻成细束的棉絮由侧方轻触其注视方向对侧的角膜，避免触及睫毛、巩膜。正常反应为双侧的瞬目动作，触及角膜侧为直接角膜反射，未触及侧为间接角膜反射。角膜反射通过三叉神经眼支的传入，中枢在脑桥，经面神经传出，反射径路任何部位病变均可使角膜反射减弱或消失。

(2)下颌反射：患者微张口，检查者将拇指置于患者下颏正中，用叩诊锤叩击拇指背。下颌反射的传入和传出均经三叉神经的下颌支，中枢在脑桥。正常反射动作不明显，阳性反应为双侧颞肌和咬肌的收缩，使张开的口闭合，见于双侧皮质脑干束病变。

(五)面神经

1.运动功能

观察两侧额纹、眼裂和鼻唇沟是否对称，有无一侧口角低垂或歪斜。皱眉、闭眼、示齿、鼓腮、吹哨等动作，能否正常完成及左右是否对称。一侧面神经周围性(核或核下性)损害时，病灶侧所有面部表情肌瘫痪，表现为额纹消失或变浅、皱额抬眉不能、闭眼无力或不全、鼻唇沟消失或变浅，不能鼓腮和吹哨，示齿时口角歪向健侧。中枢性(皮质脑干束)损害时仅表现病灶对侧眼裂以下面肌瘫痪。检查时应特别注意鉴别。

2.味觉

准备糖、盐、奎宁和醋酸溶液，嘱患者伸舌，检查者用棉签依次蘸取上述溶液涂在舌前部的一侧，为了防止溶液流到对侧或舌后部，患者辨味时舌部不能活动，仅用手指出预先写在纸上的甜、咸、酸、苦四字之一。每测试一种溶液后用清水漱口。舌两侧分别检查并比较。一侧面神经损害时同侧舌前 2/3 味觉丧失。

（六）前庭蜗神经

1.耳蜗神经

两耳听力分别检查。

(1)粗测法：棉球塞住一耳,用语音、机械表音或音叉振动音测试另一侧耳听力,由远及近至能够听到声音为止,记录其距离。再用同法测试对侧耳听力。双耳对比,并与检查者比较。如果发现听力障碍,应进一步行电测听检查。

(2)音叉试验：常用 C_{128} 或 C_{256} 的音叉检测。①Rinne 试验：将振动的音叉柄置于耳后乳突上(骨导),至听不到声音后再将音叉移至同侧外耳道口(与其垂直)约 1 cm(气导)。正常情况下,气导时间比骨导时间(气导＞骨导)长 1～2 倍,称为 Rinne 试验阳性。传导性耳聋时,骨导＞气导,称为 Rinne 试验阴性;感音性耳聋时,虽然气导＞骨导,但气导和骨导时间均缩短。②Weber 试验：将振动的音叉柄放在前额眉心或颅顶正中。正常时两耳感受到的声音相同。传导性耳聋时患侧较响,称为 Weber 试验阳性;感音性耳聋时健侧较响,称为 Weber 试验阴性。③Schwabach 试验：比较患者和检查者骨导音响持续的时间。传导性耳聋时间延长,感音性耳聋时间缩短。

音叉试验可鉴别传导性耳聋(外耳或中耳病变)和感音性耳聋(内耳或耳蜗神经病变)(表 2-1)。

表 2-1 音叉试验结果的意义

试验	正常	神经性耳聋	传导性耳聋	混合型耳聋
Rinne	＋	短＋	－	短＋或短－
Weber	居中	偏向健侧	偏向患侧	
schwabach	同正常人	缩短	延长	缩短

注：＋阳性,－阴性。

2.前庭神经

为前庭系统的周围部分,其感受器位于半规管壶腹嵴、椭圆囊及球囊的囊斑,功能较复杂,涉及躯体平衡、眼球运动、肌张力维持、体位反射和自主神经功能调节等。前庭神经病变时主要表现眩晕、呕吐、眼球震颤和平衡失调,检查时应重点注意。

(1)平衡功能：前庭神经损害时表现平衡障碍,患者步态不稳,常向患侧倾倒,转头及体位变动时明显。Romberg 试验：闭目双足并拢直立至少 15 s,依次转 90°、180°、270°、360°重复一次,身体向一侧倾斜(倒)为阳性。前庭神经病变倾倒方向恒定于前庭功能低下侧。

(2)眼球震颤：前庭神经病变时可出现眼球震颤,眼震方向因病变部位和性质而不同。

(3)星形步态迹偏斜试验：闭目迈步前进、后退各 5 步,共 5 次,观察步态有无偏斜及其方向和程度。正常人往返 5 次后不见偏斜,或不固定轻度偏右或偏左,其角度不超过 10°～15°,前庭神经病变,恒定偏向功能低下侧。

(4)诱发试验：①旋转试验,患者坐转椅中,闭目,头前倾 30°(测水平半规管),先将转椅向右(顺时针)以 1 周/2 s 的速度旋转 10 周后突然停止,并请患者立即睁眼注视前方。正常可见水平冲动性眼震,快相和旋转方向相反,持续 20～40 s,如果小于 15 s 提示半规管功能障碍。间隔 5 min 后再以同样方法向左旋转(逆时针),观察眼震情况。正常时两侧眼震持续时间之差应小于 5 s。②冷热水试验即 Barany 试验：检查患者无鼓膜破损方可进行本试验。用冷水(23 ℃)或热水(47 ℃)0.2～2 mL 注入一侧耳道,至引发眼球震颤时停止注入。正常情况下眼震持续 1.5～2.0 min,注入热水时眼震快相向注入侧,注入冷水时眼震快相向对侧。半规管病变时眼震反应减弱或消失。

（七）舌咽、迷走神经

舌咽、迷走神经的解剖和生理关系密切,通常同时检查。

1.运动功能

询问患者有无吞咽困难、饮水呛咳、鼻音或声音嘶哑。嘱患者张口发"啊"音,观察双侧软腭位置是否对称及动度是否正常,悬雍垂是否偏斜。一侧舌咽和迷走神经损害时,病侧软腭位置较低、活动度减弱,悬雍垂偏向健侧。

2.感觉功能

用棉签轻触两侧软腭、咽后壁、舌后1/3黏膜检查一般感觉,舌后1/3味觉检查方法同面神经的味觉检查法。

3.咽反射

嘱患者张口发"啊"音,用棉签轻触两侧咽后壁黏膜,引起作呕及软腭上抬动作,反射传入和传出均经舌咽及迷走神经,中枢在延髓。观察并比较刺激两侧咽后壁时引出的反射活动,舌咽和迷走神经周围性病变时患侧咽反射减弱或消失。

（八）副神经

副神经支配胸锁乳突肌和斜方肌的随意运动。一侧胸锁乳突肌收缩使头部转向对侧,双侧同时收缩使颈部前屈;一侧斜方肌收缩使枕部向同侧倾斜,抬高和旋转肩胛并协助上臂上抬,双侧收缩时头部后仰。首先观察患者有无斜颈或垂肩,以及胸锁乳突肌和斜方肌有无萎缩。然后嘱患者做转头和耸肩动作,同时施加阻力以测定胸锁乳突肌和斜方肌的肌力,并左右比较。

（九）舌下神经

舌下神经支配所有舌外和舌内肌群的随意运动。观察舌在口腔内的位置、形态以及有无肌纤维颤动。然后嘱患者伸舌,观察有无向一侧的偏斜、舌肌萎缩。最后患者用舌尖分别顶推两侧口颊部,检查者用手指按压腮部测试其肌力强弱。一侧舌下神经周围性病变时,伸舌偏向患侧,可有舌肌萎缩及肌纤维颤动。一侧舌下神经核上性病变时,伸舌偏向病灶对侧,无舌肌萎缩和肌纤维颤动。双侧舌下神经病变时舌肌完全瘫痪而不能伸舌。

三、运动系统检查

基本上是四肢及躯干的骨骼肌功能,通常按如下顺序进行。

（一）肌肉容积

观察肌肉有无萎缩或假性肥大。选择四肢对称点用软尺测量肢体周径,以便左右比较和随访观察。如果发现肌肉萎缩或肥大,应记录其部位、分布和范围,确定是全身性、偏侧性、对称性还是局限性,可限于某周围神经支配区或某个关节活动的范围。尽可能确定具体受累的肌肉或肌群。右利手者,右侧肢体比左侧略粗,一般不超过 2 cm,且活动正常。

（二）肌张力

肌张力是指肌肉在静止松弛状态下的紧张度。根据触摸肌肉的硬度和被动活动的阻力进行判断。肌张力降低时,肌肉松弛,被动活动时的阻力减低,关节活动的范围增大,见于肌肉、周围神经、脊髓前角和小脑等的病变。肌张力增高时,肌肉较硬,被动活动时阻力增加。锥体束损害时表现上肢屈肌和下肢伸肌的张力明显增高,被动活动开始时阻力大,终末时突然变小,称为折刀样肌张力增高。锥体外系病变时,表现肢体伸肌和屈肌的张力均增高,整个被动活动过程中遇到的阻力是均匀一致的,名为铅管样肌张力增高;如果同时存在肢体震颤,则肢体被动活动过程中出现规律间隔的短时停顿,犹如两个齿轮镶嵌转动,称为齿轮样肌张力增高。

（三）肌力

肌力是主动运动时肌肉产生的收缩力。通常观察患者随意运动的速度、幅度和耐久度等一般情况,后嘱患者做某种运动并施以阻力,测试肌力大小;或让患者维持某种姿势,检查者用力使其改变,判断肌力强弱。如果不能抗阻力,可让患者做抗引力动作,抬起肢体的高度或角度;若抗引力动作也不能进行,则应观察肢体在有支持的平面上运动程度。检查肌力时应左右对比较为客观,尚需注意右利或左利的影响,两侧肢体(特别是上肢)肌力强弱存在正常差异。

常用的肌力分级标准:0级,肌肉无任何收缩现象(完全瘫痪);1级,肌肉可轻微收缩,但不能产生动作;2级,肢体能在床面上移动,但不能抬起;3级,肢体能抬离床面,但不能对抗阻力;4级,能做抗阻力动作,但较正常差;5 级,正常肌力。

骨骼肌的功能常有重叠,且有些肌肉部位过深,临床上只能一部分主要肌肉或肌群进行检查。

1.肌群肌力检查

一般以关节为中心检测肌群的伸屈、外展、内收、旋前、旋后等力量,临床常用的见表 2-2。

表 2-2　肌群肌力的检查方法

肩	外展、内收
肘	屈、伸
腕	屈、伸
指	屈、伸、外展、内收
髋	屈、伸、外展、内收
膝	屈、伸
踝	背屈、跖屈
趾	背屈、跖屈
躯干	不借助上肢活动,仰卧位抬头和肩,测试腹肌收缩力;俯卧位抬头和肩,测试脊柱旁肌肉的收缩力

2.单块肌肉肌力检查

各块肌肉的肌力可选用其相应的具体动作来检测,具体方法见表 2-3。并非对每一患者均要测试所有肌肉的肌力,需针对病情选择重点检查。

表 2-3　单块肌的肌力检查方法

肌肉	脊髓节段	神经	功能	检查方法
冈上肌	C4~5	肩胛上神经	上臂外展	上臂取垂直位外展,并施加阻力
冈下肌	C5~6	肩胛上神经	上臂外展	上臂垂直,屈肘90°,上臂用力外旋,将前臂向内侧推
前锯肌	C5~7	胸长神经	肩胛下角外展和向前	伸臂前推,施以阻力,患侧减价离开胸壁呈现翼状肩胛
背阔肌	C6~8	胸背神经	上臂内收、伸直和内旋	上臂自水平外展位向下用力,并施加阻力
胸大肌	C5~T1	胸前神经	上臂内收、屈曲和内旋	臂部向前平伸,将臂部向外侧推
三角肌	C5~6	腋神经	上臂外展	上臂水平外展位,将肘部向下压
肱二头肌	C5~6	肌皮神经	前臂屈曲和外旋	肘部屈曲、前臂外旋位,使其伸直
肱三头肌	C7~8	桡神经	前臂伸直	肘部伸直位,将其屈曲
肱桡肌	C5~6	桡神经	前臂屈曲和内旋	前臂旋前后屈肘,并施加压力
旋前圆肌	C6~7	正中神经	前臂旋前	肘部半屈,前臂内旋,并施加压力
腕伸肌	C6~8	桡神经	腕部伸直	腕部背屈位,自手背向下压
指总伸肌	C6~8	桡神经	食指至小指的掌指关节伸直	前臂旋前位,维持指部伸直,在近段指节处下压
拇长伸肌	C7~8	桡神经	拇指远端指节伸直	伸直拇指远端指节,并施加阻力
拇短伸肌	C7~8	桡神经	拇指远端指节伸直	伸直拇指远端指节,并施加阻力
拇长展肌	C7~8	桡神经	拇指外展	拇指外展,在第一掌骨施加阻力
桡侧腕屈肌	C6~7	正中神经	腕屈曲和外展	腕屈曲,在桡侧掌部施压
尺侧腕屈肌	C7~T1	尺神经	腕屈曲和内收	腕屈曲,在尺侧掌部施压
指浅屈肌	C7~T1	正中神经	食指至小指的近端指间关节屈曲	屈曲中段指节,并施加阻力
指深屈肌	C7~T1	正中(食、中指)、尺(无名、小指)神经	远端指间关节屈曲	屈曲远端指节,并施加阻力
拇长屈肌	C6~8	正中神经	拇指远端指节屈曲	屈曲拇指远端指节,并施加阻力
拇短屈肌	C8~T1	正中、尺神经	拇指近端指节屈曲	屈曲拇指远端指节,并施加阻力
对掌拇肌	C6~7	正中神经	第一掌骨向掌前转动	各指尖关节伸直,拇指和无名指远端指节掌侧互相贴紧,并将其分开
蚓状肌	C7~T1	正中神经(食、中指)尺神经(无名、小指)	指间关节伸直	近端指间关节伸直,并施加阻力
手背侧骨间肌	C8~T1	尺神经	手指分开(拇指和小指除外)	手指伸直并分开,检查者将中间三指聚拢

肌肉	脊髓节段	神经	功能	检查方法
手掌侧骨间肌	C8~T1	尺神经	手指聚拢(拇指除外)	伸直的手指夹住纸条,将其拉出
小指展肌	C8~T1	尺神经	小指外展	伸直的小指外展,并施加阻力
髂腰肌	L1~3	腰丛,股神经	髋部屈曲	仰卧、屈膝、屈髋,并施加阻力
股四头肌	L2~4	股神经	膝关节屈伸直	仰卧、屈膝,施予屈曲
股内收肌群	L2~5	闭孔、坐骨神经	股部内收	仰卧、伸直下肢,两膝并拢,将其分开
臀中、臀小肌	L4~S1	臀上神经	股外展和内旋	仰卧、伸直下肢,分开两膝,使其并拢
臀大肌	L4~S2	臀下神经	髋部伸直	仰卧、下至伸直,抬高下肢,并施加阻力
胫前肌	L4~5	腓深神经	足背屈	维持足部背曲,将足背下压
拇长伸肌	L4~S1	腓深神经	蹞趾和足的背屈	足部固定于中间位,背屈蹞趾,并施加阻力
趾长伸肌	L4~S1	腓深神经	第2~5足趾和足的背屈	足部固定于中间位,背屈足趾,并施加阻力
腓肠肌、比目鱼肌	L5~S2	胫神经	足部趾屈	膝伸直,足部趾屈,并施加压力
蹞长屈肌	L5~S2	胫神经	蹞趾趾屈	足部固定于中间位,蹞趾趾屈,在蹞趾远端趾节施加压力
趾长屈肌	L5~S2	胫神经	足趾趾屈	足部固定于中间位,足趾趾屈,并施加阻力
胫后肌	L5~S1	胫神经	足部内翻	足部趾屈位,内旋足部,在足内缘施加阻力
腓骨肌群	L4~S1	腓神经	足部外翻	足部趾屈位,外旋足部,在足外缘施加阻力
股二头肌	L5~S2	坐骨神经	膝部屈曲	仰卧位,维持膝部屈曲,向足侧方向推小腿

3.轻瘫试验

对轻度瘫痪用一般方法不能确定时,可进行下述试验。

(1)上肢。①上肢平伸或手旋前试验:双上肢平伸,掌心向下,持续数分钟后轻瘫侧上肢逐渐下垂及旋前。②分指试验:手指分开伸直,双手相合,数秒钟后轻瘫侧手指逐渐并拢屈曲。③数指试验:手指全部屈曲或伸直,然后依次伸直或屈曲,做计数动作,轻瘫侧动作笨拙或不能。④环指试验:患者拇指分别与其他各指组成环状,检查者以一手指穿入环内快速将其分开,测试各指肌力。

(2)下肢。①外旋征:仰卧,双下肢伸直,轻瘫侧下肢呈外旋位。②Mingazini试验:仰卧,双下肢膝、髋关节均屈曲成直角,数十秒钟后轻瘫侧下肢逐渐下垂。③Barre(a)试验或膝下垂试验:俯卧,维持双膝关节屈曲90°,持续数十秒钟后轻瘫侧小腿逐渐下落。④Barre(b)试验或足跟抵臀试验:俯卧,尽量屈曲膝部,使双侧足跟接近臀部,轻瘫侧不能抵近臀部。

(四)共济运动

任何动作的准确完成需要主动、协同、拮抗和固定作用的肌肉密切协调参与,协调作用障碍造成动作不准确、不流畅以致不能顺利完成时,称为共济失调。临床上应注意视觉障碍、不自主运动、肌张力改变和肌力减退等也可影响动作的协调和顺利完成。

一般观察患者穿衣、扣纽、取物、写字、站立和步态等动作的协调准确性。主要的检查如下:

1.指鼻试验

外展伸直一侧上肢,以伸直的食指触及自己的鼻尖,先睁眼后闭眼重复相同动作(图2-1)。注意两侧上肢动作的比较。小脑半球病变时患侧指鼻不准,接近鼻尖时动作变慢,并可出现动作性震颤,睁、闭眼无明显差别。感觉性共济失调的指鼻在睁眼时动作较稳准,闭眼时很难完成动作。

2.过指试验

上肢向前平伸,食指掌面触及检查者固定不动的手指,然后抬起伸直的上肢,使食指离开检查者手指,垂直抬高至一定的高度,再下降至检查者的手指上。先睁眼后闭眼重复相同动作,注意睁、闭眼动作以及两侧动作准确性的比较。前庭性共济失调者,双侧上肢下落时食指均偏向病变(功能低下)侧;小脑病变者,患侧上肢向外侧偏斜;深感觉障碍者,闭眼时不能触及目标。

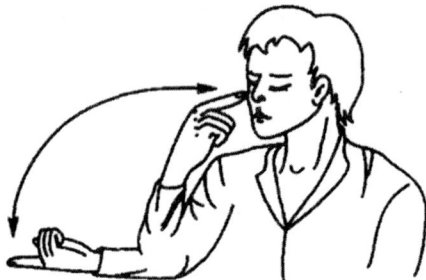

图 2-1　指鼻试验

3.轮替试验

快速交替进行前臂的旋前和旋后、手掌和手背快速交替接触床面或桌面、伸指和握掌,或其他来回反复动作,观察快速、往复动作的准确性和协调性。小脑性共济失调患者动作缓慢、节律不匀和不准确。

4.跟膝胫试验

嘱患者仰卧,抬高一侧下肢,屈膝后将足跟置于对侧膝盖上,其后沿胫骨前缘向下移动至踝部(图 2-2)。小脑性共性失调患者抬腿和触膝时动作幅度大,不准确,贴胫骨下移时摇晃不稳。感觉性共济失调患者难以准确触及膝盖,下移时不能保持和胫骨的接触。

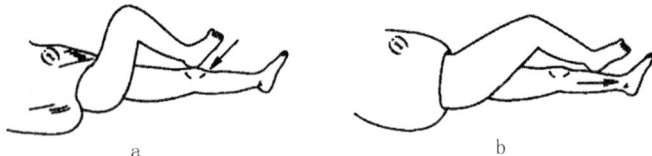

图 2-2　跟膝胫试验

5.反跳试验

患者用力屈肘时,检查者握其腕部向相反方向用力,随即突然松手。正常人因为对抗肌的拮抗作用而使前臂屈曲迅速终止,阳性表现为患者的力量使前臂或掌部碰击到自己的身体。

6.平衡性共济失调试验

(1)闭目难立征即昂伯征:双足跟及足尖并拢直立,双手向前平伸,先睁眼后闭眼,观察其姿势平衡。睁眼时能保持稳定的站立姿势,而闭目后站立不稳,称 Romberg 征阳性,见于感觉性共济失调。小脑性共济失调患者无论睁眼还是闭眼都站立不稳。一侧小脑病变或前庭病变时向病侧倾倒,小脑蚓部病变时向后倾倒。

(2)仰卧-坐起试验:不能借助手支撑,由仰卧位坐起。正常人于屈曲躯干的同时下肢下压,而小脑性共济失调患者在屈曲躯干的同时髋部也屈曲,双下肢抬离床面,无法完成坐起动作,称联合屈曲现象。

(五)不自主运动

不自主地出现一些无目的异常运动,注意其形式、部位、程度、规律和过程,以及与活动、情绪、睡眠、气温等的关系。临床常见的有:

1.痉挛和抽动

痉挛是肌肉或肌群间歇或持续的不随意收缩,呈阵挛性或强直性。可以是全身的或局部的。抽动为单一或多块肌肉的快速收缩动作,可固定于一处或游走性,甚至多处出现,如挤眉、努嘴、耸肩等。

2.震颤

不自主的节律性振动。静止性震颤见于旧纹状体损害(如震颤性麻痹),运动性震颤见于小脑病变。

3.舞蹈样动作

无目的、无定型、突发、快速、粗大的急跳动作,为新纹状体病损引起。

4.手足徐动

肢体远端游走性肌张力增高和降低动作,呈现缓慢的扭转样蠕动。典型表现为手指或足趾间歇、缓慢的扭转动作,为基底节损害的一种表现。

5.其他

扭转痉挛是肌肉异常收缩引起缓慢扭转样不自主运动,表现为躯干和肢体近端扭转。偏身投掷运动,为肢体近端粗大的无规律投掷样运动,见于侧丘脑底核损害。

（六）姿势和步态

观察患者卧、坐、立和行走的姿势,可能发现对于诊断有价值的线索;步态检查可嘱患者按指令行走、转弯和停止,注意其起步、抬足、落足、步幅、步基、方向、节律、停步和协调动作的情况。根据需要尚可进行足跟行走、足尖行走和足跟挨足尖呈直线行走。常见步态异常有:

1.痉挛性偏瘫步态

上肢内收旋前,指、腕、肘关节屈曲,行走时下肢伸直向外、向前呈划圈动作,足内翻,足尖下垂(图 2-3a)。见于一侧锥体束病变。

2.痉挛性剪式步态

双下肢强直内收,行走时两足向内交叉前进,形如剪刀样,(图 2-3b)。常见于脊髓横贯性损害或两侧大脑半球病变。

3.蹒跚步态

又称共济失调步态。站立两足分开,行走时步基增宽,左右摇晃,前扑后跌,不能走直线,犹如醉酒者,故又称为"醉汉步态"(图 2-3c)。见于醉酒(可较窄步基平衡短距离行走数步,有别于小脑病变)、小脑或深感觉传导径路病变(看地慢行,闭目不能行走为特点)。

4.慌张步态

走时躯干前倾,碎步前冲,双上肢缺乏联带动作,起步和止步困难。由于躯干重心前移,致患者行走时往前追逐重心,小步加速似慌张不能自制,又称"前冲步态"(图 2-3d)。见于帕金森病。

5.摇摆步态

由于骨盆带肌群和腰肌无力,行走缓慢,腰部前挺,臀部左右摇摆,像鸭子走路又称鸭步(图 2-3e)。见于肌营养不良症。

6.跨阈步态

足尖下垂,行走时为避免足趾摩擦地面,需过度抬高下肢,如跨越门槛或涉水时之步行姿势(图 2-3f)。见于腓总神经病变。

7.癔症步态

表现奇特,不恒定易变,步态蹒跚,向各方向摇摆,欲跌倒状而罕有跌倒。见于癔症等心因性疾患。

四、感觉系统检查

感觉是感受器受到刺激在脑中的综合反映,包括特殊感觉(嗅、视、味、听)和一般感觉两大项,这里限于躯体的一般感觉。感觉系统检查的主观性强,受理解能力、文化教育程度、年龄等影响。因此,检查前应耐心向患者解释检查目的、过程和要求,以取得患者的充分合作。检查必须在安静环境中进行,使患者能够全神贯注,认真回答对各种刺激的感受。检查过程中应嘱患者闭目,切忌暗示性提问,以避免影响患者的真实性感受。检查时应注意左右、上下、远近端等的对比,以及不同神经支配区的对比。痛觉检查应先由病变区开始,向正常区移行(如感觉过敏则应由健区向病区检查)。先查出大概范围,再仔细查出感觉障碍的界限,并应准确画图记录其范围,必要时需多次复查核实。检查结果以正常、减弱、消失、过敏等表示。

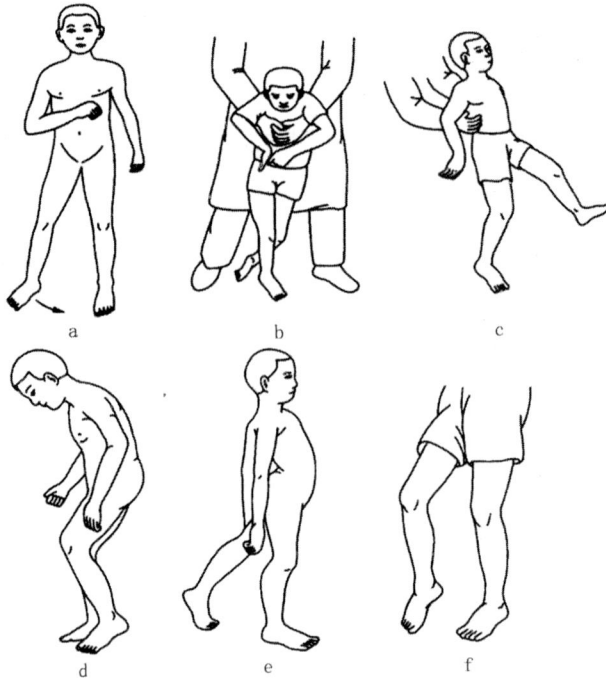

图 2-3　常见异常步态

（一）浅感觉

1.触觉

用一束棉絮轻触皮肤或黏膜,询问是否察觉及感受的程度。也可嘱患者说出感受接触的次数。

2.痛觉

用大头针轻刺皮肤,询问有无疼痛以及疼痛程度。如果发现局部痛觉减退或过敏,嘱患者比较与正常区域差异的程度。

3.温度觉

用盛冷水（5℃～10℃）和热水（40℃～45℃）的玻璃试管分别接触皮肤,嘱患者报告"冷"或"热"。

（二）深感觉

1.运动觉

患者闭目,检查者用手指轻轻夹住患者指、趾的两侧,向上、向下移动 5°左右,嘱其说出移动的方向。如果患者判断移动方向有困难,可加大活动的幅度,再试较大的关节,如腕、肘、踝和膝关节等。

2.位置觉

患者闭目,检查者移动患者肢体至特定位置,嘱患者报告所放位置,或用对侧肢体模仿移动位置。

3.振动觉

将振动的音叉（128 Hz）柄置于患者骨隆起处,如足趾,内、外踝,胫骨,髌骨,髂棘,手指,尺、桡骨茎突,肋骨,脊椎棘突,锁骨和胸骨等部位,询问有无振动的感觉,注意感受的程度和时限,两侧对比。

4.压觉

用手指或钝物（如笔杆）轻触或下压皮肤,让患者鉴别压迫的轻重。

（三）复合感觉

1.实体觉

患者闭目,用单手触摸常用熟悉的物体,如钢笔、钥匙、纽扣、硬币或手表等,说出物体的大小、形状和名称。

2.定位觉

患者闭目,用竹签轻触患者皮肤,让患者用手指出触及的部位。正常误差在 1.0 cm 以内。

3.两点分辨觉

患者闭目,用分开一定距离的钝双脚规接触皮肤。如果患者能感受到两点时再缩小间距,直到感受为一点为止,此前一次的结果即为患者能分辨的最小两点间距离。正常值:指尖 2～4 mm,指背 4～6 mm,手掌 8～12 mm,手背 2～3 cm,前臂和小腿 4 cm,上臂和股部 6～7 cm,前胸 4 cm,背部 4～7 cm。个体差异较大,注意两侧对比。

4.图形觉

患者闭目,用竹签在患者的皮肤上画各种简单图形,如圆形、四方形、三角形等,请患者说出所画图形。

5.重量觉

用重量不同(相差 50% 以上)的物体先后放入一侧手中,说出区别。有深感觉障碍时不做此检查。

五、反射检查

在神经系统检查中,反射检查的结果比较客观,较少受到意识状态和意志活动的影响,但仍需患者保持平静和肌肉放松,以利反射的引出。反射活动还有一定程度的个体差异,有明显改变或两侧不对称(一侧增强或亢进、减弱或消失)时意义较大。为客观比较两侧的反射活动情况,检查时应做到两侧肢体的位置适当,叩击或划擦的部位和力量一样。根据反射改变分为亢进、增强、正常、减弱、消失和异常反射等。

(一)浅反射

1.腹壁反射($T_{7\sim12}$,肋间神经)

患者仰卧,双膝半屈,腹肌松弛。用竹签沿肋缘下($T_{7\sim8}$)、平脐($T_{9\sim10}$)和腹股沟上方($T_{11\sim12}$),由外向内轻而快地划过腹壁皮肤,反应为该处腹肌收缩,分别称为上、中、下腹壁反射(图 2-4)。

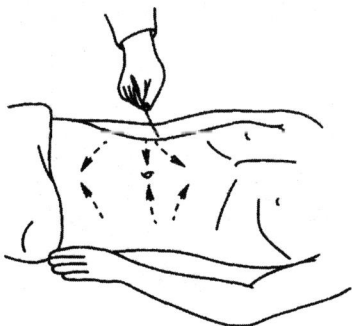

图 2-4 腹壁反射

2.提睾反射($L_{1\sim2}$,闭孔神经传入,生殖股神经传出)

仰卧,双下肢微分开。用竹签在患者股内侧近腹股沟处,由上而下或下而上轻划皮肤,出现同侧提睾肌收缩,睾丸上提(图 2-5)。

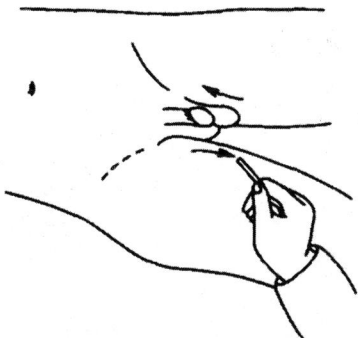

图 2-5 提睾反射

3.跖反射$(S_{1\sim2}$,胫神经)

仰卧,膝部伸直,用竹签或叩诊锤柄的尖端轻划患者足底外侧,由足跟向前至小趾跟部转向内侧,正常反射为所有足趾的跖屈。

4.肛门反射$(S_{4\sim5}$,肛尾神经)

患者胸膝卧位或侧卧位,用竹签轻划患者肛门周围皮肤,引起肛门外括约肌的收缩(图2-6)。

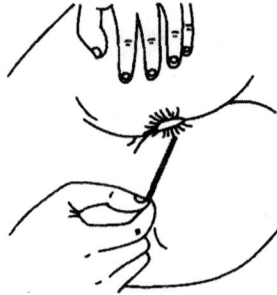

图2-6　肛门反射

(二)深反射

深反射又称腱反射,检查结果可用消失(－)、减弱(＋)、正常(＋＋)、增强(＋＋＋)、亢进(＋＋＋＋)、阵挛(＋＋＋＋＋)来描述。

1.肱二头肌腱反射$(C_{5\sim6}$,肌皮神经)

患者坐位或卧位,肘部半屈,检查者将左手拇指或中指置于患者肱二头肌腱上,右手持叩诊锤叩击手指(图2-7)。正常反应为前臂屈曲,检查者也感到肱二头肌的肌腱收缩。

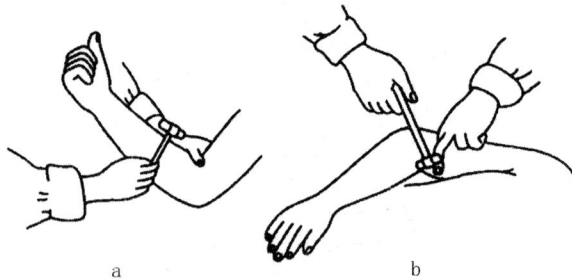

图2-7　肱二头肌腱反射

a.坐位;b.卧位

2.肱三头肌腱反射$(C_{6\sim7}$,桡神经)

患者坐位或卧位,肘部半屈,上臂稍外展,检查者以左手托住其肘关节,右手持叩诊锤叩击鹰嘴上方的肱三头肌腱(图2-8)。反应为肱三头肌收缩,前臂伸展。

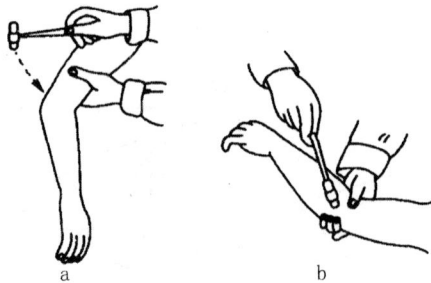

图2-8　肱三头肌腱反射

a.坐位;b.卧位

3.桡骨膜反射($C_{5\sim8}$,桡、正中、肌皮神经)

患者坐位或卧位,肘部半屈,前臂略外旋,检查者用叩诊锤叩击其桡骨下端或茎突(图2-9)。引起肱桡肌收缩,肘关节屈曲,前臂旋前,有时伴有手指屈曲动作。

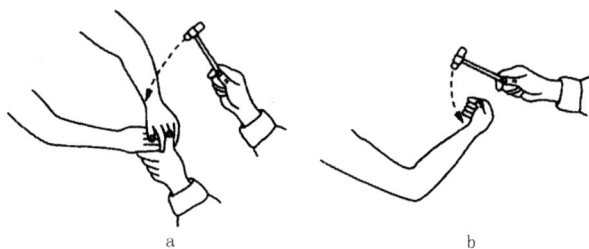

图 2-9 桡骨膜反射
a.坐位;b.卧位

4.膝反射($L_{2\sim4}$,股神经)

取坐位时膝关节屈曲90°,小腿自然下垂,检查者左手托其膝后使膝关节呈120°屈曲,叩诊锤叩击膝盖下方的股四头肌肌腱。反应为股四头肌收缩,小腿伸展。若精神紧张而不易叩出时,可用分散注意力,嘱双手指勾紧相反方向用力牵拉时才叩击,便可引出(即加强法)(图2-10)。

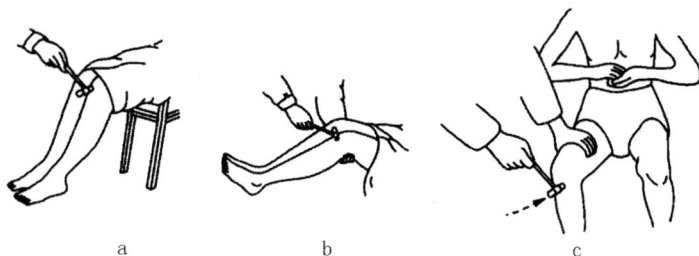

图 2-10 膝反射
a.坐位;b.卧位;c.加强位

5.踝反射($S_{1\sim2}$,胫神经)

又称跟腱反射。取仰卧位或俯卧位,屈膝90°;或跪于椅面上,双足距凳约20 cm。检查者左手使其足背屈,右手持叩诊锤叩击跟腱,表现为腓肠肌和比目鱼肌收缩,足跖屈(图2-11)。

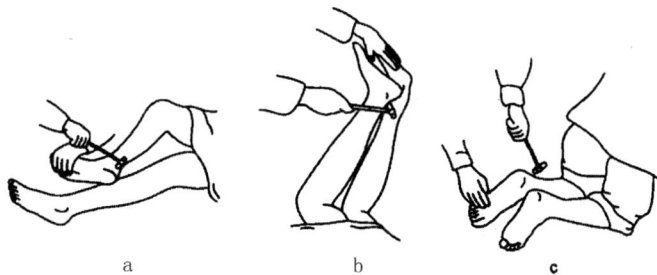

图 2-11 踝反射
a.仰卧位;b.俯卧位;c.跪位

6.阵挛

是腱反射极度亢进的表现,见于锥体束病变的患者。

(1)髌阵挛:患者仰卧,下肢伸直,检查者以一手的拇指和食指按住其髌骨上缘,另一手扶着膝关节下方,突然而迅速地将髌骨向下推移,并继续保持适当的推力,引起股四头肌有节律的收缩使髌骨急速上下移动为阳性(图2-12a)。

(2)踝阵挛:患者仰卧,检查者以左手托其小腿后使膝部半屈曲,右手托其足部快速向上用力,使其足部背屈,并继续保持适当的推力,出现踝关节节律性的往复伸屈动作为阳性(图2-12b)。

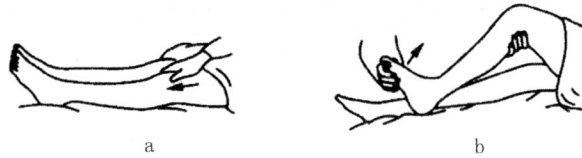

图2-12　阵挛

a.髌阵挛;b.踝阵挛

(三)病理反射

1.巴宾斯基征(Babinski sign)

方法同跖反射检查,阳性反应为踇趾背屈,其余各趾呈扇形展开(图2-13)。如果无此反应可增加刺激强度或轻按第2~5趾背再试,引出踇趾背屈,向即加强阳性。多次加强阳性,尤其见于一侧,结合其他体征,常有临床价值。是锥体束损害的重要征象,但也可见于2岁以下的婴幼儿。

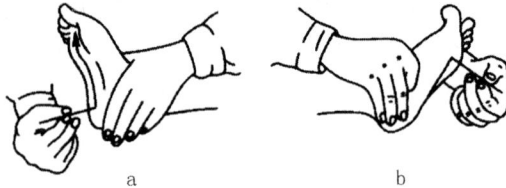

图2-13　巴宾斯基征

a.正常反应;b.阳性反应

2.类同巴宾斯基征的病理反射

以下为刺激不同部位引起与巴宾斯基征相同的反应(图2-14)。

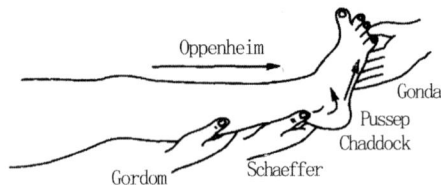

图2-14　类同巴宾斯基征的病理反射

(1)普赛征(Pussep sign):用竹签自后向前轻划足背外下缘。

(2)舍费尔征(Schaeffer sign):以手挤压跟腱。

(3)贡达征(Gonda):紧压足第4、5趾向下,数秒钟后突然放松。

(4)查多克征(Chaddock sign):足背外踝下方用竹签由后向前轻划皮肤。

(5)欧本海姆征(Oppenheim sign):拇指和食指用力沿胫骨前缘自上而下推移至踝上方。

(6)高登征(Gordon sign):用手挤压腓肠肌。

3.霍夫曼征(Hoffmann sign)(C_7~T_1,正中神经)

检查者以左手握住患者腕上方,使其腕部略背屈,右手食指和中指夹住患者中指第二指节,拇指向下迅速弹刮患者的中指指甲,阳性反应为除中指外其余各指的屈曲动作(图2-15)。用手指急速弹击患者第2~4指的指尖,引起各指屈曲反应,称为特勒姆纳(Trömner)征。

4.罗索利莫征(Rossolimo sign)(L_5~S_1,胫神经)

患者仰卧,双下肢伸直,检查者用手指掌面弹击患者各趾跖面,阳性反应为足趾向跖面屈曲。罗索利莫手征(C_7~T_1,正中神经)检查者左手轻握持患者第2~5指之第一指节处,用右手第2~4指指尖急速弹击患者手指末节掌面,引起手指屈曲。

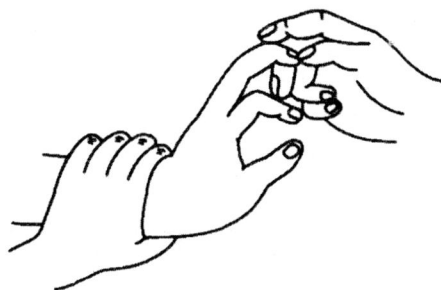

图 2-15　霍夫曼征

5. 别赫捷列夫征(Bechterew sign)(L₅～S₁,胫神经)

患者仰卧,下肢伸直,用叩诊锤叩击第3、4跖骨的足背面时,引起足趾急速向跖面屈曲。

在牵张反射明显增高时,刺激一定部位引出指屈曲或趾跖曲反应,常提示锥体束损害,尤以左右不对称、单侧或双足出现更有价值。此时也可归为病理反射。实际上 Babinski 征一类的姆趾背屈在解剖生理上属于跖反射伸性反应,因此,临床上有统称伸性病理反射。相对而言,对指或趾屈曲反应则有概括为屈性病理反射。

六、脑膜刺激征

软脑膜和蛛网膜的炎症或蛛网膜下隙出血,使脊神经根受到刺激,导致其支配的肌肉反射性痉挛,从而产生一系列阳性体征,统称为脑膜刺激征。

(一)颈强直

患者仰卧,双下肢伸直,检查者轻托患者枕部并使其前曲。如颈有抵抗,下颏不能触及胸骨柄,则提示存在颈强直。颈强直程度可用下颏与胸骨柄间的距离(几横指)表示。

(二)克尼格征(Kernig sign)

患者仰卧,检查者托起患者一侧大腿,使髋、膝关节各屈曲成约90°角,然后一手固定其膝关节,另一手握住足跟,将小腿慢慢上抬,引伸膝关节(图2-16)。如果伸膝困难,大腿与小腿间夹角不到135°时就出现明显阻力,并伴有大腿后侧及腘窝部疼痛,则为阳性。

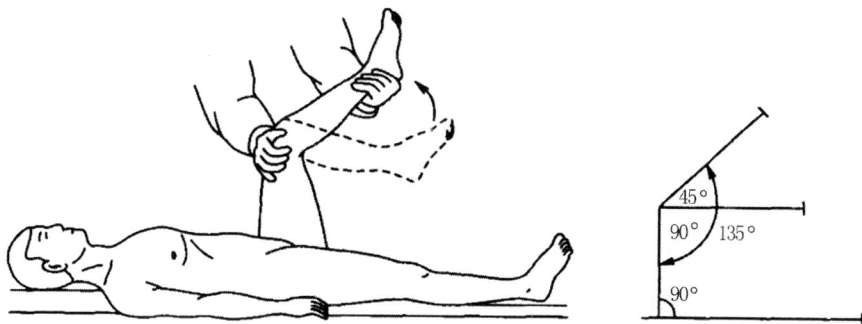

图 2-16　克尼格征

(三)布鲁津斯基征(Brudzinski sign)

患者仰卧,双下肢伸直,检查者托起枕部并使其头部前曲(图2-17)。如患者双侧髋、膝关节不自主屈曲,则为阳性。

七、自主神经功能检查

(一)一般检查

1. 皮肤

注意观察色泽、质地、温度和营养情况。有无苍白、潮红、发绀、色素沉着、变硬、增厚、菲薄或局部水肿,局部温度升高或降低;有无溃疡或压疮。

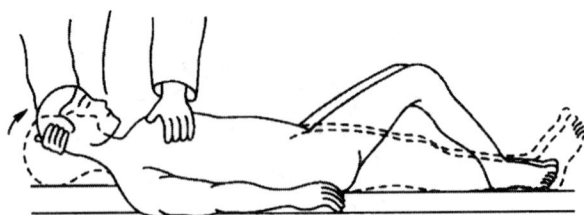

图 2-17　布鲁津斯基征

2.毛发与指甲

观察有无多毛、脱发或毛发分布异常,有无指甲变形、变脆及失去正常光泽等。

3.排汗和腺体分泌

观察出汗情况,是否过多、过少或无汗。有无泪液、唾液等的过多或过少。

4.括约肌功能

有无尿潴留或尿失禁、大便秘结或失禁。

5.性功能

有无阳痿或月经失调、性功能减退或性功能亢进。

(二)自主神经反射

1.眼心反射

压迫眼球引起心率轻度减慢称为眼心反射。经三叉神经传入,中枢在延髓,传出为迷走神经。患者安静卧床 10 min 后计数 1 min 脉搏。患者闭目后双眼下视,检查者用手指逐渐压迫患者双侧眼球(压力不致产生疼痛为限),20~30 s 后再计数脉搏。每分钟脉搏减慢 10~12 次为正常,减慢 12 次以上为迷走神经功能亢进,迷走神经麻痹者脉搏无此反应,交感神经功能亢进者脉搏不减慢甚至加快。

2.卧立试验

体位改变前后各数 1 min 脉搏。由平卧突然直立后如果每分钟脉搏增加超过 12 次,为交感神经功能亢进。由直立转为平卧后若减慢超过 12 次,为副交感神经功能亢进。

3.皮肤划痕试验

用竹签适度加压在皮肤上画一条线。数秒钟后出现先白后红的条纹为正常。如果白色条纹持续时间超过 5 min,为交感神经兴奋性增高;若红色条纹增宽、隆起,持续数小时,是副交感神经兴奋性增高或交感神经麻痹。

4.竖毛反射

搔划或用冰块刺激颈部或腋部皮肤,引起竖毛反应,如鸡皮状,7~10 s 最明显,15~20 s 后消失。竖毛反应受交感神经节段性支配(面及颈部是 $C_8 \sim T_3$,上肢为 $T_{4 \sim 7}$,躯干在 $T_{8 \sim 9}$,下肢为 $T_{10} \sim L_2$)。扩展至脊髓横贯性损害的平面即停止,可帮助判断脊髓病灶部位。

(王小丽)

第二节　失语症检查

95%以上的右利手及多数左利手其大脑优势半球位于左侧。优势半球外侧裂周围病变通常会引起言语及语言障碍。远离该半球言语中枢的病变引起言语、语言障碍的可能性不大。因此,左侧外侧裂周围动脉分支血供障碍引起的脑盖及脑岛区损伤所致的语言功能(包括发音、阅读及书写)失常称为失语。失语诊断需与精神病、意识障碍、注意力减退及记忆障碍引起的言语障碍及非失语性言语障碍,如构音不良、先天性言语障碍、发音性失用及痴呆性言语不能相鉴别。

一、失语的分类

根据大脑白质往皮质的传入及传出系统病变将失语基本分为运动性失语（MA，与额叶病变有关）、感觉性失语（SA，与外侧裂后部病变有关）、传导性失语（CA，介于额叶与外侧裂后部之间的病变）。除了病变部位以外，失语的分类还与患者的言语表达、理解及复述功能有关。以下为国际上病变部位和临床特点的分类。

(1)外侧裂周围失语综合征：运动性失语；感觉性失语；传导性失语。

(2)分水岭带失语综合征：经皮质运动性失语；经皮质感觉性失语；经皮质混合性失语。

(3)皮质下失语综合征：丘脑性失语；基底节性失语；Merle 四方空间失语。

(4)命名性失语。

(5)完全性失语。

(6)失读。

(7)失写。

二、失语的检查

失语检查是一种繁杂的临床工作，患者失语的表现不仅与疾病本身有关，也与患者的文化程度、工作及家庭环境、智能情况、病程及当时注意力是否完整有关。因此，失语检查应兼顾以上情况，根据目的的不同，选择不同的检查方法。临床上常用的失语检查法有：波士顿诊断失语检查法（BDAE）、亚琛失语检查法（AAT）等。1988 年，北京医院王新德教授根据国外失语研究进展，结合我国国情组织制定了"汉语失语症检查法（草案）"。1992 年，北大医院高素荣教授在 BDAE 的基础上，结合我国国情制定了汉语失语检查法。1992 年，王新德教授对检查法进行了修改，在临床上得到广泛应用。

虽然失语检查法种类繁多，其出发点不尽相同，但检查的基本内容则大同小异，检查时重点需注意如下方面。

（一）与患者的交流

很大程度取决于检查者的技巧，需注意如下情况。

(1)安静的环境，避免干扰。

(2)保持谈话主题，避免话题转换。

(3)言语简练、准确，避免表达含糊、简单（如儿语）。

(4)容许患者停顿、思考（给其充分的时间）；当患者出现理解困难时。应该：①换一种表达方式。②改变回答形式（如将回答问题改为仅以"是"或"不是"回答）。③交谈中经常辅以非言语方式，如表情、手势。④给自己时间，以正确理解患者言语及非言语信息。⑤检查者出现理解不清时，重复问患者。⑥当患者出现与话题完全无关的表达（奇语、自语、自动）时打断患者。

（二）自发言语情况

传统的失语检查法应该均从谈话（自发言语）开始，如要求患者讲发病经过，在谈话过程中，注意患者说话是否费力，音调和构音是否正常，说话句子长短，说出话多还是少，能否表达其意。这对失语诊断十分重要。因此，要求对其作录音记录，需描述的内容有：

(1)音韵障碍，如语调、发音速度、重音改变等，仔细描述音韵，将有助于错语的判断。

(2)语句重复，如赘语、回声现象，对特定内容语句重复的描述将有助于失语诊断及预后的判断。

(3)错语：需说明患者的错语形式，语音性错语（"桥"—"聊"）或语义性错语（"桌子"—"椅子"），是否存在新语或奇语。

(4)找词困难：为失语患者最常出现的症状，其结果是患者出现语义性错语，如以近义词替代目标词（桌子—椅子），称为近义性语义错语；或以不相干性词代替目标词（桌子—花），称为远义性语义错语；其他找词困难的表现为语句中断、语句转换（如"您知道我说的意思⋯⋯"）、语句重复或持续现象；过多错语的后果为"奇语"。

(5)失文法现象:在语句层面出现的语法错误称为失文法,如"电报性言语"(患者省略功能词—副词、助词等,而仅以名词、动词表达,如"头痛,医生……");或文法错用,即语句中功能词过多或错用。

(三)命名检查

命名检查包括如下八个方面。

(1)听患者谈话,从谈话中看有无命名问题。

(2)判断患者对看见的物品命名的能力,以现有环境中患者熟悉的物品为主要对象。如表、窗户、被子等。

(3)判断患者摸物品命名的能力,患者存在视觉失认时可给予语句选择,如"草是什么颜色?","用什么点烟?"。

(4)检查通过听刺激命名的能力,如用钥匙撞响声。

(5)判断患者对躯体部位的命名能力,如大拇指、肩、手腕等。

(6)检查者口头描述物品功能,让患者说出其名称;患者出现命名困难时可给予提示如命名"手表",将口型作成"手"的发音状态,"这是 sh...",也可将音头拼出如"这是手……"。

(7)列出某一类别的名称的能力(列名)。

(8)检查命名能力注意除常用名称外,还应查不常说的物品一部分或身体一部分。如表带、肘、耳垂等命名。

单纯命名性失语定位困难,必须结合其他语言功能检查及神经系统体征。命名不能有三种情况及不同病灶部位:①表达性命名不能:患者知道应叫什么名称,但不能说出正确词,可接受语音提示。病灶大多在优势半球前部,即 Broca 区,引起启动发音困难,或累及至 Broca 区纤维,产生过多语音代替。②选字性命名不能:患者忘记了名称,但可描述该物功能,语音提示无帮助。但可从检查者提供名称中选出正确者,此种命名不能的病变可能在优势半球颞中回后部或颞枕结合区。③词义性命名不能:命名不能且不接受提示,亦不能从检查者列出名称中选出正确者。实际上患者失去词的符号意义,词不再代表事物,其病变部位不精确。但最常提出的部位为优势半球角回,角回与产生选字性命名不能的皮质区接近,临床上两种命名不可能混合出现,但纯粹型亦分别可见。

(四)理解

理解包括对词、句朗读的理解(图 2-18),典型的检查方法是患者对口头指令的反应,让患者从图中选择检查者发音的意思,可从简单的指一物开始,继而指不相关联的几件物,还可说某一物的功能让患者指出该物。行动无困难者还可让患者做一系列动作。也可采用是(否)问题。

在床上检查失语时,需注意避免常用命令词"将眼睛闭上""将口张开"或"将舌头伸出来",因患者可以完成指令的正确性因检查者无意识的暗示动作而具偶然性。

检验患者对句子的句法结构的理解程度需通过专项测试。

失语患者对口语的理解罕见全或无现象,既不是全不懂,亦不是全懂。有些患者理解常用词,不理解不常用词;有些理解有具体意义的名词,不理解文法字,如介词、副词;有些理解单个名词,不理解连续几个名词,检查者对口语理解的检查及判断必须非常小心。

(五)复述

检查复述能力对于急性期语量减少的患者特别重要,因为复述能力保留较好者一般其预后较好。复述可在床边检查,且容易判断其功能是否正常。检查者可从简单词开始,如数字、常用名词,逐渐不常用名词、一串词、简单句、复杂句等,无关系的几个词和文法结构复杂的句子。很多患者准确重复有困难,甚至单个词也不能重复。不能重复可能因患者说话有困难,或者是对口语理解有困难。但有些患者的复述困难比其口语表达或理解困难要重得多。复述困难提示病变在优势半球外侧裂周围。如 Broca 区、Wernicke 区及二区之间联系纤维。有些患者尽管自发谈话或口语理解有困难,但复述非常好。一种强制性的重复检查者说的话称模仿语言。完全的模仿语言包括多个短语、全句,以致检查者说出的不正确句子、无意义的字、汉语均可模仿。模仿语言可以是患者只能说的话,有些患者在模仿语言后又随着一串难以理解的话。显然,患者自己也不知自己在说什么。

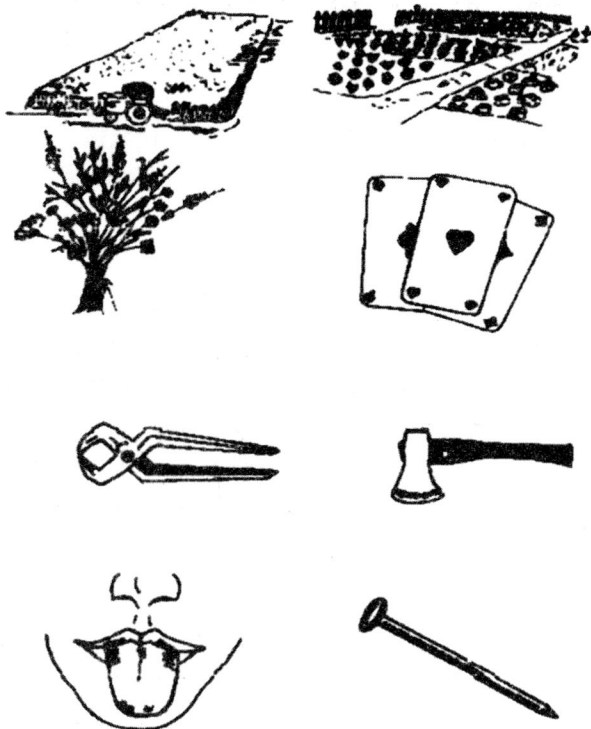

图 2-18　失语症检查

大多数模仿语言患者有完成现象,如检查者说一个未完成的短语或句子,患者可继续完成,或一首诗、儿歌由检查者开始后,患者可自动接续完成。有些患者重复检查者说的词或短语时变成问话的调,表明他不懂这个词或短语。模仿语言最常见于听理解有困难的患者。以复述好为特点的失语提示病变在优势半球边缘带区。

（六）书写

书写检查为专项检查,对患者作听写检查时主要会出现以下表现:

（1）患者对字空间结构失认,故此为结构性失用,而非失语。

（2）音韵障碍:患者出现音韵错写。

（3）词错写:患者将词写错。

（4）严重病例常会出现书写中断或音节持续书写或自动症的表现。

（七）阅读

阅读障碍称失读,由于脑损害导致对文字(书写语言)的理解能力丧失或有障碍,要注意读出声与理解文字是不同的功能。失读指对文字的理解力受损害或丧失。有说话障碍者不能读出声,但理解。阅读检查大致较容易,让患者念卡片上的字或句,并指出其物或照句子做,如此水平可完成则让患者念一段落,并解释。不完全阅读障碍可表现为常用字保留较好,名词保留较好,不常用字则不理解。

临床上鉴别失语较为简单的方法为 Token-Test(Orgass,1983 年)。

失语检查对区分失语类型、判断失语转归,进一步确定失语治疗方案意义重大。在临床上,需耐心做反复练习方能熟练,在作失语诊断时需慎重,因与检查技巧等诸因素有关。有关失语分类可参照相应书籍,在此不赘述。

（马乃华）

第三节　智能、失认、失用检查

对患者智能的检查需从患者的理解、记忆、逻辑思维以及对日常的生活常识的掌握上来评价,常需要家属提供病史和描述患者的活动,并结合神经系统检查和选择性特殊检查等结果。临床上,智能的检查首先要从以下几方面来进行。

一、意识状态

智能检查首先需判断患者的精神状态,第一步就是要仔细检查患者在被检查时的意识水平,这包括与脑干网状激动系统有关的醒觉状态和大脑皮质功能有关的意识内容两部分,其次是记录检查时患者意识水平的状态及其波动。一般观察通常就能够确定醒觉异常,但对醒觉意识错乱状态定量则需要正规测验。数字广度是最常用的检查方法:检查者按每秒钟一个字的速度说出几个数字,立即让患者重复如能复述数字达 7±2 个则认为正常,不能重复 5 个或 5 个以下数字的患者即有明显注意力问题。另一个方法是"A 测验",一种简单的持续进行的试验。检查者慢慢地无规律地说英文字母,要求患者在每说到"A"时作表示。30 秒内有一个以上的遗漏即表明有注意力不集中。

二、精神状况与情绪

描述当时患者的精神状况及情绪情况有助于对智能评定结果的判定,常需要通过直接与患者的接触和询问家属及护理人员,来了解患者如何度过一天吃和睡的情况;患者的一般行动和精神状态如何(如患者是整洁的还是很肮脏,对待他人的行为如何,患者对周围事情的反应是否正常,有无大小便失禁等等)。情绪状况包括患者内在情感和主观情感,也可反映患者的人格特点。可以问患者"你内心感受如何?"或者"你现在感觉怎么样?"提问包括患者现在或过去产生过的自杀念头及实施的行为方式,抑郁是常见的心境障碍,可用"症状自评量表(SCL-90)"来检测。

三、言语功能

见失语检查部分。

四、视空间功能

此为脑的非口语功能之一。最基本的测验是临摹图画的能力,平面图和立体图都要画,也可让患者画较复杂的图画(见图 2-19),判断患者是否也存在着"疏忽"。

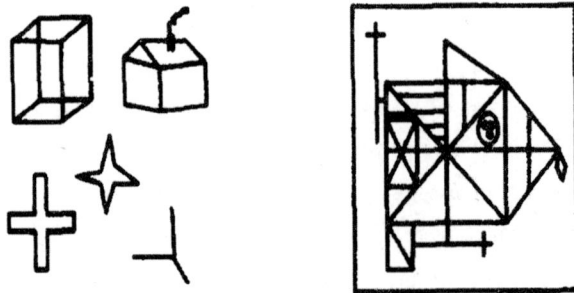

图 2-19　视空间功能检查

五、皮质有关功能

（一）运用

失用为患者在运动、感觉及反射正常时出现不能完成病前能完成的熟悉动作的表现。

（1）结构性失用检查：优势半球顶、枕交界处病变时，患者不能描绘或拼搭简单的图形，常用 Benton 三维检查。

（2）运动性失用：发生于优势半球顶、枕交界处病变时，常用 Goodglass 失用评定法：①面颊：吹火柴，用吸管吸饮料。②上肢：刷牙、锤钉子。③下肢：踢球。④全身：正步走、拳击姿势。

评定：正常一不用实物也能完成；阳性一必须有实物方能完成大部分动作；严重一给予实物也不能完成动作。

（3）意念性失用：优势半球缘上回、顶下回病变时，患者对精细动作的逻辑顺序失去正确观念。检查时让患者按顺序操作，如"将信纸叠好，放入信封，封上"，患者表现为不知将信与信封如何处置。

（4）穿衣失用：右顶叶病变时，患者对衣服各部位辨认不清楚，不能穿衣，或穿衣困难。必须确定患者是否有过分的穿衣或脱衣困难，特别是要注意患者有无趋向身体一侧穿衣和修饰，而忽视另一侧（一侧忽视）；在穿衣时完全弄乱，胳膊或腿伸错地方。不能正确确定衣服方位（视空间定向障碍）；或者有次序问题，为视空间失认的一种表现。

（5）意念运动性失用：因缘上回、运动前区及胼胝体病变所致，患者不能执行口头指令，但能下意识作一些熟悉的动作，检查者可让患者模仿，如检查者做刷牙动作，让患者模仿，或让患者"将手放在背后，并握拳"。不能完成者为阳性。

（二）失认

（1）视觉失认检查（视觉疏忽检查）：Schenkenberg Line Disection 指导语："请您在每条线的中点划一条竖线"，让患者在每根线上的中点作等分记号，单侧漏记 2 根，或中点偏移距离超出全线长度 10% 均为阳性。检查者同时应注意患者有无口头否认身体被忽视部分有任何缺陷，或该部位与自体的关系。见图 2-20。

图 2-20　视觉失认检查

（2）左右失认：检查者口述左右身体某部位名称，嘱患者指出或抬起（手或脚），进一步的测验可以给较复杂的指令，例如"用你的左手摸你的右耳"，回答不准确者为阳性。

（3）手指失认：说出手指的名称，让患者指出；或要求患者说出每个手指的名称，如说不出，可要求患者按检查者说的名称伸出手指。如仍做不到，检查者可刺激患者一个手指且不让患者看见，而要求患者活动另一手的同一手指。回答不准确者为阳性（特别要让患者指认不常用的手指如无名指）。

（4）辨认身体部分：要求患者指出身体的部位（眼、耳、口、手）和说出身体部位名称。

（5）穿衣困难（见穿衣失用）。

（三）额叶功能

（1）连续动作：当额叶病变时，运动失去有效的抑制，患者作手连续动作的能力下降，不能顺利、流畅地完成"拍、握拳、切"的动作。亦可让患者敲简单节律,看患者重复的能力,完成做一不做测验(当检查者敲一下时,患者敲二下,检查者敲二下时,患者不敲)。

(2)一笔画曲线:当额叶病变时,运动失去有效的抑制,患者一笔画会出现偏差,见图2-21。

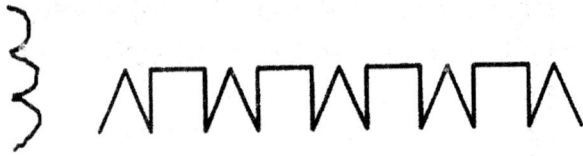

图 2-21 额叶功能检查

六、记忆测验

(1)即刻回忆:在短时间内完全准确地保存少量信息的能力称即刻回忆,常以测数字广泛来评定。

(2)记住新材料的能力:亦称近事记忆或短时记忆。一个简单的方法是将自己的名字告诉患者,几分钟后让患者回忆此名字,亦可提出三或四个不相关的词。如"紫红色、大白菜、图书馆、足球场",让患者复述出来,然后在进行其他检查5～10分钟后,要求患者回忆这些词。

(3)回忆过去记住过知识的能力:称为远事记忆或长期记忆。此功能对于不同文化层次的患者难以判断,因为检查者不知道患者过去已熟悉的知识是哪些。可以问一些常识性问题,如涉及政治、个人历史等。

(4)名称。

(5)虚构:患者对普通问题给予古怪的或不正确的回答称虚构。对星期几或日期回答不正确,对方向问题回答错地方,或说出最近并未发生过的个人活动。

(6)健忘:是启动回忆的问题,而不是记住新知识的问题,每个人都有健忘趋势,且随正常年龄增长而加重。

七、计算能力

计算要求熟练应用已学会的数字功能,给加、减、乘除题,结果必须与患者的教育水平和职业一致。一个常用的计算测验是从100减7开始,连续演算减7的能力。

八、临床上常用的痴呆评定量表

痴呆是一个复杂的综合征,是获得性的大脑皮质高级功能的全面障碍。早期痴呆患者,标准的智力测验和记忆测验仍是首选。而在中重度痴呆患者的评定时,由于病情的进展无法完成复杂的成套测验,或在初步筛选时为了减少临床工作的压力,应考虑选用短小、简便的测验。以下介绍几个国内外最广泛应用的测验。

1.简易精神状况检查法(MMSE)

1975年,由Folstein等编制,有良好的信度和效度,简单易行,主要使用对象为老年人,国外已广泛采用。测验包括20题,30项,答对1项记1分,不答或答错记0分。修订后内容如下:

(1)定向力:共10项。

现在是哪一年?

现在是什么季节?

现在是几月份?

今天是几号?

今天是星期几?

你能告诉我现在我们在哪个省、市?

你住在什么区(县)?

你住在什么街道？

这儿是什么地方？

这里是几层楼？

（2）记忆力：包括3项。

现在我要说三样东西的名称，在我讲完之后，请你好好记住这三样东西，因为等一下我要再问你的："皮球""国旗""树木"，请你把这三样东西说一遍（检查者只说一遍，受试者无须按顺序回忆，回答出一个算一项）。

（3）注意力和计算力：包括5项。

现在请你从100减去7，然后从所得的数目再减去7，如此一直计算下去，把每一个答案都告诉我，直到我说"停"为止（连减5次，每减一次算一项，上一答案错误，而下一正确，算正确）。

（4）回忆：包括3项。

请你说出刚才告诉你的三样东西，每样记1分。

（5）语言：包括9项。

（出示手表）请问这是什么？

（出示铅笔）请问这是什么？

现在我要说一句话，请你清楚地重复一遍，这句是"四十四只石狮子"（检查者只说一遍，受试者需正确复述，吐字准确方算对）。

（出示写了"闭上你的眼睛"的纸）请你照着这张卡片所写的去做。

我给你一张纸，请你按我说的去做，"用你的右手拿这张纸，用双手把纸对折起来，放在你的左腿上"。（每个动作算一项，共3项）。

请你说一句完整的句子（要求有意义、有主语和谓语）。

（出示两个等边五角形交叉的图案）这是一张图（见图2-22），请你在同一张纸上照样把它画出来。

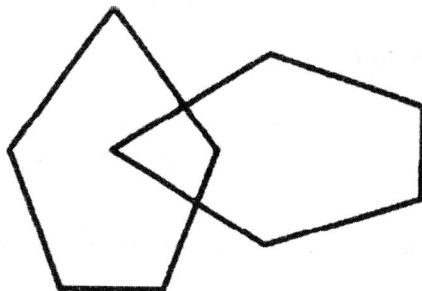

图2-22　精神状况检查

本测验的划界分原作者提出为≤24分。我国张明园等发现，测验成绩与文化程度密切相关，提出根据文化水平来划分：文盲≤17分；小学≤20分；初中及以上≤24分。

2.修订的长谷川痴呆量表（HDS-R）

1974年，由日本学者长谷川（HASEGAWA）编制。该量表评分简单，不受文化程度影响，有较高的敏感性和特异性，是筛选老年性痴呆的较理想的工具。总分30分，划界分为22分，表2-4。

3.日常生活活动能力（ADL）

日常生活活动能力是国外常用的评定躯体功能状况的指标，特别在老年医学中应用广泛，具有实际意义和可行性，反应病变的严重程度，可以作为诊断及疗效观察的指标之一。评定条目包括基本生活能力（吃饭、穿衣、洗漱、上下床、室内走动、上厕所、大小便控制以及洗澡等）和操作性能力（如购物、做饭、一般轻家务、较重家务、洗衣、剪脚趾甲、服药、管理个人钱财、使用电话、乘公共汽车、在住地附近活动、独自在家等）。评定方法是每项活动完全自理为0分、有困难需帮助1分和需人完全照顾2分。

表 2-4　HDS-R 项目及评分项目内容评分

项目内容	评分
(1)您多大年龄?（±2 岁）	0 1
(2)现在是哪年?	0 1
哪月?	0 1
哪日?	0 1
星期几?	0 1
(3)这是什么地方?（5 秒内回答正确给 2 分）	0 2
"医院""办公室?"正确选择给 1 分	0 1
(4)即刻回忆 3 个单词,每个 1 分	0 1 2 3
A. a.樱花 b.猫 c.无轨电车	
B. a.梅花 b.狗 c.汽车	
（每次测验用上述一种形式）	
(5)100 减 7 等于多少?	0 1
再减 7 等于多少?	0 1
(6)倒说数字 6-8-2,3-5-2-9（各 1 分）	0 1 2
(7)回忆问题(4)中的 3 个单词每一个正确回答给 2 分,提示后回答正确给 1 分	a.0 1 2 b.0 1 2 c.0 1 2
(8)出示 5 种物品（烟、火柴、钥匙、手表、钢笔）然后收起,要求患者回忆,每个 1 分	0~5
(9)说出尽可能多的蔬菜品种,如超过 10 秒钟不能说出下一个,即终止,在说出 5 种后,每说出一种给 1 分	0~5

4. Hachinski 缺血指数量表

血管性痴呆起病迅速呈阶梯性变化,并有明显的局灶性神经系统体征,常与 Alzheimer 老年痴呆同时混合发生。两者有时鉴别十分困难。临床上常用 Hachinski 缺血指数量表作鉴别筛。

九、神经心理学评定的影响因素

(一)来自被试者的各种心理干扰

大脑损害的患者除有高级心理功能障碍外,往往还有瘫痪、头痛等躯体症状。患者通常情绪低沉,容易疲乏。由于体力和心理上的原因,一般不能承受复杂的测验作业,这时必须根据患者的具体情况,选用其能胜任的较简单的测验,或分段进行。被试者对测验有顾虑时,要做好解释工作,操作过程中要调动和保持其积极性,避免因情绪影响测验成绩。

(二)来自外界的影响

测验时,主试者和在场人员无意中流露的面部表情、语调变化和言语暗示,都会影响被试者的操作,应尽量避免。在场无关人员（如病友、工作人员和家属）最好回避。主试者对测验的程序、步骤、指导语以及评分标准不统一,也会影响测验结果。

（马乃华）

第四节　前庭功能检查

前庭功能的检查目的为发现:前庭神经是否受累? 若受累,是属于中枢性或周围性? 检查时主要临床主述为眩晕,其主要观察对象为眼球震颤。

眩晕:系统性眩晕是前庭客观主要症状之一,表现为旋转感、晃动感、上升感或向一侧倾倒感。这种感觉在睁眼闭眼均存在,且常伴自主神经症状,如出冷汗、呕吐、低血压等。

一、自发体征检查

（一）眼球震颤检查

1. Frenzel-眼镜试验

为诊断自发性眼球震颤的方法。在双颞部置一个光源，将双侧眼球置于光源下，通过放大镜使得自发性震颤能被观察到，检查在暗室中进行。

2. Kaloric 眼球震颤检查

将 44 ℃热水及 30 ℃冷水对外耳道作灌注，由此可诱发眼球震颤。

（二）误指试验（Bárány 示指试验）

患者被要求用手指指向固定的目标（如将检查者手指置于患者肩胛骨高度。让其睁眼指准后，闭眼重复）。检查可站立时进行，也可平卧进行；单臂及手臂均可。

（三）自发性偏倒

1. Unterberger-Tret 试验

将患者置于暗室中，嘱其闭眼，双臂平举，原地踏步。杂音及一侧的光线可影响试验。下肢应尽量抬高（大腿约至水平），试验持续时间不应少于半分钟。患者作旋转走动，无位置偏移。

2. 手臂固定试验

嘱患者闭眼，将双臂前伸站立，异常时患者的手臂均向同一侧偏向。

二、各种检查的意义

（一）迷路综合征

迷路综合征（即周围性眩晕）表现为如下方面。

（1）向对侧的快速眼球震颤。

（2）Romberg 征倾倒，行走偏向病灶侧。

（3）Unterberg-Tret 试验偏向病灶侧（50 步后至少偏向 45°）。

（4）手臂固定试验偏向病灶侧。

（5）Bárány 示指试验手臂偏向病灶侧（手臂高的一侧指向目标，在闭眼时自上而下缓慢垂直指向目标）。

（6）Kaloric 试验反应性减低或消失。

（二）中枢性眩晕

与周围性眩晕表现不同，其症状常常是分离，如双臂向相反方向偏向，或快速眼球震颤成分伴旋转性眼球震颤。诊断标准如下。

（1）特殊情况下可见垂直性眼球震颤。

（2）特殊情况下可见旋转性眼球震颤。

（3）特殊情况下可见分离性眼球震颤。

（4）反向性前庭综合征：即表现与迷路综合征相悖的症状。

（5）可以发现脑干病变的症状，如眼肌麻痹。

一般温水试验或旋转试验是由耳鼻喉科医师进行检查，若神经科医师欲做快速检查，可以将患者平卧，躯体（包括头部）30°角抬高；让患者直立坐位，头部向后仰 60°角。将室温 100～200 mL 的水或 5～10 mL 冰水灌注左耳，通常可诱发慢相向左、快相向右的水平性眼球震颤。患者向左倾倒，并出现恶心和眩晕。若此反应缺如，则说明前庭反应性差，脑干与迷路间的通路中断。

（马乃华）

第五节　昏迷患者神经系统检查

昏迷患者由于意识丧失,不能合作进行满意的体格检查,包括神经系统检查,对诊断和处理增加了困难,下面我们介绍昏迷患者特殊的检查方法和临床意义。

一、眼部体征

(一)眼睑

昏迷患者肌肉松弛,常呈半睁半闭状,与癔症性假性昏迷患者的双眼睑紧闭有本质上的区别,后者是一种有意识的随意肌活动。

(二)球位置和运动

(1)两眼球向上或向下凝视,常提示中脑四叠体附近的病变,如丘脑出血。

(2)分离性眼球运动,一侧眼球向上而另一侧眼球向下,常见于小脑病变引起的昏迷。

(3)双眼球固定偏向一侧,常提示该侧额中回后端或另一侧脑桥有破坏性病变。

(4)双眼球呈钟摆样活动,常由脑干病变所致,如脑桥肿瘤或出血。

(5)两眼球浮动,当浅昏迷时可见眼球水平或垂直性自发性浮动,以水平浮动多见,说明昏迷尚未达到中脑功能受抑制的深度,少数情况下见于脑桥病变。

(6)一侧眼球固定、瞳孔扩大,又伴球结膜水肿、高热者,则为海绵窦血栓静脉炎。

(7)反射性眼球运动,昏迷患者由于眼球自发性侧向运动消失或受限时,可利用反射性眼球运动的检查来测定侧视及垂直运动的范围。

转头试验:将昏迷患者的头水平地分别向两侧转动,注意观察两眼球运动,可见两眼球很快地协同转向对侧。此反射由迷路、前庭、侧视中枢、内侧纵束、眼球运动神经与眼肌参与。正常人此反射受大脑皮质的适应性抑制而无反应或反应不明显;当皮质功能低下(昏迷)、两侧额叶或弥漫性大脑半球病变时,可出现,随着昏迷的加重此反射又消失。

头仰俯试验:正常人在头屈向前时眼球向上仰视,头向后仰时眼球向下。这一反射由颈肌本体感觉、前庭系统及脑干的垂直凝视中枢(丘脑底部的后连合)来完成。此反应障碍主要病损见于丘脑及丘脑底部,如出血、肿瘤。

(三)瞳孔

观察昏迷患者的瞳孔大小、形态和位置的两侧对称性及对光反射都是很重要的,这些对确定神经系统损害的部位、程度及性质很有帮助。

(四)角膜反射

角膜反射是判断昏迷深浅的重要标志之一,如果角膜反射消失,说明昏迷较深。

二、脑膜刺激征

昏迷患者都必须检查脑膜刺激征有助于昏迷病因的诊断。

(1)脑膜刺激征阳性,包括颈项强直 Kernig 征和 Brudzinski 征阳性,见于脑膜炎、蛛网膜下隙出血和脑出血。

(2)颈项强直明显,而 Kernig 征和 Brudzinski 征不明显或为阴性,提示有枕骨大孔疝的可能性。

(3)急性脑血管意外的患者,偏瘫侧 Kernig 征可不明显。

(4)婴幼儿患者的脑膜刺激征判断困难,前囟膨出可资参考。

(5)任何原因引起的深度昏迷时,脑膜刺激征往往可以消失。

三、面瘫

一侧面瘫时,可见面瘫侧鼻唇沟变浅,口角低垂,睑裂增宽,在呼气时面颊鼓起,吸气时面颊陷塌。如果压迫眶眶,正常侧出现面肌收缩,则体征更为明确。检查者欲扳开患者眼睑时,麻痹侧无阻力,正常侧可有阻力。根据上述检查,属周围性面神经麻痹,则要考虑小脑脑桥角或脑桥病变,中枢性面神经麻痹则为脑桥以上的锥体束损害,可见于脑血管病变和颅内占位性病变。

四、肢体瘫痪

昏迷患者运动功能的检查方法:

(1)压迫患者的眶上切迹若发现有面神经麻痹,则可能有偏瘫,并观察患者能否以手来反抗,瘫痪上肢则无此反应。

(2)用针或棉签刺激患者的足心或手心,瘫痪肢体不能躲避。

(3)瘫痪的肢体在病变的早期肌张力减低,随后肌张力增高。

(4)瘫痪的下肢呈外旋位。

(5)抬高肢体后瘫痪的肢体呈软鞭样下落。

(6)将肢体放于不自然位置,正常肢体可逐渐移至自然位置,瘫痪肢体则无此反应。

(7)将两下肢被动屈膝成90°竖立位,放手后瘫侧下肢很快落下,且倒向外侧。

(8)偏瘫侧肢体早期腱反射减低,随后腱反射增高,而深昏迷时腱反射都消失。

(9)偏瘫侧肢体可能引出病理反射,随着昏迷加深,健侧也可引出,而深昏迷时双侧均不能引出病理反射。

昏迷患者的肢体瘫痪,如果为偏瘫,多系急性脑血管病,如内囊出血。交叉性瘫痪,即一侧脑神经麻痹和对侧肢体偏瘫,为脑干病变如脑干肿瘤等。四肢痉挛性瘫痪,见于高颈段脊髓病和颅脊部病变。双下肢截瘫见于急性播散性脑脊髓炎、上矢状窦血栓形成和恶性肿瘤向脑与脊髓转移。

(马乃华)

第六节　小儿神经系统检查

小儿神经系统检查的内容和方法与成人的不同是相对的。年龄越大越接近成人,年龄越小差别越大。在这里主要介绍婴幼儿神经系统检查。

一、头颅和脊柱

(一)头颅

首先要观察头颅外形及大小,每个小儿都要测量头围,沿枕大粗隆及眉尖水平测量头围周径(或测量最大的额枕周径),正常时初生约34 cm,出生后半年内增长最快,每个月约增1.5 cm,后半年每个月增长0.5 cm,第一年共增长12 cm,一岁时46 cm,2岁时48 cm,5岁时50 cm,15岁时53~54 cm。

头颅过小见于脑小畸形、脑萎缩、颅缝早闭,头颅过大见于脑积水、颅内肿瘤、慢性硬膜下血肿、巨脑症。

囟门大小及紧张程度可以判断颅内压是否增高。正常安静坐位时前囟略下凹,有微弱的搏动。紧张程度随体位而变化,卧位及哭泣时紧张度增加。颅内压增高时前囟饱满、膨隆、紧张。前囟应于1岁~1岁半时关闭。闭合过早见于脑小畸形、颅狭小症,闭合过晚或囟门过大见于脑积水、慢性硬膜下血肿。

(二)脊柱

注意脊柱有无畸形、强直、异常弯曲,有无叩击痛,有无脊柱裂、脊膜膨出。

二、脑神经

(一)嗅神经

婴儿嗅觉检查有困难,幼儿检查方法与成人相同。

(二)视神经

婴儿视力检查可观察对照明的一般反应,新生儿大部分时间眼睑闭合,对强光的反应表现皱眉或不安,足月的新生儿可以短时间注视大的移动物体。瞳孔直接及间接对光反射的检查在各种年龄的小儿均可进行,方法同成人检查。婴儿的眼底检查也很困难,可在入睡后轻轻拨开眼睑检查,必要时可用2%后马托品扩瞳后进行。婴儿的眼底与成人不同,正常婴儿的视乳头由于小血管尚未完全分化,主要根据眼底解剖部位进行观察。

(三)动眼、滑车、展神经

注意有无眼睑下垂及斜视,观察瞳孔的形状,两侧是否等大和对光反射。婴儿在3个月以前,很少以双眼固定注视,3个月以后逐渐使用双眼注视。由于小儿不能充分合作,检查眼球运动时,观察眼球向各方的被动运动。

(四)三叉神经

感觉是测定触及痛觉刺激三叉神经的分布区,观察有无感觉障碍。用棉花轻触角膜,观察反应。还要检查颞肌、嚼肌肌力和下颌有无偏斜。

(五)面神经

对新生儿的面神经检查,主要是在睡眠或安静时以及在表情运动时,观察双侧面部是否对称,有无皱额、闭目无力和嘴角歪斜,较大的小儿可检查舌前2/3有无味觉障碍。

(六)听神经

婴儿的听力检查需要耐心和较长时间的观察。新生儿对大声和突然闹声的反应是惊跳或哭叫,第2个月时对闹声的反应可以是暂时停止活动,第3个月起母亲的声音可引起期待的表现,第4个月开始头可转向声音的方向。前庭功能在新生儿已比较完善,各个年龄的幼儿都可进行前庭功能检查。其中以旋转试验最为简便,可以由母亲抱在膝上进行20秒钟旋转10次的速度,旋转10周,休息5~10分钟后,用同法向另一侧旋转,旋转后出现眼球震颤表示一侧或双侧的迷路功能损害和听神经受损。

(七)舌咽神经、迷走神经

如果小儿有吞咽困难、声音嘶哑,提示舌咽、迷走神经有损害。一侧软腭较低或不能上提、咽反射消失均为舌咽神经和迷走神经受损体征。

(八)副神经

注意胸锁乳突肌及斜方肌功能,当斜方肌的上部瘫痪时,该侧肩部变低而肩胛骨上端离开脊柱外移;较大的婴儿嘱其模仿耸肩,以观察有无功能障碍。胸锁乳突肌瘫痪时,表现为头不能向对侧转动;双侧胸锁乳突肌无力,则头不能保持直立。

(九)舌下神经

婴幼儿有吸吮无力、吞咽缓慢和发音障碍时,可能有舌肌无力。可压住婴儿鼻孔,当张口呼吸时,观察舌头的运动。

三、运动功能

新生儿的最初数周,肌肉活动是由皮质下及脊髓运动机制控制的,没有随意活动,第3个月的婴儿开始有随意运动,首先出现的是肢体近端关节的运动,以后逐渐扩展至肢体的远端。

对出生最初几个月婴儿运动状态的估计,可观察俯卧时头的抬起、踢足的力量,对较大的婴儿,观察坐、站立、行走、奔跑、持物和将物体自一只手转移至另一只手的动作,如有特殊指征,则根据具体情况测定各个肌组的肌力。

四、感觉功能

新生儿已具有痛、触觉,但对刺激的定位能力很差,随着小儿发育成熟,感觉功能亦逐渐变为精确。痛觉的测定可针刺皮肤观察其反应。较大的幼儿触觉和深感觉检查与成人检查相同。

五、反射功能

(一)浅反射

小儿腹壁反射、提睾反射及跖反射检查方法与成人相同,但婴儿期腹壁反射不明显,随着锥体束的发育而逐渐可以引出。11~12个月以后比较容易引出。男孩提睾反射在4~6个月以后才比较明显。跖反射1岁半以内小儿出现蹈趾的伸或屈的动作,2岁以后表现为足趾跖屈,此为正常反应。

(二)深反射

小儿深反射检查方法与成人相同,婴儿在出生后数周内有短暂的髌阵挛和踝阵挛是生理现象。

(三)病理反射

小儿病理反射检查方法与成人相同。

(四)小儿时期的暂时性反射

这些反射为小儿生后即出现或以后出现的一些原始反射,随着脑皮层逐渐发育成熟,这些反射逐渐被抑制。

1.拥抱反射(Moro反射)

患者仰卧位,检查者用手托住小儿头肩部,使其呈半坐位,躯干与床面呈30°,然后迅速使头向后倾下10°~15°(检查者手不离开患儿头部),这时出现上肢伸直、外展,下肢伸直(但不经常出现),同时产生躯干及手指伸直,拇指及食指末节屈曲,然后上肢屈曲呈拥抱状。还可用其他方法。将患儿仰卧,检查者用手抓住其脚,迅速抬起而不影响头的位置,出现双上肢伸直及外展,同时躯干及手指伸直。

足月新生儿出生后即出现此反射,在生后3个月以内明显,以后逐渐减弱,到5~6个月时完全消失。

此反射左右应对称,若一侧上肢不能伸直外展,提示可能为臂丛神经损伤、锁骨骨折或偏瘫。

2.吸吮反射

用手指轻触小儿唇部或用叩诊锤轻击嘴唇,婴儿张嘴并出现口唇及舌的吸吮动作,反射弧传入神经为三叉神经感觉支,传出神经为Ⅴ、Ⅶ、Ⅸ、Ⅹ及Ⅻ脑神经。此反射出生后即出现,4个月后逐渐被主动的进食动作所代替。反射减弱可由于反射弧神经损伤,但常见的是由于缺氧、外伤或感染所致。锥体束病变时,此反射持续不退或重新出现。

3.握持反射

将一物品或检查者手指从尺侧放入小儿手中,引起反射性抓握。此反射于出生后出现,3~4个月后消失,代之以有意识的持物,若此反射持续存在,是锥体束受损所致。

4.颈肢反射

仰卧位,将头转向一侧,反应为与颜面同侧的上、下肢伸直,对侧屈曲。此反射于出生后出现,5~6个月后消失,过早消失可能有脑性瘫痪或肌张力不全。明显的颈肢反射或出生后6个月后持续存在可能为锥体束或锥体外系病变。

5.侧弯反射

检查者一手托住小儿胸膜部使呈俯卧位,一手划小儿侧腰部,正常反应是躯干向刺激侧弯曲,注意两侧是否对称。出生后即可出现,以后逐渐减弱,3个月消失。若3个月后仍持续存在,说明有弥漫性神经疾病。

6.直立反射和踏步反射

用两手将其自腋窝处抱起竖立,足底触及桌面,可见小儿以足跟站立,下肢伸直,接着躯干及颈部有短暂的伸直,为原始的站立姿势。若将躯干向前倾斜,此时可引起自发的踏步运动,两下肢稍呈交叉状。新生儿出现此反射,2～4周后消失。如3个月后仍持续不消失,站立时以足尖着地,两腿交叉,并伴有腱反射亢进,两下肢伸肌张力增高,提示可能为痉挛性截瘫。

7.降落伞反应

检查者托住小儿胸腹部,使呈俯卧悬空位,将小儿突然向前下方冲一下,上肢立即伸开,稍外展,手指张开,犹如阻止下跌的动作。正常9个月以后出现此反应,检查时注意两侧肢体是否对称,若引不出此反应可能为四肢瘫痪或痴呆。

8.抬躯反射(landau反射)

俯卧位,检查者一手托住胸腹部,一手扶在背部,将小儿缓缓抬起,躯干伸直,下肢伸展,若按头使其颈前屈,两侧髋关节屈曲。正常小儿10个月后出现,2岁消失,若托起时垂头垂足为脑发育不良或肌张力低下。

六、脑膜刺激征

小儿脑膜刺激征检查方法与成人相同,但Kemig征小婴儿生理性屈肌紧张,故生后3～4个月内阳性无病理意义。

(韩吉田)

第七节　神经心理学评定

神经心理学是近半个世纪逐渐发展起来的一门独立的学科。它是从神经学的角度来研究心理学的问题,即把脑当做心理活动的物质本体来研究脑和心理或脑和行为的关系。神经心理学评定的主要目的是在一定的刺激反应情景下,评价个体的行为,以推论有关人脑结构和功能的关系,是研究神经心理学的重要途径之一。在临床上主要应用于高级神经功能的诊断、药物或外科手术的疗效评定、心理功能的康复、预后的预测以及研究等方面。

一、神经心理学评定的选择原则

神经心理学评定方法种类繁多。临床上常用的有两大类,一类是成套测验,一类是单项测验。成套测验全面检查脑损害患者的心理功能;单项测验专为测查某一种或几种心理功能而设计,可根据病变的性质和部位来选择适当的测验。两种测验各有优缺点。可以根据病史、神经病学检查和神经心理学知识来选择适当的测验方法。

(一)一般检查

主要目的是获得对大脑功能状态的总的了解,如智力、记忆力、理解力等。可考虑选择的测验有韦氏成人(或儿童)智力量表、韦氏记忆量表、临床记忆量表、Halstead-Reitan神经心理学成套测验、Luria-Nebraska成套神经心理学测验等。

(二)可提供定侧和定位信息的测验

1.定侧测验

包括:①测定左半球功能的测验,各种类型的言语测验和语文作业,以及测定抽象思维的一些测验如各种失语症和言语检查、语文记忆、算术运算、威斯康星卡片分类测验、范畴测验等。②测定右半球功能的测验:各种与空间知觉和定向有关的测验,以及与非言语材料的感知和记忆有关的测验等。如触摸操作测验、无意义图形再认、面容认知测验等。

2.定位测验

(1)额叶:①抽象、概念的转移,颜色-形状分类测验、威斯康星卡片分类测验。②行为的计划性、调整能力:Porteus迷津测验、伦敦塔测验、算术问题解答。③言语行为的测定:言语表达能力测验、词语流畅性测验。

（2）颞叶：①视觉记忆，Rey复杂图形测验、本顿视觉保持测验、面容再认测验。②一般记忆：成套记忆测验或单项记忆测验。③遗忘综合征测验：空间记忆作业、逻辑记忆作业、编码学习作业。④听知觉测验：节律测验、语声知觉测验。⑤失语症检查：优势半球病变时。

（3）顶叶：①结构运用，本顿视觉保留测验、Rey复杂图形测验、韦氏成人智力量表中的木块图和图形拼凑测验、HRB中的触摸操作测验。②准空间综合：逻辑－语法测验、数学测验。

（4）枕叶：颜色命名、面容认知测验、重叠图片认知测验。

（三）根据病变性质选择测验

1. 癫痫

一般认为癫痫患者的神经心理学异常主要表现为记忆障碍、注意障碍以及知觉－运动等心理过程的速度有障碍，故可以根据这挑选有关的测验。

2. 帕金森病

帕金森病患者的神经心理异常主要表现为视空间知觉障碍、记忆和智力障碍等，近年又发现与额叶有关的功能也有改变。可选用相应的量表测验。

二、临床常用的检查方法

下面简要介绍一些目前国内外常用的神经心理学测验。

1. 成套神经心理学测验

（1）Halstead-Reitan神经心理学成套测验（HRB）：可测查多种心理功能，包括感知觉、运动、注意力、记忆力、抽象思维能力和言语功能。

成人HRB由10个分测验组成：①范畴测验，要求被试者发现在一系列图片（156张）中隐含的数字规律，并在反应仪上做出应答。②触摸操作测验：被试者在蒙着双眼的情况下，按利手、非利手、双手的顺序，凭感知觉将不同形状的木块放入相应的木槽中，然后回忆这些木块的形状和位置。③节律测验：听30对音乐节律录音，辨别每对节律是否相同。④手指敲击测验：用左右手食指快速敲击计算器的按键。⑤失语甄别测验：被试者回答问题、复述、临摹图形和执行简单命令。⑥语声知觉测验：被试者听到1个单词或1对单词的录音后，从4个备选词中找出相应的词。⑦侧性优势检查：对被试者写字、投球、拿东西动作的询问和观察，判断其利手或利侧。⑧握力测验：用握力计比较左右握力，反映左右半球功能和运动功能的差异；⑨连线测验：按顺序将阿拉伯数字、英文字母连接起来；⑩感知觉障碍检查：包括听觉检查、视野检查、脸手触觉辨认、手指符号辨认和形状辨认、指尖认字能力等6个方面。

通过损伤指数来进行评定分析，分为正常、边缘状态、轻度脑损伤、中度脑损伤和重度脑损伤。该测验由于较全面，加之已标准化，故已成为比较被广泛接受和使用的神经心理学量表。

（2）Luria-Nebraska成套神经心理学测验（LNNB）：成人版由11个量表、共269个项目组成。每个项目都是针对特定的神经功能。包括运动量表、节律量表、触觉量表、视觉量表、言语感知量表、表达性言语量表、书写量表、阅读量表、算术量表、记忆量表、智力量表。

从以上11量表中有挑选出其中某些项目组成附加量表：①定性量表，鉴别有无脑器质性病变。②定侧量表：包括左右半球两个量表，鉴别左或右半球病损。

各量表得分累加得量表粗分，得分越多，表明脑损害越重。

（二）单项神经心理学测验

1. 智力测验

（1）韦氏成人智力量表（WAIS）：是目前国际心理学界公认的比较好的智力测验工具。包括11个分测验，分文字部分和非文字部分。文字部分称为言语测验，包括知识、领悟、算术、相似性、数字广度和词汇6个分测验；非文字部分称为操作测验，有数字符号、图画填充、木块图、图片排列和图形拼凑5个分测验。将所得粗分换算成量表总分，然后在等智商表上查出等值的智商（IQ）。IQ平均成绩为100，标准差为15。

IQ 为 100 时表示属中等智力;115 以上时,高于一般人智力;85 以下,低于一般人智力。

(2)瑞文标准推理测验:是一个非文字智力测验。分 A、B、C、D、E 5 组,每组 12 题。每个题目都有一定的主题图,但每张主题图中都缺少一部分,被试者要从每题下面所给的 6～8 张小图片中找出合适于主题图的 1 张,使整个图案合理与完整。将所得分换算成标准分,即可对被试者智力水平做出评价。

2.记忆测验

(1)临床记忆量表:是中国科学院编制的一套记忆量表包括指向记忆、联想学习、图像自由回忆、无意义图形再认和人像特点联系回忆 5 项分测验。前两项为听觉记忆,中间两项为视觉记忆,最后 1 项为听觉和视觉结合的记忆。最后按所得记忆商(MQ)衡量被试者的记忆水平。

(2)韦氏记忆量表(WMS):是国外较广泛应用的成套记忆量表。包括 7 个分测验:个人的和日常的知识、定向力、计数、逻辑记忆、数字广度、视觉记忆和成对联想学习。综合上述 7 个项目的积分,得出记忆商。我国修订的 WMS 增加了 3 个分测验,即记图、再认和触摸记忆。连同 WMS 原有的 7 项,合计 10 项分测验。

(3)语文记忆测验:有数字广度的记忆,包括顺背数字和倒背数字;词的记忆和故事的记忆。

(4)非语文记忆:有本顿视觉保持测验、Bender-Gestalt 测验、Rey 复杂图形测验、Lhermitte-Signoret 测验等。

3.知觉测验

(1)视知觉和视结构能力测验:有线的两等份测验、线的方向判断测验、Hooper 视觉组织测验、WAIS 木块图测验、WAIS 图形拼凑测验等。

(2)听知觉测验:HRB 中的音韵节律测验,常用于测查颞叶病变;HRB 中的语声知觉测验可测查持久注意、听与视觉相联系的能力。

4.注意测验

常用的有划消测验、数字符号模式测验等。

5.概括能力测验

包括颜色-形状分类测验、威斯康星卡片分类测验和范畴测验等。

6.执行功能和运动操作的测验

有 Porteus 迷津测验、流畅性测验、钉板测验和失用症检查等。

三、神经心理学评定的影响因素

(一)来自被试者的各种心理干扰

大脑损害的患者除有高级心理功能障碍外,往往还有瘫痪、头痛等躯体症状。患者通常情绪低沉,容易疲乏。由于体力和心理上的原因,一般不能承受复杂的测验作业,这时必须根据患者的具体情况,选用其能胜任的较简单的测验,或分段进行。被试者对测验有顾虑时,要做好解释工作,操作过程中要调动和保持其积极性,避免因情绪影响测验成绩。

(二)来自外界的影响

测验时,主试者和在场人员无意中流露的面部表情、语调变化和言语暗示,都会影响被试者的操作,应尽量避免。在场无关人员(如病友、工作人员和家属)最好回避。主试者对测验的程序、步骤、指导语以及评分标准不统一,也会影响测验结果。

(韩吉田)

第三章　神经内科脑脊液检查

第一节　腰椎穿刺术

腰椎穿刺是神经科应用非常普遍的辅助检查,通过腰椎穿刺获取脑脊液进行检查对于疾病的诊断有重要价值,应正确掌握其适应证、禁忌证、操作方法和并发症。

一、适应证

(一)诊断方面

1.颅内病变

了解颅内压力情况,并进一步明确病变性质为炎症性、肿瘤性、血管性、脱髓鞘性、代谢性等。

(1)颅内感染:脑炎、脑膜炎的诊断和鉴别诊断,明确颅内感染的病因是病毒、细菌、结核、真菌、螺旋体、寄生虫以及朊蛋白等。

(2)颅内肿瘤:脑膜癌病诊断,对于靠近脑膜的原发性或转移性颅内肿瘤也有一定的诊断价值。

(3)蛛网膜下隙出血:如临床怀疑蛛网膜下隙出血而头颅 CT 正常,腰穿检查示血性脑脊液可确诊。

(4)脱髓鞘疾病:多发性硬化、中枢神经系统血管炎等的诊断。⑤低颅压综合征或良性颅内压增高症。

2.脊髓病变

了解脊髓腔有无梗阻;病变性质是否为炎症、肿瘤、血管性、脱髓鞘等;椎管造影明确椎管阻塞部位(髓内、髓外硬膜下或硬膜外)、梗阻程度以及病变性质。

3.多发性神经根病变

有助于吉兰一巴雷综合征的诊断。

(二)治疗方面

(1)椎管内注射药物。

(2)蛛网膜下隙出血者,行脑脊液置换疗法。

二、禁忌证

(1)有脑疝征象或颅内占位性病变有明显颅内压增高及视乳头水肿者。

(2)怀疑后颅凹或枕骨大孔处肿瘤或先天性小脑扁桃体下疝畸形。

(3)脊髓压迫症如高颈髓病变或椎管完全阻塞。

(4)严重全身感染败血症或穿刺部位皮肤、皮下组织有局灶感染或脊柱结核者。

(5)开放性颅脑损伤或有感染的脑脊液漏。

(6)血液系统疾患有凝血障碍或使用抗凝药有明显出血倾向以及血小板低于 $5\times10^4/mm^3$ 者。

(7)躁动不安无法合作或生命体征不稳定者。

三、方法

（一）体位摆放

正确的体位是腰椎穿刺成功的关键环节。一般采取左侧卧位，后背靠近床缘与床板保持垂直，头向前胸部屈曲，双手抱膝向腹部紧贴，尽量使脊柱后凸打开椎间隙便于进针。

（二）穿刺定位

双侧髂后上嵴连线与脊柱中线相交处（L_4 棘突），通常以其上 $L_3 \sim L_4$ 椎间隙或其下 $L_4 \sim L_5$ 椎间隙作为穿刺部位。

（三）穿刺步骤

常规消毒铺巾，利多卡因局部浸润麻醉。左手固定穿刺点附近皮肤，右手持腰穿针从穿刺点垂直脊背略向头方向倾斜缓慢进针，当阻力突然消失有落空感时提示针尖已进入蛛网膜下隙，此时慢慢抽出针芯可见脑脊液流出，成人一般进针 $4 \sim 6$ cm 左右。放液前连接压力管，做压腹试验证实穿刺针头确在蛛网膜下隙内，即用手掌深压腹部见脑脊液压力迅速上升，解除压迫后脑脊液压力又迅速下降。待脑脊液在测压管中停至某一平面后，读取数值即脑脊液压力。如病情需要可加做腰穿动力试验了解脊髓蛛网膜下隙或横窦是否阻塞。压力测定结束，拔除压力管取适量脑脊液送检。术毕重新插入针芯，迅速拔出穿刺针，无菌纱布覆盖。嘱患者去枕平卧 6 小时。

（四）注意点

（1）正确的体位和准确的穿刺点定位是穿刺成功关键。

（2）怀疑颅内压增高者，可在穿刺前 30 分钟左右静脉滴注脱水剂降颅压；在留取脑脊液时勿将针芯完全拔出，必须缓慢少量留取脑脊液；压力测定时，需使压力管中脑脊液平面缓慢上升，如腰穿压力明显增高 [>2.9 kPa（300 mmH$_2$O）] 脑脊液从压力管中冒出，则不应继续测压，避免压力突然降低引起脑疝。

（3）如患者血小板明显降低但又急需诊断性穿刺，可在静脉输注血小板后进行。

（4）穿刺如遇阻力无法继续，不需完全拔出穿刺针，可退回至皮下重新定位再进针，减轻患者皮肤进针疼痛，必要时可更换椎间隙；如穿刺过程中患者感下肢放射性疼痛，提示触及神经根，可退回调整方位再次进针。

（5）测压时，需采用压力管，单靠每分钟滴速计算并不准确。而且患者必须完全放松，头部伸直和双下肢放置舒适体位，如紧张、屏气、咳嗽等均会影响压力测定值的准确性。

四、脑脊液动力学检查

对怀疑存在椎管或横窦阻塞的患者可行压颈静脉试验，简称压颈试验（Queckenstedt test）。主要通过压迫颈静脉，使颅内压增高以及颅内静脉系统充血，如颅腔到腰蛛网膜下隙通畅，则增高的压力能完全反映在与腰椎穿刺相连压力管显示的脑脊液压力上，根据压力上升和下降快慢可初步判断椎管有无阻塞以及梗阻程度。颅高压患者或脑出血、颅内占位性病变特别是后颅凹肿瘤者禁行压颈试验，以防止发生脑疝。

（一）方法

1.指压法

用手指压迫颈静脉 10 秒，观察脑脊液压力上升速度及到达高度，随即迅速放松再观察压力恢复与时间的关系。

2.压力计法

将血压计袖带缠绕于患者颈部，测定初压后迅速充气至 2.7 kPa（20 mmHg），每 $5 \sim 10$ 秒钟记录一次脑脊液压力，直至压力不再上升稳定为止，然后迅速放掉气囊，同样每 $5 \sim 10$ 秒钟记录一次脑脊液压力直至不再下降；再分别加压到 5.3 kPa（40 mmHg）和 8.0 kPa（60 mmHg），同样方法记录压力随时间变化情况。以时间作为横坐标，脑脊液压力作为纵坐标，绘制曲线图进行分析。

（二）意义

正常情况下,压颈后脑脊液压力可迅速上升0.98～1.96 kPa(100～200 mmH$_2$O)以上,解除压颈后则迅速(在10秒内)下降恢复至初压水平。如果存在椎管完全梗阻则压颈时压力不上升;部分梗阻则表现为脑脊液压力上升和下降速度均缓慢,或上升快下降慢,或不能回到原初压水平,称为压颈试验阳性。如一侧颈静脉的脑脊液动力试验阳性而对侧正常,则提示该侧横窦有闭塞。

五、并发症

（一）腰穿后头痛

最常见。与患者腰穿后即刻站立活动或穿刺失败而多次穿刺使穿刺孔增多脑脊液外漏增加有关。表现为低颅压头痛,即坐位或立位时感头痛,平卧缓解。多见于青年女性,通常在腰穿后12～48小时出现,可持续数天至两周,但极少更长时间。避免发生应使用细针穿刺,放液量不宜过多,一般为2～4 mL,不超过10 mL。腰穿后嘱患者去枕平卧4～6小时。如出现低颅压头痛,可卧床休息、多饮水并给予生理盐水静脉滴注。

（二）根痛和腰背痛

穿刺时损伤神经根会引起相应神经根支配区域感觉障碍或神经根痛;如穿刺不顺利反复进行或手法欠佳,穿刺针孔斜面与脊髓韧带不平行,切断韧带纵型纤维,造成韧带失张力而产生腰背部酸痛。

（三）脑疝

最严重。明显颅高压或后颅凹肿瘤患者腰穿放液时,脊髓腔压力骤然降低,小脑蚓部组织嵌入枕骨大孔形成小脑扁桃体疝,脑干呼吸循环中枢受压危及患者生命。需严格掌握腰穿指征,明显颅高压症状禁行腰穿术。

（四）其他

如腰穿时刺伤大血管如马尾根血管可能出现类似原发性蛛网膜下隙出血症状,表现为脑膜刺激征阳性。如腰穿后患者突感背部剧烈疼痛伴双下肢瘫痪,需高度怀疑穿刺处脊髓硬膜下血肿,多与其有出血倾向有关。

（陈　锋）

第二节　脑脊液检查

一、压力

（一）正常

侧卧位脑脊液压力为0.78～1.78 kPa(80～180 mmH$_2$O)。

（二）异常及临床意义

（1）压力大于1.96 kPa(200 mmH$_2$O)提示颅内压增高,1.78～1.96 kPa(180～200 mmH$_2$O)为可疑增高。主要因病变引起脑组织体积增加或脑脊液量增多,如颅内肿瘤、颅内血肿、脑水肿、脑积水、中枢神经系统感染、代谢性脑病、良性颅内压增高症以及静脉窦血栓形成等。

（2）压力<0.78 kPa(80 mmH$_2$O)为颅内压降低,多与脑脊液分泌减少或循环受阻有关。颅内压降低主要见于低颅压综合征、脱水、休克、脊髓蛛网膜下隙梗阻和脑脊液漏等。

二、常规检查

（一）性状

1.正常

脑脊液无色透明样液体。

2.异常及临床意义

(1)血性脑脊液:需鉴别是穿刺损伤性出血,还是脑出血或蛛网膜下隙出血造成。初步判断可采用三管试验,即按序将脑脊液收集在三个试管中,如果血色逐渐变清提示创伤所致;如果三管均匀血性,则为脑出血或蛛网膜下隙出血。确切判断可立即离心脑脊液标本,离心后上清液无色透明或隐血试验阴性,考虑新鲜出血即穿刺损伤引起;如上清液呈黄色或隐血试验阳性则提示陈旧性出血;还可通过显微镜观察红细胞,红细胞新鲜完整提示损伤,如皱缩破碎则表明陈旧性出血。

(2)黄变脑脊液:见于脑脊液蛋白含量增高,如含量增多但低于 1.5 g/L 时脑脊液呈淡黄色;大于 1.5 g/L 颜色为深黄色,见于吉兰－巴雷综合征、中枢神经系统细菌性感染、颅内或脊髓陈旧性出血、脊髓肿瘤、椎管部分梗阻等疾病。当蛋白含量高达 10 g/L 时,脑脊液放置试管后即刻自动凝固如胶样,称为弗洛因综合征(Froin syndrome),常见于椎管完全梗阻患者。

(3)云雾状混浊脑脊液:提示白细胞数增多,多见于炎症,严重者呈米汤样。

(二)细胞数

1.正常

脑脊液白细胞数为 $0 \sim 5$ 个/mm^3,主要是淋巴细胞或单核细胞,无红细胞。

2.异常及临床意义

(1)白细胞增高多见于脑脊膜和脑实质炎症,也可见于脑血管病、血管炎、脑肿瘤以及脱髓鞘病变等。白细胞数量的多少和分类有助于区分炎症的性质,例如急性炎症早期或细菌性感染以中性粒细胞增多为主,病毒或慢性炎症如结核以淋巴细胞和单核细胞增多为主。

(2)当穿刺损伤导致血性脑脊液时,由于血液中白细胞污染而使脑脊液中白细胞增高,可通过校正方法计算出脑脊液中真正的白细胞数:如果患者血常规正常,脑脊液中每 $700 \sim 1\ 000$ 个红细胞对应 1 个白细胞,例如,如穿刺损伤的血性脑脊液中含有红细胞 10 000/mm^3 和白细胞 100/mm^3,则 10/mm^3 白细胞是由于穿刺损伤引起,真正的白细胞数应为 90/mm^3;如果患者有明显贫血或白细胞增多,使用以下公式比较精确计算,即脑脊液中真正白细胞数＝白细胞(血液)×红细胞数(脑脊液)/红细胞数(血液)。

(三)Pandy 试验

脑脊液蛋白定性试验,利用脑脊液中球蛋白能与饱和苯酚结合形成不溶性蛋白盐,球蛋白含量越高反应越明显。正常为阴性,阳性提示蛋白含量升高。

三、生化检查

(三)蛋白

1.正常

脑脊液含量 $0.15 \sim 0.45$ g/L(15~45 mg/dL)。

2.异常及临床意义

(1)蛋白含量升高:CSF 蛋白明显增高常见于化脓性脑膜炎、结核性脑膜炎、吉兰－巴雷综合征、慢性炎症性脱髓鞘性多发性神经病、中枢神经系统恶性肿瘤、脑出血、蛛网膜下隙出血及椎管梗阻等,尤以椎管阻塞时增高显著。细菌性脑膜炎蛋白常达 5 g/L 或以上;结核性脑膜炎常中度增高,常 1~2 g/L,但有蛛网膜下隙梗阻时可明显增高;病毒感染蛋白正常到轻度增高,一般 0.5~1 g/L。吉兰－巴雷综合征在发病 1~2 周后可出现"蛋白－细胞分离现象"(即蛋白明显增高,但细胞数正常),这对诊断有重要意义。

(3)蛋白含量降低:腰穿或硬膜损伤引起的脑脊液漏、身体极度虚弱及营养不良者。

(3)蛛网膜下隙出血或穿刺损伤时,不仅红细胞会进入蛛网膜下隙,血浆蛋白也会进入而引起脑脊液蛋白含量增高。如果患者血浆蛋白浓度正常,用同一试管进行细胞和蛋白测定,则脑脊液中每 1 000 个红细胞对应 1 mg 蛋白。

(二)糖

脑脊液中葡萄糖含量取决于血糖高低、血-脑屏障渗透性和脑脊液中葡萄糖无氧酵解的程度。

1.正常

成人 2.5～4.4 mmol/L(50～75 mg/dL)，新生儿以及儿童糖含量略高于成人。脑脊液糖的含量为同步血糖 50％～70％左右，因此，对于血糖异常(如糖尿病)患者，在做腰椎穿刺时化验脑脊液时应同时检查静脉血糖。

2.异常及临床意义

(1)糖含量增加：糖尿病患者或静脉点滴葡萄糖液体时。

(2)糖含量减少：低血糖、中枢神经系统感染(化脓性、结核性、真菌性)、部分单纯疱疹和带状疱疹性脑膜炎以及脑膜癌病等，大多数病毒性脑膜炎脑脊液葡萄糖含量正常。

(三)氯化物

1.正常

120～130 mmol/L(700～750 mg/dL)，略高于血氯水平，大概是血中浓度 1.2～1.3 倍。

2.异常及临床意义

(1)含量减低：结核性、细菌性、真菌性脑膜炎以及低氯血症等。尤以结核性脑膜炎最为明显。

(2)含量升高：高氯血症。

四.特殊检查

(一)细胞学检查

通常采用玻片离心法收集脑脊液细胞，经瑞－吉常规染色后可在光学油镜下进行逐个细胞的辨认和分类，还可根据需要进行有关的特殊染色，有助于中枢神经系统疾病的定性诊断，指导正确有效针对性强的治疗方案确定，随访病情转归。脑脊液细胞学检查主要用于以下情况。

1.中枢神经系统感染

(1)病毒性脑膜炎白细胞数数个至数十个/mm³，早期 1～2 天内中性粒细胞含量明显增高可达 80％，2 天后则以淋巴细胞为主。

(2)细菌性脑膜炎细胞数显著升高，通常数百到数千个/mm³，初期中性粒细胞为主，后期以单核－吞噬细胞反应为主，最后以淋巴细胞和单核细胞为主。

(3)结核性脑膜炎细胞数通常不超过 500/mm³，淋巴细胞占优势，但早期中性粒细胞可达 80％。

(4)脑寄生虫病时急性期嗜酸性粒细胞增加，最高可达 95％，嗜碱性粒细胞和淋巴细胞也多见，慢性期单核细胞和浆细胞所占比例高。

2.蛛网膜下隙出血

蛛网膜下隙出血时出现无菌炎性反应和红细胞引起的单核吞噬细胞反应，4～5 天后含铁血黄素的巨噬细胞出现，出血后数周甚至数月仍可见到。故根据脑脊液中吞噬细胞的有无、胞浆内被吞噬物的种类及其状态，可估测出血的时间、出血是否停止以及有无再出血。

3.中枢神经系统肿瘤

CSF 中发现肿瘤细胞对于中枢神经系统原发性肿瘤和转移瘤有确定诊断价值。由于解剖和病理上的原因，原发肿瘤(髓母细胞瘤除外)的阳性率较低(约 25％～32％)。而脑转移癌和脑膜癌病的阳性率较高。细胞学检查在脑膜癌病、中枢神经系统白血病、中枢神经系统淋巴瘤等的诊断中有非常重要的意义。

(二)病原学检查

脑脊液细菌、真菌和结核杆菌等涂片、培养和动物接种有助于明确致病菌及制订合适的治疗方案。适当的微生物培养和染色能提高病原菌诊断率，如新型隐球菌采用印度墨汁染色；结核杆菌用罗丹明 B 荧光染色提高检出率；革兰染色后镜检发现病原球菌的阳性率为 60％～90％。脑脊液细菌培养主要适用于脑膜炎奈瑟菌、链球菌、葡萄球菌、流感嗜血杆菌等的分离培养。病毒学检测主要包括使用酶联免疫吸附试验(enzyme linked immunosorbent assay，ELISA)方法检查病毒抗体以及采用 PCR 扩增脑脊液特异病毒的 DNA 或 RNA 进行诊断。脑脊液囊虫特异性抗体检测、血吸虫特异性抗体检测对于脑囊虫病、血吸虫病有重要诊断价值。脑脊液螺旋体荧光抗体吸附试验对神经梅毒的诊断有重要作用。

（三）蛋白电泳

脑脊液蛋白电泳的正常值（滤纸法）如下：前白蛋白 $2\%\sim6\%$，白蛋白 $44\%\sim62\%$，α_1 球蛋白 $4\%\sim8\%$，α_2 球蛋白 $5\%\sim11\%$，β-球蛋白 $8\%\sim13\%$，γ-球蛋白 $7\%\sim18\%$。电泳带质和量的分析对神经系统疾病诊断有一定帮助。前白蛋白升高可见于脑萎缩、脑积水和变性疾病；α-球蛋白升高主要见于急性细菌性脑膜炎、结核性脑膜炎等；β-球蛋白升高可见于小脑变性或肌萎缩侧索硬化等神经系统退行性疾病；γ-球蛋白升高常见于脱髓鞘疾病、中枢神经系统亚急性或慢性感染以及颅内肿瘤等。

（四）免疫球蛋白

正常脑脊液免疫球蛋白含量极少，其中 IgG $0.01\sim0.04$ g/L，IgA $0.001\sim0.006$ g/L，IgM 不能测出。脑脊液中的免疫球蛋白可有两个来源：一部分由血液通过血一脑屏障进入，另一部分是由中枢神经系统自身合成。

确定中枢神经系统内自身合成免疫球蛋白对神经系统疾病尤其是多发性硬化的诊断具有重要的价值。临床上有两种方法用于确定鞘内 IgG 合成：定性测定脑脊液中的寡克隆区带（oligoclonal bands，OB）和通过计算公式定量计算是否有鞘内 IgG 合成，目前国内常用的计算公式为 IgG 指数和 24 小时 IgG 合成率。脑脊液 IgG 指数的计算公式为 $\dfrac{\text{IgG（脑脊液）}\times\text{白蛋白（血清）}}{\text{IgG（血清）}\times\text{白蛋白（脑脊液）}}$，正常值$\leqslant0.7$；还可以利用上述指标计算 24 小时 IgG 合成率，其意义同 IgG 指数。OB 阳性、IgG 指数和 24 小时 IgG 合成率异常均提示中枢神经系统自身合成免疫球蛋白，常见于多发性硬化，但并非多发性硬化的特异性表现，也可见于其他疾病如中枢神经系统血管炎、吉兰－巴雷综合征、莱姆病、神经梅毒和多种结缔组织病等。

脑脊液髓鞘碱性蛋白（myelin basic protein，MBP）的测定已经被广泛应用于多发性硬化等疾病的辅助诊断。脑脊液髓鞘碱性蛋白升高提示活动性脱髓鞘病变，常见于多发性硬化，但也可见于其他引起髓鞘破坏的病变。

（五）酶学检查

正常脑脊液谷草及谷丙转氨酶、乳酸脱氢酶和肌酸激酶水平明显低于血清，某些神经系统疾病时脑脊液酶含量可升高，但缺乏特异性。

（褚　旭）

第四章　神经内科血管超声检查

第一节　彩色经颅超声检查

20世纪80年代,挪威学者Rune Aaslid首创经颅探查颅底大动脉血流动力学变化的非创伤性检查方法——经颅多普勒超声技术(transcranial Doppler,TCD)。TCD探查的基本原理是经超声探头发出低频(2 MHz)脉冲超声束,经颞骨及枕骨大孔将声束射入颅底,这些声束被血管内流动着的红细胞反射回来,并由探头接收。此项检查摒弃了血管造影的创伤性。又弥补了CT、MRI等影像技术的不足,能实时动态地显示生理病理情况下的颅底大动脉的血流状态,且可重复检查。缺点是不能直接测量血管内径,对小于50%的血管狭窄难以做出明确诊断,病变定位不够确切。尽管如此,TCD仍不失为目前临床上无创监测颅内动脉血液流速的有效的手段。

一、检查方法

（一）颅外颈动脉

颅外颈动脉包括颈总动脉(CCA)、颈外动脉(ECA)和颈内动脉(ICA)颅外段。患者仰卧,将4 MHz探头置于锁骨上缘、胸锁乳突肌内侧,声束斜向上,深度20~30 mm,可探及CCA,再由近及远进行多点探测。探头置于下颌角的CCA分叉处,可分别探及ECA和ICA颅外段。ECA具有颅外血管特征,为高而陡直的收缩峰及高峰流速,明显降低的舒张末期流速,高脉动指数、高阻力指数及高收缩峰流速与舒张末期流速比值。ICA颈外段的频谱波形似颅内动脉,具有较圆钝的中等流速收缩峰,较高的舒张末期流速。低搏动指数、低阻力指数及低收缩峰流速与舒张末期流速比值。探测颅外颈动脉时,若声束向上。测得的血流频谱为负向,即血流背离探头;声束向下,则血流频谱为正向,即血流朝向探头。二者意义相同。

（二）颅内动脉

探测颅内动脉时,须经特定的声窗,才能将声束射入颅底。常用的声窗主要有颞窗、枕窗、眶窗等。

1.颞窗

为基本检查窗,位于颧弓上方,眼眶外缘至耳郭前缘之间,是颞骨骨质最薄的区域,对声束衰减最少。此窗又分为前、中、后三个窗。前窗位于颞骨额突后方,后窗位于耳屏前,前后窗之间为中窗。一般中窗最常用,但老年人因骨质增厚,声窗变小,有时只能在前窗或后窗探测。经颞窗可探测大脑中动脉(MCA)、ICA终末段、大脑前动脉(ACA)、大脑后动脉(PCA),其检出率与年龄、性别等因素有关。健康人中有5%~15%颞窗缺如,以老年女性居多。

2.眶窗

将探头轻置于闭合的眼睑上,使声束通过眼眶经视神经孔射入颅底。经此窗可探测眼动脉(OA)、颈内动脉虹吸段(CS)。眶窗检出率近100%。

3.枕窗

患者取俯卧位或坐位,探头置颈后部枕骨粗隆下,声束对准枕骨大孔,可探测基底动脉(BA)、椎动脉(VA)和小脑后下动脉(PICA)。检测成功率可达99%。

二、脑底动脉的辨识

主要依据探头的位置及声束方向、取样深度、血流方向及速度、颈动脉压迫试验、音频特点等加以区别。

(一)MCA

起始取样深度 40~50 mm,主干深度 40~60 mm,可根据年龄、颅形酌情增减。声束略斜向额顶部,可探及 MCA 的正向血流频谱,再调节深度探查。压迫同侧 CCA,MCA 血流速度下降;去除压迫,血流呈一过性增强,迅即恢复正常;压迫对侧 CCA,血流无变化。

(二)ICA 终末段

探及 MCA 后,增大取样深度至 60~65 mm,出现正负双向的血流频谱,此即 ICA 终末分叉处,正向为 MCA 血流频谱,负向为 ACA 血流频谱,继续增加取样深度,即可得到 ICA 的正向血流频谱。压迫同侧 CCA,ICA 血流信号消失。

(三)ACA

首先探测 MCA,再增加取样深度至 65~75 mm,ICA 终末段信号减弱或消失再转动探头调整声束方向,可探及负向的 ACA 血流频谱,深度达 80~90 mm 时,可探及对侧的 ACA 血流频谱,为正向频移。压迫对侧 CCA,ACA 流速增大;压迫同侧 CCA,可使 ACA 血流方向逆转。ACA 变异较大,血管较细,约有10%~30%检测不成功。

(四)PCA

探及 MCA 后增加取样深度至 60~70 mm,声束指向后枕部,调整角度,仔细扫查,发现多普勒信号后继续增加深度至出现双向的 BA 末端分叉处信号,再由 BA 末端向外侧追踪同侧 PCA 血流信号,见负向频移为大脑后动脉交通后段(PCA2),位置较深;见正向频移则为大脑后动脉交通前段(PCA),位置较浅。大多数人 PCA 的血液供应来自 BA,压迫同侧 CCA、PCA,血流轻度增快或不变,PCA2 无变化。如果PCA 供血来自 ICA,压迫同侧 CCA 时,PCA 流速降低。

(五)BA 和 VA

声束向上经枕大孔入颅。取样深度 70~100 mm,获得 BA 的负向血流频谱后,逐渐减小取样深度至55~70 mm,同时将声束略向两侧偏转,可分别获得两则 VA 的负向多普勒频移。

(六)OA 和 CS

取样深度 40~50 mm,声束略向内侧倾斜,可探及 OA 的正向血流频谱,其形态具颅外动脉的高阻波形。取样深度增至 55~75 mm 时,可得到 CS 的血流信号。探头略指向上,得到的负向血流频谱为 ICA 床突上段;声束略指向下,得到的正向血流频谱为 ICA 海绵窦段。压迫同侧 CCA,OA、CS 信号减弱或消失;压迫对侧 CCA,血流信号增强。

三、主要技术参数及正常值

(一)技术参数

(1)收缩期峰流速(VS):为收缩期最大血流速度。

(2)舒张期末流速(VD):为舒张期末最大血流速度。

(3)平均峰流速(VM):为整个心动周期的平均最大血流速度,很少受心率、心缩力、外周阻力等因素影响,较客观地反映脑血流速度,生理意义最大。

(4)两侧流速差(BVD):BVD=Vm1-Vm2,为左右两侧对应动脉的流速差。

(5)两侧流速差百分率(PBVD):(BVD)=[(Vm1-Vm2)/Vm1]100%,反映两侧脑动脉流速差与高侧流速之间的关系。

(6)收缩期峰流速与舒张末期流速比值(SD):SD=Vs/Vd 评价脑血管的顺应性和弹性。

(7)脉动指数(PI):PI=(Vs-Vd)/Vm,描述血管搏动性。

(8)阻力指数(RI)RI＝(Vs－Vd)/Vs,反映血管的阻力变化。

（二）正常值（表 4-1）

表 4-1　健康成人颅底动脉血流速度(cm/s)

	Vs	Vm	Vd
MCA	80～105	50～80	40～60
ACA	65～95	40～65	30～50
PCA	50～70	35～55	20～40
BA	45～70	30～55	20～40
VA	40～65	30～45	20～35

SD 正常值 2.3±0.4;PI 正常值 0.65～1.10;RI 正常值 0.5～0.8。

正常脑底动脉血流速度排列顺序依次为:MCA＞ICA＞ACA＞CS＞PCA＞BA＞VA＞PICA＞OA。

两侧对应动脉,尤其是 MCA,正常情况下血流速度相近。两侧流速差大于 25% 时有意义。随着年龄增长,脑血流速度逐渐减慢,PI、RI 则逐渐增大。女性脑血流速度略快于男性。

TCD 结果判定时,要依据检测参数的变化,还应结合频谱图形、音频信号、血流方向等因素综合分析。正常频谱图近似一直角三角形,有三峰。收缩峰 S_1 陡直,为最高峰;第二峰 S_2 略低,其后有一明显切迹;切迹之后即舒张峰 D 峰。三峰依次降低,D 峰之后平稳下降。音频信号音调应平滑柔和,呈微风样,不应闻及杂音。血流方向若有改变,则提示有盗血现象或有侧支循环建立。

TCD 结果可受年龄、PCO_2、血黏度、心功能、血细胞比容、药物等因素影响,且与操作技术有关,故分析时要密切结合临床。

四、临床应用

（一）脑血管狭窄和闭塞

正常情况下,颈总动脉的血流 70% 进入颈内动脉;正常心脏每分钟搏出血流 5 000 mL,15%～20% 供应脑组织。双侧颈内动脉通过的血流量占全脑血流量的 85%,每分钟约有 350 mL 通过双侧颈内动脉;每侧椎动脉每分钟有 100 mL 血流通过。故 TCD 的早期诊断极为重要。由于引起脑梗死的动脉病变程度和部位不同,故 TCD 的所见亦各异:①该动脉狭窄程度在 75% 以下,则受检段 Vm 增快。②完全或大部闭塞,则流速减慢或动脉血流信号强度明显减弱或消失。③当闭塞部超出了 TCD 的检测范围,闭塞动脉近端可有局部流速减低。④动脉病变位于远端分支者,TCD 可无异常。⑤重度狭窄动脉亦可见 1～2 支分支流速增快的,但少见。⑥近心大动脉狭窄包括锁骨下动脉在内,可有颈动脉系统分支流速增快,但为全长性,且呈黄色显示。⑦一侧 MCA 急性梗死时病灶侧或对侧脑底动脉环的各分支包括椎－基底动脉系统可有侧支代偿性流速增快,但以同侧 ACA 及对侧 MCA、ACA 为主,提示脑侧支循环的建立。

（二）脑血管畸形

儿童及青年多见。当受检动脉是中等或较大的 AVM 供养动脉时,流速可增快,故可与脑梗死的局部狭窄动脉相区别,90% 的 AVM 位于幕上,多发于 MCA 供血区,其次为 ACA,最多见于顶叶,其余依次为额、颞、枕叶。TCD 特点为低阻力、高流量;血流速度可高于正常 2～3 倍,Vs/Vd 比值明显减低(因舒张期流速相对增高显著),PI 值减低。血流频谱特点为频谱基底增宽,舒张期边缘不整,失去线性下降特点;如 ACA 血流逆转,可有盗血现象。在 CO_2 试验中,当 PCO_2 增加,而脑血流量无明显增加,TCD 对大中型 AVM(直径超过 2 cm)的检测敏感性为 95%;小型者则敏感性低。颈动脉压迫试验,正常时 MCA 压迫后血流信号迅速降低,经 1～2 次心搏后又渐恢复;而在 AVM 则下降及上升均不显著,过度换气亦无明显变化。

Moya-Moya 病为儿童为主的颅底血管畸形,在三维 TCD 有下列特点:①血流速度呈快慢混合流速,可有节段性异常。②血管轨迹分布呈大型团块异常血流信号,正常血管信号全失。③双侧颅内外脑底多动脉异常频谱形态,流速流量异常。

（三）蛛网膜下隙出血及脑血管痉挛

本病占急性 CVD 中的 13%～15%，可发生于任何年龄（3～94 岁），但以 30～40 岁多见。由于动脉瘤或 AVM 所致者为多见。在重度颅脑外伤亦可见继发性蛛网膜下隙出血及血管痉挛，TCD 可进行无创性动态观察；当有动脉痉挛时 Vm MCA 可达 200～500 mL/min，且 TCD 检测可先于症状数小时出现异常；为早期监测的重要手段。收缩期可见高尖频谱。SAH 后 6～12 d 可出现迟发性再出血，亦可用 TCD 动态监测，以利及早治疗。

（四）脑动脉瘤

破裂出血者占 51%，好发于青、中年，10 岁以下及 80 岁以上者少见。先天性动脉瘤多发于 Willis 环前半部，其中颈内动脉系统者占 85%，多发性动脉瘤约占 20%。TCD 特点：①流速减低，涡流频谱形态，声频信号减弱（当测到瘤体时）。②阻力增高，PI 增高。③当测到瘤蒂部位则有高流速。TCD 检测应反复进行。

（五）锁骨下盗血综合征

病因老年以动脉硬化为主，青年以下者以大动脉炎为多。患者上肢麻木无力，脉搏减弱或消失，颈部动脉有杂音，血流可通过患侧椎动脉，逆流入锁骨下动脉，达上肢。椎动脉 TCD 特点：①椎动脉血流方向逆转。若同侧伴椎动脉狭窄，频谱可见收缩期高尖窄波及舒张期低流速波；健侧椎动脉流速代偿性升高。②锁骨下动脉严重狭窄，仅有微弱血流信号或无信号；双侧桡动脉血流明显减低，血管阻力下降，收缩峰圆钝，失去外周血流波形特点，而类似颅内频谱特征。

（六）偏头痛

发作间期约 1/2 病例 TCD 显示正常；发作期普通偏头痛，由于血管扩张呈低流速；但典型偏头痛发作时，可有高流速。

（七）TCD 监测技术

1.颅内压增高

由于程度不同，故 TCD 频谱各异。①正常频谱：流速、脉动指数、阻力指数均正常，提示脑血流自动调节功能好。②高阻力型：两期流速均减低，收缩峰变尖，阻力指数明显增高，此时颅内压已接近体动脉舒张压水平。③舒张期逆行血流图形：收缩期正向血流，波形尖、流速低，舒张期血流逆向，颅内压已超过体动脉舒张压水平。④无血流：当颅压超过体动脉压，即脑灌注压为零时，TCD 无信号，收缩峰极小，舒张峰逆转，颅内压已超过体动脉收缩压水平。

2.神经外科手术的监测

目前 TCD 监测已应用于术中，传感器 20 MHz，可消毒，在开颅手术时可行监测；可无创伤性 24 h 连续监测，进而对脑血管自动调节功能、脑灌注量的高低和术后血管是否再通等提供有意义的实时信息。

3.脑死亡的监测

脑死亡时，TCD 可显示三种频谱图形，分三个阶段。①舒张期逆行血流图形。②极小的收缩峰图形。③逐渐演变为无血流图形。脑死亡患者的流速一般在 −4～+4 cm/s。脑死亡的 TCD 敏感性为 91.3%，特异性为 100%；但必须和临床体征相结合。

4.多通道微栓子的动态监测

20 世纪 90 年代初由于 TCD 多导仪的问世，结合双功能经颅超声仪、MRA 及颅内外血管造影联合检测结果，微栓子的形成过程可因颅内、外动脉粥样硬化斑块脱落，心脏人工瓣膜置换术，颈动脉内膜剥离术，心律失常及动脉内膜溃疡及附壁血栓形成等病因，导致微栓塞，临床可表现为 TIA；如不及时发现及治疗，则其中 1/3 的患者在数年内可发展为完全性脑梗死，另 1/3 病例经多次 TIA 发作致残，仅 1/3 病例可缓解。目前早期监测及手术前、中、后的多通道微栓子经颅超声动态监测已成为可能。近年来少数国内大医院及国外资料表明。可采用多通道 TCD 微栓子监测仪及自动调节探测深度的传感器，对颅内、外及双侧脑底动脉进行连续、同步监测，包括其数量、栓子性质（可由纤维素、血小板、白细胞、红细胞、胆固醇结晶分别组成）。

栓子信号的特征为高强度短暂信号(high intensity transient signal,HITS):①瞬间即逝,可持续0.01~0.1 s。②频谱呈单向性。③音频信号和谐如鸟鸣或哨笛声。④声强高于背景血流,频谱至少为3~5 dB。而伪迹信号频谱主要为双向,且宽,具有噪音性(喀喀声),栓子概率曲线明显大于伪迹信号。人工心脏瓣膜置换术中 HITS 出现率高达 90%,信号强度均明显高于颈动脉狭窄者,且多出现于心动周期舒张期;而 MCA 者出现率达 51%,有症状的颈动脉狭窄者 HITS 出现率为 82%,无症状者则仅 16%。

(闫朝怡)

第二节　彩色双功能超声检查

一、基本原理

彩色双功能多普勒超声检查(color double function Doppler)系统是由 B 超成像系统、多普勒血流测定系统和彩色实时血流显像系统三部分组成,采用运动目标显示器提取血流信号,通过自相关技术、彩色数字扫描转换和彩色编码技术,在显示屏上显现黑白实时二维声像图叠加彩色的实时血流图像,并可同时显示脉冲或连续波血流频谱。它以红、蓝显示血流方向;以色彩深浅表示平均流速;有无掺和其他色彩表示有无湍流或涡流,能显示颈部动脉血管的纵向和横向剖面结构,显示并测量出血管内斑块、钙化、溃疡的形态、范围和血管狭窄的程度,同时能测定血管内血流速度、方向及流量。

二、多普勒血流信号频谱显示

(一)频谱分析

把形成血流复杂振动的各个简谐振动的频率和振幅找出来,列成频谱,称为频谱分析。采用的方法是快速傅里叶(FFT)频谱分析法,该法是通过微处理机来执行的。

(二)频谱显示

频谱图上横坐标代表血流持续时间,以 s(秒)为单位。纵坐标代表速度(或频移)大小,用 cm/s(厘米/秒)为单位。动脉由于受心脏泵血影响表现出的波形分为收缩期峰和舒张期末。"收缩期峰值流速"指在心动周期内达到收缩峰频率和峰速的位置;"舒张期末"指将要进入下一个收缩期的舒张期最末点;在波型下方无频率显示区域称为窗。窗清晰或充填在一定程度上反映了血流状态,层流时速度分布范围小,窗则清晰;湍流时速度分布范围大,窗则充填。"中间水平线"(横坐标)代表零频移线即基线。在基线上面频谱图为正相频移,血流朝向探头;在基线下面则为负向频移,血流方向背离探头。但也可互相反映。"频带宽度"表示频移在垂直方向上的宽度,即某一瞬间采样血流中血细胞速度分布范围的大小,加速度分布范围大,频带则宽,反之频带窄。"频谱亮度"即信号幅度,它表示某时刻取样容积内流速相同的红细胞数目多少,数目多,则散射回声强,亮度明亮(灰阶级高),反之则暗。

(三)波型分析

灰阶频谱波形的形态及振幅高低包含了血流阻力的信息。

(四)血流阻力的判断

通过"收缩期"和"舒张期"振幅的高低可以判断出血流阻力,高阻力低流速或低阻力高流速。

(五)血流方向的判断

基线上下的波形反映了某一时刻取样处的血流方向。

(六)血流速度范围的判断

频带宽度反映了某一时刻取样处红细胞速度分布范围的大小。对判断血流状态即层流、逆流或涡流有帮助。

三、检查方法

(一)探头的选择

颈部动脉血管超声检查选择 50～100 MHz 频率探头。颅内血管则采用 2.5 MHz 扇形扫描探头,但目前的探头还不能完全检出颅内的血管,检出率约 30%,特别是颅板厚的人,尤其是老年人更为困难。

(二)具体操作

1.颈部动脉检测方法

首先从颈根部横扫,右侧可见无名动脉、右锁骨下动脉和颈总动脉起始段。左侧可见部分主动脉弓、左锁骨下动脉和颈总动脉起始段。探头沿颈总动脉的横切面逐次向上扫查,其外是颈内静脉。探头移至甲状软骨上缘时,可见一膨大区(颈动脉窦)和两条血管的横切面,即颈内、外动脉。颈内动脉最初位于颈外动脉的后外侧,但很快到了它的后内侧。纵切面后前位扫查颈根部开始逐次向上移动。可显示颈总动脉、颈总动脉分叉部和颈内、外动脉。椎动脉位于颈总动脉的后方,当图像显示颈总动脉后,将探头向内后侧稍倾斜,即可见在横突孔穿行的椎动脉,各横突孔内段椎动脉受骨质遮挡而显示不清,椎动脉只能呈节段性显示。

2.颅内动脉血管的检测方法

包括颈内动脉终末段(ICA)、眼动脉(OA)、大脑前动脉(ACA)、前交通动脉、大脑中动脉(MCA)、后交通动脉、大脑后动脉(PCA)、基底动脉(BA)和两支颅内椎动脉、小脑下后动脉。经颞骨窗口显示出颅内主要动脉的走行及血流方向,如颈内动脉终末段、大脑前动脉、大脑中动脉、大脑后动脉、基底动脉分叉处。经眼窗口显示出颈内动脉虹吸段和眼动脉血管。经枕骨大孔声窗检测椎动脉颅内段、小脑下后动脉和基底动脉。

(三)检查内容

1.二维扫查

血管走行是否正常,有无变异。血管管腔是否均匀,有无局限性扩张、狭窄、膨出、扭曲等,观察管壁厚度、回声,内膜有无增厚或厚薄不均。管腔内有无斑块,斑的回声、分型;有无血栓及血栓的范围、分期等。

2.彩色多普勒

血流方向是否正常,血流性质是层流、湍流还是涡流。血流速度是高速还是低速。动静脉之间有无异常交通或瘘道形成,有无喷射性血流等。

3.脉冲多普勒

观察血流方向、流速,血流性质,测定有关的血流参数。

四、颈部及颅内动脉血管彩色超声图像

(一)颈部动脉彩色超声图像

1.颈动脉

即颈总动脉,颈内、外动脉,内径由最宽依次降低,并有随年龄增长而增宽的趋势,最宽处为颈总动脉球部,即分叉处。颈动脉具有搏动性,内膜光滑,连续性好,管腔内为色彩充填丰富的向颅血流,除在颈总动脉分叉处可有五彩镶嵌的花色血流外,余均为层流。脉冲多普勒呈单向三峰图,频带窄,有空窗。颈内动脉供应大脑血流,系低阻力型血管,频谱显示上升、下降速率都较慢,三峰不明显;颈外动脉则相反,它供应头面部的血流,系高阻力型血管,频谱显示上升、下降速率都很快,在收缩期末,有时可见反向波;颈总动脉介于前二者之间,分叉处血流频谱复杂多样,一般为低速双向湍流频谱,空窗消失。颈动脉内中膜厚度男性大于女性,且随年龄增加而增厚,尤以分叉处为甚。各年龄组之间均有显著性差异。颈总动脉内中膜厚度正常值小于 1 mm,分叉处厚度定为小于 1.2 mm。国内报道的常用颈动脉血管血流参数见表 4-2。

表 4-2　正常颈动脉血管血流参数

	内径(mm)	收缩期峰值(m/s)	搏动指数(PI)	阻力指数(RI)
颈总动脉	6.7±0.5	0.91±0.20	1.61±0.39	0.71±0.06
颈内动脉	5.6±0.5	0.67±0.14	1.16±0.31	0.59±0.06
颈外动脉	4.6±0.5	0.70±0.18	1.89±0.53	0.74±0.09
椎动脉	3.6±0.3	0.50±0.11	1.14±0.10	0.63±0.02

2.椎动脉

亦为进颅血流,管腔内的血流呈节段性显示。其脉冲多普勒频谱为低阻力正向频谱,但频谱的振幅较低。

(二)颅内动脉血管彩色超声图像

1.经颞侧声窗检查

色彩定标为血流朝向探头时为红色,背离探头时为蓝色。

(1)同侧大脑中动脉为红色血流,脉冲多普勒频谱为正相频移,收缩期两个峰,第一峰高尖,第二峰圆钝。

(2)同侧大脑前动脉交通前段血流为蓝色,负相频移。

(3)颈内动脉终末段的血流方向与声束的角度不同而显示不同的色彩,如果血流向两个方向流动可出现双相多普勒频谱,如果声束与血流方向夹角超过 90°可不显示颜色。

(4)同侧大脑后动脉交通前段血流为红色,正相频移;对侧大脑后动脉显示蓝色血流及负相频移;基底动脉分叉处为双向血流。双相频谱。

2.经眼窗检查

(1)眼动脉血流方向朝向探头显示红色,正相频移。

(2)颈内动脉:海绵段呈红色,而床突上段为蓝色,频谱分别呈正相、负相。前膝部动脉出现红蓝双色混叠的花色血流,双相频移。

3.经枕骨大孔检查

显示颅内两支椎动脉与基底动脉融合呈"Y"形。因血流背离探头显示蓝色,负相频移。部分患者在此切面椎动脉的两侧能见到小脑下后动脉,呈红色,正相频移。脑血管血流速度各不相同,大脑中动脉血流速度最高,依次为大脑前动脉、颈内动脉、基底动脉、大脑后动脉和椎动脉。两侧相应的动脉血流速度无显示差别。血流速度随年龄的增长而呈下降趋势。

相对于成人来说,大脑中动脉主干长 1.5 cm(0.3~1.8 cm),外径约为 0.3 cm(0.15~0.4 cm);大脑前动脉交通前段左侧粗而短,右侧细而长,管径约 0.2 cm 左右;大脑后动脉交通前段管径约 0.30 cm,交通后段管径约 0.33 cm;颈内动脉床突上段长约 1.34 cm(0.8~1.8 cm),外径 0.48 cm;颅内段椎动脉平均长约 2.54 cm,外径约 0.33 cm,两侧无显著性差异。基底动脉全长约 2.6 cm(1.6~3.1 cm),下段外径 0.54 cm,中段 0.45 cm,上段 0.44 cm。

（闫朝怡）

第五章 神经内科影像学检查

第一节 常用影像学检查方法

一、X 线平片

常用后前位和侧位。目前主要用于显示颅骨病变,如颅骨骨折、颅骨肿瘤、骨纤维异常增殖症及畸形性骨炎等。

二、计算机体层成像(CT)

(一)CT 平扫

CT 平扫是指不用任何对比增强剂或造影的普通扫描。一般 CT 检查都先做平扫。常规为轴位横断面扫描,从颅底到颅顶依次向上连续扫描,层厚 5～10 mm。

(二)CT 增强扫描

CT 增强扫描是指经静脉注入水溶性有机碘剂后再进行扫描。增强 CT 用于清晰显示平扫可见及未见病灶,评价颅内病变血-脑屏障破坏程度及颅脑肿瘤血供情况,对颅脑病变进行定性诊断。

(三)CT 血管成像(CTA)

经静脉注入含碘造影剂后,当造影剂流经脑血管时进行螺旋 CT 扫描,三维重建得到脑血管图像,类似于常规脑血管造影。主要用于显示颅内动脉系统和静脉系统,观察病变与血管的关系。

(四)脑 CT 灌注成像

经静脉快速注入碘对比剂的同时,对选定的层面进行快速动态扫描,以获得每一个像素的时间密度曲线,通过软件处理测得脑组织血流灌注指标包括:脑血流量、脑血容量、平均通过时间、达峰时间等。用以评价脑实质的微循环和血流灌注情况。

(五)CT 脑室造影和 CT 脊髓造影

CT 脑室造影和 CT 脊髓造影均为有创性检查方法,目前已很少应用。

三、磁共振成像(MRI)

(一)平扫 MRI

常规采用横断扫描,也可根据病变部位选择冠状位和矢状位扫描。常用自旋回波(SE)序列 T_1WI 和 T_2WI,层厚 8～10 mm,薄层则可用 2～5 mm。快速自旋回波序列(FSE)、梯度回波序列、脂肪抑制和水抑制成像也较常应用。

(二)增强 MRI

经静脉注入顺磁性造影剂 Gd-DTPA 等再进行 MRI 扫描。用于显示平扫未能显示的微小病灶,明确病变的部位和范围,鉴别病变与水肿,了解病变的血供情况及血-脑屏障破坏程度有助于病变定性诊断。

(三)MR 血管成像

MR 血管成像为无创性血管成像技术,用于脑血管病的检查。

（四）功能性磁共振

功能性磁共振是基于 MR 技术基础之上的脑功能成像,反映脑的生理、生化和物质代谢等功能变化。包括:MR 弥散成像(DWI)、MR 灌注成像(PWI)、磁共振波谱(MRS)、脑功能成像(fMRI)等。

（付　燕）

第二节　脑血管病的影像诊断

一、脑梗死

脑梗死是一种缺血性脑血管疾病,根据其病理改变可分为缺血性脑梗死、腔隙性脑梗死和出血性脑梗死。

（一）缺血性脑梗死

缺血性脑梗死按病程可以分为急性期(5 d 之内)、亚急性期(6～21 d)和慢性期(3 周以后)。不同阶段的 CT 和 MRI 表现各不相同。

1.CT 表现

（1）急性期,相当一部分患者在发病 24 h 内 CT 检查可以为阴性。但随着 CT 技术的进步,一些梗死在 6 h 之内可见脑灰白质界限模糊,12～24 h,在相应的血管分布区域可见边缘模糊不清的稍低密度病灶,大多数患者在 24 h 后脑实质内出现边缘比较清晰的低密度病灶,多成楔形、三角形或扇形分布,同时累及脑灰质和脑白质,密度可以不均匀,占位效应明显。

（2）亚急性期:病变密度进一步减低,并且逐渐均匀一致,病灶边缘更加清楚,占位效应逐渐减轻,常在 1～2 周后消失。发病 2～3 周,病变部位出现小斑片状或小结节状等密度或稍高密度病灶,病变密度相对增高,病灶范围可以缩小且可以变的不清楚,此表现称为"模糊效应"。缺血性脑梗死增强扫描病灶可出现强化,多为不均匀强化,表现为脑回状、条状、环状或结节状强化。

（3）慢性期:发病 4 周后,病变的密度明显减低,接近于脑脊液密度,最后形成软化灶或囊腔,此时可出现负占位效应,即病变邻近脑实质萎缩,脑沟、脑池增宽,脑室扩张,中线结构可以向患侧移位。由于多层螺旋 CT 的应用,在脑梗死的超早期进行脑 CT 灌注成像,可以发现发病部位的脑血流量、脑血容量和平均通过时间等均减低,为疾病的早期诊断提供参考依据。

2.MRI 表现

（1）急性期,发病 6 h 之内,常规 MRI 检查多为阴性,使用 Gd-DTPA 增强扫描,梗死区强化明显。病变区在 MRI 弥散加权成像呈高信号,MRI 灌注成像呈低灌注。闭塞后 6 h MRI 检查几乎均有阳性发现,T_1WI 梗死区呈低信号,T_2WI 呈高信号,有占位效应。

（2）亚急性期:表现为 T_1WI 呈低信号,T_2WI 呈高信号,占位效应逐渐消退,此时若使用 Gd-DTPA 增强扫描,可见特征性脑皮质的脑回状或线状强化。

（3）慢性期:T_1WI 可见梗死区信号进一步减低,T_2WI 则呈显著高信号,可形成脑软化灶或囊性灶。脑实质局部萎缩。

3.鉴别诊断

本病应与脑炎和脑脱髓鞘病变鉴别。脑炎多发生在皮层或皮髓交界区,呈片状强化,占位效应轻,发病慢。脱髓鞘病变主要累及脑白质,活动期有强化,激素治疗通常效果明显。

（二）腔隙性脑梗死

1.CT 和 MRI 表现

病变多位于双侧基底节、内囊区、脑室旁深部脑白质、半卵圆中心或脑干。CT 平扫表现为单发或多发的圆形或类圆形低密度灶,病灶边缘清楚或模糊,发病 4 周左右形成脑脊液样低密度软化灶。病灶没有明显占位效应。病灶大小一般为5～15 mm,大于15 mm被称作巨腔隙性梗死。在发病2～3周增强扫描病灶可见强化。MRI可以发现CT无法显示的微小病灶,所有梗死灶在T_1加权图像呈低信号,T_2加权图像呈高信号,软化灶囊腔形成后信号表现接近于脑脊液。

2.鉴别诊断

本病需与多发性硬化和脑炎鉴别,有时则难与软化灶、血管周围间隙鉴别。这些疾病仅凭影像学表现较难诊断,需要结合临床资料进行分析比较,必要时可行增强检查。

(三)出血性脑梗死

1.CT和MRI表现

缺血性脑梗死可继发出血,转变为出血性脑梗死。CT平扫表现为在楔形、扇形或三角形低密度梗死区内出现不规则斑片状散在的高密度出血灶,占位效应明显。出血性脑梗死一般无需作CT增强扫描,如增强扫描可在低密度病灶中见到脑回状强化。MRI表现为在脑梗死异常信号基础上出现出血信号,信号多不均匀,病灶边缘不清,出血灶一般不超过梗死灶的边缘,但占位效应明显。出血的信号特点与脑内出血相同,随着时间演变而有相应的改变。

2.鉴别诊断

本病需要与高血压性脑出血鉴别。脑出血多有长期高血压病史,发病急,最好发于基底节区。

二、脑出血

脑出血患者多有高血压病史,起病急,CT是诊断脑出血的主要手段,尤其是在急性期。

(一)CT表现

1.急性期(<1周)

脑实质内密度均匀一致、边界清晰的圆形、类圆形或不规则形高密度灶,CT值为50～80 HU,血肿周围可见一圈低密度水肿带。血肿大者有占位效应。当出血量大破入相邻脑室和蛛网膜下隙时,则表现为相应部位出现高密度影。

2.吸收期(2周～2个月)

血肿吸收逐渐由周围向中心扩展,高密度血肿逐渐缩小并且密度逐渐减低,边缘模糊,周围的带状水肿影逐渐增宽。增强扫描病灶呈环状强化。③囊变期:发病2个月后,血肿被完全吸收,遗留大小不等的囊腔状软化灶,密度与脑脊液相似,同时可以出现邻近脑室扩张,脑池增大,脑沟加深等脑萎缩表现。

(二)MRI表现

脑出血的MRI表现较为复杂,脑内血肿由于出血后血红蛋白溶解吸收程度不同,在MRI T_1WI、T_2WI图像上信号改变也各不相同。基本演变过程分为四期:①超急性期(出血后24 h内),血肿内红细胞所含血红蛋白未被破坏,表现为T_1WI呈低或等信号,T_2WI呈高信号。血肿早期周围可以无水肿,但数小时后血肿周围可以出现水肿,表现为T_1WI呈低信号,T_2WI呈高信号。若血肿较大可以见到占位表现。②急性期(出血后24 h～7 d):血肿内红细胞中含氧血红蛋白变成脱氧血红蛋白,表现为T_1WI呈等信号或略低信号,T_2WI呈低信号。急性期血肿周围出现较明显的血管源性水肿,表现为T_1WI呈低信号,T_2WI呈高信号。③亚急性期(出血后1周～1个月):此期血肿从周边开始红细胞发生溶解吸收,脱氧血红蛋白逐渐变为正铁血红蛋白。T_1WI、T_2WI均为周边环状高信号,病灶中心低信号。随着时间的进展,正铁血红蛋白逐渐从病灶周边发展到病灶中心,T_1WI及T_2WI均表现为高信号。脑水肿在亚急性后期开始逐渐消退。④慢性期(出血后1～2个月末):此期细胞内含铁血黄素沉积,含铁血黄素可明显缩短T_2弛豫时间。T_2WI可见高信号周围包绕一圈极低信号环。最后形成含有大量含铁血黄素和铁蛋白的囊腔,T_1WI、T_2WI均表现为低信号。但这种情况也可能不出现,而直接形成一类似脑脊液的囊腔,T_1WI为低信号、T_2WI为高信号。此时病灶周围水肿逐渐消退,占位表现消失,出现局限性脑萎缩表现。

三、蛛网膜下隙出血

蛛网膜下隙出血的病因可以分为自发性和外伤性两种。自发性主要见于颅内动脉瘤、高血压动脉硬化和动静脉畸形。下面主要论述自发性蛛网膜下隙出血的影像学表现。

（一）CT 和 MRI 表现

CT 显示蛛网膜下隙出血的密度与出血量和 CT 扫描时间有关，一般发病 3～5 d 检出率最高，1～2 周出血可以完全吸收，此时 CT 扫描多为阴性。蛛网膜下隙出血的 CT 表现为脑基底池、脑沟、脑裂内高密度影，出血量大时蛛网膜下隙呈高密度铸型表现。依出血部位和程度分为局限性和广泛性蛛网膜下隙出血，前者以颅内动脉瘤破裂多见，后者常见于颅脑外伤。MRI 不易发现急性期蛛网膜下隙出血，但亚急性期或慢性期的诊断明显优于 CT。亚急性期 T_1WI 和 T_2WI 在脑基底池、脑沟、脑裂内均可见到局灶性高信号，慢性期则在 T_2WI 上出现低信号。MRI 对自发性蛛网膜下隙出血的病因诊断起着重要作用，MRI 的"流空信号"能对颅内动脉瘤和动静脉畸形做出正确诊断。

（二）鉴别诊断

CT 图像上的蛛网膜下隙出血应与大脑镰钙化鉴别，后者边缘光滑、锐利，无脑沟、脑池出血及其他异常改变，钙化的 CT 值明显高于出血，随访病灶无变化。

四、静脉窦血栓形成

脑静脉疾病与脑动脉疾病一样具有重要的临床意义。随着脑静脉系统的深入研究和 CT、MRI 的广泛应用，可以对静脉窦血栓形成做出早期正确诊断。

（一）CT 和 MRI 表现

CT 平扫可见单侧或双侧不规则低密度脑梗死表现，病灶部位与阻塞的静脉部位有关，有时梗死区有高密度灶性出血。同时可见弥漫性脑肿胀，脑质密度低，脑沟、脑池变平，脑室变小。特征性表现则为硬膜窦内异常高密度影及脑实质内静脉密度增高，即"条索征"。增强扫描硬膜窦内表现为"空三角征"，即静脉窦周围显影，密度增高，静脉窦中心为低密度充盈缺损区。慢性期可见局限性脑梗死和脑萎缩表现。MRI 检查是静脉窦血栓形成的理想检查方法，表现为静脉窦内流空信号消失，呈等、稍高或高信号，其信号变化规律与出血一致。MRI 静脉造影可以显示静脉窦血栓形成的部位、程度和范围。同时可见脑肿胀、静脉性脑梗死、皮质下多发的脑内血肿等异常信号。

（二）鉴别诊断

在多发皮质下出血的患者，应与高血压性脑出血相鉴别，诊断时要密切结合临床病史，同时注意观察静脉窦的密度变化。Galen 静脉的血栓形成应该与松果体钙化区别，后者位置偏高、偏下，密度较高，且随时间推移病灶无变化。

五、皮质下动脉硬化性脑病

（一）CT 和 MRI 表现

CT 平扫可见侧脑室周围及半卵圆中心脑白质对称性密度减低，边缘模糊不清，呈月晕状。增强扫描脑白质强化不明显。常合并基底节区、丘脑和脑室旁脑白质单发或多发的腔隙性脑梗死。可伴有不同程度的脑室扩张和脑沟裂增宽等脑萎缩表现。

MRI 可见双侧脑室旁和半卵圆中心多发斑片状、条纹状异常信号，T_1WI 呈低信号，T_2WI 和 FLAIR 呈高信号，边缘不清，占位效应不明显。注射 Gd-DTPA 后病灶不强化。双侧基底节区、内囊、丘脑和脑干等处可见边缘清楚的表现为长 T_1 长 T_2 异常信号的腔隙性脑梗死。

（二）鉴别诊断

本病应与多发性硬化和严重脑积水鉴别。多发性硬化常见于年轻女性患者，急性期病灶多有强化。严重脑积水可以有脑室旁低密度，但周围脑沟脑池受压变浅或消失。

（付　燕）

第三节 颅内感染的影像诊断

一、化脓性脑膜炎

CT 和 MRI 表现:化脓性脑膜炎急性期 CT 常无明显异常征象,慢性期由于脑膜粘连可导致交通性脑积水、脑软化及脑萎缩。增强扫描,脑膜或脑实质表面可见条状强化或脑回样强化。化脓性脑膜炎急性期 MRI 亦无明显异常征象。随着病情发展可表现为脑回之间界限模糊,脑池、脑裂和脑沟 T_1WI 信号高于正常脑脊液,T_2WI 呈高信号,信号强度与脑脊液相近。增强扫描显示脑膜明显强化,强化的脑膜可以增厚,并可延伸到脑沟内。

二、脑脓肿

脑脓肿按照病理阶段可以分为急性脑炎期、化脓坏死期和脓肿形成期。

（一）CT 和 MRI 表现

1.急性脑炎期

CT 表现为片状低密度区,边缘模糊,有占位效应,增强扫描一般不强化或有不规则强化。MRI 上 T_1WI 为低信号,T_2WI 为高信号。

2.化脓坏死期

CT 扫描在低密度区内可以看见更低密度的坏死灶,增强扫描呈密度不均匀强化。坏死灶在 T_1WI 为低信号,T_2WI 为高信号。

3.脓肿形成期

CT 扫描脓肿表现为边界清晰的低密度区,脓肿壁为等密度或稍高密度的环形,周围常有明显的低密度水肿存在。增强扫描脓肿壁显著强化,脓腔内的脓液及灶周水肿不强化,此征象是本病的特征性表现。MRI 检查,T_1WI 脓腔和病灶周围水肿为低信号,脓肿壁为等信号或稍高信号。T_2WI 脓腔及病灶周围水肿为高信号,脓肿壁为等信号或低信号。Gd-DTPA 增强,脓肿壁显著强化,脓腔不强化。

（二）鉴别诊断

本病需要与星形细胞瘤、转移瘤、脑内血肿吸收期等进行鉴别。

三、颅内结核

颅内结核常发生于儿童和青年人,包括结核性脑膜炎、结核瘤和结核性脑脓肿。

（一）结核性脑膜炎

1.CT 表现

CT 平扫脑基底池、侧裂池等蛛网膜下隙因炎性渗出,呈等密度或稍高密度。增强扫描有明显的脑膜强化。脑室扩张积水。慢性期或晚期可见多发脑膜钙化。

2.MRI 表现

T_1WI 显示脑基底池信号增高,T_2WI 信号更高,增强扫描脑膜明显强化。结核性脑膜脑炎还可发生于脑底、基底节及丘脑附近的脑实质,T_2WI 可见脑实质内有斑片状高信号,增强后可见病灶边缘强化。

（二）脑结核瘤

1.CT 表现

CT 平扫呈等密度、稍高密度或混杂密度结节,圆形或不规则形,部分结节内可见钙化,周围有轻度的水肿,有占位效应。增强扫描病灶呈结节状或环状强化。

2.MRI 表现

病灶坏死部分在 T_1WI 为略低信号，T_2WI 为不均匀高信号；肉芽肿部分在 T_1WI 为高信号，T_2WI 为低信号；包膜在 T_1WI 为等信号。T_2WI 为低或高信号，钙化部分在 T_1WI 和 T_2WI 上均为低信号。增强扫描病灶呈不均匀环状强化。

（三）结核性脑脓肿

结核性脑脓肿极其少见，在 CT、MRI 上与化脓性脑脓肿极其相似，不易鉴别。

四、急性病毒性脑炎

急性病毒性脑炎为各种病毒侵犯神经系统而引起的脑部急性炎症性疾病，包括单纯疱疹病毒性脑炎、腺病毒性脑炎、带状疱疹病毒性脑炎等。

（一）CT 和 MRI 表现

急性病毒性脑炎病情轻微者 CT 上可无阳性表现，而 MRI 图像上改变显著。病变主要累及脑灰质区及基底节区，脑白质区也可受累。CT 平扫病变呈低密度影，有轻度占位效应。增强扫描病灶不强化或有轻度不规则强化。感染严重或大脑弥漫性损伤者，可造成广泛脑软化、脑萎缩及皮质钙化。MRI 检查病变在 T_1WI 为低信号，T_2WI 为高信号，增强扫描病变强化不明显，或边缘部分线状或脑回状强化。当伴有亚急性出血时，可见 T_1WI 呈现高信号。

（二）鉴别诊断

由于急性病毒性脑炎影像学表现缺乏特异性，诊断需要结合临床及实验室检查。

五、红斑狼疮性脑炎

系统性红斑狼疮是一种自身免疫性疾病，常合并中枢神经系统受累，主要引起小动脉及毛细血管反应性增生，导致大脑及脑干多发性梗死、颅内出血及感染等脑组织损伤。

CT 和 MRI 表现：CT 表现为脑实质内不同部位、大小不等的低密度病灶，呈斑点状及片状，周围没有水肿及占位效应。增强扫描病灶无明显强化。部分患者可见脑萎缩及脑积水改变。

MRI 检查病变以深部脑白质常见，也可见于脑皮质、脑干及小脑。T_2WI 可见斑片状高信号，T_1WI 信号变化不明显，增强扫描无强化。如果 T_1WI 表现为相应部位低信号，则说明有梗死存在。

六、神经梅毒性脑病变

中枢神经系统的梅毒感染称为神经梅毒。病理改变包括广泛的脑膜增厚、血管周围淋巴细胞浸润、脑水肿及血管炎，晚期改变为脑积水及脑软化。

CT 和 MRI 表现：脑实质内可见多发性脑梗死灶，CT 平扫表现为边缘清晰或不清晰的低密度区。MRI 表现为 T_1WI 低信号，T_2WI 高信号，增强扫描多无强化。病变晚期可以合并脑萎缩及脑积水改变。

七、脑囊虫病

脑囊虫病按照发病部位可以分为脑实质型、脑室型、脑膜型和混合型四种。其中具有两型或两型以上的脑囊虫病称为混合型。

（一）脑实质型

1.CT 表现

（1）急性脑炎型：幕上半球广泛低密度，多位于白质，可有全脑肿胀，增强扫描无强化。

（2）多发小囊型：脑实质内单发或多发圆形或类圆形小囊状低密度区，直径为 0.5~1 cm，其内可见小结节状致密影，为囊虫头节。周围可有不同程度的水肿，增强扫描一般无强化。

（3）单发大囊型：脑内圆形、椭圆形或分叶状低密度区，脑脊液密度，边缘清楚，无实性结节。增强扫描大囊本身无强化，边缘可有轻度环状强化。

(4)多发结节或环状强化型:CT平扫为散在多发不规则低密度影。增强扫描低密度影区出现结节状或环状强化,直径3～5 mm。

(5)多发钙化型:囊虫完全死亡后,周围水肿消失,脑实质内出现多发点状钙化影。

2.MRI表现

典型脑囊虫病MRI表现为圆形囊性病变,T_1WI为低信号,T_2WI为高信号,偏囊壁一侧有时可见小点状突起,为囊虫头节,信号与脑实质一致。MRI观察囊虫头节比CT更清楚。囊虫蜕变死亡时,周围水肿明显加剧,在T_1WI和T_2WI上均可显示较大面积的水肿及明显的占位效应,在T_1WI上的囊液及周围水肿呈高信号而囊壁及头节呈低信号,即所谓的"白靶征"。囊虫完全死亡后,由于囊虫钙化,在T_1WI和T_2WI均表现低信号。

(二)脑室型

1.CT表现

多位于第四脑室,亦可发生于导水管及第三脑室。表现为脑室内圆形、类圆形的囊状低密度区,其内可见小结节状头节。这种囊状低密度区常充盈脑室,呈扩大的脑室状,密度与脑脊液相似,边缘光滑,病灶常导致梗阻上方脑室扩张积水,CT脑室造影可显示脑室内囊状充盈缺损。

2.MRI表现

MRI比CT发现病灶更为敏感,表现为T_1WI脑室内圆形或类圆形囊状影,与脑脊液信号相似,常见囊壁及头节。但在T_2WI图像上,由于囊液与脑脊液信号相似,不易发现。

(三)脑膜型

1.CT表现

主要侵犯蛛网膜下隙和邻近脑膜,表现为脑池内囊状低密度影或仅表现为脑池扩大,有轻度占位效应。囊虫多位于桥小脑脚池或鞍上池,常呈簇状存在。蛛网膜粘连可导致脑积水。增强扫描囊壁可有轻度强化或无强化,合并脑膜炎时可见脑膜局部强化。

2.MRI表现

为上述部位的单囊或簇状多囊性病变,囊内信号与脑脊液相似。脑膜性脑囊虫病有时仅表现为脑池的扩大。囊壁及头节不常见,继发慢性脑膜炎时导致脑积水。增强检查可见脑底池周围软脑膜强化。

3.鉴别诊断

脑实质型脑囊虫有时应与脑炎和脑转移瘤鉴别,脑炎发病急且增强扫描无强化,脑转移瘤的环行强化多不规则,病灶周围水肿范围大,且发病年龄大,多数有原发肿瘤病史。脑膜型脑囊虫有时需与结核性脑膜炎相鉴别,后者早期表现为脑膜炎,晚期表现为结核结节,增强扫描多呈环形强化,而囊虫多无强化。

(付 燕)

第四节 脑变性疾病和脱髓鞘疾病的影像诊断

一、Alzheimer病(阿尔茨海默病)

阿尔茨海默综合征是大脑皮质灰质的一种变性疾病,65岁以后起病。主要病理改变为脑皮质萎缩,脑室扩张。

(一)CT和MRI表现

主要表现为大、小脑灰质同时出现的弥漫性萎缩,脑灰、白质界限模糊,脑室扩大,脑沟、裂、池增宽,脑容积减小。与其他原因所造成的脑萎缩相比,阿尔茨海默综合征脑萎缩以颞叶前部和海马为主,表现为颞角扩大、颞叶皮质萎缩和海马密度减低,第三脑室扩大比较明显。T_2WI可见脑室周围及皮质下脑白质内高信号。

（二）鉴别诊断

本病在发病早期与生理性脑萎缩及老化较难鉴别；与其他原因造成的痴呆如血管性痴呆相比，阿尔茨海默综合征的长 T_2 信号较少。

二、肝豆状核变性

（一）CT 表现

肝豆状核变性 CT 表现为苍白球、壳核双侧对称性低密度灶，尾状核头部缩小，密度减低，侧脑室前角扩大。部分患者丘脑也可见对称性卵圆形低密度灶。增强扫描病变无强化。

（二）MRI 主要表现

豆状核、丘脑、尾状核及齿状核在 T_1WI 为低信号，T_2WI 为高信号，双侧对称分布。有时在 T_1WI 病变可呈高信号，可能与病变区顺磁物质沉着有关。长期慢性病例可出现脑萎缩征象，通常以豆状核萎缩为著，内部可囊变，壳核可呈空洞性改变，邻近脑沟、裂、池增宽。

（三）鉴别诊断

肝豆状核变性需与基底节区对称性低密度病变鉴别，包括 CO 中毒，缺氧性脑病及其他中毒性疾病。

三、多发性硬化

（一）CT 表现

病变主要累及脑白质，主要分布在双侧脑室周围或深部的脑白质，也可见于中脑、小脑半球。

急性期常表现为脑白质内的低密度灶，多位于侧脑室周边，单发或多发，大小不等，小的仅为数毫米，大的可达数厘米，边界清楚或不清楚。通常无明显的占位效应。增强扫描，病灶可见斑点状、片状或环形强化。而且平扫为等密度的部位亦可强化。稳定期病灶多有缩小，增强扫描病灶无强化。晚期大部分患者可伴有不同程度的脑萎缩表现。

（二）MRI 表现

本病 MRI 诊断准确率极高，病变主要位于侧脑室周围及深部脑白质，大小不一，小的数毫米，大的可顺延整个侧脑室，偶尔累及整个半卵圆中心，此时占位效应十分明显。大脑半球的斑块多呈圆形或卵圆形，长轴与侧脑室垂直，横轴位呈圆形，在冠状位呈条状，均垂直于侧脑室，又称为"直角脱鞘征象"。脑干的病灶呈斑点状或小圆形，胼胝体、视神经常受累。病灶在 T_1WI 为低信号，T_2WI 为高信号，活动期病灶注射 Gd-DTPA 后有明显强化，静止期病灶无强化。

（三）鉴别诊断

本病需与其他的脱髓鞘疾病相鉴别，鉴别必须结合临床病史和对激素治疗的反应，确诊需要靠脑组织活检。

四、肾上腺脑白质营养不良

本病一个显著特点为病变由后向前发展，依次累及枕、顶、颞和额叶，向下累及脑干。

（一）CT 表现

CT 平扫表现为双侧脑室后角周围脑白质大片状密度减低区，多呈对称性分布，病变通过胼胝体压部使两侧相连呈蝶翼状改变。顶枕叶脑室周围可发生对称性沙粒样钙化。晚期丘脑、豆状核可受累。可见脑萎缩改变，以侧脑室后角周围顶枕叶最明显。增强扫描病灶边缘可见花边样强化。儿童期 CT 表现具有以上特征性，成人及新生儿的 CT 表现无特异性。

（二）MRI 表现

两侧侧脑室后角周围顶、枕、颞叶脑白质对称性大片异常信号，T_1WI 为低信号，T_2WI 为高信号，中央区 T_1WI 为更低的低信号，T_2WI 为更高的高信号。病变可累及胼胝体压部及视、听觉传导路。增强扫描，可显示中间区花边样强化带，将病灶分隔成中央区和周围区。

（三）鉴别诊断

肾上腺脑白质营养不良的影像学表现具有特征性，而且病变部位较特殊，易于其他脑白质病相鉴别。

（付　燕）

第五节　脑积水与脑萎缩的影像诊断

一、脑积水

脑积水指脑脊液在脑室系统内的过量积聚，引起脑室系统部分或全部扩大。按照病因分为梗阻性脑积水、交通性脑积水、代偿性脑积水和外部性脑积水。脑积水时双侧脑室前角变得圆钝。侧脑室下角明显扩张可呈球形。第三脑室呈圆形或椭圆形扩张。脑室大小与蛛网膜下隙大小不成比例。脑室周围可见低密度水肿带。MRI 还可以显示中脑导水管的狭窄情况和狭窄程度，同时 MRI 在确定梗阻平面方面比 CT 更直观。

（一）梗阻性脑积水

CT 和 MRI 表现为脑池、脑沟变浅或闭塞。梗阻近侧脑室明显扩张，梗阻远侧脑室大小正常或缩小。梗阻平面的 CT 和 MRI 图像可以看见占位性（肿瘤或血肿等）病变，相应部位的脑室结构可见受压、变形或移位。

（二）交通性脑积水

CT 和 MRI 表现为脑池、脑沟变浅或闭塞。脑室系统普遍扩张，无梗阻征象。双侧脑室前后角可见脑白质密度减低。

（三）代偿性脑积水

CT 和 MRI 表现为脑沟、脑池普遍增宽。双侧脑室对称性轻或中度扩张。脑回明显变窄，脑实质体积缩小。

（四）外部性脑积水

CT 和 MRI 表现为双侧额顶部蛛网膜下隙对称性增宽。大脑前纵裂明显增宽。脑室系统一般不扩张或轻度扩张。

二、脑萎缩

脑萎缩是指由于各种原因所引起的脑组织减少，常见原因为脑血管病、脑外伤和生理性脑萎缩。脑萎缩时脑室系统普遍性或局限性扩张（第三脑室宽度大于 6 mm）。脑沟、脑池普遍性或局限性增宽（大于 5 mm）。当出现一侧半球萎缩时，中线结构则向患侧明显移位。正常老年人随着年龄增长，逐渐出现的脑萎缩属于生理性萎缩。

（一）老年性脑萎缩

1. CT 和 MRI 表现

大多表现为双侧脑室、脑池的对称性扩大和脑沟、脑裂的轻度对称性增宽。脑沟以额顶叶脑沟增宽明显，常伴有大脑前纵裂及小脑上蚓周围蛛网膜下隙增宽。脑室扩大以侧脑室和第三脑室明显。当以脑皮质灰质萎缩为主时脑沟、脑裂增宽明显，脑室系统扩张不明显；当以脑白质萎缩为主时，脑室系统扩张明显，脑沟、脑裂的增宽不明显。同时还可见不同程度的脱髓鞘、胶质增生和水肿等老年人退行性变化。MRI 检查，T_1WI 可见侧脑室旁及半卵圆中心脑白质内散在的小斑点状高信号。②鉴别诊断：老年脑需要与阿尔茨海默病相鉴别，前者以额顶叶及脑室前角改变为主，无明显临床表现；后者则以颞叶及脑室下角改变为主，同时伴有海马旁回和杏仁核萎缩，且临床上有进行性痴呆表现。

2.脑缺氧后脑萎缩

CT 和 MRI 表现为急性缺氧早期,CT 和 MRI 检查可以完全正常。根据脑组织损害的程度不同,轻者可以表现为脑沟、脑裂、脑室和脑池的轻度扩大,重者表现为脑组织体积缩小,脑沟、脑裂、脑室和脑池均呈弥漫性明显扩大。同时 CT 和 MRI 检查还可以明确脑萎缩的程度,但病因诊断仍需结合临床脑缺氧病史。

3.脑出血后脑萎缩

CT 和 MRI 表现可见出血后软化灶伴周围局限性脑室扩大和脑沟、脑裂增宽。若为新生儿期局灶性脑出血,数月或数年后可见原来的出血侧整个大脑半球萎缩,健侧大脑半球代偿性增大,中线结构向患侧平行移位。

4.脑梗死后脑萎缩

CT 和 MRI 可清楚显示病变软化灶同侧周围的脑沟、脑裂局限性增宽,脑室局限性扩大,中线结构常无移位改变。

5.脑内局灶性感染后脑萎缩

CT 和 MRI 为感染病灶周围脑沟、脑裂增宽,同时可见脑室扩大,中线结构常无明显移位改变。病因诊断应结合临床病史。

6.酒精中毒性小脑萎缩

(1)CT 和 MRI 表现:小脑半球及脑干体积缩小,小脑半球与小脑蚓部脑沟明显增多、增宽(小脑半球脑沟在 2 条以上,小脑蚓部脑沟在 4 条以上且脑沟宽度大于 2 mm),脑干周围脑池明显扩大。病因诊断应依据长期饮酒史。

(2)鉴别诊断:CT 和 MRI 可以显示不同原因造成的脑萎缩改变,但需结合临床病史、实验室检查等做出病因诊断。

(付　燕)

第六节　其他颅内病变的影像诊断

一、硬膜下积液

硬膜下积液又称为硬膜下水瘤,部分患者可因出血发展成为硬膜下血肿。

(1)CT 表现为颅骨内板下方新月形低密度影,密度与脑脊液接近,CT 值平均为 7 HU,密度均匀。常见于单侧或双侧额、颞部,常深入前纵裂池呈 M 形,与脑沟无相连。纵裂硬膜下积液表现为纵裂池增宽,大脑镰旁低密度影。一般无或仅有轻微占位效应,周围无水肿。有时可因合并出血而发展成为硬膜下血肿,复查时密度有所增高。

(2)MRI 显示病灶在 T_1WI 呈均匀低信号,T_2WI 呈均匀高信号。Flair 黑水序列可以使其信号被抑制。其形态和部位显示同 CT 一样,当合并出血时可见病灶内存在短 T_1 高信号。

(3)鉴别诊断:根据 CT 值和 MRI 信号,可以与硬膜下血肿和硬膜下脓肿鉴别,但是不能确定其发病原因。

二、CO 中毒

CO 中毒轻度时 CT 无特异性表现,中重度时表现为双侧基底节(主要是苍白球)呈对称性扇形低密度区,边缘比较清楚。MRI 检查,病灶发生在基底节和枕叶皮质,T_1WI 为低信号、T_2WI 高信号。病变晚期可遗留软化灶。

三、铅中毒

铅中毒可以分为急性铅中毒和慢性铅中毒，其影像表现各不相同。

急性铅中毒可发生中毒性脑病，CT可见小脑水肿导致脑室梗阻，脑室扩张。慢性铅中毒时小脑半球双侧广泛对称性钙化，大脑半球皮质灰质及基底节区轻度钙化。晚期可见脑萎缩改变。

慢性铅中毒 T_1WI 显示脑室旁脑白质、基底节区、岛叶及脑干高信号，晚期呈脑萎缩改变。

四、甲状旁腺功能低下

CT平扫可见脑实质内多发钙化灶，以基底核最常见，常呈双侧对称性发生，苍白球和丘脑钙化发病率最高。钙化的形态因发病部位而异，苍白球钙化呈"八字形"，尾状核头部钙化呈"倒八字形"，壳核钙化呈"八字形"或尖向下的"三角形"，丘脑钙化一般为条形或卵圆形，小脑齿状核钙化为条形，脑叶内的钙化多为不规则形或条带状。同时钙化程度与病程长短有关，病程越长，钙化越明显，而与血钙、血磷的浓度无明显的相关性。增强扫描病灶无强化。

MRI显示钙化不如CT，在 T_1WI 和 T_2WI 均呈低信号。在 T_2WI 上低信号说明钙化完全，高信号区则是由于水分渗出，蛋白和粘多糖沉积所致。

（付　燕）

第六章 脑电图检查

第一节 脑电图的一般性质和分类

　　脑电图是通过电极记录下来的脑细胞群的自发性、节律性电活动。将脑细胞电活动的电位做为纵轴，时间做为横轴，这样把电位与时间的相互关系记录下来的就是脑电图(图6-1)。头皮上的两点之间或头皮之间的电位差可以用 E＋△E 来表示，这时 E 为直流电位，△E 为电位的变化部分。我们所观察到的脑电图就是这种△E，而关于 E 的情况几乎无法知道，这种电现象是生物在生活时才能观察到的，生物一死亡，电现象就消失。不同种类的动物可有不同的脑电活动。临床脑电图学，其对象是人脑电图，也就是对记录下来的人脑电图，结合其他临床资料，给以适当解释，以辅助临床诊断的科学。

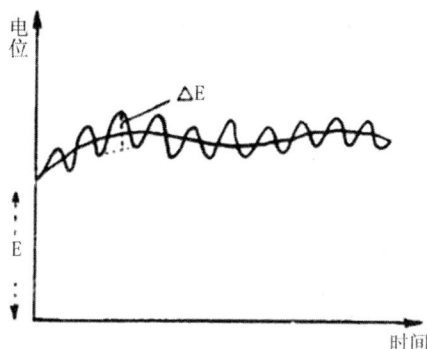

图 6-1　脑电位的时间性变化

一、脑电图的基本特征

　　用快的送纸速度记录下来的脑电图一般呈正弦波样外观，它虽然不是真正的正弦波，但可以做为一种以正弦波为主体的波动来观察。因此，脑电图应从周期、振幅、位相三方面进行分析，这些称为脑电图的基本特征，也是规定脑电图节律性的波形的重要因素。

　　(一)周期

　　在正弦波现象中把一个波与下一个波之间的距离用时间表示的称为周期(图6-2)，脑电图的周期与此稍不同，一般指的是由一个波底到下一个波底距离或由一个波顶到下一个波顶的距离对基线的投影用时间表示出来的(图6-3)，而在单位时间内出现的正弦波波数(频率)的逆数称为平均周期，例如一秒钟有10次正弦波的平均周期为1/10 s，即 100 ms，脑电图的周期取决于记录部位的电活动。清醒、安静、闭目时正常成人的脑电图相当稳定。经自动频率分析器分析的结果，脑电图频率(周期的逆数)主要分布于8～12 Hz 的范围。左右对称部平均周期的差异不超过10％，同一个人，头皮各区平均周期的差异不超过10％，在不同时间记录的平均周期亦不超过10％。虽然平均周期较恒定，但对大脑生理条件的变化，特别是对代谢改变很敏感，临床脑电图学中由于周期的单位(ms)不方便，一般用频率的单位(次/秒)Hz 来代表周期。

（二）振幅

正弦波的振幅指的是由基线到波顶或波底的距离（图 6-2），但是通常从波顶画一条垂直于基线与前后两个波底联结线的交叉至波顶的距离称为脑电图的平均波幅（图 6-3），采用这种测定方法的理由是因为脑电图或多或少都有一些基线不稳，难于得到为测定振幅的标准基线。振幅一般不恒定，经常有变动，此外还受电位发生部位脑细胞数目、大小及排列方向，记录电极间的距离，诱导方向等的影响。振幅变化的方式有三种：非常快的突然的变化（如癫痫波），在几秒至几分钟的短时间的变化（如睁眼、外界刺激等引起的生理变化）和几天至几年的慢的变化（如年龄差异即发育过程中的生理变化）。

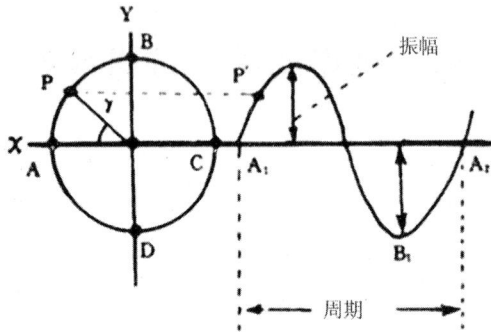

图 6-2　正弦波的振幅和周期

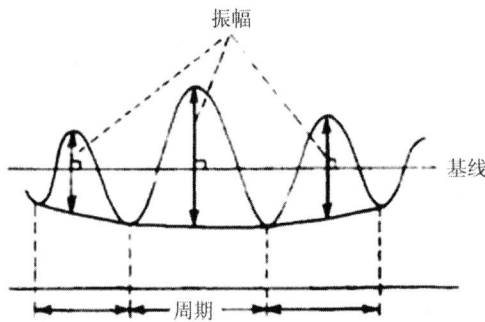

图 6-3　脑电图的振幅和周期

（三）位相

脑电图的位相有正相和负相，一般以基线为标准，朝上的波称为负相波（阴性波），朝下的波称为正相波（阳性波），此时波的位相亦称为波的极性。此外，在同时记录两个部位的波时，位相成为讨论的问题。周期相同的两个波在同一送纸速度下，其波顶之间有时间错位（即一个波在前，另一个波在后）时称为有位相差，当两个波的位相差为 180°时，称为位相倒转；90°时则有 1/4 周期的错位；位相差为 0°时，则意味着两个波的极性和周期是完全一致的，也就是这两个波是同位相。但脑电图的位相差一般不用度数来表示而把它换算为时间轴的距离，并使用 ms 单位。脑电图学上成为问题的主要是持续性或短暂的位相倒转和同位相现象，位相取决于脑内放电部位即焦点的位置、数目、大小以及电极导联方法、诱导部位。例如，放电部位很局限或有两个以上的放电部位时，可以显示位相的特异性改变。正常人的脑电图在顶、枕部的位相常与额部相反即成位相倒转。一般，左右对称部的位相是相同的，但也可以有位相差，特别是在顶部。

二、影响脑电图的各种因素

生命过程中，在整个机体特别是神经系统发生的全部变化都能反映在脑电图上，引起脑电图变化的主要因素有：①年龄。②个体差。③精神活动。④外界刺激。⑤意识变化。⑥体内生化学改变。⑦脑部疾病。以上因素中①和②与脑发育情况和体质特点有关，③、④、⑤和⑥是脑电图的一种生理变化，是一过性、可逆性的,⑦是病理变化,此时在脑电图上可以观察到与生理变化完全不同的病理波(如棘波),也可以出现与生理变化不易区别的病理波(如慢波)。

（一）个体差异和年龄差异

同一个人的脑电图,不管在什么时候记录都是比较恒定的。但不同人的脑电图有相当的差异,举 α 波为例,平均振幅可有 5~50 μV 个体差,频率也有 8.5~12.5 Hz 的变化。α 波的出现方式也有个体差,一般是 α 节律在顶、枕部占优势,但有些人是在额部占优势。有学者曾分析了 α 波出现情况的个体差,结果是:α 波占优势(α 波出现率 75% 以上)的人有 20%,α 波比较优势(50%~75%)者有 35%,α 波与其他波混合存在(α 波出现率为 20%~50%)者占 20%,α 波稀少(0~25%)者为 25%。脑电图与性格的关系亦曾被探讨过。性格活跃、主动的人,其脑电图往往显示 α 波减少,过度换气时不呈反应,但对光刺激的反应较明显;性格温和、细心、被动、抑郁型的人常显示 α 波优势的脑电图,当做过度换气时可见慢波增多,但对光刺激的反应不明显;性格粗暴、不耐心、攻击性、神经质的人,其脑电图多由 α 波、快波和慢波组成,过度换气时易出现慢波,对光刺激的反应较明显。脑电图与性格的关系仅是一个趋向,不能从脑电图来推测个人的性格。有学者根据 α 波反应方式将脑电图分为三种类型,即 M 型(闭眼时缺乏 α 波者),R 型(睁眼或注意力集中时 α 波有阻断)和 P 型(给视觉刺激或精神紧张时 α 波不衰减)。

脑电图与年龄有密切关系,正确理解这种关系对阅读脑电图有重要意义。

（二）与意识状态的关系

脑电图对意识改变有显著的反应,如睡眠或昏迷时的脑电图与清醒时有很大不同,假如意识变化为可逆性,脑电图则显示可逆的变化,并且脑电图变化可以比临床症状出现得较早。

（三）外界刺激和精神活动所致的变化

脑电图节律一般易受精神活动的影响,例如被试者将注意力集中在某一件事或作心算时 α 节律将消失,为 β 波所代替,这被解释为神经细胞电活动的同步性消失,变为不同步的结果,外界刺激亦可以引起同样的反应。例如,视觉刺激可引起枕叶节律的消失(α 波阻断),当被试者睁开双眼或一眼时也可以产生 α 波阻断现象,在暗室里使被试者努力看事物,例如让他想起风景、人物时,α 波也被阻断,这种精神努力的强度愈强,α 波阻断的效应就愈明显。

其他感觉刺激引起的阻断效应不如视觉刺激显著,尤其是听觉刺激单独的阻断效应很不明显,但声和光合并形成条件反射时,声刺激效应可以提高,光刺激和精神活动合并时的阻断效应要比单独一种刺激时明显。

在精神活动时,α 波一般将被阻断,但此时在颞部和头顶部出现一种明显的电活动,出现在颞部的是波幅较高的 7~8 Hz 节律波,称为颞节律或 K 波,通常左右之间有 180° 的位相差,此波见于正常人的 10%~20%。头顶的电活动是 4~7 Hz,平均 6 Hz,波幅较高的节律波称为头顶节律。这两种波的个体差很明显,有的人有明显的颞节律,有的人则头顶节律较明显,有的两种节律都明显,有的两者都不出现。

中央区的 B 波(18~30 Hz)在握拳运动时可有变化,即开始握拳时对侧的 β 波将被阻断,约 1 秒钟后又出现,把拳头放松时又约有 1 秒钟的阻断。

有时在中央区出现一种弧形的 7~13 Hz 波,称为弓状波或弘节律,这是局限于一侧或两侧中央区的纺锤形波,左右不一定是同步,不受睁眼或心算的影响,但外界刺激、随意运动、反射运动等可引起两侧的阻断现象,特别是对侧的阻断更明显,但波的恢复是由对侧开始的,此波虽然对单纯的视觉刺激不呈反应,但如果让被试者注视某个事物,则可以有阻断反应,随意运动引起的阻断现象最明显,μ 节律的临床意义尚不清楚,其发生率为 3%~4%(包括正常人和患者)。

外界刺激引起的脑电图改变还有机能性棘波(functional spikes),它有三种:

1. 枕部机能性棘波(γ 波)

被试者在明亮的房间里或睁眼时出现的两侧性、左右同步的阳性棘波,波幅有时不相等,注视一个事物或看白纸时此波一般将消失,但看电影,看复杂花样或看有兴趣的事物时却增强,一般认为是闪光引起的枕叶诱发电位,多见于癫痫患者,此波的出现表明枕叶兴奋性升高。

2.中央机能性棘波(图6-4)

通常是光刺激引起的左右不对称的阳性棘波,其周期比前者要短一些,这表明中央区兴奋性升高。

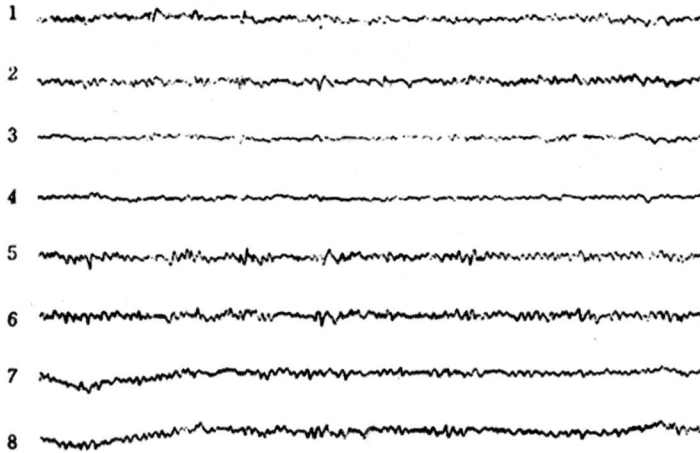

图 6-4　中央区机能性棘波

3.头顶机能性棘波

这是听、触、视觉刺激引起的阴性锐波,潜伏期为 $50\sim100$ ms,见于正常人的 25%,刺激强度愈大此波就出现得愈明显,成为多发性、自发性,有时相似于 κ 综合。因此有人认为此波就是睡眠时顶部峰波,其来源可能为扣带回。

(四)生物及化学因素的影响

脑电图对体内生物化学改变很敏感,因此在脑电图检查时应多注意被试者的生物化学条件。

1.氧气

中枢神经系统对氧气的需要量非常大,一克脑组织在一分钟内需要的氧气量为 $0.09\sim0.1$ mL,这几乎是肌肉所需要氧气的 20 倍,因此血中氧气对维持正常脑活动是不可缺少的,由于各种原因,对脑的供氧量减少时将出现脑机能障碍,在临床上缺氧症分为:

(1)缺氧性低氧症(artoxic anoxia):低氧症或缺氧症时的脑电图改变程度和脑电图的时间性变化取决于吸入气体中的氧浓度,一般先经过:①脑电图无变化的时期后,进入②振幅、周期稍变小的时期,③振幅增大,波形的不规则性有所增加的时期,④振幅、周期均有明显增大,首先出现 θ 波,后出现 δ 波的时期。

意识的丧失与慢波不一定在同一时间内出现,多数是慢波的出现要提前数秒或数十秒钟,但要恢复意识时一般几乎同时有 δ 波的消失和 α 波的出现。根据吸入低氧空气(氧 8.5%)时的脑电图频率自动分析的结果,顶、枕区 α 波的主要频率将由 12 Hz 逐渐减少到 11、10、9 Hz,最后达到 $6\sim7$ Hz。但老年人的低氧症时不易出现慢波,皮层和皮层下的脑电图在低氧状态下的改变基本上与头皮上记录相似,意识消失前后将出现 $3\sim4$ Hz 的慢波。在高原(海拔 3 600 m 以上)生活的人来到平原时,脑电图要显示轻度的 α 波频率变慢和振幅增大。

(2)其他的缺氧症:心搏停止或缺血引起的缺氧症一般对脑电图的影响很明显且很迅速,这是因为缺血时不但有缺氧而且代谢物质的交换也被阻碍,结果脑所受的影响较严重。经动物实验证实,完全阻断脑血流后一分钟,大脑皮层、视丘、中脑等部位的电活动将消失,但小脑蚓部或延髓则对缺血的耐性较强。人的血压下降性晕厥是脑的急剧血循环障碍,这是显示与血流阻断同样的脑电图变化,即首先 δ 波消失,出现快波,然后出现 δ 波,但一般不显示脑电图的平坦化,同时恢复也较快。

2.二氧化碳

血中二氧化碳值减少时的脑电图变化,首先是波幅显著升高,α 波变慢,后出现慢波。对原有较多 δ 波的患者给以吸入过多的二氧化碳时,δ 波可以一过性地减少。但让正常人吸入二氧化碳将引起脑电图振幅的下降和周期的延长。

3.糖

血糖值降低到 50 mg% 时脑电活动的振幅增大,周期则稍变短。但血糖值低于 50 mg% 时,就要出现慢波,这种慢波的数目与血糖值下降程度略成比例关系。临床上由于低血糖而出现昏迷时,脑电图将显示振幅小,周期较短的慢波。血糖值的升高一般对脑电图的影响不大,但高于 250 mg% 的血糖值可引起脑电图周期变短,血糖值对脑电图的影响一般有明显的个体差。

4.体温

脑电图的频率,直接与局部代谢过程的速度成正比例关系。体温升高使脑皮层细胞的代谢增高,因此一般说来,体温升高时脑电图节律将增快。

发热时的脑电图改变主要取决于其基础疾患。与脑无关的疾患引起的发热时脑电图一般无明显改变,但有时有轻度的振幅增大或减小,又有周期的延长或缩短。如对神经梅毒进行发热疗法时,脑电图将显示慢波化和振幅的增大,波形亦成为不规则,这是脑机能障碍被发热所激化的结果。动物实验证明,发热时古老皮层的电活动水平下降,出现睡眠波形。

体温下降与脑电图改变有某种程度的平行关系。狗的实验证明,体温低于正常时,脑电图的振幅和频率减小,特别是直肠温度在 30 ℃ 时脑电图有明显变化,此时振幅要下降 10～30 μV,但仍有 α 波和少数快波,而在 30 ℃ 以下时脑电图的振幅和频率急剧减小在 20 ℃ 左右时脑电图将完全消失。此时给予动物升温,振幅和频率则增加,可恢复到降温前的脑电图,特别是直肠温度在 30 ℃ 以上时,脑电图有明显的恢复。

用体外循环选择性的降低脑温所引起的脑电图变化,与全身性降温时的变化无大的区别,但升温时脑电图的恢复要快得多。由于脑血流阻断后到脑电图消失的时间,在正常体温下不超过 1 分 30 秒,而低温下将延长到 1 分 30 秒至 2 分钟。脑电图还可能恢复的脑血流阻断时间在正常体温下为 5 分钟左右,而在低温下则延长到 10～15 分钟,这可能是在低温下脑的氧需要量低下之故。

5.酸、碱平衡

过度呼吸时二氧化碳值下降和氢离子指数(pH)上升,将引起脑电图慢波化,吸入含有 10% 二氧化碳的气体时,血中二氧化碳值上升和 pH 下降,将引起脑电图振幅减小和快波化。但用氧气作过度呼吸时其脑电图变化要比用空气作过度呼吸时,较轻微。

6.水平衡

大量喝水后注射垂体后叶利尿抑制激素 Pitressin 时,体内水分将被贮留,可诱发癫痫患者的临床发作。水贮留可引起脑电图的慢波,可出现 6 Hz 左右的 θ 波,但这种慢波在正常人几乎不出现,主要见于癫痫患者(75%),这可能与脑水肿有关。

7.基础代谢

基础代谢低下可引起 α 波节律周期缩短,这种变化一般不超出正常人的频率范围。服用甲状腺剂可有一过性的周期增大。

8.大气压力

随着气压的下降,脑电图发生非常有规律的变化即除波幅减小外,还出现 3～6 Hz 的频率波。在 10 个气压环境下的潜水工人的脑电图显示频率增加和波幅降低,闪光刺激时的诱发电位波幅增高,感觉刺激可引起中央区的兴奋波(如机能性棘波)。这些说明皮层神经元兴奋性增高,临床上有些情绪不稳和安乐感倾向。

9.体力劳动

全身劳动后 α 波略微加快,波幅增高 15%～20%,β 波也发生同样变化。在异常强烈的劳动之后,α 波节律变为不均衡,时慢、时快、波幅降低,可出现每秒 1.5～6 Hz 的慢波,这种慢波的周期和波幅极易变化。

三、脑电图的分类

国际上主要有以下分类方法:

(一)按频率的分类

1. Shwab 分类

δ波	0.5~3Hz
θ波	4~7Hz
α波	8~13Hz
中间快波	14~17Hz
β波	18~30Hz
γ波	31Hz 以上

每个希腊字母代表一个波带,δ波和θ波称为慢波;β波和γ波被称为快波。

2. Walter 分类

δ波	0.5~3.5Hz
θ波	4~7Hz
α波	8~13Hz
β波	14~25Hz
γ波	26Hz 以上

3. 使用脑电图频率自动分析器时的分类

δ2	1~2Hz
δ1	2~4Hz
θ	4~8Hz
α	8~13Hz
β1	13~20Hz
β2	20~30Hz

(二)Gibbs 分类

按脑电图组成成分的振幅、周期、波形,出现方式等特征综合起来的分类。

(1)小发作变异型。

(2)小发作波。

(3)高幅慢波。

(4)非常慢的波。

(5)慢波。

(6)8.5 Hz、9 Hz、9.5 Hz、10 Hz、10.5 Hz、11 Hz、11.5 Hz、12 Hz。

(7)低幅快波。

(8)快波。

(9)非常快的波。

(10)棘波。

(11)高幅快波(50 μV 以上)。

(三)按图形的分类

R. jung 将正常人的脑电图图形分为 4 种:

1. α-脑电图(图 6-5)

α波占优势,特别是在枕、顶部。α波频率的变动范围不超过 1.5 Hz,多在 1 Hz 以内,占正常脑电图的大多数。

2. β-脑电图(图 6-6)

占正常脑电图的 6% 左右。由 16~25 Hz,20~30 μV 的快波组成,α波仅是散在性或短暂发作,β波一般出现于全部导联,但在额、中央区其波幅最高。

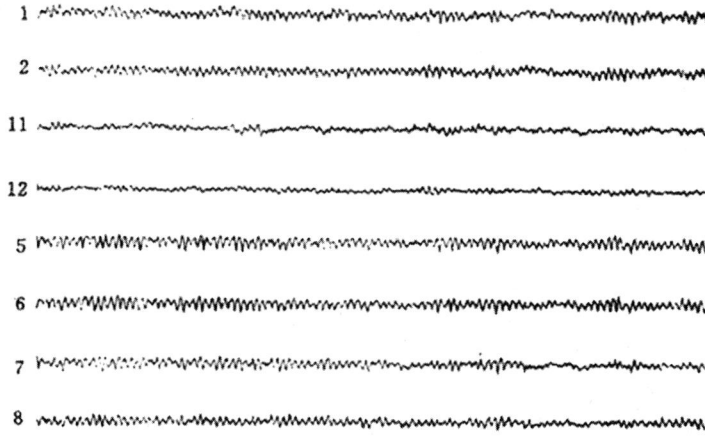

图 6-5　α-脑电图

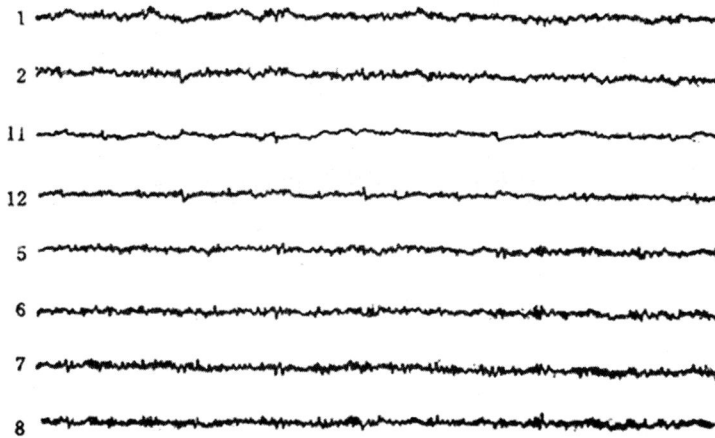

图 6-6　β-脑电图

3.平坦脑电图(或去同步化脑电图)(图 6-7)

见于正常人的 10%。α 波振幅低(不超过 20 μV)出现率也低,β 波振幅亦很低(不超过 10 μV)。也可以混有少数波幅在 30 μV 以下的 θ 波,一般称为低电压脑电图,当快波较多时称为去同步化脑电图。

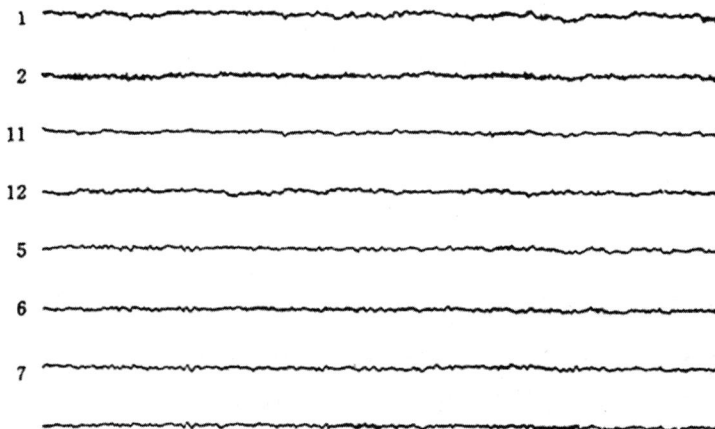

图 6-7　去同步化脑电图

4.不规则脑电图(图 6-8)

α波不规则,在额部振幅较高,频率变动范围在 3 Hz 以上,一般混有少数低幅 θ 波。如混有较多的,振幅大于 α 波的 θ 波者属于异常脑电图。基本节律有时由 α 波和 β 波组成。

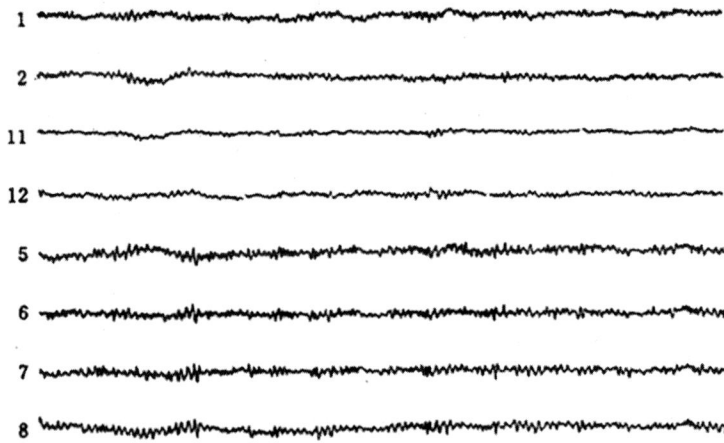

图 6-8 不规则脑电图

（杨 雄）

第二节 正常人脑电图在生理范围内产生变动的各种因素

即使是正常人,由于下列因素影响脑电图表现会有相当大的变化。

一、年龄

脑电图在新生儿几乎近于平坦,在幼儿慢波多,相当于 α 波的频率也慢。随着年龄增长脑电图接近成人。α 波的频率增加接近 10 Hz。

二、意识状态

与从觉醒到睡眠的各种意识水平相对应,脑电图表现与觉醒不同特征的图像,因此反过来,能够由脑电图像推定睡眠的各阶段。

三、睁眼、闭眼

脑电图受身体内外的感觉刺激的影响,特别是当被检者睁眼、闭眼时,会表现出显著不同的脑电图像。

四、精神状态

被检者是在安静的状态、或紧张、兴奋不稳定等状态,还是处于注意力集中和精神活动等状态,脑电图都受到相当大的影响。

五、生理学环境的变化

吸气中氧分压的变化(低氧状态)和二氧化碳分压的变化、血糖值(尤其是低血糖)、血液循环障碍、发热、基础代谢的变动等,均可引起脑电图的变化。

六、个体差异

即使是正常人,既有 α 波出现率高的也有几乎看不到 α 波的,并且 α 波波幅高低及快波多少都有差别。虽然这些脑电图像都在生理范围内,但都表现出相当大的个体差异。

七、药物

脑电活动受到各种药物的影响。

另一方面,脑电图不因人种、民族和性别等不同表现显著的不同,并且在同一个体中因时间产生的差异也少。

因此,只要根据以上规定的各种条件就能够判定脑电图是正常还是异常,不必比较不同人的脑电图。在这里首先介绍临床脑电图学中最重要的标准的正常成人的脑电图描述,其次根据上述的不同要素介绍一下脑电图是怎样变动的。

(张海花)

第三节　正常成人的脑电图

正常成人的脑电图,如前所述,用肉眼观察几乎不含慢波,主要由 α 波和快波构成。故以此为中心描述正常脑电图的特性。

一、α 波

正常成人在觉醒安静闭眼状态时的脑电图如图 6-9 所示,为频率 10 Hz 左右,波幅 50 μV 左右的 α 波在枕部连续优势出现,这种 α 波通常混有波幅 10～20 μV 的快波。

(一)α 波的频率

α 波的频率规定为 8～13 Hz,但成人通常是 10 Hz 左右(图 6-9)。α 波频率在 8 Hz 左右时称作慢 α 活动(slow alpha activity),估计存在某些脑功能障碍。也有相当一部分正常人表现为 12～13 Hz 的 α 波,与 10～11 Hz 的 α 波相比,其出现频度较低,并且同一个人也表现有 9～10 Hz 与 11～12 Hz 等 2 个 α 波频带的峰值。α 波的频率因记录部位不同而有些不同,一般额部的 α 波比枕部要慢,其频率差可达到 1 Hz。

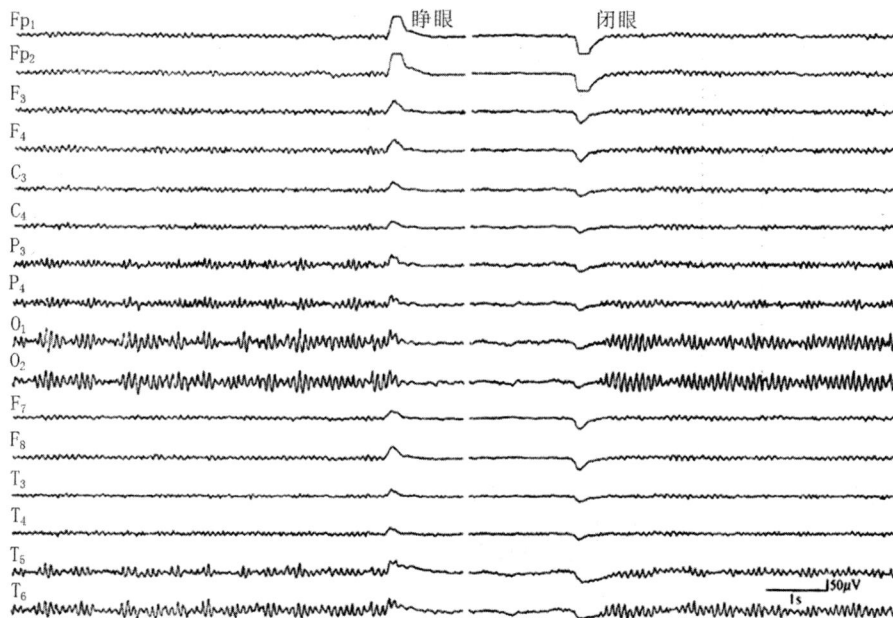

图 6-9　正常成人的脑电图

K. Y. 32 岁,男性,以同侧耳垂作为参考电极的参考电极导联(单极导联)描记。枕部 O_1、O_2 以后颞部(T_5、T_6)为中心、10 Hz 左右的 α 波连续出现睁眼抑制多少有些调幅现象(递增－递减,waxing and waning)

根据近似观察判读的波形识别法的脑电图自动分析法,对 306 名 20～40 岁的健康男女被检者的脑电图进行自动分析,观察优势频率(1 min 的记录时间中出现个数最多的波的频率)的出现,优势频率为 9.5 Hz 的被检者最多(图 6-10)。优势频率的平均值在左枕部为(9.8±1.0)Hz,左中央部为(9.6±0.9)Hz,左额为(9.7±2.4)Hz,枕部最快,中央部和枕部之间有显著性差异(P<0.01)。另外,1 min 内所计测的全部波的平均频率所见在左枕部为(10.3±1.0)Hz,左中央部为(10.3±1.1)Hz,左额部为(10.1±1.2)Hz,额部与中央部、额部与枕部之间的差异有显著性意义(P<0.05)。

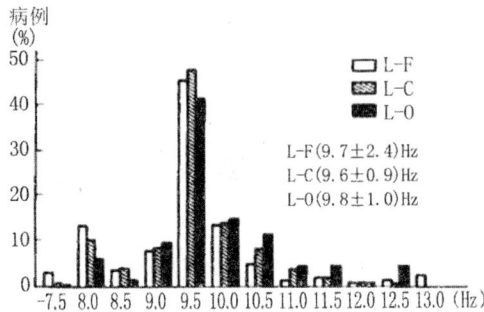

图 6-10　用脑电图自动分析(波形识别法)得出的 306 名健康成人的脑电图的优势频率
L－F:左额部;L－C:左中央部;L－O:左枕部。表示各部位优势频率都是 9.5 Hz 的例数最多

α 波的频率随着脑电活动水平的不同而在 8～13 Hz 的范围内有相当大的波动,所以把 α 波再分割为两三个频带进行研究的也不少。例如有把白天觉醒水平的 α 波频率的变动分为 9.5 Hz 以上和以下 2 个频带的方法;也有把入睡时的变动分为 α_1(8.0～9.0 Hz)、α_2(9.0～11.5 Hz)、α_3(11.5～13.0 Hz),或者 8 Hz、9～10 Hz、11～12 Hz 的方法等。一般认为全部频率在 11 Hz 以上的快 α 成分与脑电活动水平上升对应,8 Hz 左右的低频率的慢 α 成分与脑电活动水平的低下状态对应,慢 α 表现有与 6～7 Hz 的 θ 频带连带变动和与 β 频带逆方向的变动。这样通过把 α 频带细分观察,能够更精细地观察各种精神状态下脑电图的变动,如把被检者置于恒定的暗环境下,觉醒时 α 波的频率就逐渐向慢 α 移行。

(二)α 波的波幅

α 波的波幅根据导联法的不同而不同,且有相当大的个体差异,大约为 20～50 μV,枕部的波幅最高,向头的前方逐渐变低。

根据前面引用的波形认识法的脑电图自动分析的结果,每个被检者的 α 波的平均波幅为,左枕部(21.7±8.7)μV,左中央部(19.1±6.1)μV,左额部(16.5±4.6)μV,为枕部>中央部>额部的形式,其间的差异均有显著性意义(P<0.01)。观察每个被检者 α 波的波幅测量值的分布,可见出现频度最高的是 10～20 μV 的 α 波,次之为 20～30 μV、30～40 μV 的 α 波(图 6-11)。

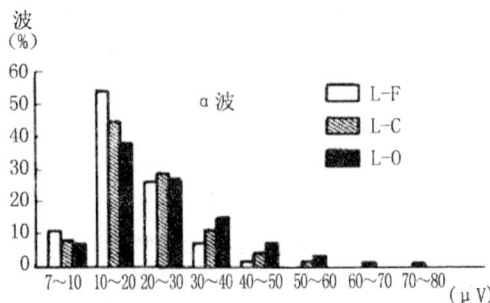

图 6-11　用脑电图自动分析(波形识别法)得出的 306 名健康成人的 α 波的波幅分布
L－F:左额部;L－C:左中央部;L－O:左枕部。各部位都是波幅 10～20 μV 的 α 波的出现率最高

（三）α波的分布

α波通常优势地出现于顶部和枕部，特别是在枕部波幅最高，出现频度也高。Adrian等曾根据α波在头顶部、枕部波幅高，并且在头顶部、枕部附近呈位相倒置，推定α波的发生源在枕叶。α波在这个部位占优势的原因还未弄清，但是快波在额部、中央部多，大概与大脑皮质细胞的组织结构不同及皮质下诸核的功能联系等有关。

在枕部以外的部位如中央部、额部记录的α频带的波，是通过枕部的α波物理传导的，或是通过各自部位的神经元活动发生的，恐怕与两方面的机制都有关。例如有一部分被检者在中央部附近优势出现的μ节律，虽然是α频带的波，但从波形和对刺激的反应性看，有与α波不同的发生机制，这是众所周知的，但是在中央部、额部出现的α频带的波的成因难以弄清。把这个关系从各部位的脑电功率谱、交叉功率谱（cross spectrum）、相干性等方向进行研究时认为，额部的α频带波不仅是枕部α波在传导性媒质内的物理传导，也是通过生理学的传递与相互作用而发生的。

有关α波的分布有时会有正常的部位差减少，α波不仅在枕部，而且在额部、中央部、顶部、颞部等头皮的全导程部位都持续出现的情况，这就叫α波泛化型（diffuse alpha pattern）。α波泛化主要在参考导联观察到，且如图6-12所示，堀把在双极导联也看到α波泛化者作为Ⅰ，把在双极导联表现有部位差的正常构型作为Ⅱ型，把双极导联上几乎全部导程为平坦波者作为Ⅲ型，并认为Ⅱ型是正常的，Ⅰ型和Ⅲ型是病理的。

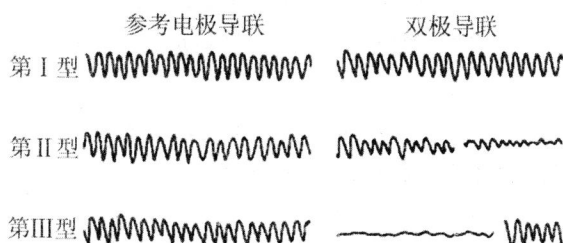

图6-12　α波泛化的3种构型
第Ⅰ型在参考导联、双极导联上都显示α波泛化构型；第Ⅱ型在双极导联表现有部位
差的正常的脑电图构型；第Ⅲ型在双极导联上除枕部外几乎都变为平坦的波形

α波泛化可见这样一些特征：α波的分布不仅一样，而α波的出现率高且持续性出现；α波的波幅和频率变动少，呈单一节律性（monorhythmic）；在多数场合，频率为8 Hz左右的慢α波等。

总之，α波泛化的特征有4点：①α波的分布是广泛性的。②α波的出现率高且持续性出现。③α波的波幅变动少。④α波的频率慢（8 Hz左右）。但不伴第④点时，难于肯定作为疾病的脑电图表现所具有的意义，以注明界线性脑电图表现为妥。一般认为，α波泛化出现于广泛性轻度脑功能低下如脑外伤后遗症、脑血管病（脑动脉硬化等）、长期服用苯妥英钠的癫痫患者等。

即使是正常成人，α波的波幅和在头部上的扩展也有个体差异，α波在中央、额部出现有相当高的波幅者也不太少。与枕部同样（也有一些位相差），α波出现于额部的机制，一般认为枕部的α波具有宽广的电场而由额部电极记录到，因丘脑起搏点的参与而使枕部的α波在额部也出现。通过联络大脑半球的枕部与额部的纵向神经纤维，使枕部的α波向额部传播等，但是究竟是哪一种机制还不清楚。额部α波的波形和位相与枕部有显著的不同，当睁闭眼时α波表现有与枕部不同的反应时，认为枕部的α波是另一个在额部出现的波，不包含在α波泛化里。

还需注意枕部α波的波幅高时，因其可波及耳垂的参考电极使耳垂活化，故使用这个活化了的参考电极记录时，即使在不出现α波的额部也会记录到外观上类似α波的波。这时，额部的α波与枕部的α波位相相反，在双极导联上额部见不到α波可鉴别。

另外，在参考导联记录的枕部、顶部、中央部、额部等的α波的波幅差异不大，如果在纵向链式双极导联的电极间作代数减法，应该不太有差异，但是实际的记录是大多数顶部、枕部的α波波幅比额部更高

（图 6-13A、B），这通常是由于枕部的 α 波有些位差相,若把这些脑电图(正弦波)换成向量考虑,在双极导联上记录到比参考导联电位的代数差波幅更高的波,就可得到更好的说明(图 6-14)。

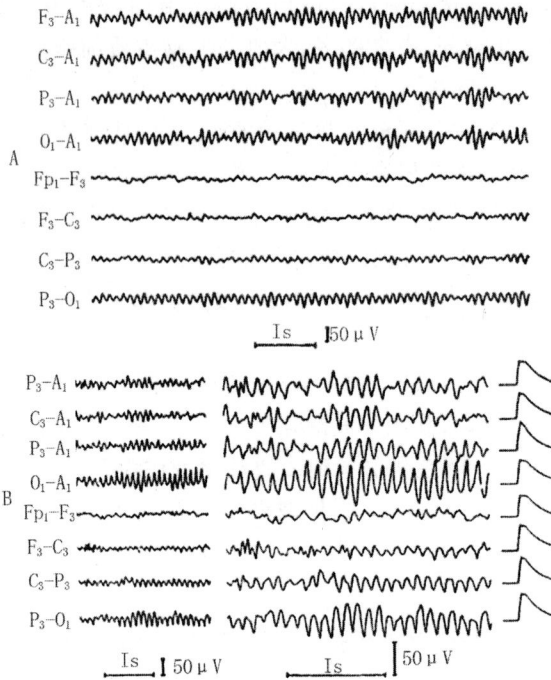

图 6-13　α 波泛化型的参考导联与双极导联的比较

A.图的上 4 道是用同侧耳垂参考电极的记录,虽然 F_3、C_3、P_3、O_3 的波幅差不大,但是它们之间的链式双极导联仅 P_3-O_1 波幅高;B.在这个例子 F_3、C_3、P_3 的参考导联脑电图的波幅大致相等,C_3-P_3 比 F_3-C_3 的波幅高。若以 2 倍送纸速度观察,可知参考电极脑电图的位相 F_3、C_3 大体是同位相,但 C_3、P_3、O_1 之间各自的位相都有偏移

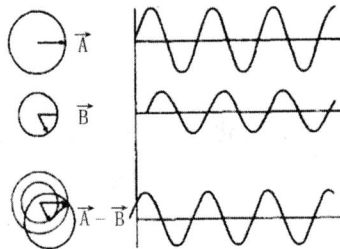

图 6-14　双极导联脑电图的波幅与位相

（四）左右差

α 波以及快波在左右大脑半球的同名部位(homologous areas)大体左右对称,其频率、波幅、出现率、位相等多相同。然而,即使正常者脑电图也有表现左右差的时候,多数报告 α 波右侧波幅高。例如,Aird 等观察到 16.6％的正常成人枕部的 α 波波幅有左右差异,12.4％右侧的波幅比左侧高,4.2％左侧波幅高。Cornil、Gastaut 等观察到 58％的右利者表现有右侧优势 α 活动,Walter、Kooi 等也见到 α 活动右侧优势,θ 活动左侧优势的倾向,Morgan 等也观察到枕部的 α 波右侧优势。

Autret 等报告了用频率分析研究左右差的结果,发现在闭眼安静时 16 名被检者中 1/3 枕部和颞部的功率值表现有右半球优势。柏原对男女计 20 名受检者进行分散分析,以闭眼安静时的 α 波地形图的各电极部位的电位为基础,发现左右差的右半球优势有显著性意义。因此为了观察部位差算出 α 波的侧差比(L－R/L＋R,L:左侧的平均功率值,R:右侧的平均功率值),整体是右半球占优势,但统计学的显著性反而是从中央部到额部看到,头后半部的 α 波无左右差,或表示右半球优势者多,而头的后部左右差的显著性降低,这大概是由于个体差异所致。整体地看,也有不少报告在脑电图上看不到恒定的左右差。即是说,枕部脑电图无左右差,脑电图与侧性(laterality,半球优势性)之间无关系,中央部—顶部—枕部的脑电图既无左右差也无侧性关系,Grabow 等分析脑电功率值也看不到左右差。其他作为脑电图的波幅左侧优势的报告,Moss 等对住在美国说两国语言的日本女性与西欧女性各 12 名进行了试验,以颅顶(Cz)作为参考导联,观察颞部(T_3、T_4)与顶部(P_3、P_4)的脑电图,发现日本女性头顶部的 α 波左侧占优势,西欧女性右侧占优势,推断这是由于文化的差异所致。

提及脑电图的左右差时要注意的是,进行记录时受检者的精神状态。一般认为一旦脑的某部位处于活动状态,该部位 α 波的波幅就变低。例如,一般认为进行言语处理时左半球 α 波的波幅降低,进行空间处理时右半球 α 波的波幅降低。记录觉醒安静的脑电图时通常进行"什么也不要考虑"的示教,但要保持什么也不考虑的状态是不可能的,因而为了除外检查时思考内容的影响,有必要确认间隔时间反复检查时左右差的恒定性。

如果观察脑电图的左右差与幼儿期脑电图的年龄发展的关系,就可看出 δ 频带在 9~15 岁右侧优势者多,θ 频带各年龄组都缺乏左右差,$α_1$ 频带(8~9.5 Hz)在 6~15 岁右侧优势多,$α_2$ 频带(10~12.5 Hz)在 3~6 岁左侧占优势,6~12 岁右侧占优势者多。Walter 也叙述在 8 岁及 10 岁 α 波右侧占优势。关于脑电图的快速傅立叶变换(FFT)的等价电位(功率值的平方根:波幅值),求出左右对称部位的 α 波的侧差比值(L-R/L+R),观察与年龄的关系时,可见在额部各频带在各年龄组几乎没有左右差,在中央部 $α_1$ 频带在 3~9 岁左侧占优势,但是往枕部各频带在 6 岁以后都有右侧占优势的倾向。小儿 6 岁以后 α 频带的右侧优势性变得显著,推测与语言功能的获得有关,即因语言活动左半球被激活,使左半球的 α 波变为低波幅。

在考虑脑电图的左右差的允许范围时,在健康人 α 波的波幅和出现量的左右差,一般是头前半部变小而头后半部变大。因此,应以在健康人也容易看到左右差的头后部 α 波的波幅和出现率的左右差为允许范围(尽可能取大的值)必然就大。Kiloh 等说明在劣势半球把高波幅作为前提,左右 α 波的波幅比值到 2 比 3 的程度最好作为正常,Strobos 曾述及枕部脑电图的左右差也见于正常人,因此只有头前半部的 α 波有左右差时才有病理性意义。

特别是在小儿期,一般认为枕部的基础波波幅的左右差可允许到 50%。关于分析小儿的脑电图得到的等价电位算出左右对称部位 α 波的侧差波幅比,如果把平均值±2 个标准差(x±2s)作为正常范围的话,在额部无论哪一个频带成分也大约都是正常范围平均值±0.1(左右差 20%),但在枕部 $α_1$ 频带成分为-0.20~+0.16,$α_2$ 频带成分为-0.02~+0.16,就成了约±0.2(左右差 40%),这与凭经验使用的左右差允许范围 50% 大体一致。健康成人的左右差比小儿小,因此规定侧差 20%~30% 为允许范围是妥当的。另一方面,关于脑电图的基本节律中的优势成分即 α 波频率的左右差,一般认为 10% 或者 1 Hz 为允许范围。

(五)α 波的出现率

α 波的出现率或者量,即在一定时间的脑电图记录里含有的 α 波到何种程度,有相当大的个体差异。有的人 α 波几乎连续出现,但有的人 α 波时有时无,还有的人用肉眼观察几乎看不到 α 频率范围的波(图 6-15)。

为了量化地表现上述的 α 波出现率的差异,Davis 等提倡使用 α 指数(α index)或 α 波的百分比(percent time alpha)。这就是用某一时间的脑电图记录中的 α 波出现的时间,占全部记录时间的百分比表示。实际中的问题在于取多高波幅的 α 波来计算,通常是测量 10 μV 以上的波,但是 Davis 等主张把连续出现的 3 个以上的 7 μV 波才当做 α 波来测量。

Davis 根据 α 波的出现率把正常成人的脑电图分为 4 型:α 波出现率在 75% 以上者为 α 波优势型(占被检者的 20%):50%~70% 者为 α 波准优势型(35%);25%~50% 者为混合 α 波形(20%):0~25% 者为 α 波劣势型(25%),并论及各型被检者性格之间的关系。还有 Golla 等的分类法,根据 α 波出现形式分为 M、R、P 三型:M 型即 α 缺乏型(minus type),闭眼时 α 波缺乏;R 型即 α 反应型(reactive type),因睁眼和注意力集中表现普通反应;P 型即 α 持续型(persistent type),由于视觉或精神紧张 α 波几乎不衰减。山本使用波形识别法的脑电图自动分析法,把 306 名 20～49 岁的健康男女成人 1 min 的脑电图中 7 μV 以上的 α 波出现的时间百分比来量化 α 波,其结果是左枕部为(63.9±14.2)%,左中央(60.0±13.5)%,左前颞部(55.5±14.1)%,枕部最高,枕部 α 波时间百分比为 60%～80%者最多,占总例数的 52.5%,次之为占 50%、40%、80%者,占 40%以下者为 5.4%,超过 90%者为 0.7%(图 6-16)。

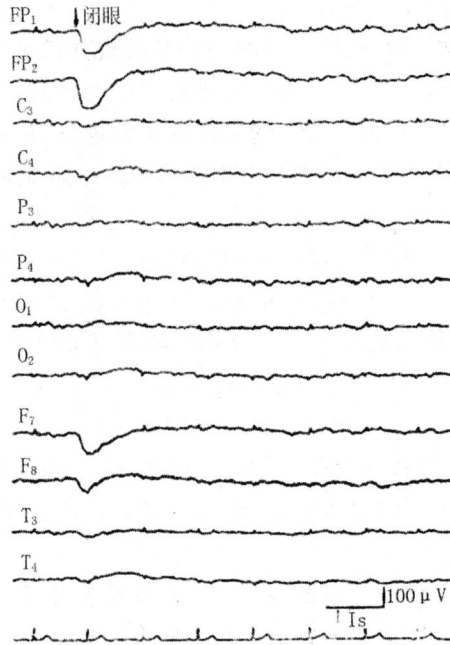

图 6-15 正常人的低波幅脑电图

I. K. 男,28 岁。医师,无头部外伤等既往史,是在闭眼后即刻 α 波最容易出现的时期的记录,但在全导程部位 α 波几乎都不出现,是大体近于平坦的脑电图,10 μV 以下的快波极少出现,可见 ECG 的伪差。这个被检者过度换气也显示大体同样的低波幅脑电图

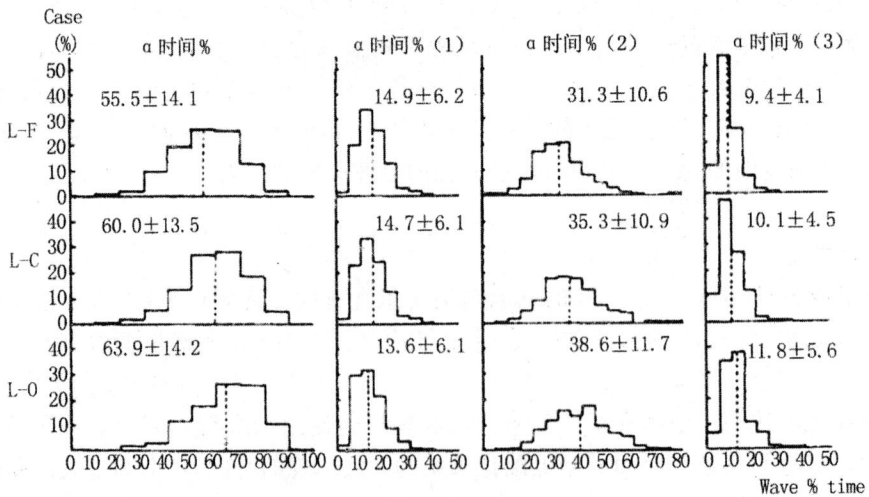

图 6-16 α 波的出现量被检百分率

点线表示 α 时间%平均值(M)。α 时间%表示全 α 波频带(8 Hz 以上～不足 13 Hz),其右 3 排表示 α1(8 Hz 以上～不足 9 Hz),α2(9 Hz 以上～不足 11.5 Hz),α3(11.5 Hz 以上～不足 13.0 Hz)的各频带波的 α 时间%的分布

α波出现率的意义还不清楚,α波的出现率与性格之间存在的准确的相关关系也尚未被证实。

α波的出现率极低,用肉眼观察几乎只见波幅低的快波的脑电图,称作低波幅脑电图(low voltage record)或者低波幅快波脑电图(low voltage fast record)(图 6-15),可准确地定义为不出现 10 μV 以上的节律性的脑电图,并且看不到 20 μV 以上的电活动的脑电图。低波幅波形见于约 10% 的正常成人,但在患病时如脑外伤后遗症时也可出现。

(六)α波的波形

α波多数场合表现为正弦波样的波形(图 6-17E),有时会表现为图 6-17A、B 所示的正相或负相的尖的波形,这些都属于正常范围。

慢 α 变异型节律(slow alpha variant rhythm)如图 6-17D 所示,为 3～6 Hz 大部分为 4～5 Hz 的特征性节律,其频率与 α 波多有协调关系(α 波的 1/2 频率),与 α 波交替性出现或是与 α 波混合出现。与 α 波同样在头后部占优势地出现,由于视觉性注意和精神紧张被抑制或衰减。这个节律出现于 20～60 岁,与出现于青少年期的枕慢波有区别。一般认为属于正常范围,但有头部外伤既往史者约 1/6 可见。

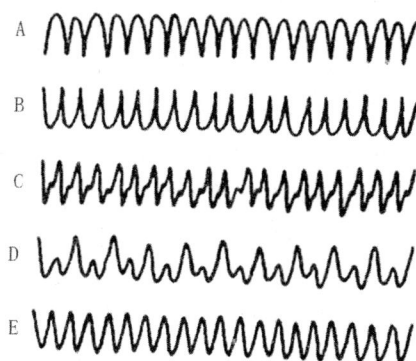

图 6-17　α 波的各种波形
A、B 是拱形;C 是有切迹的(notch)α 波;E 是正弦样波形;D 是慢 α 变异型节律

(七)调幅现象

α 波的波幅常常不同定,多数以 1 s 乃至数秒的周期反复递增、递减,这个现象被比喻为月满(wax)、月缺(wane),称之为调幅现象(waxing and waning)。这样的周期变化是生物体内生理现象的一个特征,但脑电图调幅现象的周期与呼吸、脉搏等无关。如果 α 波的波幅几乎没有变化,即表现为极其单调的波形时,往往意味着脑部存在广泛性的功能障碍,因而必须时常注意调幅现象是否存在。

(八)α 波对刺激的变化

α 波最具特征的性质之一是由于睁眼而被抑制,称之为 α 抑制(alpha blockade)。1966 年的国际脑电图学会联盟推荐中提倡使用衰减(attenuation)这个术语来取代抑制(blocking)这个词。但是 1974 年该联盟的术语汇编中提及抑制和衰减并没有特别推荐哪一个,可以认为广泛使用抑制的现状被接受了。对 α 波的衰减来说,光刺激最有效,但用其他的感觉刺激如声刺激、触觉刺激也抑制。然而引起 α 波衰减的不是刺激的光,而是看到什么东西,比如只看到没有图形的白色光线,α 波仅在最初衰减转眼间又恢复到原状,一旦看到图形就产生完全的 α 波衰减。即使在完全的暗室中,若被检者就像看到什么东西那样,就会发生 α 波的衰减。α 波衰减是由于想起视觉图像而发生的,作为与视觉残留图像的关系,被检者集中注意残留图像时发生最明了的 α 衰减。只要是对机体有意义的某种刺激都会引起 α 波的衰减。α 波的衰减,不仅由外界的刺激引起,而且精神内心的活动比如心算等也发生。

α 波由于光刺激等产生的衰减,在枕部最明显,通常各个导联部位的 α 波都会衰减。

在中央部或颞部出现 10 Hz 左右的脑电图给予光刺激而不衰减,通过对侧肢体的触觉刺激和随意运动而衰减。关于这样的现象的解释,请参照 μ 节律(弓状波)的章节。

睁眼时 α 波的衰减不充分或不衰减时,要考虑到脑功能特别是觉醒系统的功能障碍,对脑电图的诊断是重强的。

脑电图的δ波、θ波、α波频带的功率和1～25 Hz的宽频带功率有90 min左右的周期性涨落的变动，众所周知这是与白天的觉醒度和思睡、精神活动能力的变动有关联，这种涨落周期在个体内也有10～30 min的日间变动，因此论述脑电图的频率和功率时有必要把这种变动考虑在内。

二、快波

快波是比α波更快的波，即13 Hz以上的波，与β波同义。在用笔描记的脑电图机，无法正确地描记75 Hz以上的波，因而一般描记到13～50 Hz的波为止。快波与α波不同，主要在中央部、额部、颞部等优势地出现。这种关系如果从人的大脑皮质的表面直接引出脑电图观察就更明白。Jasper等从快波的分布状态考虑，推断这种快波是从运动皮质的细胞组织学上的无颗粒皮质部位（agranular cortex）记录到的。从人的运动区的皮质（中央前回）记录到的快波，如同α波由于视觉刺激被抑制那样，使对应于其皮质部位的四肢活动而一过性被抑制，例如右侧中央前回手区的快波，由于左手握拳而被一过性地抑制。

快波是指13 Hz以上的波，也有把快波分13 Hz以上不足20 Hz的β_1和20 Hz以上不足30 Hz的β_2。

快波不仅觉醒时出现，在入睡时也出现（见第四节相关内容），而且在使用某种药物（巴比妥酸盐类药，苯二氮䓬类镇静药和睡眠药等）后极显著地出现，因此需注意脑电图检查时被检者是否服药和服药的种类。快波与α波同样，正常者其波幅和频率在左右半球的对称部位是大体对称的，因而如果快波仅在一侧缺如，波幅有显著的左右差时，对病变的定位往往起决定性的作用。例如有作者报告脑血管病时快波在患侧显示波幅低下，而在癫痫以及脑肿瘤病例时患侧多显示为高波幅。α波及快波的事件相关去同步以及事件相关同步。

众所周知，α波和β波由于感觉刺激和精神活动而表现为波幅衰减或去同步化（desynchronization），在最近进行的脑电图的定量分析研究中，在感兴趣区域安置多个记录电极记录地形图，动态分析刺激或运动前后的定量脑电图的时间上的变动，定量地评价脑电图的空间—时间的变动，与事件相关而产生的频带的波幅衰减称作事件相关去同步化（event－related desynchronization，ERD），波幅增高则称作事件相关同步化（event－related synchronization，ERS）。例如记忆语言时任务越困难，注意的水平越高，α波频带衰减的范围越大和持续时间越长。手指急速随意运动时，引起与运动一致的20 Hz左右的快波带的ERD，但急速地恢复，此后又发生短暂的ERS，而且ERD以及ERS都是在手指运动的对侧半球的中央部（C）最大（图6-18）。再观察α波频带的功率值和运动作业时引起感觉运动区发生ERD，同时引起视觉区的α功率的ERS，视觉作业时在视觉区引起α功率的ERD的同时，在感觉运动区域可见ERS。从这样的事实可以认为ERS的出现是由于该部位处于抑制过程，或者是相应的皮质区处于尚未做出信息处理准备的空闲状态。

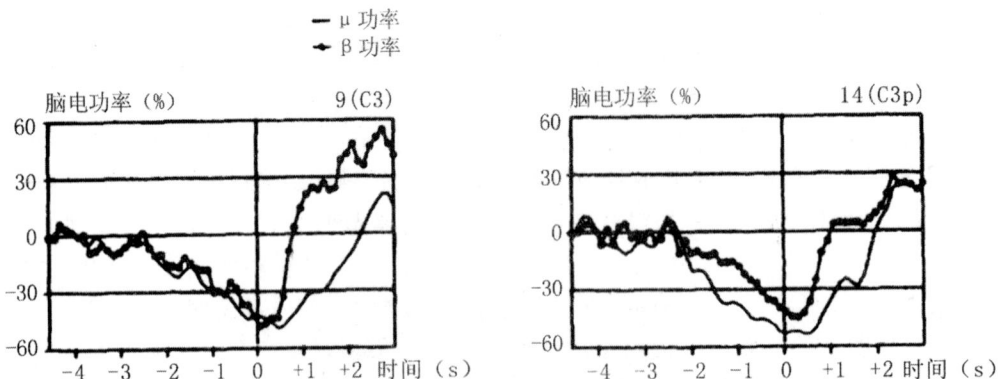

图6-18　右手指急速随意屈伸运动的前后发生的β波频带和μ波频带脑电功率值的减少（事件相关去同步化）以及与其接续的功率值增大（事件相关同步化）

C_3p是10－20法的C_3后方2.5 cm处的电极。C_3在多数电极中ERD最显著，C_3p ERS最显著，因此假如选择这两个位置，β频带指15～26 Hz，横轴是时间（s），O是运动开始点，纵轴把脑电功率值的变化用百分比表示，先于运动2.5 s，两频带都发生ERD，2 s后发生ERS。

三、地形图上脑电图分布的观察

通过快速傅立叶变换(FFT)脑电图频率分析,功率值的平方根值表示等效电位以及波幅值,因此把分析结果归纳为 α、β、θ、δ 等频带以波幅值表示在地形图上,能够概观各频带脑电图的波幅的分布。例如 α 频带成分显示波幅在枕部最高,向前方逐渐降低,大体呈左右基本对称的分布(图 6-19B),θ 频带成分于中央区左右对称分布,δ 频带成分表现在额部优势的分布(也要考虑眼球运动的伪差)(图 6-19A),β 频带表示以 Pz 为中心的对称分布,但是用相对功率值(功率百分率)表示,可在 C_3、C_4 看到优势的分布(图 6-19C)。

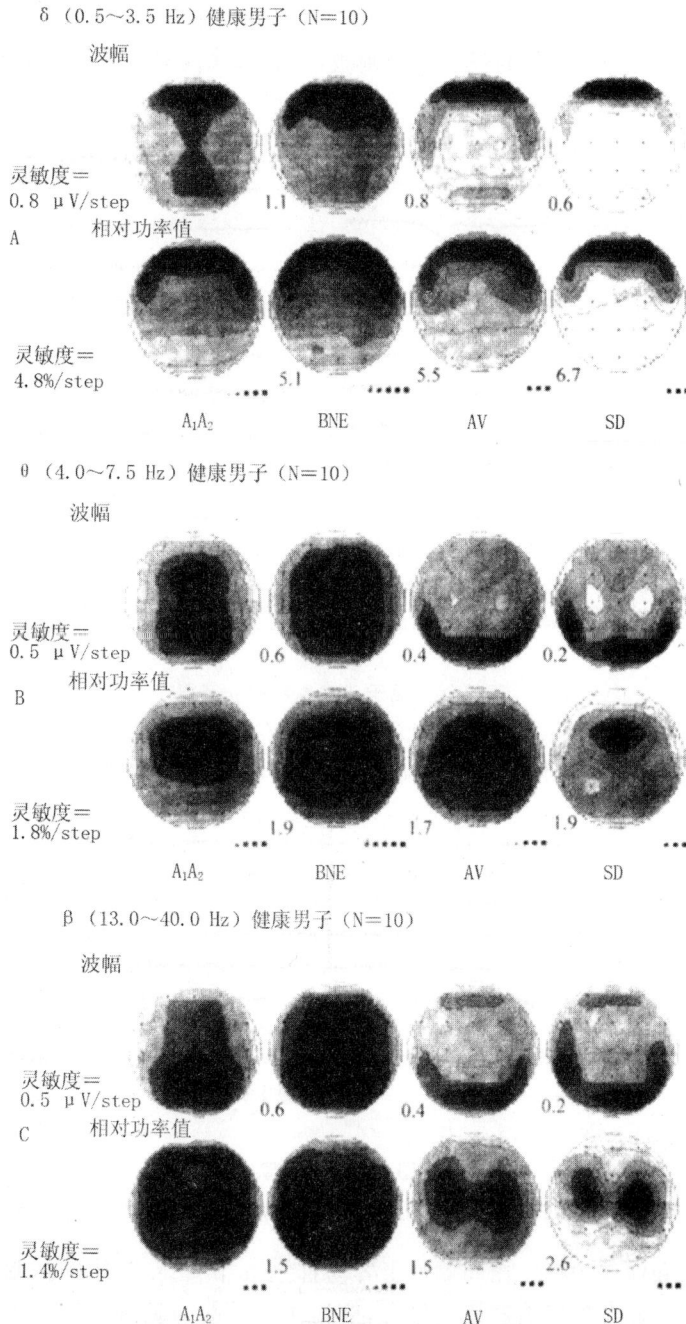

图 6-19　脑电地形图

10 名正常男性的平均值。表示 δ 频带、θ 频带、β 频带成分的波幅绝对值与相对功率值。各图的左下色浓度表示 1 个灰阶数值(灵敏度)。A1A2:同侧耳垂参考;BNE:平衡式非头部参考;AV:平均电位参考;SD:发生源导联。各频带成分的分布、导联法或波幅值、相对功率值有一些不同

四、其他特殊的脑电图波

上述的 α 波与快波一般在正常成人的脑电图里能观察到,除此之外尚有几个比较特殊的波,在此作一简介。

（一）μ 节律（拱形波,弓状波）

μ 波类似于 α 波频率,为 7～11 Hz 的比较规则的拱形波,往往出现于中央沟附近的头皮脑电图以及皮质脑电图(图 6-20)。沼本等在 209 例中的 8 例观察到这种波,频率为 10.5～13 Hz,一般比枕部的 α 波更快。这种波的特征与 α 波不同,不受睁眼和心算等的影响,因躯体感觉刺激和四肢的运动被抑制(图 6-21)。对于像睁眼注视物体这样的强的觉醒刺激,与 α 节律同样 μ 节律也被抑制。这种波的出现有一侧性的也有两侧性的,两侧性出现时通常在两侧半球是非同步性(图 6-20)。

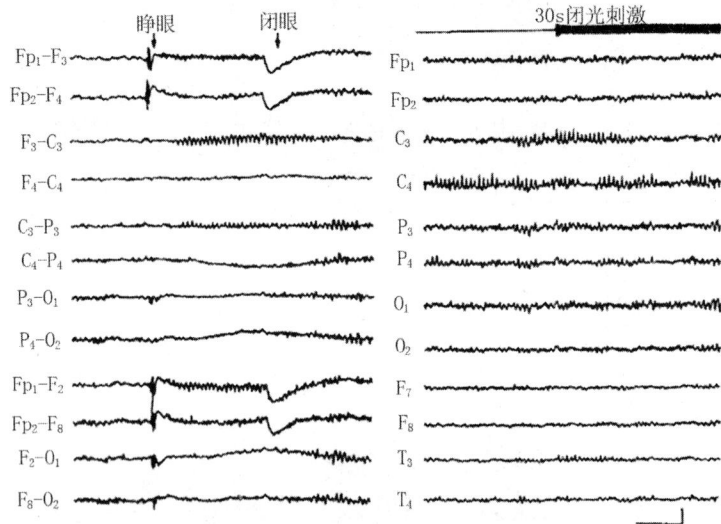

图 6-20　见于头痛患者的 μ 节律

K.F.女,51 岁,自诉 1 年以来头痛,原因不明。在左及右中央部附近出现 μ 节律,由于睁眼 μ 节律反而变得明显,即使闪光刺激也不衰减

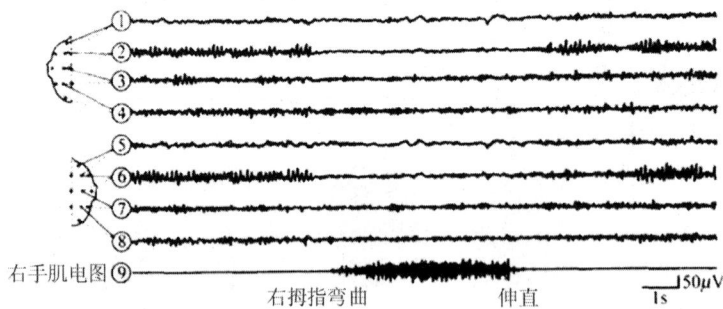

图 6-21　μ 节律

表示接到"右手指弯曲"的命令后由于屈曲运动(右手肌电图所示),μ 节律被抑制

对侧躯体感觉刺激和四肢的运动比同侧性更容易抑制 μ 节律,μ 节律的抑制通常比肌活动稍先。在由命令而产生的自发运动和条件反射形成的场合,最初作为一般的觉醒反应发生脑电图整体的衰减。由于反复进行运动,μ 节律衰减只发生于限局有关一侧的中央部。还有人认为 μ 节律相当于中央沟附近的 α 波,且易在癫痫、脑肿瘤手术、骨肥大和脑外伤等病例的运动区皮质出现,同时表现有某些慢性轻度功能减退和刺激状态时也容易出现 μ 节律。Gastaut 等把这种波命名为篮状波、拱形波(rhythm en arceau, wicker rhythm),并且因为波的形状类似 μ,国际脑电图学会联盟术语委员会草案所记载称之为 α 节律,相

当于以前的中央前 α 节律(precentral alpha rhythm)、中央前类 α 活动(precentral alphoid activity)、高幅中央沟 α 节律等。根据 Chatrian 等报告在 500 例中有 18 例看到 μ 节律。

从以往的研究结果看,有人考虑 μ 节律为正常范围的脑电图成分,也有人考虑为轻度的异常脑电图。千叶等按其形态把 μ 节律分为 4 型:α 波样的 μ 节律(A 型);拱形的 μ 节律(B 型);高波幅尖锐的 μ 节律(C 型);伴快波的 μ 节律(D 型),并认为 A 型属生理性的,D 型是向棘波的移行阶段属病理性的,B、C 型位于 A、D 两者之间。还有人认为 μ 节律是家族性出现的,在 μ 节律的实质研究方面兴趣浓厚。

另外,类似 μ 节律但比 μ 节律频率稍慢的不规则的波,有缺口节律(breach 是裂纹、缺口的意思),即有时会从头部外伤或脑手术所致颅骨缺损部或其附近描记到的波形,类似 μ 节律但频率稍慢的 6~11 Hz 的波。一般认为中央部的波由于握手和光以外的感觉刺激衰减,出现在中颞部的波无论何种感觉刺激也都无反应。

缺口节律即使进行骨再成形术也不一定消失,因而头皮电极由于近乎大脑皮质或由于阻抗低而不一定产生,这种波形的出现考虑还有某些病理过程的参与。

在头皮脑电图上只不过 2.8%~16% 可记录到 μ 节律,但是使用硬膜下电极几乎全部被检者的躯体感觉区以及运动区皮质上都可记录到。μ 节律为 7~11 Hz,对侧的颜面以及上肢随意运动对侧上肢的被动运动,同侧上肢的随意运动均使其抑制,身体运动抑制支配该运动的皮质区的 μ 节律。运动时 μ 节律出现部位的定量脑电图的功率全频带都减少,但在 14~100 Hz 频带减少的程度轻,运动时快波带功率就会相对增大。在肢体感觉运动区,μ 节律起到类似视觉区枕叶 α 波的作用。在与感觉有关的皮质有几个独立的节律,第一是视觉区枕部的 α 波,由于视觉输入而被抑制,第二是上述的 μ 波,第三是听觉皮质的所谓第 3 节律。这些波都出现在觉醒安静时,具有类似的频率,由其皮质相关的感觉运动等活动所抑制,是对注意表现出的反应,可以认为这些节律的发生与皮质和丘脑有关。

(二)K 波

频率类似 6~12 Hz 的 α 节律,与枕部的 α 节律无直接关系,即使睁眼也几乎不被抑制的波,可在两侧颞部电极间的导联记录到,最初由 Laugier 和 Liberson 描述。这种波米自颞叶,但此后 Kennedy 等发现这个波在从事智力和精神活动时变得特别明显,命名为 Kappa(K)波(节律)。

K 波其后还有几宗研究,认为是由于眼球运动或眼球震颤所致的伪差。然而,如图 6-22 所示,Kappa 波在睁眼、闭眼状态都出现,被检者做连续加算作业时,波幅增高,出现率增加,即使抑制眼及眼球运动 K 波也不受直接影响,因而认为 K 波不是伪差,而是与颞叶关系密切的附近脑电活动之一。

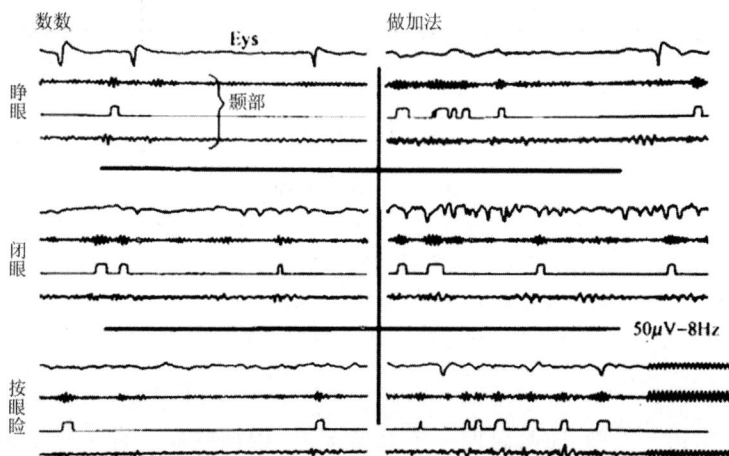

图 6-22 Kappa(K)波

记录的最上一线是眼及眼球的运动,第 2 线是经过 6~12 Hz 的滤波器的脑电图记录,第 3 线是经滤波后超过 20 μV 的波的记录,第 4 线是两侧颞部间输出的脑电图。图左是反复数 1 到 10 中的记录,图右是连续相加 27 的精神活动中的记录。这种 K 波在睁眼、闭眼、压迫眼时都与眼或眼球运动无直接关系,在精神活动时(相加时)波幅增高

（三）第 3 节律

第 3 节律是由 Niedermeyer 记录到的，为继 α 波、μ 波之后的第 3 个由大脑皮质起源的脑电活动，是安静时在颞部记录到的 α 波样的节律的活动，通常在头皮电极记录不到，但是一般在硬膜上直接引出都能记录到，颅骨缺损和有血管障碍时从头皮电极也能记录到（图 6-23）。它是颞部固有的 $6 \sim 11$ Hz 的稍慢的 α 波样节律，不被睁闭眼抑制，有时由于精神活动被抑制，在轻度、中度睡眠时持续存在。

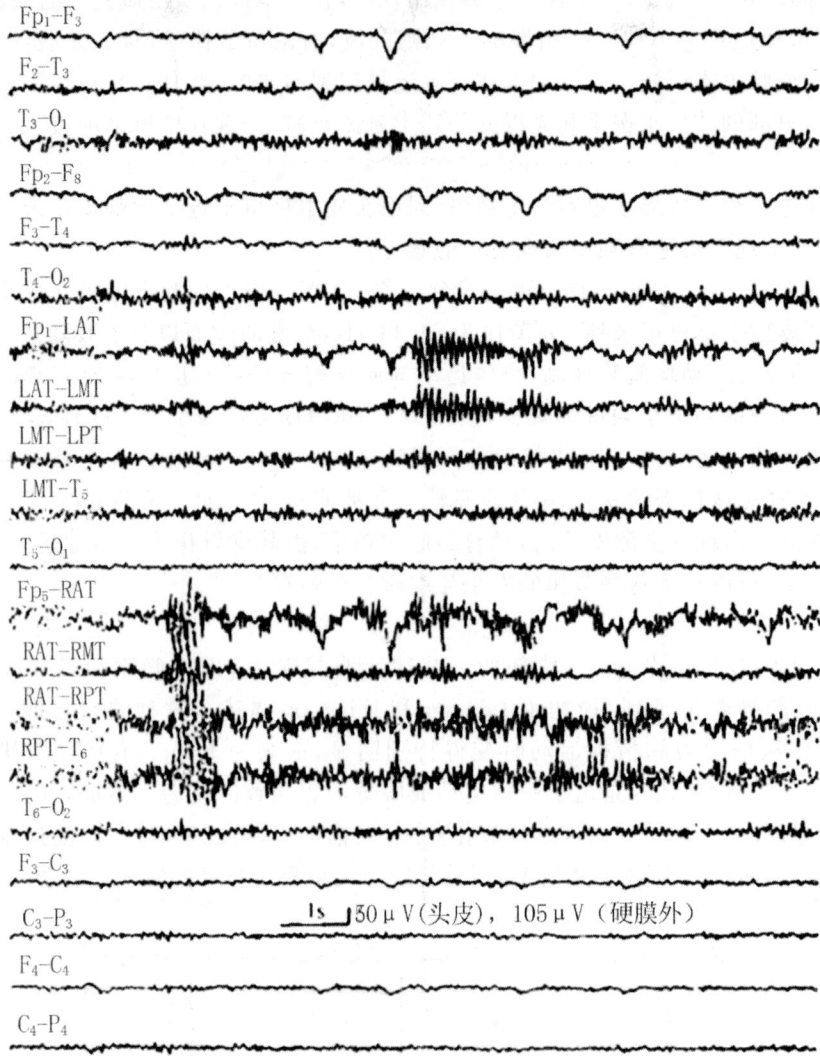

图 6-23　第三节律

从左右前颞（LAT，RAT）、中颞（LMT、RMT）、后颞（LPT、RPT）的硬膜电极记录到 $8 \sim 12$ Hz 的节律波，与此相对应的头皮电极记录不到。被检者是颞叶癫痫，为准备颞叶切除术留置硬膜电极，健侧（右侧）的这种节律显著，按照 α 波（视觉区）、μ 波（躯体感觉、运动区）的顺序，这种波叫做第三节律（听觉区）

（四）λ 波

在枕部的脑电图上，由于安静、闭眼时的 α 波非常显著，因而睁眼时除 α 波衰减以外几乎不被注意。Evans 发现这种波虽然比较罕见，但是有些病例睁眼时在参考导联上于枕部显示正相单相波，呈三角形尖波，命名为 λ 波。

这种波的波幅高时，有时可见接着正相波有一负相波。波的持续时间不同，有时达 300 ms，出现方式完全是非节律性的，有时在中央部、顶部比枕部更明显。虽然 λ 波多数是两侧同步性的，但波幅有时也有左右差。从皮质直接引出电极也同样能描记到 λ 波，即可证明这个波不是伪差。

λ波在明亮的房间睁眼时出现,闭眼或在暗室中消失,即使睁眼,固定视线于一点,看着全白平面单一视野时消失[图6-24(左)],观看条纹图形时增加。这种波可随瞬目出现[图6-24(右)]。Evans认为λ波出现的部位对光刺激敏感容易产生诱发反应,并且光刺激出现的癫痫样放电多从这个部位开始,因而认为这个波的发生部位存在神经细胞的过度兴奋。

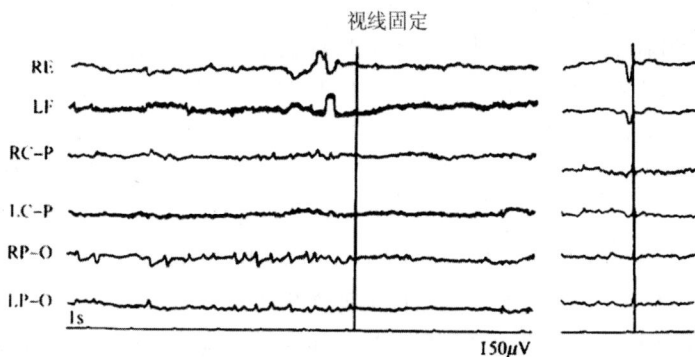

图6-24　λ波

左图中λ波有左右差,右枕部的λ波波幅高,仍然被视线的固定抑制;右图为λ波与瞬目伪差之间的关系

关于λ波的临床意义,Evans述及这种波多见于既往有癫痫和器质性脑疾病者。Gastaut认为表现有这种波的病例,真性癫痫由23%,精神运动性发作占18%,偏头病等占20%,皮质下损伤占17%,脑外伤后遗症占16%,精神科疾病占6%,错觉、幻觉占48%,这种波与错觉、幻觉有密切关系,但把这种波与癫痫直接联系起来是错误的,不如说它与光刺激的诱发反应同义。Cobb等曾述及这个波与脑损伤之间并无直接的关系,Scott等发现正常40人中有26人出现λ波,强调λ波与闪光刺激的反应关系密切。

(五)额中线θ波

有关精神作业时的脑电活动的研究不太多,Laugier、Liberson报告计算作业时在额部出现9 Hz左右的脑电活动,其后被命名为Kappa节律。另外,Arellane和Schwab观察到解决问题时在颅顶部(Vertex)的正前方出现θ波。石源也报告在做连续加算作业和智能检查等精神活动中在额正中线出现明显的θ节律(图6-25),并提议称之为Fmθ。

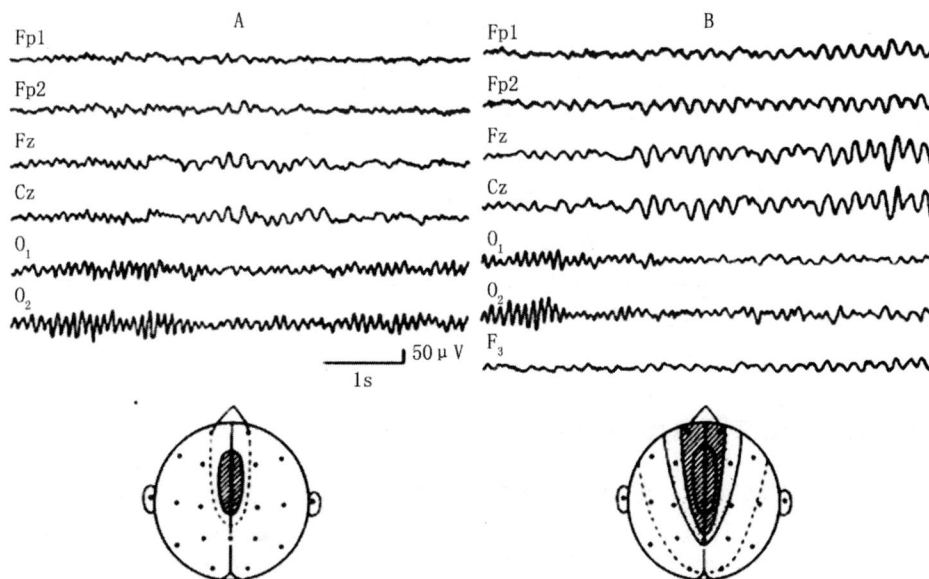

图6-25　额正中线θ活动

图A示5～6 Hz的θ波不仅在Fz、Cz出现而且扩散到Fp₁、Fp₂。下图是表示这种θ波的电位分布模式图。这个病例是在枕部α波的波幅稍降低,脑活动水平稍下降的时期出现Fmθ的

在额部、颞部等不论觉醒闭眼时的脑电图还是睡眠时的脑电图,θ波频带的波都能出现,水木等将Fmθ定义为"精神活动中出现的正弦波样的θ节律,和Fz点显示最高波幅,其频率在6 Hz左右,而且持续1 s以上的波",并进行了各种研究。按照他们的定义,Fmθ无论在睁眼时或闭眼时都能出现。

关于Fmθ,一般认为有如下特征:①出现与不出现者各约30%,有个体差异。②出现率在5～7岁低,8～11岁最高,以后随着年龄的增长而降低。③对计算等精神作业熟悉者容易出现,可观察学习效果;给予的精神作业的难易度和种类,以及时间的制约,影响Fmθ出现量:给予精神作业能顺利地进行时,Fmθ容易出现。④反馈学习调节时也可能见到。⑤上述③、④中Fmθ的出现与状况要素有关,在用通常的方法不出现Fmθ者,给予地西泮就可以出现。

研究之初就了解到克雷佩林连续加算试验中容易出现Fmθ,所以可用克雷佩林试验来测量Fmθ的出现率,但是最近的研究在进行各种心理检查的课题时,例如立方体数的计算,迷宫试验等单一思考的课题,比克雷佩林试验Fmθ的出现率更高。显然,对电子计算机游戏、电视游戏、电视动画片视听之类的课题感兴趣的心理状态比情绪不稳定状态作为Fmθ出现的要素更重要。

另外,有学者研究过与Fmθ的产生机制相关的,与睡眠时出现的θ波的关系,发现Fmθ出现组比不出现组在睡眠时额部、中央部θ波出现更多。由于入睡期在额部出现的θ波的波形、频率、分布等看上去与Fmθ难以区别,因而推测两者在某种程度具有共同的特征。

也有人研究过Fmθ与中枢神经系统神经递质之间的关系,关于多巴胺(DA)类、肾上腺素(NA)类在Fmθ出现组这些递质使神经活动亢进,在Fmθ非出现组,由于这些递质被抑制,因而当给予这些递质后就容易出现Fmθ。关于5-羟色胺类(5-HT),由于给予使5-HT代谢环节抑制的药物,就只在Fmθ非出现组容易出现Fmθ。

经调查在深度潜水时,在高压氦氧混合气体环境下,Fmθ出现率高而且不伴自觉的以及行为的异常,具有因精神作业负荷而增强等特征。推测这种场合的Fmθ是高压环境造成的觉醒水平下降与潜水员的心理状态之间相互作用产生的。

一般认为Fmθ出现的个体差异与本人的焦虑水平有关。容易出现Fmθ的人焦虑水平低者多,泰勒分析性焦虑量表(manifest anxiety scale,MAS)得分低,莫兹莱个性询问表(maudsley personality inventory,MPI)的外向性基准得分高,神经症的趋势基准得分低,即是说焦虑水平低而外向的非神经质性格的人容易出现Fmθ。

为了研究Fmθ不出现者是生来不出现,还是在试验状态下不出现,对通过3次预备考试不出现Fmθ者给予地西泮(DZP)5 mg,异戊巴比妥(AMOB)80 mg,中枢刺激药哌醋甲酯(MPD)15 mg和安慰剂观察其影响,结果是安慰剂造成的焦虑状态为轻度,AMOB为中等度,DZP为高度低下。另一方面。出现Fmθ的全部受检者,安慰剂轻度增加Fmθ的出现量,AMOB中等度增加,DZP高度增加。从这个结果看出Fmθ出现的个体差异,不仅有天生的因素参与,而且状况因素也有很大程度的参与。由此可知Fmθ可成为在神经症患者治疗过程中焦虑改善的指标之一。

为了弄清楚Fmθ出现的个体差异的生物学基础,根据测定Fmθ出现组、非出现组的血浆儿茶酚胺与其代谢产物的结果,推断Fmθ的出现也许是由于焦虑的减轻,多巴胺代谢的亢进或是肾上腺素代谢的抑制干预所致。

五、从整体看到的正常脑电图的分类

如上所述,正常成人的脑电图α波、快波的多少和分布有相当大的变异,因而根据全体图像把脑电图分为几型,以便描述。

前述的按照α波出现百分率的Davis等的分类也是其中之一,Jung从其整体图像把正常脑电图分为α-EEG、β-EEG、平坦(flaches)EEG、不规则(unregelmassiges)EEG四种。

(一)α-EEG(图6-26A)

α波占优势,特别是在枕部、顶部优势地出现。α波频率的变动范围在1 Hz以内,15 Hz罕见。

（二）β－EEG（图 6-26B）

由 $16\sim25$ Hz、$20\sim30$ μV 的 β 波构成。α 波极为罕见或者很短阵甚或根本不出现。β 波在各导联部位出现，在额部、中央部波幅高。此型脑电图一般称为低波幅快活动脑电图，但需与巴比妥酸类药物等产生的快波鉴别，并且要与见于广泛范围的脑血管障碍、高血压等的频率不稳定型脑电图（freguenzlabiles EEG）区别。频率不稳定型脑电图为 α 波、$14\sim15$ Hz 的波与 β 波的混合，脑电图的频率从 α 波到 β 波的范围变动，是难以确定特定优势频率的波形，属于异常脑电图。

（三）平坦 EEG（图 6-26C）

α 波波幅和出现率都极低，G 波波幅也低，实在是不能测量频率。有时闭眼即刻 α 波或 β 波出现极短时间，并且，有时波幅 30 μV 以下的 θ 波像基线漂移那样地出现，一般称之为低波幅脑电图。

（四）不规则 EEG（图 6-26D）

整体地看，额部波幅高，α 波不规则，频率的变动范围达到 3 Hz，且混有波幅小的 θ 波。这是在轻度的普遍性异常移行至界线性脑电图范围，但如是异常脑电图，θ 波应更频发，或 θ 波平均波幅比 α 波的波幅更高。

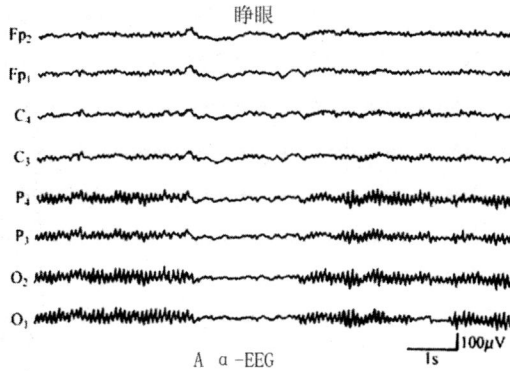

A　α -EEG

女，28岁，11 Hz，枕部、顶部优势出现的 α 波，大体在各脑区都出现，睁眼时 α 波衰减

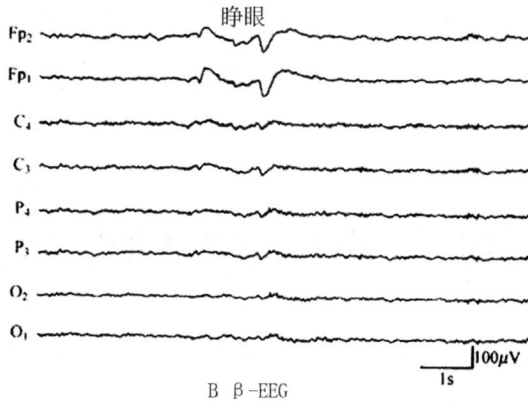

B　β -EEG

女，38岁，出现频率有一些变动的 β 波，睁眼时有一些衰减，由于闭眼增加一些波幅而再现，闭眼时右枕部 α 波稍现

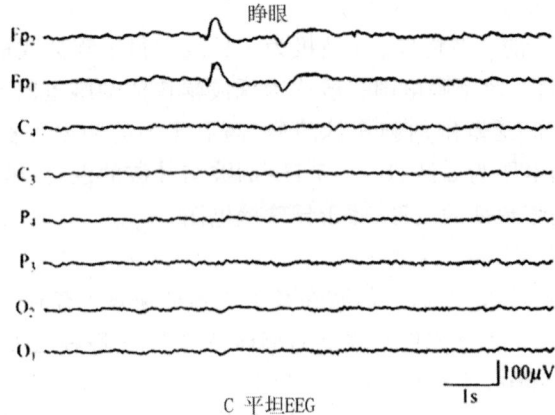

C 平坦EEG

女，36岁，遍及全脑区的低波幅的脑电图，睁闭眼即刻出现低波幅的α波

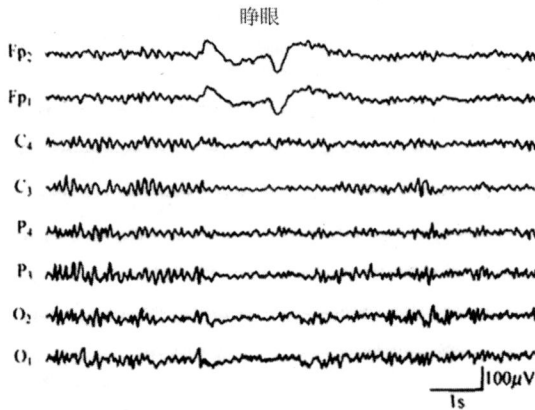

D 不规则EEG

女，20岁，在枕部α波与各种频率的中间慢波（θ波）混杂出现于头顶部、中央部、额部等。睁眼前频率更规则。这样的脑电图，在小儿期是正常的，在成人则属轻度普遍性异常至界线性范围

图6-26 正常脑电图的变异

（张海花）

第四节 小儿、老年人的脑电图

一、小儿脑电图的特征

像在本章开头叙述的那样正常人的脑电图因年龄不同而异，特别是在幼儿期，脑电图随年龄的增长而表现有显著的差异。因此，虽然不考虑年龄就能够判读成人的脑电图，但是对于小儿脑电图必须详细了解各种年龄正常脑电图的标准，才能判读脑电图。

一般小儿的脑电图，有如下的特征（含正常还是异常）：①可见脑电图像伴随年龄发展的过程。②易受内外环境各种因素的影响，异常波的消退也比较急速。③较常见遗传素质性波形。④异常波与年龄有依赖关系，特别是癫痫波。⑤异常脑电图的检出率高。⑥与临床的关系密切。⑦检查的特殊性、困难性。

二、正常小儿觉醒时的脑电图

以下对新生儿期到成年期各年龄阶段觉醒时的正常脑电图作一概述，但因小儿脑电图的发育速度个

体差异大,这里只表示大概的标准。

(一)新生儿期

新生儿期的脑电图因难于表现出睡眠、觉醒等状态的变化,故在判读小儿脑电图时,最好应用包括眼球运动、体动(肌电图)、呼吸、脉搏等多导图进行记录。

关于胎儿、未成熟儿的脑电图将后述。在新生儿,应以孕龄(conceptional age,CA;从末次月经的第 1 日到出生的胎儿期加上出生后日数)为脑电图判读的基准。

足月产新生儿的觉醒脑电图,可见波幅极低、0.5～3 Hz、20～50 μV 的不规则非对称性的慢波,其上重叠着 6～30 Hz 的低幅波(图 6-27)。出生后数日快波即减少,这是成熟的一种标志,这个时期还看不到相当于成人 α 波的稳定频率的波,即使给予强听觉刺激,极少呈现 K 复合波,多数看到脑电活动呈平坦化。未成熟儿慢波的频率比成熟儿更慢,波形也不规则,胎龄 31 周以前的脑电图是非连续性的,含慢波等高波幅的脑电活动间隔着比较平坦的波呈交替性出现[非连续性脑电图(trace discontinue)、图迹交替现象(trace alternant)],交替性脑电图在正常儿出生后到 1 个月时在安静睡眠期出现(图 6-28)。出生时顶区的脑电图波幅最高,但此后枕区的脑电图发展最快,到婴儿期 6 个月时,枕区脑电图波幅最高。关于新生儿的睡眠脑电图将后述。

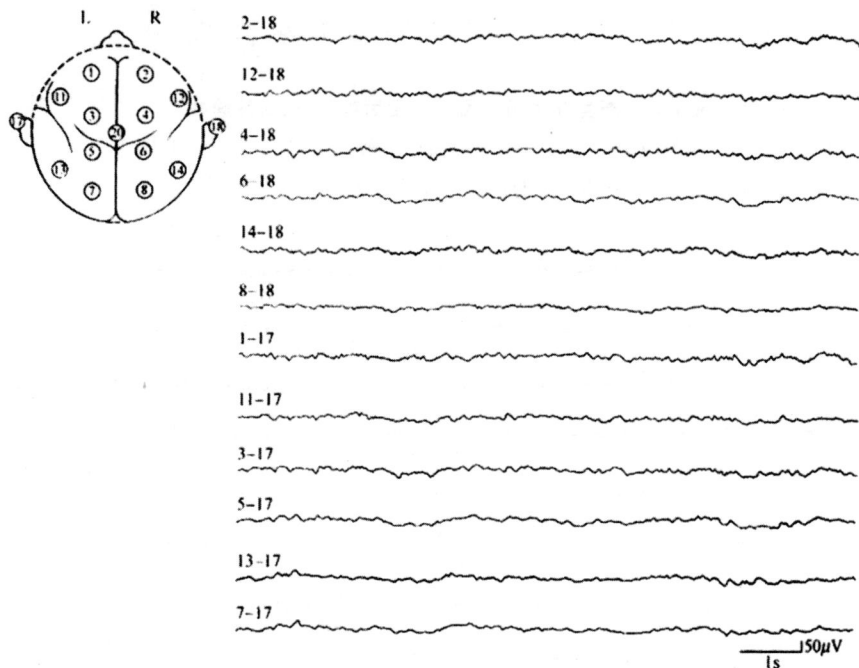

图 6-27　新生儿期(生后第 3 日)女婴觉醒状态下的脑电图

参考导联描记,电极配置根据上述的电极配置法(图 28-18～图 28-21 也相同)。脑电图普遍低波幅,除 2～3 Hz 的低波幅慢波外,各频率的波,特别是有中快波为主的快波成分重叠。虽然是左右非同步的,但是整体地看不出不对称,部位的优势也不明显

(二)婴儿期

生后 1～2 个月的脑电图以 2～3 Hz 不规则的慢波为主(图 6-29),在中央区开始出现 4～6 Hz 的节律。3 个月时 4～5 Hz 的波在枕区开始优势地出现,表示脑电活动发育的一个阶段,但整体地看,脑电图仍不规则,呈非对称性。6 个月时在枕区、顶区断续地出现 4～7 Hz,50 μV 左右的节律波(图 6-30),到10～12 个月时,在枕区优势出现类似成人 α 波的 5～8 Hz 的波,连续度相当好,但是 3 Hz 左右的不规则的慢波还相当醒目(图 6-31)。

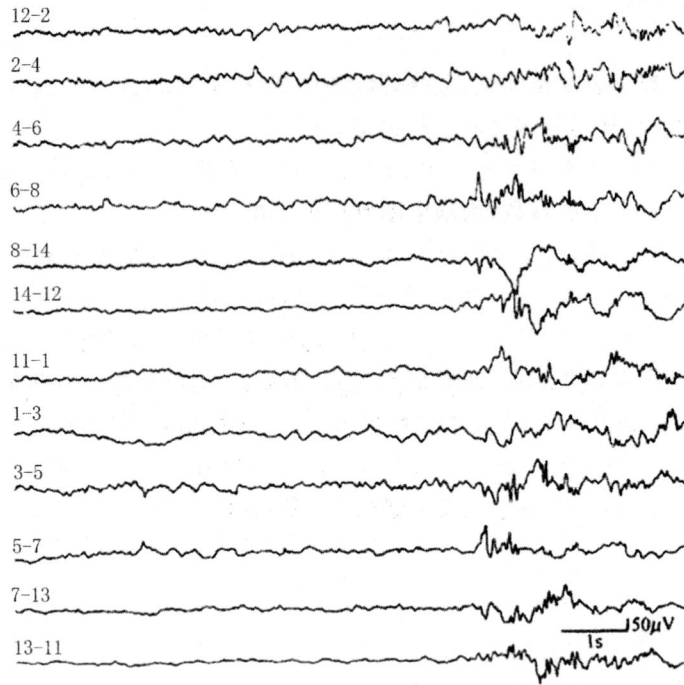

图 6-28　新生儿的脑电图——生后第 4 日,自然睡眠

双极导联,安静睡眠时描记。可见典型的图迹交替现象,15～20 Hz 的快波群重叠于暴发波上。这些暴发波表现为每隔 9 s 与平坦部分交替出现

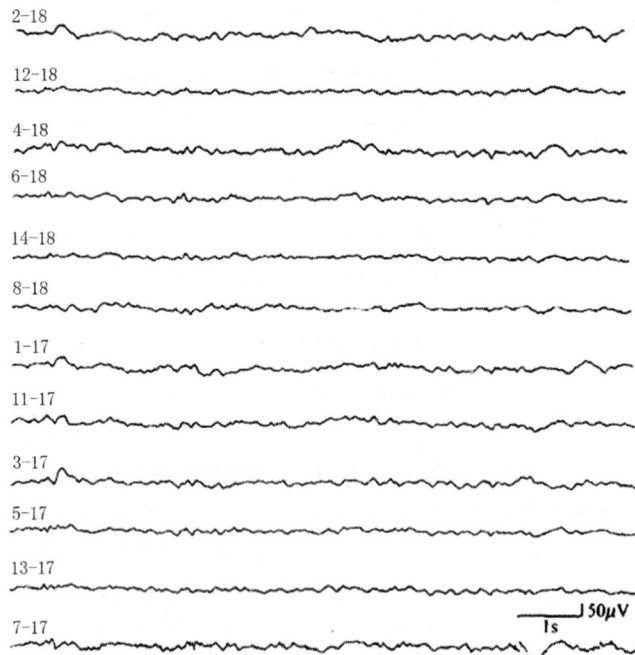

图 6-29　婴儿期的脑电图——男婴儿,出生后 1 个月,觉醒状态

参考导联描记,2～3 Hz 的不规则慢波醒目,波幅也变高(大约 50 μV),4～6 Hz 的不规则慢波占优势。左右不同步,但整体地看不到左右不对称

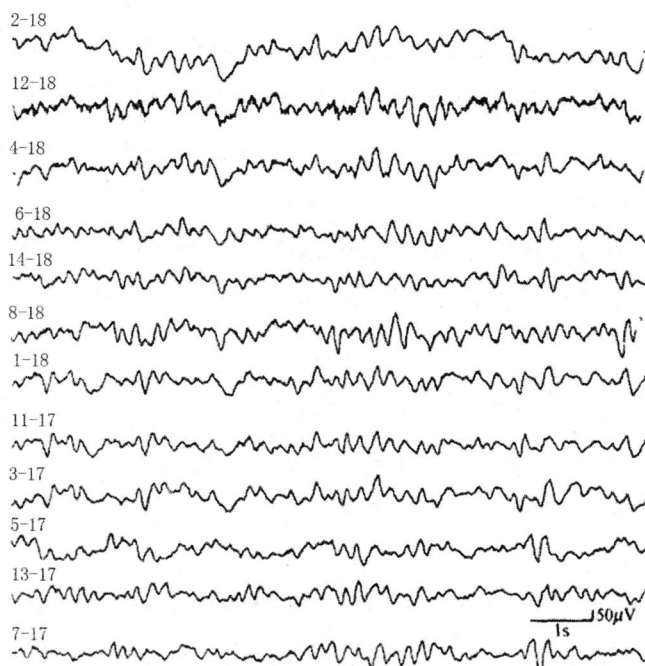

图 6-30　婴儿期的脑电图——生后 6 个月，男婴，觉醒状态
参考导联描记，4.5～5 Hz 节律从顶区到枕区优势出现

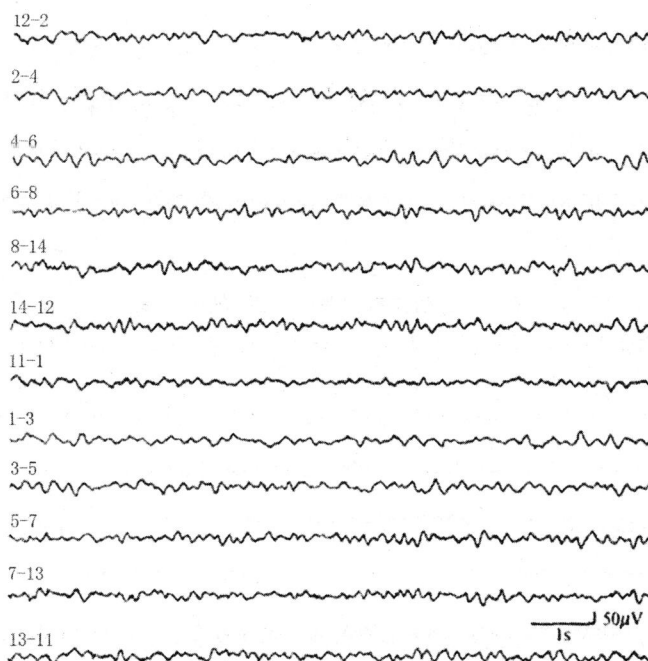

图 6-31　幼儿期的脑电图——1 岁男婴，觉醒状态
双极导联上枕区可见 6 Hz 优势的活动，3～4 Hz 的不规则慢波减少，额区可见 4 Hz 左右的慢波群

（三）幼儿期（1～5 岁）

婴儿期以后，脑电图的频率随年龄而增加，4 岁时为 7～9 Hz 稳定的波在枕区优势出现（图 6-32～图 6-34）。3 岁以后 δ 波成分急剧地减少（图 6-35），4 岁以后 θ 波波幅出现率逐渐减少，但即使到 10 岁时，颞区和中央区 θ 波成分不规则地显著混入，并且一到幼儿期，睁眼时表现有枕区的基本节律衰减（attenuation）。

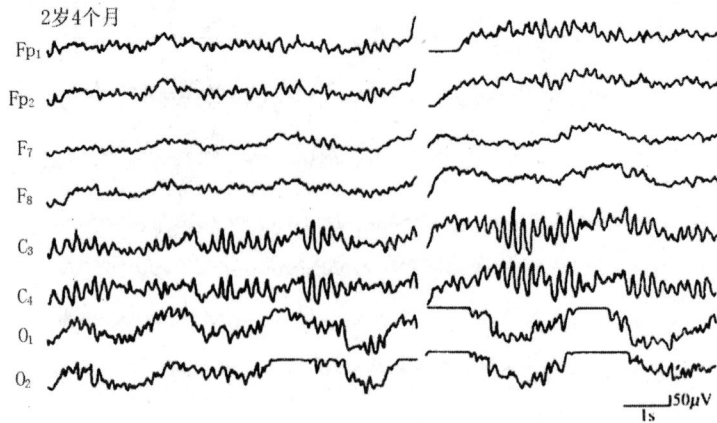

图 6-32　幼儿期(2 岁 4 个月)的脑电图

在枕区脑电图上,6～7 Hz 的波占优势,但连续度差而不规则。在顶区 5 Hz 左右,100 μV 高度同步性 θ 波明显地出现

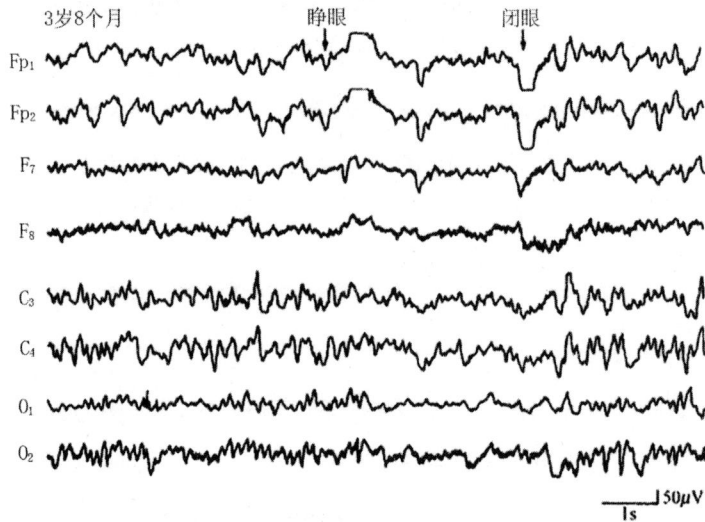

图 6-33　幼儿期(3 岁 8 个月)的脑电图

枕区 7～8 Hz 的波占优势,顶区、额区上混入较多 4～6 Hz 的 θ 波

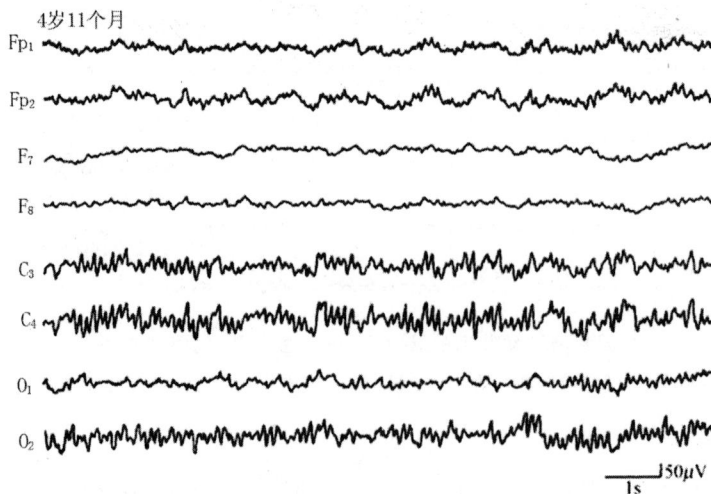

图 6-34　幼儿期(4 岁 11 个月)的脑电图

枕区 8～9 Hz 的 α 波占优势(枕区的左右差,大概是电极位置的伪差所致),
顶区 α 波为 8 Hz 左右,比枕区稍慢。全脑区散在性混杂 4～7 Hz 的 θ 波

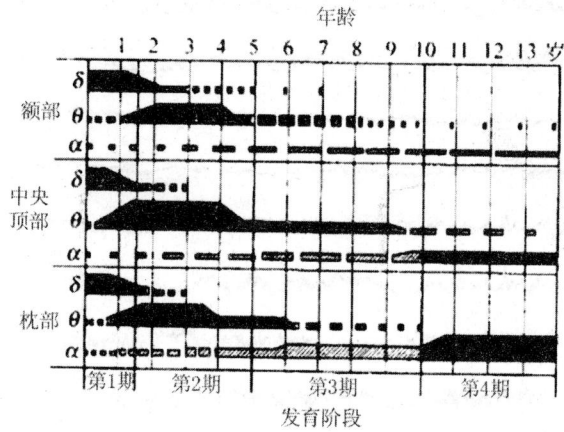

图 6-35　大脑各部位的脑电图发育比较

（四）学龄前期（6～9 岁）

到 5 岁时,脑电图可见 α 波与 θ 波混合出现,6 岁以后 8～9 Hz 的 α 波占优势,特别是在枕区形成基本节律,慢波成分特别是 θ 波成分急剧地减少,脑电图像全体成为接近成人的成熟波形(图 6-36)。7～8 岁时枕区的 α 波变为 9 Hz 左右,波幅远比成人高,达到 100 μV(图 6-37)。一般小儿期脑电图的特征,除频率慢以外,还有波幅高。9 岁时,枕区的 α 波为 8～12 Hz,波幅稍降低,但枕区的局限性更显著(图 6-38)。一般小儿 α 波的波幅左右差比成人大,有左右差时,大多数例子右侧的波幅高。然而在其他脑区上 θ 波仍然散在地出现称作低波幅脑电图或低波幅快活动脑电图,小儿期罕见,14 岁以前几乎看不到。

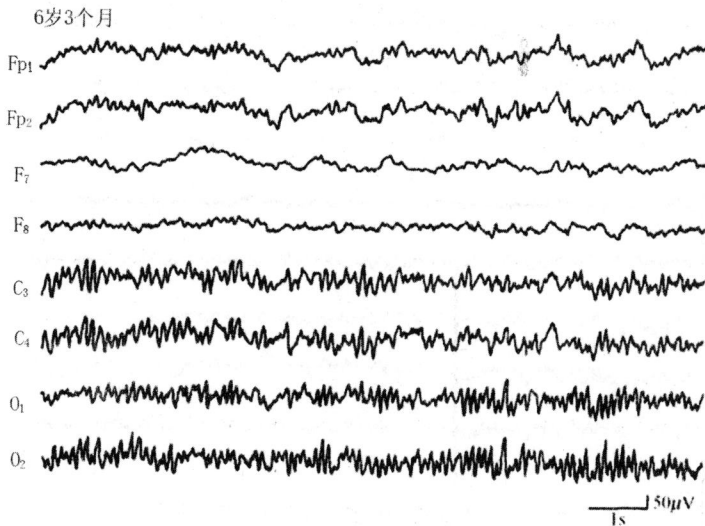

图 6-36　儿童期(6 岁 3 个月)的脑电图

枕区是 9 Hz 左右、100～150 μV 的 α 波,中央区是 8 Hz 左右的 α 波占优势,其中 4～7 Hz 的 θ 波散在性地混杂。额区脑电图波幅稍低,θ 波多

8岁2个月

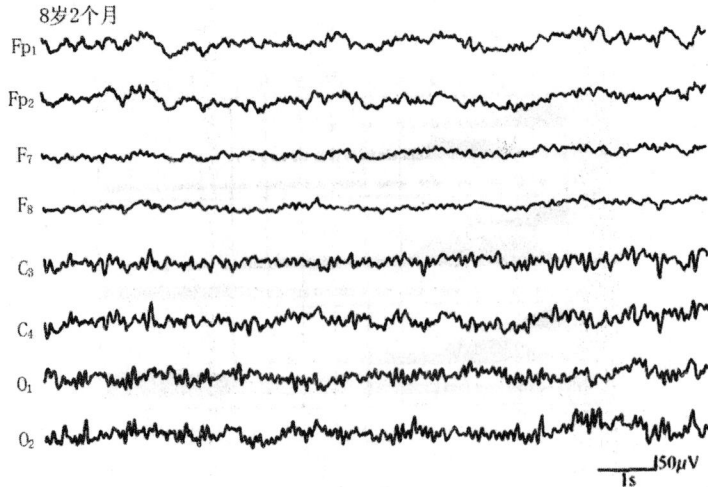

图 6-37　儿童期(8 岁 2 个月)的脑电图

在枕区出现 10 Hz 左右的 α 波,但有慢波混杂且不规则。在中央区 6 Hz 左右的 θ 波占优势。作为这个年龄,是正常范围的记录

(五)学龄后期以及青春期

到 14 岁时,α 波变为 10～12 Hz、30～50 μV 的波形,脑电图像整体地接近成人。但往往在额部、顶部、颞部等部位有低波幅的 θ 波散在或短程出现(图 6-38,图 6-39)。18～19 岁时,多见到 θ 波,波幅稍高的未成熟脑电图还不少,20 岁时,脑电图大体接近成人的标准。

10岁5个月

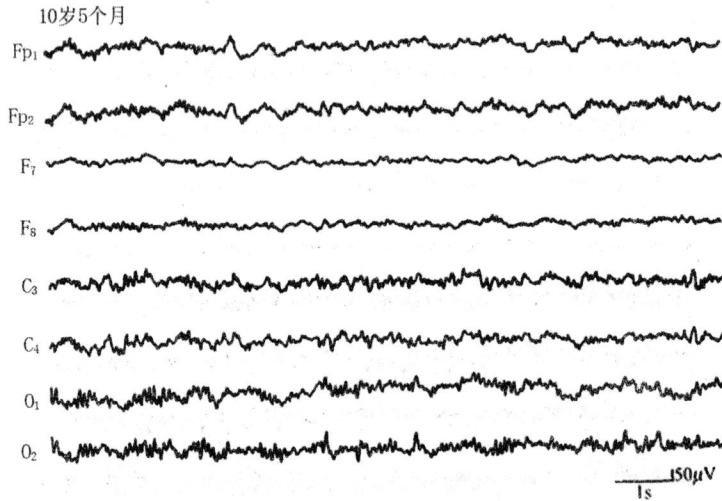

图 6-38　儿童期(10 岁 5 个月)的脑电图

枕区的 α 波 11～13 Hz,如考虑年龄因素,这种频率的波已相当快,属正常范围。其中混杂有 6 Hz 左右的各种周期的波,在中央区 θ 波相当多地出现

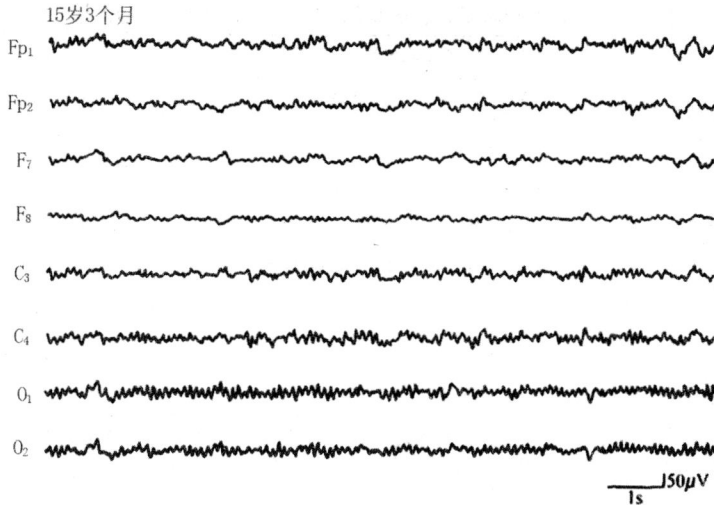

图 6-39 青春期(15 岁 3 个月)的脑电图

在枕部连续度好地出现 9～9.5 Hz、50 μV 左右的 α 波,在中央区、额区 α 波稍慢,散在地出现 6 Hz 左右的波

三、正常小儿觉醒时脑电图特征的归纳

(一)频率

脑电图发育过程中最重要的是各年龄段脑电图的频率,表 6-1 表示各年龄段慢波在哪种程度为正常,即是说表示某个频率的慢波允许出现的生理年龄上限。表 6-2 表示脑电图平均频率的年龄发育,作为小儿脑电图的判读标准。当然基本节律的优势频率常常比这个表格描述的更快。图 6-40 表示从出生到 16 岁各年龄段的脑电图频率,多数是连续测定同 1 个人 2 次以上的结果,共同表示正常儿各年龄段的脑电图频率,提示即使是同龄正常儿的脑电图也有相当程度的频率差。

(二)波幅与分布

脑电图的发育随着年龄的增长,除频率的变化外还有波幅和分布的变动,即是说新生儿的脑电图波幅低,其后波幅逐渐增加,有时会达到 200 μV 以上,基本节律的波幅在 6 个月以前顶区占优势,但以后枕区、顶区或枕区占优势,学龄期以后与成人同样在枕区占优势。

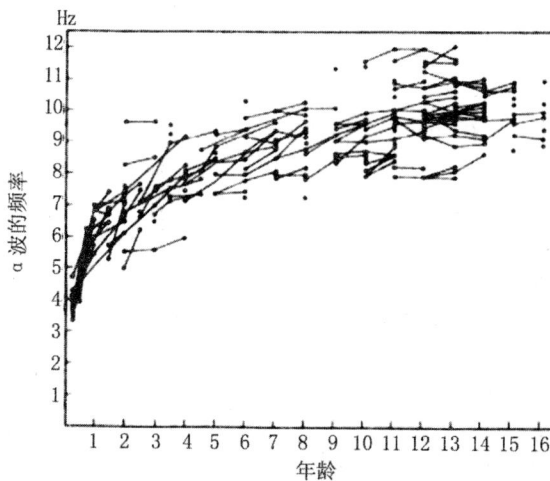

图 6-40 枕部 α 波的频率与年龄的关系(132 例的 369 次相继检查的结果)

即使相同的年龄,α 波的频率变化也有相当大的幅度

表 6-1　觉醒时脑电图在生理范围出现的慢波及其年龄的界限

正常界限	优势的波形	混杂的波形
3～18 个月正常	全区域 3～6 Hz 的高波幅波	散在性 9～10 Hz 波
～2 岁证常	全区域 4～7 Hz 的高波幅波	散在性 2～3 Hz 以及 9～12 Hz 波
～3 岁正常	额、顶优势 4～6 Hz 的高波幅波	散在性 2～3 Hz 以及 9～12 Hz 波
～6 岁正常	枕部优势 4～6 HZ 的高波幅波	顶部优势 7～9 Hz 波
～7 岁正常	枕、顶优势 5～7 Hz 的高波幅波	散在性 4～6 Hz 波以及 9～12 Hz 波
～10 岁正常	(1) 枕部优势的 7～10 Hz 波 (2) 枕部优势的 6～8 Hz 波	(1) 顶、枕优势的散在性 4～6 Hz (2) 顶、枕优势的确良 2～16 Hz
～12 岁正常	枕部优势的 7～8 Hz 波	稍规则的 9～10 Hz 波与少数 5～7 Hz
～14 岁正常	枕部优势的 9 Hz 波	散在性 5～7 Hz

表 6-2　小儿不同月龄的脑电图平均频率

月龄[月 (岁)]	A			B					
	枕部			枕部			中央部		
	人数	平均频率(Hz)	频率范围(Hz)	人数	平均频率(Hz)	频率范围(Hz)	人数	平均频率(Hz)	频率范围(Hz)
Birth	—	—	—	—	—	—	5	7.1	6.9～7.2
3	12	3.9	3.3～4.7	7	3.7	3.3～4.1	9	7.1	6.9～7.2
6	10	4.5	4.0～4.8	9	5.0	4.3～5.4	9	7.2	6.9～7.5
9	10	5.8	5.3～6.3	10	5.8	5.5～6.3	9	7.2	6.8～7.4
12(1)	9	6.3	5.5～7.0	9	6.4	6.0～7.1	9	7.4	7.1～7.7
15	—	—	—	8	6.8	6.4～7.5	8	7.7	7.6～8.1
18	11	6.8	5.3～7.4	8	6.9	6.6～7.3	7	8.0	7.6～8.3
21	—	—	—	8	7.1	6.7～7.8	8	8.2	7.9～8.5
24(2)	17	7.0	5.0～9.6	7	7.2	7.0～7.8	6	8.5	8.3～8.9
27	—	—	—	6	7.7	7.2～8.5	6	8.6	8.2～9.1
30	19	7.1	6.3～7.7	10	7.7	7.2～8.6	7	8.8	8.3～9.3
36(3)	8	7.5	4.3～8.5	10	8.1	7.5～9.0	5	8.8	8.6～9.1
42	12	8.0	6.5～9.6	10	8.4	7.4～9.0	9	9.0	8.6～9.5
48(4)	10	7.7	6.0～9.2	10	8.5	8.1～9.0	4	9.0	8.8～9.4
54	10	7.9	7.3～8.8	9	8.6	8.1～9.1	6	9.0	8.8～9.4
60(5)	15	8.4	7.3～9.4	8	9.0	8.3～9.8	5	9.2	8.7～9.3
66	—	—	—	9	8.8	7.8～9.9	7	9.3	9.0～9.9
72(6)	20	8.6	7.3～10.3	7	9.0	8.2～10.1	5	9.3	8.8～9.9
78	—	—	—	6	9.1	8.0～10.2	5	9.4	8.5～10.0
84(7)	20	9.0	7.9～10.0	8	8.9	8.0～9.7	5	9.5	9.2～9.8
96(8)	15	9.3	7.3～10.3	10	03	8.8～10.2	6	9.6	8.9～10.9
108(9)	18	9.3	8.4～11.4	9	9.2	8.5～10.5	4	9.7	9.3～10.1
120(10)	22	9.4	8.0～11.6	10	9.7	8.9～10.4	5	10.2	9.6～11.4
132(11)	31	9.8	8.0～12.0	7	9.7	9.0～10.6	3	10.0	9.5～10.7
144(12)	31	10.2	8.0～12.0	6	9.6	9.2～10.2	2	9.4	9.3～9.5
156(13)	36	10.3	8.0～12.1	7	9.5	8.7～10.1	4	9.8	9.2～10.4
168(14)	22	10.3	8.7～12.20	5	9.6	8.3～10.1	3	10.2	9.2～10.5
180(15)	13	10.3	8.9～12.6	6	10.0	9.0～10.8	3	10.4	10.0～10.8
192(16)	8	9.9	9.0～11.0	6	10.2	9.4～11.2	3	9.8	9.3～10.5

把 α 频带分为慢的 α 波（α_1，8～9.5 Hz）和快的 α 波（α_2，10～12.5 Hz），用快速傅立叶变换（FFT）分析可见脑电图的等效电位（波幅值）随年龄而发生分布上的变化，α_1 频带在 1～3 岁多为中央区、顶区优势型，在 3 岁以后枕区型急速地增多，可以占大半。α_1 频带成分的波幅、出现率随年龄的增加而减少，优势部位变得不明显。α_2 频带成分 3 岁时枕区型增多，6 岁以后枕区型大体独占，到成人还保持这种枕区优势性。同样的 FFT 分析脑电图所见，θ 波频带（4～7.5 Hz）在 3～6 岁多为中央区、顶区优势或枕区优势，6～15 岁枕区优势，15 岁以后额区优势型变多。δ 频带成分随年龄的增加而减少，但是 6 岁为止是额区占优势，在 6～12 岁为枕区占优势，15 岁以后多为枕区型。以 FFT 分析的脑电图为基础，关于各频率成分的波幅和分布，在其他的研究中也大体同样地看到。

（三）左右差

如前述，在幼儿期左右大脑半球对称部位的脑电图多可见相当显著的左右差，特别在新生儿期左右差显著，到生后 3 年时，左右差慢慢减少。左右半球之间的对称性由于脑的各部分的个体发育差异而不同，生后 1 个月时在中央区（central region）对称性、同步性出现，3 岁时从额区到枕区可以对称性出现，但 4～5 岁时在颞区还看得到相当显著的左右差。然而另一方面，小儿脑电图的左右差并不一定是恒定的。需要历经相当的时间，波幅和频率左右差才变小。另外，有关伴随发育变化的脑电图各频带成分的左右差，已在正常成人脑电图左右差的章节（见第二节相关内容）叙述过。

（四）有关枕部的慢波

在伴随年龄增长的脑电图发育过程中，比较醒目的脑电图的发育随着年龄的增长，除频率的变化外还在伴随年龄增长的脑电图发育过程中，比较醒目的是枕区慢波的消长。一般正常成人的枕区脑电图上几乎看不到慢波，但在学龄期到青春期的枕区脑电图上慢波出现的频率相当高。

这种慢波时限为 250～350 ms（3～4 Hz），多为单发性出现在一侧或两侧的枕区。两侧性出现时大多数为非对称性，一般多为右侧占优势，左侧优势出现者多为左利手。这种波多因睁眼而衰减，因闭眼而诱发（图 6-41），当慢波接着尖的 α 波出现时，有时会形成类似尖慢复合波的波形，容易看成异常脑电图，不过常常出现于青少年期，曾有报告 19～22 岁正常对照组中 10% 出现这种慢波。对各种患者的统计表明，从 6 岁到 25 岁的患者中 17% 可见这种慢波。但与癫痫等特定的脑疾病无相关性，或许是由于脑发育过程的不完全成熟所致。也有学者把这种慢波称为"青少年后头部占优势的慢波（Slow posterior waves found predominantly in youth）"，著者等把这种慢波称为枕慢波（posterior or occipital slow waves）或后头部三角波（posterior triangular waves）。

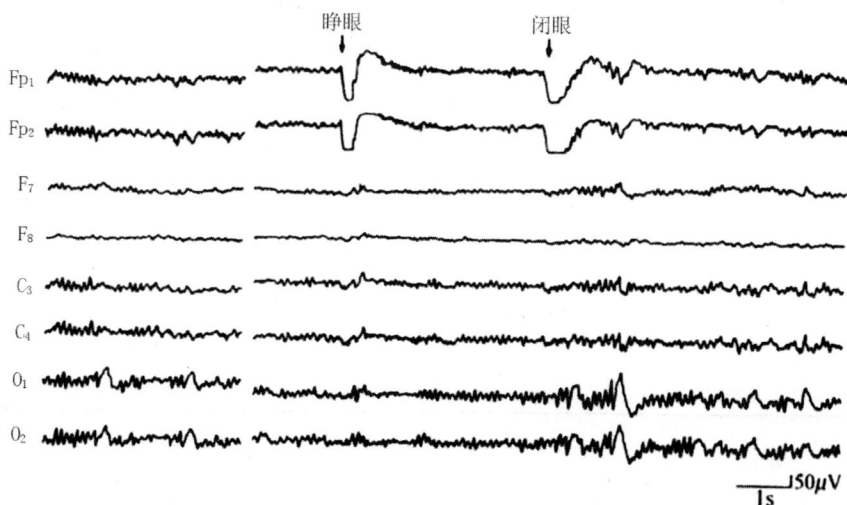

图 6-41　枕慢波

M. S，女，20 岁，在两侧枕区脑电图散发性出现持续 350～400 ms（约 3 Hz）的三角形慢波，慢波因闭眼（本图过度换气 3 min 结束即刻）被诱发而明显出现。另外，本图睁眼时枕部 α 波的衰减也不充分，但这不是恒定所见的波形类似这种慢波的波姑且看作是正常范围的脑电图像。枕部慢波有几种,有由两个 α 波融合而成的慢 α 变异型节律,与脑外伤等病理状态有关的枕部慢波,有见于癫痫失神发作患者的枕部慢波等,大概的鉴别如表 6-3 所示。

通常的枕部三角波与 α 波之间的关系并不比慢 α 变异型更明确,但对两者时间上的关系、头皮上分布的脑电图进行分析研究,发现其间有密切的关系,提示两者相关地出现。

Kellaway 指出,出现于正常者的枕慢波是中等波幅(α 波的 120% 以下)的融合波(多相性波)混杂或重叠于 α 波上,这种波是否是异常应该根据以下要素的有无和程度判定:①波形的复杂性和多样性。②出现率。③波幅(是否为枕部 α 波的 1.5 倍以上)。④持续性(睁眼时持续的为异常)。⑤同步性(是否左右同步)。⑥左右对称性(是否一侧优势)等。

（五）Φ 节律(Φ 波)

希腊文字的 Φ 波是指出现于头后部的 3～4 Hz 的慢波,与 α 波无谐调关系的频率,其中睁眼即刻出现者称作 Φ 节律(Φ 波)(图 6-42)。Φ 节律,闭眼后 2 s 内在枕部、顶部突出于背景活动的单一节律性(monomorphic)的两侧同步性慢波(4 Hz 以下)最少 3 个波连续性出现,在脑电图记录中至少出现 2 次。为了与其他枕部节律波区别,时间长度的上限定为 4 s。最近对多数(150 例)病例进行的研究认为,Φ 节律多出现于被检者觉醒时(alert)进行看字、看画、看图形等视觉的注意力集中状态,约半数伴癫痫发作,但其他多出现于精神神经障碍时,不过即使这种节律出现也不能诊断癫痫。Φ 节律的出现机制不明,有人认为是起源于皮质下。Φ 节律属异常脑电图,以希腊文字 Φ 表示,以便描述。

表 6-3　主要在枕部以及后头部慢波的特性

		慢 α 变异型节律	少年型后头部慢波	病理性后头部慢节律	与小发作有美的后头部慢节律
脑电图	频率	±5 Hz	±3 Hz	±4 Hz	±3 Hz
	与 α 波的比率(频率)	2:1	±3:1	±2.5:1	±3:1
	部位	主要在枕部	后头部(不限于枕部)	枕部、后颞、顶部	枕部、后颞、顶部
	左右对称性	良好或右侧优势	稍良好－50% 右侧(劣势)半球优势	良好或右侧优势	暴发良好,此外 50% 不对称
	同步性	良好	同步性良好或不良	良好	暴发同步性,此外为非同步性
	波形	双峰性	多节律性无规则	正弦波样,低波幅	正弦波样——高波幅
诱发反应	表现类型	暴发 3/4,持续性占 1/4	暴发罕见,持续性极其罕见,散在性常见	暴发(长程)占 2/3,持续性占 1/3	暴发(短程)极其常见背景脑电活动,持续性罕见
	睁眼	明显抑制	明显抑制	明显抑制	明显抑制
	过度换气	无效或通常被诱发	无效或被诱发	无效或被诱发	被诱发,通常暴发或引起棘慢波发放
	闪光刺激	通常衰减,并有驱动效果	通常无效	通常衰减	通常无效,有时被诱发
临床资料	年龄	20～60 岁	主要在 5～25 岁	所有的年龄	主要为小儿
	外伤	1/6	1/6	2/3	罕见
	发作	几乎没有	1/3	1/3	100%(失神发作)

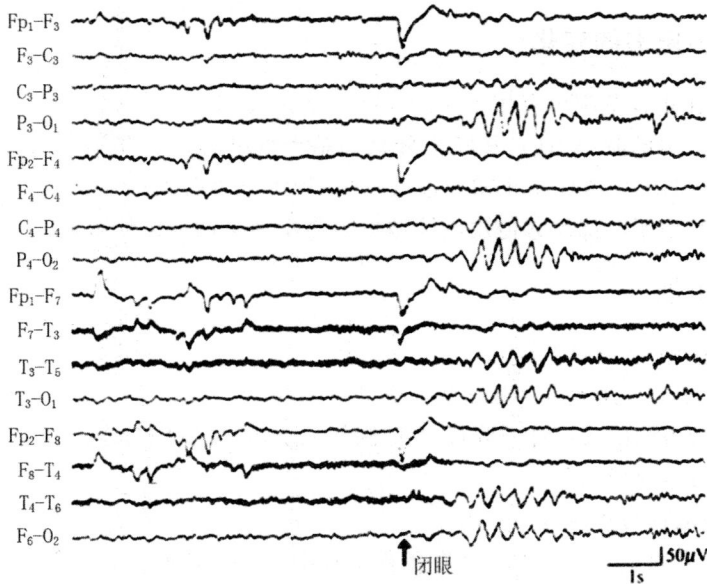

图 6-42 Φ 节律

8 岁女童,非癫痫性发作,闭眼即有 6 个 3 Hz 的高波幅节律波在头后部、顶部连续出现

(六)健康小儿出现的阵发异常波

过着普通生活的小儿,尽管未诉说特别的不舒服,若进行脑电图检查,有时会表现出棘波、棘慢复合波等阵发异常波,特别是 14 Hz 或 6 Hz 正相棘波在这些健康小儿群体有相当高的出现率。

首先除去 14 Hz 或 6 Hz 正相棘波,有关其他阵发性异常波的成因,认为在小儿容易出现年龄依存性的素质性异常波,可能有隐性的轻度脑功能障碍。对于健康小儿群体中的阵发异常波出现率,由于报告者检查对象和判定标准的不同而有相当大的差异(表 6-4)。据大田原的报告,列出除外推断有脑功能障碍和遗传的可能性者,在经严格选择的正常小儿中,这种异常波的出现率低,151 例中出现广泛性棘慢波者为 3.3%,幻影棘慢波为 4.2%,μ 节律为 1.7%,14 Hz 正相棘波为 1.7%。

表 6-4 正常小儿中阵发性异常波的出现率

文献作者	年龄范围	病例数	阵发性异常波出现率(%)
Nekhoroceheff(1950)	3~15.5	54	9.3
Kellaway 和 Fox(1952)	0	1 000	0
Herrlin(1954)	<15	70	1.4
Brandt 和 Brandt(1955)	0~6	135	0
Corbin 和 Bickford(1955)	1~10	71	5.6
Gibbs 和 Gibbs(1964)	2~14	1 802	1.2
Dreyfus—Brisac 和 Monod(1966)	3~14	1 020	2.0
Doose 等(1967)	2~7	145	1.4
Doosr 等(1968)	2~7	118	0.8
Doose 等(1969)	1~15	265	6.8
Eeg—Olofsson 等(1971)	1~15	265	6.8
福岛,川口(1971)	7~12	284	8.5
Robert 和 Karbowski(1971)	7~13	120	3.3
Cavazzuti 等(1980)	6~13	3 726	3.5
大田原(1980)	0~18	151	3.3

四、成年以后的脑电图的变化

20 岁以后,脑电图在正常范围内有相当大的变动。即是说,20 岁以后脑电图的慢波成分随年龄的增加而减少,快波成分有增多的倾向,这是从频率分析的结果得出的。60 岁以后,由于脑的老年性变化,表现慢波再次增加,然而这时的慢波比小儿期波幅低,频率规则。也有人认为从 40 岁开始在颞部出现散在性 6~8 Hz 的慢波,这是由于颞部比其他皮质区域更容易受老年性变化的影响。

五、老年人的脑电图

(一)老年人脑电图的一般特征

健康老年人的脑电图有以下特征:①优势 α 波的频率减少(α 波慢化);②慢波增加(特别是 θ 波增加)。③快波增加。④脑电网的反应性下降(α 波抑制的减弱,过度换气时慢波建立减少)。⑤暴发性异常波出现少,特别是正相棘波出现少。

(二)老年人异常脑电图的出现率

老年人(这里指 60 岁以上者)中,即使是在各种检查中未见异常的正常老年者,脑电图表现异常的也不少。以往的报告结果:正常老年人异常脑电图的出现率是 32.7%~52%,正常脑电图出现频率是 22%~43.1%~49%。把老年人分为经济贫困者组,社会经济地位高退休者组和社会经济地位高目正活跃者组 3 组,正常脑电图的出现率分别为 43%,56%,64%,某老年公寓在住的老年人正常脑电图的出现率为 44.5%。

(三)老年人脑电图的特征(横向观察)

1.α 波的频率

观察一老年公寓在住正常老人的 α 波的频率,优势 α 波的频率在 60 岁组、70 岁组为 9 Hz,80 岁以上是 8.0 Hz,与青少年的 10.8 Hz 相比明显慢化,年龄越大,慢波化越显著(图 6-43)。

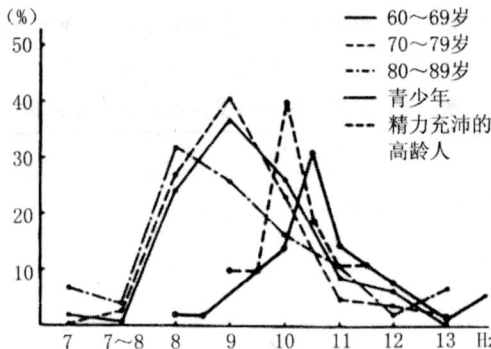

图 6-43　正常老年人(60 岁以上)354 例的优势 α 波的频率分布

增加了活跃于社会的 80 岁左右的"精力充沛的高龄人"10 名的资料。优势 α 波的平均频率在青少年以 10~11 Hz 为高峰,大体左右对称性分布。60~70 岁组以 9 Hz 为高峰频率,大体左右对称地分布,80 岁以上者峰值移到 8 Hz,整体来说看到慢波化。然而精力充沛的高龄人的平均频率 10.2 Hz,与青少年层几乎无变化

使用频带分析装置来观察 α 波频率的峰值:在健康老人组(35 例)为 $α_1$ 波(8.5~10.5 Hz),健康成人组(35 例)为 $α_2$ 波(10.5~13 Hz),健康老人组偏向慢 α 带。

尽管使用了计算机分析,养老院在住的 67 名老人(60~94 岁)与健康成人组比较,以 9.0~12.5 Hz 为优势频率的成人组为 92.1%,老人组为 63.5%,老人组少;有 8.5 Hz 以下优势频率者分别为 7.9%、32.5%,以老人组为多,这就大致认为老年人 α 波的优势频率慢化。

2.α 波出现率

一般认为老年期的 α 波出现率减少,有报告认为在老人快的 α 波出现率减少,即 α 波整体的出现率以

及慢 α 波(α₁ 波)的出现率与成人无差异,但快 α 波(α₂ 波)的出现率在老人减少。也有报告 8.0～9.0 Hz 波的出现率老人与成人无差异,9.0～11.5 Hz 波、11.5～13.0 Hz 波以及 α 波全体出现率在老人有显著的降低。

3.α 波的波幅、分布

对于老年人 α 波的平均波幅,既有增高的意见又有降低的意见,但是即使在老年人中 60～74 岁组比成人组波幅高,75 岁以上者比成人组低的学说。α 波的出现率、波幅等的部位差,在老年人枕部优势性变得不醒目,并有 α 波泛化的倾向。

4.慢波特别足 θ 波

一般认为在正常老人 θ 波的出现率增加。然而这是与高龄有关还是由于到了高龄发生的轻度病理变化作为问题搁置下来。观察 θ 波频带,慢 θ 波(4～6 Hz)的出现率在老人组与成人组看不到差异,快 θ 波(6～8 Hz)的出现率在老人组增加。额区、中央区的 θ 波平均波幅,老人组比成人组更高。另外,即使在健康正常的老人亦可见颞区慢波增加。额区、颞区(特别在左侧)表现局灶性 δ 波时 CT 可见侧脑室扩大,言语流畅性试验的成绩低,认为是颞叶障碍的早期症候。

关于随着年龄增加在颞区是否出现慢波有争议。出现于颞区的伴尖锐成分的间歇性活动,称为颞区节律的 θ 波暴发(burst of rhythmical temporal theta,BORTT)(图 6-44),颞区小慢波、尖波活动(temporal minor slow and sharp activity,TMSSA)等,认为这些不是单纯地伴随年龄变化而出现的,是与脑血管障碍等器质性疾病有关的。TMSSA 被定义为在觉醒期出现于颞叶以及前颞的低波幅的 8～14 Hz 的活动中混有中等波幅的 2～7 Hz 的活动,伴有尖锐成分的脑电图构型。顺便提一下,在日本,与神经精神科有关的脑电图资料 1 091 例中有 51 例(4.7％)见到 TMSSA,中老年者特别是 40 岁以后多见,左侧优势的场合多,脑血管障碍、情感障碍等比较多见。在轻睡眠期,TMSSA 的慢波为 6 Hz 左右的波形尖的伴有负相棘波的构型,称为拱形棘波(wicket spikes),这种脑电图构型难以认定,与入睡期的慢波有区别,今后尚需进一步研究。

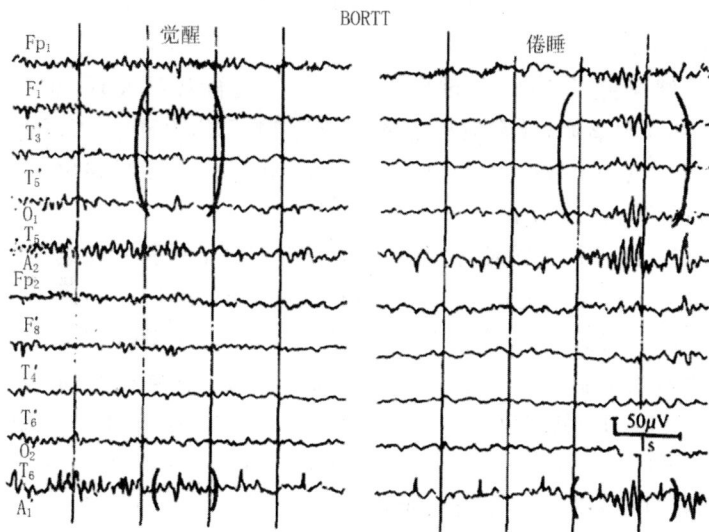

图 6-44 颞区节律性 θ 波暴发(BORTT)
觉醒时在颞区出现 7 Hz 短的暴发,倦睡状态时这种节律就非常显著(都在括号内)

5.快波

老年期快波的出现率比成人增加。快波的出现率在额区、中央区最高。但是在老年,痴呆老人快波的出现率低,提示快波多的老年人智能低下者少。快波的平均波幅在老年人也有增高。

一般认为老人快波的增加与其说是病理变化,不如说是反映正常的功能尚存。事实上还有报告认为从小儿到高龄者的 β 频带功率无年龄的差异。

6.脑电图的反应性

普遍认为,老年人 α 波因睁眼抑制比成人弱,过度换气诱发时慢波建立少等,脑电图的反应性一般都低。

(四)老年人脑电图的不同年龄表现

在老年人,理所当然异常脑电图的出现率随着年龄的增加而变高。在对无神经学异常表现的 60 岁以上的老年人进行观察,发现异常脑电图出现率 60～69 岁为 33.3%,70～79 岁为 40.8%,80～89 岁以上为 56%,随年龄的增加而增加,相反正常脑电图出现率逐渐减少。

如前述,大友等报告,α 波的优势频率成人组为 10.8 Hz,60～79 岁为 9 Hz,80 岁以上为 8 Hz,但据海外报告健康老人组,65～79 岁为 9.13 HZ,80～94 岁为 8.64 Hz。也是年龄越高,α 波频率越低。

慢波的出现率也是随着年龄的增加而有某种程度的增加。有关快波伴随年龄的变化,各研究者的意见不一。有学者认为快波出现率不因年龄增加而变化,不过多数作者认为 70～79 岁时快波慢慢地增加,80～89 岁时反而表现有减少的倾向。α 波抑制也随着年龄增加变得难于出现,α 波抑制率 60～69 岁为 72.7%,70～79 岁为 59.0%,80～89 岁为 36.8%。

(五)对同一个体的动态追踪所见

对同一老年人的脑电图表现进行追踪观察的报告不少。中野等对 18 例(当初 63 例)大体健康的老人,9 年间每 3 年进行一次追踪,观察到约 1/3 的例子,可见脑电图判定结果有恶化,优势频率的慢化,慢波出现率的增加,用电子计算机解析也看到同样的结果。Obrist 等在 3～10 年的追踪中,观察到随着 α 波的慢化,慢波的增加,在额部、中央部却有快波的减少。但是,也有报告优秀女性老人(平均年龄 70 岁)3 年后复查脑电图少有变化。脑电图综合判断约半数看到了某些变化,但是看不到朝一定方向的变化。

(六)健康老人的脑电图

Shigeta 等对 80～90 岁组的 25 名健康老人进行为期 5 年的脑电图与 MRI 追踪检查,在完成追踪且一直健康的 13 名中,优势频率为 8 Hz 以下者,θ 波仅为混入的程度。追踪开始时有 9 名出现间歇性慢波(θ 波或 δ 波),在全部记录中出现 2～3 次,持续 2 s 以下者,被认为是非特异性的。

(七)老年人脑电图的性别差异

大友对 60 岁以上的健康男子 102 例,健康女子 268 例进行观察发现,正常脑电图出现率男子是 54.9%,女子是 37.7%,男子显著高;异常波出现率男子为 14.7%,女子为 25.0%,以女子为高。特别是 80 岁以上的老年人,正常脑电图出现率男子 41.2%,女子 19.0%,女子异常脑电图出现率高的倾向变得更显著,一般认为这与高龄老人痴呆的出现率以女性为高有关。

观察老年人脑电图成分的性别差异时,优势频率的减少在男子明显 α 波泛化型,平坦脑电图也是男子多见,波幅不规则女子多见。60 岁以上正常老人出现快波的女子为 10.4%,男子为 5%,并且快波的过度出现(时间 50% 以上)见于女子的 23%,男子的 4%。关于高龄者脑电图的性别差异,Brenner 等对 119 名 60～87 岁(平均 70 岁)被检者的脑电图进行分析,发现女子比男子平均频率高,功率值 β_1(13～19 Hz)和 β_2(20～30 Hz)高,α_2(10～13 Hz)低,且分为 60～69 岁、70～79 岁、80～89 岁三组观察,结果表明没有因年龄产生的差异,女性快波的出现率高。老年人脑电图的性别差异特征,原因不清。

(八)无症状性脑梗死的脑电图与健康老人的脑电图

近年,随着 CT、MRI 等影像诊断的普及,没有显著的精神、神经症状的无症状性脑梗死的检出机会增加了。因此,以往认为健康的老人假如进行影像学检查就有可能诊断脑梗死,"健康老人"随着年龄增加的脑电图变化,不只是根据年龄的增加,而必须考虑轻度脑梗死影响的可能性。换句话说,严格地讲,所谓"健康老人"必须用影像诊断以除外无症状性脑梗死。

无症状性脑梗死的脑电图的研究少,如 MRI 上基底节或脑深部白质看到小梗死灶,但是既无自觉症状而又无神经症状组 11 例,与在 MRI 上未看到脑梗死的对照组 9 例比较脑电图的相对功率值,发现无症状性脑梗死组比对照组 7.7～7.8 Hz 的 θ 波,8.0～8.8 Hz 的慢 α 波在额叶、颞叶显著增高,而 β 频带功率值在颞叶、枕叶显著降低。

在以往"正常者"随年龄增加的脑电图变化的定量脑电图研究报告中,发现一般随着年龄的增加 θ 频带稍增加,α 频带减少,β 频带稍增加。在定量脑电图上,β 频带的增加是由于 α 波的平均频率低下而产生的一种继发性现象,说明随着年龄增加的脑电图的非同步化。见于高龄者的颞区 θ 波,一般认为与以往无症状性脑梗死及脑血管障碍相关。

(王　艳)

第五节　正常脑电图的判断标准

一、成人正常脑电图的判断标准

成人正常脑电图的特征归纳如下:

(1)闭眼时的脑电图由 α 波以及比 α 波频率高的快波构成,慢波仅有极少量的 θ 波散在出现,不出现明显的 θ 波和 δ 波。

(2)α 波和快波表现为上述那样的正常分布。

(3)左右对称部位波幅差不超过 20%～30%(见第一节相关内容)

(4)左右对称部位脑电图的频率、波的持续时间(周期)相差不超过 10%。

(5)α 波对睁眼、感觉刺激、精神活动等有衰减反应。

(6)α 波和快波不显示异常的高波幅。

(7)不出现棘波、尖波等阵发波(阵发性异常波、发作波)。

二、未成年人正常脑电图的判断标准

未成年人的正常脑电图判断标准的设定,比成人更困难。由于正常幼儿觉醒时脑电图包含慢波,因此慢波的存在不能判定为异常。假如与同龄正常儿的标准脑电图比较,可以描述慢波的多少,但是即使是正常儿,慢波的多少也有相当大的变动范围,实际中判定很困难。

大田原举出如下项目作为小儿正常脑电图的判定标准:

(1)与年龄相对应的基础波的频率,部位的组织化,稳定的构型等方面的表现。

(2)左右大体对称,不表现局限性异常(波幅的左右差在 25% 以上,50% 以上的左右差)。

(3)不出现本质上的异常波(棘波等)。

(4)对于各种刺激的反应正常。

如果把(1)、(2)稍加细化,则觉醒时脑电图看不到高波幅的广泛性 δ 波群;慢波不恒定出现于局限部位;在睡眠脑电图上,顶尖波、纺锤波和快波不常在一侧缺如或明显的低波幅;自然睡眠不出现 50 μV 以上的广泛性 β 波群(所谓的极度纺锤波,extreme spindles)等。

(褚　旭)

第六节　临床脑电图诊断要点

一、癫痫的诊断要点

癫痫的脑电图特征是发作性高波幅电活动和频率各式各样,其中某些形式的电活动,对癫痫诊断具有特殊的价值。

（一）棘波

棘波是痫性放电最特征的表现之一，表明脑部有刺激性病灶。通常是原发病灶的一个征象。一般认为原发性病灶的棘波，周期短，波幅高，多为负相，背景脑电图常为异常慢活动，远离病灶传播而来的继发性棘波，其波幅较低，周期较长，且背景脑电活动正常，散在性棘波的数量不断增多，且最终表现为节律性棘波者，多有导致临床发作的倾向。棘节律见于癫痫大发作。颞叶棘波灶见于精神运动性癫痫。多棘波见于肌阵挛发作。14 Hz 及 6 Hz 正相棘波多见于间脑癫痫。

（二）尖波

意义与棘波相同，亦为常见的癫痫放电的特征之一。尖波可为较大的病灶中大量神经元同步性放电恢复的延迟，也可为棘波灶从远距离（病灶在皮层深部或皮层下）传播而来，为棘波时间上的延长。

（三）棘慢波或尖慢波综合

双侧对称同步的 3 Hz 棘慢波综合为失神小发作的特征性波形，1～2.5 Hz 慢棘慢波综合为小发作变异型。散在性棘慢波综合可见于癫痫大发作。多数棘波与慢波综合者多为肌阵挛性癫痫。尖慢波综合意义与棘慢波综合相似。

（四）高度失律

系以不规则的多发性高慢波活动，杂以棘波、尖波混合组成的一种杂乱波形。见于婴儿痉挛症。

（五）发作性节律波（包括阵发性或暴发性节律波）

即在原有脑波背景上发作性出现高波幅慢波节律（2～3 Hzδ 节律或 4～7 Hzθ 节律），发作性出现高波幅快波节律或 α 节律，常为癫痫发作的脑电图特征。

（六）各型癫痫的 EEG 表现

1.癫痫大发作

系最常见的皮层下癫痫的一种类型。其基本症状是全身性痉挛发作。脑电图特点为发作性高波幅慢波、棘波、尖波、棘慢波或尖慢波综合。

典型发作过程为：①先兆期：表现为各种奇异感觉、情感、观念等，常见为幻视、幻听、幻嗅等，历时数秒钟。脑电出现散在性棘波和漫波。②强直期：突然尖叫一声，意识丧失而跌倒，全身肌肉强直和呼吸暂停，持续数秒至数十秒钟。脑电图出现高波幅棘波和棘节律，以额、中央区为明显。③阵挛期：肌肉呈阵挛性抽搐，抽搐逐渐加重，口吐白沫（如果舌被咬破则出现血沫），部分患者有小便失禁，持续约 30～40 s。棘波频率逐渐减慢，棘波间以慢波和棘或尖慢波综合。每一阵棘波相当于一次阵挛性肌肉收缩，每一阵慢波或电静息则相当于肌肉的松弛，在最末一次阵挛后，棘波也随之消失。④恢复期：抽搐停止后全身松弛，进入昏睡，此后意识逐渐恢复，持续约 5 min 至数小时。脑电图出现平坦活动，继之低波幅的 δ、θ 慢活动，随着患者意识恢复慢波逐渐减少，直至患者完全清醒时脑电图才逐渐恢复到发作前的图样。

2.癫痫小发作

临床表现为发作性短暂意识丧失。失神发作又称典型小发作。脑电图表现为两侧对称、同步 3 Hz 棘慢波综合。常为高波幅，有的可达 200 μV。一般以双额、中央区最明显，常突发突止。过度换气，睡眠和低血糖诱发容易出现棘慢波综合。

小发作变异型：又称 Lennox—Gastaut 综合征。脑电图特征为 1.5～2.5 Hz 慢棘慢波综合，可局限性或普遍性出现。常见发作包括：①不典型小发作：发作时脑电图表现为 1.5～2.5 Hz 棘慢波综合和 2.5～3.5 Hz棘慢波综合。②肌阵挛发作：发作时脑电图特征为多棘波或多棘慢波综合。③无动性发作（又称失张力性发作），脑电图出现 1.5～2.5 Hz 慢棘慢波综合或尖慢波综合，多棘慢波综合，闪光及声刺激常能诱发。④强直性发作：脑电图表现多棘波或棘慢波综合。

婴儿痉挛症：脑电图特征性表现为高度失律，即高波幅慢波和棘波参差不齐，且不规则地混合出现，有时，可见暴发性抑制和棘、尖波等痫性放电。

3.局限性癫痫

系指大脑某一区域的局限病灶所引起的局限性发作。脑电图特征大多表现为局限性棘波、尖波或棘或尖慢波综合,以及不同形状、不同频率的局限性发作性节律波。但有时临床发作而无脑电图证据,有时有脑电图证据而无临床发作。这种不一致表明,临床和脑电并不都在同一区域,同时说明脑电观察的局限性,因为头皮电极只反映皮层外侧表面电位,对于半球内侧面和下面,包埋着或摺叠着的皮层都未包括在内。有的需经反复多次检查及放置特殊位置的电极,加用诱发试验才能发现其病灶。

4.精神运动性癫痫

属皮质性癫痫,是局限性发作的一种,90%在颞叶。临床表现很复杂,包括意识障碍、精神机能(精神感觉)和精神运动障碍。

脑电图特征:精神运动性癫痫的病灶主要在前颞叶、沟回、海马回和杏仁核深处。典型的精神运动发作有前颞叶棘波灶,棘波常为阴性且波幅较高。一侧或两侧颞区出现棘波、尖波、棘或尖慢波综合、蝶骨电极出现棘、尖波,双极法时棘尖波位相倒转呈针锋相对。有学者报告,在155例怀疑精神运动性癫痫病例中,蝶骨电极比头皮电极提高30.33%的阳性率,有时出现发作性高波幅4~6 Hz锯齿样式平顶波。

5.植物神经发作

又称内脏型癫痫,病灶多位于皮层下植物神经中枢—丘脑及丘脑下部,故又称间脑癫痫。临床表现主要是发作性植物神经系统症状,如心动过速或过缓和心律不齐,呼吸过速或过缓,以及哮喘和窒息样发作,还可有出汗、皮肤潮红、瞳孔散大、发热、寒战等。有的患者以腹痛为主要表现,则称为腹型癫痫,有的患者表现发作性头痛,称为头痛性癫痫。腹型癫痫和头痛性癫痫为间脑性癫痫的特殊类型。

脑电图特征:发作性双侧对称同步的高波幅4~7 Hz的θ节律和发作性6 Hz和14 Hz的阳性棘波,在浅睡时易出现。其他发作波如:散在棘、尖波及不规则的慢波。

(1)头痛性癫痫:多见于儿童及青少年,与丘脑下部或颞叶病变有关。临床表现主要是发作性剧烈头痛,可伴有短暂的意识障碍,精神症状和植物神经症状。脑电图表现为发作性棘波、尖波、棘或尖慢波综合。6 Hz和14 Hz阳性棘波和发作性高波幅两侧对称同步的4~7 Hzθ节律。

(2)腹型癫痫:多见于儿童,病灶可能位于丘脑下部或颞叶,主要表现是发作性腹痛,可伴有恶心、呕吐、意识障碍、抽搐等症状。脑电图表现为发作性高慢波,6 Hz和14 Hz阳性棘节律、棘波、尖波,棘慢波综合,有时可见颞区棘尖波异常放电。蝶骨电极可出现棘尖波。

鉴别诊断要点:间脑性癫痫的特殊类型,容易与其他引起头痛和腹痛的疾病混淆。故间脑性癫痫的特殊类别的诊断应结合临床表现和脑电图的发现,可根据以下几点做出诊断:排除其他疾病;症状为发作性,发作间期患者完全正常;脑电图有发作性异常和棘波等痫性放电;抗癫痫治疗有效。

(3)晕厥型癫痫:发作时主要表现为心慌、头昏、面色苍白及意识障碍。发作后数小时甚至数日内,尚感疲乏无力。

脑电图改变:发作时可见棘波,棘慢波综合,发作性两侧对称同步的θ节律、并易被各种诱发方法所活化。

6.反射性癫痫

是由某种特异刺激或非特异刺激通过丘脑—皮质系统的激活,反射性引起癫痫发作。如光源性癫痫(由间隙闪光5~25 次/s 刺激引起发作);电视性癫痫(由电视闪光引起发作);阅读性癫痫;声源性癫痫(突然音响刺激引起发作);音乐性癫痫(听到音乐时引起发作);触觉刺激(别人拍打背部或碰及头部引起发作);惊吓性癫痫(受惊吓引起发作)等。

脑电图特点:发作性高波幅慢波、棘波、尖波和棘(尖)慢波综合等痫性放电。脑电图改变的形式可随癫痫发作形式的不同而异。如大发作常为棘波或棘慢波放电,失神小发作为3 Hz棘慢波综合,精神运动发作可见颞叶棘波,植物神经发作多为两侧同步高波幅4~7 Hzθ节律或6 Hz和14 Hz阳性棘波发作性出现。脑电图异常的出现部位与反射性癫痫的类型有关。如视觉性者的脑波异常主要在枕区,听觉性者多见于颞区,体感性者多见于中央区等。发作间歇期脑电图可完全正常,或有发作期同样的异常波(亚临床发作),并可由闪光、声音、图形以及各种感觉、运动刺激等所诱发。

7. 发热性惊厥

为小儿在发热时常见的一种痉挛发作,发病年龄多在 6 个月至 5 岁。当患儿体温超过 38 ℃以上即发生全身性抽搐。一般预后良好,多在学龄期自然痊愈,但一部分患儿在反复出现热性痉挛发作后转变为无热性痉挛。有学者研究发现,在发热惊厥的儿童追踪观察中,约 5% 的患儿发展为真性癫痫,而一般人口中为 0.5%。

脑电图表现为发作性高幅慢波,以枕部最明显。少数病例出现棘波、尖波等痫性放电。但发作间歇期的脑电图可为正常。MililchaP. 发现 68% 脑电图正常,而 12% 显示痫性放电,与 Lennox's 的发现相似。

8. 小儿良性局灶癫痫

近 10 年来很多临床医生经常提到一种新型癫痫称为小儿良性局灶癫痫或中央－颞区棘波灶性癫痫。病因尚不清楚,Gastaut 认为中央－颞棘波是一种生理现象。Heibel 等认为,本病与脑发育不成熟有关,属常染色体显性遗传伴年龄依赖性外显。

脑电图特征:高波幅单个或成群,双相棘波特定的位于一侧或双侧中央－颞区。有时伴有慢波和尖波、棘慢波综合和 Mu 节律。棘波可为单侧、双侧或多灶性。棘波灶可以中颞区为起搏点播散到额后,或顶、枕区,但仍以中央－颞的波幅最高。脑电图背景活动多为正常但也有慢波轻度增加。睡眠中比完全清醒时棘波发放率有显著增多(P<0.01)。故为了提高诊断的阳性率,减少漏诊率,需加作睡眠诱发试验。

鉴别诊断要点:本病的发作与颞叶癫痫的精神运动性发作明显不同,即本病缺乏颞叶癫痫所具有前颞叶损害的表现,如自动症、嗅味觉方面的幻觉、错觉、情感异常以及上腹部不适先兆等多种精神运动复杂症状。小儿良性局灶癫痫的棘波不播散至前颞区,因而与颞叶癫痫的棘波发放区域不同,可以帮助区别。

9. 枕叶阵发放电的儿童良性癫痫

发病年龄从 1.5～7 岁。发病高峰年龄为 5～7 岁。发作多以视觉症状开始,表现为短暂的视力丧失、黑矇、视幻觉等。

脑电图特点:发作间期的脑电图背景活动正常,有持续的枕区高波幅(200～300 μV)棘波或棘慢综合波的发放,睁眼时抑制,闭眼后 1～20 s 再次出现。这种放电可以是单侧或双侧性的。小儿良性癫痫具有良好的预后,到成年期后,临床发作和脑电图特征均趋于消失。

(七)癫痫的脑电图与癔病、晕厥等的鉴别诊断要点

1. 癔病

癔病属功能性疾病,发作表现很像癫痫发作,可出现类似昏倒、抽动等表现,脑电图检查正常,抽动发作时,脑电图表现为高幅肌电或抽动一致的节律性动作电位而无棘波等癫痫性放电。对癔病性或诈病性盲,若枕部 α 波在睁闭眼试验中受到抑制时则可迅速获得确诊。

2. 晕厥

为常见的非癫痫性发作性疾病之一;其发作以短暂的意识障碍为主要特征,常需与癫痫小发作及晕厥性癫痫相鉴别。晕厥的脑电图常正常无棘慢波综合和发作性高慢波等癫痫性放电,以资鉴别。

3. 其他

非癫痫性发作性头痛、自发性低血糖、发作性睡病等发作性疾病,脑电图检查均无发作性棘波等癫痫性放电,以资鉴别。

二、颅内占位性病变的脑电图

颅内占位性病变包括脑肿瘤、脑脓肿、颅内血肿、脑寄生虫囊肿等,往往引起不同程度的脑电图改变。

(一)脑肿瘤的脑电图

1. 大脑半球肿瘤的脑电图

大脑半球肿瘤的脑电图一般有生理波的改变和异常波的出现。

(1)生理波的改变:①α 波:常见病侧或病叶 α 波频率变慢,波幅降低,α 波减少或消失。患者 α 节律反应性减弱或消失,表现为视反应时,病侧 α 节律反应性减弱或消失,闪光刺激时病侧 α 节律的节律同化减

弱或消失。大脑深部肿瘤时和颅内压增高时,可见两侧 α 波频率变慢为 8 Hz,甚至 7~8 Hz。②β 波:常见病侧或病叶 β 活动减少消失。③睡眠波:睡眠时出现 14 Hz 纺锤波或顶尖波,肿瘤侧常减弱或消失。

(2)异常波的出现:①懒波灶:大脑半球肿瘤时可见同侧半球性或局限性 α 波频率变慢、减少和波幅降低,β 快波减少或消失,以及睡眠纺锤波减弱或消失等改变,总称为懒波或懒波灶。懒波多见于皮层直接受侵犯的浅表肿瘤,特别多见于顶、枕部肿瘤,有较高的诊断价值。②局限性慢波:大脑半球肿瘤最为常见。肿瘤引起周围脑组织水肿,系产生慢波的常见原因。一般情况下 δ 活动多见于皮层浅部肿瘤或恶性肿瘤,而 θ 波活动多见于皮层下深部肿瘤、良性肿瘤或肿瘤早期。大脑半球凸面肿瘤因比较表浅,常呈现持续性高波幅多形性 δ 波(PDA),即在 δ 波上重叠有 α 波或 θ 波,呈多形性。肿瘤常出现:慢波波幅最高处;慢波位相倒置处;过度换气后慢波最显著区;有时慢波灶在肿瘤前外侧。大脑半球深部肿瘤常见 θ 慢波,其定位意义不如 δ 波肯定,有时为混合性 δ 慢波和 θ 慢波,呈发作性出现,以头前部为明显。③局限性平坦活动或电沉默现象:早在 1930 年 Berger 即注意到脑瘤组织本身无电活动,而脑瘤周围组织有高波幅慢波。即在肿瘤部位引起明显的波幅降低或近似电沉默的平坦活动。这种现象主要见于大脑半球凸面表浅的巨大肿瘤中心或浸润广泛的恶性胶质瘤。具有较高的定位价值。④病灶部位的棘波放电:为肿瘤组织刺激了该部或周围正常的脑组织的结果,多见于肿瘤附近组织。

背景活动:不少半球肿瘤的脑电图伴有不同程度的普遍性改变,常显示弥漫性慢波活动和 α 节律普遍变慢,说明颅内压增高,脑水肿引起脑细胞普遍性代谢紊乱。

额部占优势的间歇性节律性 δ 活动(FIRDA),常见于颅内压增高。

2.大脑半球不同部位肿瘤的脑电图

(1)额叶肿瘤:局灶性多形性 δ 波、θ 最常见。患侧半球不规则多形性 δ 波、θ 波。额叶内侧面或额叶深部底部肿瘤时,可出现双额区阵发性 θ 波,以病侧较为明显。额叶肿瘤刺激该部或周围脑组织的结果,可见额区棘波等痫性放电。

(2)颞叶肿瘤:以局灶性多形性 δ 波为主,如肿瘤位置较深时,则为局限性混合性慢波活动。注意由于颞叶病变,可使同侧耳垂无关电极活化或污染,单极导联时患侧各导联均可出现同样的慢波,α 波的改变与肿瘤的具体位置有关,颞叶前部肿瘤对 α 节律影响较少,颞叶后部肿瘤在病侧 α 节律减弱或消失。棘波等痫性放电较常见。

(3)顶叶肿瘤:以 7~8 Hz 节律为多见,且不受睁眼的影响。Cobb 等称为顶叶 θ 节律。δ 灶不多见,慢波灶有时以顶部为主,但范围常较广泛,病侧有时可见懒波。据国内 1400 余例颅内肿瘤的脑电图所见,在大脑半球肿瘤中,顶叶肿瘤定位准确率最差,定位准确率仅为 46.05%,定侧准确率为 25%。

(4)枕叶肿瘤:局限性慢波常可累及顶部及颞后,局限于枕部者较少。主要为病侧枕部或患侧 α 节律变慢或 α 节律减弱甚至消失。

3.大脑深部及幕下肿瘤的脑电图

(1)大脑深部肿瘤:包括第三脑室、侧脑室、丘脑、鞍区肿瘤等。深部肿瘤患者一般不易从头皮电极获得局限性异常波,但肿瘤由深部向浅层发展,或肿瘤所产生的压迫、刺激及循环障碍等影响累及半球或皮层时,可显示一侧的慢波占优势或局限性异常。皮层深部或皮层下病变可有一侧 θ 节律,中线深部病变多引起两侧的广泛性异常。①第三脑室肿瘤:容易引起脑脊液循环障碍和颅内压力增高。脑电图常出现以 4~7 Hz θ 波为主的弥漫性慢波,这种 θ 波慢活动常以脑中线位置为明显。故脑电图检查第三脑室的肿瘤应增加中线电极(FZ、CZ、Fz)描记,FIRDA 也最容易出现。肿瘤累及第三脑室底部时,常伴有 α 节律紊乱或消失。②侧脑室肿瘤:多见于三角区,脑电图主要在颞区出现局限性 θ 波和/或 δ 波。③丘脑肿瘤:多以 α 节律改变为主,显示病侧仅节律变慢、解体、波幅降低或消失。残留的 α 波和健侧的 α 节律睁眼时不受抑制。也有出现弥漫性 θ 节律,病侧占优势。当肿瘤向大脑半球白质伸展时,病侧出现不规则、多形性 δ 波。④鞍区肿瘤:垂体肿瘤位于鞍内时脑电图常无改变。除非肿瘤生长出鞍外或因垂体功能低下时可引起 α 波频率变慢,有时出现阵发性 θ 节律,以双额为明显,过度换气时加重,上述改变经内分泌治疗后可减轻或消失。颅咽管瘤可显示两侧弥漫性 5~7Hz θ 节律。颅咽管瘤可伸向第三脑室或一侧半球而产生相应的脑电图改变。肿瘤累及丘脑和下丘脑可产生一侧或两侧。节律变慢和 FIRDA。⑤颅底肿瘤:颅前凹肿瘤,例如溴沟脑膜瘤常在额区产生 δ 活动,接近中线时,可在双额产生慢活动,蝶骨脊脑膜瘤常产生混合性慢波,主要在额颞区出现。颅中凹脑膜瘤常在颞区产生 δ 活动,肿瘤位于颅底而接近中线时,可出现阵发性慢活动,有时病侧 α 节律变慢和减弱,具有定侧价值。

(2)幕下肿瘤:由于小脑幕与大脑半球相隔,位置又很深,故脑电图正常者较多,部分可出现广泛性慢波和严重失律。①小脑半球肿瘤:表现为不规则的弥漫性慢波,亦可见有 FIRDA。较大的肿瘤可经小脑幕压迫枕叶,在同侧枕叶出现慢波灶。小脑半球肿瘤患者的脑电图检查。常显示病侧快活动减弱或消失而出现慢活动。②第四脑室和小脑蚓部肿瘤:由于易阻塞脑脊液循环通路而形成脑积水,引起严重的颅内压力增高。脑电图可出现弥漫性慢波和高波幅的 FIRDA。小脑蚓部肿瘤患者的脑电图检查,显示病侧快波减弱或消失而出现慢波。

4.桥小脑角肿瘤的脑电图

在出现颅内压增高以前脑电图多为正常,伴有颅内压增高者可显示非特异的普遍性慢波。

5.脑干脑瘤的脑电图

脑电图一般为正常,或显示广泛低波幅快波。晚期可显示弥漫性或阵发性慢波,且以两侧额部较明显。

6.脑电图改变与肿瘤性质的关系

由于脑电图主要是反应脑的功能改变,故一般不能根据脑电图的改变来判断肿瘤的性质。但是脑电图改变与肿瘤生长速度及肿瘤对周围脑组织的浸润、压迫、破坏情况,以及肿瘤组织本身的毒性或刺激性大小等因素有关,故脑电图改变的某些特征对肿瘤的定性仍有一定的参考价值。

(1)良性肿瘤:脑膜瘤可作为良性肿瘤的代表。脑膜瘤有完整包膜,多呈膨胀性生长,引起周围脑组织受压,但生长较缓慢,周围组织和脑血管可代偿,因此有时肿瘤已相当大,但仍可无临床表现,或临床症状已较明显,而脑电图仍正常或无明显改变。由于肿瘤对全脑的影响较少,背景脑电图的改变较轻微,脑电图改变主要为局限性 δ 或者 θ 活动:血管丰富的脑膜瘤,其 δ 活动较显著。癫痫样放电较常见,常能正确定位,故脑电图正确诊断的阳性率比较高。

(2)恶性肿瘤:神经胶质母细胞瘤生长迅速、浸润广泛,脑组织破坏和水肿严重,因而脑电图改变往往比较明显,背景活动为弥漫性杂乱的 δ 和 θ 慢波,在慢活动的背景上有局灶性高波幅 δ 波,癫痫样放电少见,定位率高。

(3)转移瘤:以颅内转移瘤最多,多为结节型,可单发或多发,生长迅速,病灶周围的脑水肿较原发颅内肿瘤为显著,特别是在早期临床症状不明显,其他检查也不易发现明显改变。脑电图常表现在弥漫性慢活动的背景上,肿瘤处可出现明显的局灶性 δ 波或 θ 波、懒波灶。有学者发现 3 例肺癌切除术后的患者,仅有轻微的头痛而临床神经系统检查、眼底检查等均无明显异常发现,颅脑超声波检查仅有 0.2 cm 左右的可疑移位,脑电图检查却显示在弥漫性慢波活动的背景上显著的局灶性慢波,经 CT 和手术证实为颅内转移瘤:在实践中发现,脑电图结合脑超声波检查对颅内转移瘤的早期诊断具有一定价值。

(二)脑脓肿脑电图

脑脓肿典型的脑电图表现是在普遍性不规则的 δ 波和 θ 慢波的背景上,有很慢的频率,有时甚至为 0.3 Hz,波幅可高达 500 μv 的 δ 波灶,脓肿中心部位可呈平坦波。脓肿部位或边缘双极法和三角定位时可见位相倒置。当脓肿累及大脑半球的后部时,病侧 δ 节律变慢减弱或消失。多发性脑脓肿常显示多数性慢波灶。幕上脑脓肿的脑电图定位诊断准确率可达 70%。

虽然脑脓肿约 1/3 有临床痉挛发作。但术前记录棘、尖波等痫性放电较罕见。术后约有半数病例有临床痉挛发作,此时,棘波、尖波等痫性放电的阳性率有所增加。

(三)颅内血肿脑电图

根据血肿发生的部位,可分为硬脑膜外血肿、硬脑膜下血肿、脑内血肿及后颅凹血肿,具有不同程度的脑电图特征。

1.硬脑膜下血肿

(1)弥漫性慢活动:可见于急性期或慢性期,但多见于急性期。急性颅内血肿大多数发生在伤后 24 h以内,且常合并有严重的脑挫裂伤,背景脑电图常呈现中—高波幅广泛性 δ 和 θ 波慢活动。

(2)局限性高波幅慢波:无论急性期或慢性期均可在血肿部位或患侧出现局限性高波幅 δ 波和 θ 波,其原因可能是血肿压迫引起周围脑组织水肿所致。

(3)局限性低波幅:有时在弥漫性慢波的背景上,血肿部位或患侧出现低波幅 δ 波或平坦波,另一种情况是在血肿部位或血肿侧出现懒波,这种局限性低波幅,在双极导联记录表现明显。这种电活动的减弱,可能与血肿本身无电活动和皮层与头皮电极之间距离增大等原因有关。

2.硬脑膜外血肿

硬脑膜外血肿的脑电图改变与硬脑膜下血肿相似。由于硬脑膜外血肿多见于严重头伤的急性期,且多见于颞部,故脑电图常在弥漫性高波幅慢波背景上出现以颞部为主的高波幅局限性 δ 波或局灶性低波幅 δ 波或平坦波。但须注意,有时广泛性慢波可能掩盖局限性异常。

3.脑内血肿与脑内肿瘤的脑电图改变相似

由于血肿周围脑水肿和血循环障碍,常在血肿部位及其附近出现局限性高波幅多形性 δ 波,少数病例可出现局限性 θ 波和局限性懒波。因合并有脑挫裂伤和颅内压力增高,通常都伴有弥漫性慢波的背景活动。

4.后颅凹血肿与幕下肿瘤的脑电图改变相似

有时在枕部可显示局限性慢波和 α 波减弱。小脑电图检查可显示病侧快波的减弱而出现慢波。但脑电图检查有时可无局限性改变。

(四)脑寄生虫病脑电图

脑寄生虫病中常见的有脑包虫病、脑肺吸虫病、脑囊虫病、脑血吸虫病及脑型疟疾,其脑电图改变与脑肿瘤的脑电图相似,大都有局限性慢波和弥漫性慢活动。

1.脑包虫病

主要为局限性慢波,若伴有颅内压增高时,常在弥漫性慢波的背景上有局限性病灶改变。半球表浅部位较大的包囊处可出现懒波或平坦波。有时可见发作性高波幅慢波、棘波和尖波等癫痫性放电。

2.脑肺吸虫病

常呈显著的普遍性慢波活动,有散在棘波和尖波,偶有暴发性两侧同步慢波。扩张型可有一个或多个局限性慢波灶,伴有颅内压增高时可出现弥漫性慢波。病程长短与脑电图改变的程度无关,而与脑部症状的严重程度成正比。脑电图的表现常随治疗后临床症状的好转而改善。

3.脑囊虫病

主要为弥漫性慢活动,局限性慢波灶,发作性慢波和棘波、尖波等。其异常率因型而异,脑膜脑炎型和脑瘤型异常率较高,主要为弥漫性慢活动,局限性发作或慢波。有的在弥漫性慢活动背景上有局灶性改变。单纯癫痫型者,半数以上的脑电图正常。本病脑电图的正常率较高可能系脑囊虫体积较小,只能将脑组织推移而很少直接造成破坏。只有在发生脑膜脑炎和颅内压增高时,脑电图才出现明显改变。

4.脑血吸虫病

急性型者常表现为普遍性不规则慢活动。慢性型者表现为局灶性慢波,或在弥漫性慢活动的背景上有局限性异常。可见棘波、尖波或尖慢波综合,呈散在性和发作性出现。

5.脑型疟疾

主要为波幅波动极大的普遍性慢活动,轻者可有。波频率、波幅的改变。部分病例可有局限性慢波,抗疟治疗多可见临床症状及脑电图迅速改善。

三、良性颅内压增高脑电图

良性颅内压增高,系由颅内静脉窦的引流受阻、内分泌障碍、肾上腺皮质激素治疗停药后及妊娠等多种原因所引起的视神经乳头水肿、颅内压增高等症状,而无局灶体征,脑脊液细胞和生化检查正常,多在数周至数年后自然缓解的一种疾病,又有假脑瘤症候群之称。脑电图表现主要为轻度异常,在弥散性慢活动的背景上有两侧同步出现高波幅δ或θ节律,有时呈发作性出现。频发的暴发性高波幅慢活动,对提示颅内压增高有重要意义,过度换气时可变得更加明显。

四、脑血管疾病的脑电图

近年来脑电图检查逐渐广泛地用于脑血管疾病。脑血管疾病急性期有90%的患者出现脑电图异常,但其改变程度不等,除弥漫性慢活动外,在损害部位还可有局限性改变。脑血管病脑电图的追踪观察,对于脑血管病的诊断和预后的判断以及与肿瘤等疾病的鉴别诊断均有一定的价值。

(一)脑出血的脑电图

1.大脑出血

多见于基底节、内囊附近的脑组织局部出血。脑电图改变:脑出血急性期的脑电图多呈普遍性异常,但以病侧更为显著。发病后48 h以内常以θ波占优势,随着脑水肿的加重,颅内压力的增高,多在3天后逐渐出现以δ波为主的慢波活动:与意识障碍的程度有一定关系,在组织有损伤的部位,出现局限性高波幅多形性δ波。

2.脑干出血

患者处于深昏迷状态,脑电图显示口节律,频率8～13 Hz,一般为低至中等波幅,以前头部额、中央区为显著,对听觉、闪光刺激、被动开睑及疼痛等刺激均无反应,称为α昏迷(α－Coma)。故凡具有深度昏迷而有α型脑电图者,结合临床表现应考虑有脑干(桥脑)出血的可能,但有时脑电图可出现低波幅快活动,若出血后合并弥漫性脑损害时,可见弥漫性慢波。

3.小脑出血

临床上无意识障碍者脑电图多为正常;亦有枕部和(或)颈部病侧α波频率变慢和出现慢活动,小脑电图病侧快波频率减慢或消失。部分病例。频率变慢,以8 Hz波为基本节律,伴有散在θ波和14～20 Hz快波。亦可因小脑内血肿及小脑出血灶周围水肿所致的小脑扁桃体疝压迫脑干,而使脑电图出现两侧低波幅快活动或弥漫性慢活动。

4.蛛网膜下腔出血

急性期脑电图表现为弥散性慢活动,随着临床症状的好转和意识的恢复,脑波频率逐渐加快,波幅逐渐降低。在出血后1～2天,在血管破裂的一侧可显示一侧慢波或以病侧为突出的弥漫性慢活动、病侧懒波。部分病例由于脑血管痉挛,颅内血肿,脑实质破坏可产生局限性δ波灶、懒波灶。这种改变对定位诊断有帮助,并为脑血管造影选侧提供客观的依据。

(二)脑梗死的脑电图

脑梗死是指局部的脑组织由于缺血性坏死、软化,包括脑血栓形成和脑栓塞。

1.脑血栓形成

(1)颈动脉系统血栓形成的脑电图改变:病侧α波频率变慢,波幅降低,懒波和在病侧额、颞、中央区持续性不规则高至低波幅δ波。压迫健侧颈动脉而加重。两侧颈动脉闭塞时可见全头部弥漫性多形性δ波和θ波,以前头部明显。

(2)大脑前动脉血栓形成的脑电图改变:双侧额部出现δ慢活动,以病侧波幅较高。

(3)大脑中动脉血栓形成的脑电图改变:病侧出现高波幅慢活动,以颞、中央最明显,健侧可正常。在恢复期主要为病侧。波频率变慢,波幅降低或懒波。

(4)大脑后动脉血栓形成的脑电图改变:病侧枕区。波减少,波幅降低,枕区局限性多形性δ波。

(5)椎－基底动脉血栓形成的脑电图改变:随闭塞部位不同,脑电图有不同的表现。高位脑干(中脑及下丘脑)受损,脑电图呈两侧或以病侧为主的发作性δ波或θ波。低位脑干(桥脑及延髓)受累,脑电图表现为低波幅快波。

2.脑栓塞

脑栓塞的临床症状与脑血栓形成相似,两者的脑电图改变也大致相同,其不同点是脑栓塞起病较急,引起脑部区域性缺血,缺氧及脑水肿的改变较明显,可有不同程度的意识障碍,故早期脑电图出现弥漫性慢活动,多以病侧为主,局限性病灶可被掩盖。随脑水肿的减轻与病情好转,病灶以外区域的慢波消失,更暴露出局限性异常,且脑电异常改变持续时间较长,最后脑波频率逐渐增快并趋于正常。

(三)短暂性脑缺血发作的脑电图

发作期的脑电图改变:颈动脉系统出现短暂性脑缺血发作时.轻者脑电图表现为病侧α波慢化出现7～8 Hz波,重者病侧额区、顶区出现δ波或θ波,甚至呈平坦波。颈总动脉压迫试验:如突然将患者头部抬高70°后压迫健侧颈总动脉时出现两侧广泛性δ慢活动,压迫另一侧却无明显改变。椎-基底动脉缺血发作时,常规脑电图检查多为正常,有时可见病侧或双侧枕颞部出现慢波,发作间歇期的脑电图多为正常。

(四)高血压病的脑电图

高血压病者如无其他合并症,脑电图多为正常。但高血压患者有脑部症状者,脑电图常有改变,一般为α波频率变慢,波幅降低,不规则出现和较多的β活动。长期高血压而合并有脑损害者可出现慢波。高血压脑病者,出现弥散性高波幅慢波和尖波。在高血压脑病的发作中,病员出现意识模糊时,脑电图出现弥散性δ活动,由于合并脑梗死出现肢瘫者,脑电图可出现局限性慢波灶。

(五)脑动脉硬化的脑电图

轻度脑动脉硬化一般不显示脑电图异常改变,但脑动脉硬化发展至呈现各种神经症状或精神症状时,脑电图变化主要为α频率变慢,呈8 Hz的α节律。动脉硬化的程度愈明显,α频率愈慢,甚至可呈7～8 Hz α节律,α节律可呈低波幅泛化;少数病例可表现为低波幅快活动,出现弥散性慢波θ和δ波,以前头部额、中央、颞区为明显。动脉硬化性痴呆患者α节律减少或消失,脑电图呈现弥漫性θ活动甚至δ活动。

五、偏头痛的脑电图

脑电图改变:成人脑电图的异常率较低,儿童期患者的异常率较高。常见的异常为普遍性或发作性θ和δ慢波,以及散发性或发作性棘波、尖波和棘慢波综合,过度换气和闪光刺激更为明显。

脑波失律型偏头痛或失律性偏头痛:有学者报告偏头痛患者出现暴发性高波幅慢波,可伴有棘波、尖波、棘慢波综合,过度换气诱发可增强,过度换气停止后可较长时间持续存在。这类偏头痛患者,用麦角胺制剂治疗无效,用抗癫痫药可使临床发作和脑电图异常改善。

六、颅内炎症和脑病的脑电图

(一)颅内炎症的脑电图

颅内常见炎症是由病毒、细菌等感染引起的脑膜或脑实质弥漫性损害。脑电图改变与感染的病程及病情变化有良好的平行关系。脑电图检查对本病临床诊断有一定价值。通过追踪观察对了解病情变化,指导治疗和预后估计都有一定帮助。

1.脑膜炎的脑电图

脑膜炎可分为病毒性、化脓性、结核性和霉菌性等多种,以化脓性和结核性脑膜炎较常见。因脑实质受累较脑炎为轻,在早期或病情较轻时,脑电图变化一般也较轻,表现为α节律不规则出现低波幅慢活动,过度换气时可出现高波幅慢活动。急性期脑电图常持续出现弥漫性高波幅δ活动或θ活动。化脓性脑膜炎异常程度常较病毒性脑膜炎和结核性脑膜炎为重,而流行性脑脊髓膜炎(简称流脑)与化脓性脑膜炎相似。急性期多呈广泛性高波幅δ波。小儿常较成人突出。临床上表现有痉挛发作者可出现棘波、棘慢波综合等痫性放电。脑电图出现局限性慢波时,须注意是否有脑脓肿或结核瘤的存在。一般经过治疗后,随临床症状的恢复,脑电图可迅速恢复正常,提示预后良好。但也有持续存在异常者,主要为发作性慢波和棘波,提示预后较差。

2.脑炎的脑电图

脑炎的病因繁多,大多为病毒感染所引起脑实质的损害,现将由普通病毒等引起的普通脑炎和特殊病毒引起之脑炎加以介绍。

普通性脑炎:包括各种传染病时的脑炎,散发性脑炎等。

脑电图改变:脑电图异常出现率很高,国内已报告1099例脑炎的脑电图,异常率为78.75%～100%。急性期脑电图主要表现为α波减少、频率减慢,散在θ慢波,最后形成4～7 Hzθ波为其基本频率。病情较重时则表现为弥漫性高波幅δ波和θ波。临床痉挛发作者的脑电图易出现棘波、尖波、棘(尖)慢波综合及发作性慢波。部分病例尚可见到周期波。病情极重时可出现暴发性抑制或平坦活动。一般来说脑电图的表现和病理改变的严重程度和临床症状之间有一定的平行关系。临床症状愈重,脑电图异常率愈高,异常程度愈明显,伴有意识障碍的脑炎,脑电图几乎100%为异常,且意识障碍愈重,脑电图异常愈明显,若经治疗后病情不再发展,临床症状和体征消失,弥漫性和局限性慢波可逐渐消失,α节律逐渐恢复,病员恢复正常。故脑炎患者重复记录脑电图不仅有助于诊断,而且对脑炎的病变程度和预后,也有一定的参考价值。

鉴别诊断要点:脑炎脑电图可在脑部病变最严重部位出现局限性慢波。有时这种局限性慢波呈游走性出现,时而这侧为重,时而另一侧为重。这种局限性改变随着治疗好转亦逐渐得到恢复,此点可与颅内占位病变的脑电图改变相鉴别。

3.特殊脑炎

(1)单纯疱疹病毒性脑炎:系单纯疱疹病毒引起的大脑弥漫性病变,尤以额、颞叶为主,常以一侧为重、主要病理改变是脑组织水肿、出血、坏死.神经细胞内有包涵体存在,故又称急性坏死性脑炎或包涵体脑炎。

脑电图改变:主要表现为弥漫性活动的背景上常显示局灶性δ波或θ波,以额叶、颞叶为显著。有周期性异常波出现,如周期性尖波、周期性高慢波和类周期的尖慢波综合波。有人认为这种周期性波出现于发病后第2～15天,其后尽管临床症状无改善也可自行消失,这一点与亚急性硬化性全脑炎的周期性波不同,后者尽管周期性波出现频率逐渐减少,但可长期持续存在。Miller和Coey报道3例,在弥散性慢活动的背景上发生局限性单个慢波或有规律的周期性尖波,α节律消失。Upton和Gumpert指出在发病后的2～15天,在弥散性慢活动的背景上发生三相复合波而以后不再出现。

(2)亚急性硬化性全脑炎(subacute esclerosing paneneephalitis,SSPE):又名亚急性包涵体脑炎,是一种慢病毒感染,目前多认为是麻疹病毒引起的一种亚急性或慢性中枢神经系统感染。

脑电图改变:以周期性异常波的出现为其特征。其形态为周期性高波幅慢波,波幅100～600 μV之间,2～4 Hz波所组成的双相或多相综合波,综合波有时可有尖波成分。呈两侧同步性暴发出现,持续时间0.5～3 s,一般称之为亚急性硬化性全脑炎综合波(SSPE－Complex)。两个周期波之间隔,随病程的进展而缩短。通常为4～60 s,多数为5～20 s,SSPE综合波在全头部均可出现,但常以前头部较显著。在本病早期,基本脑电活动无明显改变,但随着病情的进展,α波逐渐解体,频率变慢,波幅降低,出现θ慢活动和棘波、尖波。第二期周期波最明显,第三期周期波减少,第四期可完全消失。基本节律完全解体,出现不规则的低平波或暴发性抑制。声、光等外界刺激、过度换气有时可诱发出周期性综合波。

鉴别诊断:SSPE之周期波与单纯疱疹性脑炎的周期波虽相似,但有明显的不同。单纯疱疹性脑炎周期波的周期较短(为1～5 s),于发病2～15天后常呈局限性出现,而本病周期较长(为5～20 s左右),多为广泛性出现,在早期患者还没有智力减退及肌阵挛时,脑电图即可出现SSPE周期波,且在相当长的时间内都可见到。

(二)脑病的脑电图

脑病是指由多种病因,如中毒、缺氧、放射性损害、免疫反应和物理因素等所引起的一类脑部弥漫性损害的大脑疾病。脑电图可反映致病因子对脑机能的影响及程度,脑部病情的演变及归转,因此可作为观察治疗效果及判断预后的客观指标之一。

1.中毒性脑病的脑电图

(1)一氧化碳中毒:一氧化碳在空气中浓度超过 30 mg/m3 时即可引起中毒。一氧化碳与血红蛋白结合成碳氧血红蛋白,从而造成低氧血症和脑组织缺氧。脑电图改变:主要为普遍性高波幅慢活动,以额或额颞区为明显,呈持续或长程出现。意识恢复后,这种慢活动可持续数天,持续时间的长短与中毒程度和昏迷时间的长短有关。异常波可能不对称或局限性出现。老年人的神经系统后遗症和持续的脑电图异常更常见。虽然大多数病例的脑电图异常在中毒后 1~2 周内消失,但有些病例即使临床症状恢复而脑电图异常仍可持续存在,严重者可出现平坦波。在深昏迷的患者中,即使患者经过治疗以后可能恢复,但脑电图异常可持续存在更长的时间。一般患者的脑电图异常在 1~2 周内恢复正常,提示预后良好。少数患者呈去大脑皮层状态或痴呆状态者,慢活动长期不消失。α 节律不恢复,提示预后不良。

(2)药物中毒:药物中毒性脑病可因中枢神经系统对药物的过敏、过量及药物本身代谢作用等造成。常见的药物有苯妥英钠、巴比妥、异烟肼、青霉素、链霉素、阿的平、利血平、酒精等。

脑电图改变:由药物中毒所致的脑病,以大脑两半球弥漫性损害为主,故脑电图改变亦为两侧弥漫性表现,轻者基本节律不规则,α 频率变慢,θ 波增多。重者为弥漫性慢活动。脑电图异常程度与中毒程度和意识障碍有关。多数病例在停止给药并给予适当处理后,随临床症状的改善脑电图亦逐渐恢复。急性巴比妥中毒,脑电图显示弥漫性 θ 及 δ 慢波,且有高波幅快波。苯妥英钠中毒:轻者 α 波频率变慢,重者出现弥漫性高波幅 θ、δ 慢波。阿的平中毒:意识模糊或谵妄时脑电图显示弥漫性慢活动。异烟肼中毒:脑电图弥漫性慢波,可呈中至高度异常。锂盐中毒有意识障碍时,脑电图呈普遍性 4~6 Hz 波。酒精中毒:显示普遍性低波幅 θ 活动,以额部为明显。β 活动增多,严重酒精中毒患者有意识障碍或昏迷者,脑电图呈高波幅 δ 波,持续性或暴发性出现。在有中毒性痉挛发作者,脑电图可出现棘波、尖波、棘慢波综合等痫性放电。

(3)重金属中毒:多系工业中毒,常见的有铅、汞、锰、砷等,大多以慢性中毒的形式出现,造成各种中毒性脑病。不同种类的金属中毒其病理改变不同,脑电图改变亦有差异,主要表现为 α 波减少或消失,普遍性慢波增多,过度换气时更为明显。伴有癫痫发作者可出现棘波、尖波、棘慢波综合等痫性放电。通常脑电图异常程度与中毒的程度有一定的平行关系。铅中毒:显示高波幅不规则慢活动;砷中毒:昏迷患者为普遍性慢活动。局限性癫痫患者有局灶性或普遍性棘波、尖波和棘慢波综合等发作波。

2.缺氧性脑病的脑电图

脑神经细胞对缺氧十分敏感,在胎儿期母亲缺氧性疾患(如癫痫、心脏病等),在分娩时各种原因的新生儿窒息等,均可使之蒙受缺氧性损害,而生后多有智能发育不全等表现。在儿童及成人中造成缺氧的原因繁多,如心跳或呼吸骤停、心肺功能不全、麻醉意外等,均可因缺氧导致脑损害。

(1)高空及高山性缺氧性脑病:一般在 1 500 m 以下脑电图无明显改变,500~3 000 m 时脑电图"活化"表现,即 α、β 波幅升高。在 5 500 m 以上时可出现 6~7 Hz θ 慢波。若不及时给氧及并增高气压,受检者可进入昏迷状态,脑电图出现弥散性高波幅 δ 波,最后出现平坦波。

(2)慢性低氧血性脑病:造成慢性低氧血症的原因很多,常见的是先天性心脏病、各种严重贫血等。

先天性心脏病的脑电图改变:主要为普遍性慢活动,以 θ 波为多见,以前头部(额、中央)为显,有时慢波成群出现。其异常出现率较高,尤以发绀型为突出,严重的发绀型脑电图可呈现中至高波幅弥漫性占活动或弥漫性 δ 和 θ 混合慢活动。Shev 和 Robinson 报道发绀型心脏病儿童中 85% 有脑电图异常;非发绀型心脏病的儿童,47% 有脑电图异常。Ralyanaram 等发现发绀型心脏病儿童的 78% 和非发绀型心脏病儿童的 70% 有脑电图异常。JohnK 等提出先天性心脏病儿童脑电图异常的出现随年龄的增长而增加,并发现异常脑电图儿童多数有局灶性或发作性棘波和尖波等,而不是弥漫性异常。

重症贫血脑电图改变:一般来说,慢性贫血时脑电图无明显改变,再生障碍性贫血及其他原因引起的贫血亦可引起低氧血症脑电图改变,大多数出现 θ 慢活动的轻度增多,恶性贫血大多数显示弥漫性 θ 慢活动,有的为 θ 波和 α 波的混合性慢活动。有时慢活动可出现不对称和局限性 δ 波,恶性贫血的脑电图异常改变不仅由于贫血的原因,而且更重要的是由于脑代谢障碍所引起。因此,其脑电图改变较一般贫血者更为明显,异常的发生率更高。脑电图的改善一般与临床症状成平行关系,如系维生素 B12 缺乏所致恶性贫血者经维生素 B12 治疗后,脑电图可有显著的改善,一般在一周左右开始恢复,有的几周内可恢复正常。

3.放射性脑病的脑电图

放射性脑病在战争时期可见于核爆炸后。平时通常是由于工业事故和医疗上的放射治疗等所引起。

脑电图改变:病情轻者可表现为正常或 α 节律变慢为 7～8 Hz,θ 活动较多,以头前部为明显。严重者出现弥散性 θ 活动,甚至高波幅的弥散性 δ 活动。在头部放射性照射可出现局限性慢波。我们曾对鼻咽癌放射治疗后的放射性脑病进行脑电图检查,脑电图表现为 α 波频率变慢为 7～8 Hz,θ 活动较多,以头前部为明显,有时成群出现。一侧颞区出现中等波幅 δ 波,在停止照射并经适当治疗后,临床症状及脑电图改变均可减轻,一侧颞区 δ 波可减轻或消失,这与脑肿瘤的脑电图异常呈进行性加重不同,以帮助鉴别。

4.代谢性脑病的脑电图

无论是肝炎、肝癌或其他原因引起的肝病变所致的肝性脑病,其脑电图改变大致相同,与原发病无关,而与意识状态呈平行关系。脑电图主要变化为左右对称的弥散性慢活动以额区占优势。随着肝性脑病意识状态的变化,可将脑电图变化分为五期(图 6-45)。

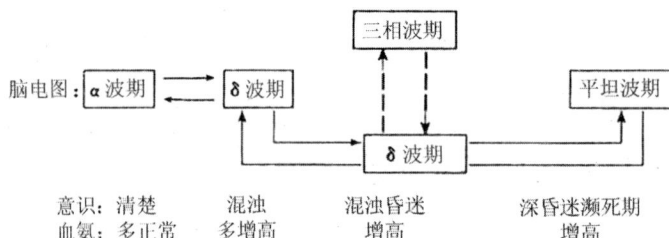

图 6-45 肝性脑病脑电图与意识血氨的关系

α 波期:α 节律变慢,频率可慢至 7.5 Hz。α 波指数减少,α 波不规则。α 节律变慢是肝昏迷在脑电图中的最早反映,此时患者多意识清楚,血氨正常。

θ 波期:脑电图表现普遍性 4～7 Hz θ 活动,可问有少数 α 波和 θ 波,此时患者多有意识障碍,常表现意识混浊,血氨多增高。

三相波期:在 θ 波和 δ 波慢活动的背景上出现三相波。通常两侧对称同步出现,以额、中央区为明显,典型的三相波多为 1.2～2.7 Hz 节律波,此时患者多处于浅昏迷,进入深昏迷期后三相波多消失,三相波有时亦可见于深昏迷患者开始恢复的过程之中,意识清楚后三相波即消失。一般三相波出现时血氨增高,但单纯血氨增高而无意识障碍者不出现三相波。因此认为严重肝机能损害而同时伴有意识障碍是出现三相波的必要条件。

δ 波期:表现为弥漫性高波幅 δ 波,少数有 θ 波。此时患者处于深昏迷状态。

平坦波期:δ 波的频率变慢,波幅逐渐降低至平坦波型。此时患者处于极度深昏迷的濒死状态,血氨增高。

鉴别诊断要点:主要通过肝性脑病脑电图的诱发试验来鉴别。对肝性脑病有特异性的是三相波的出现。但三相波仅在肝性脑病的某一短期内出现,因此对疑有肝性脑病或须与其他疾病相鉴别时,可作氯化铵负荷试验。因血氨增高是肝脏机能障碍所特有的表现,又是引起肝性脑病中脑电图改变的重要因素之一,故氯化铵负荷试验是肝性脑病特异的诱发方法。口服法:按每千克体重 0.05 g 氯化铵口服,服后在安静、闭目、觉醒状态下做 3 h 的脑电图记录,并在服药前后 30～60 min 测定血氨含量。静脉注射法:按每千克体重以 20%氯化铵溶液 1 ml 计算,在 5 min 内缓慢静脉注入,脑电图记录与口服法相同。并在注射前 10 min 及注射后 25 min 分别测定血氨含量,上述两种方法均使血氨含量增高,以观察脑电图的变化,其结果判断如下。

(1)阴性:负荷试验后脑电图无明显改变。

(2)弱阳性:基本波的平均频率减慢,未见明显慢波。

（3）阳性：诱发出负荷试验前没有的θ波或使原有θ波明显增多。

（4）强阳性：诱发出实验前没有的δ波或使原有δ波明显增多。一般负荷试验前为α波者诱发效果较差，从试验前为θ波或δ波者诱发阳性率高，有时也可诱发出三相波，负荷试验中血氨增高者诱发效果大。

5.尿毒症性脑病的脑电图

尿毒症性脑病的脑电图异常率很高，可高达80％～100％，其脑电图改变与肝性脑病等代谢性脑病大体相似。主要表现为基本节律变慢和广泛性慢活动。有时以前头部为主，呈发作性出现，可见棘波、尖波等癫痫性放电，光、声刺激可诱发出发作性高波幅慢波和棘波、尖波等癫痫性放电，过度换气可使慢波增多。脑电图的改变可先于脑病症状，此点可作为尿毒症性脑病的早期诊断依据之一。尿毒症性脑病的脑电图改变与意识障碍有关。意识障碍愈重，脑电图异常率亦愈高，程度愈重，当有显著的意识障碍时可出现弥漫性δ活动。故脑电图检查也可作为尿毒症的病情经过、治疗和预后判断的参考。

6.透析性脑病的脑电图

尿毒症常用人工透析进行治疗，快速纠正尿毒症症状时引起一系列神经系统障碍的临床症侯群出现，头痛、恶心、呕吐、惊厥、精神错乱状态、兴奋状态等称为透析性脑病或失平衡综合征。此时脑电图亦有一过性异常，主要为基本节律慢化，α频率变慢，α波指数减少，θ波或δ波增多，甚至广泛性高波幅δ波。有时慢波呈发作性出现，还可出现棘波、尖波。这种脑电图异常改变常在透析开始后3 h内即可出现，且要在透析停止1～2天后才能恢复到透析前状态。在透析中，所以出现临床及脑电图变化，系由血中非蛋白氮等迅速下降，血浆渗透压降低，而脑组织及脑脊液中的非蛋白氮因血脑屏障之阻隔下降速度转慢，在血液与脑脊液之间形成浓度梯度差，水从血中向脑组织、脑脊液内转移，产生脑水肿和颅内压力升高的缘故。因此脑电图可作为透析时脑内动态观察的客观指标之一。

7.肺性脑病的脑电图

以弥散性异常为其特点，主要表现为α不规则，α波变慢为7～8 Hz，弥散性δ波或θ波，以额部为著，可有一侧偏重。萧启风等报告29例肺性脑病的脑电图，发现肺性脑病的脑电图以弥散性改变为其特点，可有一侧偏重，也可见三相波、尖波及尖慢波综合波，并发现重度异常病例，O_2分压均在4.67 kPa（35 mmHg）以下，显示严重缺氧，而CO_2分压增高程度与脑电图异常无密切关系，说明脑电图异常的产生与缺氧关系较为密切。

8.亚急性海绵状脑痛的脑电图

亚急性海绵状脑病又称皮质－纹状体－脊髓变性病。

脑电图表现：本病脑电图表现具有特征性。早期主要为α波解体，背景脑电图为δ波等慢活动。随着病情的进展，智能障碍及意识障碍越来越明显，可见肌阵挛。此时，脑电图弥漫性慢波变得越来越显著。亦可见左右不对称或局限性改变。到中晚期（甚至早在病程第二周）可出现具有特征性的周期性同步性放电。发作波多为高波幅，平均100 μV左右，3～5 Hz的尖波和棘波，因此，有人把这种发作波描述为慢棘（尖）波或棘（尖）慢波综合，广泛性同步，星间歇性或连续性出现。每次发放持续20～40 s，每次发放的间歇期可长达数秒至数十秒，发放间的背景波常为低波幅不规则慢波或规则θ波，外界的刺激对周期性、同步性发作波发放几乎不造成影响。

在病程的终末期，多数病例之周期性同步性发放的周期延长，波幅逐渐降低，在间歇期脑波完全为平坦型。在睡眠中周期性发作波可暂时消失。关于这种周期性脑波发放的机理尚无定论。多数人认为系脑干网状结构上行投射系统在脑干上部的某处受损产生的皮层性电位。

鉴别诊断：周期性同步性发放亦可见于亚急性硬化性全脑炎（SSPE），但其尖波和慢波发放的周期较长，常为数秒发放一次，发作波成群出现，且其背景脑波为平坦波，这些特点均与本病不同，可资鉴别。

七、颅脑损伤的脑电图

颅脑损伤常可引起一过性或较长时间的脑电图改变，其异常的程度一般与损伤的程度和临床经过之间有较明显的关系，故脑电图检查对伤情的判断、损伤部位的定位、有无并发症、预后以及医学鉴定等都有一定的价值。

（一）闭合性颅脑损伤的脑电图

1.轻型颅脑损伤

系指单纯脑震荡，为颅脑损伤中最轻的一型。

脑电图表现：动物实验性脑电图观察，伤后立即出现较高波幅的快波，然后脑波低平，正常节律消失，约10～20 s后出现弥散性δ波，其后出现θ波，常在短时间内即可恢复。患者受伤后脑电图可见低一高波幅的快波，其后出现弥散性δ波或θ波。随病情好转，脑电图一般在几小时或1～2天内恢复正常。少数患者出现较多的散在性慢波，在伤后1～2周内才恢复。脑电图迅速恢复正常，表示伤情较轻，预后良好，临床上一般无后遗症。

2.中型颅脑损伤

系指脑挫裂伤。脑电图改变：主要为脑损伤部位和对冲伤部位的局灶性异常和脑整体对外伤反应的普遍性异常。普遍性改变主要为α波不规则，α波减弱或消失，广泛性基本节律慢波化6～7 Hzθ波，弥漫性高波幅θ波和δ波，以损伤侧占优势。一般来说，随着临床症状的恢复，慢波逐渐减少，α节律逐渐恢复，但伤后3～7天有暂时性慢波增多的倾向，这可能与外伤后脑水肿有关。普遍性改变一般于几周或1～2个月之后消失。局限性异常轻型可见局限性α波减少，局限性快波减少（慢波灶）。较典型的局灶性异常是出现于损伤部位的δ波或θ慢波灶，小儿多为δ慢波灶。局灶性慢波不仅见于外伤部位而且还可见于对冲性损伤部位，有时在同一患者的脑电图中可见到两个以上的慢波病灶。损伤部位的局灶性慢波，多数是在伤后一过性出现，依脑损伤程度不同而恢复情况不一，一般在1～3个月内消失。否则说明损伤程度较重，慢波灶如久不消失或消失后复发，应进行追踪观察，排除并发症如颅内血肿或脑脓肿。如局限病灶显示癫痫放电，则预示有外伤性癫痫，或今后有发生外伤性癫痫的可能性。

3.重型颅脑损伤

包括广泛性脑挫裂伤、脑干损伤及颅内血肿等情况。脑电图改变：重型颅脑损伤后立即有严重的意识障碍，受伤初期通常处于严重抑制状态，显示普遍性低波幅或平坦波。随着脑机能的恢复，逐渐出现弥漫性δ慢波。严重的普遍性慢活动常常掩盖脑损伤部位的局限性异常。随着意识障碍的逐渐恢复，脑水肿、大脑抑制过程的消退，以及伤情的好转，弥漫性慢波逐渐减少，而损伤部位的局灶性慢波逐渐明显起来。严重颅脑损伤局部的脑电图变化主要为局限性慢波增多，呈单灶或多灶。合并有上位脑干损伤时，可见双侧同步的发作性慢波，低位脑干损伤时可呈去同步化的表现，出现低波幅快波。普遍性异常改变通常在数周至数月后可基本恢复正常，局灶性改变，可持续数周、数月，甚至长时间存在。

一般损伤愈严重，脑波的频率愈慢，持续的时间也愈久。脑电图的好转与临床症状的恢复呈平行关系，但有时临床上已有好转而脑电图异常仍然存在，或脑电图恢复正常而临床上无好转，这种矛盾现象是预后不良的征象。

（二）开放性颅脑损伤的脑电图

颅骨与硬脑膜破损、脑组织直接或间接与外界相通时，称为开放性颅脑损伤。在平时可因头部遭受锐器或钝器打击致伤，战时则多系火器贯通伤。锐器伤多无意识障碍，一般仅见损伤局部和附近的局限性δ波或θ波灶，α波活动变慢或抑制，很少引起普遍性改变。钝器伤除着力部位有局部脑损伤外，并伴有脑的弥漫性损害，脑电图改变既有局灶性，脑波变慢或抑制，局限性的δ或θ波，也有广泛性的慢活动。贯通伤：脑电图亦有普遍性的快活动或广泛性的δ慢活动。受伤局部或其周围可见α波变慢、波幅降低或局灶性抑制和局灶性低波幅慢活动。伤后出现广泛性快活动或高波幅棘波、尖波，表示预后不佳，可能发生外伤性瘫痪，当合并感染时，因炎性反应和局部血流改变，脑电图异常逐渐加重，出现局限性慢波，或局限性病理波消退后又重新出现，可能发生脑脓肿。弥漫性脑电图异常改变多在2～3个月内消失，局灶性异常可长时间存在。

（三）脑外伤后综合征和后遗症的脑电图

脑外伤后综合征：常系指颅脑外伤后一段相当长的时间，病员仍有头痛、头晕、眩晕、记忆力差、精神不集中、疲乏和失眠等自觉症状,但常无阳性神经体征。脑电图检查多为低波幅快活动,部分病例可见α波不规则,α波调节、调幅和反应性差,θ慢波较多。这种改变属一般性轻度的脑波改变,应结合患者的具体情况进行分析,有一定的参考价值。另一种是比较严重的器质性后遗症,如脑挫裂伤后遗症、偏瘫、失语、痴呆、精神障碍等,脑电图可出现弥漫性或局限性慢波和懒波灶等。此种情况应注意与慢性颅内血肿鉴别。颅脑外伤后脑膜瘢痕、粘连、脑萎缩等可引起外伤性癫痫。外伤性癫痫的脑电图90%～95%为异常,主要表现为病灶部位的局限性慢波、棘波、尖波和棘慢波综合等痫性放电,脑电图检查对外伤性癫痫的诊断和癫痫灶的定位,均有很大价值。

(四)颅脑外伤的鉴定

(1)颅脑外伤脑电图的改变比临床表现敏感些,可作为更客观的指标,但不应单凭脑电图作结论,应结合临床全面考虑。

(2)颅脑外伤几天后所作脑电图比外伤几小时后脑电图价值大。因伤后几小时大多数有异常,并不能说明预后。伤后几天若脑电图正常或轻度异常,则说明预后好,若此时仍有显著改变,说明需要长时间才能恢复。

(3)1月内脑电图正常者表明损伤较轻,并可能无脑挫伤。2～6个月内正常,表明可能损伤较重。6个月以后仍为异常,表明损伤严重。

(4)3～6月后脑电图仍有一侧性或局限性慢波或懒波灶等,特别是同时后遗有偏瘫、失语、痴呆、精神障碍等,表明有较严重的脑器质性损伤或较严重的脑器质性后遗症;此种情况还应与慢性颅内血肿鉴别。

(5)脑电图出现局限性慢波和棘波、尖波、棘慢波综合等痫性放电时,则应考虑可能有外伤性癫痫。

(6)颅脑外伤后有持久性脑外伤后综合征患者中,若脑电图检查有局限性异常改变,说明有大脑的器质性损伤。

(7)外伤后可能较长时间有局限性脑电图改变,不能说明以后不会恢复。若患者有严重神经精神症状而脑电图正常为"倒错现象",则预后不佳。

八、电击伤的脑电图

脑电图的异常程度与电击伤的严重程度有关。电击伤愈严重,昏迷时间及临床症状持续时间愈长,脑电图异常变化也愈大。轻者脑电图改变主要为α节律变慢和波幅降低。一般在10～12天脑电图恢复正常。较重者可见α波减少或消失,中波幅θ波增多,以头前部额、中央、颞为明显,有时θ慢波成群出现,可持续数月后逐渐消失。严重的电击伤病员处于昏迷状态,脑电图表现α波消失,出现弥漫性高慢波活动或局限性脑电图异常改变,有的患者持续处于昏迷状态,脑电图出现低波幅8～9 Hz α样波,以头前部额,中央区为明显;对光、声、被动睁闭眼、疼痛等刺激均无反应,为α波昏迷(α—Coma)。

九、变性与脱髓鞘性疾病的脑电图

变性与脱髓鞘性疾病系一组病因尚未明确的、以神经系统变性和脱髓鞘为主要病理改变的疾病。其病种繁多,现择其主要者叙述如下。

(一)多发性硬化的脑电图

脑电图改变:主要表现为弥漫性5～7 Hz θ慢波、以前头部占优势。有时可见一侧性或病灶性慢波,少数患者可有棘波等癫痫性放电。在急性期临床上有广泛的大脑机能障碍,症状严重时,脑电图异常阳性率较高,异常程度较重,脑电图表现为弥漫性高波幅δ波,有时可见病灶性的慢波。经治疗或自然缓解后,在缓解期阳性率低(为36%左右)。异常程度较轻:主要为背景脑波不规则,弥散性θ慢波增多,以前头部占优势。

(二)弥散性硬化的脑电图

脑电图改变:主要为正常节律消失,普遍性不规则的慢波,随病情的进展可出现高波幅δ波,发作性高波幅慢波和多数性棘波及棘慢波综合。

（三）震颤麻痹的脑电图

震颤麻痹又名帕金森（Parkinson）综合征，是一种锥体外系的慢性进行性疾病。

脑电图改变：主要为α波减少或消失，快波频率变慢为 14～20 Hz 左右连续出现。慢活动θ、δ增多；以 5～7 Hzθ波为多见。少数病例可出现一侧性或局限性慢波。但须注意脑电图所见的慢波波律与震颤频率一致者，应疑是伪迹。

（四）肝豆状核变性的脑电图

肝豆状核变性又称 Wilson 病，系由铜代谢障碍引起的肝脏和脑豆状核变性。

脑电图改变：多数病例可见脑电图异常，主要为广泛性慢活动，有时可以一侧性或局限性出现，高慢波呈发作性出现，少数可出现棘波、尖波。肝豆状核变性患者的亲属中，也可见有脑电图异常。在患者的某些同胞兄弟姐妹中，虽有铜代谢异常而无临床症状，其脑电图仍可有异常表现。

（五）结节性硬化的脑电图

脑电图改变：主要为在弥漫性慢活动的背景上可见单个或多个慢波灶或棘波、尖波灶，有时可见发作性高波幅慢波和棘、尖波等癫痫性放电及高度失律。

（六）急性播散性脑脊髓炎的脑电图

脑电图改变：主要为弥漫性慢活动，以双额区为明显，有时两侧不对称。少数患者可出现周期性尖波。弥漫性慢波常随临床症状的改善而逐渐恢复，但脑电图的恢复较临床症状为晚，在临床症状消失后脑电异常仍可存留一段时间。

十、内分泌和代谢性疾病的脑电图

（一）甲状腺疾病的脑电图

1. 甲状腺机能亢进

主要为α波频率增快，12～13 Hz，β快波明显增多，频率为 15～30 Hz，以额、中央区为明显，波幅增高通常为 30～45 μV。亦可出现散在及发作性慢波、尖波、棘波、棘慢波综合等。但我们认为α波频率增加，快活动增多是甲状腺机能亢进较为特异的改变。因此，分析甲状腺机能亢进的脑电图时，应注意排除药物影响及肌电干扰所产生的快波。

2. 甲状腺机能减退

呆小病显示低波幅慢α节律。按年龄来说，波频率较慢，为大脑成熟不全的倾向，α节律大多不稳定。对生理刺激反应不明显。常见 3～7 Hz 低波幅慢活动和中等波幅 6～7 Hzθ节律呈发作性出现。脑电图出现与智能障碍程度相一致的慢波。黏液性水肿时其脑电图表现与甲状腺机能亢进时相反，α频率减慢 8～9 Hz，α波指数减少，波幅降低。睁闭眼无明显反应，普遍性低波幅慢波。经甲状腺素治疗后，脑电图可随之改善，波幅增高，α波逐渐恢复正常。

（二）甲状旁腺机能低下的脑电图

因病因不同其表现各异。手术损伤甲状旁腺引起者，主要为α波减少或消失，呈现弥漫性和发作性θ波和δ波。有时可见棘波、尖波、棘慢波或尖慢波综合。过度换气可增强异常表现。下丘脑内分泌中枢的机能障碍引起者，脑电图呈现阵发性高波幅δ波，故临床上易误诊为癫痫，但抗痉挛药物不能使脑电图及临床症状改善。而用钙剂治疗使血钙恢复正常时，脑电图及临床症状可改善或消失，这点可足以鉴别。原因不明者脑电图多为正常或轻度异常，过度换气可诱发暴发性θ波。

（三）肾上腺皮质机能障碍的脑电图

1. 肾上腺皮质机能亢进

它可表现为皮质醇增多症（Cushing 综合征），原发性醛固酮增多症及嗜铬细胞瘤等数种疾病。

脑电图表现：可见弥漫性高波幅 5～6Hz θ活动或高波幅快波。

2. 肾上腺皮质机能减退

它在临床上以慢性肾上腺皮质机能减退所致的爱迪森病为常见。

脑电图检查:主要为 α 波频率变慢 7~8 Hz 或弥漫性 5~7 Hzθ 活动,以额区为著,在严重的病例和危象发生时,脑电图表现为弥漫性中等波幅之慢化 α 节律,过度换气时有明显慢波化的倾向或弥漫性高波幅 θ 和 δ 活动。可的松治疗可导致脑电图的迅速改善。去氧皮质酮 DOCA 治疗,即使临床状态改善,有时脑电图也可恶化,治疗前本来变化不大的脑电图可见慢波增加,并能提高过度换气的敏感性,这可能与用 DOCA 时引起水代谢障碍所致的轻度脑水肿有关。

(四)下丘脑—垂体性疾病的脑电图

1.尿崩症

一般无明显改变。但有时显示轻度 θ 慢波增多或广泛性低波幅快活动,以中央区为明显,不受睁眼、光刺激和过度换气等的影响。

2.垂体前叶机能亢进症

此病若见于儿童期即发生巨人症,若出现于成人期则发生肢端肥大症。多为垂体嗜酸性细胞瘤所致。

脑电图改变:肿瘤所致之本症,若肿瘤较小,仍在鞍区时,脑电图无明显异常改变;若肿瘤发展到鞍外,侵及三脑室底部或下丘脑时可见。波频率变慢和出现高波幅两侧同步的 θ 波,有时呈发作性出现,过度换气可增强。

3.产后垂体前叶机能减退综合征(席汉综合征)

多为弥漫性慢活动或广泛性高波幅慢波。

(五)性腺分泌异常的脑电图

1.月经及月经周期异常

月经开始时脑电图显示 α 波频率变慢,月经过程中可见轻度 θ 慢波增多,β 节律减少。

月经周期异常可由下丘脑、垂体及卵巢等病变引起,可表现为无月经或无排卵周期及不孕等。

脑电图改变:异常率较高,主要表现为发作性慢波、棘慢波综合和 6 Hz 和 14 Hz 阳性棘波。有些人的睡眠脑电图亦有改变,如睡眠纺锤波幅增高,可达 100 μV 以上,频率减慢多为 9 Hz,称慢纺锤波或睡眠纺锤波缺乏。

2.绝经期综合征

指女性更年期自然绝经所致综合征,又称更年期综合征,脑电图改变,主要为弥散性 δ 波或 δ 波和快波的混合波。

3.妊娠中毒

主要为普遍性高波幅快活动,有子病者脑电图异常率更高,可达 65% 左右,可出现棘波、尖波等痫性放电。

(六)糖尿病的脑电图

单纯的高血糖一般不引起脑电图的改变。青年型糖尿病伴有腱反射消失等神经症状脑电图异常较多,主要为不规则的慢活动。小儿糖尿病几乎均属于所谓幼年型,脑电图的异常率较高,有学者报告可见两侧阵发性 θ 波、14 Hz 和 6 Hz 正性棘波,4~6 Hz 棘慢波综合及局限性棘波。糖尿病昏迷时,α 波消失,出现广泛性高波幅 δ 波。

十一、智能障碍的脑电图

(一)精神发育不全的脑电图

精神发育不全又称精神幼稚症或智能发育不全。

1.苯丙酮尿症

本病是一种先天性氨基酸代谢异常所致的疾病,属常染色体隐性遗传。脑电图表现:主要为高度失律或多发性棘慢波综合。年龄较大的儿童,当临床上伴有癫痫发作时可有广泛性或病灶性棘波和发作性高波幅慢波。经低苯丙氨酸饮食等治疗,临床症状可改善。脑电图亦随之改善,甚至可恢复正常。

2.家族性黑矇性白痴

本病按临床经过分为4期,脑电图表现随病程进展而有不同。第Ⅰ期,即0～10个月,临床表现全身肌力减低,对声音刺激反应敏感,脑电图显示不规则高波幅慢波暴发。有时可见前颞叶局灶性棘波和高波幅三相波。第Ⅱ期即11个月～1岁6个月,肌张力开始增高,深反射亢进,视力丧失,有时伴全身强直性抽搐,脑电图以双侧同步高波幅1～2 Hz慢波为主;有时有两侧性棘慢波综合和广泛性与局限性棘波。第Ⅲ期:即1岁6个月。2岁,视力丧失,经常出现肌阵挛发作,对周围事物漠不关心。脑电图显示弥散性慢活动,发作性和局限性棘波。晚期对外界刺激无反应。第Ⅳ期,即2岁以后,双眼完全失明,经常出现全身性抽搐。脑电图出现低波幅慢活动,棘波等癫痫波逐渐消失,最后变为平坦波。

3.先天愚型

又称伸舌样痴愚。脑电图表现:有发育迟缓的倾向,主要为散在性或发作性4～7 Hz慢波及16～20 Hz快波,混有少量不规则α波。

4.先天性脑积水

主要表现为弥漫性慢活动,可见棘波,发作性放电。特征性改变为在睡眠时有驼峰波、纺锤波和慢波左右不同步。这是由于睡眠时脑波自同侧丘脑分别向半球传播,因脑室扩大特别是第3脑室扩大,左右丘脑间连合纤维遭到破坏的结果。凡具有颅内压增高及脑萎缩者,均可出现弥漫性慢活动。

5.小头畸形

在睡眠或觉醒时表现低波幅型,脑波极为稀少,睡眠时缺乏纺锤波和驼峰波。其产生的原因有人认为系相当大部分的大脑皮层之脑细胞缺乏机能所致。此外还可见到局限性棘波,高度失律及6 Hz和14 Hz阳性棘波。

6.内因性精神发育不全

一小部分精神发育不全,目前找不到明确原因,称内因性精神发育不全。脑电图表现:与同年龄正常儿童脑电图相比,表现有不成熟现象;觉醒时α波频率比同年龄正常儿童慢2～3 Hz以上;弥散性慢波增多,10～15周岁仍可见高波幅超同步化的6～7 Hz波。

(二)痴呆的脑电图

痴呆是由于大脑器质性或代谢性病变造成的进行性智能衰退。

1.老年性痴呆

主要表现为α波频率明显变慢,7～8 Hz,α指数减少,弥漫性低波幅θ或δ活动。

2.脑动脉硬化性痴呆

主要为α波慢化,α波指数减少,弥漫性慢波增加,比老年性痴呆程度更加严重。有不少病例因脑梗死而出现局限性慢波。

3.Alzheimer病

又称弥漫性大脑萎缩症,是大脑皮层的一种变性疾病。脑电图表现:波形不规则,α频率变慢,波幅降低,α波指数减少至消失,逐渐出现弥漫性低至中等波幅θ及δ活动,以双侧额、颞区为著。

4.Pick's病

又称脑叶萎缩症。脑电图表现:主要为α频率变慢,α指数减少,弥散性θ波增多,有时显示左右不对称及局限性改变。

(三)正常颅压脑积水

本症有原发和继发之分,原发者病因不明,继发者多由蛛网膜下腔出血等引起。系一组不伴颅内压升高的脑积水。

脑电图表现:轻者可见普遍性中等波幅θ活动增多,较严重者为弥漫性高波幅δ活动。

(四)Huntington's舞蹈病

又称慢性进行性舞蹈病或大舞蹈病。脑电图表现:主要为α节律消失,普遍性低波幅慢波,据统计出现率可高达60%～88%。对光刺激无反应。有时可见6 Hz的阳性棘波,轻睡眠时可出现发作波。

十二、精神病的脑电图

（一）神经症即神经官能症的脑电图

1.神经衰弱

主要为脑电活动不甚稳定，α波不规则，α波频率变慢，7～8 Hz，α波减少，波幅降低，β快波增多，甚至以低波幅β波为主。有时可见θ波增多，以大脑前部为明显，华西医大精神科用多导睡眠仪观察慢性失眠，认为患者早晨多醒于快眼动睡眠期，可能是做梦的生理学基础。

2.癔病

又名歇斯底里症。脑电图改变多属正常范围，稳定的α节律，α波频率较慢，波幅增加，β波活动稍多，有时在枕部可见低波幅θ波。

鉴别诊断：脑电图检查常用于对癔病和器质性疾病的鉴别。如癔病性失明者睁眼可出现α节律抑制，觉醒时光刺激仍引起α波的抑制；癔病性聋者，觉醒时的声刺激可有反应，在睡眠时对声音刺激可有觉醒反应而出现K—综合波；癔病性感觉障碍者，用针刺感觉障碍区可见与正常人相同的α波抑制反应；癔病性痉挛发作不出现棘波等癫痫性放电而出现高波幅肌电位和与抽搐频率一致的动作电位。这些表现可与器质性疾病相鉴别。

3.强迫性神经症

多系精神因素引起的不能自制和难于克服的强迫思维和动作。脑电图改变：脑电图异常率较高，主要表现为α波不规则，调幅不佳，α节律减少或消失，α波频率变慢，出现发作性慢波，6 Hz和14 Hz阳性棘波。

（二）精神分裂症的脑电图

精神分裂症的脑电图异常率20％～60％，平均30％，以紧张型的异常率最高，妄想型最低。具有家族史的病例、早年发病者、重症精神分裂症和病程迁延的慢性精神分裂症者其脑电图异常率更高、精神分裂症的脑电图无特异性，大多数病例显示正常范围或轻度异常脑电图。主要表现为α节律减弱，频率变慢，α波泛化，α波的反应性降低，对视觉刺激、情感变化及思维活动反应减弱或无反应。β波增多，常为低波幅不规则快活动。有关快波方面观察不一，Volaka等曾对其所研究的全部精神分裂患者进行停药后的检查，发现β波增多的早期文献报道，可能由于药物及患者的紧张而产生的肌电干扰的缘故。部分病例可出现散在性或发作性慢波，紧张型、青春型和木僵型可见低波幅2～6 Hz慢波。约20％左右的精神分裂症患者可出现发作性慢波、棘波、多棘波和棘慢波综合等，癫痫性放电波幅较低，不太突出于背景活动，偶见局限性棘波，在精神分裂症患者癫痫性放电时，应排除癫痫特别是精神运动性癫痫。睡眠研究发现慢性精神分裂症患者中睡期及深睡期缩短，即nREM睡眠Ⅲ期和Ⅳ期缩短，δ波幅明显降低。总睡眠时间及REM睡眠变化较大，约有37％的精神分裂症患者在中睡期出现B型手套波型，诱发反应约有60％症状明显的精神分裂症患者对光—戊四氮的诱发阈值较正常人为低，而症状缓解者仅有35％的病例低于正常人。甚至有的病例经单纯光刺激也可诱发出发作波。

（三）躁狂抑郁症的脑电图

躁狂抑郁症又称情感性精神病。脑电图表现：抑郁症患者α频率变慢，指数较少，多为α波与慢波混合的图型，躁狂症者α波频率较快，以额区为明显，过度换气、闪光刺激等诱发试验无特殊改变。睡眠多导仪研究发现，总的睡眠时间减少，深睡期即nREM睡眠Ⅳ期明显缩短，醒转时间延长，这一点可与内生性抑郁症鉴别。

（四）轻微脑机能障碍的脑电图

轻微脑机能障碍又称儿童多动综合征。脑电图改变：脑电图异常率通常为50％左右，亦有报告高达90％者。主要表现为中到高波幅θ和δ慢波增多，有时呈发作性出现。6 Hz和14 Hz正性棘波、尖波、棘慢波综合、尖慢波综合，高波幅快波，过度换气后增强。

十三、意识障碍及脑死亡的脑电图

意识障碍系包括昏迷在内的一种常见的临床症状。其程度可轻可重,轻者呈嗜睡、朦胧、木僵,重则昏迷。此外还有因不同病理生理学基础所致的一些特殊类型的意识障碍,如无动性缄默和去大脑皮层综合征等。

意识障碍的脑电图改变虽甚复杂,但从病理生理学角度来看,均为脑机能降低的一种结果,故其表现多为弥散性大慢波,称为慢波型意识障碍。此外由于损害部位的不同,尚有 α 型、β 型、纺锤波型、发作波型及正常波型意识障碍。

(一)慢波型的意识障碍

慢波型的意识障碍为临床上常见的一种意识障碍,可由脑血管疾病、脑肿瘤、颅内炎症、中毒、代谢性疾病以及颅脑损伤等各种疾病所引起,均为脑机能降低的结果。脑电图表现为广泛性高波幅大慢波,慢波周期的长短与意识障碍的程度之间有一定的平行关系,即意识障碍越重,慢波周期越长,在极度昏迷时慢波波幅逐渐下降,最后发展成为平坦波型。意识障碍好转时,脑电图亦逐渐改善,慢波可逐渐减少,α 波逐渐增多,轻者可完全恢复正常。

(二)α 波型的意识障碍

α 波型意识障碍又称 α一昏迷,系指临床昏迷而脑电图却出现与正常觉醒者相似的 α 活动。

脑电图波形:以 8~13 Hz α 样活动为主;一般为低一中等波幅与正常 α 节律有两点不同之处:①其分布以额或中央区较显著,有的各区相等。②对光、声、疼痛刺激及被动睁闭眼均无反应。不同病因的 α一昏迷所见亦各有脑电图特征,心跳及呼吸骤停引起的 α 昏迷,α 活动频率较快为 9~13 Hz,波幅15~40 μV,弥散性分布,且以头前部额、中央为明显,无自发性变异或对传入刺激的反应。α 图形持续时间较短暂,常见于心跳骤停后 1~4 天,以后被慢波等其他异常活动所取代。脑干血管病变所见的 α 昏迷频率较慢为8~9 Hz,波幅约 15~50 μV,α 图形最常见于后部枕区,α 波形有较大的易变性及反应性,α 节律多持续存在。在夜间长时间记录脑电图,部分病例可见睡眠波型。药物引起者电压高达 15~50 μV,α 节律的形态时高时低似梭形,有时混有慢波,呈"手套样波型"也可见 β 活动,分布以额、中央区占优势。

(三)β 波型的意识障碍

β 波型的意识障碍,又称 β一昏迷,系指临床患者昏迷而脑电图却显示以低波幅 β 波为主的脑电图型。这一型脑电图多系由于脑损伤和脑干血液循环障碍等所引起的低位脑干损害,而皮层损伤轻微。脑电图表现为 β 波型或去同步化型脑电图。有的脑干损伤昏迷患者,表现为低波幅快活动,经适当治疗可痊愈出院,故 β 昏迷可有较好的预后。

(四)纺锤波型的意识障碍

纺锤波型的意识障碍,又称纺锤波昏迷,系指临床患者昏迷而脑电图却显示纺锤波型。

脑电图表现:两侧大脑半球各区出现 20~50 μV、12~14 Hz 的有规律的纺锤波,持续或发作性出现。且常与 θ、δ 波混在一起而难以与驼峰波、顶尖波及 K一综合波区别。与正常睡眠不同是给予刺激不引起觉醒。

一般认为具有纺锤波型脑电图者的预后较好。

(五)无皮层状态

无皮层状态又称去大脑皮质综合征。

脑电图表现:多为弥漫性中到高波幅慢活动,亦有表现为低波幅平坦活动者,有些病例因两半球损害程度不同,可见一侧性或局限性慢波。患者虽然缺乏意识活动,但眼球及眼睑活动十分活跃,所以在脑电图记录中常见瞬目动作等伪迹。

(六)脑死亡的判断

"死亡"的传统概念是心跳和呼吸停止。但随着医学科学的发展,用人工维持呼吸和循环可使一些病例得到挽救或延缓死亡。通过大量的、反复的临床观察和研究,加上器官移植的研究和开展,对"死亡"的概念有了进一步的认识和转变,提出了新的观念,即脑死亡,又称昏迷过度或不可逆昏迷,指全脑功能呈不可逆性丧失：患者虽维持了心跳，但脑功能永不恢复，一定时间内心搏也终必停止。因此，如何确定"脑死亡"的标准，在脑死亡早期做出正确的判断，以利在脑死亡前进行积极的抢救，脑死亡后进行器官移植等具有重要的现实意义。

有关脑死亡的判断，文献报道很多，迄今各国标准不一，但大致可以归纳以下几点：①无自主活动。②自主呼吸停止。③昏迷全无神经反应。④瞳孔散大，所有反射均消失。⑤脑电活动消失，即无 2 μV 以上的脑电活动，呈等电位图型。⑥上述条件至少持续 6 h 以上。

最好能作阿托品试验：脑死亡者延髓循环中枢机能丧失，阿托品不引起心率增快。

十四、其他疾病的脑电图

（一）脑膜白血病的脑电图

脑膜白血病系因白血病细胞弥漫地浸润中枢神经系统尤以脑膜为主的一种疾病，多见于患急性淋巴细胞性白血病的儿童。

脑电图表现：主要为弥散性中至高波幅 4～7 Hz 慢波，有时呈发作性出现以头前部额、中央、颞区为显。少数病例有局灶性表现，以左额、中央区为多见。

（二）脑性瘫痪的脑电图

脑性瘫痪是个综合征，包括多种大脑病变所致的自出生起即已存在的双侧肢体瘫痪为特征的一组疾病。

脑电图表现：主要为弥漫性 δ 慢活动，出现普遍性或局灶性棘波，睡眠时两侧不对称，Gibbs 报告本病常见为低电压、低波幅驼峰、低波幅睡眠纺锤波或驼峰与睡眠纺锤波缺如。

（三）进行性肌营养不良的脑电图

进行性肌营养不良症是一组原发肌肉组织的遗传性变性疾病。

脑电图表现：主要为 α 波频率变慢，弥漫性慢活动，有 6 Hz 和 14 Hz 正性棘波、局灶性尖波。

（四）重症肌无力的脑电图

重症肌无力是一种神经肌肉接头间传递功能障碍的慢性病，主要特征为横纹肌的易疲劳性。

脑电图表现：主要为弥漫性 6～7 Hzθ 节律为主，6 Hz 和 14 Hz 正性棘波及棘慢波综合。

（五）三叉神经痛的脑电图

三叉神经痛以三叉神经支配区域内发作性剧痛为特征的一种疾病。

脑电图改变：异常率为 44%，基本波形多属正常，主要为散在性棘波、尖波和持续性慢波，多位于神经痛对侧的颞部。

（六）发作性睡病的脑电图

发作性睡病是一种原因不明的睡眠障碍，常伴有猝倒症、睡眠瘫痪和睡眠幻觉等症状。

脑电图改变：觉醒时绝大多数为正常脑电图，少数病例表现为不规则慢波。常规描记中最显著的特征是有明显的入睡倾向，在一次 20～30 min 的记录中约有 84% 的患者可记录到睡眠脑电图，睡眠时，仅有睡眠发作者的脑电图与自然睡眠相同，但睡眠各阶段过渡较快，α 节律闭眼时迅速解体，θ 及 δ 波紧接出现，纺锤波出现，睁眼时 α 波迅速恢复，在睡眠发作为主并伴有猝倒发作、睡眠瘫痪、入睡幻觉的病例，在非发作期的普通睡眠时的脑电图与正常人有所不同。正常人在入睡时 60～100 min 之后才由 nREM 睡眠进入 REM 睡眠，而发作性睡病在入睡初期即进入 REM 睡眠为其显著特征之一。但其 REM 睡眠与正常人相似、可见紧张性肌肉放电消失和快速眼球运动。

（褚　旭）

第七章 神经内科疾病定位诊断与定性诊断

神经系统疾病的诊断思路,原则上讲与其他系统疾病的诊断思路似乎未有本质上的差别。但在临床诊断过程中,却显示出明显的不同之处。就神经系统疾病的基本诊断而言,作为神经专科医师,首先要判断的是患者主诉以及所表现的症状与体征,是否为真正的神经系统损害。例如患者主诉为全身酸痛、四肢无力,看似为神经系统损害,但若仔细追溯病史与体格检查,则可能为上呼吸道感染。又如患者主诉为上肢疼痛伴活动受限,则可能系肩周关节病变所致。诸如此类,从表面上看似乎为神经系统损害,实之可能为其他系统受损的现象是神经科医师在诊断过程中应予以重视并加以鉴别的问题。

一旦临床上确定为神经系统损害之后,要进一步分析,这种损害是原发性神经系统损害还是继发性损害。临床上脑栓塞和妊娠子痫这两种疾病并非少见,前者可在数秒或数分钟内出现肢体运动障碍或伴有语言障碍,后者则可突然出现意识障碍伴四肢强直性抽搐。从临床表现上看,这两种现象都提示为神经系统损害,但仔细分析这种现象的产生并非原发的神经系统损害,而是全身性疾病引发的继发性神经系统损害。

当确定为神经系统损害之后,应根据神经系统解剖知识以及生理功能进一步判定病变所在的部位及范围,谓之定位诊断。在基本明确病变部位的基础上,则需结合病史、体格检查和相应的辅助检查,综合判定病因及病理改变,谓之定性诊断。所以神经系统疾病的临床诊断思路可归纳为:首先要识别是否为神经系统损害;其次确定为继发性或原发性神经系统损害;再次要尽可能明确病变的部位;最后确定病变的性质。

第一节 定位诊断

长期以来,通过大量的临床实践,人们认识到神经系统的功能与神经解剖部位大致呈对应关系,即不同部位的病变会造成相应部位的功能改变。因此,神经科医师往往根据功能损害与解剖部位从空间上的对应关系和时间上的演变过程,来推断病变的部位和范围,即通常所说的定位诊断。

尽管定位诊断在神经系统疾病诊断中非常重要,但切忌孤立进行,也不要为了定位诊断而定位诊断,首先应注意到,一定要结合病史、体格检查来相互补充、印证,综合考虑。众所周知,当疾病发生后,随着时间的推移,病变的范围会由小逐渐变大,症状和体征也会由无到有,由轻到重,由少到多的表现出来。一般来说,越早出现的症状和体征,对判断病变部位的价值可能越大。其次我们也应注意到不是临床上出现的所有症状和体征都一定具有定位意义,所以在实践过程中,如何运用神经解剖和生理知识,仔细进行真伪辨别,也不容忽视。只有做到了正确区分何谓定位症状与体征,何谓远隔或假性定位症状和体征,才能比较客观的做出评估,最终做出正确的诊断。

由于定位诊断的思路和基础始于人们对神经系统解剖与生理功能的认识,基本上属于一种逻辑推理过程,对临床上错综复杂的症状与体征,要想达到十分精确的程度,甚至对病变侵及的范围以及对周围结构的影响等,仅凭定位诊断是不切实际的。近20年来,随着神经影像学的问世与飞速发展,加之电生理和其他辅助检查,为神经系统定位诊断提供了更充分的证据。尽管如此,作为神经科医师,尤其是年轻医师,忽视病史询问和体格检查,片面依赖神经影像学和辅助检查的结果,忽视临床综合思维的倾向是不宜提倡的。

　　神经系统病变的部位依其受损的范围,大致可分为局灶性、多灶性、弥漫性及系统性四大类。局灶性病变往往指病变只累及神经系统某一个局限部位,如面神经炎、桡神经麻痹、脊髓炎等。多灶性病变是指神经系统损害至少2个或2个以上的部位或系统,如多发性硬化、急性播散性脑脊髓炎等。弥漫性病变通常指病变部位广泛,临床表现错综复杂,如脑炎、肿瘤颅内转移。系统性病变一般指某些神经功能系统(锥体束、脊髓丘脑束)的神经细胞或纤维变性,如运动神经元病、运动障碍病等。

　　就临床诊断而言,当确定病变的分布与范围之后,临床上还要进一步明确病变的具体部位,如病变是位于中枢神经系统还是在周围神经。如果病变位于颅内,则应进一步分析是在脑膜,还是在脑实质,后者还应判定在脑实质的哪一个部位,如大脑半球(额叶、颞叶、顶叶、枕叶)、间脑、丘脑、基底节、小脑或脑干。对于椎管内病变,则应力求确定病变的上界、下界、髓内、髓外、硬膜内、硬膜外。如果颅神经病变,则应判定核性、核下性病变。而周围神经病变,也需确定是否为神经丛、神经干、神经末梢性病变等。

一、大脑半球病变的定位诊断

　　人的大脑是由两个结构基本对称的半球所组成,并通过内侧面的胼胝体相互连接。大脑半球的表面由大脑皮质所覆盖,由于大脑半球皮质的各部分发育不尽相同,所以在半球表面出现许多隆起的脑回和凹陷的脑沟,这些脑回和脑沟是大脑半球进行分叶和功能定位的重要标志。每个大脑半球均分为外侧面、内侧面与底面,并借大脑外侧裂及其延长线、顶枕裂和枕前切迹的连线,将其分为额叶、顶叶、颞叶、枕叶和岛叶。半球内部为白质、基底核及侧脑室。

　　随着大脑皮质的发育和分化,不同的皮质则具有不同的功能,临床上通常将那些具有特定功能的脑区称为“中枢”。所谓“中枢”是指管理某种功能的核心部分,实质上这个部位的相邻区域甚至其他部分也可有类似的功能,所以说大脑皮质的功能定位应是一个相对的概念。此外,大脑半球内除了一些所谓特定的“中枢”外,还存在一些并不局限于某种功能,而是对各种信息进行加工整合,从而完成更为高级的神经活动,通常称为联络区。大脑半球的功能可理解为对称性,但又并非完全对称。传统医学一致认为左侧半球为优势半球,右侧半球处于从属地位,实际上这种观念应加以修正。应该说,左右半球各有优势,在完成高级神经活动中两者均同等重要,没有所谓绝对的优势半球之分。尽管如此,人们在漫长的临床实践过程中,认识到左侧大脑半球在语言、逻辑思维、分析能力、计算及应用技巧等方面起决定性作用,而右侧半球则主要在感知非语言信息、音乐、图形、空间和形状的识别、短暂的识觉记忆和认识人的面容等方面起主要作用。所以我们说,两侧大脑半球功能各有侧重,但是都是建立在大脑整体功能的基础之上。

　　(一)大脑半球病变共同的临床特征

　　1.意识障碍

　　大脑半球病变所引起的意识障碍,大致上可分为两种类型,一种意识障碍是以意识内容改变为主要表现,如谵妄、醒状昏迷,后者包括:去皮层综合征、无动性缄默、持续性植物状态。另一种意识障碍则以觉醒状态改变为主,如嗜睡、昏睡、昏迷等。

　　2.精神障碍

　　半球病变所引起的精神障碍,临床表现错综复杂,可概括为情感、思维与行为异常。较为常见的有精神发育迟滞、认知功能障碍、知觉障碍(错觉、幻觉)、联想障碍、思维内容障碍等。

　　3.语言障碍

　　语言障碍通常包括4种类型,即失语症(Broca失语、Wernicke失语、命名性失语)、失用症、失认症和发音困难。

　　4.半球病变引起的癫痫发作

　　临床上可表现为部分性发作(如抽搐从面部开始逐渐累及上肢和下肢,这种按人体运动区分布顺序扩展的发作,又称为Jackson发作或全身性发作。

　　5.偏瘫

　　半球病变虽可以引起单瘫、四瘫,但临床上以偏瘫多见,主要影响远端,精细运动丧失,肌张力增高,腱反射亢进,病理征阳性。

6. 偏身感觉障碍

相对大脑性偏瘫而言,偏身感觉障碍比较少见。

7. 偏盲

由于视觉通路自大脑前端与后部枕叶相连,当病变波及其通路时,可引起象限盲或偏盲。

(二)大脑半球各部位损害定位诊断

1. 额叶病变的功能定位

额叶约占整个人类大脑皮质的前 1/3,位于大脑的前部,前为额极,后为中央沟,下界为外侧沟。额叶外侧面有 4 个重要的脑回,即中央前回、额上回、额中回和额下回。中央前回与中央沟平行,在功能上中央前回又可分为 3 个主要部分:运动区(Brodmann4 区)、运动前区(Brodmann6、8 区)、前额区(Brodmann46、45 与 10 区)。额叶病变时最主要的表现为随意运动、语言及精神活动方面的障碍。

(1)精神障碍:额叶损害后,多数情况下会出现精神症状,尤其是双侧额叶病变。早期表现为记忆力减退,特别是近事记忆障碍突出,远事记忆尚可保存;随着病情进展,随之远事记忆也发生障碍。注意力不集中,判断力减退,工作能力由减退发展至丧失。情感淡漠、反应迟钝,甚至表现出欣快而又荒谬的言语与举动,病情严重时对时间、地点、人物的定向也发生障碍,以至于呈全面性痴呆。

(2)癫痫:多无先兆,前额叶病变发作时多有意识丧失,头与眼球转向病灶对侧,病灶对侧上下肢抽动,上肢更为明显。中央前回病变,多出现局限性发作,一般发生于病灶对侧,如果先从拇指开始出现抽搐时,则病变位于中央前回的下部,如果从口角部开始者,病变则可能位于中央前回的下方,相当于外侧裂附近。

(3)瘫痪:根据病变部位不同,临床上可出现不同形式瘫痪。如上肢单瘫、下肢单瘫、皮质性偏瘫、颜面与上肢瘫、中枢性面瘫、旁中央小叶性截瘫等。上肢单瘫病变多位与中央前回下部,表现为病变对侧上肢瘫,以肢体远端为重,手指的运动障碍最突出。下肢单瘫病变则多位与中央前回背侧面与内侧面,主要表现为对侧下肢瘫痪,但程度可以不等。颜面与上肢瘫多见于中央前回背外侧下部病变。而中枢性面瘫则见于中央前回的下部、额极、额叶底面病变。旁中央小叶性截瘫,病变多位于双侧旁中央小叶,主要表现为下肢痉挛性截瘫,以远端为主,同时伴有膀胱直肠功能障碍。

(4)失语症:主侧大脑半球额下回后部 44、45 区可能为言语运动中枢所在区,当皮质或皮质下的传导纤维损害时可发生运动性失语。额中回后部受损则出现书写不能。

(5)同向侧视障碍:额中回后部(Brodmann8 区)为眼球随意协同运动中枢,刺激性病变时表现为两眼向病灶对侧注视;破坏性病变时因对侧的脑皮质功能占优势而使两眼向病灶侧注视。

(6)共济失调:额叶病变损害额叶脑桥小脑径路的额桥束纤维或齿状核红核皮质纤维时,可出现病灶对侧肢体共济失调,但这种共济失调往往没有辨距不良(运动过大或过小),以步态不稳多见,往往有向后倾倒的倾向,并稍向病灶对侧倾斜。

(7)反射症候:运动前区病变时,在病变对侧的手中放置物品,患者立即长时间的强直性紧握该物不松开,谓之强握反射;患者手掌被接触时,手和上肢皆移向刺激物,如连续刺激其手掌,即可见上肢向各个方向探索,成为摸索反射。这种症候一侧存在时临床意义较大,提示对侧额叶病变,但两侧性强握反射和摸索反射则多见于精神障碍和意识障碍的患者。2 岁以下的小孩出现这种现象则是生理性的,无病理意义。

(8)颅神经麻痹症状:额叶底部病变,尤其是肿瘤性质,可压迫嗅神经的传导径路而产生一侧或双侧嗅觉障碍,肿瘤向后压迫视神经时产生原发性视神经萎缩,而病灶对侧因颅内压增高而出现视乳头水肿,谓之 Foster-Kennedy 综合征。

2. 顶叶病变的功能定位

顶叶位于外侧沟上方,中央沟后方和枕叶以前的部分。中央后回为顶叶重要结构,系皮质感觉中枢,接受来自脊髓丘脑束、内侧丘系等纤维。身体各个部位在对侧中央后回上有着一定的代表区,大致与中央前回的代表区平行,顶上小叶为实体感觉分析区,主侧半球角回为阅读中枢,缘上回为运用中枢,同时顶叶还通过联络纤维与额、颞、枕各叶发生联系,并借胼胝体与对侧顶叶联系,此外顶叶深部尚有部分视觉纤维在此通过。因此顶叶损害主要以感觉障碍为主。

(1)感觉障碍:顶叶中央后回破坏性病变时,往往发生对侧偏身感觉障碍,主要为实体觉、两点辨别和皮肤定位觉丧失,而一般性浅感觉和深感觉也可出现减退,但不出现完全性丧失。临床上如出现实体觉缺失和对侧出现单感征(在浅感觉存在的情况下,同时刺激身体两侧对称部位,病变对侧无感觉)被认为是顶叶早期病变的表现形式。顶叶病变感觉障碍以对侧偏身型多见,往往呈不完全型。感觉障碍区以肢体远端明显,上肢重于下肢,躯干前部重于后部。有时顶叶病变可出现对侧肢体的自发性疼痛称为"假性丘脑综合征"。两侧旁中央小叶感觉区病变,也可出现双下肢远端感觉障碍,连同运动区损害,造成双下肢截瘫,并伴有膀胱直肠功能障碍。

(2)体像障碍:顶叶(尤其是右侧)的急性损害(如脑血管病),可以发生对自体结构认识的障碍,临床上称为体像障碍。体像障碍的表现形式较为复杂,至今尚无统一而明确的分类方式,归纳起来大致有以下几种表现形式:①偏瘫忽视(unilateral neglect):即患者已经发生了偏瘫,但自己却毫不关心,好像与自己无关,也无焦虑之意。②偏瘫不识症:患者对自己偏瘫的肢体全然否认,甚至否认是自己的肢体或是用一些无关的理由解释肢体不能活动的原因。③幻肢现象:有两种表现形式,一是认为自己的肢体已经不复存在,瘫痪的肢体认为不是自己的;二是认为自己有 2 个以上的手或脚,一般认为有 3 个,谓之幻多肢。④自体认识不能:患者不认识自己对侧身体的存在,如穿衣均用右手,认为左侧上下肢不是自己的,甚至对自己的排泄物亦加以否认。体像障碍被认为是顶叶病变的特殊症候,病变部位归纳为顶叶与丘脑、丘脑至顶叶纤维损害所致。

(3)感觉性癫痫:中央后回刺激性病变可引起感觉性局限性癫痫,表现为病灶对侧偏身感觉异常,首发部位以拇指和示指多见,亦有从足部开始者,多为触或压的感觉、麻木、刺痛,偶尔为热感,很少有疼痛。这种感觉异常症状既可以是唯一的表现形式,也可以扩展为全身性发作。

(4)Gerstmann 综合征:病变主要位于角回,临床上以"四失"(手指失认证、失左右、失写、失算)为主要表现形式,有时伴有失读。手指失认证多为双侧性,尤以对侧拇指、小指、中指失认最为明显。失左右定向主要是对自体或他人肢体不能分别左右,但对周围环境的左右识别不一定有影响。失写主要为写字困难,但阅读或抄写不一定困难。失算往往以笔算最为明显。

(5)运动障碍:由于顶叶临近中央前回,因此顶叶病变时易影响中央前回而出现偏瘫或单瘫,这种瘫痪可发生肌肉萎缩、肌张力减退、腱反射消失或亢进,并可出现皮肤变光滑、温度减低、毛发及指甲变薄等营养障碍,甚至骨关节障碍等。

(6)失结构症:失结构症也称为结构失用症,主要表现为对物体的排列、建筑、绘画、图案及空间关系不能进行组合排列,不能理解彼此之间的关系,严重者甚至不能绘画任何图案。优势半球缘上回病变,可引起两侧肢体运动不能,即肢体虽无瘫痪但却不能按照指令完成日常所熟悉的动作和技能。

(7)视觉与眼球运动障碍:顶叶损害时出现的视觉障碍,主要表现为两个方面。一是出现视物变形,产生视错觉,如视物变大或变小,变远或变近。二是可出现视觉滞留现象,如在家里看到的物体,当走到外面后觉得这些物体仍在眼前。此外,尚可出现视物失认现象,患者对平常非常熟悉的东西却不认识或色彩失认等。如病变损害通过顶叶的视觉纤维,则表现对侧下 1/4 象限盲,当顶、颞与枕叶交界处病变时,可见两眼向病灶对侧注视不能,两眼向病灶侧注视。

3.颞叶病变的功能定位

颞上回后部颞横回为听觉中枢,主侧半球颞上回为语言感觉中枢,颞中回和颞下回后部与记忆储存有关,该部位通过颞叶脑桥束与小脑发生联系。颞叶内侧面的钩回和海马回属嗅觉区,与味觉有联系。此外,颞叶深部尚有部分视觉纤维通过。一侧颞叶受损相对来说局部症状较轻,尤其是在右侧,往往不产生症状,故有所谓"静区"之称。

(1)感觉性失语:又称听觉性失语或 Wernicke 失语,主要由左侧颞上回后部病变引起,表现为患者不能理解别人的语言,但自己说话不受影响,只是用词不当,内容失常,严重时不知所云,不能准确地回答提问,出现所谓答非所问现象。如病变损害左侧颞中回及颞下回后部时,则出现命名性失语,临床表现为患者对物品和人名的称呼能力丧失,但能够说出该物品的用途。

(2)颞叶癫痫:由颞叶病变诱发的癫痫,其发作形式可以从单纯部分性发作、复杂部分性发作以及继发性全身性发作或这些发作的混合。一般来说,在颞叶癫痫中,复杂部分发作是最多见的发作类型之一,其次是继发性的全身发作。单纯部分性发作往往出现自主神经和或精神方面的症状,或伴有某些特殊的感觉(如上腹部有气体上升感、嗅觉、听觉、错觉等)现象;而复杂部分性发作则多以运动停止开始,随后出现口—消化道的自动症表现或出现其他的自动症,发作时间多在 1 分钟以上,多有发作后的意识丧失和遗忘。颞叶癫痫发作的临床特征与发作类型有助于临床上功能定位,尤其是发作初期的表现更具有定位价值。如嗅觉征兆、上腹部感觉异常或恐惧,继之以早发的口—消化道的自动症和肌张力障碍,认为是颞叶内侧癫痫的典型表现;而颞叶外侧癫痫常有听觉先兆,然后继之无反应、复杂姿势、焦虑或激惹、发音、全身运动、转动和迅速出现全身发作是典型的特征;而位于钩回的致癫灶则表现为幻嗅、幻味等先兆,并在癫痫发作初期出现失语等。

(3)精神症状:颞叶病变尤其是肿瘤性质,精神障碍是较为常见的症状,主要表现为人格改变、情绪异常(如焦虑、忧郁、恐惧、愤怒等)、记忆障碍、精神迟钝、表情淡漠等。精神症状较多出现在主侧颞叶损害之后。

(4)视野缺损:视放射环绕侧脑室下角经过颞叶,因此颞叶病变尤其是深部病变,多数可以出现视野缺损。常为 1/4 象限盲或同向偏盲。

(5)共济失调:颞中回及颞下回的后部通过颞叶-脑桥纤维,并与小脑发生联系,因此一侧颞叶损害可以出现对侧偏身共济失调。

(6)听觉与平衡障碍:一侧颞叶病变不出现听觉障碍,双侧颞横回病变时可出现皮质性聋。颞叶病变时,部分患者可出现平衡障碍与眩晕症状,眩晕多系颞叶弥散性病变所致。

(7)其他症状:颞上部占位性病变可压迫额叶及顶叶下部而出现对侧面部及下肢运动或感觉障碍,压迫对侧大脑脚而出现病灶同侧的锥体束征。颞叶内侧面的占位性病变可压迫中脑而出现动眼神经麻痹。如颞叶肿瘤压迫颅底颈动脉交感神经丛时,可出现 Horner 综合征。

4.枕叶病变的功能定位

枕叶位于半球后部,前界在内侧面为顶枕沟,在上外侧面的界限为自顶枕沟至枕前切迹的连线,为视觉中枢所在。其功能主要与视觉有关,故枕叶病变主要产生视觉障碍。

(1)视觉障碍:一侧枕叶距状裂上缘或下缘的损害主要出现对侧同向性偏盲,但不影响黄斑区视觉(黄斑回避),也可有象限盲,但以下 1/4 象限盲多见。两侧枕叶病变可引起完全性失明,称皮质性盲,但瞳孔对光反射正常。

(2)视觉发作:视觉中枢刺激性病变时出现视觉发作,有时为癫痫的先兆,视觉发作的特征为:幻视出现的部位比较恒定,多在病灶对侧视野范围内出现,发作的频率呈逐步增加,随着发作增多而伴随其他症状如偏盲,甚至失认等症状相继出现,发作与环境关系不大,可伴有精神症状,头眼向病灶对侧偏斜。

(3)视觉认识不能:主侧顶枕区病变可出现视觉失认,即在无视觉障碍/丧失情况下,给患者看某一物体他不认识,但放在手中接触一下,他却能认识。对图形、颜色及面容都可失去辨认能力,还可产生对侧视野中物体的视觉忽略。

5.内囊病变的功能定位

内囊为皮质连接丘脑、脑干、脊髓所有传入和传出投射纤维密集处,故内囊病变时,通常引起比较完整一致的对侧偏瘫、偏盲和偏身感觉障碍,临床上称为"三偏征"。如果较小的局限性病灶只损害位于内囊膝部及后肢的前部时,则只产生病灶对侧的严重偏瘫,而无感觉障碍。如果病变主要局限于内囊后部时,则对侧偏瘫较轻,而出现严重的偏身感觉障碍、同向偏盲和偏身共济失调。如双侧内囊膝部的皮质延髓束损害时则发生假性球麻痹。当主侧半球内囊病变损害 44、45 区投射纤维时可发生运动性失语症。

二、基底节病变的定位

诊断基底节是位于大脑半球深部的灰质团块,由纹状体(壳核、尾状核)、苍白球、丘脑底核和黑质共同组成,这些核团之间除了有神经纤维相互密切联系外,同时还接受大脑皮质、丘脑等处传来的神经冲动,经苍白球发出纤维至丘脑而与皮质联系。来自苍白球的下行纤维,通过黑质、红核及延髓网状结构等影响脊髓下运动神经元,共同对运动功能起着综合调节作用,如随意运动的稳定,肌张力的调节及运动的协同等。

基底节病变所产生的临床症状可概括为两大类,①肌张力变化:肌张力变化有增高、减低或游走性增高和减低;②不自主运动:不自主运动有震颤、舞蹈样动作、手足徐动、扭转痉挛等。这些症状的共同特点是清晨时出现,情绪激动时加重,安静时减轻,睡眠时消失。如果出现肌张力变化与不自主运动并存,临床上则表现为典型的两大类症状群:①肌张力减低——运动增多综合征:以舞蹈病、手足徐动症为代表;②肌张力增高——运动减少综合征:以帕金森病堪称典型。

(一)旧纹状体(苍白球)损害功能定位

临床上主要形成肌张力增高——运动减少综合征。表现为肌张力增高,而且伸肌和屈肌均增高,严重时甚至表现为强直,做被动检查时,其抵抗力始终保持一致或呈均匀阻力上感断续停顿,谓之铅管样强直和齿轮样强直。患者动作减少、行动缓慢,做精细动作时尤为明显,面部表情呆板,语言单调,声音变小,行走时两臂摆动消失,常感不稳,易跌倒,尤其在转弯、上下楼梯时更易发生。起步困难,一旦迈步后即以碎步向前冲,不能及时停步,称为"慌张步态"。震颤多从一侧上肢开始,远端较近端明显,频率快,振幅小,随着病情加重,震颤亦随之扩展至对侧肢体,并累及下颌、口、唇、舌和头部。

(二)新纹状体(壳核、尾状核)损害功能定位

出现肌张力减退——运动增多综合征。表现肌张力降低,各种不自主地强制性运动等。舞蹈样运动可见于多个肌群,以近端和面部为主,四肢呈无目的、突发、粗大和挥动的急速动作,面部则为挤眉弄眼、努嘴歪唇等鬼脸动作。此外也可出现手指或足趾间歇的、缓慢的、弯曲的、蚯蚓蠕动样动作,躯干扭转呈旋转形运动。

三、丘脑病变的定位诊断

丘脑是间脑中最大的卵圆形灰质核团,位于第三脑室的两侧,被一些白质分隔成 4 组核群:前核、后核、内侧核、外侧核。

(一)丘脑前核

丘脑前核位于丘脑前结节的深方,与下丘脑发生联系,接受来自乳头体的乳头丘脑束,发出的纤维投射至扣带回。一般认为该核与嗅觉和内脏活动有关。

(二)丘脑内侧核

丘脑内侧核位于内髓板内侧,接受丘脑其他核的纤维,发出纤维投射到额叶前部皮质,为躯体和内脏感觉的整合中枢。

(三)丘脑外侧核

丘脑外侧核位于内髓板与内囊之间,分为较小的背侧部和较大的腹侧部。背侧部接受丘脑其他核团纤维,发出纤维至顶叶皮质。腹侧部则与脊髓、脑干以及小脑有广泛联系,为感觉传导通路第三级神经元所在地,发出纤维组成丘脑皮质束投射至大脑皮质感觉区。

(四)丘脑后核

丘脑后核属丘脑后角的重要核团,其中外侧膝状体主要接受视束的纤维,内侧膝状体则接受来自四叠体下臂束的听觉纤维。丘脑损害后所表现的临床特征,依其病变的原因和病变的部位不同而差异颇大,值得注意的是,丘脑本身体积较小,受损时往往可同时影响到几个核团或几个功能区,并且很容易波及邻近结构,如中脑和内囊等。因此对丘脑的功能定位一定要考虑到上述综合因素。

一般来说,丘脑缺血性病变以经典的丘脑综合征为代表,病变的血管主要为丘脑膝状体动脉,病变部

位在丘脑外侧核后半部,临床表现为:①偏身麻木;②一过性偏瘫;③偏身共济失调－感觉减退综合征;④平衡障碍;⑤手足徐动症;⑥丘脑手;⑦丘脑痛;⑧偏盲。

丘脑肿瘤根据其部位不同而有不同的临床表现:①丘脑内侧部病变主要表现为痴呆及精神障碍,如情感淡漠、无主动性等,此外尚可有睡眠障碍、自主神经功能障碍。如果损害两侧纹状体则可出现帕金森综合征症状。②丘脑外侧部病变,除表现为精神障碍外,常因压迫内囊可出现"三偏征"及偏身共济失调。如病变波及中脑顶盖部时可出现瞳孔改变、眼球震颤及两眼垂直性协同障碍。③丘脑前区病变,优势侧可出现失语、注意力不集中。双侧病变则表现为遗忘、运动不能,如波及底丘脑,则可出现手足徐动、舞蹈症和丘脑手等。④丘脑后区病变,可出现偏身感觉丧失,丘脑痛、视野缺损,如病变以背侧为主,则表现为同侧忽略,优势侧出现一过性失语。

四、下丘脑病变的定位诊断

下丘脑位于丘脑下沟的下方,体积很小,重约 4 g。但解剖结构极为复杂,仅神经核团就有 32 对之多,主要有视前核、视上核、室旁核、腹内侧核、背内侧核、乳头体核、灰结节核及后核等。下丘脑虽然体积很小,但生理功能却十分重要,不但是自主神经的皮质下中枢,而且也是一个有决定性意义的内分泌腺体,同时又与脑干、丘脑、边缘系统以及大脑皮质之间有着广泛的联系。下丘脑的功能概括讲,与内分泌、热量平衡、渴感和渗透压调节。体温调节、自主神经的平衡、醒觉与睡眠、情感和行为、记忆以及躯体运动功能等有关。所以说,一旦下丘脑发生病变临床上很少只表现为单一症状,而是机体许多功能都会发生调节障碍,主要特征如下。

(一)体温调节障碍

1.中枢性高热

特点为体温极高,可达 40℃～42℃,用解热剂降温不起作用。

2.发作性高热

患者可突然发生高热,但临床上找不到发热原因,常不予治疗体温可恢复正常。

3.中枢性低温

体温可低于 34 ℃以下,但一般情况较好。

4.体温不稳

其特点是体温随着环境的温度变化而变化,有时在异常寒冷的环境中出现异常的体温过低。

(二)自主神经障碍

自主神经包括交感和副交感神经,由于无需进入意识水平,有自身的活动规律,故称自主神经。交感神经干受损,往往会出现 Horner 综合征,同时可伴汗腺分泌障碍和血管扩张,如皮肤干燥、潮红等。交感神经活动增强,则表现为血压升高、脉搏增快、血糖升高、尿潴留、瞳孔扩大等。交感神经活动减弱则主要表现为血管扩张。副交感神经受刺激时,则出现血压下降、脉搏减慢、出汗、流涎、肠蠕动增强、瞳孔缩小等症状。

(三)睡眠和觉醒障碍

主要表现为多睡。非常容易入睡,但可唤醒。如果病变累及中脑网状结构时可引起昏睡甚至昏迷。

(四)尿崩症

视上核、室旁核或下丘脑垂体束受损均可出现抗利尿激素分泌不足而产生中枢性尿崩症,临床上主要表现为口渴、多饮、多尿、尿比重减低,一般低于 1.006,尿中不含糖及蛋白。

(五)性功能障碍

灰结节与性功能有关,受损时可引起性欲减退、性功能亢进甚至生殖器萎缩。如发生在幼童时则出现性早熟,阴毛、腋毛和面部毛发过早发生等。

(六)癫痫

主要表现为间歇性发作的自主神经系统亢奋症状,如周围血管扩张、瞳孔扩大、出汗、流泪、流涎、血压骤然升高、发热、脉搏加快等,部分患者可伴有意识障碍,但一般不出现惊厥和抽搐。

（七）摄食异常

下丘脑腹内侧核为"饱食中枢",受损后可引起摄食异常增加,短时间内可变肥胖。灰结节外侧区为"饮食中枢",损害后则表现食欲完全丧失,食量减少,厌食而显极度消瘦。

（八）消化道症状

下丘脑急性病变,常伴有消化道出血,可能系交感缩血管纤维病变导致胃黏膜下血管扩张和出血,也可能是迷走神经功能过度亢进,使胃肠道肌肉收缩,导致局部缺血所引起。

五、垂体及其附近病变的定位诊断

垂体是人体最重要的内分泌腺,能分泌 20 多种激素,并通过这些激素对其他内分泌腺产生调节作用。垂体体积很小,重约 750 mg,位于颅底蝶鞍的垂体窝内,垂体上方为漏斗基,前方为视交叉,后上方为乳头体,间脑和垂体间的脑膜称为鞍隔。

垂体病变临床上主要表现为"三大"特征。

（一）视交叉综合征

因垂体紧邻视交叉,发生病变时,尤其是占位性病变往往压迫视交叉而出现视力、视野和视乳头改变。双颞侧视野缺损是典型的垂体瘤征象,偶尔也可出现单眼盲或同向性偏盲。视力障碍既可是单侧,也可是双侧,取决于受压的程度,病变时期及病变的范围,视乳头改变以视乳头萎缩多见。

（二）蝶鞍扩大

典型的改变为蝶鞍骨质破坏,同时可出现视交叉综合征表现,如系肿瘤性质病变侵及海绵窦时,可引起颅神经麻痹,压迫大脑导水管、三脑室则出现脑积水。

（三）内分泌障碍

垂体不同部位病变,内分泌障碍的表现也不尽相同,如垂体嗜酸性细胞腺瘤,成年人主要表现为指端肥大症。嗜碱性细胞瘤则主要表现为库欣（Cushing）综合征。嫌色细胞瘤则表现为垂体功能减退,男性出现阳痿、性欲减退、毛发脱落、皮肤干燥;女性表现为闭经及子宫萎缩等。此外垂体病变还可出现一侧或两侧嗅觉障碍及颅神经麻痹等。

六、小脑病变的定位诊断

小脑位于后颅窝,脑桥和延髓的背侧。从解剖学上划分,小脑可分为两个基本部分:中线组为前方的小舌,蚓部和后方的绒球小结叶;外周组为两个小脑半球,分前后两叶,内含齿状核和顶核。从功能上划分,小脑可分为古小脑、旧小脑和新小脑三部分。古小脑的功能主要是保持人体空间的定向力,损伤后引起躯干共济失调;旧小脑主要控制肌肉对抗重力;新小脑主要司理精细运动的准确性。小脑的传入和传出纤维构成三个脚(下脚,又称蝇状体,与延髓相连接;中脚,又称桥臂,连接脑桥;上脚,又称结合臂,连接中脑),并借此与脑干相连。

（一）小脑病变的一般特征

1.共济失调

由于小脑具有司理肌肉运动间的协调功能,故小脑病变时各肌肉各个运动之间出现协调障碍,包括执行的异常,动作的速度、范围、力量以及持续的时间等均可出现异常。如步行时,两下肢跨前过多,躯干落后迟缓而引起倾倒;由于对运动的距离、速度及力量估计能力丧失而发生"辨距不良",往往表现动作过度;因主动肌和对抗肌交互作用障碍,使一个动作停止而立即转换为相反方向的能力丧失,发生各种"轮替运动障碍",呈不灵活、不正确、不规则或笨拙。临床上各种共济运动检查,如上肢指鼻试验、指耳试验、轮替运动,下肢跟膝胫试验等都不能准确达到目的地。

2.肌张力降低

肌张力降低多见于小脑急性病变,出现在病变的同侧,以上肢尤甚,近端肌肉更为明显。由于肌张力过低,患者往往表现无力或易疲劳,运动的开始和终止都较缓慢,腱反射往往减弱或消失,膝反射可呈钟摆样,浅反射多不受影响。"反击征"阳性也是由于肌张力降低和拮抗肌作用不足所引起。

3.小脑性构音障碍

小脑病变引起的构音障碍为发音肌肉协调功能不良所致,主要表现为吟诗样、含糊不清、断续、爆发性语言、犹豫、无抑扬顿挫等。一般说来,左侧小脑半球局限性病变更易出现构音障碍。

4.震颤小脑病变

主要表现为意向性震颤,即患者肢体运动时出现粗大而不规则的震颤,越是接近目的地时,越显得明显,但静止时消失。

5.其他症状

(1)姿势及步态异常:一侧小脑受损时,患者头及身体向病侧偏斜,站立时向病侧倾倒,行走时步态不稳易偏向病侧,上肢摆动失常。

(2)眼球震颤:小脑中线病变可出现注视诱发的眼球震颤,上跳性眼球震颤、反跳性眼球震颤等。

(3)书写过大症:书写时字迹逐渐变大,行距不齐,尤其在写完一句时,尤为过大。

(4)小脑发作:发作时突然全身强直,伸肌张力增高,多呈去脑强直状态,角弓反张,伴发绀及神志不清,多系占位病变所致。

(二)小脑综合征

临床上小脑病变很难予以精确定位,大体上可归纳为如下两大综合征。

1.小脑蚓部或中线综合征

主要表现为头及躯干的共济失调,如站立不稳,不能维持正常的直立位,常易向前或后倾倒。行走时,往往两脚分开,左右摇晃,步态蹒跚,状如醉汉,即所谓醉汉样步态。构音障碍明显但四肢共济失调、眼球震颤常不多见。四肢肌张力及腱反射正常。

2.小脑半球综合征

本综合征典型的表现是病变同侧肢体的共济失调,常常是手和上肢较足和下肢为重,远端较近端明显,精细动作较粗糙动作更显著。也可表现为四肢的共济失调、辨距不良、协同运动障碍及意向性震颤,肌张力降低及肌无力易疲劳等。眼球震颤较常见,多呈水平性,也可呈旋转性。构音、姿势及步态障碍也可出现,但不如蚓部病变时明显。

七、脑干病变的定位诊断

脑干位于后颅窝,由中脑、脑桥和延髓三部分组成,上端与间脑相连,下端与脊髓相接,背侧为第四脑室和小脑。脑干是连接脊髓、大脑、小脑的中间枢纽。由脊髓上行至丘脑而最后到达中央后回的各种感觉传导束,由大脑皮质下行的锥体束、锥体外系及小脑与脊髓之间联系的传导束均经过脑干。12对颅神经,除第Ⅰ、Ⅱ对颅神经外,其余Ⅲ至Ⅶ对颅神经的核均位于脑干内,这10对颅神经都由脑干发出后行走于颅底。

(一)脑干病变的定位原则

1.确定病变是否位于脑干

由于第Ⅲ至Ⅶ对颅神经核均位于脑干内,都由脑干发出纤维,因此一侧脑干病变时,极易产生同侧相对应区域内颅神经麻痹症状。由于司理随意运动的锥体束在延髓进行交叉,传导痛、温觉的脊髓丘脑束在脊髓进行交叉,故脑干损害时会产生病变对侧偏瘫或偏身感觉障碍,临床上称为交叉性瘫痪,这是确定脑干病变的主要定位依据。此外,脑干与小脑之间联系紧密,所以脑干病损时,也容易产生小脑病变的症状与体征。

2.确定脑干病变的水平

根据所损害的颅神经,可进一步判定脑干病变的部位。如第Ⅲ、Ⅳ对颅神经病变位于中脑;第Ⅴ、Ⅵ、Ⅶ、Ⅷ对颅神经病变在脑桥;第Ⅸ、Ⅹ、Ⅺ、Ⅻ对颅神经麻痹则位于延髓。

3.确定脑干病变的范围

脑干病变的范围与病变位置密切相关,一般来说,延髓体积相对较小,即使小的病变,尤其是在背部,很容易出现显著的功能障碍,且常为两侧分布。而脑桥和中脑两侧核性损害则较延髓少见。临床上功能障碍严重度往往不能代表病变范围的程度,但颅神经受损的多寡从某种程度上讲,则可以反映病变的范围。锥体束在延髓下部紧相靠近,该部位病变则会产生四肢瘫痪。内侧丘系在脑桥下部彼此靠近,受损时易出现深感觉障碍。

4.鉴别脑干内外病变

进一步明确脑干内、外病变,对指导治疗和判断预后有一定意义。临床上可根据以下四个方面加以鉴别。

(1)交叉性瘫痪:脑干内病变,颅神经麻痹与肢体瘫痪发生的先后与程度往往差别不明显,而脑干外病变,颅神经麻痹症状发生早而且明显,对侧偏瘫则发生较迟且程度较轻。

(2)出现内侧纵束综合征:核间性眼肌麻痹或脑干内交感神经纤维损害而产生的 Horner 综合征,则可被看做纯属脑干内结构损害。

(3)根据颅神经在内外的不同组合,如第Ⅴ、Ⅶ、Ⅷ对颅神经在脑干比较分散,但在脑干外侧都经过脑桥小脑角,该处病变时,可同时损害这 3 对颅神经。

(4)鉴别颅神经是核性还是周围性损害,如动眼神经核组成较为复杂,脑干内病变时,往往为不全性麻痹,而脑干外病变多为完全性。

(二)脑干不同部位损害综合征

由于脑干结构复杂,加之病变的水平、部位,以及病变范围大小各异,所以可产生各种各样的临床表现。长时间以来,人们根据颅神经或传导束的损害,提出了各种不同名称的综合征,本节仅介绍九个经典的综合征。

1.延髓外侧(Wallenberg)综合征

病变主要位于延髓外侧部近背面处,多见于小脑后下动脉或椎动脉病变,典型的临床表现为:交叉性感觉障碍,即病变同侧面部痛、温觉障碍,对侧半身痛、温觉障碍(三叉神经脊髓核、束和脊髓丘脑束受损);同侧软腭咽和声带麻痹,伴声音嘶哑、吞咽困难、咽反射消失(疑核受损);同侧 Horner 综合征(下行交感神经受损);眩晕、呕吐及眼球震颤(前庭神经核受损);同侧共济失调(脊髓小脑束受损)。

2.延髓前部综合征

病变主要位于延髓前部橄榄体内侧,多见于脊髓动脉或椎动脉病变,典型临床表现为:病变侧舌肌萎缩、舌肌纤维震颤、伸舌偏向患侧(舌下神经受损);对侧偏瘫,不伴中枢性面瘫(锥体束受损);对侧偏身位置觉和震动觉消失,痛、温觉完整(内侧丘系受损)。

3.延髓后部综合征

指病变位于延髓后部近中线附近,四脑室底部后组颅神经(Ⅸ、Ⅹ、Ⅻ)所在区域,后组颅神经核性或核下性损害可引起如下综合征。

(1)Avellis 综合征:病变损害疑核、孤束核及脊髓丘脑束,表现为同侧软腭麻痹,声带麻痹,咽喉部感觉丧失,舌后 1/3 味觉障碍。对侧偏身痛、温觉障碍,本体感觉保留。

(2)Tapia 综合征:舌咽、迷走和舌下神经核或运动根受损,表现为同侧咽喉肌麻痹,同侧舌肌萎缩。

(3)Schmidt 综合征:舌咽、迷走和副神经损害,表现为同侧咽喉肌麻痹外,加上胸锁乳突肌和斜方肌瘫痪。

(4)Bonnier 综合征:病变影响前庭神经外侧核及附近结构及Ⅷ、Ⅸ、Ⅹ 时,临床表现为Menier病表现,以及对侧偏瘫,也可有嗜睡、心动过速、无力等。

4.脑桥腹侧综合征(Millard-Gubler syndrome)

病变主要位于脑桥腹外侧部与延髓交界处,引起外展神经及面神经或其核,同时损害锥体束,表现为病变同侧外展神经麻痹与周围性面瘫,对侧偏瘫。如双侧脑桥基底部损害,则出现闭锁综合征(Lockedinsyndrome),表现为四肢中枢性瘫痪(双侧皮质脊髓束损害),不能说话和张口,偶有水平眼运动障碍,但感觉和意识正常,能以眨眼或眼球垂直运动示意,貌似睁眼昏迷。

5.脑桥背侧(Foville)综合征

病变位于脑桥尾端 1/3 背部的顶盖部,表现为对侧偏瘫,但无面瘫(皮质脊髓束受损),同侧周围性面神经麻痹(面神经核和束受损),双眼向病变同侧共轭运动不能,双眼凝视病变对侧或偏瘫侧(外展神经核或旁正中脑桥网状质受损)。

6.脑桥背盖部(Raymond-Cestan)综合征

病变主要位于脑桥背盖部背侧,邻近第四脑室底部,主要表现为同侧小脑性共济失调(小脑脚受损),对侧偏身感觉障碍(内侧丘系和脊髓丘脑束受损),病变侧共轭凝视障碍。

7.中脑腹侧综合征(Weber's syndrome)

病变位于大脑脚脚底,损害锥体束与动眼神经,主要表现为同侧完全性动眼神经麻痹和对侧偏瘫(包括中枢性面、舌瘫)。

8.中脑背侧综合征

病变位于中脑背侧接近大脑导水管时,临床上可产生同侧动眼神经麻痹,若病变损害红核时,则产生对侧共济失调,命名为 Claude 综合征。如病变累及动眼神经及黑质,除表现为同侧动眼神经麻痹外,同时对侧可出现舞蹈、手足徐动症或震颤,称之为 Benedikt 综合征。

9.中脑顶盖综合征

病变位于四叠体时,引起眼球垂直联合运动障碍。如只损害中脑顶盖部上丘时,产生两眼不能协同向上仰视或两眼汇聚障碍,主要表现为两眼不能向上仰视,称之为 Parinaud 综合征。

八、脊髓病变的定位诊断

无颅神经损害是脊髓病变的基本特点,其解剖生理特征是脊髓灰质为节段性结构,而白质为传导束,所以灰质病变受损范围一般较小而且呈节段性,而白质受损则成传导束性病变。临床上脊髓病变所产生的临床症状与病变部位的高低、在横断面上扩延的范围、在长轴上蔓延的程度以及病变产生的速度等密切相关。

(一)脊髓横断面病变的功能定位

1.前角病变

临床上前角病变很少使整个肢体全部肌肉受累,因为在脊髓的任何水平,前角细胞都包括了许多的细胞群,而且分布在相当大的平面上,每群细胞又都各自支配相应的肌群,所以说某一病变不太可能将所有的细胞群同时损坏。此外支配一个肢体的细胞群在纵断面上延伸达数厘米,而脊髓病变如此广泛者却属少见。前角病变临床特征为:①肌张力降低;②肌肉萎缩;③腱反射减弱或消失;④病理反射阴性;⑤自主神经障碍(支配区皮肤充血、粗糙、排汗障碍等)。

2.后角病变

后角是传导痛、温觉与原始触觉的中继站,故后角病变时主要出现同侧痛、温觉障碍,而位置觉、震动觉与识别触觉的传导束则不受影响,这种痛、温觉消失而其他感觉保留称为分离性感觉障碍。

3.灰质前联合病变

此处病变主要产生两侧对称性痛、温觉减退或消失,而触觉不受影响,近似于后角的感觉分离现象,不同于后角的是呈双侧对称性分布。

4.后索病变

后索破坏性病变时主要出现位置觉、压迫觉、重量觉及震动觉障碍。出现感觉性共济失调,Romberg 征阳性(闭眼时不稳)。

5.前索与侧索联合病变

锥体束损害时病变同侧出现上运动神经元性瘫痪;脊髓小脑前、侧束损害时病变对侧受损平面以下痛、温觉障碍。

6.后索与侧索联合病变

后索损害出现深感觉障碍和感觉性共济失调,锥体束受损出现受损平面以下上运动神经元性瘫痪。

7.脊髓半横断综合征(Brown-Sequard syndrome)

典型的脊髓半横断损害临床表现为以下所述。

(1)病变同侧受损平面以下上运动神经元性瘫痪。

(2)病变同侧深感觉障碍。

(3)病变对侧受损平面以下痛、温觉障碍。

(4)病损平面可出现节段性下运动神经元瘫痪和感觉障碍。

(二)脊髓节段性病变功能性定位

由于脊髓各节段形状、粗细、灰质的宽窄以及灰、白质所占的比例等均存一定的解剖学差异,故不同节段的损害临床症状上也有其特征性。分述如下。

1.上颈段($C_{1\sim4}$)病变

主要表现为以下内容。

(1)运动障碍:四肢不同程度上运动神经元性瘫痪。

(2)副神经损害可引起胸锁乳突肌和斜方肌瘫痪、萎缩。

(3)膈神经受损可引起呃逆,严重时出现膈肌麻痹、呼吸困难。

(4)感觉障碍:感觉传导束受损出现受损平面以下各种感觉障碍,仅累及后索则表现屈颈时出现一种触电样刺痛感沿脊椎向下放射,谓之 Lhermitte 征。

(5)如病变波及后颅窝,则出现眩晕、吞咽困难、饮水反呛、声音嘶哑等后组颅神经受损症状。

2.中颈段($C_{5\sim7}$)病变

主要表现为以下内容。

(1)运动障碍:四肢瘫痪,上肢呈下运动神经元性瘫痪(影响最大的为小圆肌、肱二头肌、冈上肌、冈下肌、肩胛下肌,如病变恰好位于 $C_{5\sim6}$,则肱二头肌腱反射消失,肱三头肌反射正常),下肢呈上运动神经元性瘫痪。

(2)感觉障碍:中颈段病变往往首发症状为自发性疼痛,以下颈部、肩胛带和上肢最为明显。节段性感觉障碍为肩部及上臂外侧有浅感觉减退或消失,一般不太明显,主要表现为受损平面以下传导束性感觉障碍,且感觉障碍的水平可以比病变的实际水平低。

3.下颈段($C_8\sim T_1$)病变

主要表现为以下内容。

(1)运动障碍:以手部小肌肉如骨间肌、蚓状肌无力和萎缩最明显,前臂的肌肉也可以出现轻度萎缩,下肢呈上运动神经元性瘫痪。

(2)感觉障碍:自发性疼痛多局限于前臂及手指部位,上肢也可出现节段性感觉障碍,躯干的感觉障碍通常止于 T_2 平面左右。

(3)Horner 综合征:病变局限于 $C_8\sim T_1$ 时,病变同侧可出现 Horner 综合征。

4.胸段病变

胸段脊髓是脊髓最长的一部分,临床上很容易受到损害,其共同的基本特征为以下几点。

(1)运动障碍表现为双下肢上运动神经元性瘫痪。

(2)受损平面以下所有感觉障碍。

(3)神经根刺激症状,如疼痛及束带感。

(4)膀胱直肠功能障碍。

(5)反射异常,早期双下肢反射减弱或消失,后期活跃或亢进。根据各胸节的解剖特点,又分为上胸段($T_2\sim T_4$)、中胸段($T_5\sim T_8$)与下胸段($T_9\sim T_{12}$)3 个水平。

5.上胸段($T_2 \sim T_4$)病变

定位诊断主要根据神经根刺激症状及感觉障碍平面进行定位,神经根刺激症状多表现为一侧或双侧肋间神经痛,也可以是肩胛部与上胸部疼痛和束带感。需要注意的是,感觉障碍的上界并非绝对代替脊髓损害的上界,应考虑有神经根的损害。

6.中胸段($T_5 \sim T_8$)病变

神经根性疼痛的解剖部位多位于下胸部和上腹部,临床上易误诊为胆囊疾患或急腹症。上腹壁反射减弱或消失。双下肢感觉异常可为最早出现的症状,继而出现截瘫和膀胱直肠功能障碍。

7.下胸段($T_9 \sim T_{12}$)病变

根性疼痛主要位于下腹壁,可向外阴部放射,易误诊为盆腔疾患。腹肌无力、腹壁反射和感觉障碍平面均有定位价值。尤其是病变位于 $T_{10} \sim T_{11}$ 节段时,由于所支配的腹直肌下半部无力,患者由仰卧坐起时,可见脐孔向上移动,称之为比佛(Beevor)征阳性。下腹壁反射减弱或消失,有时也出现提睾反射减弱或消失。膀胱障碍以尿失禁多见,但大便失禁少见。该节段病变偶尔可出现胃扩张。

8.腰膨大($L_1 \sim S_2$)病变

主要表现为以下方面。

(1)神经根性疼痛,以下背部、腹股沟区或股部前侧为主,如病变位于下段,则表现为坐骨神经痛,引起下腰部、腰骶部、坐骨结节与股骨大粗隆间感觉异常或疼痛,并向小腿外侧、足底部放射。

(2)运动障碍:可以出现双下肢下运动神经元瘫痪,临床上以下肢无力,尤其是足下垂为早期表现。$L_{1 \sim 3}$病变时可出现髋屈曲、内收和伸小腿运动障碍。

(3)感觉障碍:双下肢及会阴部各种感觉障碍。

(4)反射障碍:$L_{2 \sim 4}$病变时膝反射减弱或消失,踝反射保存甚至亢进或出现踝阵挛。$L_5 \sim S_2$病变时踝反射减低或消失,膝反射可正常。

(5)括约肌功能障碍。

9.圆锥($S_{3 \sim 5}$)病变

病变特点为以下内容。

(1)感觉减退或消失呈鞍状分布。

(2)根性疼痛少见,一般不出现双下肢运动障碍。

(3)性功能障碍,主要表现为阳痿及射精不能。

(4)膀胱直肠功能障碍,由于逼尿肌麻痹而出现无张力性膀胱。

(5)单纯圆锥病变一般不出现反射改变。

10.马尾病变

病变特点为以下内容。

(1)症状和体征呈不对称性。

(2)根性疼痛较多且严重,疼痛部位多位于下背部、会阴部或坐骨神经分布区

(3)感觉障碍:也可呈鞍状分布,常为单侧或不对称,各种感觉均出现障碍而无分离。

(4)可出现运动障碍,主要表现为下运动神经元瘫痪,以胫或足部肌肉无力及萎缩多见。

(5)反射障碍:膝、踝反射均可减弱或消失。

(三)脊髓髓内、髓外病变鉴别(表7-1)

九、周围神经病变的定位诊断

(一)颅神经病变定位诊断

1.嗅神经病变功能定位

(1)双侧嗅觉丧失,最常见的病变部位是鼻腔本身的疾患。

(2)一侧嗅觉丧失,应怀疑是嗅丝、嗅球或嗅纹处任一部位受损。

表 7-1　髓内、髓外病变鉴别

	髓外病变	髓内病变
起病特点	多由一侧开始	起病时即出现双下肢症状
根性疼痛	多见,常为早期症状	少见
感觉障碍	出现较晚	早期出现,并有感觉分离
锥体束征	早期出现	晚期出现
肌肉萎缩	无或少见	早期出现
括约肌障碍	晚期出现	早期出现
脑脊液检查	梗阻现象出现早且明显	—
蛋白增高明显	梗阻现象出现较晚	—
蛋白增高大多不明显	—	—
MRI 检查	髓外占位,脊髓移位	梭形膨大

　　(3)嗅幻通常是部分复杂性癫痫的先兆症状,患者常嗅到一种十分不愉快的气味,随之意识丧失,口唇和下颌不自主运动。此外,幻嗅也可见于颞叶病变。

　　(4)嗅沟或蝶骨嵴肿瘤,可引起 Foster-Kennedy 综合征:即同侧嗅觉丧失和视神经萎缩,对侧视乳头水肿。

　　(5)嗅觉倒错:病变部位可见于副鼻窦、嗅神经或嗅球损伤。

　　2.视神经病变功能定位

　　视神经受损,临床上主要表现为视力、视野和眼底改变三大特征。

　　(1)视乳头病变:视神经是临床上唯一可以通过眼底镜直接观察到的颅神经,视乳头的变化不仅发生于眼内、眼眶内病变,更多见的是由颅内病变所引起。临床上与神经系统疾病密切相关的改变有四方面:①视乳头水肿:视乳头水肿的特征性改变为视乳头充血,颜色变红;视乳头边缘模糊;视乳头生理凹陷消失和视乳头隆起;静脉充盈和搏动消失。视乳头水肿主要原因为各种颅内原发性或继发性病变引起的颅内高压所致,因此对于发现视乳头水肿的患者应高度重视,必须做进一步检查。②视力改变:视乳头水肿患者除部分病例出现短暂性视力模糊外,在早期视力一般不受影响,此点与视神经炎有明显的差别,后者往往在病变早期即出现明显的视力障碍。③视野改变:主要出现盲点扩大或周围视野向心性缩小。④视神经萎缩:主要表现为视乳头颜色变白,如系原发性者,视乳头颜色苍白而边缘清楚,继发性者因早期水肿或炎性病变而留有边缘模糊。

　　(2)视神经病变:视神经损害早期症状主要有视力障碍,可表现为轻度视力减退,严重者甚至出现失明,且可在数周后出现视神经萎缩。

　　(3)视交叉病变:典型的视交叉病变临床上往往出现特征性的视野缺损——双颞侧偏盲。早期出现内分泌改变,晚期可出现视力障碍。如系视交叉前方病变,尤其是压迫性病变,除影响视力外,还可出现Ⅱ、Ⅲ、Ⅳ、Ⅴ、Ⅵ对颅神经受损。视交叉侧方压迫可出现单侧鼻侧视野缺损,严重者压向对侧时,可造成双侧鼻侧视野缺损。

　　(4)视束和外侧膝状体病变:一侧视束受损,出现不完全一致的同向性偏盲,外侧膝状体内侧病变出现双眼下半部盲,外侧受损引起上半部盲,中央部损害则出现中心性视野缺损。一侧外侧膝状体完全性损害则出现对侧同向性偏盲。

　　(5)视放射病变:主要表现为不完全一致的对侧同向性偏盲,如顶叶病变可出现下 1/4 象限的同向偏盲。

　　(6)视皮质病变:视皮质病变视其病变范围而表现各异,一侧枕叶损害引起对侧同向性偏盲,可伴有黄斑回避现象。双侧视皮质损害出现皮质盲(双眼全盲)。枕叶内侧损害可引起高度一致的同向性偏盲,但中央视力保存。此外,不伴有视神经萎缩和瞳孔对光反射改变。

　　3.眼球运动神经病变(Ⅲ、Ⅳ、Ⅵ对颅神经)功能定位

　　临床根据眼运动神经受损的部位,可分为核性及核下性两大类,损害后引起眼肌麻痹和眼球活动障

碍,主要表现为3个方面:眼球位置改变(斜视);眼球运动障碍(运动受限或运动幅度变小);复视。

(1)动眼神经核及核下性损害:由于动眼神经核在中脑内分散于相当大的区域,因此核性损害时眼肌常呈不完全性麻痹,瞳孔括约肌往往不受影响,加之两侧的动眼神经核比较接近,故核性损害可以呈双侧性。核下性动眼神经麻痹一般为单侧性,常呈完全性,眼内肌和眼外肌同时受累,而且瞳孔括约肌麻痹可以先发生。

(2)滑车神经核及核下性损害:单一的滑车神经损害,临床上颇为少见,且不易确定核性或核下性;一般而论,若是核性损害,因滑车神经核发出的纤维交叉到对侧,损害后引起的上斜肌麻痹,但与其他颅神经受损不同,不是在病灶侧而是在病灶对侧。滑车神经麻痹主要表现为患者向下看时十分困难,尤其是下楼梯特别明显。

(3)外展神经核及核下性损害:外展神经核性损害常伴有向病灶侧的眼球协同运动障碍和周围性面神经麻痹,而核下性损害往往没有这一特征,只是单纯表现出眼球外展受限和复视。

4.三叉神经病变功能定位

三叉神经损害临床上主要表现为感觉和运动障碍两部分症状。感觉障碍主要表现为面部皮肤、结膜、口腔、舌、软腭、硬腭和鼻黏膜的感觉缺失或减退,角膜反射消失。由于三叉神经的感觉纤维在脊束核和周围神经的排列顺序不同,因此损害时可发生不同分布类型的感觉障碍。如三叉神经脊束核与面部感觉的解剖分布关系似"洋葱头样",即口唇周围感觉传至三叉神经脊束核最上端,而口唇以后的面部感觉则以同心圆的方式自上而下地与三叉神经脊束核相联系,愈是在面后部的感觉则传入到核的最下部,因此核性损害与周围神经损害的重要鉴别点主要是感觉分离和脊束核临近结构损害,以及出现延髓外侧部或颈髓上段受损的表现。

三叉神经损害的运动障碍主要表现为以下两方面。

(1)一侧核上性纤维受损,所支配肌肉不发生瘫痪,如果是两侧皮质延髓束受损时,则出现双侧咀嚼障碍,下颌反射亢进。

(2)核性和核下性损害,则表现为颞肌及咬肌麻痹,并可出现肌萎缩。由于翼内、外肌麻痹,故张口时下颌偏向患侧。

三叉神经感觉部分的刺激性症状最常见的是三叉神经痛,而运动根刺激症状主要为咀嚼肌紧张性痉挛(牙关紧闭)和阵挛性痉挛(咀嚼痉挛)。

5.面神经病变功能定位

面神经受损主要表现为面肌运动功能障碍,依其损害部位的不同,而临床表现各异。

(1)核上性损害:核上性损害主要产生中枢性面瘫,主要表现对侧面下部肌肉完全瘫痪,如果是一侧皮质脑干束受损而引起的中枢性面瘫则往往只出现随意运动麻痹,而情感运动如自发性笑、哭或其他情感表现的不随意收缩仍可存在。相反,如果情感性面肌麻痹不伴有随意性面瘫时,则提示对侧辅助运动区、额叶白质、颞叶中部、岛叶、基底节区、丘脑、丘脑下部和中脑背部损害。

(2)核及核下性损害:面神经核及其核下性损害主要表现为周围性面神经麻痹,即患侧额纹减少,不能闭眼,鼻唇沟浅,示齿时口角歪向对侧,鼓腮及吹口哨时,患侧漏气,不能撅嘴等。不同部位损害的定位是以下几点:①脑桥病变:出现同侧周围性面瘫,常同时伴同侧外展神经麻痹及对侧偏瘫;②桥小脑角病变:早期出现耳鸣继而耳聋,如损害中间神经则出现舌前2/3味觉障碍和泪腺分泌减少,晚期出现周围性面神经麻痹;③膝状神经节病变:同侧周围性面瘫,舌前2/3味觉障碍,可伴有耳痛;④镫骨神经起点以前病变:同侧周围性面瘫,舌前2/3味觉丧失,听觉过敏但泪腺分泌不受影响;⑤面神经管内病变:仅出现周围性面瘫,无味觉、听觉和泪腺分泌障碍;⑥腮腺和面部病变:损伤面神经部分分支,造成不完全性面瘫。

6.前庭耳蜗神经病变功能定位

(1)前庭神经病变:主要表现为眩晕、眼球震颤和平衡障碍等症状。前庭性眩晕常呈发作性,发作时间可自数分钟、数小时至数天不等。患者常感到周围环境环绕自身旋转,有时可突然倾倒。前庭性眩晕发作时,常伴有恶心、呕吐、面色苍白、血压下降等血管运动紊乱症状。临床上如考虑系前庭性眩晕需进一步鉴别是周围性还是中枢性,前者由内耳及前庭神经病变引起,而后者系前庭神经核及其核上传导经路病变所致。前庭系统或其中枢经路病变引起的眼球震颤,其特点为具有快、慢节律性,可有水平、垂直、旋转及斜向性等不同方向,往往伴有自发性倾倒及听力障碍或脑干受损征象。前庭性共济失调以平衡障碍为主,静止时与运动时均出现平衡障碍为其特征,与小脑性共济失调不同点为眩晕、眼球震颤十分明显。

(2)耳蜗神经及其通路损害后,主要临床表现为耳聋、耳鸣等听觉功能障碍。

感觉性耳聋的病变定位包括:①大脑损害:听觉皮质损害,即使是双侧损害,一般不会导致完全性聋。一侧听觉皮质损害,可出现对侧甚至双侧轻微听力障碍。②脑干损害:严重的双侧脑干损害,可发生双侧听力下降,但往往同时伴有脑干损害的其他临床表现,脑干诱发电位和 MRI 可帮助定位。③周围神经损害:周围性耳蜗神经受损,临床可出现部分性或完全性耳聋,其特点是高频率听力先受影响,然后向中、低音频率扩展;气导大于骨导,可均缩短,双耳骨导比较试验偏向健侧。

7.后组颅神经(Ⅸ、Ⅹ、Ⅺ、Ⅻ)病变功能定位

舌咽神经、迷走神经、副神经及舌下神经为最后 4 对颅神经,由于他们在解剖和临床上彼此紧密相邻,关系密切,所以临床习惯上把他们称为后组颅神经。

(1)舌咽神经病变功能定位:一侧核上性损害不出现神经系统症状,双侧皮质脑干束受损,出现假性球麻痹症状。一侧舌咽神经受损,病变同侧出现下列症状:①腭弓麻痹;②软腭及咽部感觉减退或丧失;③舌后 1/3 味觉与一般感觉障碍;④腮腺分泌功能减退;⑤舌咽神经痛。

(2)迷走神经病变功能定位:迷走神经损害的临床表现与病变部位有关,依其特征可推测该神经病损的部位。①核上性损害:一侧损害不出现神经系统症状,两侧损害出现明显吞咽困难与构音障碍;②核性损害:同侧软腭、咽和喉部发生麻痹,但可同时伴有其他脑神经受累表现;③胸腔上部病变:可表现为单侧喉返神经麻痹,同侧声带麻痹,吸气和发音时均无运动,声带张力减低,并可逐渐出现萎缩,而致发音粗哑;④节状神经节病变:除有喉返神经麻痹症状外,尚可伴有心搏过速和喉部感觉缺失;⑤节状神经节和颈静脉神经节间病变:咽缩肌完全或部分麻痹;双侧病变时出现明显吞咽困难,累及耳支时出现外耳道感觉减退。

(3)副神经病变功能定位:①一侧病变表现为同侧胸锁乳突肌和斜方肌瘫痪,患者头不能转向健侧,不能耸肩,静止位时呈现肩胛下垂;②两侧副神经损害时,头常后仰。

(4)舌下神经病变功能定位:①核上性损害:主要表现为中枢性舌瘫,伸舌时偏向偏瘫侧,不伴舌肌萎缩与舌肌纤颤;②一侧舌下神经损害,主要表现周围性舌瘫,伸舌时偏向患侧,同时伴有舌肌萎缩与舌肌纤颤,咀嚼困难与发音障碍,尤其是发舌音更为明显。

(二)脊神经病变定位诊断

脊神经由运动、感觉与自主神经 3 种纤维所组成,并参与组成各个反射弧,因此脊神经损伤后临床上主要产生运动障碍、感觉障碍、自主神经营养障碍、反射异常四个方面的症状。

1.周围神经病变

(1)运动麻痹:表现为某些肌肉或肌群瘫痪,肌张力减低,肌肉萎缩。

(2)感觉障碍:主要表现为痛觉、温觉、触觉及本体感觉减退或消失,可发生自发性疼痛、感觉异常、幻肢痛等。由于周围神经皮肤支所支配的范围通常互有重叠,因此其感觉障碍的范围往往较应出现的受损区小。

(3)自主神经障碍:可表现为泌汗、立毛、血管运动及营养障碍。如皮肤温度增高或降低,色泽苍白或发绀,水肿或皮下组织萎缩、角化过度、色素沉着或脱失,甚至发生溃疡、指甲光泽消失或变暗等。

(4)反射改变:相关深反射或浅反射减低或消失。

2.神经丛病变

脊神经丛也同样为感觉、运动、自主神经组成的混合神经,损害后和周围神经受损一样,也出现感觉、运动和自主神经功能障碍,所不同的是脊神经丛依其分布不同,病变后的临床表现各具其特征性。

(1)颈丛损害:皮支损害,出现相应神经支分布区感觉障碍或颈枕部神经痛;肌支损害,出现舌骨下肌

和斜角肌、肩胛提肌、斜方肌、胸锁乳突肌无力。双侧膈神经受损,可造成明显的呼吸困难。

(2)臂丛损害:全臂丛损害上肢呈完全下运动神经元瘫痪,迅速出现肌萎缩,上肢腱反射消失,除了肋间臂神经支配的近腋部一个小块区域外,臂到肩的所有感觉几乎全部缺失。上臂丛损害主要表现为 $C_{5\sim6}$ 神经根支配的肌肉麻痹和萎缩,如三角肌、二头肌、肱桡肌,偶尔也可影响冈上肌、冈下肌及肩胛下肌等。由于感觉纤维支配的重叠,感觉障碍常不明显。肱二头肌、肱桡肌反射减弱或消失。下臂丛损害主要表现为 $C_8\sim T_1$ 神经根所支配的全部肌肉麻痹和萎缩,呈现手指不能屈曲,似爪形手。感觉缺失多见于上臂、前臂和手的内侧面,可伴有 Horner 综合征。

(3)腰骶丛损害:腰丛损害主要表现为股神经、闭孔神经和股外侧皮神经损害的症状。骶丛损害则出现坐骨神经、臀上神经及臀下神经损害的症状。

3.神经根病变

原则上讲,神经根病变,临床上可分为局限性和多发性两种。

(1)局限性神经根病变:往往指一个或一个以上神经根损害,如损害后根可引起根性疼痛以及后根型感觉障碍。而前根损害则表现为下运动神经元性瘫痪。

(2)多发性神经根病变:病变比较弥散,可波及颅神经、脊神经后根、脊髓或周围末梢神经。临床上往往以运动障碍为主,常可呈四肢对称性迟缓性瘫痪,远端重于近端,部分患者可伴有呼吸肌麻痹。后根损害可出现根性疼痛和感觉异常,末梢神经受损发生四肢远端手套袜套型感觉障碍。颅神经受损出现周围性面瘫、延髓麻痹、眼外肌麻痹,脑脊液检查呈现蛋白—细胞分离现象等。

（王　磊）

第二节　定性诊断

定性诊断的目的是在定位诊断的基础上,进一步确定疾病的病因与病理。

定性诊断的主要依据是:①详细的病史询问与分析;②起病的方式、病情的演变与病程;③是否累及神经系统以外的其他器官与系统;④重要的既往史、个人史、家族史及流行病学史;⑤神经系统体格检查、相关的各种辅助检查、实验室检查结果等。根据以上基本素材,全面综合的加以分析和判断,通常能够比较正确地判断疾病的性质。对于那些临床症状不典型,病因与发病机制不明确的疑难病例,暂时不能做出明确定性诊断者,应继续搜集证据并进行追踪观察。现将几类主要神经系统疾病病变性质的临床特点介绍如下。

一、感染性疾病

起病形式通常呈急性或亚急性,少数病例呈爆发性,往往于数小时至数日或数周内达到高峰。常伴有畏寒、发热、无力等全身症状和体征。辅助检查可发现外周血白细胞增高、血沉增快、脑脊液检查可找到相关病原学证据,如病毒、细菌、真菌、寄生虫、钩端螺旋体等。神经系统表现以脑实质、脑膜和脊髓损害为特征。

二、外伤

多有明确的外伤史,神经系统出现的症状、体征与外伤有密切关系。起病形式常为急性,病程特点为在极短的时间内达到高峰。亦有外伤后经过一长时间发病者,如慢性硬膜外血肿、外伤性癫痫等。X 线、CT、MRI 检查可提供相关部位损伤的证据。

三、血管性疾病

脑和脊髓的血管性疾病,往往起病急骤,神经系统缺失可在数秒、数分钟、数小时或数天内达到高峰。

常有头痛、呕吐、意识障碍、抽搐、瘫痪等症状和体征。多数患者既往有高血压、糖尿病、心脏病等基础疾病，以及有饮酒、吸烟、高脂血症、肥胖、TIA 发作等危险因素。CT、MRI、DSA、TCD 有助于确定诊断。

四、肿瘤

起病大多缓慢，呈进行性加重，常有头痛、呕吐、视乳头水肿等颅内压增高症状与体征。肿瘤所引起的局灶性症状依其病变部位不同而不同，如颅内肿瘤临床表现以癫痫样发作、肢体瘫痪、精神症状多见。脑脊液检查蛋白含量明显增加或找到肿瘤细胞。CT、MRI、PET 检查可提供有价值的证据。

五、变性性疾病

该类疾病往往起病隐袭，进展缓慢，呈进行性加重，不同的疾病有不同的好发年龄。常选择性损害神经系统的某一部分，一般不累及全身其他系统。如运动神经元病，只选择性累及运动系统；Alzheimer 病主要累及大脑皮质。

六、脱髓鞘性疾病

该类疾病多呈急性或亚急性起病，病程中常有复发与缓解倾向，症状时轻时重，病灶分布较弥散，最常见的疾病有多发性硬化、急性播散性脑脊髓炎等。CT、MRI 检查有助于诊断。

七、营养及代谢障碍疾病

起病缓慢，病程长，多呈进行性加重，神经系统损害仅为全身性损害的一部分，常有其他脏器损害的证据。实验室检查可发现血或尿中某些营养物质缺乏或代谢产物异常。

八、遗传性疾病

该类疾病多在儿童或青春期起病，部分病例可在成年期起病，多呈缓慢进行性发展，有遗传家族史，基因检测对确立诊断有重要价值。

九、中毒及环境相关疾病

中毒所致的神经系统损害，除急性中毒外，多数慢性中毒者起病均缓慢，中毒所致的神经功能缺失与毒物的毒性相吻合，可同时伴有其他脏器或系统损害。神经系统受损的表现可为急性或慢性中毒性脑病、多发性周围神经病、帕金森综合征等。毒物检测有助于诊断。

十、产伤与发育异常

发育异常的先天性疾病一般为缓慢发生，病程呈实用临床神经病学进行性加重，症状发展到高峰后则有停止的趋势。围生期损伤，往往有产伤史，临床较多见为颅内出血和缺血缺氧性脑病，中－重度病例多表现有高级神经功能障碍。

（王　磊）

第八章 神经内科疾病的治疗方法

第一节 常用治疗技术

一、脑室穿刺与持续引流术

(一)治疗目的

脑室穿刺引流术是神经科常见的抢救技术,用于急救或诊断某些颅内压增高疾病,通过穿刺放出脑脊液以抢救脑危象和脑疝。同时引流脑室内的肿瘤液、炎性液、血性液,能有效地减轻其对脑室的刺激,以减轻症状,为继续抢救和治疗赢得时机。

(二)适应证

(1)颅内压增高出现脑危象或脑疝。

(2)颅内感染须经脑室注药。

(3)先天性脑积水、术后脑水肿、蛛网膜下隙出血、脑室内出血、颅内占位性病变(尤其是中线部位、后颅窝肿瘤)等。

(4)开颅术中或术后颅内压监测。

(三)方法

1.侧脑室前角穿刺

本法为最常见的穿刺方法。

(1)患者仰卧,以穿刺点为圆心,2%碘伏消毒后铺孔巾。

(2)1%利多卡因局部浸润麻醉后,于穿刺点矢状切开头皮直到颅骨,用手摇钻钻孔;紧急情况下以"T"形颅骨钻直接钻孔。

(3)以脑室穿刺针与大脑镰平行,向双侧外耳道假想连线穿刺4~5 cm即进入侧脑室前角。

(4)拔出穿刺针,置入引流管,缝合头皮连接脑室外引流装置。

(5)据病情调节引流速度和高度,固定引流系统。

2.侧脑室三角区穿刺

(1)患者俯卧或侧卧,以穿刺点为圆心,2%碘伏消毒后铺孔巾。穿刺点为枕外隆凸上7 cm,中线旁开3 cm处。

(2)1%利多卡因局部浸润麻醉后,于穿刺点矢状切开头皮直到颅骨,用手摇钻钻孔;紧急情况下以"T"形颅骨钻直接钻孔。

(3)穿刺针头指向同侧眼眶进入侧脑室三角区。

(4)拔出穿刺针,置入引流管。缝合头皮连接脑室外引流装置。

(5)据病情调节引流速度和高度,固定引流系统。

3.侧脑室颞角穿刺

穿刺点位于耳轮最高点以上1 cm,垂直刺入4~5 cm,其余步骤同侧脑室前角穿刺。

4.侧脑室枕角穿刺

穿刺点为枕外隆凸上 4 cm,中线旁开 3 cm 处,穿刺方向为指向同侧眼眶外缘。其余同侧脑室前角穿刺。

5.婴幼儿脑室穿刺

穿刺点为前囟两外角(距离中线 1.5～2 cm),针头垂直刺入,深度 3～4 cm,其余同侧脑室前角区穿刺。穿刺成功后,妥善悬挂引流装置。控制性引流脑脊液,一次放出量不宜过多,以免减压太快引起脑室内出血。

二、血肿穿刺术

(一)治疗目的

血肿穿刺术是指通过穿刺抽吸头皮组织内血性液的技术。头皮组织血管非常丰富,在遭受外力打击或碰撞后,因组织内血管破裂出血,常易形成皮下血肿、帽状腱膜下血肿或骨膜下血肿。血肿穿刺术能消除或减轻局部血肿,促进局部组织及早愈合。

(二)适应证

适用于帽状腱膜下血肿、骨膜下血肿,但对凝血功能障碍患者应作相应检查和处理后穿刺。

(三)方法

据血肿所在部位,协助患者仰卧或侧俯卧位,以穿刺点为中心用 2%聚维酮碘(碘伏)消毒局部,直径 >5 cm。戴手套、铺孔巾,先以 1%利多卡因局部浸润麻醉后用 20 mL 或 50 mL 注射器(12 号针头)穿刺血肿,抽出血性液体后,帽状腱膜下血肿予以加压包扎,骨膜下血肿小心加压包扎。

三、腰椎穿刺、脑脊液置换术

腰椎穿刺是指通过穿刺第 3、第 4 腰椎或第 4、第 5 腰椎间隙进入蛛网膜下隙放出脑脊液的技术,通过腰椎穿刺放出脑脊液,注入药物,改变脑脊液成分以达到治疗目的者称为脑脊液置换术。脑脊液是由脑室脉络丛产生的无色透明液体,通过脑脊液循环,保持动态平衡。正常脑脊液具有一定的压力、细胞成分及化学成分,当中枢神经系统发生病变时,可引起脑脊液成分和压力的变化。通过腰椎穿刺可了解这些变化,有助于诊断和治疗。

(一)治疗目的

1.腰椎穿刺术

可用于诊断,也可用于治疗。

(1)诊断性穿刺:测定颅内压;进行脑脊液常规、生化、细胞学、免疫学和病原学等检查;进行脑脊液动力学检查(奎肯试验)。

(2)治疗性穿刺:引流血性脑脊液、炎性分泌物等,或鞘内注射药物。

2.脑脊液置换术

可直接预防与治疗某些中枢神经系统疾病,主要用于诊断、治疗或动态观察病情。

(1)测定颅内压。

(2)脑脊液动力学检查,细胞学、生化、细菌学、病理学检查。

(3)引流炎性或血性脑脊液,减轻血液对脑膜、脑室的刺激,以减少感染、粘连的可能性。

(4)鞘内注射药物,以治疗颅内炎症或进行化疗。

(5)治疗低颅压,以缓解低颅压症状。

(6)了解颅脑外伤、脑血管疾病患者有无蛛网膜下隙出血及出血的转归。

(7)术后高热时,判断有无颅内感染、出血。

(二)适应证

腰椎穿刺及脑脊液置换术为有创操作应严格掌握适应证。其适应证为:中枢神经系统炎症、肿瘤、外伤、脑血管疾病。

(三)方法

核对患者姓名,向患者解释穿刺目的,用屏风遮挡患者。患者通常取侧卧位,屈颈屈膝,腰背部与床面垂直,选 $L_{3\sim4}$ 椎间隙(两侧髂嵴最高点连线上)为穿刺点,也可在上下一个椎间隙进针。穿刺部位常规消毒(消毒范围 15~20 cm),铺洞巾,皮下组织及棘间韧带逐层麻醉。麻醉理想后,用 20 号腰穿针(小儿用 21~22 号)沿腰部正中线在所选择椎间隙的上下棘突间缓慢进针,针体与腰部垂直,针尖稍偏向头侧。进针过程中针尖遇到骨质时,应将针退至皮下待纠正角度后再进行穿刺。成人进针 4~6 cm(小儿3~4 cm)时,即可穿破硬脊膜(有落空感)而达蛛网膜下隙,缓慢拔出针芯见脑脊液流出后,接测压管测压(初压)。测压时让患者全身放松、头及下肢伸展。测压后缓慢留取脑脊液标本 3~4 管(总量不超过5 mL)。若初压超过 300 mmH$_2$O 时则不宜放液,仅取测压管内的脑脊液送细胞计数及蛋白定量即可。留取标本后应再次测压(终末压),最后放入针芯拔出穿刺针。穿刺点稍加压止血,敷以消毒纱布并用胶布固定。术后嘱患者平卧 4~6 h,多饮水。

四、高压氧治疗

(一)治疗目的

高压氧治疗是让患者在密闭的加压装置中吸入高压力(2~3 个大气压)、高浓度的氧,大量溶解于血液和组织,从而提高血氧张力,增加血氧含量,收缩血管和加速侧支循环;以利降低颅内压,减轻脑水肿,纠正脑广泛缺血后所致的乳酸中毒或脑代谢物积聚,改善脑缺氧,促进觉醒反应和神经功能恢复。

(二)适应证

一氧化碳中毒、缺血性脑血管病、脑炎、中毒性脑病、神经性耳聋、多发性硬化、脊髓及周围神经外伤、老年期痴呆等。

五、γ-刀治疗

(一)治疗目的

γ-刀治疗是利用 201 个放射源(^{60}Co)所产生的不同方向的 Gamma 射线束,通过立体定向技术聚焦在脑内一个靶目标点,使病变组织破坏而达到治疗疾病目的的方法。由于 Gamma 射线束聚集在一个靶点上,立体定向技术使病灶与焦点重合,能达到病灶剂量最大化与周围正常组织剂量最小化的目的,因此是一种无手术创伤、安全可靠、无痛苦、省时、简便的非侵入性治疗手段。

(二)适应证

(1)脑动静脉畸形(AVM):深部和重要功能区的小型 AVM 最适合,直径>30 mm 的 AVM 需与手术或血管内栓塞联合治疗。

(2)直径<30 mm 的听神经瘤。

(3)鞍区肿瘤:颅咽管瘤、垂体腺瘤、脑膜瘤。

(4)其他肿瘤:多发或单发转移癌,颅底或手术难以全切的中小型脑膜瘤,第三脑室后部小中型松果体瘤。

(5)功能性神经外科疾病:如焦虑症、强迫观念、顽固性疼痛、帕金森病等。

六、立体定向治疗

(一)治疗目的

脑立体定向术即利用空间一定的立体定位原理,先求出目标点(即脑内某一解剖结构或病变)在颅腔内的坐标(X、Y、Z 三维坐标)以定出它的精确位置,再借用立体定向仪,将立体定向术专用特殊器械与装置,导入颅内,使之达到目标点,并对目标点进行外科处理,以达到治疗脑部疾病或进行相关研究的目的。

（二）适应证

(1)功能性疾病：震颤麻痹、癫痫、顽固性疼痛、难治性精神病等。

(2)脑瘤、脑血管病、脑脓肿、颅内异物。

（三）方法

安装定向仪并将头位固定于要求的位置。按要求进行 CT 或 MRI 扫描。定位手术目标点并记录。目标点的手术处理。

七、脑部内镜治疗

（一）治疗目的

脑部内镜治疗是通过由光源、光纤、物镜组成的特定的光学系统，将病变部位及其毗邻关系显示出来，使施术者在直视下进行观察和操作，从而避免盲目穿刺造成脑神经和脑血管损伤的可能，减少手术并发症。其目的是进行病变部位及其毗邻结构的照明、摄像、录像冲洗、吸引、止血、切割等复杂操作，它具有创伤小、安全、康复快等优点。

（二）适应证

(1)颅内血肿：脑室内血肿、慢性硬膜下血肿。

(2)颅内肿瘤：脑内囊性肿瘤、室管膜瘤、脉络丛乳头状瘤、胶样囊肿。

(3)脑积水、脑脓肿、蛛网膜囊肿、脑血管疾病等。

(4)椎管内疾病。

（三）方法

气管插管下全身麻醉。据病变部位大小，选择钻孔部位常见的有额部钻孔、颞部钻孔、枕部或枕顶部钻孔等钻孔部位，分别用于探查侧脑室、第三脑室、第四脑室，若为脑内囊性病变，可直接用内镜插入。据病变不同性质，采用不同的手术方法。常见的有：切开囊壁透明隔变多房为单房脉络丛烧灼，切开第三脑室底部使第三脑室与脑池蛛网膜下隙相通，放置分流管，病变组织切除或清除，血管成形术等。

八、亚低温治疗

（一）治疗目的

亚低温治疗是指用冬眠药物及物理降温的方法使机体处于亚低温状态的一种治疗措施。其目的是减轻或消除外界不良因素侵袭而引起的各种反应，保护机体免受过多的消耗，防止疾病的发生与发展。近年亚低温治疗的基础和临床研究证实，$30℃\sim34℃$ 低温治疗对实验性颅脑损伤动物具有显著的脑保护作用。其脑保护作用机制，可能有以下几个方面：①降低脑耗氧量和脑代谢率，增加脑对缺氧的耐受力。②保护血-脑屏障，减轻脑水肿。③减少脑组织乳酸堆积，改善酸中毒。④抑制内源性毒性物质对脑细胞的损害作用。⑤减少钙离子内流，减轻脑损伤后的钙超载。⑥减轻神经细胞死亡。⑦减少神经细胞结构蛋白破坏，促进脑功能修复。

（二）适应证

原发性和继发性脑干损伤，尤其是伴有去皮质强直、广泛脑水肿或脑肿胀的重度脑挫裂伤，丘脑下部损伤或持续中枢性高热，伤后有明显精神症状或烦躁不安、谵妄，术后严重脑水肿 GCS＜7 分，ICP＞2.0 kPa(200 mmH$_2$O)。

（三）方法

首先使用适量的冬眠合剂，使自主神经受到充分阻滞，肌肉松弛，消除机体御寒反应，使患者进入睡眠状态。物理降温，根据具体条件使用半导体或制冷循环水式降温毯，或大冰袋、冰帽、乙醇擦浴。降温以肛温维持在 $30℃\sim34℃$，肌肉放松时，可适当减少用量和减慢速度。当患者颅内压降至正常范围，维持 24 h 即可停止亚低温治疗。一疗程通常不超过 7 天。缓慢复温，终止亚低温治疗时，应先停止降温措施。多采用自然复温法使患者体温恢复至正常。若室温低时可采用空调辅助复温,一般复温速度 24 h 回升 2 ℃为宜,不可复温过快,防止复温休克。

九、选择性血管内栓塞治疗

(一)治疗目的

选择性血管内栓塞治疗是在 X 线的监视下,对中枢神经系统血管病变进行直接治疗,以达到治疗某些中枢神经系统疾病的目的。其原理是在 X 线透视下,利用支撑导丝将导管经外周血管入路送至病变部位后撤除导丝,注入栓塞剂栓塞病变。具有危险性小、术后恢复快的特点,患者乐于接受。

(二)适应证

适用于脑动静脉畸形(AVM)、颈动脉海绵窦瘘(CCF)、颅内动脉瘤、硬脑膜动静脉瘘、脊髓血管畸形及血管瘤、颈外静脉系统血管畸形的栓塞治疗及脑膜瘤术前栓塞等。

(三)方法

局部麻醉,必要时静脉注射地西泮 10 mg,有时为了减轻动脉痉挛和患者紧张,采用全身麻醉。在 X 线监视下,经股动脉穿刺插管,也可取颈动脉或腋动脉插管入路,将微导管经输送管送到病灶处,注入栓塞剂,栓塞病灶。术毕压迫局部伤口 30~60 min,观察有无下肢血栓形成。

十、呼吸机的应用

(一)治疗目的

呼吸机是为呼吸功能不全患者提供呼吸支持的工具。使用呼吸机的目的包括改善通气不足,改善换气,纠正低氧、高碳酸血症或低碳酸血症,减少呼吸肌做功、降低呼吸功耗,预防呼吸衰竭。

(二)适应证

(1)呼吸停止。

(2)麻醉、术中、心肺复苏后呼吸支持。

(3)器质性呼吸功能障碍:如颈髓损伤、GBS 或重症肌无力造成的呼吸肌麻痹、脑干损伤、昏迷。

(4)气体交换功能障碍:如 ARDS、心力衰竭、肺水肿。

(5)呼吸功能不全、低氧血症:如重型颅脑损伤、胸腹损伤。

(6)呼吸功能抑制:如亚低温治疗中使用肌松剂。

(三)方法

通知麻醉科为患者经口或经鼻气管插管。试机湿化器储水罐中置入过滤纸及无菌蒸馏水或冷开水至上下限之间,连接呼吸机回路,按通气源、电路,根据病情需要设置通气模式与参数,接模拟肺。清醒患者给予解释并指导配合方法,以取得配合。上机后严密监测呼吸、循环各项指标并做好记录。

(张素娥)

第二节 介入治疗

一、概述

神经介入治疗就是利用血管内导管操作技术,在计算机控制的数字减影血管造影(DSA 系统)的支持下,对累及人体神经系统血管的异常进行纠正,对所造成的神经功能和器质性损害进行诊断与治疗,从而达到消除病痛、恢复正常功能的效果。

神经介入治疗因优点众多而逐渐被广泛应用,其主要优点包括:①操作简单、在微创条件下进行各种诊断和治疗,避免了传统外科手术对人体结构的破坏,从而可减轻对功能的干扰;②直接触及病灶、可重复性好;③适应证广泛,通过通、堵、注、放等技术完成各种诊断和治疗;④定位(诊断)精确、治疗效果显著;

⑤不良反应小、并发症少、恢复快和住院时间短。

神经介入治疗也有其绝对或相对禁忌证，包括：①严重神经功能损伤或显著认知功能障碍的患者；②肾功能不全、不能安全使用造影剂的患者；③手术前3周内有活动性出血或目前有严重出血倾向、血小板减少的患者；④有严重全身器质性疾病以及无安全血管径路（例如主动脉弓、颈总动脉或颈内动脉严重扭曲、病变部位重度钙化或异常迂曲、病变部位可见活动性血栓等）的患者。

二、神经介入治疗室的环境

从麻醉角度考虑，目前大多数神经介入治疗室的条件并不乐观，并且存在患者转运距离远、转运途中缺乏适当监护、治疗室内光线昏暗、手术中因存在放射线不能近距离观察和处理患者等危险因素。

理想的神经介入治疗室必须具备同手术室相当的麻醉规范及设备，包括：墙壁输出氧气、麻醉机、监护仪、气管插管需要的物品、喉罩通气道、吸引器以及除颤器和简易呼吸囊。这些设备必须经过检查并确保随时能够使用。

三、神经介入治疗的范围

神经血管疾病大致可分为出血性血管病和闭塞性血管病两大类。前者主要包括颅内动脉瘤、颅内动静脉畸形（AVM）、硬脑膜动静脉瘘、颅内海绵状血管瘤等；后者主要包括椎动脉、基底动脉狭窄，大脑中动脉、颈动脉狭窄以及急性脑梗死等。此分类决定了神经介入治疗的目的，即对出血性病灶进行封堵、栓塞，而对闭塞性病变进行溶栓、疏通或血管成形。

（一）颅内动脉瘤

颅内动脉瘤是由脑血管异常改变产生的脑血管瘤样突起，在成年人中的发病率大约为1％，其最常见于颅底动脉环（Willis环）周围，大致易发生部位依次为后交通动脉、前交通动脉、大脑中动脉、椎基底动脉和眼动脉段等。

颅内动脉瘤的病因主要包括：①动脉发育异常或缺陷（例如动脉弹力内板和中层发育不良）、动脉管壁中层有裂隙等先天性因素；②动脉壁粥样硬化使弹力纤维断裂、消失，从而使动脉壁承受来自大动脉冲击的能力减弱；③源自身体某部位的感染栓子由外部侵蚀动脉壁形成感染性或真菌性动脉瘤；④颅脑开放性或闭合性创伤、手术创伤等伤及动脉壁形成的假性或真性动脉瘤。

大多数颅内动脉瘤较小，因而在不发生破裂的情况下患者可无任何临床表现。而较大的颅内动脉瘤贴近脑神经或脑脊液循环通路时则可导致一定的压迫症状。由于颅内动脉瘤具有持续的搏动性，所以对相邻脑组织所产生的挤压损害作用远较其实际大小为重。

颅内动脉瘤是蛛网膜下腔出血的最常见原因，而颅内动脉瘤的致命危险就是直接破裂出血，造成患者脑神经功能障碍甚至死亡。颅内动脉瘤的出血破口处常常被较小的血栓块填堵，这种血栓通常是在1周左右随着体内纤溶系统激活而逐渐溶解。此时任何可能增加血管内压的情况，例如兴奋、疲劳、便秘甚至体位快速变化和饱食等，均可导致颅内动脉瘤破口开放，再次发生出血，而这将明显增加患者的死亡率和伤残率。

颅内动脉瘤发病突然、变化快、患者精神高度紧张，任何微小刺激即可导致再次出血和死亡率增加，为了减少再次颅内出血的风险，目前倡导超早期（0～3天）实施介入治疗，大多数患者来不及进行全面的手术前检查。此外，颅内动脉瘤患者大多是老年人，合并有高血压、冠心病或其他脏器损害，对麻醉药的耐受较差，所以麻醉诱导期和手术中极易引起循环功能波动而发生颅内动脉瘤破裂出血或梗死。因此，麻醉诱导必须力求平稳。

（二）颅内动静脉畸形

颅内动静脉畸形（AVM）是一种脑血管发育障碍引起的脑局部血管数量和结构异常。发病率大约是颅内动脉瘤的1/10～1/7。大约80％的颅内AVM是在一侧大脑半球发病，5％～10％出现在中线深部，5％～10％出现在脑干和小脑。

1.病因

颅内 AVM 是胚胎时期血管网分化失常导致的发育畸形,无明显的家族史。

2.病理生理

颅内 AVM 是先天性疾病,并可随年龄逐渐长大,使正常脑组织受压移位而离开原来的位置。颅内 AVM 的组织结构缺少毛细血管成分,具有粗大、扩张、扭曲的输入和输出血管,它们之间形成异常的直接交通,因而局部脑血管阻力降低,畸形供血动脉内血流速度明显加快,层流现象突出,容易形成局部动脉瘤和动脉囊样扩张。

3.临床表现

位于畸形灶内和灶旁的动脉瘤和囊样扩张是颅内 AVM 出血的主要原因。在瘘口部位,动脉内的血流压力可直接传递到静脉内,高流量、高灌注压向脆弱的静脉分流,直接导致畸形血管破裂,出现连续性脑内或蛛网膜下隙出血。另外,大量血流在压力差的作用下,短路通过畸形血管团,减少了邻近脑组织的血流灌注,产生盗血现象而引起潜在性脑缺血,导致一过性或持久性神经功能障碍,例如癫痫发作、共济失调和早老性痴呆等。

(三)硬脑膜动静脉瘘

硬脑膜动静脉瘘是动静脉直接交通在硬脑膜及其延续的大脑镰和小脑幕的异类血管性疾病,大约占颅内血管畸形的 15%。虽然硬脑膜动静脉瘘可发生在硬脑膜的任何部位,但是以横窦、乙状窦、海绵窦和小脑幕多见。

1.病因

目前硬脑膜动静脉瘘的病因尚不清楚,但是大多学者支持先天性学说,认为在胚胎发育中,血管发育不良极易导致硬脑膜动静脉瘘的发生。也有认为该病与外伤、手术和炎症有关。

2.病理生理

病变部位存在丰富的血管网,动静脉吻合尤为发达,主要是来源于颈外、颈内和椎基底动脉系统的脑膜分支。特点是血供丰富、来源复杂,大多为双侧、对称供血。

3.临床表现

硬脑膜动静脉瘘患者的临床表现复杂多样,主要是与静脉引流方向及速度、流量等有关。大约 67% 的患者有颅内杂音,与心搏同步,可给患者带来较大痛苦。大约 50% 的患者出现头痛,大多为搏动性钝痛或偏头痛;大约 20% 以上的患者以蛛网膜下隙出血为首发症状。此外,患者亦可有颅内压(ICP)增高、中枢神经功能障碍和脊髓功能障碍等。

(四)颈部和颅内动脉狭窄

在缺血性神经介入治疗中,以微支架安装或球囊扩张治疗颈部、颅内动脉狭窄为最常见。

形成颈部、颅内动脉狭窄的病因包括动脉粥样硬化斑块形成、结节性动脉炎、外伤后瘢痕或外科手术并发症。从发病部位上看,50 岁以上患者大多是颈动脉分叉部狭窄,30～50 岁患者大多是颅内段脑动脉的狭窄,30 岁以下的年轻人常常是颈动脉起始部或锁骨下动脉狭窄。

狭窄的动脉可直接造成单位时间内的脑动脉血流量减少,使脑组织的氧化代谢能力绝对降低。动脉粥样硬化引起的狭窄及斑块造成内膜粗糙,极易使血小板等凝血物质附着并形成血栓,后者在血流冲击下脱落,造成脑动脉堵塞。

临床上患者常常是以缺血性神经功能障碍发病,在未发生出血的情况下,一般不会有头痛,而以短暂性脑缺血发作(transient ischemic attack,TIA)为主。个别患者可因脑梗死而出现偏瘫和失语。

四、神经介入治疗的抗凝处理

颅内血管的内皮损伤处、置入动脉的导管内以及植入血管内的材料均有促进血栓形成的风险,手术中应持续静脉应用肝素抗凝,以预防血栓形成。而手术结束时应用鱼精蛋白中和肝素。

激活全血凝固时间(activated clotting time,ACT)监测方便、简捷、快速,能及时调整肝素和鱼精蛋白的剂量,防止抗凝不足或过度,预防不良并发症,其正常值为 $80\sim120s$。ACT 监测在神经介入治疗过程中十分重要,能确保介入治疗的安全性。

治疗前需要首先测定 ACT 基础值,一般是在股动脉套管插入后开始肝素化。抗凝的原则可根据各单位自己的标准和实践经验而调整。一般来讲,首先静脉应用 $70\sim100$ U/kg 的肝素,靶目标为使 ACT 达到基础值的 $2\sim3$ 倍。肝素化过程中每小时至少测一次 ACT,并追加应用额外剂量的肝素,亦可根据依据经验每小时追加应用 1 000 U 的肝素。手术结束时应用鱼精蛋白逆转肝素化的剂量为每 1 g 鱼精蛋白对抗 100 U 肝素。应用鱼精蛋白的并发症包括低血压、过敏反应和肺动脉高压。

有研究认为,全身肝素化后,ACT 值保持在 $250\sim300$ s 较为理想,小于 250 s 说明肝素化不满意,操作中可形成血栓。手术后抗肝素化,2 h 后测定 ACT,如果小于 150 s,可安全拔除动脉鞘;如果大于 180 s,则提示有出血倾向,应相对延长拔管时间,以防出血。

五、神经介入治疗的并发症及处理

神经介入手术并发症的发生快并且严重,其中最严重的并发症是脑梗死和蛛网膜下隙出血,其他包括造影剂反应、微粒栓塞、动脉瘤穿孔、颅内出血、局部并发症、心血管并发症等。在紧急情况下,首先需要辨别并发症是阻塞性还是出血性,因为它决定了下一步不同的治疗措施,因而非常关键。此时,神经介入医师、麻醉科医师和放射科技师之间必须立即就处理措施做完善的沟通,并且麻醉科医师首先要保证气道安全,其次是对症处理和提供脑保护。

（一）出血性并发症

出血大多见于导管、金属导丝、弹簧圈或注射造影剂所致的颅内动脉瘤破裂或普通血管穿孔。颅内动脉瘤手术中破裂大多是因导丝或导管前端在动脉瘤内操作不慎、刺破动脉瘤壁所致。颅内 AVM 破裂出血的原因除了机械性刺激之外,还可有许多因素,例如栓塞材料过早堵塞增加了病灶内压力;注射造影剂或植入栓塞材料前将微导管楔入小血管,引起血管内损伤或因注射压力突然增加导致供血血管破裂。另外,正常灌注压的突破或阻塞性充血也是造成颅内 AVM 出血的原因。

在临床上,颅内 AVM 破裂出血常常伴有平均动脉压（MAP）突然增高和心率减慢,提示 ICP 升高和造影剂外溢。如果患者清醒,则可会出现意识丧失。此外,头痛、恶心、呕吐和手术区血管性疼痛等常常是颅内大出血的前兆。

对于神经介入手术中发生出血性并发症的患者,快速而恰当的治疗措施可明显影响最终的转归,包括:①解除病因,微小穿孔可予以保守治疗,有时导管本身就可用于阻塞破孔,或尽快置入更多的电解式可脱微弹簧圈以封闭血管裂口。经处理,大部分患者的颅内动脉瘤内会持续形成血栓。②如果 ICP 持续增加,需要进一步行 CT 扫描检查,可能需要行紧急脑室切开术甚至开颅血肿清除术（颅内动脉瘤夹闭术）。③立即逆转肝素的抗凝作用。④降低收缩压,减少出血。⑤通过过度通气（将 $PaCO_2$ 维持在 $4.5\sim5.0kPa$）和静脉注射甘露醇 $0.25\sim0.5$ g/kg 等措施减轻脑水肿和降低 ICP。

（二）阻塞性并发症

血栓栓塞、栓塞材料、血管痉挛、低灌注、动脉剥离或静脉梗阻等均可导致颅内血管阻塞和缺血。由于脑血管具有壁薄和易痉挛的特点,痉挛性缺血多见。

颅内血管痉挛的原因包括:①手术中导管、导丝等介入治疗器械对血管壁的直接物理刺激;②对比剂用量过大或浓度过高:存在引发脑血管痉挛的基础因素时,对比剂的不良影响、大剂量注射导致的血管内压力变化等可诱发或加剧血管痉挛;③存在动脉粥样硬化、高血压、吸烟等促脑血管痉挛的危险因素。

脑血管痉挛重在预防,手术中应维持正常范围的血压和血容量以及适当的血液稀释,手术前可常规应用钙离子拮抗剂（例如尼莫地平）,多于手术前 2h 开始静脉应用。尼莫地平作用于平滑肌细胞膜上的钙离子通道,阻止钙离子跨膜内流,从而阻止脑动脉血管收缩,起到解痉作用。尼莫地平是优先作用于脑血管,特别是直径小于 $70\sim100\mu m$ 的微血管,对 Wills 环周围大血管的解痉作用有限。

脑血管痉挛的处理措施包括:①应用高血压、高容量和血液稀释的三原则治疗方法,但应警惕肺水肿、心肌缺血、电解质紊乱和脑水肿等相关并发症的出现。②动脉内灌注罂粟碱具有较好的解痉效果。罂粟碱是非特异性血管扩张剂,通过抑制平滑肌细胞磷酸二酯酶活性,加强细胞内 cAMP 和 cGMP 的作用,舒张平滑肌细胞,从而扩张脑血管和缓解脑血管痉挛。25%～50%的脑血管痉挛患者通过局部动脉内应用罂粟碱可以获得临床症状改善,但是罂粟碱的作用为一过性,并可能引起低血压、惊厥、瞬间 ICP 增高、瞳孔散大、呼吸暂停及难以解释的痉挛加重等不良反应,应予以注意。③据报道,动脉内灌注尼莫地平、尼卡地平或酚妥拉明等药物治疗血管痉挛亦有效。

对于神经介入手术中发生阻塞性并发症的患者,应采取以下处理措施:①升高动脉压以增加相关血流,并采取脑保护措施。②造影下可视的血栓可通过金属导丝或局部注射盐水机械分解。③通过微导管注射溶栓剂可治疗血栓,但结果不确定。据报道,动脉内局部应用组织纤溶酶原激活物,血管再通率可达44%;也曾有应用抗血小板药物,例如阿司匹林、噻氯匹定、糖蛋白Ⅱb/Ⅲ等,取得了良好的治疗效果。在溶栓治疗时,增强的血流通过原来的低灌注区可导致脑水肿、出血和 ICP 的突然变化,应予以注意。④血管成形术被广泛认为是最有效的治疗手段,早期应用效果最佳,应在缺血症状出现的 2 h 内实施,以防止从缺血性梗死转化为出血性梗死。Varma 等指出,98%～100%的血管成形术患者治疗有效,70%～80%的血管成形术患者治疗后临床症状改善。血管成形术的并发症包括血管破裂、无防护的颅内动脉瘤再出血。⑤肝素抗凝可用于预防和治疗血管栓塞并发症。⑥地塞米松可治疗栓塞引起的脑水肿。

(三)造影剂性肾病

造影剂性肾病是医源性肾功能衰竭的第 3 位,占 12%。造影剂引起的肾功能不全与应用高渗造影剂和手术前肾功能不全(特别是糖尿病性肾功能不全)明显相关,其他危险因素还包括高剂量造影剂、液体缺乏、同时服用肾损害药物以及既往肾脏病史等。因此,对于存在肾功能障碍的患者,应特别注意以下问题:①应用非离子造影剂可减少医源性肾病的发生;②液体治疗(容量的保证)是防止肾脏并发症的关键,围手术期液体治疗的目标是标准容量,应注意补偿造影剂的利尿效应;③高风险患者建议应用 N-乙酰半胱氨酸 600～1 200 mg/d,手术前和手术后各应用 1 次,可显著降低造影剂肾病的发生率;静脉输注等张重碳酸盐碱化肾小管液体,减轻对小管的损害;其他药物包括血管扩张剂(多巴胺、酚妥拉明)、茶碱、钙离子拮抗剂、抗氧化剂(维生素 C)等也曾尝试应用,但无确凿证据说明其有效。造影剂导致的新发肾功能不全或肾功能不全加重大多为自限性,并且在 2 周内恢复。但是也有患者可能需要透析治疗。对于接受二甲双胍治疗的非胰岛素依赖性糖尿病且已有肾功能损害的患者,一定要更加谨慎,如果肾功能进一步损伤,则可能出现致命性乳酸酸中毒。

(四)造影剂反应

旧的造影剂为离子型、高渗、毒性作用较大,目前应用的新造影剂为非离子型、等渗、毒性作用较低,发生过敏反应的几率也明显降低。造影剂反应的诱发因素包括支气管痉挛史、过敏史、心脏疾病、容量不足、血液疾病、肾功能不全、高龄或小儿、焦虑以及应用 β 肾上腺素能受体阻滞剂、阿司匹林或非甾体类抗炎药物等。发生造影剂反应后即刻识别并治疗可阻止进一步出现严重并发症。治疗措施均为对症性的,包括给氧和解除支气管痉挛等,严重或持续的支气管痉挛可需要应用肾上腺素治疗,而对于可能是免疫性病因引起的反应,应给予糖皮质激素和抗组胺药物。对于有造影剂过敏史的患者,造影前 12 h 和 2 h 时可预防性应用氢化泼尼松 50 mg,手术前给予苯海拉明 50 mg。

(五)心血管并发症

在神经介入治疗过程中,特别是颈内动脉分叉处的操作,可直接刺激颈动脉窦,加之支架对血管壁的机械牵张产生减压反射,患者可出现心率减慢和血压明显降低、烦躁、出汗、胸闷等症状。处理时应注意:①手术前建立可靠的静脉输液通路,积极扩容,正确使用血管活性药物,改善心脑供血和纠正心律失常;②手术中操作熟练,尽量减轻牵拉刺激;③释放支架和球囊扩张时,密切观察循环系统的变化;④频繁使用球囊扩张时,静脉注射予阿托品以减轻迷走神经兴奋;⑤手术后密切监测循环功能,防止迟发性心血管事件的发生。

（六）其他并发症

局部穿刺点的并发症常常是出现在手术后,因此需要仔细观察穿刺点,以及时发现血肿。其他并发症包括栓塞材料填放位置错误、导管问题和血管狭窄等。

六、手术后护理

在神经介入治疗后,如果患者有神经系统并发症或有其他脏器较严重的并发症,需要进入 ICU 监护,而大部分手术后患者可在普通病房护理。护理过程中应注重监测神经系统功能,以识别和处理相关并发症。对于手术中有血栓形成或弹簧圈的大部分面积是暴露在上一级血管的患者,建议手术后维持肝素化;在拔出股动脉鞘前,患者应保持仰卧位。

（张素娥）

第九章　脑血管疾病

第一节　概　述

脑血管病(cerebrovascular disease,CVD)是一组神经系统最常见的异质性疾病。在世界范围内,脑血管病是第三位的死亡原因和第一位的致残原因。根据我国卫生部最新的调查结果,脑血管病已经成为我国城乡居民第一位的致死原因。

一、脑血管病的定义

脑血管病是指各种原因引起脑动脉系统与静脉系统发生病理改变,导致脑内任一部位出现短暂、持久的缺血或出血,从而引起的神经功能紊乱。由于其脑功能障碍症状突然发生、常无预兆,又被称作脑卒中、脑血管意外或脑中风。脑卒中通常多指急性脑血管事件(包括脑梗死和脑出血),一般为急性起病,患者迅速出现局限性或弥漫性脑功能缺损症状和体征,一般不包括短暂脑缺血发作(transient ischemic attack,TIA)。

脑血管病分类方法很多。根据脑血管病进程,可分为急性脑血管病和慢性脑血管病两种。急性脑血管病包括短暂性脑缺血发作、脑血栓形成、脑栓塞、高血压脑病、脑出血和蛛网膜下隙出血等。慢性脑血管病包括脑动脉硬化、脑血管病性痴呆、脑动脉盗血综合征等。

根据基本病理学表现,急性脑血管病可分为出血性和缺血性两大类。前者根据出血部位可分为不同亚型,出血发生在脑表面的蛛网膜下隙或室管膜表面的脑室系统即为蛛网膜下隙出血(subarachnoid hemorrhage,SAH)或脑室出血,出血发生在脑实质内或破入脑实质即为脑出血(cerebral hemorrhage,CH)。

脑出血根据出血病灶和受累血管的不同可分为幕上和幕下出血。幕上出血可进一步分为内囊外侧型、内囊内侧型或混合型。幕下出血以脑桥、小脑齿状核附近出血居多。

脑缺血则可分为颈内动脉系统和椎－基底动脉系统,或称前循环和后循环缺血。

根据发病机制,脑梗死即缺血性脑卒中被分为动脉血栓形成性脑梗死(包括各种原因导致的较大血管闭塞如动脉粥样硬化、自身免疫性血管炎、动脉内膜炎等)、脑栓塞(心源性、动脉源性、脂肪性及其他)、腔隙性脑梗死(特指脑深穿动脉闭塞引起的最大直径小于15mm的小梗死灶)和分水岭脑梗死,或称为边缘带脑梗死。分水岭脑梗死是因血流动力学因素如大动脉狭窄或闭塞、体循环血压下降、血容量不足、心排出量减少等导致脑内较大动脉供血区交界部位发生的一种缺血性梗死。

二、脑血管病的流行病学特征

随着我国国民经济的快速发展,生活条件的改善和生活方式的转变,加之迅速到来的人口老化,导致全民疾病谱、死亡谱发生了根本变化。目前脑血管病已成为危害我国中老年人健康和生命的主要疾病。与西方发达国家相比,我国脑血管病的发病率和死亡率明显高于心血管病。据卫生部统计中心发布的人群监测资料显示,无论城市或农村,脑血管病在全部死亡原因中的顺位均有明显前移的趋势。脑血管病在城市已上升为第一死亡原因,在农村为第二死亡原因。国内完成的7城市和21省农村神经系统疾病流行病学调查结果显示,城乡脑血管病发病率分别为 219/10 万和 185/10 万,患病率分别为 719/10 万和 394/10 万,死亡率分别为 116/10 万和 142/10 万。据此推算,全国每年新发脑血管病约 200 万人,每年死于脑血管病者约 150 万人,幸存者约 650 万人。全国每年用于治疗脑血管病的直接费用超过 200 亿元。

我国脑血管病的地理分布表明,除西藏自治区外,呈现北方地区高于南方地区、东部沿海高于西部高原的发病趋势。脑血管病的发病具有明显的季节性(尤其是出血性脑卒中),寒冷季节发病率高。

脑血管病因致残率高而危害严重。研究表明,脑血管病幸存者 3/4 有不同程度的劳动能力丧失,其中重度致残者超过 40%。幸存者往往要面对躯体功能障碍、视听力缺失、认知功能下降和情感人格改变等一系列神经精神功能损害所带来的问题。另外还得承受由躯体疾病所引起的沉重心理负担。

随着我国人群预期寿命的延长和人口老龄化速度的加快,脑血管病发病率和患病率还有逐年增高的趋势。而随着生活方式的转变(如高糖、高脂饮食)和不良生活习惯(如吸烟、酗酒)的普遍存在,我国脑血管病的发病有逐渐低龄化的趋势。值得注意的是,一方面,随着我国老年人口在总人群中所占比例的增加,发生脑血管病的危险人群还在不断扩大;另一方面能够为脑血管病患者提供家庭和社会保健支持的青年劳动力人群在总人口中所占比例却在逐年减少。这种趋势将恶化我国未来社会人力资源紧缺的矛盾。如果脑血管病在我国不能得到有效救治,将严重影响国民经济的可持续发展,阻碍在我国建立和谐社会的进程。

(马乃华)

第二节 脑血管病的分类

了解和探究脑缺血发生的病理生理学机制是寻求有效、合理治疗的关键。长期以来人们一直认为,脑血栓形成是缺血性脑梗死的主要发病机制,但影像超声诊断技术的发展为栓塞机制提供了更多的证据,澄清了许多隐源性脑卒中的真正病因。虽然目前还无法确定缺血性脑梗死中血栓形成和栓塞机制的确切发生率,但针对梗死早期、卵圆孔未闭或心房颤动(atrial fibrillation,AF)、易损性斑块、严重动脉狭窄所采取的更为积极有效的治疗正得到或将得到循证医学的支持。

从临床实践出发,能有一种既能满足对早期缺血性梗死患者的快速诊断评估,抢在宝贵的起病 3 小时时间窗内施行溶栓,还能有助于比较不同梗死亚型对不同药物临床疗效的脑梗死分型方法无疑很重要。目前用于临床的将病因、受累血管、影像学结合在一起的脑梗死分型方法有:①瑞士洛桑脑卒中注册(Lausanne Stroke Registry,LSR)分型。②急性脑卒中治疗低分子肝素试验(Trial of ORG 10 172 in Acute Stroke Treatment,TOAST)分型。③牛津郡社区脑卒中规划(Oxfordshire Community Stroke Project,OCSP)分型。其他还有根据责任病灶的解剖部位、病灶大小进行影像学分类的方法。

一、LSR 分型

(一)大动脉粥样硬化
相应的颅外动脉或颅内大动脉(大脑中动脉,middle cerebral artery,MCA;大脑后动脉,posterior cerebral artery,PCA;基底动脉,basal artery,BA)血管腔狭窄大于 50% 或闭塞,无其他病因;上述动脉无血管狭窄或狭窄小于 50%,无其他病因;至少含有 5 个危险因素(≥50 岁、高血压、糖尿病、吸烟、高胆固醇血症)中的 2 个。

(二)心源性栓塞
有心内血栓形成或肿瘤、风湿性二尖瓣狭窄、瓣膜置换术后、心内膜炎、心房颤动、病态窦房结综合征、左心室室壁瘤或心肌梗死(myocardial infarction,MI)后室壁运动不良、急性 MI(<3 个月)、全心运动功能减弱或障碍。无其他病因。

（三）脑小动脉病

高血压患者脑深穿支闭塞，排除其他病因。

（四）其他

动脉夹层、纤维肌性发育不良、囊状动脉瘤、动静脉畸形、脑静脉血栓形成、脉管炎、血液病、偏头痛以及其他病因。

（五）未能确定病因

通过系统检查和评估，尚不能明确病因的患者。

二、TOAST 分型

目前国际公认的第 1 个缺血性脑卒中病因学分型是 1993 年由美国 Adams 等在一个以观察低分子肝素治疗急性缺血性脑卒中的安全性及有效性为目的的试验中制定的 TOAST 分型，这种方法侧重于从病因学角度对缺血性脑卒中进行分型研究，已逐步成为一种公认的有效分型方法。

（一）经典的 TOAST 分型

最早的 TOAST 分型法将缺血性脑卒中分为 5 个亚型：

1. 大动脉粥样硬化

临床症状包括大脑皮质的损害以及脑干或小脑的功能障碍；既往有同一血管支配区的 TIA 发作，如间歇性跛行、颈动脉杂音或脉搏减弱；梗死在 CT 或 MRI 上显示直径应＞1.5cm；临床症状或脑影像学提示任一重要血管或者皮质分支血管狭窄＞50％或闭塞，该狭窄或闭塞由动脉粥样硬化引起，同时颈动脉超声或动脉造影证实有颅内外相应动脉狭窄＞50％；排除潜在的心源性栓塞的可能；颈部血管超声或动脉造影显示大动脉正常或轻度异常则不能诊断为大动脉粥样硬化性脑卒中。

2. 心源性栓塞

临床症状及影像学表现与大动脉粥样硬化性类似；有一个很可能或可能的心源性栓子的证据，根据其引起心源性栓塞的可能性大小分为高危及中危 2 组；推测脑卒中可能由心源性栓子脱落导致；有超过一个血管支配区的 TIA 或脑卒中病史，或有全身性栓塞证据；排除大动脉粥样硬化血栓形成或栓塞。

3. 小动脉闭塞（腔隙性梗死）

患者具有典型的腔隙性脑梗死综合征表现，无大脑皮质损害的证据；既往有糖尿病或高血压病史支持该临床诊断。影像学检查正常或有与临床表现相符的直径＜1.5cm 的脑干或半球皮质下梗死灶；排除大动脉粥样硬化和心源性栓塞证据，同侧颅外大血管无＞50％以上的狭窄。

4. 其他病因

临床症状或影像学改变应为急性缺血性脑卒中的表现；相关检查提示有脑卒中罕见病因之一，如非动脉粥样硬化性血管病变、高凝状态或血液疾病，并排除心源性或动脉粥样硬化性脑卒中。

5. 未能确定病因

无任何证据提示脑卒中病因大量检查仍不能确定可能的病因；检查不充分不完整而未找到明确的病因；有两种或更多种脑卒中潜在病因以至于无法确定最终诊断。

（二）改良 TOAST 分型

2001 年 Hajat 等人在对伦敦南部脑卒中患者进行登记时将 1993 年版 TOAST 修订为南伦敦改良 TOAST：①颅外大动脉粥样硬化型；②颅内大动脉粥样硬化型；③高危险度心源性栓塞；④中危险度心源性栓塞；⑤小血管病变；⑥其他原因型；⑦多种可能因素型；⑧未定型。该分型对每一型的定义更为精确和全面，但是较经典 TOAST 并无实质的改良，所以未能避免经典 TOAST 分型的各种缺点，未被广泛采用。

（三）SSS TOAST 分型

2005 年美国 Hakan 等基于"STOP Stroke"研究也对经典 TOAST 进行改良，称之为 SSS TOAST（Stop Stroke Study，TOAST）。该分型仍沿用经典 TOAST 的 5 个亚型：大动脉粥样硬化性、心源性栓塞、小血管闭塞、其他病因和病因不明。每一型又依据所获得的临床、影像、实验室检查及既往病史证据的多寡将之划分为不同等级：肯定、很可能和可能。

（四）韩国改良 TOAST 分型

2007 年 2 月韩国神经病学学者 Han 等提出了另一改良 TOAST 分型,被称之为"新 TOAST 分型",其基本分型框架仍是 TOAST 的 5 个亚型,即:①动脉粥样硬化性血栓形成,取代了以往大动脉病变,强调有无动脉粥样硬化血栓形成,不再强调狭窄程度,即有无易损斑块;②心源性脑栓塞;③小血管病变;④不明原因的脑卒中;⑤其他明确病因的脑卒中。第一亚型中将动脉粥样硬化变更为动脉粥样硬化血栓形成。以往经典 TOAST 分型忽略了管腔狭窄程度不及 50% 的部分,新的分类方法采用动脉粥样硬化血栓形成的概念,将其定义为:任意大小、任意部位梗死;与梗死相关的颅内或颅外动脉粥样硬化证据;全身动脉粥样硬化证据。

由于这 2 种分型方法均侧重于缺血性脑卒中的病因学,要求患者经过较全面的检查(包括临床体检、脑 CT 或 MRI、心脏影像学、颅外动脉多普勒超声、DSA 和凝血功能检查)方能确定,因此,往往不能在发病急性期常规影像学显示梗死前准确分型。显然,以主要受累脑血管导致严重功能缺损的症状体征为依据的 OCSP 分型方法更容易为国内多数专家和研究者所接受和肯定。

三、OCSP 分型

1991 年英国 Bamford 等在 675 例脑卒中的大规模群体调查中提出该分型方法,OCSP 是牛津郡社区脑卒中计划(Oxford shire Community Stroke Project)的英文缩写,OCSP 采用缺血性脑卒中分型患者的临床表现为基础分类,将缺血性脑卒中分为四个临床亚型:①全前循环梗死(total anterior circulation infarct,TACI);②部分前循环梗死(partial anterior circulation infarct,PACI);③后循环梗死(posterior circulation infarct,POCI);④腔隙性梗死(lacunar infarct,LACI)。OCSP 分型无需复杂的检查设备及大量人力、物力资源,简便易行,具有明确特征,在任何中小型医院甚至社区即能完成,更为适合临床实践的需要,临床医师不必过分依赖影像学检查,在影像学尚未发现明确病灶时就可根据临床表现和重要病史迅速分型,并判定闭塞血管和梗死灶的可能大小和部位,作出针对性处理。一般而言,TACI 和少数较重的PACI、POCI 是需紧急溶栓的亚型。

（一）TACI

表现为大脑中动脉(middle cerebral artery,MCA)完全闭塞的三联综合征:①大脑皮质高级功能障碍(意识障碍、失语、失算、空间定向力障碍等);②同向偏盲;③对侧 3 个部位(面、上肢和下肢)较严重的运动和(或)感觉障碍。多为 MCA 近段主干、少数为颈内动脉(internal carotid artery,ICA)虹吸段闭塞引起的大面积脑梗死。

（二）PACI

损害范围小于 TACI,常表现为三联症中的 2 个,或只有大脑皮质高级功能障碍,或感觉运动缺损较局限。可呈现出以下任何一组表现:①运动或感觉障碍加偏盲;②运动或感觉障碍加大脑皮质高级功能缺损;③大脑皮质高级功能缺损加偏盲;④单纯运动或感觉障碍,较 LACI 局限(如单肢轻瘫);⑤孤立出现大脑皮质高级功能障碍。

受累血管:①MCA 近段主干闭塞,但皮质支的侧支循环良好;②MCA 远段主干、各级分支,或大脑前动脉(anterior cerebral artery,ACA)及分支闭塞引起的中、小梗死。

（三）POCI

表现为各种椎－基底动脉综合征:①同侧脑神经瘫痪及对侧感觉和(或)运动障碍;②双侧感觉运动障碍;③双眼协同运动及小脑功能障碍,无长束征或视野缺损。椎－基底动脉及分支闭塞引起大小不等的脑干、小脑梗死。

（四）LACI

表现为腔隙综合征,即纯运动性轻偏瘫、纯感觉性脑卒中、共济失调性轻偏瘫、构音障碍－手笨拙综合征等。基底节或脑桥深穿支病变引起的小腔隙灶。

Wardlaw 等(1996)的研究表明,OCSP 分型能正确预测 88% 的患者梗死部位和大小,对大面积皮质梗死的阳性预测值最佳(0.94),对小的皮质下梗死阳性预测值最差(0.63)。评估急性脑梗死 OCSP 分型观察者间的信度,经 κ 分析,一致性为中度或良好,信度满意。关于 OCSP 亚型的病因研究资料显示,颈动脉狭窄50%～99%或闭塞的发生率在 TACI 为 50%,PACI 为 37%,LACI 为 27%,POCI 为 24%;颈动脉狭窄 80%～99%或闭塞的发生率依次在 TACI 不低于 43%,PACI 19%,另 2 个亚型为 5%～10%。具有潜在心源性栓子来源的频度在 TACI 为 57%,PACI 为 46%,LACI 为 16% 和 POCI 为 38%,其中房颤(atrial fibrillation,AF)的频度在 TACI 为 48%,PACI 为 38%,LACI 为 6% 和 POCI 为 14%,经年龄校正的逐步逻辑回归分析,各亚型仍与 AF 独立相关。若以 OCSP 分型检测重度颈动脉狭窄,其敏感性、特异性分别可达 76% 和 70%。结果提示,同侧颈动脉病是前循环梗死的重要原因。

四、A-S-C-O 分型

2009 年 2 月由 Amarenco 等 5 位国际脑血管病专家共同撰写的最新缺血性脑卒中的病因分型。该分型是对患者各病因相关性的综合评定,给予动脉粥样硬化血栓形成性(A)、小血管病(S)、心源性(C)和其他病因(O)一个病因等级,1 级为本次脑卒中肯定病因,2 级为该病因与此次脑卒中的因果关系不确定,而 3 级指该病因不可能是本次脑卒中的直接原因(但疾病仍然存在);不存在某种疾病(病因)为 0 级,如果未进行相关检查而不能分级为 9 级。

五、影像学分型

近年来,随着以磁共振成像(magnetic resonance imaging,MRI)技术为代表的影像技术的发展,神经影像学亦随之有了长足进步。影像学分型对于急性期脑梗死是否采用溶栓治疗及预后具有重要的指导价值。下面简要介绍脑梗死影像学分型。

(一)前循环皮质梗死

病灶位于 MCA 或 ACA 皮质支分布区,可以是 MCA 主干闭塞,或 MCA 皮质支闭塞,或 MCA 前、后交界区(或边缘带)梗死,或 ACA 分布区梗死。

(二)基底节区梗死

即前循环深穿支分布区梗死。

(三)放射冠梗死

MCA 皮质支和深穿支分布区的交界区即内交界区,主要位于放射冠区。

(四)后循环梗死

椎-基底动脉分布区包括脑干、丘脑、枕叶皮质等。

总之,缺血性脑梗死的各种分型方法都是从不同角度对脑梗死进行分析,每一种分型方法各有其关注的重心,临床医师应了解这些分型方法的特点,在临床研究中根据研究目的交叉使用这些分型方法,这样才可能更全面地揭示脑血管疾病的全貌。

(马乃华)

第三节 脑血管病的危险因素

尽管随机治疗试验和病例-对照研究已显示出治疗高血压、高血脂、AF、无症状颈动脉病变、MI、糖尿病、戒烟和使用抗凝药在脑卒中一级预防中的价值,也支持它们用于脑卒中的二级预防,而且包括阿司匹林、噻氯匹啶、氯吡格雷、双嘧达莫缓释片在内的抗血小板药作为脑卒中二级预防策略的有效性也在不断被证实,但是仍缺乏对这些临床资料进行系统分析,导致了证据和实践之间的巨大差距。就患者而言,不了解脑卒中的危险因素、症状和治疗方法,虽然有个体化的治疗方案,但患者的治疗并未达到指南的目标要求。就医生而言,仅限于对典型脑卒中病例进行治疗而未积极地有责任地去纠正患者存在的危险因素。要卓有成效地减少脑卒中的发生,必须改变已往的医疗模式,采取的策略是:加强对患者的教育;全面认识和早期治疗危险因素;长期随访和监测患者;允许患者参与自身治疗计划的制订。其结果将会唤起患者的主动意识,自觉实行健康有益的生活方式和习惯,合理有序地用药,最终达到改善临床预后、减少医疗资源浪费的目的。

脑血管病的危险因素是指暴露在社区人群中能够导致脑血管病诱发和发生的相关因素,大致可分为以下几类情况:一是与生俱来不可改变的因素,如年龄、性别、种族等;二是受人体内、外环境影响的因素,是可以调节控制的,如高血压、心脏病等;三是由于个人生活方式或习惯造成的因素,如吸烟、饮酒、不良的饮食习惯等。Kullo 等还将这些危险因素按作用的强度细分为:①传统危险因素(即动脉粥样硬化形成的直接病因),包括吸烟、血压增高、血胆固醇增高、高密度脂蛋白胆固醇(high density lipoprotein-cholestrol,HDL-C)降低和糖尿病。②诱发性危险因素,包括超重或肥胖、缺乏运动、男性、有早发冠心病的家族史、社会经济因素、行为因素和胰岛素抵抗等。③条件性危险因素(虽与动脉粥样硬化形成风险有关联但只是增强了传统危险因素的作用,尚未最后确认),包括高同型半胱氨酸血症、纤维蛋白原、脂蛋白、小颗粒低密度脂蛋白和 C 反应蛋白(CRP)。④正在显现的危险因素,包括脂蛋白结合型磷脂酶 A_2、妊娠相关性血浆磷酸酶、非对称性二甲基精氨酸、髓过氧化物酶、亚硝基酪氨酸、氧化应激标记物和候选基因多态性。流行病学研究已确立的可干预危险因素有高血压、高脂血症、糖尿病、吸烟、无症状颈动脉病变、AF、镰状细胞贫血;有待进一步证实的危险因素包括肥胖、缺乏运动、空腹血糖增高、营养不良、酗酒、高半胱氨酸血症、药物滥用、高凝状态、雌激素替代疗法或口服避孕药、炎症过程、睡眠呼吸暂停等。干预这些危险因素,至少减少 20% 心脑血管病的发病率,控制危险因素可以减少死亡率、致残率,提高生活质量。本节中,我们重点叙述可干预的血管病危险因素。

一、高血压

在脑血管病的众多危险因素中,高血压是独立的、最主要的危险因素,收缩压或舒张压增高都可增高脑卒中的发生率,只要做好高血压的防治,脑血管病发生率即可降低 40%～50%,降低脑卒中死亡率的58%。研究表明收缩压>160mmHg,舒张压>95mmHg,脑血管病相对风险约为血压正常者的 4 倍。血压水平应控制在 140/90mmHg 以下。收缩压与舒张压的达标同等重要,收缩压和舒张压的升高都与脑血管病的发病风险呈正相关,并呈线性关系。高血压是动脉内皮细胞功能损害的重要因素之一。内皮细胞已被公认为是"一个器官",具有许多重要功能,例如产生血管扩张因子和生长抑制因子;参与对血管活性物质的反应;参与对大分子物质通透性的调节;维持机体的抗血栓功能和纤溶功能。血管壁应力和剪切力增加以及去甲肾上腺素、血管紧张素Ⅱ等血管活性物质的增多,都使血管内皮细胞在高血压病程早期就受到损害。同时高血压性脑血管损害是脑血管病发生的主要病理基础,高血压可通过不同的机制影响脑部血管:直接作用于脑基底部穿通动脉及基底动脉的旁中央支,使血管发生脂肪样变,致微梗死或动脉瘤形成,机械刺激和损伤大血管或较大血管的内皮细胞,致动脉壁粥样硬化斑形成。

根据联合国有关检查、评价和治疗,高血压会议推荐认为舒张压在 90～97.5mmHg 之间,仅需限盐和控制体重,高于这个水平则需用药物治疗。在我国,每治疗 1000 例老年收缩期高血压,5 年可减少 55 例死亡、39 例脑卒中或 59 例主要心血管事件的发生。显然,进一步降低目前的血压平均水平将会对公众健康产生重要影响。据估计,在我国收缩压降低 9mmHg 或舒张压降低 5mmHg,每年将可防止 45 万人死于脑卒中。

二、高血脂

高血脂与脑卒中是否具有相关性存在矛盾或争议。早期一些非随机的观察性研究报道了较低水平血胆固醇浓度可能与出血性脑卒中的高风险相关,降低血胆固醇可能增加出血性梗死的危险性。Tirschell 等发现,血总胆固醇(total cholesterol,TC)>229mg/dL(5.92mmol/L),缺血性脑卒中的风险增高,达

288mg/d(7.45mmol/L)时这一风险增加了0.6～2倍。TC为161mg/dL(4.16mmol/L)时,出血性脑卒中的风险增加2倍;但当TC升至250～269mg/dL(6.47～6.96mmol/L)时出血风险降至最低。一般报道认为沉积在粥样硬化斑块内及下层的主要脂质是胆固醇,血中有高密度脂质蛋白(HDL)和低密度脂蛋白(LDL),脂代谢紊乱的危险性主要取决于低密度脂蛋白(LDL)的含量,LDL在血流中漂浮沉积在动脉壁形成斑块,导致血栓形成或斑块脱落造成栓塞。体内脂质代谢紊乱如血浆LDL增高,就会使胆固醇堆积于动脉内层及下层,引起动脉粥样硬化。而高密度脂蛋白是缺血性脑卒中的保护因素,如血中HDL下降时,则动脉硬化发生率也会增加,由上可看出血脂异常可引起动脉粥样硬化,增加脑血管病的机会。同时高甘油三酯(triglycerides,TG)>200mg/dL(2.26mmol/L)显著增加脑卒中危险(近30%),TG也与缺血性脑卒中和TIA有关。

强化降脂治疗是心血管病预防的重大转变。应该看到这样的事实,虽然积极降脂治疗被认为是可行和有效的,但目前最大的问题却是许多符合降脂治疗标准的人并未能接受最基本的处理,他汀类药物没有被充分利用而且存在使用剂量不足的问题。同时,基因的变异也可能影响患者对降胆固醇治疗的反应。

三、同型半胱氨酸

同型半胱氨酸是一种存在于血和组织中的含硫氨基酸,为蛋氨酸的中间代谢产物。实验研究表明血浆总同型半胱氨酸(tHcy)浓度增高与动脉粥样硬化和血栓形成有关,大量研究表明,高同型半胱氨酸血症在动脉粥样硬化和血栓栓塞性疾病发病机制中起重要作用,是脑血管病的独立危险因素之一,尤其是增加青年人(45岁以下)脑梗死的危险性。30%的动脉粥样硬化患者血浆同型半胱氨酸增高,氧化应激机制介导了高同型半胱氨酸血症引起的内皮功能障碍。高tHcy血症诱发脑卒中的可能机制是tHcy可促使氧自由基和过氧化氢生成,引起血管内皮细胞损伤和毒性作用,促进血管平滑肌细胞增生,并可激活血小板的黏附与聚集,使损伤的血管内皮细胞部位大量的血小板聚集及富含血小板的血栓形成,Hcy能加强LDL的自身氧化,氧化的LDL能影响NO的合成和凝血酶调节蛋白的活性,从而导致内皮功能的进一步受损导致动脉硬化和栓塞,使脑血管性疾病发生率明显升高。流行病学资料证明这些人群缺血性脑卒中的风险增加,且与是否存在其他血管性危险因素无关。血浆tHcy水平受遗传与环境因素的共同影响,国人MHTFR基因突变率较高,而膳食中摄入的叶酸、维生素B_{12}相对不足,故易患高tHcy血症,最终导致脑血管疾病的发生。虽然这种关联是显著的、剂量依赖性的,在生物学方面不容置疑,但仍然要进一步确定是否是Hcy引起了脑卒中,其重要性是因为B族维生素(叶酸、维生素B_{12}和维生素B_6)能有效、安全且花费小地降低tHcy。由四大洲19个国家参与的维生素预防脑卒中(VITAmins TO Prevent Stroke,VITATOPS)对8164名脑卒中或短暂性脑缺血患者随访12年的研究对安慰剂与B族维生素(叶酸2mg、维生素B_{12} 0.5mg、维生素B_6 25mg)进行比较,结果发现B族维生素对降低脑卒中发生并无保护作用(RR=0.92;95%CI 0.81～1.06)。近期一项包含39 005名患者的13项随机对照研究的meta分析结果显示,联合应用叶酸、维生素B_6、维生素B_{12}可以降低脑卒中的发病率(RR=0.83;95% CI 0.71～0.97),但单独应用以上药物则无此效应。

四、吸烟

烟草中的尼古丁等多种有毒物质可刺激自主神经,使小血管痉挛、血氧含量减少、损伤动脉壁、影响全身血管和血液系统,加速动脉硬化,升高纤维蛋白原水平,促使血小板聚集等。吸烟促进了动脉粥样硬化,改变了凝血系统的功能(如升高纤维蛋白原、增强血小板聚集性、降低HDL-C和增加血细胞比容),使动脉内皮间隙加大,有利于大量脂蛋白和胆固醇进入动脉内膜下层沉积并形成粥样斑块。吸烟会对血液循环功能参数产生影响。脉率、心肌耗氧量、肺血管阻力、肺动脉压显著增高,并随吸烟量递增。吸烟后血中碳氧血红蛋白高达10%以上,导致组织缺氧,同时产生的烟碱和一氧化碳刺激交感神经系统,使儿茶酚胺和加压素分泌增加,导致心肌耗氧量增加。吸烟造成的死亡中,脑卒中或心脏病各占5%～8%。与不吸烟者相比,35～69岁吸烟男性心血管病死亡增加15%。吸烟可使脑血流量明显降低,并可加速脑动脉硬化,使脑血管舒缩功能降低,在脑卒中的多因素作用中具有一定的影响。

经常吸烟是公认的缺血性脑血管病的危险因素,其危险度随吸烟量而增加。长期被动吸烟也可增加脑血管病的发病危险。吸烟和高血压与无症状性脑梗死(silent cerebral infarct,SCI)的关系最密切,相当于吸烟和颈动脉粥样硬化的关系。危险因素及生活方式综合分析显示风险比(risk ratio,RR)为:不吸烟1.00,被动吸烟1.06,过去吸烟1.16,现在吸烟1.88;增龄3.21;高血压2.00;糖尿病1.36;非白种人1.64;女性1.11。不论血胆固醇水平高低,当前吸烟都显著增加缺血性心脏病(ischemic heart disease,IHD)和脑血管病(cerebral vascular disease,脑血管病)的风险,RR分别为2.2和1.6。观察性研究资料表明,吸烟者戒烟后脑卒中的危险性降低60%;戒烟5年,脑卒中危险才能降至从不吸烟个体的水平。

吸烟和腹部肥胖是静脉血栓栓塞的危险因素。与不吸烟人群相比,每日吸烟15支以上者该事件RR为2.82;与腰围<100cm人群相比,≥100cm者RR为3.92。吸烟是动脉瘤性SAH的原因(动脉瘤破裂呈吸烟剂量依赖性,男性发病年龄提前2~6岁,女性提前7~10岁)和继发性脑血管痉挛的危险因素,也是唯一最可能被改变的引起早期残疾或死亡的危险因素。

五、糖尿病

糖尿病是脑血管病的危险因素之一,血糖增高的程度对脑血管病的病情及预后有着显著影响。病例一对照研究和前瞻性流行病学研究发现,糖尿病患者脑卒中危险性增加2~6倍,首次缺血性脑卒中病死率增高3倍。空腹血糖受损[空腹血糖110~125mg/dL(6.11~6.94mmol)]的患者脑卒中危险性增加2倍,这种风险随空腹血糖的增高而增加。糖尿病高血糖患者易发生动脉粥样硬化和小动脉硬化,广泛小血管内皮细胞增生致管腔狭窄,血管壁脂肪和多糖物质沉积等,这可能是引起脑血管病的病理基础,凝血机制异常也是糖尿病引起动脉粥样硬化的主要原因之一。故有人指出糖尿病是脑动脉血栓性梗死和腔隙性脑梗死共同的危险因素。

六、瘦素

随着对脑血管疾病的重要危险因素之一胰岛素抵抗的深入研究,另一种危险因素——瘦素越来越引起人们的重视。瘦素是由肥胖基因编码的一种多肽激素,通过调节交感神经活性,参与胰岛素抵抗、脂代谢紊乱及动脉粥样硬化,参与缺血性脑卒中的发生。瘦素可能是独立于其他危险因素外的与脑卒中发病相关的危险标志物。

七、肥胖

肥胖者身体存在的大量脂肪组织,也需要很多血管输送营养,从而增加心脏额外负担,导致高血压和充血性心力衰竭。超过标准体重20%以上的肥胖者,发生高血压、糖尿病及冠心病比体重正常者高3倍。肥胖是发生高血压的独立危险因素,腹型肥胖尤与高血压密切。体重每增加4.5kg,男性收缩压增加4.4mmHg,女性增加4.2mmHg;体重减轻1kg,收缩压降低2.5mmHg,舒张压降低1.7mmHg。据近期《美国医学会杂志》报告,肥胖会增加房颤的风险,房颤引起的心律不齐可能导致缺血性脑血管病。肾功能异常,特别是肾小管重吸收钠增加和肾脏压力性尿钠减少,既是肥胖相关性高血压的后果,也是肥胖相关性高血压的原因,其重要病理生理过程包括交感神经活性增强和肾素-血管紧张素系统的激活。肥胖和血脂异常相关,体重每增加10%,TC相应增高0.3mmol/L。体质指数(body mass index,BMI)为20~22是中国人最佳水平,24及28为超重及肥胖的诊断分割点。BMI为20~22时,患高血压、2型糖尿病、血脂异常、蛋白尿和尿毒症的风险最低;BMI为24~26时,上述风险开始升高;BMI≥30时,患病风险平均增高14.9倍。

八、心脏疾病

心脏病也是公认的脑血管病的重要危险因素,包括冠心病、风湿性心脏病、心律失常、心脏黏液瘤等,无论血压水平如何,伴有心脏病的患者脑卒中的危险性明显增加。有学者统计,冠心病发生脑梗死的机会比无冠心病者高5倍。风湿性心脏病(如房颤、瓣膜病变)、冠心病及心脏黏液瘤等发生脑血管病的危险较正常人高2.10倍。心、脑损害的机制,可能是脑血管与心血管的动脉硬化性改变呈平行发展,心排出量的下降导致了脑灌注不足以及心脏附壁血栓脱落阻塞了脑血管等,这些均可导致脑血管病的发生。

非瓣膜性心房颤动(nonvalvular atrial fibrillation,NVAF)是缺血性脑梗死又一重要的独立危险因素,有房颤者脑卒中风险增加5倍。NVAF随增龄发生率增加。首次缺血性脑梗死中约15%~21%存在NVAF。有35%的NRAF患者迟早会发生缺血性脑梗死。NRAF发生脑卒中的风险是同年龄窦性心律者的6倍。同时,NVAF的脑卒中复发率亦高。首次缺血性脑梗死后9年内复发约占37%,第1年内复发率为17%,亦有人提出首次缺血性脑梗死后每年的复发率为10%~20%。2003年,我国中华医学会组织的除西藏以外的40家医院参与的1999~2001年AF的回顾性研究结果表明,中国人群中AF总患病率为0.77%,AF患者中脑卒中的发病率为17.5%。其中42.3%恢复功能,49.7%中、重度致残,8.0%死亡,导致AF患者死亡的主要因素之一为脑卒中。有效治疗心房颤动可以预防脑卒中的发生。

美国胸科医师协会(2004年)抗栓和溶栓治疗指南强调对NVAF的抗凝治疗应根据患者栓塞风险进行分层,有高危因素的患者采用华法林治疗(INR为2.0~3.0),无高危因素的<65岁、65~75岁、>75岁的患者可分别采用不用药或阿司匹林325mg/d,及华法林治疗(INR为1.6~2.5)。在我国,AF患者服用华法林抗凝治疗率仅为1.7%,38%的患者使用阿司匹林,60%的患者两者均未用。而在服用华法林的患者中多数不系统检测INR,或INR保持在无效的低水平(1.3~1.5)。脑卒中发生率高和抗凝药服药低,是中国房颤患者治疗面临的困惑。

九、无症状颈动脉狭窄

无症状颈动脉狭窄是一种常见病,仅在血管狭窄到一定程度才可能引起血流动力学改变。轻度狭窄通过远端血管扩张、降低血管阻力等血管自动调节机制使rCBF保持基本恒定,但随着狭窄的不断加剧和末梢灌注压的不断下降,最终失代偿发生脑梗死。在未经选择的>65岁人群中,7%的男性和5%的女性颈动脉狭窄>50%。颈动脉狭窄>60%的患者脑卒中危险性约每年2%,MI危险性接近每年5%,血管性死亡的危险性每年可能高达5%~9%。同侧脑卒中的危险性随着狭窄程度、斑块进展、斑块溃疡和(或)对侧有症状狭窄或闭塞而增高。对无症状颈动脉狭窄患者进行脑血管舒缩反应性(cerebral vasoreactivity,CVR)评估,反应减弱(乙酰唑胺1.0克静脉注射后颈动脉狭窄侧MCA血流速度增加<40%)者在随访期间(24个月±8个月)出现了TIA或梗死,且均发生于ICA病变侧,梗死年发病率为2.3%,缺血年发病率为7.9%。

Iannuzzi的研究认为,动脉斑块厚度是TIA的独立危险因素,管腔狭窄程度是脑梗死的独立危险因素。斑块的厚度与斑块内出血、粥样溃疡、血栓形成和表面不规则性相关。近期TIA患者往往有同侧ICA低回声斑块病灶,37%存在斑块的纵向运动并与最小残腔(minimum residual lumen,MRL)处斑块的厚度呈正相关。斑块纵向运动产生了对病灶基底部的切变效应,引起斑块内出血而形成不稳定斑块,斑块暴露出来的溃疡面或壁龛则是栓子的重要发源地,血管壁肌层的暴露诱导栓子生成并触发形成血栓。总之,斑块越厚,回声越低,越呈高脂肪含量的异质性,脑血管事件频率越高,越易形成较大栓塞;无回声斑块的发病频率较回声性斑块高2~4倍。将ICA颅外段高度狭窄(狭窄达70%~95%)、临床有或无TIA患者颈动脉内膜切除术(carotid endarterectomy,CEA)前经颅多普勒超声(transcranial Doppler,TCD)微栓子发生率与ICA粥样斑块病理改变(表现为斑块裂隙、斑块内出血、斑块溃疡和腔内血栓)进行相关性分析,有TIA者微栓子检测阳性率增高(25/28 vs 2/12),微栓子与斑块溃疡(P=0.005)和腔内血栓(P=0.003)明显相关,进一步证实ICA高度狭窄患者ICA内斑块溃疡和腔内血栓是同侧MCA微栓子的主要来源。

斑块回声、狭窄程度及白细胞计数是脑血管事件的独立危险因素。与无颈动脉狭窄人群相比,未经校正时,超声检查斑块呈无回声或回声的患者发生脑血管事件的RR分别为13.3和3.7;经校正,前组患者的 RR 为 4.6,与斑块无回声增加呈显著线性关系。

新的治疗措施强调采用他汀类药物抑制炎症、稳定斑块,目前缺乏新的药物与 CEA 疗效进行比较的资料。Amarenco 等对2003 年8 月以前发表的所有他汀类药物用于脑卒中预防和治疗颈动脉粥样硬化的随机研究(纳入 90 000 例以上患者)进行了系统回顾和汇总分析,结果发现,他汀类药物使脑卒中的相对危险度降低 21%(OR=0.79),致死性脑卒中减少 9%(OR=0.91),且并未增加出血性脑卒中的发生;而且他汀类药物的疗效与 LDL-C 降低程度密切相关,LDL-C 每下降 10%,每年所有脑卒中的危险性降低 15.6%,颈动脉内膜中膜厚度(intima-media thickness,IMT)下降 0.73%。

十、代谢综合征

代谢综合征由一组代谢性血管危险因素构成,包括腹型肥胖、致动脉粥样硬化性血脂异常(TG 增高、HDL-C 降低)、高血压、胰岛素抵抗、炎症前状态和高凝状态。所谓胰岛素抵抗是导致高胰岛素血症的启动环节,是指机体靶组织器官对胰岛素反应性降低或丧失而产生的一系列生理病理变化。当机体对胰岛素的敏感性下降,机体代偿性产生更多胰岛素,而机体的组织器官对胰岛素的反应性不相一致,从而损害重要器官。国内外大量研究认为无论是脑梗死还是脑出血均存在 IR,IR 与脑卒中危险性密切相关,但非独立危险因素。高胰岛素血症与高血压、肥胖和糖耐量受损(impaired glucose tolerance,IGT)相关,是产生糖尿病和冠心病的"共同土壤"。高胰岛素血症、高血压、高 TG、HDL-C 减低、高血糖、肥胖、冠心病和脑卒中构成了胰岛素抵抗综合征(也被称为 X 综合征、代谢综合征)的传统成分,高凝状态、高尿酸血症、微量白蛋白尿、高瘦素血症是心血管疾病的独立危险因素,构成了胰岛素抵抗综合征的非传统成分。WHO 关于代谢综合征的诊断标准是:胰岛素抵抗(糖调节受损、糖尿病、正常血糖胰岛素钳夹试验葡萄糖摄取率处于最小四分位数以下);含有下列 2 个或更多成分:①动脉压增高≥140/90mmHg;②血浆 TG≥1.7mmol/L;③低 HDL-C,男性<0.9mmol/L(35mg/dL),女性<1.0mmol/L(39mg/dL);④中心性肥胖,即腰臀比男性>0.90,女性>0.85,及(或)BMI>30;⑤微量白蛋白尿≥20μg/min 或清蛋白/肌酐≥30mg/g。

研究表明,过分的营养和缺乏体育锻炼导致了肥胖症和代谢综合征的流行。在肥胖患者中,20~29 岁组代谢综合征的发生率为 6.7%,60~69 岁组为 43.5%,>70 岁组为 42.0%。上海地区筛查出的糖尿病患者中,不论性别,半数以上同时存在高血压和血脂紊乱即符合代谢综合征的诊断。代谢综合征患者是心脑血管病的高危人群,发生脑卒中的风险是非代谢综合征患者的 3 倍,病死率增加 5~6 倍。

十一、酗酒

研究发现,酒精摄入与脑卒中危险性之间存在 J 型曲线关系。每天喝 1~2 份酒(1 份酒相当于葡萄酒 150mL;或啤酒 350mL;或白酒 30mL)可防止心血管疾病和脑卒中,而每天多于 4~5 份酒则有害。其他研究报道了不同的结果,某些结果受到饮酒者饮食的影响。美国心脏协会建议男性每天饮酒量不超过 2 份,女性不超过1 份。少量饮酒对脑卒中并不构成危险,但急性和慢性酒精中毒却是脑卒中的重要危险因素,饮酒与出血性脑血管病呈正相关,出血性脑血管病比非饮酒者增加 2~3 倍,蛛网膜下隙出血是非饮酒者的 4 倍,也是缺血性脑血管病的主要危险因素。在欧美一些国家,脑出血发生率约占所有脑血管病的 10%~15%,而我国部分地区居民脑出血的发病率却高达 40%左右,这与我国居民饮白酒多有关。大量饮酒引起脑卒中的可能机制:①诱发心律失常和高血压病。②刺激肝脏,促进胆固醇和甘油三酯的合成进而导致动脉硬化。③酗酒可促使血压增高,降低脑血流量,改变血小板、红细胞、纤维蛋白原成分,增强血小板凝聚作用。④激活凝血系统。⑤引起血管内皮损伤,引起动脉粥样硬化,刺激脑血管平滑肌收缩导致脑血流量减少。

十二、阻塞性睡眠呼吸暂停综合征

阻塞性睡眠呼吸暂停综合征(obstructive sleep apnea,OSA)是一种可治疗的呼吸障碍,表现为在睡眠过程中上气道反复闭合。研究已证实,阻塞性睡眠呼吸暂停是一种能诱发应激反应的刺激,与血管危险因素以及心血管疾病发病率和死亡率显著增加有关。在脑卒中患者中,该综合征的患病率>60%,在中年人群中患病率为4%。由于呼吸障碍导致夜间持久、异常的交感神经兴奋、副交感张力减低,以及内皮素释放和反复发生低氧血症,使高血压、糖尿病、冠心病、脑卒中和充血性心衰的危险性增加,是心血管疾病和脑血管疾病独立的致病因素。呼吸暂停－低通气指数>5(每小时出现5次以上的呼吸暂停和低通气事件)发生IGT或糖尿病的风险增大(OR=2.15);IGT与OSA引起的动脉血氧饱和度降低程度相关。动脉血氧饱和度每下降4%,IGT的OR为1.99。AHI的增加加重了与肥胖无关的胰岛素抵抗。美国耶鲁大学医学院睡眠医学中心在研究纳入的1022例患者中证实,在未校正的分析中,OSA与脑卒中或任何原因死亡有关(风险比=2.24,P=0.004);在对年龄、性别、种族、吸烟状况、酒精摄入状况、体质指数、有无糖尿病、高脂血症、心房纤颤和高血压进行校正后,OSA与脑卒中或死亡之间仍然存在有统计学意义的相关性(OR=1.97,P=0.01)。

十三、CRP和其他炎症标记物

(一)C反应蛋白(CRP)

动脉粥样硬化是缺血性脑卒中发生和发展的直接原因。动脉粥样硬化在本质上是一种慢性炎症性增生性疾病,作为炎症标志物的CRP与动脉粥样硬化有着十分密切的关系。C反应蛋白(CRP)是人体非特异性炎的敏感性标志物之一,是由活化巨噬细胞分泌的细胞因子刺激及诱导肝细胞产生。长期慢性炎症刺激导致局部白细胞或血小板对内皮细胞粘附性和通透性的增加,促进凝血,诱导产生血管活性因子和细胞因子等,导致CRP合成增加——内皮功能损害,使扩血管物质释放减少,从而增加了内皮细胞与血小板和白细胞的黏附,导致血管病变和血栓形成。目前,研究证实C反应蛋白与脑血管疾病的发生有关,认为CRP浓度增加与心脑血管病发生的危险程度呈正相关,对CRP的有关研究显示具有对心脑血管病的发生有预报作用。多项队列研究显示,在校正经典的动脉粥样硬化危险因素后,高敏感性CRP是将发生血管事件的独立危险因素。体外试验中,CRP能够以时间和剂量依赖方式诱导人脐静脉内皮细胞分泌单核细胞趋化蛋白-1(monocyte chemoattractant protein-1,MCP-1),100μg/mL重组人CRP孵育可使MCP-1分泌量增高7倍。MCP-1在单核细胞进入动脉粥样斑块形成部位的过程中发挥关键作用,免疫组化染色发现CRP弥漫沉积在早期粥样硬化动脉壁内膜与中膜连接处的弹性纤维层和纤维肌层,在这些部位经常同时见到终末补体复合物沉积;内皮下的大部分泡沫细胞呈CRP阳性染色,但在这些区域未见到终末补体复合物。CRP可能通过不经典激活途径激活补体系统、泡沫细胞形成、促凝引起血管内膜的损伤共同参与动脉粥样硬化性损伤。

Cao等进一步对老年人缺血性脑卒中、颈动脉IMT和血浆CRP浓度的关系进行了分析。结果表明,CRP增高是缺血性脑卒中的独立危险因素,与代表动脉粥样硬化严重程度的颈动脉IMT无关;但在颈动脉IMT明显增加的患者中,CRP与脑卒中的相关性更为明显。因此,CRP和颈动脉IMT可能是缺血性脑卒中风险的独立预告因素。CRP还可能反映了斑块的成分,CRP浓度较高者其颈动脉粥样硬化斑块的稳定性可能较差,将缺血性脑卒中发病24小时内、48~72小时间和出院3个阶段的CRP浓度与1年时转归(复发或死亡)的关系进行研究,应用COX比例风险模型对潜在的混杂因素进行校正。结果表明,入院时(风险比=2.78,95% CI 1.45~5.33,P=0.0021)和出院时(风险比=9.42,95% CI 4.27~19.05,P<0.0001)的CRP浓度是1年时新发血管性事件或死亡联合终点指标的预测因素。出院时的CRP浓度是转归不良最强的独立危险因素(P<0.0001),且出院时CRP≥1.5mg/dL对转归不良的敏感性和特异性最高。CRP增高可能不仅与脑卒中的急性过程有关,也与存活者体内持续存在的炎症反应有关。正常人CRP水平越高,发生脑血管事件的危险越大;脑血管疾病患者CRP水平升高越明显,脑血管疾病的病情越严重,并发症越多,病死率越高;反之,CRP水平可随着病情的稳定和恢复而下降。总之,在一级预防中,CRP可用于危险患者的分层;在二级预防中,它是否能继续作为一个有特异性的预测指标尚不明确。

(二)溶血磷脂酸

溶血磷脂酸(LPA)是在血液凝集的早期由凝血酶活化的血小板迅速产生,是细胞内和细胞外信号转导的重要磷脂信号分子,并且从多个方面促进动脉硬化和血栓形成。LPA存在于动脉粥样硬化损害内膜内,早期可诱导屏障功能障碍,促进内皮细胞与单核细胞的黏附。同时LPA可刺激成纤维细胞增生、促进炎症细胞存活,诱导血管平滑肌细胞迁移,由中层向内膜移行,并促使大量增殖,在动脉粥样硬化进展期的血管损害中起核心作用。第三,LPA主要来源于活化的血小板并进一步导致血小板呈瀑布样激活,这是LPA促进血栓形成的基础。因此,LPA增高在致动脉粥样硬化过程中至关重要,它促进斑块的发生发展,成为脑血管疾病的危险因素之一,它又称为预警因子,具有预示脑血管疾病危险度的指标。但并非所有脑卒中都有LPA升高,卵巢癌及前列腺癌同样有LPA的显著升高,需要加以鉴别。

十四、病原微生物

(一)肺炎衣原体

现在脑血管疾病中仍认为是动脉粥样硬化的因素占主要地位,但病原微生物感染引起的炎症反应导致动脉粥样硬化疾病的观点日益受重视。肺炎衣原体是一种革兰阴性病原微生物,可通过免疫炎症机制损伤血管壁,导致动脉粥样硬化形成。Kawamoto等发现87.0%的动脉粥样硬化性脑血栓形成、66.7%腔隙性脑梗死及50.0%其他类型脑梗死患者血清肺炎衣原体(Cpn)IgG为阳性,而对照组的阳性率为61.2%。多重回归分析显示血清Cpn阳性是脑卒中独立的危险因素(P<0.05),与动脉粥样硬化血栓性脑梗死相关。但也有学者认为肺炎衣原体感染的血清学标记与急性脑血管事件无关。老年人的免疫功能低下,常易导致肺炎衣原体及其他病原菌的感染,在多重因素共同作用下提高了脑血管疾病的发生率。

(二)人巨细胞病毒(HCMV)

国内外越来越多的证据表明,HCMV感染与动脉粥样硬化(AS)及AS相关性的缺血性脑血管病的发生、发展密切相关。HCMV可通过各种途径和机制导致血管内皮细胞、平滑肌细胞和巨噬细胞的形态、代谢及功能发生改变从而参与动脉粥样硬化斑块的形成及进展。

近年,越来越多的研究表明脑血管疾病的发生可能与更多的因素相关,如血流动力学紊乱、血尿酸水平、左心室肥厚、雌激素、职业习惯、血型等,但临床资料尚不足,目前难以证实它们在脑卒中发病中的角色,是否存在真正因果关系尚需要我们进一步的深入研究探讨。

(马乃华)

第四节　脑血管病的遗传因素

脑血管病的危险因素多而复杂,多是几种危险因素共同作用的结果,因此,脑血管病的遗传学研究受到限制。但脑血管病主要危险因素的遗传性决定了脑血管病的发生必有其遗传学背景。目前认为高血压性脑出血、动脉血栓性脑梗死是一类多基因遗传病,而且有的脑血管病本身尚有特定的遗传方式。

脑血管病是多基因及多环境因素疾病,多基因遗传病的形成受遗传基础和环境因素的双重影响,其遗传学,尤其是分子遗传学研究相当困难,其遗传度受环境等各种因素的影响较大。因为脑卒中的发生多在老年,很难找到代数较多的家系,也很难找到单纯致病原因的家族,这导致各家系之间的结果无法相互印证。最近多方面的研究结果表明,家庭中有直系亲属为本病患者或死于该病者,发病率和危险性显著高于非脑血管病对照组亲属。有一部分遗传病是单基因遗传病,如常染色体显性遗传脑动脉病伴皮质下梗死和白质脑病(CADASIL)的基因定位在19q12,该基因的异常可导致一家系数代发生皮质下梗死,表现为中年人复发性脑卒中、假性延髓性麻痹及皮质下痴呆。同时脑血管病的许多危险因素也与遗传因素相关,如高血压、糖尿病等都存在不同的遗传性和家族性。除单基因遗传性脑血管病的基因位点以外,以下一些基因在脑卒中的发病中可能具有重要作用。

一、肾素血管紧张素系统相关基因

肾素血管紧张素系统与血管的张力和内皮细胞的功能密切相关,对其相关基因研究得较为深入。

(一)血管紧张素转换酶(ACE)基因

ACE 基因多态性通常被认为与高压密切相关,其具有插入型(I)和缺失型(D)两种等位基因。ACE 基因定位在 17q23,人群中可表现有 II、ID 和 DD 三种基因型。有试验证实在日本的高血压性缺血性脑血管病患者中 D 等位基因频率高于单纯高血压组或正常对照组患者,由此认为其可能是高血压性缺血性脑血管病的危险因素。Sharma 等对以往文章进行 meta 分析表明 ACE 的 DD 基因型是缺血性脑血管病发病的轻度相关的独立危险因素。同时 ACE 的基因型可能也与脑卒中的发生有关,DD 基因型个体易患脑梗死,尤其是腔隙性脑梗死。目前对 ACE 基因多态性与脑卒中的关系还存在争论,而且脑卒中时肾素—血管紧张素系统的遗传特性还不十分清楚。

(二)血管紧张素原(angiotensinogen,AGT)基因

AGT 基因定位在 1q42-43。Takami 等研究发现 AGT/M235T 与脑干、基底节及全脑部位的腔隙性梗死数量存在明显的正相关。颈内动脉供血不足(TIA 或脑卒中)的白种人与 AGT/M235T 多态性相关关系分析显示病例组与对照组突变率无明显差别,该位点的突变与颈内动脉狭窄和平均内膜—中膜厚度(intimamedia thickness,IMT)也无明显差异,血管紧张素原基因多态性(AGNTT)可能与 ACE 基因有协同作用但与血管性疾病无关。可见目前的这方面研究结果还存在矛盾。

二、凝血和纤溶相关基因

由于凝血及纤溶两大系统在脑卒中的发病机制中有不容忽视的作用,其相关基因已成为研究缺血性脑血管病的热点。流行病学资料表明血浆纤维蛋白原增高是缺血性心脑血管疾病发生和发展的一个独立危险因素。

(1)纤维蛋白原(Fg)基因 G455A 多态性与非腔隙性脑梗死有关,同时与高血压病患者发生脑血管病有显著关联,是缺血性脑血管病的独立危险因素;而 Fg 基因的 C148T 多态性同中老年人的颈动脉粥样硬化相关。

(2)血小板膜糖蛋白受体被激活后能促进血小板聚集和血栓形成,其基因多态性是导致 50 岁前发生脑血管病的重要危险因子。

(3)纤溶酶原激活物抑制物-1(PAI-1)基因的水平反映了纤溶系统的功能状态,在一定程度上也反映了血管内皮细胞的功能水平及机体清除血栓、缓解慢性血管痉挛等的能力。它是通过影响血浆纤溶水平而参与脑梗死的发病过程。Bang 等认为 PAI-1 基因 4G 型与脑梗死密切相关,但目前仍有争论。

三、内皮型一氧化氮合酶基因(eNOS)

eNOS 是血管内皮功能的一个重要调节因子,动物及人类试验均证明其活动性受基因调节。Elbaz 等研究表明 eNOS 基因的 Glu298Asp 多态性与脑梗死尤其是腔隙性脑梗死相关;2001 年 Hou 等认为 eNOS 基因的内含子 4 的重复序列多态性可能是中国人患缺血性脑血管病的独立危险因素。可见 eNOS 基因可能通过影响脑血流及动脉粥样硬化的形成参与脑卒中发病的调控。

四、半胱氨酸代谢相关基因

N5、N10-亚甲基四氢叶酸还原酶(N5,N10-methylenetetrahydrofolate reductase,MTHFR)基因的缺陷是引起高半胱氨酸血症的主要遗传因素,最常见的是 C677T 碱基突变。高半胱氨酸血症通过损伤血管内皮细胞、促进血小板凝集等机制导致动脉粥样硬化,还是高血压病、糖尿病的危险因素之一。国内外研究均表明 MTHFR 的 C677T 多态性增加了脑血管病的发病风险。

五、脂代谢相关基因

脂代谢相关基因中研究最多的是载脂蛋白 E(ApoE)基因,ApoE 是血浆的主要载脂蛋白之一,对血浆胆固醇的代谢、组织修复及抑制血小板凝集都有影响,是早老性痴呆症、动脉粥样硬化及缺血性心脏病的危险因子。ApoE 有三种等位基因型(2、3、4),研究发现 ApoE 基因与血脂水平有关,但不同的研究结果存在差异。ApoE4 等位基因均与非腔隙性脑梗死有关,是缺血性脑血管病的危险因素。

六、心钠素(ANP)基因

研究发现心钠素(atrial natriuretic peptide,ANP)在脑卒中的病理发生过程中可能起重要作用,但它们与缺血性脑血管病的相关性尚无明确结论。

七、磷酸二酯酶 PDE 的基因(PDE$_4$D)

PDE$_4$D 与大脑主干血管闭塞或心源性缺血性脑血管病有极大的相关性。cAMP 在信息传递及生理应答的调节方面有关键作用,PDE$_4$D 可以选择性降低第二信使 cAMP 的浓度,并在参与动脉硬化形成的绝大多数细胞中均有表达。

总之,脑血管疾病是由多个基因和多个环境因素共同作用的结果,但脑血管病的发病率与遗传存在相分离的现象。从流行病学推测,可能是多种环境因素在遗传基础上协同作用的结果。研究脑血管病的遗传学问题,将为本病的发病机制研究以及寻找真正有效的防治措施提供依据。如果分离到脑血管病的相关基因,有助于脑血管病高危人群的早期检测,并可为脑血管病的预防、分型和治疗等奠定新的基础,对探索诊断和治疗多基因病的方法也具有深远的意义。

(马乃华)

第五节　血栓形成性脑梗死

血栓形成性脑梗死主要是脑动脉主干或皮质支动脉粥样硬化导致血管增厚、管腔狭窄闭塞和血栓形成;还可见于动脉血管内膜炎症、先天性血管畸形、真性红细胞增多症及血液高凝状态、血流动力学异常等,均可致血栓形成,引起脑局部血流减少或供血中断,脑组织缺血、缺氧导致软化坏死,出现局灶性神经系统症状和体征,如偏瘫、偏身感觉障碍和偏盲等。大面积脑梗死还有颅内高压症状,严重者可发生昏迷和脑疝。约 90% 的血栓形成性脑梗死是在动脉粥样硬化的基础上发生的,因此称动脉粥样硬化性血栓形成性脑梗死。

脑梗死的发病率约为 110/10 万,约占全部脑卒中的60%~80%;其中血栓形成性脑梗死约占脑梗死的 60%~80%。

一、病因与发病机制

(一)病因

1.动脉壁病变

血栓形成性脑梗死最常见的病因为动脉粥样硬化,常伴高血压,与动脉粥样硬化互为因果。其次为各种原因引起的动脉炎、血管异常(如夹层动脉瘤、先天性动脉瘤)等。

2.血液成分异常

血液黏度增高,以及真性红细胞增多症、血小板增多症、高脂血症等,都可使血液黏度增高,血液淤滞,引起血栓形成。如果没有血管壁的病变为基础,不会发生血栓。

3.血流动力学异常

在动脉粥样硬化的基础上,当血压下降、血流缓慢、脱水、严重心律失常及心功能不全时,可导致灌注压下降,有利于血栓形成。

(二)发病机制

主要是动脉内膜深层的脂肪变性和胆固醇沉积,形成粥样硬化斑块及各种继发病变,使管腔狭窄甚至阻塞。病变逐渐发展,则内膜分裂,内膜下出血和形成内膜溃疡。内膜溃疡易发生血栓形成,使管腔进一步狭窄或闭塞。由于动脉粥样硬化好发于大动脉的分叉处及拐弯处,故脑血栓的好发部位为大脑中动脉、颈内动脉的虹吸部及起始部、椎动脉及基底动脉的中下段等。由于脑动脉有丰富的侧支循环,管腔狭窄需达到 80% 以上才会影响脑血流量。逐渐发生的动脉硬化斑块一般不会出现症状,当内膜损伤破裂形成溃疡后,血小板及纤维素等血中有形成分黏附、聚集、沉着形成血栓。当血压下降、血流缓慢、脱水等血液黏度增加,致供血减少或促进血栓形成的情况下,即出现急性缺血症状。

病理生理学研究发现,脑的耗氧量约为总耗氧量的 20%,故脑组织缺血缺氧是以血栓形成性脑梗死为代表的缺血性脑血管疾病的核心发病机制。脑组织缺血缺氧将会引起神经细胞肿胀、变性、坏死、凋亡以及胶质细胞肿胀、增生等一系列继发反应。脑血流阻断 1 分钟后神经元活动停止,缺血缺氧 4 分钟即可造成神经元死亡。脑缺血的程度不同而神经元损伤的程度也不同。脑神经元损伤导致局部脑组织及其功能的损害。缺血性脑血管疾病的发病是多方面而且相当复杂的过程,脑缺血损害也是一个渐进的过程,神经功能障碍随缺血时间的延长而加重。目前的研究发现氧自由基的形成、钙离子超载、一氧化氮(NO)和一氧化氮合成酶的作用、兴奋性氨基酸毒性作用、炎症细胞因子损害、凋亡调控基因的激活、缺血半暗带功能障碍等方面参与了其发生机制。这些机制作用于多种生理、病理过程的不同环节,对脑功能演变和细胞凋亡给予调节,同时也受到多种基因的调节和制约,构成一种复杂的相互调节与制约的网络关系。

1.氧自由基损伤

脑缺血时氧供应下降和 ATP 减少,导致过氧化氢、羟自由基以及起主要作用的过氧化物等氧自由基的过度产生和超氧化物歧化酶等清除自由基的动态平衡状态遭到破坏,攻击膜结构和 DNA,破坏内皮细胞膜,使离子转运、生物能的产生和细胞器的功能发生一系列病理生理改变,导致神经细胞、胶质细胞和血管内皮细胞损伤,增加血-脑屏障通透性。自由基损伤可加重脑缺血后的神经细胞损伤。

2.钙离子超载

研究认为,Ca^{2+} 超载及其一系列有害代谢反应是导致神经细胞死亡的最后共同通路。细胞内 Ca^{2+} 超载有多种原因:①在蛋白激酶 C 等的作用下,兴奋性氨基酸(EAA)、内皮素和 NO 等物质释放增加,导致受体依赖性钙通道开放使大量 Ca^{2+} 内流。②细胞内 Ca^{2+} 浓度升高可激活磷脂酶、三磷酸脂醇等物质,使细胞内储存的 Ca^{2+} 释放,导致 Ca^{2+} 超载。③ATP 合成减少,Na^+-K^+-ATP酶功能降低而不能维持正常的离子梯度,大量 Na^+ 内流和 K^+ 外流,细胞膜电位下降产生去极化,导致电压依赖性钙通道开放,大量 Ca^{2+} 内流。④自由基使细胞膜发生脂质过氧化反应,细胞膜通透性发生改变和离子运转,引起 Ca^{2+} 内流使神经细胞内 Ca^{2+} 浓度异常升高。⑤多巴胺、5-羟色胺和乙酰胆碱等水平升高,使 Ca^{2+} 内流和胞内 Ca^{2+} 释放。Ca^{2+} 内流进一步干扰了线粒体氧化磷酸化过程,且大量激活钙依赖性酶类,如磷脂酶、核酸酶及蛋白酶,以及自由基形成、能量耗竭等一系列生化反应,最终导致细胞死亡。

3.一氧化氮(NO)和一氧化氮合成酶的作用

有研究发现,NO 作为生物体内重要的信使分子和效应分子,具有神经毒性和脑保护双重作用,即低浓度 NO 通过激活鸟苷酸环化酶使环鸟苷酸(cGMP)水平升高,扩张血管,抑制血小板聚集、白细胞-内皮细胞的聚集和黏附,阻断 NMDA 受体,减弱其介导的神经毒性作用起保护作用;而高浓度 NO 与超氧自由基作用形成过氧亚硝酸盐或者氧化产生亚硝酸阴离子,加强脂质过氧化,使 ATP 酶活性降低,细胞蛋白质损伤,且能使各种含铁硫的酶失活,从而阻断 DNA 复制及靶细胞内的能量合成和能量衰竭,亦可通过抑制线粒体呼吸功能实现其毒性作用而加重缺血脑组织的损害。

4.兴奋性氨基酸毒性作用

兴奋性氨基酸（EAA）是广泛存在于哺乳动物中枢神经系统的正常兴奋神经递质，参与传递兴奋性信息，同时又是一种神经毒素，以谷氨酸（Glu）和天冬氨酸（Asp）为代表。脑缺血使物质转化（尤其是氧和葡萄糖）发生障碍，使维持离子梯度所必需的能量衰竭和生成障碍。因为能量缺乏，膜电位消失，细胞外液中谷氨酸异常增高导致神经元、血管内皮细胞和神经胶质细胞持续去极化，并有谷氨酸从突触前神经末梢释放。胶质细胞和神经元对神经递质的再摄取一般均需耗能，神经末梢释放的谷氨酸发生转运和再摄取障碍，导致细胞间隙 EAA 异常堆积，产生神经毒性作用。EAA 毒性可以直接导致急性细胞死亡，也可通过其他途径导致细胞凋亡。

5.炎症细胞因子损害

脑缺血后炎症级联反应是一种缺血区内各种细胞相互作用的动态过程，是造成脑缺血后的第 2 次损伤。在脑缺血后，由于缺氧及自由基增加等因素均可通过诱导相关转录因子合成，淋巴细胞、内皮细胞、多形核白细胞和巨噬细胞、小胶质细胞以及星形胶质细胞等一些具有免疫活性的细胞均能产生细胞因子，如肿瘤坏死因子（TNF-α）、血小板活化因子（PAF）、白细胞介素（IL）系列、转化生长因子（TGF）-β_1 等，细胞因子对白细胞又有趋化作用，诱导内皮细胞表达细胞间黏附分子（ICAM-1）、P-选择素等黏附分子，白细胞通过其毒性产物、巨噬细胞作用和免疫反应加重缺血性损伤。

6.凋亡调控基因的激活

细胞凋亡是由体内外某种信号触发细胞内预存的死亡程序而导致的以细胞 DNA 早期降解为特征的主动性自杀过程。细胞凋亡在形态学和生化特征上表现为细胞皱缩，细胞核染色质浓缩，DNA 片段化，而细胞的膜结构和细胞器仍完整。脑缺血后，神经元生存的内外环境均发生变化，多种因素如过量的谷氨酸受体的激活、氧自由基释放和细胞内 Ca^{2+} 超载等，通过激活与调控凋亡相关基因、启动细胞死亡信号转导通路，最终导致细胞凋亡。缺血性脑损伤所致的细胞凋亡可分 3 个阶段：信号传递阶段、中央调控阶段和结构改变阶段。

7.缺血半暗带功能障碍

缺血半暗带（IP）是无灌注的中心（坏死区）和正常组织间的移行区。IP 是不完全梗死，其组织结构存在，但有选择性神经元损伤。围绕脑梗死中心的缺血性脑组织的电活动中止，但保持正常的离子平衡和结构上的完整。假如再适当增加局部脑血流量，至少在急性阶段突触传递能完全恢复，即 IP 内缺血性脑组织的功能是可以恢复的。缺血半暗带是兴奋性细胞毒性、梗死周围去极化、炎症反应、细胞凋亡起作用的地方，使该区迅速发展成梗死灶。缺血半暗带的最初损害表现为功能障碍，有独特的代谢紊乱。主要表现在葡萄糖代谢和脑氧代谢这两方面：①当血流速度下降时，蛋白质合成抑制，启动无氧糖酵解、神经递质释放和能量代谢紊乱。②急性脑缺血缺氧时，神经元和神经胶质细胞由于能量缺乏、K^+ 释放和谷氨酸在细胞外积聚而去极化，缺血中心区的细胞只去极化而不复极；而缺血半暗带的细胞以能量消耗为代价可复极，如果细胞外的 K^+ 和谷氨酸增加，这些细胞也只去极化，随着去极化细胞数量的增大，梗死灶范围也不断扩大。

尽管对缺血性脑血管疾病一直进行着研究，但对其病理生理机制尚不够深入，希望随着中西医结合对缺血性脑损伤治疗的研究进展，其发病机制也随之更深入地阐明，从而更好地为临床和理论研究服务。

二、病理

动脉闭塞 6 小时以内脑组织改变尚不明显，属可逆性，8～48 小时缺血最重的中心部位发生软化，并出现脑组织肿胀、变软，灰白质界限不清。如病变范围扩大、脑组织高度肿胀时，可向对侧移位，甚至形成脑疝。镜下见组织结构不清，神经细胞及胶质细胞坏死，毛细血管轻度扩张，周围可见液体和红细胞渗出，此期为坏死期。动脉阻塞 2～3 天后，特别是 7～14 日，脑组织开始液化，脑组织水肿明显，病变区明显变软，神经细胞消失，吞噬细胞大量出现，星形胶质细胞增生，此期为软化期。3～4 周后液化的坏死组织被吞噬和移走，胶质增生，小病灶形成胶质瘢痕，大病灶形成中风囊，此期称恢复期，可持续数月至 1～2 年。

上述病理改变称白色梗死。少数梗死区,由于血管丰富,于再灌流时可继发出血,呈现出血性梗死或称红色梗死。

三、临床表现

(一)症状与体征

多在50岁以后发病,常伴有高血压;多在睡眠中发病,醒来才发现肢体偏瘫。部分患者先有头昏、头痛、眩晕、肢体麻木、无力等短暂性脑缺血发作的前驱症状,多数经数小时甚至1～2日症状达高峰,通常意识清楚,但大面积脑梗死或基底动脉闭塞可有意识障碍,甚至发生脑疝等危重症状。神经系统定位体征视脑血管闭塞的部位及梗死的范围而定。

(二)临床分型

有的根据病情程度分型,如完全性缺血性中风,系指起病6小时内病情即达高峰,一般较重,可有意识障碍。还有的根据病程进展分型,如进展型缺血性中风,则指局限性脑缺血逐渐进展,数天内呈阶梯式加重。

1.按病程和病情分型

(1)进展型:局限性脑缺血症状逐渐加重,呈阶梯式加重,可持续6小时至数日。

(2)缓慢进展型:在起病后1～2周症状仍逐渐加重,血栓逐渐发展,脑缺血和脑水肿的范围继续扩大,症状由轻变重,直到出现对侧偏瘫、意识障碍,甚至发生脑疝,类似颅内肿瘤,又称类脑瘤型。

(3)大块梗死型:又称爆发型,如颈内动脉或大脑中动脉主干等较大动脉的急性脑血栓形成,往往症状出现快,伴有明显脑水肿、颅内压增高,患者头痛、呕吐、病灶对侧偏瘫,常伴意识障碍,很快进入昏迷,有时发生脑疝,类似脑出血,又称类脑出血型。

(4)可逆性缺血性神经功能缺损(reversible ischemic neurologic deficit,RIND):此型患者症状、体征持续超过24小时,但在2～3周内完全恢复,不留后遗症。病灶多数发生于大脑半球半卵圆中心,可能由于该区尤其是非优势半球侧侧支循环迅速而充分地代偿,缺血尚未导致不可逆的神经细胞损害,也可能是一种较轻的梗死。

2.OCSP分型

即英国牛津郡社区脑卒中研究规划(Oxfordshire Community Stroke Project,OCSP)的分型。

(1)完全前循环梗死(TACI):表现为三联征,即完全大脑中动脉(MCA)综合征的表现。①大脑高级神经活动障碍(意识障碍、失语、失算、空间定向力障碍等);②同向偏盲;③对侧三个部位(面、上肢和下肢)较严重的运动和(或)感觉障碍。多为MCA近段主干,少数为颈内动脉虹吸段闭塞引起的大面积脑梗死。

(2)部分前循环梗死(PACI):有以上三联征中的两个,或只有高级神经活动障碍,或感觉运动缺损较TACI局限。提示是MCA远段主干、各级分支或ACA及分支闭塞引起的中、小梗死。

(3)后循环梗死(POCI):表现为各种不同程度的椎-基底动脉综合征——可表现为同侧脑神经瘫痪及对侧感觉运动障碍;双侧感觉运动障碍;双眼协同活动及小脑功能障碍,无长束征或视野缺损等。为椎-基底动脉及分支闭塞引起的大小不等的脑干、小脑梗死。

(4)腔隙性梗死(LACI):表现为腔隙综合征,如纯运动性偏瘫、纯感觉性脑卒中、共济失调性轻偏瘫、手笨拙-构音不良综合征等。大多是基底节或脑桥小穿支病变引起的小腔隙灶。

OCSP分型方法简便,更加符合临床实际的需要,临床医师不必依赖影像或病理结果即可对急性脑梗死迅速分出亚型,并作出有针对性的处理。

(三)临床综合征

1.颈内动脉闭塞综合征

指颈内动脉血栓形成,主干闭塞。病史中可有头痛、头晕、晕厥、半身感觉异常或轻偏瘫;病变对侧有偏瘫、偏身感觉障碍和偏盲;可有精神症状,严重时有意识障碍;病变侧有视力减退,有的还有视神经乳头萎缩;病灶侧有Horner综合征;病灶侧颈动脉搏动减弱或消失;优势半球受累可有失语,非优势半球受累可出现体象障碍。

2.大脑中动脉闭塞综合征

指大脑中动脉血栓形成,大脑中动脉主干闭塞,引起病灶对侧偏瘫、偏身感觉障碍和偏盲,优势半球受累还有失语。累及非优势半球可有失用、失认和体象障碍等顶叶症状。病灶广泛,可引起脑肿胀,甚至死亡。

(1)皮质支闭塞:引起病灶对侧偏瘫、偏身感觉障碍,面部及上肢重于下肢,优势半球病变有运动性失语,非优势半球病变有体象障碍。

(2)深穿支闭塞:出现对侧偏瘫和偏身感觉障碍,优势半球病变可出现运动性失语。

3.大脑前动脉闭塞综合征

指大脑前动脉血栓形成,大脑前动脉主干闭塞。在前交通动脉以前发生阻塞时,因为病损脑组织可通过对侧前交通动脉得到血供,故不出现临床症状;在前交通动脉分出之后阻塞时,可出现对侧中枢性偏瘫,以面瘫和下肢瘫为重,可伴轻微偏身感觉障碍;并可有排尿障碍(旁中央小叶受损);精神障碍(额极与胼胝体受损);强握及吸吮反射(额叶受损)等。

(1)皮质支闭塞:引起对侧下肢运动及感觉障碍;轻微共济运动障碍;排尿障碍和精神障碍。

(2)深穿支闭塞:引起对侧中枢性面、舌及上肢瘫。

4.大脑后动脉闭塞综合征

指大脑后动脉血栓形成。约70%的患者两条大脑后动脉来自基底动脉,并有后交通动脉与颈内动脉联系交通。有20%~25%的人一条大脑后动脉来自基底动脉,另一条来自颈内动脉;其余的人中,两条大脑后动脉均来自颈内动脉。

大脑后动脉供应颞叶的后部和基底面、枕叶的内侧及基底面,并发出丘脑膝状体及丘脑穿动脉供应丘脑血液。

(1)主干闭塞:引起对侧同向性偏盲,上部视野受损较重,黄斑回避(黄斑视觉皮质代表区为大脑中、后动脉双重血液供应,故黄斑视力不受累)。

(2)中脑水平大脑后动脉起始处闭塞:可见垂直性凝视麻痹、动眼神经麻痹、眼球垂直性歪扭斜视。

(3)双侧大脑后动脉闭塞:有皮质盲、记忆障碍(累及颞叶)、不能识别熟悉面孔(面容失认症)、幻视和行为综合征。

(4)深穿支闭塞:丘脑穿动脉闭塞则引起红核丘脑综合征,病侧有小脑性共济失调,意向性震颤。舞蹈样不自主运动和对侧感觉障碍。丘脑膝状体动脉闭塞则引起丘脑综合征,病变对侧偏身感觉障碍(深感觉障碍较浅感觉障碍为重),病变对侧偏身自发性疼痛。轻偏瘫,共济失调和舞蹈一手足徐动症。

5.椎—基底动脉闭塞综合征

指椎—基底动脉血栓形成。椎—基底动脉实为一连续的脑血管干并有着共同的神经支配,无论是结构、功能还是临床病症的表现,两侧互为影响,实难予以完全分开,故常总称为"椎—基底动脉系疾病"。

(1)基底动脉主干闭塞综合征:指基底动脉主干血栓形成。发病虽然不如脑桥出血那么急,但病情常迅速恶化,出现眩晕、呕吐、四肢瘫痪、共济失调、昏迷和高热等。大多数在短期内死亡。

(2)双侧脑桥正中动脉闭塞综合征:指双侧脑桥正中动脉血栓形成,为典型的闭锁综合征,表现为四肢瘫痪、假性延髓性麻痹、双侧周围性面瘫、双眼球外展麻痹、两侧的侧视中枢麻痹。但患者意识清楚,视力、听力和眼球垂直运动正常,所以,患者通过听觉、视觉和眼球上下运动表示意识和交流。

(3)基底动脉尖综合征:基底动脉尖分出两对动脉——小脑上动脉和大脑后动脉,分支供应中脑、丘脑、小脑上部、颞叶内侧及枕叶。血栓性闭塞多发生于基底动脉中部,栓塞性病变通常发生在基底动脉尖。栓塞性病变导致眼球运动及瞳孔异常,表现为单侧或双侧动眼神经部分或完全麻痹、眼球上视不能(上丘受累)、光反射迟钝而调节反射存在(顶盖前区病损)、一过性或持续性意识障碍(中脑或丘脑网状激活系统受累)、对侧偏盲或皮质盲(枕叶受累)、严重记忆障碍(颞叶内侧受累)。如果是中老年人突发意识障碍又较快恢复,有瞳孔改变、动眼神经麻痹、垂直注视障碍、无明显肢体瘫痪和感觉障碍应想到该综合征的可能。如果还有皮质盲或偏盲、严重记忆障碍更支持本综合征的诊断,需做头部 CT 或 MRI 检查,若发现有双侧丘脑、枕叶、颞叶和中脑病灶则可确诊。

(4)中脑穿动脉综合征:指中脑穿动脉血栓形成,亦称 Weber 综合征,病变位于大脑脚底,损害锥体束及动眼神经,引起病灶侧动眼神经麻痹和对侧中枢性偏瘫。中脑穿动脉闭塞还可引起 Benedikt 综合征,累及动眼神经髓内纤维及黑质,引起病灶侧动眼神经麻痹及对侧锥体外系症状。

(5)脑桥支闭塞综合征:指脑桥支血栓形成引起的 Millard-Gubler 综合征,病变位于脑桥的腹外侧部,累及展神经核和面神经核以及锥体束,引起病灶侧眼球外直肌麻痹、周围性面神经麻痹和对侧中枢性偏瘫。

(6)内听动脉闭塞综合征:指内听动脉血栓形成(内耳卒中)。内耳的内听动脉有两个分支,较大的耳蜗动脉供应耳蜗及前庭迷路下部;较小的耳蜗动脉供应前庭迷路上部,包括水平半规管及椭圆囊斑。由于口径较小的前庭动脉缺乏侧支循环,以致前庭迷路上部对缺血选择性敏感,故迷路缺血常出现严重眩晕、恶心呕吐。若耳蜗支同时受累则有耳鸣、耳聋。耳蜗支单独梗死则会突发耳聋。

(7)小脑后下动脉闭塞综合征:指小脑后下动脉血栓形成,也称 Wallenberg 综合征。表现为急性起病的头晕、眩晕、呕吐(前庭神经核受损)、交叉性感觉障碍,即病侧面部感觉减退、对侧肢体痛觉、温度觉障碍(病侧三叉神经脊束核及对侧交叉的脊髓丘脑束受损),同侧 Horner 综合征(下行交感神经纤维受损),同侧小脑性共济失调(绳状体或小脑受损),声音嘶哑、吞咽困难(疑核受损)。小脑后下动脉常有解剖变异,常见不典型临床表现。

四、辅助检查

(一)影像学检查

1.胸部 X 线检查

了解心脏情况及肺部有无感染和癌肿等。

2.CT 检查

不仅可确定梗死的部位及范围,而且可明确是单发还是多发。在缺血性脑梗死发病 12~24 小时内,CT 常没有明显的阳性表现。梗死灶最初表现为不规则的稍低密度区,病变与血管分布区一致。常累及基底节区,如为多发灶,亦可连成一片。病灶大、水肿明显时可有占位效应。在发病后 2~5 日,病灶边界清晰,呈楔形或扇形等。1~2 周,水肿消失,边界更清,密度更低。发病第 2 周,可出现梗死灶边界不清楚,边缘出现等密度或稍低密度,即模糊效应;在增强扫描后往往呈脑回样增强,有助于诊断。4~5 周,部分小病灶可消失,而大片状梗死灶密度进一步降低和囊变,后者 CT 值接近脑脊液。

在基底节和内囊等处的小梗死灶(一般在 15mm 以内)称之为腔隙性脑梗死,病灶亦可发生在脑室旁深部白质、丘脑及脑干。

在 CT 排除脑出血并证实为脑梗死后,CT 血管成像(CTA)对探测颈动脉及其各主干分支的狭窄准确性较高。

3.MRI 检查

对病灶较 CT 敏感性、准确性更高的一种检测方法,其无辐射、无骨伪迹、更易早期发现小脑、脑干等部位的梗死灶,并于脑梗死后 6 小时左右便可检测到由于细胞毒性水肿造成 T_1 和 T_2 加权延长引起的 MRI 信号变化。近年除常规应用 SE 法的 T_1 和 T_2 加权以影像对比度原理诊断外,更需采用功能性磁共振成像,如弥散成像(DWI)和表观弥散系数(apparent diffusion coefficient,ADC)、液体衰减反转恢复序列(FLAIR)等进行水平位和冠状位检查,往往在脑缺血发生后 1~1.5 小时便可发现脑组织水含量增加引起的 MRI 信号变化,并随即可进一步行磁共振血管成像(MRA)、CT 血管成像(CTA)或数字减影血管造影(DSA)以了解梗死血管部位,为超早期施行动脉内介入溶栓治疗创造条件,有时还可发现血管畸形等非动脉硬化性血管病变。

(1)超早期:脑梗死临床发病后 1 小时内,DWI 便可描出高信号梗死灶,ADC 序列显示暗区。实际上

DWI 显示的高信号灶仅是血流低下引起的缺血灶。随着缺血的进一步进展,DWI 从高信号渐转为等信号或低信号,病灶范围渐增大;PWI、FLAIR 及 T_2WI 均显示高信号病灶区。值得注意的是,DWI 对超早期脑干缺血性病灶,在水平位不易发现,而往往在冠状位可清楚显示。

(2)急性期:血-脑屏障尚未明显破坏,缺血区有大量水分子聚集,T_1WI 和 T_2WI 明显延长,T_1WI 呈低信号,T_2WI 呈高信号。

(3)亚急性期及慢性期:由于正血红铁蛋白游离,T_1WI 呈边界清楚的低信号,T_2WI 和 FLAIR 均呈高信号;迨至病灶区水肿消除,坏死组织逐渐产生,囊性区形成,乃至脑组织萎缩,FLAIR 呈低信号或低信号与高信号混杂区,中线结构移向病侧。

(二)脑脊液检查

脑梗死患者脑脊液检查一般正常,大块梗死型患者可有压力增高和蛋白含量增高;出血性梗死时可见红细胞。

(三)经颅多普勒超声

TCD 是诊断颅内动脉狭窄和闭塞的手段之一,对脑底动脉严重狭窄($>65\%$)的检测有肯定的价值。局部脑血流速度改变与频谱图形异常是脑血管狭窄最基本的 TCD 改变。三维 B 超检查可协助发现颈内动脉粥样硬化斑块的大小和厚度,有没有管腔狭窄及严重程度。

(四)心电图检查

进一步了解心脏情况。

(五)血液学检查

(1)血常规、血沉、抗"O"和凝血功能检查:了解有无感染征象、活动风湿和凝血功能情况。

(2)血糖:了解有无糖尿病。

(3)血清脂质:包括总胆固醇和三酰甘油(甘油三酯)有无增高。

(4)脂蛋白:低密度脂蛋白胆固醇(LDL-C)由极低密度脂蛋白胆固醇(VLDL-C)转化而来。通常情况下,LDL C 从血浆中清除,其所含胆固醇酯由脂肪酸水解,当体内 LDL-C 显著升高时,LDL-C 附着到动脉的内皮细胞与 LDL 受体结合,而易被巨噬细胞摄取,沉积在动脉内膜上形成动脉硬化。有一组报道正常人组 LDL-C(2.051 ± 0.853)mmol/L,脑梗死患者组为(3.432 ± 1.042)mol/L。

(5)载脂蛋白 B:载脂蛋白 B(ApoB)是血浆低密度脂蛋白(LDL)和极低密度脂蛋白(VLDL)的主要载脂蛋白,其含量能精确反映出 LDL 的水平,与动脉粥样硬化(AS)的发生关系密切。在 AS 的硬化斑块中,胆固醇并不是孤立地沉积于动脉壁上,而是以 LDL 整个颗粒形成沉积物;ApoB 能促进沉积物与氨基多糖结合成复合物,沉积于动脉内膜上,从而加速 AS 形成。对总胆固醇(TC)、LDL-C 均正常的脑血栓形成患者,ApoB 仍然表现出较好的差别性。

ApoA-I 的主要生物学作用是激活卵磷脂胆固醇转移酶,此酶在血浆胆固醇(Ch)酯化和 HDL 成熟(即 $HDL \rightarrow HDL_2 \rightarrow HDL_3$)过程中起着极为重要的作用。ApoA-I 与 HDL_2 可逆结合以完成 Ch 从外周组织转移到肝脏。因此,ApoA-I 显著下降时,可形成 AS。

(6)血小板聚集功能:近些年来的研究提示血小板聚集功能亢进参与体内多种病理反应过程,尤其是对缺血性脑血管疾病的发生、发展和转归起重要作用。血小板最大聚集率(PMA)、解聚型出现率(PDC)和双相曲线型出现率(PBC),发现缺血型脑血管疾病 PMA 显著高于对照组,PDC 明显低于对照组。

(7)血栓烷 A_2 和前列环素:许多文献强调花生四烯酸(AA)的代谢产物在影响脑血液循环中起着重要作用,其中血栓烷A_2(TXA_2)和前列环素(PGI_2)的平衡更引人注目。脑组织细胞和血小板等质膜有丰富的不饱和脂肪酸,脑缺氧时,磷脂酶 A_2 被激活,分解膜磷脂使 AA 释放增加。后者在环氧化酶的作用下血小板和血管内皮细胞分别生成 TXA_2 和 PGI_2。TXA_2 和 PGI_2 水平改变在缺血性脑血管疾病的发生上是原发还是继发的问题,目前还不清楚。TXA_2 大量产生,PGI_2 的生成受到抑制,使正常情况下 TXA_2 与 PGI_2 之间的动态平衡受到破坏。TXA_2 强烈的缩血管和促进血小板聚集作用因失去对抗而占优势,对于缺血性低灌流的发生起着重要作用。

(8)血液流变学:缺血性脑血管疾病全血黏度、血浆比黏度、血细胞比容升高,血小板电泳和红细胞电泳时间延长。通过对脑血管疾病进行 133 例脑血流(CBF)测定,并将黏度相关的几个变量因素与 CBF 做了统计学处理,发现全部患者的 CBF 均低于正常,证实了血液黏度因素与 CBF 的关系。有学者把血液流变学各项异常作为脑梗死的危险因素之一。

红细胞表面带有负电荷,其所带电荷越少,电泳速度就越慢。有一组报道示脑梗死组红细胞电泳速度明显慢于正常对照组,说明急性脑梗死患者红细胞表面电荷减少,聚集性强,可能与动脉硬化性脑梗死的发病有关。

五、诊断与鉴别诊断

(一)诊断

(1)血栓形成性脑梗死为中年以后发病。

(2)常伴有高血压。

(3)部分患者发病前有 TIA 史。

(4)常在安静休息时发病,醒后发现症状。

(5)症状、体征可归为某一动脉供血区的脑功能受损,如病灶对侧偏瘫、偏身感觉障碍和偏盲,优势半球病变还有语言功能障碍。

(6)多无明显头痛、呕吐和意识障碍。

(7)大面积脑梗死有颅内高压症状,头痛、呕吐或昏迷,严重时发生脑疝。

(8)脑脊液检查多属正常。

(9)发病 12～48 小时后 CT 出现低密度灶。

(10)MRI 检查可更早发现梗死灶。

(二)鉴别诊断

1.脑出血

血栓形成性脑梗死和脑出血均为中老年人多见的急性起病的脑血管疾病,必须进行 CT/MRI 检查予以鉴别。

2.脑栓塞

血栓形成性脑梗死和脑栓塞同属脑梗死范畴,且均为急性起病,后者多有心脏病病史,或有其他肢体栓塞史,心电图检查可发现心房颤动等,以供鉴别诊断。

3.颅内占位性病变

少数颅内肿瘤、慢性硬膜下血肿和脑脓肿患者可以突然发病,表现局灶性神经功能缺失症状,而易与脑梗死相混淆。但颅内占位性病变常有颅内高压症状和逐渐加重的临床经过,颅脑 CT 对鉴别诊断有确切的价值。

4.脑寄生虫病

如脑囊虫病、脑型血吸虫病,也可在癫痫发作后,急性起病偏瘫。寄生虫的有关免疫学检查和神经影像学检查可帮助鉴别。

六、治疗

欧洲脑卒中组织(ESO)缺血性脑卒中和短暂性脑缺血发作处理指南[欧洲脑卒中促进会(EUSI),2008 年]推荐所有急性缺血性脑卒中患者都应在卒中单元内接受以下治疗。

(一)溶栓治疗

理想的治疗方法是在缺血组织出现坏死之前,尽早清除栓子,早期使闭塞脑血管再开通和缺血区的供血重建,以减轻神经组织的损害,正因为如此,溶栓治疗脑梗死一直引起人们的广泛关注。国外早在 1958 年即有溶栓治疗脑梗死的报道,由于有脑出血等并发症,益处不大,溶栓疗法一度停止使用。近 30 多年来,由于溶栓治疗急性心肌梗死的患者取得了很大的成功,大大减少了心肌梗死的范围,死亡率下降20％～50％。溶栓治疗脑梗死又受到了很大的鼓舞。再者,CT扫描能及时排除颅内出血,可在早期或超早期进行溶栓治疗,因而提高了疗效和减少脑出血等并发症。

1.病例选择

(1)临床诊断符合急性脑梗死。

(2)头颅CT扫描排除颅内出血和大面积脑梗死。

(3)治疗前收缩压不宜>180mmHg,舒张压不宜>110mmHg。

(4)无出血素质或出血性疾病。

(5)年龄>18岁及<75～80岁。

(6)溶栓最佳时机为发病后6小时内,特别在3小时内。

(7)获得患者家属的书面知情同意。

2.禁忌证

(1)病史和体检符合蛛网膜下隙出血。

(2)CT扫描有颅内出血、肿瘤、动静脉畸形或动脉瘤。

(3)两次降压治疗后血压仍>180/110mmHg。

(4)过去30日内有手术史或外伤史,3个月内有脑外伤史。

(5)病史有血液疾病、出血素质、凝血功能障碍或使用抗凝药物史,凝血酶原时间(PT)>15秒,部分凝血活酶时间(APTT)>40秒,国际标准化比值(INR)>1.4,血小板计数<100×10^9/L。

(6)脑卒中发病时有癫痫发作的患者。

3.治疗时间窗

前循环脑卒中的治疗时间窗一般认为在发病后6小时内(使用阿替普酶为3小时内),后循环闭塞时的治疗时间窗适当放宽到12小时。这一方面是因为脑干对缺血耐受性更强,另一方面是由于后循环闭塞后预后较差,更积极的治疗有可能挽救患者的生命。许多研究者尝试放宽治疗时限,有认为脑梗死12～24小时内早期溶栓治疗有可能对少部分患者有效。但美国脑卒中协会(ASA)和欧洲脑卒中促进会(EUSI)都赞同认真选择在缺血性脑卒中发作后3小时内早期恢复缺血脑的血流灌注,才可获得良好的转归。两个指南也讨论了超过治疗时间窗溶栓的效果,EUSI的结论是目前仅能作为临床试验的组成部分。对于不能可靠地确定脑卒中发病时间的患者,包括睡眠觉醒时发现脑卒中发病的病例,两个指南均不推荐进行静脉溶栓治疗。

4.溶栓药物

(1)尿激酶(Urokinase):是从健康人新鲜尿液中提取分离,然后再进行高度精制而得到的蛋白质,没有抗原性,不引起过敏反应。其溶栓特点为不仅溶解血栓表面,而且深入栓子内部,但对陈旧性血栓则难起作用。尿激酶是非特异性溶栓药,与纤维蛋白的亲和力差,常易引起出血并发症。尿激酶的剂量和疗程目前尚无统一标准,剂量波动范围也大。

静脉滴注法:尿激酶每次100万～150万U溶于0.9％氯化钠注射液500～1000mL,静脉滴注,仅用1次。另外,还可每次尿激酶20万～50万U溶于0.9％氯化钠注射液500mL中静脉滴注,每日1次,可连用7～10日。

动脉滴注法:选择性动脉给药有两种途径,一是超选择性脑动脉注射法,即经股动脉或肘动脉穿刺后,先进行脑血管造影,明确血栓所在的部位,再将导管插至颈动脉或椎-基底动脉的分支,直接将药物注入血栓所在的动脉或直接注入血栓处,达到较准确的选择性溶栓作用。在注入溶栓药后,还可立即再进行血管造影了解溶栓的效果。二是采用颈动脉注射法,常规颈动脉穿刺后,将溶栓药注入发生血栓的颈动脉,起到溶栓的效果。动脉溶栓尿激酶的剂量一般是10万～30万U,有学者报道药物剂量还可适当加大。但急性脑梗死取得疗效的关键是掌握最佳的治疗时间窗,才会取得更好的效果,治疗时间窗比给药途径更重要。

（2）阿替普酶（rt-PA）：rt-PA 是第一种获得美国食品药品监督管理局（FDA）批准的溶栓药，特异性作用于纤溶酶原，激活血块上的纤溶酶原，而对血循环中的纤溶酶原亲和力小。因纤溶酶赖氨酸结合部位已被纤维蛋白占据，血栓表面的 α_2-抗纤溶酶作用很弱，但血中的纤溶酶赖氨酸结合部位未被占据，故可被 α_2-抗纤溶酶很快灭活。因此，rt-PA 优点为局部溶栓，很少产生全身抗凝、纤溶状态，而且无抗原性。但 rt-PA 半衰期短（3～5 分钟），而且血循环中纤维蛋白原激活抑制物的活性高于 rt-PA，会有一定的血管再闭塞，故临床溶栓必须用大剂量连续静脉滴注。rt-PA 治疗剂量是 0.85～0.90mg/kg，总剂量＜90mg，10％的剂量先予静脉推注，其余 90％的剂量在 24 小时内静脉滴注。

美国（美国脑卒中学会、美国心脏病协会分会，2007）更新的《急性缺血性脑卒中早期治疗指南》指出，早期治疗的策略性选择，发病接诊的当时第一阶段医师能做的就是三件事：①评价患者。②诊断、判断缺血的亚型。③分诊、介入、外科或内科，0～3 小时的治疗只有一个就是静脉溶栓，而且推荐使用 rt-PA。

《中国脑血管病防治指南》（卫生部疾病控制司、中华医学会神经病学分会，2004 年）建议：①对经过严格选择的发病 3 小时内的急性缺血性脑卒中患者，应积极采用静脉溶栓治疗，首选阿替普酶（rt-PA），无条件采用 rt-PA 时，可用尿激酶替代。②发病 3～6 小时的急性缺血性脑卒中患者，可应用静脉尿激酶溶栓治疗，但选择患者应更严格。③对发病 6 小时以内的急性缺血性脑卒中患者，在有经验和有条件的单位，可以考虑进行动脉内溶栓治疗研究。④基底动脉血栓形成的溶栓治疗时间窗和适应证，可以适当放宽。⑤超过时间窗溶栓，不会提高治疗效果，且会增加再灌注损伤和出血并发症，不宜溶栓，恢复期患者应禁用溶栓治疗。

美国《急性缺血性脑卒中早期处理指南》（美国脑卒中学会、美国心脏病协会分会，2007）Ⅰ级建议：MCA 梗死小于 6 小时的严重脑卒中患者，动脉溶栓治疗是可以选择的，或可选择静脉内滴注 rt-PA；治疗要求患者处于一个有经验、能够立刻进行脑血管造影，且提供合格的介入治疗的脑卒中中心。鼓励相关机构界定遴选能进行动脉溶栓的个人标准。Ⅱ级建议：对于具有使用静脉溶栓禁忌证，诸如近期手术的患者，动脉溶栓是合理的。Ⅲ级建议：动脉溶栓的可获得性不应该一般地排除静脉内给 rt-PA。

（二）降纤治疗

降纤治疗可以降解血栓蛋白质，增加纤溶系统的活性，抑制血栓形成或促进血栓溶解。此类药物亦应早期应用，最好是在发病后 6 小时内，但没有溶栓药物严格，特别适应于合并高纤维蛋白原血症者。目前国内纤溶药物种类很多，现介绍下面几种。

1. 巴曲酶

又名东菱克栓酶，能分解纤维蛋白原，抑制血栓形成，促进纤溶酶的生成，而纤溶酶是溶解血栓的重要物质。巴曲酶的剂量和用法：第 1 日 10BU，第 3 日和第 5 日各为 5～10BU 稀释于 100～250mL 0.9％氯化钠注射液中，静脉滴注 1 小时以上。对治疗前纤维蛋白原在 4g/L 以上和突发性耳聋（内耳卒中）的患者，首次剂量为 15～20BU，以后隔日 5BU，疗程 1 周，必要时可增至 3 周。

2. 精纯溶栓酶

又名注射用降纤酶，是以我国尖吻蝮蛇（又名五步蛇）的蛇毒为原料，经现代生物技术分离、纯化而精制的蛇毒制剂。本品为缬氨酸蛋白水解酶，能直接作用于血中的纤维蛋白 α-链释放出肽 A。此时生成的肽 A 血纤维蛋白体的纤维系统，诱发 t-PA 的释放，增加 t-PA 的活性，促进纤溶酶的生成，使已形成的血栓得以迅速溶解。本品不含出血毒素，因此很少引起出血并发症。剂量和用法：首次 10U 稀释于 100mL 0.9％氯化钠注射液中缓慢静脉滴注，第 2 日 10U，第 3 日 5～10U。必要时可适当延长疗程，1 次 5～10U，隔日静脉滴注 1 次。

3. 降纤酶

曾用名蝮蛇抗栓酶、精纯抗栓酶和去纤酶。取材于东北白眉蝮蛇蛇毒，是单一成分蛋白水解酶。剂量和用法：急性缺血性脑卒中，首次 10U 加入 0.9％氯化钠注射液 100～250mL 中静脉滴注，以后每日或隔日 1 次，连用 2 周。

4.注射用纤溶酶

从蝮蛇蛇毒中提取纤溶酶并制成制剂,其原理是利用抗体最重要的生物学特性——抗体与抗原能特异性结合,即抗体分子只与其相应的抗原发生结合。纤溶酶单克隆抗体纯化技术,就是用纤溶酶抗体与纤溶酶进行特异性结合,从而达到分离纯化纤溶酶,同时去除蛇毒中的出血毒素和神经毒。剂量和用法:对急性脑梗死(发病后 72 小时内)第 1~3 日每次 300U 加入 5%葡萄糖注射液或 0.9%氯化钠注射液250mL 中静脉滴注,第 4~14 日每次 100~300U。

5.安康乐得

安康乐得是马来西亚一种蝮蛇毒液的提纯物,是一种蛋白水解酶,能迅速有效地降低血纤维蛋白原,并可裂解纤维蛋白肽 A,导致低纤维蛋白血症。剂量和用法:2~5AU/kg,溶于 250~500mL 0.9%氯化钠注射液中,6~8 小时静脉滴注完,每日 1 次,连用 7 日。

《中国脑血管病防治指南》建议:①脑梗死早期(特别是 12 小时以内)可选用降纤治疗,高纤维蛋白血症更应积极降纤治疗。②应严格掌握适应证和禁忌证。

(三)抗血小板聚集药

抗血小板聚集药又称血小板功能抑制剂。随着对血栓性疾病发生机制认识的加深,发现血小板在血栓形成中起着重要的作用。近年来,抗血小板聚集药在预防和治疗脑梗死方面愈来愈引起人们的重视。

抗血小板聚集药主要包括血栓烷 A_2 抑制剂(阿司匹林)、ADP 受体拮抗剂(噻氯匹啶、氯吡格雷)、磷酸二酯酶抑制剂(双嘧达莫)、糖蛋白(GP)Ⅱb/Ⅲa 受体拮抗剂和其他抗血小板药物。

1.阿司匹林

阿司匹林是一种强效的血小板聚集抑制剂。阿司匹林抗栓作用的机制,主要是基于对环氧化酶的不可逆性抑制,使血小板内花生四烯酸转化为血栓烷 A_2(TXA_2)受阻,因为 TXA_2 可使血小板聚集和血管平滑肌收缩。在脑梗死发生后,TXA_2 可增加脑血管阻力、促进脑水肿形成。小剂量阿司匹林,可以最大限度地抑制 TXA_2 和最低限度地影响前列环素(PGI_2),从而达到比较理想的效果。国际脑卒中实验协作组和 CAST 协作组两项非盲法随机干预研究表明,脑卒中发病后 48 小时内应用阿司匹林是安全有效的。

阿司匹林预防和治疗缺血性脑卒中效果的不恒定,可能与用药剂量有关。有些研究者认为每日给75~325mg 最为合适。有学者分别给患者口服阿司匹林每日 50mg、100mg、325mg 和 1000mg,进行比较,发现 50mg/d 即可完全抑制 TXA_2 生成,出血时间从 5.03 分钟延长到 6.96 分钟,100mg/d 出血时间7.78 分钟,但 1000mg/d 反而缩减至 6.88 分钟。也有人观察到口服阿司匹林 45mg/d,尿内 TXA_2 代谢产物能被抑制 95%,而尿内 PGI_2 代谢产物基本不受影响;每日 100mg,则尿内 TXA_2 代谢产物完全被抑制,而尿内 PGI_2 代谢产物保持基线的 25%~40%;若用 1000mg/d,则上述两项代谢产物完全被抑制。根据以上实验结果和临床体会提示,阿司匹林每日 100~150mg 最为合适,既能达到预防和治疗的目的,又能避免发生不良反应。

《中国脑血管病防治指南》建议:①多数无禁忌证的未溶栓患者,应在脑卒中后尽早(最好 48 小时内)开始使用阿司匹林。②溶栓患者应在溶栓 24 小时后,使用阿司匹林,或阿司匹林与双嘧达莫缓释剂的复合制剂。③阿司匹林的推荐剂量为 150~300mg/d,分 2 次服用,2~4 周后改为预防剂量(50~150mg/d)。

2.氯吡格雷

由于噻氯匹啶有明显的不良反应,已基本被淘汰,被第 2 代 ADP 受体拮抗剂氯吡格雷所取代。氯吡格雷和噻氯匹啶一样对 ADP 诱导的血小板聚集有较强的抑制作用,对花生四烯酸、胶原、凝血酶、肾上腺素和血小板活化因子诱导的血小板聚集也有一定的抑制作用。与阿司匹林不同的是,它们对 ADP 诱导的血小板第Ⅰ相和第Ⅱ相的聚集均有抑制作用,且有一定的解聚作用。它还可以与红细胞膜结合,降低红细胞在低渗溶液中的溶解倾向,改变红细胞的变形能力。

氯吡格雷和阿司匹林均可作为治疗缺血性脑卒中的一线药物,多项研究都说明氯吡格雷的效果优于阿司匹林。氯吡格雷与阿司匹林合用防治缺血性脑卒中,比单用效果更好。氯吡格雷可用于预防颈动脉粥样硬化高危患者急性缺血事件。有文献报道 23 例颈动脉狭窄患者,在颈动脉支架置入术前常规服用阿司匹林 100mg/d,介入治疗前晚给予负荷剂量氯吡格雷 300mg,术后服用氯吡格雷 75mg/d,3 个月后经颈动脉彩超发现,新生血管内皮已完全覆盖支架,无血管闭塞和支架内再狭窄。

氯吡格雷的使用剂量为每次 50~75mg,每日 1 次。它的不良反应与阿司匹林比较,发生胃肠道出血的风险明显降低,发生腹泻和皮疹的风险略有增加,但明显低于噻氯匹啶。主要不良反应有头昏、头胀、恶心、腹泻,偶有出血倾向。氯吡格雷禁用于对本品过敏者及近期有活动性出血者。

3. 双嘧达莫

又名潘生丁,通过抑制磷酸二酯酶活性,阻止环腺苷酸(cAMP)的降解,提高血小板 cAMP 的水平,具有抗血小板黏附聚集的能力。双嘧达莫已作为预防和治疗冠心病、心绞痛的药物,而用于防治缺血性脑卒中的效果仍有争议。欧洲脑卒中预防研究(ESPS)大宗 RCT 研究认为双嘧达莫与阿司匹林联合防治缺血性脑卒中,疗效是单用阿司匹林或双嘧达莫的 2 倍,并不会导致更多的出血不良反应。

美国 FDA 最近批准了阿司匹林和双嘧达莫复方制剂用于预防脑卒中。这一复方制剂每片含阿司匹林 50mg 和缓释双嘧达莫 400mg。一项单中心大规模随机试验发现,与单用小剂量阿司匹林比较,这种复方制剂可使脑卒中发生率降低 22%,但这项资料的价值仍有争论。

双嘧达莫的不良反应轻而短暂,长期服用可有头痛、头晕、呕吐、腹泻、面红、皮疹和皮肤瘙痒等。

4. 血小板糖蛋白(glycoprotein,GP)Ⅱb/Ⅲa 受体拮抗剂

GPⅡb/Ⅲa 受体拮抗剂是一种新型抗血小板药,其通过阻断 GPⅡb/Ⅲa 受体与纤维蛋白原配体的特异性结合,有效抑制各种血小板激活剂诱导的血小板聚集,进而防止血栓形成。GPⅡb/Ⅲa 受体是一种血小板膜蛋白,是血小板活化和聚集反应的最后通路。GPⅡb/Ⅲa 受体拮抗剂能完全抑制血小板聚集反应,是作用最强的抗血小板药。

GPⅡb/Ⅲa 受体拮抗剂分 3 类,即抗体类如阿昔单抗、肽类如依替巴肽和非肽类如替罗非班。这 3 种药物均获美国 FDA 批准应用。

该药还能抑制动脉粥样硬化斑块的其他成分,对预防动脉粥样硬化和修复受损血管壁起重要作用。GPⅡb/Ⅲa 受体拮抗剂在缺血性脑卒中二级预防中的剂量、给药途径、时间、监护措施以及安全性等目前仍在探讨之中。

有报道对于阿替普酶(rt-PA)溶栓和球囊血管成形术机械溶栓无效的大血管闭塞和急性缺血性脑卒中患者,GPⅡb/Ⅲa 受体拮抗剂能够提高治疗效果。阿昔单抗的抗原性虽已减低,但仍有部分患者可引起变态反应。

5. 西洛他唑

又名培达,可抑制磷酸二酯酶(PDE),特别是 PDEⅢ,提高 cAMP 水平,从而起到扩张血管和抗血小板聚集的作用,常用剂量为每次 50~100mg,每日 2 次。

为了检测西洛他唑对颅内动脉狭窄进展的影响,Kwan 进行了一项多中心双盲随机与安慰剂对照研究,将 135 例大脑中动脉 M1 段或基底动脉狭窄有急性症状者随机分为两组,一组接受西洛他唑 200mg/d 治疗,另一组给予安慰剂治疗,所有患者均口服阿司匹林 100mg/d,在进入试验和 6 个月后分别做 MRA 和 TCD 对颅内动脉狭窄程度进行评价。主要转归指标为 MRA 上有症状颅内动脉狭窄的进展,次要转归指标为临床事件和 TCD 的狭窄进展。西洛他唑组,45 例有症状颅内动脉狭窄者中有 3 例(6.7%)进展、11 例(24.4%)缓解;而安慰剂组 15 例(28.8%)进展、8 例(15.4%)缓解,两组差异有显著性意义。

有症状颅内动脉狭窄是一个动态变化的过程,西洛他唑有可能防止颅内动脉狭窄的进展。西洛他唑的不良反应可有皮疹、头晕、头痛、心悸、恶心、呕吐,偶有消化道出血、尿路出血等。

6. 三氟柳

三氟柳的抗血栓形成作用是通过干扰血小板聚集的多种途径实现的,如不可逆性抑制环氧化酶(CoX)和阻断血栓素 A_2(TXA$_2$)的形成。三氟柳抑制内皮细胞 CoX 的作用极弱,不影响前列腺素合成。另外,三氟柳及其代谢产物 2-羟基-4-三氟甲基苯甲酸可抑制磷酸二酯酶,增加血小板和内皮细胞内 cAMP 的浓度,增强血小板的抗聚集效应,该药应用于人体时不会延长出血时间。

有研究将 2113 例 TIA 或脑卒中患者随机分组,进行三氟柳(600mg/d)或阿司匹林(325mg/d)治疗,平均随访 30.1 个月,主要转归指标为非致死性缺血性脑卒中、非致死性心肌梗死和血管性疾病死亡的联合终点,结果两组联合终点发生率、各个终点事件发生率和存活率均无明显差异,三氟柳组出血性事件发生率明显低于阿司匹林组。

7.沙格雷酯(Sarpogrelate)

又名安步乐克,是 5-HT$_2$ 受体阻滞剂,具有抑制由 5-HT 增强的血小板聚集作用和由 5-HT 引起的血管收缩的作用,增加被减少的侧支循环血流量,改善周围循环障碍等。口服沙格雷酯后1～5 小时即有抑制血小板的聚集作用,可持续 4～6 小时。口服每次 100mg,每日 3 次。不良反应较少,可有皮疹、恶心、呕吐和胃部灼热感等。

8.曲克芦丁

又名维脑路通,能抑制血小板聚集,防止血栓形成,同时能对抗 5-HT、缓激肽引起的血管损伤,增加毛细血管抵抗力,降低毛细血管通透性等。每次 200mg,每日 3 次,口服;或每次 400～600mg 加入 5%葡萄糖注射液或 0.9%氯化钠注射液 250～500mL 中静脉滴注,每日 1 次,可连用 15～30 日。不良反应较少,偶有恶心和便秘。

(四)扩血管治疗

扩张血管药目前仍然是广泛应用的药物,但脑梗死急性期不宜使用,因为脑梗死病灶后的血管处于血管麻痹状态,此时应用血管扩张药,能扩张正常血管,对病灶区的血管不但不能扩张,还要从病灶区盗血,称"偷漏现象"。因此,血管扩张药应在脑梗死发病 2 周后才应用。常用的扩张血管药有:

1.丁苯酞

每次 200mg,每日 3 次,口服。偶见恶心,腹部不适,有严重出血倾向者忌用。

2.倍他司汀

每次 20mg 加入 5%葡萄糖注射液 500mL 中静脉滴注,每日1 次,连用 10～15 日;或每次 8mg,每日 3 次,口服。有些患者会出现恶心、呕吐和皮疹等不良反应。

3.盐酸法舒地尔注射液

每次 60mg(2 支)加入 5%葡萄糖注射液或 0.9%氯化钠注射液 250mL 中静脉滴注,每日 1 次,连用 10～14 日。可有一过性颜面潮红、低血压和皮疹等不良反应。

4.丁咯地尔

每次 200mg 加入 5%葡萄糖注射液或 0.9%氯化钠注射液250～500mL中,缓慢静脉滴注,每日 1 次,连用 10～14 日。可有头痛、头晕、肠胃道不适等不良反应。

5.银杏达莫注射液

每次 20mL 加入 5%葡萄糖注射液或 0.9%氯化钠注射液 500mL 中静脉滴注,每日 1 次,可连用14 日。偶有头痛、头晕、恶心等不良反应。

6.葛根素注射液

每次 500mg 加入 5%葡萄糖注射液或 0.9%氯化钠注射液 500mL 中静脉滴注,每日 1 次,连用 14 日。少数患者可出现皮肤瘙痒、头痛、头昏、皮疹等不良反应,停药后可自行消失。

7.灯盏花素注射液

每次 20mL(含灯盏花乙素 50g)加入 5%葡萄糖注射液或 0.9%氯化钠注射液 250mL 中静脉滴注,每日 1 次,连用 14 日。偶有头痛、头昏等不良反应。

(五)钙通道阻滞剂

钙通道阻滞剂是继 β 受体阻滞剂之后,脑血管疾病治疗中最重要的进展之一。正常时细胞内钙离子浓度为 10^{-9}mol/L,细胞外钙离子浓度比细胞内大 10 000 倍。在病理情况下,钙离子迅速内流到细胞内,使原有的细胞内外钙离子平衡破坏,结果造成:①由于血管平滑肌细胞内钙离子增多,导致血管痉挛,加重缺血、缺氧。②由于大量钙离子激活 ATP 酶,使 ATP 酶加速消耗,结果细胞内能量不足,多种代谢无法维持。③由于大量钙离子破坏了细胞膜的稳定性,使许多有害物质释放出来。④由于神经细胞内钙离子陡增,可加速已经衰竭的细胞死亡。使用钙通道阻滞剂的目的在于阻止钙离子内流到细胞内,阻断上述病理过程。

钙通道阻滞剂改善脑缺血和解除脑血管痉挛的机制可能是:①解除缺血灶中的血管痉挛。②抑制肾上腺素能受体介导的血管收缩,增加脑组织葡萄糖利用率,继而增加脑血流量。③有梗死的半球内血液重新分布,缺血区脑血流量增加,高血流区血流量减少,对临界区脑组织有保护作用。几种常用的钙通道阻滞剂:

1.尼莫地平

为选择性扩张脑血管作用最强的钙通道阻滞剂。口服,每次 40mg,每日 3～4 次。注射液,每次 24mg,溶于 5％葡萄糖注射液 1500mL 中静脉滴注,开始注射时,1mg/h,若患者能耐受,1 小时后增至 2mg/h,每日 1 次,连续用药 10 日,以后改用口服。德国 Bayer 药厂生产的尼莫同(Nimotop),每次口服 30～60mg,每日 3 次,可连用 1 个月。注射液开始 2 小时可按照 0.5mg/h 静脉滴注,如果耐受性良好,尤其血压无明显下降时,可增至 1mg/h,连用 7～10 日后改为口服。该药规格为尼莫同注射液 50mL 含尼莫地平 10mg,一般每日静脉滴注 10mg。不良反应比较轻微,口服时可有一过性消化道不适、头晕、嗜睡和皮肤瘙痒等。静脉给药可有血压下降(尤其是治疗前有高血压者)、头痛、头晕、皮肤潮红、多汗、心率减慢或心率加快等。

2.尼卡地平

对脑血管的扩张作用强于外周血管的作用。每次口服 20mg,每日 3～4 次,连用 1～2 个月。可有胃肠道不适、皮肤潮红等不良反应。

3.氟桂利嗪

又名西比灵,每次 5～10mg,睡前服。有嗜睡、乏力等不良反应。

4.桂利嗪

又名脑益嗪,每次口服 25mg,每日 3 次。有嗜睡、乏力等不良反应。

(六)防治脑水肿

大面积脑梗死、出血性梗死的患者多有脑水肿,应给予降低颅压处理,如床头抬高 30°,避免有害刺激、解除疼痛、适当吸氧和恢复正常体温等基本处理;有条件行颅内压测定者,脑灌注压应保持在 70mmHg 以上;避免使用低渗和含糖溶液,如脑水肿明显者应快速给予降颅压处理。

1.甘露醇

甘露醇对缩小脑梗死面积与减轻病残有一定的作用。甘露醇除降低颅内压外,还可降低血液黏度、增加红细胞变形性、减少红细胞聚集、减少脑血管阻力、增加灌注压、提高灌注量、改善脑的微循环。同时,还可提高心搏出量。每次 125～250mL 静脉滴注,6 小时 1 次,连用 7～10 日。甘露醇治疗脑水肿疗效快、效果好。不良反应:降颅压有反跳现象,可能引起心力衰竭、肾功能损害、电解质紊乱等。

2.复方甘油注射液

能选择性脱出脑组织中的水分,可减轻脑水肿;在体内参加三羧酸循环代谢后转换成能量,供给脑组织,增加脑血流量,改善脑循环,因而有利于脑缺血病灶的恢复。每日 500mL 静脉滴注,每日 2 次,可连用 15～30 日。静脉滴注速度应控制在 2mL/min,以免发生溶血反应。由于要控制静脉滴速,并不能用于急救。有大面积脑梗死的患者,有明显脑水肿甚至发生脑疝,一定要应用足量的甘露醇,或甘露醇与复方甘油同时或交替用药,这样可以维持恒定的降颅压作用和减少甘露醇的用量,从而减少甘露醇的不良反应。

3.七叶皂苷钠注射液

有抗渗出、消水肿、增加静脉张力、改善微循环和促进脑功能恢复的作用。每次 25mg 加入 5％葡萄糖注射液或 0.9％氯化钠注射液 250～500mL 中静脉滴注,每日 1 次,连用 10～14 日。

4.手术减压治疗

主要适用于恶性大脑中动脉(MCA)梗死和小脑梗死。

（七）提高血氧和辅助循环

高压氧是有价值的辅助疗法，在脑梗死的急性期和恢复期都有治疗作用。最近研究提示，脑广泛缺血后，纠正脑的乳酸中毒或脑代谢产物积聚，可恢复神经功能。高压氧向脑缺血区域弥散，可使这些区域的细胞在恢复正常灌注前得以生存，从而减轻缺血缺氧后引起的病理改变，保护受损的脑组织。

（八）神经细胞活化剂

据一些药物实验研究报告，这类药物有一定的营养神经细胞和促进神经细胞活化的作用，但确切的效果，尚待进一步大宗临床验证和评价。

1. 胞磷胆碱

参与体内卵磷脂的合成，有改善脑细胞代谢的作用和促进意识的恢复。每次 750mg 加入 5％葡萄糖注射液 250mL 中静脉滴注，每日 1 次，连用 15～30 日。

2. 三磷酸胞苷二钠

主要药效成分是三磷酸胞苷，该物质不仅能直接参与磷脂与核酸的合成，而且还间接参与磷脂与核酸合成过程中的能量代谢，有神经营养、调节物质代谢和抗血管硬化的作用。每次 60～120mg 加入 5％葡萄糖注射液 250mL 中静脉滴注，每日 1 次，可连用10～14 日。

3. 小牛血去蛋白提取物

又名爱维治，是一种小分子肽、核苷酸和寡糖类物质，不含蛋白质和致热原。爱维治可促进细胞对氧和葡萄糖的摄取和利用，使葡萄糖的无氧代谢转向为有氧代谢，使能量物质生成增多，延长细胞生存时间，促进组织细胞代谢、功能恢复和组织修复。每次1200～1600mg 加入 5％葡萄糖注射液 500mL 中静脉滴注，每日1 次，可连用 15～30 日。

4. 依达拉奉

依达拉奉是一种自由基清除剂，有抑制脂自由基的生成、抑制细胞膜脂质过氧化连锁反应及抑制自由基介导的蛋白质、核酸不可逆的破坏作用，是一种脑保护药物。每次 30mg 加入 5％葡萄糖注射液 250mL 中静脉滴注，每日 2 次，连用 14 日。

（九）其他内科治疗

1. 调节和稳定血压

急性脑梗死患者的血压检测和治疗是一个存在争议的领域。因为血压偏低会减少脑血流灌注，加重脑梗死。在急性期，患者会出现不同程度的血压升高。原因是多方面的，如脑卒中后的应激反应、膀胱充盈、疼痛及机体对脑缺氧和颅内压升高的代偿反应等，且其升高的程度与脑梗死病灶大小和部位、疾病前是否患高血压有关。脑梗死早期的高血压处理取决于血压升高的程度及患者的整体情况。美国脑卒中学会（ASA）和欧洲脑卒中促进会（EUSI）都赞同：收缩压超过 220mmHg 或舒张压超过 120mmHg 以上，则应给予谨慎缓慢降压治疗，并严密观察血压变化，防止血压降得过低。然而有一些脑血管治疗中心，主张只有在出现下列情况才考虑降压治疗，如合并夹层动脉瘤、肾衰竭、心脏衰竭及高血压脑病时。但在溶栓治疗时，需及时降压治疗，应避免收缩压＞185mmHg，以防止继发性出血。降压推荐使用微输液泵静脉注射硝普钠，可迅速、平稳地降低血压至所需水平，也可用利喜定（压宁定）、卡维地洛等。血压过低对脑梗死不利，应适当提高血压。

2. 控制血糖

糖尿病是脑卒中的危险因素之一，并可加重急性脑梗死和局灶性缺血再灌注损伤。欧洲脑卒中组织（ESO）《缺血性脑卒中和短暂性脑缺血发作处理指南》[欧洲脑卒中促进会（EUSI），2008 年]指出，已证实急性脑卒中后高血糖与大面积脑梗死、皮质受累及其功能转归不良有关，但积极降低血糖能否改善患者的临床转归，尚缺乏足够证据。如果过去没有糖尿病史，只是急性脑卒中后血糖应激性升高，则不必应用降糖措施，只需输液中尽量不用葡萄糖注射液液似可降低血糖水平；有糖尿病史的患者必须同时应用降糖药适当控制高血糖；血糖超过 10mmol/L（180mg/dL）时需降糖处理。

3. 心脏疾病的防治

对并发心脏疾病的患者要采取相应防治措施,如果要应用甘露醇脱水治疗,则必须加用呋塞米以减少心脏负荷。

4. 防治感染

对有吞咽困难或意识障碍的脑梗死患者,常常容易合并肺部感染,应给予相应抗生素和止咳化痰药物,必要时行气管切开,有利吸痰。

5. 保证营养和水、电解质的平衡

特别是对有吞咽困难和意识障碍的患者,应采用鼻饲,保证营养、水与电解质的补充。

6. 体温管理

在实验室脑卒中模型中,发热与脑梗死体积增大和转归不良有关。体温升高可能是中枢性高热或继发感染的结果,均与临床转归不良有关。应积极迅速找出感染灶并予以适当治疗,并可使用乙酰氨基酚进行退热治疗。

(十)康复治疗

脑梗死患者只要生命体征稳定,应尽早开始康复治疗,主要目的是促进神经功能的恢复。早期进行瘫痪肢体的功能锻炼和语言训练,防止关节挛缩和足下垂,可采用针灸、按摩、理疗和被动运动等措施。

七、预后与预防

(一)预后

(1)如果得到及时的治疗,特别是能及时在卒中单元获得早期溶栓疗法等系统规范的中西医结合治疗,可提高疗效,减少致残率,约30%～50%以上的患者能自理生活,甚至恢复工作能力。

(2)脑梗死国外病死率为6.9%～20%,其中颈内动脉系梗死为17%,椎－基底动脉系梗死为18%。秦震等观察随访经CT证实的脑梗死1～7年的预后,发现:①累计生存率,6个月为96.8%,12个月为91%,2年为81.7%,3年为81.7%,4年为76.5%,5年为76.5%,6年为71%,7年为71%。急性期病死率为22.3%,其中颈内动脉系22%,椎－基底动脉系25%。意识障碍、肢体瘫痪和继发肺部感染是影响预后的主要因素。②累计病死率在开始半年内迅速上升,一年半达高峰。说明发病后一年半不能恢复自理者,继续恢复的可能性较小。

(二)预防

1. 一级预防

一级预防是指发病前的预防,即通过早期改变不健康的生活方式,积极主动地控制危险因素,从而达到使脑血管疾病不发生或发病年龄推迟的目的。从流行病学角度看,只有一级预防才能降低人群发病率,所以对于病死率及致残率很高的脑血管疾病来说,重视并加强开展一级预防的意义远远大于二级预防。

对血栓形成性脑梗死的危险因素及其干预管理有下述几方面:服用降血压药物,有效控制高血压,防治心脏病,冠心病患者应服用小剂量阿司匹林,定期监测血糖和血脂,合理饮食和应用降糖药物和降脂药物,不抽烟、不酗酒,对动脉狭窄患者及无症状颈内动脉狭窄患者一般不推荐手术治疗或血管内介入治疗,对重度颈动脉狭窄(≥70%)的患者在有条件的医院可以考虑行颈动脉内膜切除术或血管内介入治疗。

2. 二级预防

脑卒中首次发病后应尽早开展二级预防工作,可预防或降低再次发生率。二级预防有下述几个方面:首先要对第1次发病机制正确评估,管理和控制血压、血糖、血脂和心脏病,应用抗血小板聚集药物,颈内动脉狭窄的干预同一级预防,有效降低同型半胱氨酸水平等。

(马乃华)

第六节　脑栓塞

脑栓塞以前称栓塞性脑梗死,是指来自身体各部位的栓子,经颈动脉或椎动脉进入颅内,阻塞脑部血管,中断血流,导致该动脉供血区域的脑组织缺血缺氧而软化坏死及相应的脑功能障碍。临床表现出相应的神经系统功能缺损症状和体征,如急骤起病的偏瘫、偏身感觉障碍和偏盲等。大面积脑梗死还有颅内高压症状,严重时可发生昏迷和脑疝。脑栓塞约占脑梗死的 15%。

一、病因与发病机制

(一)病因

脑栓塞按其栓子来源不同,可分为心源性脑栓塞、非心源性脑栓塞及来源不明的脑栓塞。心源性栓子约占脑栓塞的 60%～75%。

1. 心源性

风湿性心脏病引起的脑栓塞,占整个脑栓塞的 50% 以上。二尖瓣狭窄或二尖瓣狭窄合并闭锁不全者最易发生脑栓塞,因二尖瓣狭窄时,左心房扩张,血流缓慢瘀滞,又有涡流,易于形成附壁血栓,血流的不规则更易使之脱落成栓子,故心房颤动时更易发生脑栓塞。慢性心房颤动是脑栓塞形成最常见的原因。其他还有心肌梗死、心肌病的附壁血栓,以及细菌性心内膜炎时瓣膜上的炎性赘生物脱落、心脏黏液瘤和心脏手术等病因。

2. 非心源性

主动脉以及发出的大血管粥样硬化斑块和附着物脱落引起的血栓栓塞也是脑栓塞的常见原因。另外,还有炎症的脓栓、骨折的脂肪栓、人工气胸和气腹的空气栓、癌栓、虫栓和异物栓等。还有来源不明的栓子等。

(二)发病机制

各个部位的栓子通过颈动脉系统或椎动脉系统时,栓子阻塞血管的某一分支,造成缺血、梗死和坏死,产生相应的临床表现;还有栓子造成远端的急性供血中断,该区脑组织发生缺血性变性、坏死及水肿;另外,由于栓子的刺激,该段动脉和周围小动脉反射性痉挛,结果不仅造成该栓塞的动脉供血区的缺血,同时因其周围的动脉痉挛,进一步加重脑缺血损害的范围。

二、病理

脑栓塞的病理改变与脑血栓形成基本相同。但是,有以下几点不同:①脑栓塞的栓子与动脉壁不粘连;而脑血栓形成是在动脉壁上形成的,所以栓子与动脉壁粘连不易分开。②脑栓塞的栓子可以向远端移行,而脑血栓形成的栓子不能。③脑栓塞所致的梗死灶,有 60% 以上合并出血性梗死;脑血栓形成所致的梗死灶合并出血性梗死较少。④脑栓塞往往为多发病灶,脑血栓形成常为一个病灶。另外,炎性栓子可见局灶性脑炎或脑脓肿,寄生虫栓子在栓塞处可发现虫体或虫卵。

三、临床表现

(一)发病年龄

风湿性心脏病引起者以中青年为多,冠心病及大动脉病变引起者以中老年人为多。

(二)发病情况

发病急骤,在数秒钟或数分钟之内达高峰,是所有脑卒中发病最快者,有少数患者因反复栓塞可在数日内呈阶梯式加重。一般发病无明显诱因,安静和活动时均可发病。

（三）症状与体征

约有 4/5 的脑栓塞发生于前循环,特别是大脑中动脉,病变对侧出现偏瘫、偏身感觉障碍和偏盲,优势半球病变还有失语。癫痫发作很常见,因大血管栓塞,常引起脑血管痉挛,有部分性发作或全面性发作。椎-基底动脉栓塞约占 1/5,起病有眩晕、呕吐、复视、交叉性瘫痪、共济失调、构音障碍和吞咽困难等。栓子进入一侧或两侧大脑后动脉有同向性偏盲或皮质盲。基底动脉主干栓塞会导致昏迷、四肢瘫痪,可引起闭锁综合征及基底动脉尖综合征。

心源性栓塞患者有心慌、胸闷、心律不齐和呼吸困难等。

四、辅助检查

（一）胸部 X 线检查

可发现心脏肥大。

（二）心电图检查

可发现陈旧或新鲜心肌梗死、心律失常等。

（三）超声心动图检查

是评价心源性脑栓塞的重要依据之一,能够显示心脏立体解剖结构,包括瓣膜反流和运动、心室壁的功能和心腔内的肿块。

（四）多普勒超声检查

有助于测量血流通过狭窄瓣膜的压力梯度及狭窄的严重程度。彩色多普勒超声血流图可检测瓣膜反流程度并可研究与血管造影的相关性。

（五）经颅多普勒超声

TCD 可检测颅内血流情况,评价血管狭窄的程度及闭塞血管的部位,也可检测动脉粥样硬化的斑块及微栓子的部位。

（六）神经影像学检查

头颅 CT 和 MRI 检查可显示缺血性梗死和出血性梗死改变。合并出血性梗死高度支持脑栓塞的诊断,许多患者继发出血性梗死临床症状并未加重,发病 3～5 日内复查 CT 可早期发现继发性梗死后出血。早期脑梗死 CT 难于发现,常规 MRI 假阳性率较高,MRI 弥散成像（DWI）和灌注成像（PWI）可以发现超急性期脑梗死。磁共振血管成像（MRA）是一种无创伤性显示脑血管狭窄或阻塞的方法,造影特异性较高。数字减影血管造影（DSA）可更好地显示脑血管狭窄的部位、范围和程度。

（七）腰椎穿刺脑脊液检查

脑栓塞引起的大面积脑梗死可有压力增高和蛋白含量增高。出血性脑梗死时可见红细胞。

五、诊断与鉴别诊断

（一）诊断

（1）多为急骤发病。

（2）多数无前驱症状。

（3）一般意识清楚或有短暂意识障碍。

（4）有颈内动脉系统或椎-基底动脉系统症状和体征。

（5）腰椎穿刺脑脊液检查一般不应含血,若有红细胞可考虑出血性脑栓塞。

（6）栓子的来源可为心源性或非心源性,也可同时伴有脏器栓塞症状。

（7）头颅 CT 和 MRI 检查有梗死灶或出血性梗死灶。

（二）鉴别诊断

1.血栓形成性脑梗死

均为急性起病的偏瘫、偏身感觉障碍,但血栓形成性脑梗死发病较慢,短期内症状可逐渐进展,一般无心房颤动等心脏病症状,头颅 CT 很少有出血性梗死灶,以资鉴别。

2.脑出血

均为急骤起病的偏瘫,但脑出血多数有高血压、头痛、呕吐和意识障碍,头颅 CT 为高密度灶可以鉴别。

六、治疗

(一)抗凝治疗

对抗凝治疗预防心源性脑栓塞复发的利弊,仍存在争议。有的学者认为脑栓塞容易发生出血性脑梗死和大面积脑梗死,可有明显的脑水肿,所以在急性期不主张应用较强的抗凝药物,以免引起出血性梗死,或并发脑出血及加重脑水肿。也有学者认为,抗凝治疗是预防随后再发栓塞性脑卒中的重要手段。心房颤动或有再栓塞风险的心源性病因、动脉夹层或动脉高度狭窄的患者,可应用抗凝药物预防再栓塞。栓塞复发的高风险可完全抵消发生出血的风险。常用的抗凝药物有:

1.肝素

有妨碍凝血活酶的形成作用;能增强抗凝血酶、中和活性凝血因子及纤溶酶;还有消除血小板的凝集作用,通过抑制透明质酸酶的活性而发挥抗凝作用。肝素钠每次 12500～25000U(100～200mg)加入 5％葡萄糖注射液或 0.9％氯化钠注射液 1000mL 中,缓慢静脉滴注或微泵注入,以每分钟 10～20 滴为宜,维持48 小时,同时第 1 日开始口服抗凝药。

有颅内出血、严重高血压、肝肾功能障碍、消化道溃疡、急性细菌性心内膜炎和出血倾向者禁用。根据部分凝血活酶时间(APTT)调整剂量,维持治疗前 APTT 值的 1.5～2.5 倍,及时检测凝血活酶时间及活动度。用量过大,可导致严重自发性出血。

2.那曲肝素钙

又名低分子肝素钙,是一种由普通肝素钠通过硝酸分解纯化而得到的低分子肝素钙盐,其平均分子量为 4500。目前认为低分子肝素钙是通过抑制凝血酶的生长而发挥作用。另外,还可溶解血栓和改善血流动力学。对血小板的功能影响明显小于肝素,很少引起出血并发症。因此,那曲肝素钙是一种比较安全的抗凝药。每次4000～5000U(WHO 单位),腹部脐下外侧皮下垂直注射,每日1～2 次,连用 7～10 日,注意不能用于肌内注射。可能引起注射部位出血性瘀斑、皮下瘀血、血尿和过敏性皮疹。

3.华法林

为香豆素衍生物钠盐,通过拮抗维生素 K 的作用,使凝血因子Ⅱ、Ⅶ、Ⅸ和 X 的前体物质不能活化,在体内发挥竞争性的抑制作用,为一种间接性的中效抗凝剂。第 1 日给予 5～10mg 口服,第2 日半量;第 3日根据复查的凝血酶原时间及活动度结果调整剂量,凝血酶原活动度维持在 25％～40％给予维持剂量,一般维持量为每日 2.5～5mg,可用 3～6 个月。不良反应可有牙龈出血、血尿、发热、恶心、呕吐、腹泻等。

(二)脱水降颅压药物

脑栓塞患者常为大面积脑梗死、出血性脑梗死,常有明显脑水肿,甚至发生脑疝的危险,对此必须立即应用降颅压药物。心源性脑栓塞应用甘露醇可增加心脏负荷,有引起急性肺水肿的风险。20％甘露醇每次只能给 125mL 静脉滴注,每日 4～6 次。为增强甘露醇的脱水力度,同时必须加用呋塞米,每次 40mg静脉注射,每日 2 次,可减轻心脏负荷,达到保护心脏的作用,保证甘露醇的脱水治疗;甘油果糖每次250～500mL缓慢静脉滴注,每日 2 次。

(三)扩张血管药物

1.丁苯酞

每次 200mg,每日 3 次,口服。

2.葛根素注射液

每次 500mg 加入 5％葡萄糖注射液或 0.9％氯化钠注射液 250mL 中静脉滴注,每日 1 次,可连用10～14 日。

3.复方丹参注射液

每次 2 支(4mL)加入 5％葡萄糖注射液或 0.9％氯化钠注射液 250mL 中静脉滴注,每日 1 次,可连用10～14 日。

4.川芎嗪注射液

每次 100mg 加入 5％葡萄糖注射液或 0.9％氯化钠注射液 250mL 中静脉滴注,每日 1 次,可连用10～15 日,有脑水肿和出血倾向者忌用。

(四)抗血小板聚集药物

早期暂不应用,特别是已有出血性梗死者急性期不宜应用。当急性期过后,为预防血栓栓塞的复发,可较长期应用阿司匹林或氯吡格雷。

(五)原发病治疗

对感染性心内膜炎(亚急性细菌性心内膜炎),在病原菌未培养出来时,给予青霉素每次 320 万～400 万 U加入 5％葡萄糖注射液或 0.9％氯化钠注射液 250mL 中静脉滴注,每日 4～6 次;已知病原微生物,对青霉素敏感的首选青霉素,对青霉素不敏感者选用头孢曲松钠,每次 2g 加入 5％葡萄糖注射液 250～500mL中静脉滴注,12 小时滴完,每日 2 次。对青霉素过敏和过敏体质者慎用,对头孢菌素类药物过敏者禁用。对青霉素和头孢菌素类抗生素不敏感者可应用去甲万古霉素,30mg/(kg·d),分 2 次静脉滴注,每 0.8g药物至少加 200mL 液体,在 1 小时以上时间内缓慢滴入,可用4～6 周,24 小时内最大剂量不超过 2g,此药有明显的耳毒性和肾毒性。

七、预后与预防

(一)预后

脑栓塞急性期病死率为 5％～15％,多死于严重脑水肿、脑疝。心肌梗死引起的脑栓塞预后较差,多遗留严重的后遗症。如栓子来源不消除,半数以上患者可能复发,约 2/3 在 1 年内复发,复发的病死率更高。10％～20％的脑栓塞患者可能在病后 10 日内发生第2 次栓塞,病死率极高。栓子较小、症状较轻、及时治疗的患者,神经功能障碍可以部分或完全缓解。

(二)预防

最重要的是预防脑栓塞的复发。目前认为对于心房颤动、心肌梗死、二尖瓣脱垂患者可首选华法林作为二级预防的药物,阿司匹林也有效,但效果低于华法林。华法林的剂量一般为每日2.5～3.0mg,老年人每日 1.5～2.5mg,并可采用国际标准化比值(INR)为标准进行治疗,既可获效,又可减少出血的危险性。1993 年欧洲 13 个国家 108 个医疗中心联合进行了一组临床试验,共入选 1007 例非风湿性心房颤动发生TIA 或小卒中的患者,分为 3 组,一组应用香豆素,一组用阿司匹林,另一组用安慰剂,随访2～3 年,计算脑卒中或其他部位栓塞的发生率。结果应用香豆素组每年可减少 9％脑卒中发生率,阿司匹林组减少4％。前者出血发生率为 2.8％(每年),后者为 0.9％(每年)。

关于脑栓塞发生后何时开始应用抗凝剂仍有不同看法。有的学者认为过早应用可增加出血的危险性,因此建议发病后数周再开始应用抗凝剂比较安全。据临床研究结果表明,高血压是引起出血的主要危险因素,如能严格控制高血压,华法林的剂量强度控制在 INR2.0～3.0 之间,则其出血发生率可以降低。因此,目前认为华法林可以作为某些心源性脑栓塞的预防药物。

(王小丽)

第七节　腔隙性脑梗死

腔隙性脑梗死是指大脑半球深部白质和脑干等中线部位,由直径为 100～400μm 的穿支动脉血管闭塞导致的脑梗死。所引起的病灶为 0.5～15.0mm³ 的梗死灶。大多由大脑前动脉、大脑中动脉、前脉络膜动脉和基底动脉的穿支动脉闭塞所引起。脑深部穿动脉闭塞导致相应灌注区脑组织缺血、坏死、液化,由吞噬细胞将该处组织移走而形成小腔隙。好发于基底节、丘脑、内囊、脑桥的大脑皮质贯通动脉供血区。反复发生多个腔隙性脑梗死,称多发性腔隙性脑梗死。临床引起相应的综合征,常见的有纯运动性轻偏瘫、纯感觉性卒中、构音障碍－手笨拙综合征、共济失调性轻偏瘫和感觉运动性卒中。高血压和糖尿病是主要原因,特别是高血压尤为重要。腔隙性脑梗死占脑梗死的 $20\%\sim30\%$。

一、病因与发病机制

（一）病因

真正的病因和发病机制尚未完全清楚,但与下列因素有关。

1.高血压

长期高血压作用于小动脉及微小动脉壁,致脂质透明变性,管腔闭塞,产生腔隙性病变。舒张压增高是多发性腔隙性脑梗死的常见原因。

2.糖尿病

糖尿病时血浆低密度脂蛋白及极低密度脂蛋白的浓度增高,引起脂质代谢障碍,促进胆固醇合成,从而加速、加重动脉硬化的形成。

3.微栓子(无动脉病变)

各种类型小栓子阻塞小动脉导致腔隙性脑梗死,如胆固醇、红细胞增多症、纤维蛋白等。

4.血液成分异常

如红细胞增多症、血小板增多症和高凝状态,也可导致发病。

（二）发病机制

腔隙性脑梗死的发病机制还不完全清楚。微小动脉粥样硬化被认为是症状性腔隙性脑梗死常见的发病机制。在慢性高血压患者中,在粥样硬化斑为 $100\sim400\mu m$ 的小动脉中,也能发现动脉狭窄和闭塞。颈动脉粥样斑块,尤其是多发性斑块,可能会导致腔隙性脑梗死;脑深部穿动脉闭塞,导致相应灌注区脑组织缺血、坏死,由吞噬细胞将该处脑组织移走,遗留小腔,因而导致该部位神经功能缺损。

二、病理

腔隙性脑梗死灶呈不规则圆形、卵圆形或狭长形。累及管径在 $100\sim400\mu m$ 的穿动脉,梗死部位主要在基底节(特别是壳核和丘脑)、内囊和脑桥的白质。大多数腔隙性脑梗死位于豆纹动脉分支、大脑后动脉的丘脑深穿支、基底动脉的旁中央支供血区。阻塞常发生在深穿支的前半部分,因而梗死灶均较小,大多数直径为0.2～15mm。病变血管可见透明变性、玻璃样脂肪变、玻璃样小动脉坏死、血管壁坏死和小动脉硬化等。

三、临床表现

本病常见于40～60岁以上的中老年人。腔隙性脑梗死患者中高血压的发病率约为 75%,糖尿病的发病率约为 $25\%\sim35\%$,有 TIA 史者约有 20%。

（一）症状和体征

临床症状一般较轻,体征单一,一般无头痛、颅内高压症状和意识障碍。由于病灶小,又常位于脑的静区,故许多腔隙性脑梗死在临床上无症状。

（二）临床综合征

Fisher 根据病因、病理和临床表现,归纳为 21 种综合征,常见的有以下几种。

1.纯运动性轻偏瘫(pure motor hemiparesis,PMH)

最常见,约占 60%,有病灶对侧轻偏瘫,而不伴失语、感觉障碍和视野缺损,病灶多在内囊和脑干。

2.纯感觉性卒中(pure sensory stroke,PSS)

约占 10%,表现为病灶对侧偏身感觉障碍,也可伴有感觉异常,如麻木、烧灼和刺痛感。病灶在丘脑腹后外侧核或内囊后肢。

3.构音障碍－手笨拙综合征(dysarthric-clumsy hand syndrome,DCHS)

约占 20%,表现为构音障碍、吞咽困难,病灶对侧轻度中枢性面、舌瘫,手的精细运动欠灵活,指鼻试验欠稳。病灶在脑桥基底部或内囊前肢及膝部。

4.共济失调性轻偏瘫(ataxic-hemiparesis,AH)

病灶同侧共济失调和病灶对侧轻偏瘫,下肢重于上肢,伴有锥体束征。病灶多在放射冠汇集至内囊处,或脑桥基底部皮质脑桥束受损所致。

5.感觉运动性卒中(sensorimotor stroke,SMS)

少见,以偏身感觉障碍起病,再出现轻偏瘫,病灶位于丘脑腹后核及邻近内囊后肢。

6.腔隙状态

由 Marie 提出,由于多次腔隙性脑梗死后,有进行性加重的偏瘫、严重的精神障碍、痴呆、平衡障碍、二便失禁、假性延髓性麻痹、双侧锥体束征和类帕金森综合征等。近年由于有效控制血压及治疗的进步,现在已很少见。

四、辅助检查

(一)神经影像学检查

1.颅脑 CT

非增强 CT 扫描显示为基底节区或丘脑呈卵圆形低密度灶,边界清楚,直径为 10～15mm。由于病灶小,占位效应轻微,一般仅为相邻脑室局部受压,多无中线移位,梗死密度随时间逐渐减低,4 周后接近脑脊液密度,并出现萎缩性改变。增强扫描于梗死后 3 日至 1 个月可能发生均一或斑块性强化,以 2～3 周明显,待达到脑脊液密度时,则不再强化。

2.颅脑 MRI

MRI 显示比 CT 优越,尤其是对脑桥的腔隙性脑梗死和新旧腔隙性脑梗死的鉴别有意义,增强后能提高阳性率。颅脑 MRI 检查在 T2W 像上显示高信号,是小动脉阻塞后新的或陈旧的病灶。T_1WI 和 T_2WI 分别表现为低信号和高信号斑点状或斑片状病灶,呈圆形、椭圆形或裂隙形,最大直径常为数毫米,一般不超过 1cm。急性期 T_1WI 的低信号和 T_2WI 的高信号,常不及慢性期明显,由于水肿的存在,使病灶看起来常大于实际梗死灶。注射造影剂后,T_1WI 急性期、亚急性期和慢性期病灶显示增强,呈椭圆形、圆形,也可呈环形。

3.CT 血管成像(CTA)、磁共振血管成像(MRA)

了解颈内动脉有无狭窄及闭塞程度。

(二)超声检查

经颅多普勒超声(TCD)了解颈内动脉狭窄及闭塞程度。三维B超检查,了解颈内动脉粥样硬化斑块的大小和厚度。

(三)血液学检查

了解有无糖尿病和高脂血症等。

五、诊断与鉴别诊断

(一)诊断

(1)中老年人发病,多数患者有高血压病史,部分患者有糖尿病史或 TIA 史。

(2)急性或亚急性起病,症状比较轻,体征比较单一。

(3)临床表现符合 Fisher 描述的常见综合征之一。

(4)颅脑 CT 或 MRI 发现与临床神经功能缺损一致的病灶。

(5)预后较好,恢复较快,大多数患者不遗留后遗症状和体征。

(二)鉴别诊断

1.小量脑出血

均为中老年发病,有高血压和急起的偏瘫和偏身感觉障碍。但小量脑出血头颅 CT 显示高密度灶即可鉴别。

2.脑囊虫病

CT 均表现为低信号病灶。但是,脑囊虫病 CT 呈多灶性、小灶性和混合灶性病灶,临床表现常有头痛和癫痫发作,血和脑脊液囊虫抗体阳性,可供鉴别。

六、治疗

(一)抗血小板聚集药物

抗血小板聚集药物是预防和治疗腔隙性脑梗死的有效药物。

1.肠溶阿司匹林(或拜阿司匹林)

每次 100mg,每日 1 次,口服,可连用 6~12 个月。

2.氯吡格雷

每次 50~75mg,每日 1 次,口服,可连用半年。

3.西洛他唑

每次 50~100mg,每日 2 次,口服。

4.曲克芦丁

每次 200mg,每日 3 次,口服;或每次 400~600mg 加入 5% 葡萄糖注射液或 0.9% 氯化钠注射液 500mL 中静脉滴注,每日 1 次,可连用 20 日。

(二)钙通道阻滞剂

1.氟桂利嗪

每次 5~10mg,睡前口服。

2.尼莫地平

每次 20~30mg,每日 3 次,口服。

3.尼卡地平

每次 20mg,每日 3 次,口服。

(三)血管扩张药

1.丁苯酞

每次 200mg,每日 3 次,口服。偶见恶心、腹部不适,有严重出血倾向者忌用。

2.丁咯地尔

每次 200mg 加入 5% 葡萄糖注射液或 0.9% 氯化钠注射液 250mL 中静脉滴注,每日 1 次,连用 10~14 日;或每次 200mg,每日 3 次,口服。可有头痛、头晕、恶心等不良反应。

3.倍他司汀

每次 6~12mg,每日 3 次,口服。可有恶心、呕吐等不良反应。

(四)内科病的处理

有效控制高血压、糖尿病、高脂血症等,坚持药物治疗,定期检查血压、血糖、血脂、心电图和有关血液流变学指标。

七、预后与预防

(一)预后

Marie 和 Fisher 认为腔隙性脑梗死一般预后良好,下述几种情况影响本病的预后:

(1)梗死灶的部位和大小,如腔隙性脑梗死发生在脑的重要部位——脑桥和丘脑,以及大的和多发性腔隙性脑梗死者预后不良。

(2)有反复 TIA 发作,有高血压、糖尿病和严重心脏病(缺血性心脏病、心房颤动、心脏瓣膜病等),症状没有得到很好控制者预后不良。据报道,1 年内腔隙性脑梗死的复发率约为 10%~18%;腔隙性脑梗死,特别是多发性腔隙性脑梗死半年后约有 23%的患者发展为血管性痴呆。

(二)预防

控制高血压、防治糖尿病和 TIA 是预防腔隙性脑梗死发生和复发的关键。

(1)积极处理危险因素。①血压的调控:长期高血压是腔隙性脑梗死主要的危险因素之一。在降血压药物方面无统一规定应用的药物。选用降血压药物的原则是既要有效和持久的降低血压,又不至于影响重要器官的血流量。可选用钙离子通道阻滞剂,如硝苯地平缓释片,每次 20mg,每日 2 次,口服;或尼莫地平,每次 30mg,每日 1 次,口服。也可选用血管紧张素转换酶抑制剂(ACEI),如卡托普利,每次 12.5~25mg,每日 3 次,口服;或贝拉普利,每次5~10mg,每日 1 次,口服。②调控血糖:糖尿病也是腔隙性脑梗死主要的危险因素之一。详见血栓形成性脑梗死章节。③调控高血脂:可选用辛伐他汀(Simvastatin,或舒降之),每次 10~20mg,每日 1 次,口服;或洛伐他汀(Lovastatin,又名美降之),每次 20~40mg,每日 1~2 次,口服。④积极防治心脏病:要减轻心脏负荷,避免或慎用增加心脏负荷的药物,注意补液速度及补液量;对有心肌缺血、心肌梗死者应在心血管内科医师的协助下进行药物治疗。

(2)可以较长时期应用抗血小板聚集药物,如阿司匹林、氯吡格雷和中药活血化瘀药物。

(3)生活规律,心情舒畅,饮食清淡,适宜的体育锻炼。

(王小丽)

第八节　脑出血

脑出血(intracerebral hemorrhage,ICH)也称脑溢血,系指原发性非外伤性脑实质内出血,故又称原发性或自发性脑出血。脑出血系脑内的血管病变破裂而引起的出血,绝大多数是高血压伴发小动脉微动脉瘤在血压骤升时破裂所致,称为高血压性脑出血。主要病理特点为局部脑血流变化、炎症反应,以及脑出血后脑血肿的形成和血肿周边组织受压、水肿、神经细胞凋亡。80%的脑出血发生在大脑半球,20%发生在脑干和小脑。脑出血起病急骤,临床表现为头痛、呕吐、意识障碍、偏瘫、偏身感觉障碍等。在所有脑血管疾病患者中,脑出血约占 20%~30%,年发病率为 60/10 万~80/10 万,急性期病死率为30%~40%,是病死率和致残率很高的常见疾病。该病常发生于 40~70 岁,其中>50 岁的人群发病率最高,达93.6%,但近年来发病年龄有愈来愈年轻的趋势。

一、病因与发病机制

(一)病因

高血压及高血压合并小动脉硬化是 ICH 的最常见病因,约 95%的 ICH 患者患有高血压。其他病因有先天性动静脉畸形或动脉瘤破裂、脑动脉炎血管壁坏死、脑瘤出血、血液病并发脑内出血、Moyamoya病、脑淀粉样血管病变、梗死性脑出血、药物滥用、抗凝或溶栓治疗等。

(二)发病机制

尚不完全清楚,与下列因素相关。

1.高血压

持续性高血压引起脑内小动脉或深穿支动脉壁脂质透明样变性和纤维蛋白样坏死,使小动脉变脆,血压持续升高引起动脉壁疝或内膜破裂,导致微小动脉瘤或微夹层动脉瘤。血压骤然升高时血液自血管壁渗出或动脉瘤壁破裂,血液进入脑组织形成血肿。此外,高血压引起远端血管痉挛,导致小血管缺氧坏死、血栓形成、斑点状出血及脑水肿,继发脑出血,可能是子痫时高血压脑出血的主要机制。脑动脉壁中层肌细胞薄弱,外膜结缔组织少且缺乏外层弹力层,豆纹动脉等穿动脉自大脑中动脉近端呈直角分出,受高血压血流冲击易发生粟粒状动脉瘤,使深穿支动脉成为脑出血的主要好发部位,故豆纹动脉外侧支称为出血动脉。

2.淀粉样脑血管病

它是老年人原发性非高血压性脑出血的常见病因,好发于脑叶,易反复发生,常表现为多发性脑出血。发病机制不清,可能为:血管内皮异常导致渗透性增加,血浆成分包括蛋白酶侵入血管壁,形成纤维蛋白样坏死或变性,导致内膜透明样增厚,淀粉样蛋白沉积,使血管中膜、外膜被淀粉样蛋白取代,弹性膜及中膜平滑肌消失,形成蜘蛛状微血管瘤扩张,当情绪激动或活动诱发血压升高时血管瘤破裂引起出血。

3.其他因素

血液病如血友病、白血病、血小板减少性紫癜、红细胞增多症、镰状细胞病等可因凝血功能障碍引起大片状脑出血。肿瘤内异常新生血管破裂或侵蚀正常脑血管也可导致脑出血。维生素 B_1、维生素 C 缺乏或毒素(如砷)可引起脑血管内皮细胞坏死,导致脑出血,出血灶特点通常为斑点状而非融合成片。结节性多动脉炎、病毒性和立克次体性疾病等可引起血管床炎症,炎症致血管内皮细胞坏死、血管破裂发生脑出血。脑内小动、静脉畸形破裂可引起血肿,脑内静脉循环障碍和静脉破裂亦可导致出血。血液病、肿瘤、血管炎或静脉窦闭塞性疾病等所致脑出血亦常表现为多发性脑出血。

(三)脑出血后脑水肿的发生机制

脑出血后机体和脑组织局部发生一系列病理生理反应,其中自发性脑出血后最重要的继发性病理变化之一是脑水肿。由于血肿周围脑组织形成水肿带,继而引起神经细胞及其轴突的变性和坏死,成为患者病情恶化和死亡的主要原因之一。目前认为,ICH 后脑水肿与占位效应、血肿内血浆蛋白渗出和血凝块回缩、血肿周围继发缺血、血肿周围组织炎症反应、水通道蛋白-4(AQP-4)及自由基级联反应等有关。

1.占位效应

主要是通过机械性压力和颅内压增高引起。巨大血肿可立即产生占位效应,造成周围脑组织损害,并引起颅内压持续增高。早期主要为局灶性颅内压增高,随后发展为弥漫性颅内压增高,而颅内压的持续增高可引起血肿周围组织广泛性缺血,并加速缺血组织的血管通透性改变,引发脑水肿形成。同时,脑血流量降低、局部组织压力增加可促发血管活性物质从受损的脑组织中释放,破坏血一脑屏障,引发脑水肿形成。因此,血肿占位效应虽不是脑水肿形成的直接原因,但可通过影响脑血流量、周围组织压力以及颅内压等因素,间接地在脑出血后脑水肿形成机制中发挥作用。

2.血肿内血浆蛋白渗出和血凝块回缩

血肿内血液凝结是脑出血超急性期血肿周围组织脑水肿形成的首要条件。在正常情况下,脑组织细胞间隙中的血浆蛋白含量非常低,但在血肿周围组织细胞间隙中却可见血浆蛋白和纤维蛋白聚积,这可导致细胞间隙胶体渗透压增高,使水分渗透到脑组织内形成水肿。此外,血肿形成后由于血凝块回缩,使血肿腔静水压降低,这也将导致血液中的水分渗透到脑组织间隙形成水肿。凝血连锁反应激活、血凝块回缩(血肿形成后血块分离成 1 个红细胞中央块和 1 个血清包绕区)以及纤维蛋白沉积等,在脑出血后血肿周围组织脑水肿形成中发挥着重要作用。血凝块形成是脑出血血肿周围组织脑水肿形成的必经阶段,而血浆蛋白(特别是凝血酶)则是脑水肿形成的关键因素。

3.血肿周围继发缺血

脑出血后血肿周围局部脑血流量显著降低,而脑血流量的异常降低可引起血肿周围组织缺血。一般脑出血后 6～8 小时,血红蛋白和凝血酶释出细胞毒性物质,兴奋性氨基酸释放增多等,细胞内钠聚集,则引起细胞毒性水肿;出血后4～12小时,血－脑屏障开始破坏,血浆成分进入细胞间液,则引起血管源性水肿。同时,脑出血后形成的血肿在降解过程中,产生的渗透性物质和缺血的代谢产物,也使组织间渗透压增高,促进或加重脑水肿,从而形成血肿周围半暗带。

4.血肿周围组织炎症反应

脑出血后血肿周围中性粒细胞、巨噬细胞和小胶质细胞活化,血凝块周围活化的小胶质细胞和神经元中白细胞介素-1(IL-1)、白细胞介素-6(IL-6)、细胞间黏附因子-1(ICAM-1)和肿瘤坏死因子-α(TNF-α)表达增加。临床研究采用双抗夹心酶联免疫吸附试验检测41例脑出血患者脑脊液 IL-1 和 S100 蛋白含量发现,急性患者脑脊液 IL-1 水平显著高于对照组,提示 IL-1 可能促进了脑水肿和脑损伤的发展。ICAM-1在中枢神经系统中分布广泛。Gong 等的研究证明,脑出血后 12 小时神经细胞开始表达ICAM-1,3 日达高峰,持续 10 日逐渐下降;脑出血后 1 日时血管内皮开始表达 ICAM-1,7 日达高峰,持续2 周。表达ICAM-1的白细胞活化后能产生大量蛋白水解酶,特别是基质金属蛋白酶(MMP),促使血－脑屏障通透性增加,血管源性脑水肿形成。

5.水通道蛋白-4(AQP-4)与脑水肿

过去一直认为水的跨膜转运是通过被动扩散实现的,而水通道蛋白(aquaporin,AQP)的发现完全改变了这种认识。现在认为,水的跨膜转运实际上是一个耗能的主动过程,是通过 AQP 实现的。AQP 在脑组织中广泛存在,可能是脑脊液重吸收、渗透压调节、脑水肿形成等生理、病理过程的分子生物学基础。迄今已发现的 AQP 至少存在 10 种亚型,其中 AQP-4 和 AQP-9 可能参与血肿周围脑组织水肿的形成。实验研究脑出血后不同时间点大鼠脑组织 AQP-4 的表达分布发现,对照组和实验组未出血侧 AQP-4 在各时间点的表达均为弱阳性,而水肿区从脑出血后 6 小时开始表达增强,3 日时达高峰,此后逐渐回落,1 周后仍明显高于正常组。另外,随着出血时间的推移,出血侧 AQP-4 表达范围不断扩大,表达强度不断增强,并且与脑水肿严重程度呈正相关。以上结果提示,脑出血能导致细胞内外水和电解质失衡,细胞内外渗透压发生改变,激活位于细胞膜上的 AQP-4,进而促进水和电解质通过 AQP-4 进入细胞内导致细胞水肿。

6.自由基级联反应

脑出血后脑组织缺血缺氧发生一系列级联反应造成自由基浓度增加。自由基通过攻击脑内细胞膜磷脂中多聚不饱和脂肪酸和脂肪酸的不饱和双键,直接造成脑损伤发生脑水肿;同时引起脑血管通透性增加,亦加重脑水肿从而加重病情。

二、病理

肉眼所见:脑出血病例尸检时脑外观可见到明显动脉粥样硬化,出血侧半球膨隆肿胀,脑回宽、脑沟窄,有时可见少量蛛网膜下隙积血,颞叶海马与小脑扁桃体处常可见脑疝痕迹,出血灶一般在2～8cm左右,绝大多数为单灶,仅 1.8%～2.7%为多灶。常见的出血部位为壳核出血,出血向内发展可损伤内囊,出血量大时可破入侧脑室。丘脑出血时,血液常穿破第三脑室或侧脑室,向外可损伤内囊。脑桥和小脑出血时,血液可穿破第四脑室,甚至经中脑导水管逆行进入侧脑室。原发性脑室出血,出血量小时只侵及单个脑室或多个脑室的一部分;大量出血时全部脑室均可被血液充满,脑室扩张积血形成铸型。脑出血血肿周围脑组织受压,水肿明显,颅内压增高,脑组织可移位。幕上半球出血,血肿向下破坏或挤压丘脑下部和脑干,使其变形、移位和继发出血,并常出现小脑幕疝;如中线部位下移可形成中心疝;颅内压增高明显或小脑出血较重时均易发生枕骨大孔疝,这些都是导致患者死亡的直接原因。急性期后,血块溶解,含铁血黄素和破坏的脑组织被吞噬细胞清除,胶质增生,小出血灶形成胶质瘢痕,大者形成囊腔,称为中风囊,腔内可见黄色液体。

显微镜观察可分为三期:①出血期:可见大片出血,红细胞多新鲜。出血灶边缘多出现坏死。软化的脑组织,神经细胞消失或呈局部缺血改变,常有多形核白细胞浸润。②吸收期:出血 24～36 小时即可出现胶质细胞增生,小胶质细胞及来自血管外膜的细胞形成格子细胞,少数格子细胞含铁血黄素。星形胶质细胞增生及肥胖变性。③修复期：血液及坏死组织渐被清除，组织缺损部分由胶质细胞、胶质纤维及胶原纤维代替，形成瘢痕。出血灶较小可完全修复，较大则遗留囊腔。血红蛋白代谢产物长久残存于瘢痕组织中，呈现棕黄色。

三、临床表现

（一）症状与体征

1.意识障碍

多数患者发病时很快出现不同程度的意识障碍，轻者可呈嗜睡，重者可昏迷。

2.高颅压征

表现为头痛、呕吐。头痛以病灶侧为重，意识蒙眬或浅昏迷者可见患者用健侧手触摸病灶侧头部；呕吐多为喷射性，呕吐物为胃内容物，如合并消化道出血可为咖啡样物。

3.偏瘫

病灶对侧肢体瘫痪。

4.偏身感觉障碍

病灶对侧肢体感觉障碍，主要是痛觉、温度觉减退。

5.脑膜刺激征

见于脑出血已破入脑室、蛛网膜下隙以及脑室原发性出血之时，可有颈项强直或强迫头位，Kernig征阳性。

6.失语症

优势半球出血者多伴有运动性失语症。

7.瞳孔与眼底异常

瞳孔可不等大、双瞳孔缩小或散大。眼底可有视网膜出血和视盘水肿。

8.其他症状

如心律不齐、呃逆、呕吐咖啡色样胃内容物、呼吸节律紊乱、体温迅速上升及心电图异常等变化。脉搏常有力或缓慢，血压多升高，可出现肢端发绀，偏瘫侧多汗，面部苍白或潮红。

（二）不同部位脑出血的临床表现

1.基底节区出血

为脑出血中最多见者，约占60%~70%。其中壳核出血最多，约占脑出血的60%，主要是豆纹动脉尤其是其外侧支破裂引起；丘脑出血较少，约占10%，主要是丘脑穿动脉或丘脑膝状体动脉破裂引起；尾状核及屏状核等出血少见。虽然各核出血有其特点，但出血较多时均可侵及内囊，出现一些共同症状。现将常见的症状分轻、重两型叙述如下。

（1）轻型：多属壳核出血，出血量一般为数毫升至30mL，或为丘脑小量出血，出血量仅数毫升，出血限于丘脑或侵及内囊后肢。患者突然头痛、头晕、恶心呕吐、意识清楚或轻度障碍，出血灶对侧出现不同程度的偏瘫，亦可出现偏身感觉障碍及偏盲（三偏征），两眼可向病灶侧凝视，优势半球出血可有失语。

（2）重型：多属壳核大量出血，向内扩展或穿破脑室，出血量可达30~160mL；或丘脑较大量出血，血肿侵及内囊或破入脑室。发病突然，意识障碍重，鼾声明显，呕吐频繁，可吐咖啡样胃内容物（由胃部应激性溃疡所致）。丘脑出血病灶对侧常有偏身感觉障碍或偏瘫，肌张力低，可引出病理反射，平卧位时，患侧下肢呈外旋位。但感觉障碍常先于或重于运动障碍，部分病例病灶对侧可出现自发性疼痛。常有眼球运动障碍（眼球向上注视麻痹，呈下视内收状态）。瞳孔缩小或不等大，一般为出血侧散大，提示已有小脑幕疝形成；部分病例有丘脑性失语（言语缓慢而不清、重复言语、发音困难、复述差、朗读正常）或丘脑性痴呆（记忆力减退、计算力下降、情感障碍、人格改变等）。如病情发展，血液大量破入脑室或损伤丘脑下部及脑干，昏迷加深，出现去大脑强直或四肢弛缓，面色潮红或苍白，出冷汗，鼾声大作，中枢性高热或体温过低，甚至出现肺水肿、上消化道出血等内脏并发症，最后多发生枕骨大孔疝死亡。

2.脑叶出血

又称皮质下白质出血。应用 CT 以后，发现脑叶出血约占脑出血的 15%，发病年龄 11～80 岁不等，40 岁以下占 30%，年轻人多由血管畸形（包括隐匿性血管畸形）、Moyamoya 病引起，老年人常见于高血压动脉硬化及淀粉样血管病等。脑叶出血以顶叶最多见，以后依次为颞叶、枕叶、额叶，40% 为跨叶出血。脑叶出血除意识障碍、颅内高压和抽搐等常见症状外，还有各脑叶的特异表现。

(1)额叶出血：常有一侧或双侧的前额痛、病灶对侧偏瘫。部分病例有精神行为异常、凝视麻痹、言语障碍和癫痫发作。

(2)顶叶出血：常有病灶侧颞部疼痛；病灶对侧的轻偏瘫或单瘫、深浅感觉障碍和复合感觉障碍；体象障碍、手指失认和结构失用症等，少数病例可出现下象限盲。

(3)颞叶出血：常有耳部或耳前部疼痛，病灶对侧偏瘫，但上肢瘫重于下肢，中枢性面、舌瘫可有对侧上象限盲；优势半球出血可出现感觉性失语或混合性失语；可有颞叶癫痫、幻嗅、幻视、兴奋躁动等精神症状。

(4)枕叶出血：可出现同侧眼部疼痛，同向性偏盲和黄斑回避现象，可有一过性黑矇和视物变形。

3.脑干出血

(1)中脑出血：中脑出血少见，自 CT 应用于临床后，临床已可诊断。轻症患者表现为突然出现复视、眼睑下垂、一侧或两侧瞳孔扩大、眼球不同轴、水平或垂直眼震，同侧肢体共济失调，也可表现大脑脚综合征(Weber 综合征)或红核综合征(Benedikt 综合征)。重者出现昏迷、四肢迟缓性瘫痪、去大脑强直，常迅速死亡。

(2)脑桥出血：占脑出血的 10% 左右。病灶多位于脑桥中部的基底部与被盖部之间。患者表现突然头痛，同侧 Ⅵ、Ⅶ、Ⅷ 脑神经麻痹，对侧偏瘫(交叉性瘫痪)，出血量大或病情重者常有四肢瘫，很快进入意识障碍、针尖样瞳孔、去大脑强直、呼吸障碍，多迅速死亡。可伴中枢性高热、大汗和应激性溃疡等。一侧脑桥小量出血可表现为脑桥腹内侧综合征 (Foville 综合征)、闭锁综合征和脑桥腹外侧综合征 (Millard-Gubler综合征)。

(3)延髓出血：延髓出血更为少见，突然意识障碍，血压下降，呼吸节律不规则，心律失常，轻症病例可呈延髓背外侧综合征(Wallenberg综合征)，重症病例常因呼吸心跳停止而死亡。

4.小脑出血

约占脑出血的 10%。多见于一侧半球的齿状核部位，小脑蚓部也可发生。发病突然，眩晕明显，频繁呕吐，枕部疼痛，病灶侧共济失调，可见眼球震颤，同侧周围性面瘫，颈项强直等，如不仔细检查，易误诊为蛛网膜下隙出血。当出血量不大时，主要表现为小脑症状，如病灶侧共济失调，眼球震颤，构音障碍和吟诗样语言，无偏瘫。出血量增加时，还可表现有脑桥受压体征，如展神经麻痹、侧视麻痹等，以及肢体偏瘫和(或)锥体束征。病情如继续加重，颅内压增高明显，昏迷加深，极易发生枕骨大孔疝死亡。

5.脑室出血

分原发与继发两种，继发性系指脑实质出血破入脑室者；原发性指脉络丛血管出血及室管膜下动脉破裂出血，血液直流入脑室者。以前认为脑室出血罕见，现已证实占脑出血的 3%～5%。55% 的患者出血量较少，仅部分脑室有血，脑脊液呈血性，类似蛛网膜下隙出血。临床常表现为头痛、呕吐、项强、Kernig 征阳性、意识清楚或一过性意识障碍，但常无偏瘫体征，脑脊液血性，酷似蛛网膜下隙出血，预后良好，可以完全恢复正常；出血量大，全部脑室均被血液充满者，其临床表现符合既往所谓脑室出血的症状，即发病后突然头痛、呕吐、昏迷、瞳孔缩小或时大时小、眼球浮动或分离性斜视、四肢肌张力增高、病理反射阳性、早期出现去大脑强直，严重者双侧瞳孔散大，呼吸深，鼾声明显，体温明显升高，面部充血多汗，预后极差，多迅速死亡。

四、辅助检查

(一)头颅 CT

发病后 CT 平扫可显示近圆形或卵圆形均匀高密度的血肿病灶，边界清楚，可确定血肿部位、大小、形态及是否破入脑室,血肿周围有无低密度水肿带及占位效应(脑室受压、脑组织移位)和梗阻性脑积水等。早期可发现边界清楚、均匀的高度密度灶,CT值为60~80Hu,周围环绕低密度水肿带。血肿范围大时可见占位效应。根据CT影像估算出血量可采用简单易行的多田计算公式:出血量(mL)=0.5×最大面积长轴(cm)×最大面积短轴(mL)×层面数。出血后3~7日,血红蛋白破坏,纤维蛋白溶解,高密度区向心性缩小,边缘模糊,周围低密度区扩大。病后2~4周,形成等密度或低密度灶。病后2个月左右,血肿区形成囊腔,其密度与脑脊液近乎相等,两侧脑室扩大;增强扫描,可见血肿周围有环状高密度强化影,其大小、形状与原血肿相近。

（二）头颅MRI/MRA

MRI的表现主要取决于血肿所含血红蛋白量的变化。发病1日内,血肿呈T_1等信号或低信号,T_2呈高信号或混合信号;第2日~1周内,T_1为等信号或稍低信号,T_2为低信号;第2~4周,T_1和T_2均为高信号;4周后,T1呈低信号,T_2为高信号。此外,MRA可帮助发现脑血管畸形、肿瘤及血管瘤等病变。

（三）数字减影血管造影(DSA)

对脑叶出血、原因不明或怀疑脑血管畸形、血管瘤、Moyamoya病和血管炎等患者有意义,尤其血压正常的年轻患者应通过DSA查明病因。

（四）腰椎穿刺检查

在无条件做CT时,且患者病情不重,无明显颅内高压者可进行腰椎穿刺检查。脑出血者脑脊液压力常增高,若出血破入脑室或蛛网膜下隙者脑脊液多呈均匀血性。有脑疝及小脑出血者应禁做腰椎穿刺检查。

（五）经颅多普勒超声(TCD)

由于简单及无创性,可在床边进行检查,已成为监测脑出血患者脑血流动力学变化的重要方法。①通过检测脑动脉血流速度,间接监测脑出血的脑血管痉挛范围及程度,脑血管痉挛时其血流速度增高。②测定血流速度、血流量和血管外周阻力可反映颅内压增高时脑血流灌注情况,如颅内压超过动脉压时收缩期及舒张期血流信号消失,无血流灌注。③提供脑动静脉畸形、动脉瘤等病因诊断的线索。

（六）脑电图(EEG)

可反映脑出血患者脑功能状态。意识障碍可见两侧弥漫性慢活动,病灶侧明显;无意识障碍时,基底节和脑叶出血出现局灶性慢波,脑叶出血靠近皮质时可有局灶性棘波或尖波发放;小脑出血无意识障碍时脑电图多正常,部分患者同侧枕颞部出现慢活动;中脑出血多见两侧阵发性同步高波幅慢活动;脑桥出血患者昏迷时可见8~12Hz α波、低波幅β波、纺锤波或弥漫性慢波等。

（七）心电图

可及时发现脑出血合并心律失常或心肌缺血,甚至心肌梗死。

（八）血液检查

重症脑出血急性期白细胞数可增至$(10~20)×10^9/L$,并可出现血糖含量升高、蛋白尿、尿糖、血尿素氮含量增加,以及血清肌酶含量升高等。但均为一过性,可随病情缓解而消退。

五、诊断与鉴别诊断

（一）诊断要点

1.一般性诊断要点

(1)急性起病,常有头痛、呕吐、意识障碍、血压增高和局灶性神经功能缺损症状,部分病例有眩晕或抽搐发作。饮酒、情绪激动、过度劳累等是常见的发病诱因。

(2)常见的局灶性神经功能缺损症状和体征包括偏瘫、偏身感觉障碍、偏盲等,多于数分钟至数小时内达到高峰。

(3)头颅CT扫描可见病灶中心呈高密度改变,病灶周边常有低密度水肿带。头颅MRI/MRA有助于脑出血的病因学诊断和观察血肿的演变过程。

2.各部位脑出血的临床诊断要点

(1)壳核出血:①对侧肢体偏瘫,优势半球出血常出现失语。②对侧肢体感觉障碍,主要是痛觉、温度觉减退。③对侧偏盲。④凝视麻痹,呈双眼持续性向出血侧凝视。⑤尚可出现失用、体象障碍、记忆力和计算力障碍、意识障碍等。

(2)丘脑出血:①丘脑型感觉障碍:对侧半身深浅感觉减退、感觉过敏或自发性疼痛。②运动障碍:出血侵及内囊可出现对侧肢体瘫痪,多为下肢重于上肢。③丘脑性失语:言语缓慢而不清、重复言语、发音困难、复述差,朗读正常。④丘脑性痴呆:记忆力减退、计算力下降、情感障碍、人格改变。⑤眼球运动障碍:眼球向上注视麻痹,常向内下方凝视。

(3)脑干出血:①中脑出血:突然出现复视,眼睑下垂;一侧或两侧瞳孔扩大,眼球不同轴,水平或垂直眼震,同侧肢体共济失调,也可表现 Weber 综合征或 Benedikt 综合征;严重者很快出现意识障碍,去大脑强直。②脑桥出血:突然头痛,呕吐,眩晕,复视,眼球不同轴,交叉性瘫痪或偏瘫、四肢瘫等。出血量较大时,患者很快进入意识障碍,针尖样瞳孔,去大脑强直,呼吸障碍,并可伴有高热、大汗、应激性溃疡等,多迅速死亡;出血量较少时可表现为一些典型的综合征,如 Foville 综合征、Millard-Gubler 综合征和闭锁综合征等。③延髓出血:突然意识障碍,血压下降,呼吸节律不规则,心律失常,继而死亡。轻者可表现为不典型的 Wallenberg 综合征。

(4)小脑出血:①突发眩晕、呕吐、后头部疼痛,无偏瘫。②有眼震,站立和步态不稳,肢体共济失调、肌张力降低及颈项强直。③头颅 CT 扫描示小脑半球或小脑蚓高密度影及第四脑室、脑干受压。

(5)脑叶出血:①额叶出血:前额痛、呕吐、痫性发作较多见;对侧偏瘫、共同偏视、精神障碍;优势半球出血时可出现运动性失语。②顶叶出血:偏瘫较轻,而偏侧感觉障碍显著;对侧下象限盲,优势半球出血时可出现混合性失语。③颞叶出血:表现为对侧中枢性面、舌瘫及上肢为主的瘫痪;对侧上象限盲;优势半球出血时可有感觉性或混合性失语;可有颞叶癫痫、幻嗅、幻视。④枕叶出血:对侧同向性偏盲,并有黄斑回避现象,可有一过性黑矇和视物变形;多无肢体瘫痪。

(6)脑室出血:①突然头痛、呕吐,迅速进入昏迷或昏迷逐渐加深。②双侧瞳孔缩小,四肢肌张力增高,病理反射阳性,早期出现去大脑强直,脑膜刺激征阳性。③常出现丘脑下部受损的症状及体征,如上消化道出血、中枢性高热、大汗、应激性溃疡、急性肺水肿、血糖增高、尿崩症等。④脑脊液压力增高,呈血性。⑤轻者仅表现头痛、呕吐、脑膜刺激征阳性,无局限性神经体征。临床上易误诊为蛛网膜下隙出血,需通过头颅 CT 检查来确定诊断。

(二)鉴别诊断

1.脑梗死

发病较缓,或病情呈进行性加重;头痛、呕吐等颅内压增高症状不明显;典型病例一般不难鉴别;但脑出血与大面积脑梗死、少量脑出血与脑梗死临床症状相似,鉴别较困难,常需头颅 CT 鉴别。

2.脑栓塞

起病急骤,一般缺血范围较广,症状常较重,常伴有风湿性心脏病、心房颤动、细菌性心内膜炎、心肌梗死或其他容易产生栓子来源的疾病。

3.蛛网膜下隙出血

好发于年轻人,突发剧烈头痛,或呈爆裂样头痛,以颈枕部明显,有的可痛牵颈背、双下肢。呕吐较频繁,少数严重患者呈喷射状呕吐。约 50% 的患者可出现短暂、不同程度的意识障碍,尤以老年患者多见。常见一侧动眼神经麻痹,其次为视神经、三叉神经和展神经麻痹,脑膜刺激征常见,无偏瘫等脑实质损害的体征,头颅 CT 可帮助鉴别。

4.外伤性脑出血

外伤性脑出血是闭合性头部外伤所致,发生于受冲击颅骨下或对冲部位,常见于额极和颞极,外伤史可提供诊断线索,CT 可显示血肿外形不整。

5.内科疾病导致的昏迷

(1)糖尿病昏迷：①糖尿病酮症酸中毒：多数患者在发生意识障碍前数天有多尿、烦渴多饮和乏力，随后出现食欲减退、恶心、呕吐，常伴头痛、嗜睡、烦躁、呼吸深快，呼气中有烂苹果味(丙酮)。随着病情进一步发展，出现严重失水，尿量减少，皮肤弹性差，眼球下陷，脉细速，血压下降，至晚期时各种反射迟钝甚至消失，嗜睡甚至昏迷。尿糖、尿酮体呈强阳性，血糖和血酮体均有升高。头部 CT 结果阴性。②高渗性非酮症糖尿病昏迷：起病时常先有多尿、多饮，但多食不明显，或反而食欲减退，以致常被忽视。失水随病程进展逐渐加重，出现神经精神症状，表现为嗜睡、幻觉、定向障碍、偏盲、上肢拍击样粗震颤、痫性发作(多为局限性发作)等，最后陷入昏迷。尿糖强阳性，但无酮症或较轻，血尿素氮及肌酐升高。突出的表现为血糖常高至 33.3mmol/L(600mg/dL)以上，一般为33.3～66.6mmol/L(600～1200mg/dL)；血钠升高可达155mmol/L；血浆渗透压显著增高达330～460mOsm/L，一般在 350mOsm/L 以上。头部 CT 结果阴性。

(2)肝性昏迷：有严重肝病和(或)广泛门体侧支循环，精神紊乱、昏睡或昏迷，明显肝功能损害或血氨升高，扑翼(击)样震颤和典型的脑电图改变(高波幅的 δ 波，每秒少于 4 次)等，有助于诊断与鉴别诊断。

(3)尿毒症昏迷：少尿(<400mL/d)或无尿(<50mL/d)，血尿，蛋白尿，管型尿，氮质血症，水电解质紊乱和酸碱失衡等。

(4)急性酒精中毒：①兴奋期：血乙醇浓度达到 11mmol/L(50mg/dL)即感头痛、欣快、兴奋。血乙醇浓度超过 16mmol/L(75mg/dL)，健谈、饶舌、情绪不稳定、自负、易激怒，可有粗鲁行为或攻击行动，也可能沉默、孤僻；浓度达到 22mmol/L(100mg/dL)时，驾车易发生车祸。②共济失调期：血乙醇浓度达到33mmol/L(150mg/dL)时，肌肉运动不协调，行动笨拙，言语含糊不清，眼球震颤，视力模糊，复视，步态不稳，出现明显共济失调。浓度达到 43mmol/L(200mg/dL)时，出现恶心、呕吐、困倦。③昏迷期：血乙醇浓度升至 54mmol/L(250mg/dL)时，患者进入昏迷期，表现昏睡、瞳孔散大、体温降低。血乙醇浓度超过87mmol/L(400mg/dL)时，患者陷入深昏迷，心率快、血压下降，呼吸慢而有鼾音，可出现呼吸、循环麻痹而危及生命。实验室检查可见血清乙醇浓度升高，呼出气中乙醇浓度与血清乙醇浓度相当；动脉血气分析可见轻度代谢性酸中毒；电解质失衡，可见低血钾、低血镁和低血钙；血糖可降低。

(5)低血糖昏迷：低血糖昏迷是指各种原因引起的重症的低血糖症。患者突然昏迷、抽搐，表现为局灶神经系统症状的低血糖易被误诊为脑出血。化验血糖低于 2.8mmol/L，推注葡萄糖后症状迅速缓解，发病后 72 小时复查头部 CT 结果阴性。

(6)药物中毒：①镇静催眠药中毒：有服用大量镇静催眠药史，出现意识障碍和呼吸抑制及血压下降。胃液、血液、尿液中检出镇静催眠药。②阿片类药物中毒：有服用大量吗啡或哌替啶的阿片类药物史，或有吸毒史，除了出现昏迷、针尖样瞳孔(哌替啶的急性中毒瞳孔反而扩大)、呼吸抑制"三联征"等特点外，还可出现发绀、面色苍白、肌肉无力、惊厥、牙关禁闭、角弓反张，呼吸先浅而慢，后叹息样或潮式呼吸、肺水肿、休克、瞳孔对光反射消失，死于呼吸衰竭。血、尿阿片类毒物成分，定性试验呈阳性。使用纳洛酮可迅速逆转阿片类药物所致的昏迷、呼吸抑制、缩瞳等毒性作用。

(7)CO 中毒：①轻度中毒：血液碳氧血红蛋白(COHb)可高于 10%～20%。患者有剧烈头痛、头晕、心悸、口唇黏膜呈樱桃红色、四肢无力、恶心、呕吐、嗜睡、意识模糊、视物不清、感觉迟钝、谵妄、幻觉、抽搐等。②中度中毒：血液 COHb 浓度可高达 30%～40%。患者出现呼吸困难、意识丧失、昏迷，对疼痛刺激可有反应，瞳孔对光反射和角膜反射可迟钝，腱反射减弱，呼吸、血压和脉搏可有改变。经治疗可恢复且无明显并发症。③重度中毒：血液 COHb 浓度可高于 50% 以上。深昏迷，各种反射消失。患者可呈去大脑皮质状态(患者可以睁眼，但无意识，不语，不动，不主动进食或大小便，呼之不应，推之不动，肌张力增强)，常有脑水肿、惊厥、呼吸衰竭、肺水肿、上消化道出血、休克和严重的心肌损害，出现心律失常，偶可发生心肌梗死。有时并发脑局灶损害，出现锥体系或锥体外系损害体征。监测血中 COHb 浓度可明确诊断。

应详细询问病史，内科疾病导致昏迷者有相应的内科疾病病史，仔细查体，局灶体征不明显；脑出血者则同向偏视、一侧瞳孔散大、一侧面部船帆现象、一侧上肢出现扬鞭现象、一侧下肢呈外旋位，血压升高。CT 检查可助鉴别。

六、治疗

急性期的主要治疗原则是：保持安静，防止继续出血；积极抗脑水肿，降低颅内压；调整血压；改善循环；促进神经功能恢复；加强护理，防治并发症。

(一)一般治疗

1.保持安静

(1)卧床休息3～4周，脑出血发病后24小时内，特别是6小时内可有活动性出血或血肿继续扩大，应尽量减少搬运，就近治疗。重症需严密观察体温、脉搏、呼吸、血压、瞳孔和意识状态等生命体征变化。

(2)保持呼吸道通畅，头部抬高15°～30°，切忌无枕仰卧；疑有脑疝时应床脚抬高45°，意识障碍患者应将头歪向一侧，以利于口腔、气道分泌物及呕吐物流出；痰稠不易吸出，则要行气管切开，必要时吸氧，以使动脉血氧饱和度维持在90%以上。

(3)意识障碍或消化道出血者宜禁食24～48小时，发病后3日，仍不能进食者，应鼻饲以确保营养。过度烦躁不安的患者可适量用镇静药。

(4)注意口腔护理，保持大便通畅，留置尿管的患者应做膀胱冲洗以预防尿路感染。加强护理，经常翻身，预防压疮，保持肢体功能位置。

(5)注意水、电解质平衡，加强营养。注意补钾，液体量应控制在2000mL/d左右，或以尿量加500mL来估算，不能进食者鼻饲各种营养品。对于频繁呕吐、胃肠道功能减弱或有严重的应激性溃疡者，应考虑给予肠外营养。如有高热、多汗、呕吐或腹泻者，可适当增加入液量，或10%脂肪乳500mL静脉滴注，每日1次。如需长期采用鼻饲，应考虑胃造瘘术。

(6)脑出血急性期血糖含量增高可以是原有糖尿病的表现或是应激反应。高血糖和低血糖都能加重脑损伤。当患者血糖含量增高超过11.1mmol/L时，应立即给予胰岛素治疗，将血糖控制在8.3mmol/L以下。同时应监测血糖，若发生低血糖，可用葡萄糖口服或注射纠正低血糖。

2.亚低温治疗

能够减轻脑水肿，减少自由基的产生，促进神经功能缺损恢复，改善患者预后。降温方法：立即行气管切开，静脉滴注冬眠肌松合剂(0.9%氯化钠注射液500mL＋氯丙嗪100mg＋异丙嗪100mg)，同时冰毯机降温。行床旁监护仪连续监测体温(T)、心率(HR)、血压(BP)、呼吸(R)、脉搏(P)、血氧饱和度(SPO_2)、颅内压(ICP)。直肠温度(RT)维持在34℃～36℃，持续3～5日。冬眠肌松合剂用量和速度根据患者T、HR、BP、肌张力等调节。保留自主呼吸，必要时应用同步呼吸机辅助呼吸，维持SPO_2在95%以上，10～12小时将RT降至34℃～36℃。当ICP降至正常后72小时，停止亚低温治疗。采用每日恢复1℃～2℃，复温速度不超过0.1℃/h。在24～48小时内，将患者RT复温至36.5℃～37℃。局部亚低温治疗实施越早，效果越好，建议在脑出血发病6小时内使用，治疗时间最好持续48～72小时。

(二)调控血压和防止再出血

脑出血患者一般血压都高，甚至比平时更高，这是因为颅内压增高时机体保证脑组织供血的代偿性反应，当颅内压下降时血压亦随之下降，因此一般不应使用降血压药物，尤其是注射利血平等强有力降压剂。目前理想的血压控制水平还未确定，主张采取个体化原则，应根据患者年龄、病前有无高血压、病后血压情况等确定适宜血压水平。但血压过高时，容易增加再出血的危险性，则应及时控制高血压。一般来说，收缩压≥200mmHg，舒张压≥115mmHg时，应降血压治疗，使血压控制于治疗前原有血压水平或略高水平。收缩压≤180mmHg或舒张压≤115mmHg时，或平均动脉压≤130mmHg时可暂不使用降压药，但需密切观察。收缩压在180～230mmHg或舒张压在105～140mmHg宜口服卡托普利、美托洛尔等降压药，收缩压180mmHg以内或舒张压105mmHg以内，可观察而不用降压药。急性期过后(约2周)，血压仍持续过高时可系统使用降压药，急性期血压急骤下降表明病情严重，应给予升压药物以保证足够的脑供血量。

止血剂及凝血剂对脑出血并无效果,但如合并消化道出血或有凝血障碍时仍可使用。消化道出血时,还可经胃管鼻饲或口服云南白药、三七粉、氢氧化铝凝胶和(或)冰牛奶、冰盐水等。

(三)控制脑水肿

脑出血后 48 小时水肿达到高峰,维持 3～5 日或更长时间后逐渐消退。脑水肿可使 ICP 增高和导致脑疝,是影响功能恢复的主要因素和导致早期死亡的主要死因。积极控制脑水肿、降低 ICP 是脑出血急性期治疗的重要环节,必要时可行 ICP 监测。治疗目标是使 ICP 降至 20mmHg 以下,脑灌注压大于 70mmHg,应首先控制可加重脑水肿的因素,保持呼吸道通畅,适当给氧,维持有效脑灌注,限制液体和盐的入量等。应用皮质类固醇减轻脑出血后脑水肿和降低 ICP,其有效证据不充分;脱水药只有短暂作用,常用 20%甘露醇、利尿药如呋塞米等。

1.20%甘露醇

为渗透性脱水药,可在短时间内使血浆渗透压明显升高,形成血与脑组织间渗透压差,使脑组织间液水分向血管内转移,经肾脏排出,每 8g 甘露醇可由尿带出水分 100mL,用药后 20～30 分钟开始起效,2～3 小时作用达峰。常用剂量 125～250mL,1 次/6～8 小时,疗程 7～10 日。如患者出现脑疝征象可快速加压经静脉或颈动脉推注,可暂时缓解症状,为术前准备赢得时间。冠心病、心肌梗死、心力衰竭和肾功能不全者慎用,注意用药不当可诱发肾衰竭和水盐及电解质失衡。因此,在应用甘露醇脱水时,一定要严密观察患者尿量、血钾和心肾功能,一旦出现尿少、血尿、无尿时应立即停用。

2.利尿剂

呋塞米注射液较常用,脱水作用不如甘露醇,但可抑制脑脊液产生,用于心肾功能不全不能用甘露醇的患者,常与甘露醇合用,减少甘露醇用量。每次 20～40mg,每日 2～4 次,静脉注射。

3.甘油果糖氯化钠注射液

该药为高渗制剂,通过高渗透性脱水,能使脑水分含量减少,降低颅内压。本品降低颅内压作用起效较缓,持续时间较长,可与甘露醇交替使用。推荐剂量为每次 250～500mL,每日 1～2 次,静脉滴注,连用 7 日左右。

4.10%人血清蛋白

通过提高血浆胶体渗透压发挥对脑组织脱水降颅压作用,改善病灶局部脑组织水肿,作用持久。适用于低蛋白血症的脑水肿伴高颅压的患者。推荐剂量每次 10～20g,每日 1～2 次,静脉滴注。该药可增加心脏负担,心功能不全者慎用。

5.地塞米松

可防止脑组织内星形胶质细胞肿胀,降低毛细血管通透性,维持血-脑屏障功能。抗脑水肿作用起效慢,用药后 12～36 小时起效。剂量每日 10～20mg,静脉滴注。由于易并发感染或使感染扩散,可促进或加重应激性上消化道出血,影响血压和血糖控制等,临床不主张常规使用,病情危重、不伴上消化道出血者可早期短时间应用。

若药物脱水、降颅压效果不明显,出现颅高压危象时可考虑转外科手术开颅减压。

(四)控制感染

发病早期或病情较轻时通常不需使用抗生素,老年患者合并意识障碍易并发肺部感染,合并吞咽困难易发生吸入性肺炎,尿潴留或导尿易合并尿路感染,可根据痰液或尿液培养、药物敏感试验等选用抗生素治疗。

(五)维持水电解质平衡

患者液体的输入量最好根据其中心静脉压(CVP)和肺毛细血管楔压(PCWP)来调整,CVP 保持在 5～12mmHg 或者 PCWP 维持在 10～14mmHg。无此条件时每日液体输入量可按前 1 日尿量＋500mL 估算。每日补钠 50～70mmol/L,补钾 40～50mmol/L,糖类 13.5～18g。使用液体种类应以 0.9%氯化钠注射液或复方氯化钠注射液(林格液)为主,避免用高渗糖水,若用糖时可按每 4g 糖加 1U 胰岛素后再使用。由于患者使用大量脱水药、进食少、合并感染等原因,极易出现电解质紊乱和酸碱失衡,应加强监护和及时纠正,意识障碍患者可通过鼻饲管补充足够热量的营养和液体。

(六)对症治疗

1.中枢性高热

宜先行物理降温,如头部、腋下及腹股沟区放置冰袋,戴冰帽或睡冰毯等。效果不佳可用多巴胺受体激动剂如溴隐亭 3.75mg/d,逐渐加量至 7.5～15.0mg/d,分次服用。

2.痫性发作

可静脉缓慢推注(注意患者呼吸)地西泮 10～20mg,控制发作后可予卡马西平片,每次 100mg,每日 2 次。

3.应激性溃疡

丘脑、脑干出血患者常合并应激性溃疡和引起消化道出血,机制不明,可能是出血影响边缘系统、丘脑、丘脑下部及下行自主神经纤维,使肾上腺皮质激素和胃酸分泌大量增加,黏液分泌减少及屏障功能削弱。常在病后第 2～14 日突然发生,可反复出现,表现呕血及黑便,出血量大时常见烦躁不安、口渴、皮肤苍白、湿冷、脉搏细速、血压下降、尿量减少等外周循环衰竭表现。可采取抑制胃酸分泌和加强胃黏膜保护治疗,用 H_2 受体阻滞剂如:①雷尼替丁,每次 150mg,每日 2 次,口服。②西咪替丁,0.4～0.8g/d,加入 0.9％氯化钠注射液,静脉滴注。③注射用奥美拉唑钠,每次 40mg,每 12 小时静脉注射 1 次,连用 3 日。还可用硫糖铝,每次 1g,每日 4 次,口服;或氢氧化铝凝胶,每次 40～60mL,每日 4 次,口服。若发生上消化道出血可用去甲肾上腺素 4～8mg 加冰盐水 80～100mL,每日4～6 次,口服;云南白药,每次 0.5g,每日 4 次,口服。保守治疗无效时可在胃镜下止血,须注意呕血引起窒息,并补液或输血维持血容量。

4.心律失常

心房颤动常见,多见于病后前 3 日。心电图复极改变常导致易损期延长,易损期出现的期前收缩可导致室性心动过速或心室颤动。这可能是脑出血患者易发生猝死的主要原因。心律失常影响心排出量,降低脑灌注压,可加重原发脑病变,影响预后。应注意改善冠心病患者的心肌供血,给予常规抗心律失常治疗,及时纠正电解质紊乱,可试用 β-受体阻滞剂和钙通道阻滞剂治疗,维护心脏功能。

5.大便秘结

脑出血患者,由于卧床等原因,常会出现便秘。用力排便时腹压增高,从而使颅内压升高,可加重脑出血症状。便秘时腹胀不适,使患者烦躁不安,血压升高,亦可使病情加重,故脑出血患者便秘的护理十分重要。便秘可用甘油灌肠剂(支),患者侧卧位插入肛门内 6～10cm,将药液缓慢注入直肠内 60mL,5～10 分钟即可排便;缓泻剂如酚酞 2 片,每晚口服,亦可用中药番泻叶 3～9g 泡服。

6.稀释性低钠血症

又称血管升压素分泌异常综合征,10％的脑出血患者可发生。因血管升压素分泌减少,尿排钠增多,血钠降低,可加重脑水肿,每日应限制水摄入量在 800～1000mL,补钠 9～12g;宜缓慢纠正,以免导致脑桥中央髓鞘溶解症。另有脑耗盐综合征,是心钠素分泌过高导致低钠血症,应输液补钠治疗。

7.下肢深静脉血栓形成

急性脑卒中患者易并发下肢和瘫痪肢体深静脉血栓形成,患肢进行性水肿和发硬,肢体静脉血流图检查可确诊。勤翻身、被动活动或抬高瘫痪肢体可预防;治疗可用肝素钠 5000U,静脉滴注,每日 1 次;或低分子量肝素,每次 4000U,皮下注射,每日 2 次。

(七)外科治疗

可挽救重症患者的生命及促进神经功能恢复,手术宜在发病后 6～24 小时内进行,预后直接与术前意识水平有关,昏迷患者通常手术效果不佳。

1.手术指征

(1)脑叶出血:患者清醒、无神经障碍和小血肿(<20mL)者,不必手术,可密切观察和随访。患者意识障碍、大血肿和在 CT 片上有占位征,应手术。

(2)基底节和丘脑出血:大血肿、神经障碍者应手术。

(3)脑桥出血:原则上内科治疗。但对非高血压性脑桥出血如海绵状血管瘤,可手术治疗。

(4)小脑出血:血肿直径≥2cm者应手术,特别是合并脑积水、意识障碍、神经功能缺失和占位征者。

2.手术禁忌证

(1)深昏迷患者(GCS3~5级)或去大脑强直。

(2)生命体征不稳定,如血压过高、高热、呼吸不规则,或有严重系统器质病变者。

(3)脑干出血。

(4)基底节或丘脑出血影响到脑干。

(5)病情发展急骤,发病数小时即深昏迷者。

3.常用手术方法

(1)小脑减压术:是高血压性小脑出血最重要的外科治疗,可挽救生命和逆转神经功能缺损,病程早期患者处于清醒状态时手术效果好。

(2)开颅血肿清除术:占位效应引起中线结构移位和初期脑疝时外科治疗可能有效。

(3)钻孔扩大骨窗血肿清除术。

(4)钻孔微创颅内血肿清除术。

(5)脑室出血脑室引流术。

(八)早期康复治疗

原则上应尽早开始。在神经系统症状不再进展,没有严重精神、行为异常,生命体征稳定,没有严重的并发症、合并症时即可开始康复治疗的介入,但需注意康复方法的选择。早期康复治疗对恢复患者的神经功能,提高生活质量是十分有利的。早期对瘫痪肢体进行按摩及被动运动,开始有主动运动时即应根据康复要求按阶段进行训练,以促进神经功能恢复,避免出现关节挛缩、肌肉萎缩和骨质疏松;对失语患者需加强言语康复训练。

(九)加强护理,防治并发症

常见的并发症有肺部感染、上消化道出血、吞咽困难和水电解质紊乱、下肢静脉血栓形成、肺栓塞、肺水肿、冠状动脉性疾病和心肌梗死、心脏损伤、痫性发作等。脑出血预后与急性期护理有直接关系,合理的护理措施十分重要。

1.体位

头部抬高15°~30°,既能保持脑血流量,又能保持呼吸道通畅。切忌无枕仰卧。凡意识障碍患者宜采用侧卧位,头稍前屈,以利口腔分泌物流出。

2.饮食与营养

营养不良是脑出血患者常见的易被忽视的并发症,应充分重视。重症意识障碍患者急性期应禁食1~2日,静脉补给足够能量与维生素,发病48小时后若无活动性消化道出血,可鼻饲流质饮食,应考虑营养合理搭配与平衡。患者意识转清、咳嗽反射良好、能吞咽时可停止鼻饲,应注意喂食时宜取45°半卧位,食物宜做成糊状,流质饮料均应选用茶匙喂食,喂食出现呛咳可拍背。

3.呼吸道护理

脑出血患者应保持呼吸道通畅和足够通气量,意识障碍或脑干功能障碍患者应行气管插管,指征是$PaO_2 < 60mmHg$、$PaCO_2 > 50mmHg$或有误吸危险者。鼓励勤翻身、拍背,鼓励患者尽量咳嗽,咳嗽无力痰多时可超声雾化治疗,呼吸困难、呼吸道痰液多、经鼻抽吸困难者可考虑气管切开。

4.压疮防治与护理

昏迷或完全性瘫痪患者易发生压疮,预防措施包括定时翻身,保持皮肤干燥清洁,在骶部、足跟及骨隆起处加垫气圈,经常按摩皮肤及活动瘫痪肢体促进血液循环,皮肤发红可用70%乙醇溶液或温水轻柔,涂以3.5%安息香酊。

七、预后与预防

(一)预后

脑出血的预后与出血量、部位、病因及全身状况等有关。脑干、丘脑及大量脑室出血预后差。脑水肿、颅内压增高及脑疝、并发症及脑—内脏(脑—心、脑—肺、脑—肾、脑—胃肠)综合征是致死的主要原因。早期多死于脑疝,晚期多死于中枢性衰竭、肺炎和再出血等继发性并发症。影响本病的预后因素有:①年龄较大;②昏迷时间长和程度深;③颅内压高和脑水肿重;④反复多次出血和出血量大;⑤小脑、脑干出血;⑥神经体征严重;⑦出血灶多和生命体征不稳定;⑧伴癫痫发作、去大脑皮质强直或去大脑强直;⑨伴有脑—内脏联合损害;⑩合并代谢性酸中毒、代谢障碍或电解质紊乱者,预后差。及时给予正确的中西医结合治疗和内外科治疗,可大大改善预后,减少死亡率和致残率。

(二)预防

总的原则是定期体检,早发现、早预防、早治疗。脑出血是多危险因素所致的疾病。研究证明,高血压是最重要的独立危险因素,心脏病、糖尿病是肯定的危险因素。多种危险因素之间存在错综复杂的相关性,它们互相渗透、互相作用、互为因果,从而增加了脑出血的危险性,也给预防和治疗带来困难。目前我国仍存在对高血压知晓率低、用药治疗率低和控制率低等"三低"现象,恰与我国脑卒中患病率高、致残率高和死亡率高等"三高"现象形成鲜明对比。因此,加强高血压的防治宣传教育是非常必要的。在高血压治疗中,轻型高血压可选用尼群地平和吲达帕胺,对其他类型的高血压则应根据病情选用钙通道阻滞剂、β-受体阻滞剂、ACEI、利尿剂等联合治疗。

有些危险因素是先天决定的,而且是难以改变甚至不能改变的(如年龄、性别);有些危险因素是环境造成的,很容易预防(如感染);有些是人们生活行为的方式,是完全可以控制的(如抽烟、酗酒);还有些疾病常常是可治疗的(如高血压)。虽然大部分高血压患者都接受过降压治疗,但规范性、持续性差,这样非但没有起到降低血压、预防脑出血的作用,反而使血压忽高忽低,易于引发脑出血。所以控制血压除进一步普及治疗外,重点应放在正确的治疗方法上。预防工作不可简单、单一化,要采取突出重点、顾及全面的综合性预防措施,才能有效地降低脑出血的发病率、病死率和复发率。

除针对危险因素进行预防外,日常生活中须注意经常锻炼、戒烟酒,合理饮食,调理情绪。饮食上提倡"五高三低",即高蛋白质、高钾、高钙、高纤维素、高维生素及低盐、低糖、低脂。锻炼要因人而异,方法灵活多样,强度不宜过大,避免激烈运动。

(王小丽)

第九节　蛛网膜下隙出血

蛛网膜下隙出血(subarachnoid hemorrhage,SAH)是指脑表面或脑底部的血管自发破裂,血液流入蛛网膜下隙,伴或不伴颅内其他部位出血的一种急性脑血管疾病。本病可分为原发性、继发性和外伤性。原发性 SAH 是指脑表面或脑底部的血管破裂出血,血液直接或基本直接流入蛛网膜下隙所致,称特发性蛛网膜下隙出血或自发性蛛网膜下隙出血(idiopathic subarachnoid hemorrhage,ISAH),约占急性脑血管疾病的 15% 左右,是神经科常见急症之一;继发性 SAH 则为脑实质内、脑室、硬脑膜外或硬脑膜下的血管破裂出血,血液穿破脑组织进入脑室或蛛网膜下隙者;外伤引起的概称外伤性 SAH,常伴发于脑挫裂伤。SAH 临床表现为急骤起病的剧烈头痛、呕吐、精神或意识障碍、脑膜刺激征和血性脑脊液。SAH 的年发病率世界各国各不相同,中国约为 5/10 万,美国约为6/10 万～16/10 万,德国约为 10/10 万,芬兰约为25/10 万,日本约为25/10 万。

一、病因与发病机制

（一）病因

SAH 的病因很多，以动脉瘤为最常见，包括先天性动脉瘤、高血压动脉硬化性动脉瘤、夹层动脉瘤和感染性动脉瘤等，其他如脑血管畸形、脑底异常血管网、结缔组织病、脑血管炎等。约 75%～85% 的非外伤性 SAH 患者为颅内动脉瘤破裂出血，其中，先天性动脉瘤发病多见于中青年；高血压动脉硬化性动脉瘤为梭形动脉瘤，约占 13%，多见于老年人。脑血管畸形占第二位，以动静脉畸形最常见，约占 15%，常见于青壮年。其他如烟雾病、感染性动脉瘤、颅内肿瘤、结缔组织病、垂体卒中、脑血管炎、血液病及凝血障碍性疾病、妊娠并发症等均可引起 SAH。近年发现约 15% 的 ISAH 患者病因不清，即使 DSA 检查也未能发现 SAH 的病因。

1.动脉瘤

近年来，对先天性动脉瘤与分子遗传学的多个研究支持 Ⅰ 型胶原蛋白 α_2 链基因（COLIA$_2$）和弹力蛋白基因（FLN）是先天性动脉瘤最大的候补基因。颅内动脉瘤好发于 Willis 环及其主要分支的血管分叉处，其中位于前循环颈内动脉系统者约占 85%，位于后循环基底动脉系统者约占 15%。对此类动脉瘤的研究证实，血管壁的最大压力来自沿血流方向上的血管分叉处的尖部。随着年龄增长，在血压增高、动脉瘤增大，更由于血流涡流冲击和各种危险因素的综合因素作用下，出血的可能性也随之增大。颅内动脉瘤体积的大小与有无蛛网膜下隙出血相关，直径 <3mm 的动脉瘤，SAH 的风险小；直径 >5～7mm 的动脉瘤，SAH 的风险高。对于未破裂的动脉瘤，每年发生动脉瘤破裂出血的危险性介于 1%～2% 之间。曾经破裂过的动脉瘤有更高的再出血率。

2.脑血管畸形

以动静脉畸形最常见，且 90% 以上位于小脑幕上。脑血管畸形是胚胎发育异常形成的畸形血管团，血管壁薄，在有危险因素的条件下易诱发出血。

3.高血压动脉硬化性动脉瘤

长期高血压动脉粥样硬化导致脑血管弯曲多、侧支循环多，管径粗细不均，且脑内动脉缺乏外弹力层，在血压增高、血流涡流冲击等因素影响下，管壁薄弱的部分逐渐向外膨胀形成囊状动脉瘤，极易破裂出血。

4.其他病因

动脉炎或颅内炎症可引起血管破裂出血，肿瘤可直接侵袭血管导致出血。脑底异常血管网形成后可并发动脉瘤，一旦破裂出血可导致反复发生的脑实质内出血或 SAH。

（二）发病机制

蛛网膜下隙出血后，血液流入蛛网膜下隙淤积在血管破裂相应的脑沟和脑池中，并可下流至脊髓蛛网膜下隙，甚至逆流至第四脑室和侧脑室，引起一系列变化，主要包括：①颅内容积增加。血液流入蛛网膜下隙使颅内容积增加，引起颅内压增高，血液流入量大者可诱发脑疝。②化学性脑膜炎。血液流入蛛网膜下隙后直接刺激血管，使白细胞崩解释放各种炎症介质。③血管活性物质释放。血液流入蛛网膜下隙后，血细胞破坏产生各种血管活性物质（氧合血红蛋白、5-羟色胺、血栓烷 A_2、肾上腺素、去甲肾上腺素）刺激血管和脑膜，使脑血管发生痉挛和蛛网膜颗粒粘连。④脑积水。血液流入蛛网膜下隙在颅底或逆流入脑室发生凝固，造成脑脊液回流受阻引起急性阻塞性脑积水和颅内压增高；部分红细胞随脑脊液流入蛛网膜颗粒并溶解，使其阻塞，引起脑脊液吸收减慢，最后产生交通性脑积水。⑤下丘脑功能紊乱。血液及其代谢产物直接刺激下丘脑引起神经内分泌紊乱，引起发热、血糖含量增高、应激性溃疡、肺水肿等。⑥脑-心综合征。急性高颅压或血液直接刺激下丘脑、脑干，导致自主神经功能亢进，引起急性心肌缺血、心律失常等。

二、病理

肉眼可见脑表面呈紫红色，覆盖有薄层血凝块；脑底部的脑池、脑桥小脑三角及小脑延髓池等处可见更明显的血块沉积,甚至可将颅底的血管、神经埋没。血液可穿破脑底面进入第三脑室和侧脑室。脑底大量积血或脑室内积血可影响脑脊液循环出现脑积水,约 5% 的患者,由于部分红细胞随脑脊液流入蛛网膜颗粒并使其堵塞,引起脑脊液吸收减慢而产生交通性脑积水。蛛网膜及软膜增厚、色素沉着,脑与神经、血管间发生粘连。脑脊液呈血性。血液在蛛网膜下腔的分布,以出血量和范围分为弥散型和局限型。前者出血量较多,穹隆面与基底面蛛网膜下腔均有血液沉积;后者血液则仅存于脑底池。约 40%~60% 的脑标本并发脑内出血。出血的次数越多,并发脑内出血的比例越大。并发脑内出血的发生率第 1 次约 39.6%,第 2 次约 55%,第 3 次达 100%。出血部位随动脉瘤的部位而定。动脉瘤好发于 Willis 环的血管上,尤其是动脉分叉处,可单发或多发。

三、临床表现

SAH 发生于任何年龄,发病高峰多在 30~60 岁;50 岁后,ISAH 的危险性有随年龄的增加而升高的趋势。男女在不同的年龄段发病不同,10 岁前男性的发病率较高,男女比为 4∶1;40~50 岁时,男女发病相等;70~80 岁时,男女发病率之比高达 1∶10。临床主要表现为剧烈头痛、脑膜刺激征阳性、血性脑脊液。在严重病例中,患者可出现意识障碍,从嗜睡至昏迷不等。

(一)症状与体征

1.先兆及诱因

先兆通常是不典型头痛或颈部僵硬,部分患者有病侧眼眶痛、轻微头痛、动眼神经麻痹等表现,主要由少量出血造成;70% 的患者存在上述症状数日或数周后出现严重出血,但绝大部分患者起病急骤,无明显先兆。常见诱因有过量饮酒、情绪激动、精神紧张、剧烈活动、用力状态等,这些诱因均能增加 ISAH 的风险性。

2.一般表现

出血量大者,当日体温即可升高,可能与下丘脑受影响有关;多数患者于 2~3 日后体温升高,多属于吸收热;SAH 后患者血压增高,约 1~2 周病情趋于稳定后逐渐恢复病前血压。

3.神经系统表现

绝大部分患者有突发持续性剧烈头痛。头痛位于前额、枕部或全头,可扩散至颈部、腰背部;常伴有恶心、呕吐。呕吐可反复出现,系由颅内压急骤升高和血液直接刺激呕吐中枢所致。如呕吐物为咖啡色样胃内容物则提示上消化道出血,预后不良。头痛部位各异,轻重不等,部分患者类似眼肌麻痹型偏头痛。有 48%~81% 的患者可出现不同程度的意识障碍,轻者嗜睡,重者昏迷,多逐渐加深。意识障碍的程度、持续时间及意识恢复的可能性均与出血量、出血部位及有无再出血有关。

部分患者以精神症状为首发或主要的临床症状,常表现为兴奋、躁动不安、定向障碍,甚至谵妄和错乱;少数可出现迟钝、淡漠、抗拒等。精神症状可由大脑前动脉或前交通动脉附近的动脉瘤破裂引起,大多在病后 1~5 日出现,但多数在数周内自行恢复。癫痫发作较少见,多发生在出血时或出血后的急性期,国外发生率为 6%~26.1%,国内资料为 10%~18.3%。在一项 SAH 的大宗病例报道中,大约有 15% 的动脉瘤性 SAH 表现为癫痫。癫痫可为局限性抽搐或全身强直-阵挛性发作,多见于脑血管畸形引起者,出血部位多在天幕上,多由于血液刺激大脑皮质所致,患者有反复发作倾向。部分患者由于血液流入脊髓蛛网膜下腔可出现神经根刺激症状,如腰背痛。

4.神经系统体征

(1)脑膜刺激征:为 SAH 的特征性体征,包括头痛、颈强直、Kernig 征和 Brudzinski 征阳性。常于起病后数小时至 6 日内出现,持续 3~4 周。颈强直发生率最高(6%~100%)。另外,应当注意临床上有少数患者可无脑膜刺激征,如老年患者,可能因蛛网膜下腔扩大等老年性改变和痛觉不敏感等因素,往往使脑膜刺激征不明显,但意识障碍仍可较明显,老年人的意识障碍可达 90%。

(2)脑神经损害:以第Ⅱ、Ⅲ对脑神经最常见,其次为第Ⅴ、Ⅵ、Ⅶ、Ⅷ对脑神经,主要由于未破裂的动脉瘤压迫或破裂后的渗血、颅内压增高等直接或间接损害引起。少数患者有一过性肢体单瘫、偏瘫、失语,早期出现者多因出血破入脑实质和脑水肿所致；晚期多由于迟发性脑血管痉挛引起。

（3）眼症状：SAH 的患者中，17％有玻璃体膜下出血，7％～35％有视盘水肿。视网膜下出血及玻璃体下出血是诊断 SAH 有特征性的体征。

（4）局灶性神经功能缺失：如有局灶性神经功能缺失有助于判断病变部位，如突发头痛伴眼睑下垂者，应考虑载瘤动脉可能是后交通动脉或小脑上动脉。

（二）SAH 并发症

1.再出血

在脑血管疾病中，最易发生再出血的疾病是 SAH，国内文献报道再出血率为 24％左右。再出血临床表现严重，病死率远远高于第 1 次出血，一般发生在第 1 次出血后 10～14 日，2 周内再发生率占再发病例的 54％～80％。近期再出血病死率为 41％～46％，甚至更高。再发出血多因动脉瘤破裂所致，通常在病情稳定的情况下，突然头痛加剧、呕吐、癫痫发作，并迅速陷入深昏迷，瞳孔散大，对光反射消失，呼吸困难甚至停止。神经定位体征加重或脑膜刺激征明显加重。

2.脑血管痉挛

脑血管痉挛（CVS）是 SAH 发生后出现的迟发性大、小动脉的痉挛狭窄，以后者更多见。典型的血管痉挛发生在出血后 3～5 日，于 5～10 日达高峰，2～3 周逐渐缓解。在大多数研究中，血管痉挛发生率在 25％～30％。早期可逆性 CVS 多在蛛网膜下隙出血后 30 分钟内发生，表现为短暂的意识障碍和神经功能缺失。70％的 CVS 在蛛网膜下隙出血后 1～2 周内发生，尽管及时干预治疗，但仍有约 50％有症状的 CVS 患者将会进一步发展为脑梗死。因此，CVS 的治疗关键在预防。血管痉挛发作的临床表现通常是头痛加重或意识状态下降，除发热和脑膜刺激征外，也可表现局灶性的神经功能损害体征，但不常见。尽管导致血管痉挛的许多潜在危险因素已经确定，但 CT 扫描所见的蛛网膜下隙出血的数量和部位是最主要的危险因素。基底池内有厚层血块的患者比仅有少量出血的患者更容易发展为血管痉挛。虽然国内外均有大量的临床观察和实验数据，但是 CVS 的机制仍不确定。蛛网膜下隙出血本身或其降解产物中的一种或多种成分可能是导致 CVS 的原因。

CVS 的检查常选择经颅多普勒超声（TCD）和数字减影血管造影（DSA）检查。TCD 有助于血管痉挛的诊断。TCD 血液流速峰值大于 200cm/s 和（或）平均流速大于 120cm/s 时能很好地与血管造影显示的严重血管痉挛相符。值得提出的是，TCD 只能测定颅内血管系统中特定深度的血管段。测得数值的准确性在一定程度上依赖于超声检查者的经验。动脉插管血管造影诊断 CVS 较 TCD 更为敏感。CVS 患者行血管造影的价值不仅用于诊断，更重要的目的是血管内治疗。动脉插管血管造影为有创检查，价格较昂贵。

3.脑积水

大约 25％的动脉瘤性蛛网膜下隙出血患者由于出血量大、速度快，血液大量涌入第三脑室、第四脑室并凝固，使第四脑室的外侧孔和正中孔受阻，可引起急性梗阻性脑积水，导致颅内压急剧升高，甚至出现脑疝而死亡。急性脑积水常发生于起病数小时至 2 周内，多数患者在 1～2 日内意识障碍呈进行性加重，神经症状迅速恶化，生命体征不稳定，瞳孔散大。颅脑 CT 检查可发现阻塞上方的脑室明显扩大等脑室系统有梗阻表现，此类患者应迅速进行脑室引流术。慢性脑积水是 SAH 后 3 周至 1 年内发生的脑积水，原因可能为蛛网膜下隙出血刺激脑膜，引起无菌性炎症反应形成粘连，阻塞蛛网膜下隙及蛛网膜绒毛而影响脑脊液的吸收与回流，以脑脊液吸收障碍为主，病理切片可见蛛网膜增厚纤维变性，室管膜破坏及脑室周围脱髓鞘改变。Johnston 认为脑脊液的吸收与蛛网膜下隙和上矢状窦的压力差以及蛛网膜绒毛颗粒的阻力有关。当脑外伤后颅内压增高时，上矢状窦的压力随之升高，使蛛网膜下隙和上矢状窦的压力差变小，从而使蛛网膜绒毛微小管系统受压甚至关闭，直接影响脑脊液的吸收。由于脑脊液的积蓄造成脑室内静水压升高，致使脑室进行性扩大。因此，慢性脑积水的初期，患者的颅内压是高于正常的，及至脑室扩大到一定程度之后，由于加大了吸收面，才渐使颅内压下降至正常范围，故临床上称之为正常颅压脑积水。但由于脑脊液的静水压已超过脑室壁所能承受的压力，使脑室不断继续扩大、脑萎缩加重而致进行性痴呆。

4. 自主神经及内脏功能障碍

常因下丘脑受出血、脑血管痉挛和颅内压增高的损伤所致,临床可并发心肌缺血或心肌梗死、急性肺水肿、应激性溃疡。这些并发症被认为是由于交感神经过度活跃或迷走神经张力过高所致。

5. 低钠血症

尤其是重症 SAH 常影响下丘脑功能,而导致有关水盐代谢激素的分泌异常。目前,关于低钠血症发生的病因有两种机制,即血管升压素分泌异常综合征(syndrome of inappropriate antidiuretic hormone,SIADH)和脑性耗盐综合征(cerebral salt-wasting syndrome,CSWS)。

SIADH 理论是 1957 年由 Bartter 等提出的,该理论认为,低钠血症产生的原因是由于各种创伤性刺激作用于下丘脑,引起血管升压素(ADH)分泌过多,或血管升压素渗透性调节异常,丧失了低渗对 ADH 分泌的抑制作用,而出现持续性 ADH 分泌。肾脏远曲小管和集合管重吸收水分的作用增强,引起水潴留、血钠被稀释及细胞外液增加等一系列病理生理变化。同时,促肾上腺皮质激素(ACTH)相对分泌不足,血浆 ACTH 降低,醛固酮分泌减少,肾小管排钾保钠功能下降,尿钠排出增多。细胞外液增加和尿、钠丢失的后果是血浆渗透压下降和稀释性低血钠,尿渗透压高于血渗透压,低钠而无脱水,中心静脉压增高的一种综合征。若进一步发展,将导致水分从细胞外向细胞内转移、细胞水肿及代谢功能异常。当血钠 <120mmol/L时,可出现恶心、呕吐、头痛;当血钠<110mmol/L 时可发生嗜睡、躁动、谵语、肌张力低下、腱反射减弱或消失甚至昏迷。

但 20 世纪 70 年代末以来,越来越多的学者发现,发生低钠血症时,患者多伴有尿量增多和尿钠排泄量增多,而血中 ADH 并无明显增加。这使得脑性耗盐综合征的概念逐渐被接受。SAH 时,CSWS 的发生可能与脑钠肽(BNP)的作用有关。下丘脑受损时可释放出 BNP,脑血管痉挛也可使 BNP 升高。BNP 的生物效应类似心房钠尿肽(ANP),有较强的利钠和利尿反应。CSWS 时可出现厌食、恶心、呕吐、无力、直立性低血压、皮肤无弹性、眼球内陷、心率增快等表现。诊断依据:细胞外液减少,负钠平衡,水摄入与排出率<1,肺动脉楔压<8mmHg,中央静脉压<6mmHg,体重减轻。Ogawasara 提出每日对 CSWS 患者定时测体重和中央静脉压是诊断 CSWS 和鉴别 SIADH 最简单和实用的方法。

四、辅助检查

(一)脑脊液检查

目前脑脊液(CSF)检查尚不能被 CT 检查所完全取代。由于腰椎穿刺(LP)有诱发再出血和脑疝的风险,在无条件行 CT 检查和病情允许的情况下,或颅脑 CT 所见可疑时才可考虑谨慎施行 LP 检查。均匀一致的血性脑脊液是诊断 SAH 的金标准,脑脊液压力增高,蛋白含量增高,糖和氯化物水平正常。起初脑脊液中红、白细胞比例与外周血基本一致(700:1),12 小时后脑脊液开始变黄,2~3 日后因出现无菌性炎症反应,白细胞数可增加,初为中性粒细胞,后为单核细胞和淋巴细胞。LP 阳性结果与穿刺损伤出血的鉴别很重要。通常是通过连续观察试管内红细胞计数逐渐减少的三管试验来证实,但采用脑脊液离心检查上清液黄变及匿血反应是更灵敏的诊断方法。脑脊液细胞学检查可见巨噬细胞内吞噬红细胞及碎片,有助于鉴别。

(二)颅脑 CT 检查

CT 检查是诊断蛛网膜下腔出血的首选常规检查方法。急性期颅脑 CT 检查快速、敏感,不但可早期确诊,还可判定出血部位、出血量、血液分布范围及动态观察病情进展和有无再出血迹象。急性期 CT 表现为脑池、脑沟及蛛网膜下腔呈高密度改变,尤以脑池局部积血有定位价值,但确定出血动脉及病变性质仍需借助于数字减影血管造影(DSA)检查。发病距 CT 检查的时间越短,显示蛛网膜下腔出血病灶部位的积血越清楚。Adams 观察发病当日 CT 检查显示阳性率为 95%,1 日后降至 90%,5 日后降至 80%,7 日后降至 50%。CT 显示蛛网膜下腔高密度出血征象,多见于大脑外侧裂池、前纵裂池、后纵裂池、鞍上池、和环池等。CT 增强扫描可能显示大的动脉瘤和血管畸形。须注意 CT 阴性并不能绝对排除 SAH。

部分学者依据 CT 扫描并结合动脉瘤好发部位推测动脉瘤的发生部位,如蛛网膜下腔出血以鞍上池为中心呈不对称向外扩展,提示颈内动脉瘤;外侧裂池基底部积血提示大脑中动脉瘤;前纵裂池基底部积血提示前交通动脉瘤;出血以脚间池为中心向前纵裂池和后纵裂池基底部扩散,提示基底动脉瘤。CT 显示弥漫性出血或局限于前部的出血发生再出血的风险较大,应尽早行 DSA 检查确定动脉瘤部位并早期手术。MRA 作为初筛工具具有无创、无风险的特点,但敏感性不如 DSA 检查高。

（三）数字减影血管造影

确诊 SAH 后应尽早行数字减影血管造影（DSA）检查,以确定动脉瘤的部位、大小、形状、数量、侧支循环和脑血管痉挛等情况,并可协助除外其他病因如动静脉畸形、烟雾病和炎性血管瘤等。大且不规则、分成小腔（为责任动脉瘤典型的特点）的动脉瘤可能是出血的动脉瘤。如发病之初脑血管造影未发现病灶,应在发病 1 个月后复查脑血管造影,可能会有新发现。DSA 可显示 80% 的动脉瘤及几乎 100% 的血管畸形,而且对发现继发性脑血管痉挛有帮助。脑动脉瘤大多数在 2~3 周内再次破裂出血,尤以病后 6~8 日为高峰,因此对动脉瘤应早检查、早期手术治疗,如在发病后 2~3 日内,脑水肿尚未达到高峰时进行手术则手术并发症少。

（四）MRI 检查

MRI 对蛛网膜下隙出血的敏感性不及 CT。急性期 MRI 检查还可能诱发再出血。但 MRI 可检出脑干隐匿性血管畸形;对直径 3~5mm 的动脉瘤检出率可达 84%~100%,而由于空间分辨率较差,不能清晰显示动脉瘤颈和载瘤动脉,仍需行 DSA 检查。

（五）其他检查

心电图可显示 T 波倒置、QT 间期延长、出现高大 U 波等异常;血常规、凝血功能和肝功能检查可排除凝血功能异常方面的出血原因。

五、诊断与鉴别诊断

（一）诊断

根据以下临床特点,诊断 SAH 一般并不困难,如突然起病,主要症状为剧烈头痛,伴呕吐;可有不同程度的意识障碍和精神症状,脑膜刺激征明显,少数伴有脑神经及轻偏瘫等局灶症状;辅助检查 LP 为血性脑脊液,脑 CT 所显示的出血部位有助于判断动脉瘤。

临床分级:一般采用 Hunt-Hess 分级法（表 9-1）或世界神经外科联盟（WFNS）分级。前者主要用于动脉瘤引起 SAH 的手术适应证及预后判断的参考,Ⅰ~Ⅲ级应尽早行 DSA,积极术前准备,争取尽早手术;对Ⅳ~Ⅴ级先行血块清除术,待症状改善后再行动脉瘤手术。后者根据格拉斯哥昏迷评分和有无运动障碍进行分级（表 9-2）,即Ⅰ级的 SAH 患者很少发生局灶性神经功能缺损;GCS≤12 分（Ⅳ~Ⅴ级）的患者,不论是否存在局灶神经功能缺损,并不影响其预后判断;对于 GCS13~14 分（Ⅱ~Ⅲ级）的患者,局灶神经功能缺损是判断预后的补充条件。

表 9-1　Hunt-Hess 分级法（1968 年）

分类	标准
0 级	未破裂动脉瘤
Ⅰ级	无症状或轻微头痛
Ⅱ级	中—重度头痛、脑膜刺激征、脑神经麻痹
Ⅲ级	嗜睡、意识混浊、轻度局灶性神经体征
Ⅳ级	昏迷、中或重度偏瘫,有早期去大脑强直或自主神经功能紊乱
Ⅴ级	深昏迷、去大脑强直,濒死状态

注:凡有高血压、糖尿病、高度动脉硬化、慢性肺部疾病等全身性疾病,或 DSA 呈现高度脑血管痉挛的病例,则向恶化阶段提高 1 级。

表 9-2　WFNS 的 SAH 分级(1988 年)

分类	GCS	运动障碍
Ⅰ级	15	无
Ⅱ级	14～13	无
Ⅲ级	14～13	有局灶性体征
Ⅳ级	12～7	有或无
Ⅴ级	6～3	有或无

注:GCS(Glasgow Coma Scale)格拉斯哥昏迷评分。

(二)鉴别诊断

1.脑出血

脑出血深昏迷时与 SAH 不易鉴别,但脑出血多有局灶性神经功能缺失体征,如偏瘫、失语等,患者多有高血压病史。仔细的神经系统检查及脑 CT 检查有助于鉴别诊断。

2.颅内感染

发病较 SAH 缓慢。各类脑膜炎起病初均先有高热,脑脊液呈炎性改变而有别于 SAH。进一步脑影像学检查,脑沟、脑池无高密度增高影改变。脑炎临床表现为发热、精神症状、抽搐和意识障碍,且脑脊液多正常或只有轻度白细胞数增高,只有脑膜出血时才表现为血性脑脊液;脑 CT 检查有助于鉴别诊断。

3.瘤卒中

依靠详细病史(如有慢性头痛、恶心、呕吐等)、体征和脑 CT 检查可以鉴别。

六、治疗

主要治疗原则:①控制继续出血,预防及解除血管痉挛,去除病因,防治再出血,尽早采取措施预防、控制各种并发症。②掌握时机尽早行 DSA 检查,如发现动脉瘤及动静脉畸形,应尽早行血管介入、手术治疗。

(一)一般处理

绝对卧床护理 4～6 周,避免情绪激动和用力排便,防治剧烈咳嗽,烦躁不安时适当应用止咳剂、镇静剂;稳定血压,控制癫痫发作。对于血性脑脊液伴脑室扩大者,必要时可行脑室穿刺和体外引流,但应掌握引流速度要缓慢。发病后应密切观察 GCS 评分,注意心电图变化,动态观察局灶性神经体征变化和进行脑功能监测。

(二)防止再出血

二次出血是本病的常见现象,故积极进行药物干预对防治再出血十分必要。蛛网膜下隙出血急性期脑脊液纤维素溶解系统活性增高,第 2 周开始下降,第 3 周后恢复正常。因此,选用抗纤维蛋白溶解药物抑制纤溶酶原的形成,具有防治再出血的作用。

1.6-氨基己酸

为纤维蛋白溶解抑制剂,可阻止动脉瘤破裂处凝血块的溶解,又可预防再破裂和缓解脑血管痉挛。每次 8～12g 加入 10% 葡萄糖盐水 500mL 中静脉滴注,每日 2 次。

2.氨甲苯酸

又称抗血纤溶芳酸,能抑制纤溶酶原的激活因子,每次200～400mg,溶于葡萄糖注射液或 0.9%氯化钠注射液 20mL 中缓慢静脉注射,每日 2 次。

3.氨甲环酸

为氨甲苯酸的衍生物,抗血纤维蛋白溶酶的效价强于前两种药物,每次 250～500mg 加入 5% 葡萄糖注射液 250～500mL 中静脉滴注,每日 1～2 次。

但近年的一些研究显示抗纤溶药虽有一定的防止再出血作用,但同时增加了缺血事件的发生,因此不推荐常规使用此类药物,除非凝血障碍所致出血时可考虑应用。

（三）降颅压治疗

蛛网膜下隙出血可引起颅内压升高、脑水肿,严重者可出现脑疝,应积极进行脱水降颅压治疗,主要选用20%甘露醇静脉滴注,每次125～250mL,2～4次/日;呋塞米入小壶,每次20～80mg,2～4次/日;清蛋白10～20g/d,静脉滴注。药物治疗效果不佳或疑有早期脑疝时,可考虑脑室引流或颞肌下减压术。

（四）防治脑血管痉挛及迟发性缺血性神经功能缺损

目前认为脑血管痉挛引起迟发性缺血性神经功能缺损(delayed ischemic neurologic deficit,DIND)是动脉瘤性SAH最常见的死亡和致残原因。钙通道拮抗剂可选择性作用于脑血管平滑肌,减轻脑血管痉挛和DIND。常用尼莫地平,每日10mg(50mL),以每小时2.5～5.0mL速度泵入或缓慢静脉滴注,5～14日为1个疗程;也可选择尼莫地平,每次40mg,每日3次,口服。国外报道高血压－高血容量－血液稀释(hypertension-hypervolemia-hemodilution,3H)疗法可使大约70%的患者临床症状得到改善。有数个报道认为与以往相比,"3H"疗法能够明显改善患者预后。增加循环血容量,提高平均动脉压(MAP),降低血细胞比容(HCT)至30%～50%,被认为能够使脑灌注达到最优化。3H疗法必须排除已存在脑梗死、高颅压,并已夹闭动脉瘤后才能应用。

（五）防治急性脑积水

急性脑积水常发生于病后1周内,发生率为9%～27%。急性阻塞性脑积水患者脑CT显示脑室急速进行性扩大,意识障碍加重,有效的疗法是行脑室穿刺引流和冲洗。但应注意防止脑脊液引流过度,维持颅内压在15～30mmHg,因过度引流会突然发生再出血。长期脑室引流要注意继发感染(脑炎、脑膜炎),感染率为5%～10%。同时常规应用抗生素防治感染。

（六）低钠血症的治疗

SIADH的治疗原则主要是纠正低血钠和防止体液容量过多。可限制液体摄入量,1日<500～1000mL,使体内水分处于负平衡以减少体液过多与尿钠丢失。注意应用利尿剂和高渗盐水,纠正低血钠与低渗血症。当血浆渗透压恢复,可给予5%葡萄糖注射液维持,也可用抑制ADH药物,去甲金霉素1～2g/d,口服。

CSWS的治疗主要是维持正常水盐平衡,给予补液治疗。可静脉或口服等渗或高渗盐液,根据低钠血症的严重程度和患者耐受程度单独或联合应用。高渗盐液补液速度以每小时0.7mmol/L,24小时<20mmol/L为宜。如果纠正低钠血症速度过快可导致脑桥脱髓鞘病,应予特别注意。

（七）外科治疗

经造影证实有动脉瘤或动静脉畸形者,应争取手术或介入治疗,根除病因防止再出血。

1.显微外科

夹闭颅内破裂的动脉瘤是消除病变并防止再出血的最好方法,而且动脉瘤被夹闭,继发性血管痉挛就能得到积极有效的治疗。一般认为Hunt-Hess分级Ⅰ～Ⅱ级的患者应在发病后48～72小时内早期手术。应用现代技术,早期手术已经不再难以克服。一些神经血管中心富有经验的医师已经建议给低评分的患者早期手术,只要患者的血流动力学稳定,颅内压得以控制即可。对于神经状况分级很差和(或)伴有其他内科情况,手术应该延期。对于病情不太稳定、不能承受早期手术的患者,可选择血管内治疗。

2.血管内治疗

选择适合的患者行血管内放置Guglielmi可脱式弹簧圈(Guglielmi detachable coils,GDCs),已经被证实是一种安全的治疗手段。近年来,一般认为治疗指征为手术风险大或手术治疗困难的动脉瘤。

七、预后与预防

（一）预后

临床常采用Hunt和Kosnik(1974)修改的Botterell的分级方案,对预后判断有帮助。Ⅰ～Ⅱ级患者预后佳,Ⅳ～Ⅴ级患者预后差,Ⅲ级患者介于两者之间。

首次蛛网膜下隙出血的死亡率约为10%～25%。死亡率随着再出血递增。再出血和脑血管痉挛是导致死亡和致残的主要原因。蛛网膜下隙出血的预后与病因、年龄、动脉瘤的部位、瘤体大小、出血量、有无并发症、手术时机选择及处置是否及时、得当有关。

（二）预防

蛛网膜下隙出血病情常较危重，死亡率较高，尽管不能从根本上达到预防目的，但对已知的病因应及早积极对因治疗，如控制血压、戒烟、限酒，以及尽量避免剧烈运动、情绪激动、过劳、用力排便、剧烈咳嗽等；对于长期便秘的个体应采取辨证论治思路长期用药（如麻仁润肠丸、芪蓉润肠口服液、香砂枳术丸、越鞠保和丸等）；情志因素常为本病的诱发因素，对于已经存在脑动脉瘤、动脉血管夹层或烟雾病的患者，保持情绪稳定至关重要。

不少尸检材料证实，患者生前曾患动脉瘤但未曾破裂出血，说明存在危险因素并不一定完全会出血，预防动脉瘤破裂有着非常重要的意义。应当强调的是，蛛网膜下隙出血常在首次出血后2周再次发生出血且常常危及生命，故对已出血患者积极采取有效措施进行整体调节并及时给予恰当的对症治疗，对预防再次出血至关重要。

（付　燕）

第十节　短暂性脑缺血发作

短暂性脑缺血发作（transient ischemic attack，TIA）是指因脑血管病变引起的短暂性、局限性脑功能缺失或视网膜功能障碍。临床症状一般持续10～20分钟，多在1小时内缓解，最长不超过24小时，不遗留神经功能缺失症状，结构性影像学（CT、MRI）检查无责任病灶。凡临床症状持续超过1小时且神经影像学检查有明确病灶者不宜称为TIA。

1975年时曾将TIA定义限定为24小时，这是基于时间（time-based）的定义。2002年美国TIA工作组提出了新的定义，即由于局部脑或视网膜缺血引起的短暂性神经功能缺损发作，典型临床症状持续不超过1小时，且无急性脑梗死的证据。TIA新的基于组织学（tissue-based）的定义以脑组织有无损伤为基础，更有利于临床医师及时进行评价，使急性脑缺血能得到迅速干预。

流行病学统计表明，15％的脑卒中患者曾发生过TIA。不包括未就诊的患者，美国每年TIA发作人数估计为20万～50万人。TIA发生脑卒中率明显高于一般人群，TIA后第1个月内发生脑梗死者占4％～8％；1年内约12％～13％；5年内增至24％～29％。TIA患者发生脑卒中在第1年内较一般人群高13～16倍，是最严重的"卒中预警"事件，也是治疗干预的最佳时机，频发TIA更应以急诊处理。

一、病因与发病机制

（一）病因

TIA病因各有不同，主要是动脉粥样硬化和心源性栓子。多数学者认为微栓塞或血流动力学障碍是TIA发病的主要原因，90％左右的微栓子来源于心脏和动脉系统，动脉粥样硬化是50岁以上患者TIA的最常见原因。

（二）发病机制

TIA的真正发病机制至今尚未完全阐明。主要有血流动力学改变学说和微栓子学说

1.血流动力学改变学说

TIA的主要原因是血管本身病变。动脉粥样硬化造成大血管的严重狭窄，由于病变血管自身调节能力下降，当一些因素引起灌注压降低时，病变血管支配区域的血流就会显著下降，同时又可能存在全血黏度增高、红细胞变形能力下降和血小板功能亢进等血液流变学改变，促进了微循环障碍的发生，而使局部血管无法保持血流量的恒定，导致相应供血区域TIA的发生。血流动力学型TIA在大动脉严重狭窄基础上合并血压下降，导致远端一过性脑供血不足症状，当血压回升时症状可缓解。

2.微栓子学说

大动脉的不稳定粥样硬化斑块破裂,脱落的栓子随血流移动,阻塞远端动脉,随后栓子很快发生自溶,临床表现为一过性缺血发作。动脉的微栓子来源最常见的部位是颈内动脉系统。心源性栓子为微栓子的另一来源,多见于心房颤动、心瓣膜疾病及左心室血栓形成。

3.其他学说

脑动脉痉挛、受压学说,如脑血管受到各种刺激造成的痉挛或由于颈椎骨质增生压迫椎动脉造成缺血;颅外血管盗血学说,如锁骨下动脉严重狭窄,椎动脉脑血流逆行,导致颅内灌注不足等。

TIA 常见的危险因素包括高龄、高血压、抽烟、心脏病(冠心病、心律失常、充血性心力衰竭、心脏瓣膜病)、高血脂、糖尿病和糖耐量异常、肥胖、不健康饮食、体力活动过少、过度饮酒、口服避孕药或绝经后雌激素的应用、高同型半胱氨酸血症、抗心磷脂抗体综合征、蛋白 C/蛋白 S 缺乏症等。

二、病理

发生缺血部位的脑组织常无病理改变,但部分病人可见脑深部小动脉发生闭塞而形成的微小梗死灶,其直径常小于 1.5mm。主动脉弓发出的大动脉、颈动脉可见动脉粥样硬化性改变、狭窄或闭塞。颅内动脉也可有动脉粥样硬化性改变,或可见动脉炎性浸润。另外可有颈动脉或椎动脉过长或扭曲。

三、临床表现

TIA 多发于老年人,男性多于女性。发病突然,恢复完全,不遗留神经功能缺损的症状和体征,多有反复发作的病史。持续时间短暂,一般为 10~15 分钟,颈内动脉系统平均为 14 分钟,椎－基底动脉系统平均为 8 分钟,每日可有数次发作,发作间期无神经系统症状及阳性体征。颈内动脉系统 TIA 与椎－基底动脉系统 TIA 相比,发作频率较少,但更容易进展为脑梗死。

TIA 神经功能缺损的临床表现依据受累的血管供血范围而不同,临床常见的神经功能缺损有:

(一)颈动脉系统 TIA

最常见的症状为对侧面部或肢体的一过性无力和感觉障碍、偏盲,偏侧肢体或单肢的发作性轻瘫最常见,通常以上肢和面部较重,优势半球受累可出现语言障碍。单眼视力障碍为颈内动脉系统 TIA 所特有,短暂的单眼黑矇是颈内动脉分支——眼动脉缺血的特征性症状,表现为短暂性视物模糊、眼前灰暗感或云雾状。

(二)椎－基底动脉系统 TIA

常见症状为眩晕、头晕、平衡障碍、复视、构音障碍、吞咽困难、皮质性盲和视野缺损、共济失调、交叉性肢体瘫痪或感觉障碍。脑干网状结构缺血可能由于双下肢突然失张力,造成跌倒发作。颞叶、海马、边缘系统等部位缺血可能出现短暂性全面性遗忘症,表现为突发的一过性记忆丧失,时间、空间定向力障碍,患者有自知力,无意识障碍,对话、书写、计算能力保留,症状可持续数分钟至数小时。

血流动力学型 TIA 与微栓塞型 TIA 在临床表现上也有所区别(表 9-3)。

表 9-3　血流动力学型 TIA 与微栓塞型 TIA 的临床鉴别要点

临床表现	血流动力学型	微栓塞型
发作频率	密集	稀疏
持续时间	短暂	较长
临床特点	刻板	多变

四、辅助检查

治疗的结果与确定病因直接相关,辅助检查的目的就在于确定病因及危险因素。

（一）TIA 的神经影像学表现

普通 CT 和 MRI 扫描正常。MRI 灌注成像（PWI）表现可有局部脑血流减低,但不出现 DWI 的影像异常。TIA 作为临床常见的脑缺血急症,要进行快速的综合评估,尤其是 MRI 检查（包括 DWI 和 PWI）,以便鉴别脑卒中、确定半暗带、制订治疗方案和判断预后。CT 检查可以排除脑出血、硬膜下血肿、脑肿瘤、动静脉畸形和动脉瘤等临床表现与 TIA 相似的疾病,必要时需行腰椎穿刺以排除蛛网膜下隙出血。CT 血管成像（CTA）、磁共振血管成像（MRA）有助于了解血管情况。梗死型 TIA 的概念是指临床表现为 TIA,但影像学上有脑梗死的证据,早期的 MRI 弥散成像（DWI）检查发现,20%～40%临床上表现为 TIA 的患者存在梗死灶。但实际上根据 TIA 的新概念,只要出现了梗死灶就不能诊断为 TIA。

（二）血浆同型半胱氨酸检查

血浆同型半胱氨酸（hcy）浓度与动脉粥样硬化程度密切相关,血浆 hcy 水平升高是全身性动脉硬化的独立危险因素。

（三）其他检查

包括:TCD 检查可发现颅内动脉狭窄,并且可进行血流状况评估和微栓子检测。血常规和生化检查也是必要的,神经心理学检查可能发现轻微的脑功能损害。双侧肱动脉压、桡动脉搏动、双侧颈动脉及心脏有无杂音、全血和血小板检查、血脂、空腹血糖及糖耐量、纤维蛋白原、凝血功能、抗心磷脂抗体、心电图、心脏及颈动脉超声、TCD、DSA 等,有助于发现 TIA 的病因和危险因素、评判动脉狭窄程度、评估侧支循环建立程度和进行微栓子的检测;有条件时应考虑经食管超声心动图检查,可能发现卵圆孔未闭等心源性栓子的来源。

五、诊断与鉴别诊断

（一）诊断

诊断只能依靠病史,根据血管分布区内急性短暂神经功能障碍与可逆性发作特点,结合 CT 排除出血性疾病可考虑 TIA。确立 TIA 诊断后应进一步进行病因、发病机制的诊断和危险因素分析。TIA 和脑梗死之间并没有截然的区别,二者应被视为一个疾病动态演变过程的不同阶段,应尽可能采用"组织学损害"的标准界定二者。

（二）鉴别诊断

鉴别需要考虑其他可以导致短暂性神经功能障碍发作的疾病。

1.局灶性癫痫后出现的 Todd 麻痹

局限性运动性发作后可能遗留短暂的肢体无力或轻偏瘫,持续 0.5～36 小时后可消除。患者有明确的癫痫病史,EEG 可见局限性异常,CT 或 MRI 可能发现脑内病灶。

2.偏瘫型偏头痛

多于青年期发病,女性多见,可有家族史,头痛发作的同时或过后出现同侧或对侧肢体不同程度瘫痪,并可在头痛消退后持续一段时间。

3.晕厥

为短暂性弥漫性脑缺血、缺氧所致,表现为短暂性意识丧失,常伴有面色苍白、大汗、血压下降,EEG 多数正常。

4.梅尼埃病

发病年龄较轻,发作性眩晕、恶心、呕吐可与椎－基底动脉系统 TIA 相似,反复发作常合并耳鸣及听力减退,症状可持续数小时至数天,但缺乏中枢神经系统定位体征。

5.其他

血糖异常、血压异常、颅内结构性损伤（如肿瘤、血管畸形、硬膜下血肿、动脉瘤等）、多发性硬化等,也可能出现类似 TIA 的临床症状。临床上可以依靠影像学资料和实验室检查进行鉴别诊断。

六、治疗

TIA是缺血性血管病变的重要部分。TIA既是急症，也是预防缺血性血管病变的最佳和最重要时机。TIA的治疗与二级预防密切结合，可减少脑卒中及其他缺血性血管事件发生。TIA症状持续1小时以上，应按照急性脑卒中流程进行处理。根据TIA病因和发病机制的不同，应采取不同的治疗策略。

（一）控制危险因素

TIA需要严格控制危险因素，包括调整血压、血糖、血脂、同型半胱氨酸，以及戒烟、治疗心脏疾病、避免大量饮酒、有规律的体育锻炼、控制体重等。已经发生TIA的患者或高危人群可长期服用抗血小板药物。肠溶阿司匹林为目前最主要的预防性用药之一。

（二）药物治疗

1. 抗血小板聚集药物

阻止血小板活化、黏附和聚集，防止血栓形成，减少动脉－动脉微栓子。常用药物为：

（1）阿司匹林肠溶片：通过抑制环氧化酶减少血小板内花生四烯酸转化为血栓烷 A_2（TXA_2）防止血小板聚集，各国指南推荐的标准剂量不同，我国指南的推荐剂量为75～150mg/d。

（2）氯吡格雷（75mg/d）：也是被广泛采用的抗血小板药，通过抑制血小板表面的二磷酸腺苷（ADP）受体阻止血小板积聚。

（3）双嘧达莫：为血小板磷酸二酯酶抑制剂，缓释剂可与阿司匹林联合使用，效果优于单用阿司匹林。

2. 抗凝治疗

考虑存在心源性栓子的患者应予抗凝治疗。抗凝剂种类很多，肝素、低分子量肝素、口服抗凝剂（如华法林、香豆素）等均可选用，但除低分子量肝素外，其他抗凝剂如肝素、华法林等应用过程中应注意检测凝血功能，以避免发生出血不良反应。低分子量肝素，每次4000～5000U，腹部皮下注射，每日2次，连用7～10日，与普通肝素比较，生物利用度好，使用安全。口服华法林6～12mg/d，3～5日后改为2～6mg/d维持，目标国际标准化比值（INR）范围为2.0～3.0。

3. 降压治疗

血流动力学型TIA的治疗以改善脑供血为主，慎用血管扩张药物，除抗血小板聚集、降脂治疗外，需慎重管理血压，避免降压过度，必要时可给予扩容治疗。在大动脉狭窄解除后，可考虑将血压控制在目标值以下。

4. 生化治疗

防治动脉硬化及其引起的动脉狭窄和痉挛以及斑块脱落的微栓子栓塞造成TIA。主要用药有：维生素 B_1，每次10mg，3次/日；维生素 B_2，每次5mg，3次/日；维生素 B_6，每次10mg，3次/日；复合维生素B，每次10mg，3次/日；维生素C，每次100mg，3次/日；叶酸片，每次5mg，3次/日。

（三）手术治疗

颈动脉剥脱术（CEA）和颈动脉支架治疗（CAS）适用于症状性颈动脉狭窄70%以上的患者，实际操作上应从严掌握适应证。仅为预防脑卒中而让无症状的颈动脉狭窄患者冒险手术不是正确的选择。

七、预后与预防

（一）预后

TIA可使发生缺血性脑卒中的危险性增加。传统观点认为，未经治疗的TIA患者约1/3发展成脑梗死，1/3可反复发作，另1/3可自行缓解。但如果经过认真细致的中西医结合治疗应会减少脑梗死的发生比例。一般第一次TIA后，10%～20%的患者在其后90天出现缺血性脑卒中，其中50%发生在第一次TIA发作后24～28小时。预示脑卒中发生率增高的危险因素包括高龄、糖尿病、发作时间超过10分钟、颈内动脉系统TIA症状（如无力和语言障碍）；椎－基底动脉系统TIA发生脑梗死的比例较少。

（二）预防

近年来以中西医结合治疗本病的临床研究证明,在注重整体调节的前提下,病证结合,中医辨证论治能有效减少 TIA 发作的频率及程度并降低形成脑梗死的危险因素,从而起到预防脑血管病事件发生的作用。

（付　燕）

第十一节　皮质下动脉硬化性脑病

皮质下动脉硬化性脑病（subcortical arteriosclerotic encephalopathy,SAE）又称宾斯旺格病（Binswanger disease,BD）。1894 年由 Otto Binswanger 首先报道 8 例,临床表现为进行性的智力减退,伴有偏瘫等神经局灶性缺失症状,尸检中发现颅内动脉高度粥样硬化、侧脑室明显增大、大脑白质明显萎缩,而大脑皮质萎缩相对较轻。为有别于当时广泛流行的梅毒引起的麻痹性痴呆,故命名为慢性进行性皮质下脑炎。此后,根据 Alzheimer 和 Nissl 等研究发现其病理的共同特征为较长的脑深部血管的动脉粥样硬化所致的大脑白质弥漫性脱髓鞘病变。1898 年 Alzheimer 又称这种病为 Binswanger 病（SD）。Olseswi 又称做皮质下动脉硬化性脑病（SAE）。临床特点为伴有高血压的中老年人进行性智力减退和痴呆;病理特点为大脑白质脱髓鞘而弓状纤维不受累,以及明显的脑白质萎缩和动脉粥样硬化。Rosenbger(1979)、Babikian(1987)、Fisher(1989)等先后报道生前颅脑 CT 扫描发现双侧白质低密度灶,尸检符合本病的病理特征,由此确定了影像学结合临床对本病生前诊断的可能,并随着影像技术的临床广泛应用,对本病的临床检出率明显提高。

一、病因与发病机制

（一）病因

(1)高血压:Fisher 曾总结 72 例病理证实的 BD 病例,68 例(94%)有高血压病史,90%以上合并腔隙性脑梗死。高血压尤其是慢性高血压引起脑内小动脉和深穿支动脉硬化,管壁增厚及透明变性,导致深部脑白质缺血性脱髓鞘改变,特别是脑室周围白质为动脉终末供血,血管纤细,很少或完全没有侧支循环,极易形成缺血软化、腔隙性脑梗死等病变。因此,高血压、腔隙性脑梗死是 SAE 非常重要的病因。

(2)全身性因素:心律失常、心肺功能不全、过度应用降压药等,均可造成脑白质特别是分水岭区缺血;心源性或血管源性栓子在血流动力学的作用下可随时进入脑内动脉的远端分支,造成深部白质的慢性缺血性改变。

(3)糖尿病、真性红细胞增多症、高脂血症、高球蛋白血症、脑肿瘤等也都能引起广泛的脑白质损害。

（二）发病机制

关于发病机制目前尚有争议。最初多数学者认为本病与高血压、小动脉硬化有关,管壁增厚及脂肪透明变性是其主要发病机制。SAE 的病变主要位于脑室周围白质,此区域由皮质长髓支及白质深穿支动脉供血,二者均为终末动脉,期间缺少吻合支,很少或完全没有侧支循环,故极易导致脑深部白质血液循环障碍,因缺血引起脑白质大片脱髓鞘致痴呆。后来有人提出,SAE 的病理在镜下观察可见皮质下白质广泛的髓鞘脱失,脑室周围、放射冠、半卵圆中心脱髓鞘,而皮质下的弓形纤维相对完好,如小动脉硬化引起供血不足,根据该区血管解剖学特点,脑室周围白质和弓形纤维均应受损。大脑静脉引流特点为大脑皮质及皮质下白质由浅静脉引流,则大部分白质除弓形纤维外都会受损。由此推测白质脱髓鞘不是因动脉硬化供血不足引起的,而是静脉回流障碍引起的,这样也能解释临床有一部分患者没有动脉硬化却发生了SAE 的原因。近来又有不少报道如心律失常、心肺功能不全、缺氧、低血压、过度应用降压药、糖尿病、真性红细胞增多症、高脂血症、高球蛋白血症、脑部深静脉回流障碍等都能引起广泛的脑白质脱髓鞘改变,故多数人认为本病为一综合征,是由于多种能引起脑白质脱髓鞘改变的因素综合作用的结果。

脑室周围白质、半卵圆中心集中了与学习、记忆功能有关的大量神经纤维,故在脑室周围白质、半卵圆中心及基底节区发生缺血时出现记忆改变、情感障碍及行为异常等认知功能障碍。

二、病理

肉眼观察:病变主要在脑室周围区域。①大脑白质显著萎缩、变薄,呈灰黄色、坚硬的颗粒状;②脑室扩大、脑积水;③高度脑动脉粥样硬化。

镜下观察:皮质下白质广泛髓鞘脱失,髓鞘染色透明化,而皮质下的弓形纤维相对完好,胼胝体变薄。白质的脱髓鞘可能有灶性融合,产生大片脑损害。或病变轻重不匀,轻者仅髓鞘水肿性变化及脱落(电镜可见髓鞘分解)。累及区域的少突胶质细胞减少及轴索减少,附近区域有星形细胞堆积。小的深穿支动脉壁变薄,内膜纤维增生,中膜透明素脂质变性,内弹力膜断裂,外膜纤维化,使血管管径变窄(血管完全闭塞少见),尤以额叶明显。电镜可见肥厚的血管壁有胶原纤维增加及基底膜样物质沉着,平滑肌细胞却减少。基底节区、丘脑、脑干及脑白质部位常见腔隙性脑梗死。

三、临床表现

SAE 患者临床表现复杂多样。大多数患者有高血压、糖尿病、心律失常、心功能不全等病史,多有一次或数次脑卒中发作史;病程呈慢性进行性或卒中样阶段性发展,通常 5~10 年;少数可急性发病,可有稳定期或暂时好转。发病年龄多在 55~75 岁,男女发病无差别。

(一)智力障碍

智力障碍是 SAE 最常见的症状,并是最常见的首发症状。

(1)记忆障碍:表现近记忆力减退明显或缺失;熟练的技巧退化、失认及失用等。

(2)认知功能障碍:反应迟钝,理解、判断力差等。

(3)计算力障碍:计算数字或倒数数字明显减慢或不能。

(4)定向力障碍:视空间功能差,外出迷路,不认家门。

(5)情绪性格改变:表现固执、自私、多疑、言语减少。

(6)行为异常:表现为无欲,对周围环境失去兴趣,运动减少,穿错衣服,尿失禁,乃至生活完全不能自理。

(二)临床体征

大多数患者具有逐步发展累加的局灶性神经缺失体征。

(1)假性延髓麻痹:表现说话不清,吞咽困难,饮水呛咳,伴有强哭强笑。

(2)锥体束损害:常有不同程度的偏瘫或四肢瘫,病理征阳性,掌颏反射阳性等。

(3)锥体外系损害:四肢肌张力增高,动作缓慢,类似帕金森综合征样的临床表现,平衡障碍,步行不稳,共济失调。

有的患者亦可以腔隙性脑梗死综合征的一个类型为主要表现。

四、辅助检查

(一)血液检查

检查血常规、纤维蛋白原、血脂、球蛋白、血糖等,以明确是否存在糖尿病、红细胞增多症、高脂血症、高球蛋白血症等危险因素。

(二)脑电图

约有 60% 的 SAE 患者有不同程度的 EEG 异常,主要表现为 α 波节律消失,α 波慢化,局灶或弥漫性 θ 波、δ 波增加。

（三）影像学检查

1.颅脑 CT 表现

（1）双侧对称性侧脑室周围弥漫性斑片状、无占位效应的较低密度影,其中一些不规则病灶可向邻近的白质扩展。

（2）放射冠和半卵圆中心内的低密度病灶与侧脑室周围的较低密度灶不连接。

（3）基底节、丘脑、脑桥及小脑可见多发性腔隙灶。

（4）脑室扩大、脑沟轻度增宽。

以往 Goto 将皮质下动脉硬化性脑病的 CT 表现分为 3 型:Ⅰ型病变局限于额角与额叶,尤其是额后部;Ⅱ型病变围绕侧脑室体、枕角及半卵圆中心后部信号,累及大部或全部白质,边缘参差不齐;Ⅲ型病变环绕侧脑室,弥漫于整个半球。Ⅲ型和部分Ⅱ型对本病的诊断有参考价值。

2.颅脑 MRI 表现

（1）侧脑室周围及半卵圆中心白质散在分布的异常信号（T_1 加权像病灶呈低信号,T_2 加权像病灶呈高信号）,形状不规则、边界不清楚,但无占位效应。

（2）基底节区、脑桥可见腔隙性脑梗死灶,矢状位检查胼胝体内无异常信号。

（3）脑室系统及各个脑池明显扩大,脑沟增宽、加深,有脑萎缩的改变。

Kinkel 等将颅脑 MRI 脑室周围高信号（PVH）分为 5 型:0 型未见 PVH;Ⅰ型为小灶性病变,仅见于脑室的前区和后区,或脑室的中部;Ⅱ型侧脑室周围局灶非融合或融合的双侧病变;Ⅲ型脑室周围 T_2 加权像高信号改变,呈月晕状,包绕侧脑室,且脑室面是光滑的;Ⅳ型弥漫白质高信号,累及大部或全部白质,边缘参差不齐。

五、诊断与鉴别诊断

（一）诊断

（1）有高血压、动脉硬化及脑卒中发作史等。

（2）多数潜隐起病,缓慢进展加重,或呈阶梯式发展。

（3）痴呆是必须具备的条件,而且是心理学测验所证实存在以结构障碍为主的认知障碍。

（4）有积累出现的局灶性神经缺损体征。

（5）影像学检查符合 SAE 改变。

（6）排除阿尔茨海默病、无神经系统症状和体征的脑白质疏松症及其他多种类型的特异性白质脑病等。

（二）鉴别诊断

1.进行性多灶性白质脑病（PML）

PML 是乳头状瘤空泡病毒感染所致,与免疫功能障碍有关。病理可见脑白质多发性不对称的脱髓鞘病灶,镜下可见组织坏死、炎症细胞浸润、胶质增生和包涵体。表现痴呆和局灶性皮质功能障碍,急性或亚急性病程,3~6 个月死亡。多见于艾滋病、淋巴瘤、白血病或器官移植后服用免疫抑制剂的患者。

2.阿尔茨海默病（AD）

又称老年前期痴呆。老年起病隐匿、缓慢,进行性非阶梯性逐渐加重,出现记忆障碍、认知功能障碍、自知力丧失、人格障碍,神经系统阳性体征不明显。CT 可见脑皮质明显萎缩及脑室扩张,无脑白质多发性脱髓鞘病灶。

3.血管性痴呆（VaD）

VaD 是由于多发的较大动脉梗死或多灶梗死后影响了中枢之间的联系而致病,常可累及大脑皮质和皮质下组织,其发生痴呆与梗死灶的体积、部位、数目等有关,绝大多数患者为双侧 MCA 供血区的多发性梗死。MRI 显示为多个大小不等、新旧不一的散在病灶,与本病 MRI 检查的表现（双侧脑室旁、白质内广泛片状病灶）不难鉴别。

4.单纯脑白质疏松症(LA)

单纯脑白质疏松症(LA)与皮质下动脉硬化性脑病(SAE)患者都有记忆障碍,病因、发病机制均不十分清楚。SAE所具有的三主症(高血压、脑卒中发作、慢性进行性痴呆),LA不完全具备,轻型LA可能一个也不具备,两者是可以鉴别的。对于有疑问的患者应进一步观察,若随病情的发展,如出现SAE所具有的三主症则诊断明确。

5.正常颅压脑积水(NPH)

可表现进行性步态异常、尿失禁、痴呆三联征,起病隐匿,病前有脑外伤、蛛网膜下隙出血或脑膜炎等病史,无脑卒中史,发病年龄较轻,腰椎穿刺颅内压正常,CT可见双侧脑室对称性扩大,第三脑室、第四脑室及中脑导水管明显扩张,影像学上无脑梗死的证据。有时在CT和MRI上可见扩大的前角周围有轻微的白质低密度影,很难与SAE区别;但SAE早期无尿失禁与步行障碍,且NPH双侧侧脑室扩大较明显、白质低密度较轻,一般不影响半卵圆心等,不难鉴别。

6.多发性硬化(MS)

多发性硬化为常见的中枢神经系统自身免疫性脱髓鞘疾病。发病年龄多为20～40岁;临床症状和体征复杂多变,可确定中枢神经系统中有两个或两个以上的病灶;病程中有两次或两次以上缓解－复发的病史;多数患者可见寡克隆带阳性;诱发电位异常。根据患者发病年龄、起病及临床经过,两者不难鉴别。

7.放射性脑病

主要发生在颅内肿瘤放疗后的患者,临床以脑胶质瘤接受大剂量照射(35Gy以上)的患者为多见,还可见于各种类型的颅内肿瘤接受γ刀或X刀治疗后的患者。分为照射后短时间内迅速发病的急性放射性脑病和远期放射性脑病两种类型。临床表现为头疼、恶心、呕吐、癫痫发作和不同程度的意识障碍。颅脑CT平扫见照射脑区大片低密度病灶,占位效应明显。主要鉴别点是患者因病进行颅脑放射治疗后发生脑白质脱髓鞘。

8.弓形体脑病

见于先天性弓形体病患儿,出生后表现为精神和智力发育迟滞,癫痫发作,可合并有视神经萎缩、眼外肌麻痹、眼球震颤和脑积水。腰椎穿刺检查脑脊液压力正常,细胞数和蛋白含量轻度增高,严重感染者可分离出病原体。颅脑CT见沿双侧侧脑室分布的散在钙化病灶,MRI见脑白质内多发的片状长T_1、长T_2信号,可合并脑膜增厚和脑积水。血清学检查补体结合试验效价明显增高,间接荧光抗体试验阳性可明确诊断。

六、治疗

多数学者认为SAE与血压有关;还有观察认为,合理的降压治疗较未合理降压治疗的患者发生SAE的时间有显著性差异。本病的治疗原则是控制高血压、预防脑动脉硬化及脑卒中发作,治疗痴呆。

临床观察SAE患者多合并有高血压,经合理的降压治疗能延缓病情的进展。降压药物很多,根据患者的具体情况,正确选择药物,规范系统地治疗使血压降至正常范围(140/90mmHg以下),或达理想水平(120/80mmHg);抗血小板聚集药物是改善脑血液循环,预防和治疗腔隙性脑梗死的有效方法。

(一)二氢麦角碱类

可消除血管痉挛和增加血流量,改善神经元功能。常用双氢麦角碱,每次0.5～1mg,每日3次,口服。

(二)钙离子通道阻滞剂

增加脑血流、防止钙超载及自由基损伤。二氢吡啶类,如尼莫地平,每次25～50mg,每日3次,饭后口服;二苯烷胺类,如氟桂利嗪,每次5～10mg,每日1次,口服。

(三)抗血小板聚集药

常用阿司匹林,每次75～150mg,每日1次,口服。抑制血小板聚集,稳定血小板膜,改善脑循环,防止血栓形成;氯吡格雷推荐剂量每日75mg,口服,通过选择性抑制二磷酸腺苷(ADP)诱导血小板的聚集;噻氯匹定,每次250mg,每日1次,口服。

(四)神经细胞活化剂

促进脑细胞对氨基酸磷脂及葡萄糖的利用,增强患者的反应性和兴奋性,增强记忆力。

1.吡咯烷酮类

常用吡拉西坦(脑复康),每次 0.8～1.2g,每日 3 次,口服;或茴拉西坦,每次 0.2g,每日 3 次,口服。可增加脑内三磷酸腺苷(ATP)的形成和转运,增加葡萄糖利用和蛋白质合成,促进大脑半球信息传递。

2.甲氯芬酯(健脑素)

可增加葡萄糖利用,兴奋中枢神经系统和改善学习记忆功能。每次 0.1～0.2g,每日 3～4 次,口服。

3.阿米三嗪/萝巴新(都可喜)

由萝巴新(为血管扩张剂)和阿米三嗪(呼吸兴奋剂,可升高动脉血氧分压)两种活性物质组成,能升高血氧饱和度,增加供氧改善脑代谢。每次 1 片,每日 2 次,口服。

4.其他

如脑蛋白水解物(脑活素)、胞磷胆碱(胞二磷胆碱)、三磷腺苷(ATP)、辅酶 A 等。

(五)加强护理

对已有智力障碍、精神障碍和肢体活动不便者,要加强护理,以防止意外事故发生。

七、预后与预防

(一)预后

目前有资料统计本病的自然病程为 1～10 年,平均生存期 5 年,少数可达 20 年。大部分患者在病程中有相对平稳期。预后与病变部位、范围有关,认知功能衰退的过程呈不可逆进程,进展速度不一。早期治疗预后较好,晚期治疗预后较差。如果发病后大部分时间卧床,缺乏与家人和社会交流,言语功能和认知功能均迅速减退者,预后较差。死亡原因主要为全身衰竭、肺部感染、心脏疾病或发生新的脑卒中。

(二)预防

目前对 SAE 尚缺乏特效疗法,主要通过积极控制危险因素预防 SAE 的发生。

(1)多数学者认为本病与高血压、糖尿病、心脏疾病、高脂血症及高纤维蛋白原血症等有关,因此,首先对危险人群进行控制,预防脑卒中发作,选用抗血小板凝集药及改善脑循环、增加脑血流量的药物。有学者发现 SAE 伴高血压患者,收缩压控制在135～150mmHg可改善认知功能恶化。

(2)高度颈动脉狭窄者可手术治疗,有助于降低皮质下动脉硬化性脑病的发生。

(3)戒烟、控制饮酒及合理饮食;适当进行体育锻炼,增强体质。

(4)早期治疗:对早期患者给予脑保护和脑代谢药物治疗,临床和体征均有一定改善;特别是在治疗的同时进行增加注意力和改善记忆力方面的康复训练,可使部分患者的认知功能维持相对较好的水平。

(付　燕)

第十二节　颅内静脉系统血栓形成

颅内静脉系统血栓形成(cerebral venous thrombosis,CVT)是由多种原因所致的脑静脉回流受阻的一组脑血管疾病,包括颅内静脉窦和脑静脉血栓形成。本病的特点为病因复杂,发病形式多样,诊断困难,容易漏诊、误诊,不同部位的 CVT 虽有其相应表现,但严重头痛往往是最主要的共同症状,约 80%～90%的 CVT 患者都存在头痛。头痛可以单独存在,伴有或不伴有其他神经系统异常体征。以往认为颅内静脉系统血栓形成比较少见,随着影像学技术的发展,更多的病例被确诊。特别是随着 MRI、MRA 及 MRV(磁共振动静脉血管成像)的广泛应用,诊断水平不断提高,此类疾病的检出率较过去显著提高。

本病按病变性质可分为感染性和非感染性两类。感染性者以急性海绵窦和横窦血栓形成多见,非感染性者以上矢状窦血栓形成多见。脑静脉血栓形成大多数由静脉窦血栓形成发展而来,但也有脑深静脉血栓形成(deep cerebral venous systemthrombosis,DCVST)伴发广泛静脉窦血栓形成,二者统称脑静脉及静脉窦血栓形成(cerebral venous and sinus thrombosis,CVST)。

一、病因与发病机制

(一)病因

主要分为感染性和非感染性。约20%～35%的患者原因尚不明确。

1.感染性

可分为局限性和全身性。局限性因素为头面部的化脓性感染,如面部危险三角区皮肤感染、中耳炎、乳突炎、扁桃体炎、鼻窦炎、齿槽感染、颅骨骨髓炎、脑膜炎等。全身性因素则由细菌性(败血症、心内膜炎、伤寒、结核)、病毒性(麻疹、肝炎、脑炎、HIV)、寄生虫性(疟疾、旋毛虫病)、真菌性(曲霉病)疾病经血行感染所致。头面部感染较常见,常引起海绵窦、横窦、乙状窦血栓形成。

2.非感染性

可分为局限性和全身性。全身性因素如妊娠、产褥期、口服避孕药、各类型手术后、严重脱水、休克、恶病质、心功能不全、某些血液病(如红细胞增多症、镰状细胞贫血、失血性贫血、白血病、凝血障碍性疾病)、结缔组织病(系统性红斑狼疮、颞动脉炎、韦格纳肉芽肿)、消化道疾病(肝硬化、克罗恩病、溃疡性结肠炎)、静脉血栓疾病等。局限性因素见于颅脑外伤、脑肿瘤、脑外科手术后等。

(二)发病机制

1.感染性因素

对于感染性因素来说,由于解剖的特点,海绵窦和乙状窦是炎性血栓形成最易发生的部位。

(1)海绵窦血栓形成:①颜面部病灶。如鼻部、上唇、口腔等部位疖肿等化脓性病变破入血液,通过眼静脉进入海绵窦。②耳部病灶。中耳炎、乳突炎引起乙状窦血栓形成后,沿岩窦扩展至海绵窦。③颅内病灶。蝶窦、后筛窦通过筛静脉或直接感染侵入蝶窦壁而后入海绵窦。④颈咽部病灶。沿翼静脉丛进入海绵窦或侵入颈静脉,经横窦、岩窦达海绵窦。

(2)乙状窦血栓形成:①乙状窦壁的直接损害。中耳炎、乳突炎破坏骨质,脓肿压迫乙状窦,使窦壁发生炎症及窦内血流淤滞,血栓形成。②乳突炎、中耳炎使流向乙状窦的小静脉发生血栓,血栓扩展到乙状窦。

2.非感染性因素

如全身衰竭、脱水、糖尿病高渗性昏迷、颅脑外伤、脑膜瘤、口服避孕药、妊娠、分娩、真性红细胞增多症、血液病、其他不明原因等,常导致高凝状态、血流淤滞,容易诱发静脉血栓形成。

二、病理

本病的病理所见是:静脉窦内栓子富含红细胞和纤维蛋白,仅有少量血小板,故称红色血栓。随着时间的推移,栓子被纤维组织所替代。血栓性静脉窦闭塞可引起静脉回流障碍,静脉压升高,导致脑组织淤血、水肿和颅内压增高,脑皮质和皮质下出现点、片状出血灶。硬膜窦闭塞可导致严重的脑水肿,脑静脉病损累及深静脉可致基底节或(和)丘脑静脉性梗死。感染性者静脉窦内可见脓液,常伴脑膜炎和脑脓肿等。

三、临床表现

近年来的研究认为,从新生儿到老年人均可发生本病,但多见于老年人和产褥期妇女,也可见于长期疲劳或抵抗力下降的患者;男女均可患病,男女发病比为1.5:5,平均发病年龄为37～38岁。CVT临床表现多样,头痛是最常见的症状,约80%的患者有头痛。其他常见症状和体征有视盘水肿、局灶神经体征、癫痫及意识改变等。不同部位的CVT临床表现有不同特点。

（一）症状与体征

1.高颅压症状

由脑静脉梗阻导致高颅压者，多存在持续性弥漫或局灶性头痛，通常有视盘水肿，还可出现恶心、呕吐、视物模糊或黑、复视、意识水平下降和混乱。

2.脑局灶症状

其表现与病变的部位和范围有关，最常见的症状和体征是运动和感觉障碍，包括脑神经损害、单瘫、偏瘫等。

3.局灶性癫痫发作

常表现为部分性发作，可能是继发于皮质静脉梗死或扩张的皮质静脉"刺激"皮质所致。

4.全身性症状

主要见于感染性静脉窦血栓形成，表现为不规则高热、寒战、乏力、全身肌肉酸痛、精神委靡、咳嗽、皮下瘀血等感染和败血症症状。

5.意识障碍

如精神错乱、躁动、谵妄、昏睡、昏迷等。

（二）常见的颅内静脉系统血栓

1.海绵窦血栓形成

最常见的是因眼眶部、上面部的化脓性感染或全身感染所引起的急性型；由后路（中耳炎）及中路（蝶窦炎）逆行至海绵窦导致血栓形成者多为慢性型，较为少见；非感染性血栓形成更少见。常急性起病，出现发热、头痛、恶心、呕吐、意识障碍等感染中毒症状。疾病初期多累及一侧海绵窦，眼眶静脉回流障碍可致眶周、眼睑、结膜水肿和眼球突出，眼睑不能闭合和眼周软组织红肿；第Ⅲ、Ⅳ、Ⅵ对脑神经及第Ⅴ对脑神经1、2支受累可出现眼睑下垂、眼球运动受限、眼球固定和复视、瞳孔扩大，对光反射消失，前额及眼球疼痛，角膜反射消失等；可并发角膜溃疡，有时因眼球突出而眼睑下垂可不明显。因视神经位于海绵窦前方，故视神经较少受累，视力正常或中度下降。由于双侧海绵窦由环窦相连，故多数患者在数日后会扩展至对侧。病情进一步加重可引起视盘水肿及视盘周围出血，视力显著下降。颈内动脉海绵窦段感染和血栓形成，可出现颈动脉触痛及颈内动脉闭塞的临床表现，如对侧偏瘫和偏身感觉障碍，甚至可并发脑膜炎、脑脓肿等。

2.上矢状窦血栓形成

多为非感染性，常发生于产褥期；妊娠、口服避孕药、婴幼儿或老年人严重脱水，以及消耗性疾病或恶病质等情况下也常可发生；少部分也可由感染引起，如头皮或邻近组织感染；也偶见于骨髓炎、硬膜或硬膜下感染扩散引起上矢状窦血栓形成。

急性或亚急性起病，最主要的临床表现为颅内压增高症状，如头痛、恶心、呕吐、视盘水肿、展神经麻痹，1/3的患者仅表现为不明原因的颅内高压，视盘水肿可以是唯一的体征。上矢状窦血栓形成患者，可出现意识-精神障碍，如表情淡漠、呆滞、嗜睡及昏迷等。多数患者血栓累及一侧或两侧侧窦而主要表现为颅内高压。血栓延伸到皮质特别是运动区和顶叶的静脉可引起全面性、局灶性运动发作或感觉性癫痫发作，伴偏瘫或双下肢瘫痪。旁中央小叶受累可引起小便失禁及双下肢瘫痪。累及枕叶视觉皮质可发生黑矇。婴儿可表现喷射性呕吐，颅缝分离，囟门紧张和隆起，囟门周围及额、面、颈、枕等处的静脉怒张和迂曲。老年患者一般仅有轻微头昏、眼花、头痛、眩晕等症状，诊断困难。腰椎穿刺可见脑脊液压力增高，蛋白含量和白细胞数也可增高，磁共振静脉血管造影（MRV）有助于确诊。

3.侧窦血栓形成

侧窦包括横窦和乙状窦。因与乳突邻近，化脓性乳突炎或中耳炎常引起单侧乙状窦血栓形成。常见于感染急性期，以婴儿及儿童最易受累，约50%的患者是由溶血性链球菌性败血症引起，皮肤、黏膜出现瘀点、瘀斑。一侧横窦血栓时可无症状，当波及对侧横窦或窦汇时常有明显症状。侧窦血栓形成的临床表现主要有：

（1）颅内压增高：随病情发展而出现颅内压增高，常有头痛、呕吐、复视、头皮及乳突周围静脉怒张、视盘水肿，也可有意识或精神障碍。当血栓经窦汇延及上矢状窦时，颅内压更加增高，并可出现昏迷、肢瘫和抽搐等。

（2）局灶神经症状：血栓扩展至岩上窦及岩下窦，可出现同侧展神经及三叉神经眼支受损的症状；约1/3患者的血栓延伸至颈静脉，可出现舌咽神经（Ⅸ）、迷走神经（Ⅹ）及副神经（Ⅺ）损害的颈静脉孔综合征，表现为吞咽困难、饮水呛咳、声音嘶哑、心动过缓和患侧耸肩、转颈力弱等神经受累的症状。

（3）感染症状：表现为化脓性乳突炎或中耳炎症状，如发热、寒战、外周血白细胞计数增高，患侧耳后乳突部红肿、压痛、静脉怒张等。感染扩散可并发化脓性脑膜炎、硬膜外（下）脓肿及小脑、颞叶脓肿。

4. 脑静脉血栓形成

（1）脑浅静脉血栓形成：一般症状可有头痛、咳嗽，用力、低头时加重；可有恶心、呕吐、视盘水肿、颅压增高、癫痫发作，或意识障碍；也可出现局灶性损害症状，如脑神经受损、偏瘫或双侧瘫痪。

（2）脑深静脉血栓形成：多为急性起病，1～3天达高峰。因常有第三脑室阻塞而颅内压增高，出现高热、意识障碍、癫痫发作，多有动眼神经损伤、肢体瘫痪、昏迷、去皮质状态，甚至死亡。

四、辅助检查

CVT缺乏特异性临床表现，仅靠临床症状和体征诊断困难。辅助检查特别是影像学检查对诊断的帮助至关重要，并有重要的鉴别诊断价值。

（一）脑脊液检查

主要是压力增高，早期常规和生化一般正常，中后期可出现脑脊液蛋白含量轻、中度增高。

（二）影像学检查

1. CT和CTV

CT是诊断CVT有用的基础步骤，其直接征象是受累静脉内血栓呈高密度影，横断扫描可见与静脉走向平行的束带征，增强扫描时血栓不增强而静脉壁环形增强，呈铁轨影或称空三角征和δ征。束带征和空三角征对诊断CVT具有重要意义，但出现率较低，束带征仅约20%～30%，空三角征约30%。继发性CT改变主要包括脑实质内不符合脑动脉分布的低密度影（缺血性改变）或高密度影（出血性改变）。国外研究资料表明，颅内深静脉血栓形成CT平扫的诊断价值，无论是敏感性或特异性均显著高于静脉窦血栓形成。应用螺旋CT三维重建最大强度投影法（CTV）来显示脑静脉系统，是近年来正在探索的一种方法。与MRA相比，CTV可显示更多的小静脉结构，且具有扫描速度快的特点。与DSA相比，CTV具有无创性和低价位的优势。Rodallec等认为疑诊CVT，应首选CTV检查。

2. MRI

MRI虽具有识别血栓的能力，但影像学往往随发病时间不同而相应改变。急性期CVT的静脉窦内流空效应消失，血栓内主要含去氧血红蛋白，T_1WI呈等信号，T_2WI呈低信号；在亚急性期，血栓内主要含正铁血红蛋白，T_1WI和T_2WI均表现为高信号；在慢性期，血管出现不同程度再通，流空信号重新出现，T_1WI表现为不均匀的等信号，T_2WI显示为高信号或等信号。此后，信号强度随时间延长而不断降低。另外，MRI可显示特征性的静脉性脑梗死或脑出血。但是MRI也可能因解剖变异或血栓形成的时期差异出现假阳性或假阴性。

3. 磁共振静脉成像（MRV）

可以清楚地显示静脉窦及大静脉形态及血流状态，CVT时表现为受累静脉和静脉窦内血流高信号消失或边缘模糊的较低信号及病变以外静脉侧支的形成，但是对于极为缓慢的血流，MRV易将其误诊为血栓形成，另外与静脉窦发育不良的鉴别有一定的困难，可出现假阳性。如果联合运用MRI与MRV进行综合判断，可明显提高CVT诊断的敏感性和特异性。

4. 数字减影血管造影（DSA）

数字减影血管造影是诊断CVT的标准检查。CVT时主要表现为静脉期时受累、静脉或静脉窦不显影或显影不良,可见静脉排空延迟和侧支静脉通路建立,有时 DSA 的结果难以与静脉窦发育不良或阙如相鉴别。DSA 的有创性也使其应用受到一定的限制。

影像检查主要从形态学方面为 CVT 提供诊断信息,由于各项检查可能受到不同因素的限制,因此均可以出现假阳性或假阴性结果。

5.经颅多普勒超声(TCD)检查

经颅多普勒超声技术对脑深静脉血流速度进行探测,可为 CVT 的早期诊断、病情监测和疗效观察提供可靠、无创、易重复而又经济的检测手段。脑深静脉血流速度的异常增高是脑静脉系统血栓的特征性表现,且不受颅内压增高及脑静脉窦发育异常的影响。在 CVT 早期,当 CT、MRI、MRV 甚至 DSA 还未显示病变时,脑静脉血流动力学检测就反映出静脉血流异常。

五、诊断与鉴别诊断

(一)诊断

颅内静脉窦血栓形成的临床表现错综复杂,诊断比较困难。对单纯颅内压增高,伴或不伴神经系统局灶体征者,或以意识障碍为主的亚急性脑病患者,均应考虑到脑静脉系统血栓形成的可能。结合 CTV、MRV、DSA 等检查可明确诊断。

(二)鉴别诊断

1.仅表现为颅内压增高者应与以下疾病鉴别

(1)假脑瘤综合征:是一种没有局灶症状,没有抽搐,没有精神障碍,在神经系统检查中除有视盘水肿及其伴有的视觉障碍外,没有其他阳性神经系统体征的疾病;是一种发展缓慢、能自行缓解的良性高颅压症,脑脊液检查没有细胞及生化方面的改变。

(2)脑部炎性疾病:有明确的感染病史,发病较快;多有体温的升高,头痛、呕吐的同时常伴有精神、意识等脑功能障碍,外周血白细胞计数常明显升高;腰椎穿刺脑脊液压力增高的同时,常伴有白细胞数和蛋白含量的明显升高;脑电图多有异常变化。

2.海绵窦血栓应与以下疾病鉴别

(1)眼眶蜂窝织炎:本病多见于儿童,常突然发病,眼球活动疼痛时加重,眼球活动无障碍,瞳孔无变化,角膜反射正常,一般单侧发病。

(2)鞍旁肿瘤:多为慢性起病,MRI 可确诊。

(3)颈动脉海绵窦瘘:无急性炎症表现,眼球突出,并有搏动感,眼部听诊可听到血管杂音。

六、治疗

治疗原则是早诊断、早治疗,针对每一病例的具体情况给予病因治疗、对症治疗和抗血栓药物治疗相结合。对其他促发因素,必须进行特殊治疗,少数情况下考虑手术治疗。

(一)抗感染治疗

由于本病的致病原因主要为化脓性感染,因此抗生素的应用是非常重要的。部分静脉窦血栓形成和几乎所有海绵窦血栓形成,常有基础感染,可根据脑脊液涂片、常规及生化检查、细菌培养和药敏试验等结果,选择应用相应抗生素或广谱抗生素,必要时手术清除原发性感染灶。因此,应尽可能确定脓毒症的起源部位并针对致病微生物进行治疗。

(二)抗凝治疗

普通肝素治疗 CVT 已有半个世纪,已被公认是一种有效而安全的首选治疗药物。研究认为,除新生儿不宜使用外,所有脑静脉血栓形成患者只要无肝素使用禁忌证,均应给予肝素治疗。头痛几乎总是CVT 的首发症状,目前多数主张对孤立性头痛应用肝素治疗。肝素的主要药物学机制是阻止 CVT 的进展,预防相邻静脉发生血栓形成性脑梗死。抗凝治疗的效果远远大于其引起出血的危险性,无论有无出血性梗死,都应使用抗凝治疗。普通肝素的用量和给药途径还不完全统一。原则上应根据血栓的大小和范围,以及有无并发颅内出血综合考虑,一般首剂静脉注射 3000～5000U,而后以 25000～50000U/d 持续静脉滴注,或者 12500～25000U 皮下注射,每 12 小时测定 1 次部分凝血活酶时间(APTT)和纤维蛋白原水平,以调控剂量,使 APTT 延长 2～3 倍,但不超过 120 秒,疗程为 7～10 日。也可皮下注射低分子量肝素(LMWH),可取得与肝素相同的治疗效果,其剂量易于掌握,且引起的出血发病率低,可连用10～14 日。此后,在监测国际标准化比值(INR)使其控制在2.5～3.5的情况下,应服用华法林治疗 3～6 个月。

(三)扩容治疗

对非感染性血栓者,积极纠正脱水,降低血液黏度和改善循环。可应用羟乙基淀粉 40(706 代血浆)、低分子右旋糖酐等。

(四)溶栓治疗

目前尚无足够证据支持全身或局部溶栓治疗,如果给予合适的抗凝治疗后,患者症状仍继续恶化,且排除其他病因导致的临床恶化,则应该考虑溶栓治疗。脑静脉血栓溶栓治疗采用的剂量差异很大,尿激酶每小时用量可从数万至数十万单位,总量从数十万至上千万单位。阿替普酶用量为 20～100mg。由于静脉血栓较动脉血栓更易溶解,且更易伴发出血危险,静脉溶栓剂量应小于动脉溶栓剂量,但具体用量的选择应以病情轻重及改变程度为参考。

(五)对症治疗

伴有癫痫发作者给予抗癫痫治疗,但对于所有静脉窦血栓形成的患者是否都要给予预防性抗癫痫治疗尚存争议。对颅内压增高者给予静脉滴注甘露醇、呋塞米、甘油果糖等,同时加强支持治疗,给予 ICU 监护,包括抬高头位、镇静、高度通气、监测颅内压以及注意血液黏度、肾功能、电解质等,防治感染等并发症,必要时行去除出血性梗死组织或去骨瓣减压术。

(六)介入治疗

在有条件的医院可进行颅内静脉窦及脑静脉血栓形成的介入治疗,利用静脉内导管溶栓。近年来,采用血管内介入局部阿替普酶溶栓联合肝素抗凝治疗的方法,取得较好疗效。但局部溶栓操作难度大,应充分做好术前准备,妥善处理术后可能发生的不良事件。

七、预后与预防

(一)预后

CVT 总体死亡率约在 6%～33%,预后较差。死亡原因主要是小脑幕疝。影响预后的相关因素包括高龄、急骤起病、局灶症状(如脑神经受损、意识障碍和出血性梗死)等。大脑深静脉血栓的预后不如静脉窦血栓,临床表现最重,死亡率最高,存活者后遗症严重。各种原发疾病中,脓毒症性 CVT 预后最差,产后的 CVT 预后较好,后者 90%以上存活。

(二)预防

针对局部及全身的感染性和非感染性因素进行预防。

(1)控制感染:尽早治疗局部和全身感染,如面部危险三角区的皮肤感染、中耳炎、乳突炎、扁桃体炎、鼻窦炎、齿槽感染及败血症、心内膜炎等。针对感染灶的分泌物及血培养,合理使用抗生素。

(2)保持头面部的清洁卫生,对长时间卧床者,要定时翻身。

(3)对严重脱水、休克、恶病质等,尽早采取补充血容量等治疗。

(4)对高凝状态者,可口服降低血液黏度或抗血小板聚集药物,必要时可予低分子量肝素等抗凝治疗。

(5)定期检测血糖、血脂、血常规、凝血因子、血液黏度,防止血液系统疾病引发 CVT。

(张素娥)

第十三节　高血压脑病

高血压脑病(hypertensive encephalopathy,HE)是指血压突然显著升高而引起的一种急性脑功能障碍综合征。可发生于各种原因所致的动脉性高血压患者,其发病率约占高血压患者的5%。发病时血压突然升高,收缩压、舒张压均升高,以舒张压升高为主。临床上出现剧烈头痛、烦躁、恶心呕吐、视力障碍、抽搐、意识障碍甚至昏迷等症状,也可出现暂时性偏瘫、失语、偏身感觉障碍等。本病的特点是起病急、病程短,经及时降低血压,所有症状在数分钟或数日内可完全消失,而不留后遗症,否则可导致严重的脑功能损害,甚至死亡。病理特征:主要是脑组织不同程度的水肿,镜下可出现玻璃样变性,即小动脉管壁发生纤维蛋白样坏死。

本病可发生于各种原因导致的动脉性高血压患者,成人舒张压>140mmHg,儿童、孕妇或产妇血压>180/120mmHg可导致发病。新近发病或急速发病的高血压患者可在血压相对较低的水平发生本病,如儿童急性肾小球肾炎或子痫患者血压在160/100mmHg左右即可发病。HE起病急,病死率高,故对其防治的研究显得尤为重要,目前西医治疗HE已取得了较好的成效。

一、病因与发病机制

（一）病因

(1)原发性高血压,当受情绪或精神影响时,血压迅速升高,可发生HE。

(2)继发性高血压,包括肾性高血压、嗜铬细胞瘤、原发性醛固酮增多症、皮质醇增多症、某些肾上腺酶的先天缺陷、妊娠高血压、主动脉狭窄等引起的高血压及收缩期高血压。

(3)少部分抑郁症患者在服用单胺氧化酶抑制剂时可发生HE,吃过多富含酪胺的食物(奶油、干酪、扁豆、腌鱼、红葡萄酒、啤酒等)也可诱发HE。

(4)急慢性脊髓损伤的患者,因膀胱充盈或胃肠潴留等过度刺激自主神经可诱发HE。

(5)突然停用高血压药物,特别是停用可乐亭亦可导致HE。

(6)临床上应用环孢素时若出现头痛、抽搐、视觉异常等症状时,也应考虑为高血压脑病的可能。

总之,临床上任何原因引起的急进型恶性高血压均可能成为HE的发病因素。

（二）发病机制

1.脑血管自动调节机制崩溃学说

正常情况下,血压波动时可通过小动脉的自动调节维持恒定的脑血流量,即Bayliss效应,此调节范围限制在平均动脉压60~180mmHg之内,在此范围内小动脉会随着血压的波动自动调节保持充足的脑血流量。而当平均动脉压迅速升高达180mmHg以上时,可引起其自动调节机制破坏,使脑血管由收缩变为被动扩张,脑血流量迅速增加,血管内压超出脑间质压,血管内液体外渗,迅速出现脑水肿及颅内压增高,从而导致毛细血管壁变性坏死,出现点状出血及微梗死。

2.脑血管自动调节机制过度学说

又称小动脉痉挛学说,血压迅速升高,导致Bayliss效应过强,小动脉痉挛,血流量反而减少,血管壁缺血变性,通透性增加,血管内液外渗,引起水肿、点状出血及微梗死等。HE患者尸检时可见脑组织极度苍白,血管内无血,表明HE患者脑血管有显著的痉挛。HE发生时,还可见身体其他器官亦发生局限性血管痉挛,也支持小动脉痉挛的看法。

3.脑水肿学说

(1)有学者认为,上述两种机制可能同时存在。血压急剧升高后,先出现脑小动脉广泛的痉挛,继而出现扩张,造成小血管缺血变性,血管内液和血细胞外渗,引起广泛的脑水肿,从而出现点状出血及微血栓形成,甚至继发较大的动脉血栓形成,严重时因脑疝形成而致死。

（2）HE 是急性过度升高的血压迫使血管扩张，通过动脉壁过度牵伸破坏了血－脑屏障，毛细血管通透性增加，使血浆成分和水分子外溢，细胞外液增加，继发血管源性水肿，导致神经功能缺损。

目前多数学者认为血管自动调节障碍是 HE 发病的主要因素。

二、病理

（一）肉眼观察

脑组织不同程度的水肿是 HE 的主要病理表现。严重脑水肿者，脑的重量可增加 20％～30％。脑的外观呈苍白色，脑回变平，脑沟变浅，脑室变小，脑干常因颅内压增高而疝入枕骨大孔，导致脑干发生圆锥形的变形，脑的表面可有出血点，周围有大量的脑脊液外渗，浅表部位动脉、毛细血管及静脉可见扩张。切面呈白色，可见脑室变小、点状及弥散性小出血灶或微小狭长的裂隙状出血灶或腔隙性脑梗死灶。

（二）镜下观察

脑部小动脉管壁发生纤维蛋白样坏死，即玻璃样变性，血管内皮增殖，中层肥厚，外膜增生，血管腔变小或阻塞，形成本病所特有的小动脉病变。毛细血管壁变性或坏死，血－脑屏障结构破坏。血管周围有明显的渗出物，组织细胞间隙增宽，部分神经细胞变性坏死，但胶质细胞增生不多。长期高血压者，还可见到较大的脑动脉壁中层肥大，内膜呈粥样硬化。此外，亦可在皮质及基底节区见到少数胶质细胞肿胀、神经元的缺血性改变及神经胶质的瘢痕形成。

三、临床表现

HE 起病急骤，常因过度劳累、精神紧张或情绪激动诱发，病情发展迅速，急骤加重。起病前常先有动脉压显著增高，并有严重头痛、精神错乱、意识改变、周身浮肿等前驱症状，一般约经 12～48 小时发展成 HE，严重者仅需数分钟。大部分患者在出现前驱症状时，立即嘱其卧床休息，并给予适当的降压治疗后，脑病往往可以消失而不发作；若血压继续升高则可转变为 HE。本病发病年龄与病因有关，平均年龄为 40 岁左右；因急性肾小球性肾炎引起本病者多见于儿童或青年；因慢性肾小球肾炎引起者则以成年人多见；恶性高血压在 30～45 岁间最多见。HE 的症状一般持续数分钟到数小时，最长可达 1～2 个月。若不进行及时降压或原发病治疗，使脑病症状持续较长时间，可造成不可逆的神经功能损伤，重者可因继发癫痫持续状态、心力衰竭或呼吸障碍而死亡。本病可反复发作，症状可有所不同。

（一）急性期

1. 动脉压升高

原已有高血压者，发病时血压再度增高，舒张压往往升高至 120mmHg 以上，平均动脉压常在 150～200mmHg 之间。对于妊娠毒血症的妇女或急性肾小球肾炎儿童，发生 HE 时，血压波动范围较已有高血压的患者为小，收缩压可不高于 180mmHg，舒张压亦可不高于 120mmHg。新近起病的高血压患者脑病发作时的血压水平要比慢性高血压患者发作时的血压低。

2. 颅内压增高

表现为剧烈头痛，呕吐，颈项强直及视盘水肿等颅内高压征；并出现高血压性视网膜病变，表现为眼底火焰状出血和动脉变窄以及绒毛状渗出物。脑脊液压力可显著增高，甚至在腰椎穿刺时脑脊液可喷射而出，此时腰椎穿刺可促进脑疝的发生，故应慎行。

（1）头痛：为 HE 的早期症状，以前额或后枕部为主，咳嗽、紧张、用力时加重。头痛多出现于早晨，程度与血压水平相关，经降压及休息等相应治疗后头痛可缓解。

（2）呕吐：常在早晨与头痛伴发，可以呈喷射性，恶心可以不明显。其原因可能由于颅内压增高刺激迷走神经核所致，也可能是由于颅内高压、脑内的血液供应不足、延髓的呕吐中枢缺血缺氧而致。

（3）视盘水肿：指视盘表面和筛板前区神经纤维的肿胀，镜检发现视盘周围有毛刺样边界不清，随着水肿的发展，视盘边缘逐渐模糊、充血，颜色呈红色，视盘隆起，常超过 2 个屈光度，生理凹陷消失，视网膜静脉充盈、怒张、搏动消失，颅内压持续增高可出现血管周围点状或片状出血。眼底视网膜荧光照相可见视盘中央及其周边区有异常和扩张的毛细血管网,且有液体漏出。轻度视盘水肿可在颅内压增高几小时内形成,高度视盘水肿一般需要几天的时间,此期患者可出现视力模糊、偏盲或黑等视力障碍症状,可能与枕叶水肿、大脑后动脉或大脑中动脉痉挛有关。颅高压解除之后,视盘水肿即开始消退。

3.抽搐

抽搐是 HE 的常见症状,其发生率约为 $10.5\%\sim41\%$,是由于颅内高压、脑部缺血缺氧、脑神经异常放电所致。表现为发作性意识丧失、瞳孔散大、两眼上翻、口吐白沫、呼吸暂停、皮肤发紫、肢体痉挛,并可有舌头咬破及大小便失禁等。发作多为全身性,也可为局限性,一般持续 $1\sim2$ 分钟后,痉挛停止。有的患者频繁发作,最后发展为癫痫持续状态,有些患者则因抽搐诱发心力衰竭而死亡。

4.脑功能障碍

(1)意识障碍:表现为兴奋,烦躁不安,继而精神委靡、嗜睡、神志模糊等。若病情继续进展可在数小时或 $1\sim2$ 日内出现意识障碍加重甚至昏迷。

(2)精神症状:表现强哭、强笑、定向障碍、判断力障碍、冲动行为,甚至谵妄、痴呆等症状。

(3)脑局灶性病变:表现短暂的偏瘫、偏盲、失语、听力障碍和偏身感觉障碍等神经功能缺损症状。

5.阵发性呼吸困难

可能由于呼吸中枢血管痉挛、局部脑组织缺血及局部酸中毒引起。

6.HE 的全身表现

(1)视网膜和眼底改变:视网膜血管出现不同程度的损害,如血管痉挛、硬化、渗出和出血等。血管痉挛是视网膜血管对血压升高的自身调节反应;渗出是小血管壁通透性增高和血管内压增高所致;出血则是小血管在高血压作用下管壁破裂的结果。

(2)肾脏和肾功能:持续性高血压可引起肾小动脉和微动脉硬化、纤维组织增生,促成肾大血管的粥样硬化与血栓形成,从而使肾缺血、肾单位萎缩和纤维化。轻者出现多尿、夜尿等,重者导致肾衰竭。若为肾性高血压,血压快速升高后,又可通过肾小血管的功能和结构改变,加重肾缺血,加速肾脏病变和肾衰竭。

(二)恢复期

血压下降至正常后症状消失,辅助检查指标转入正常,一般可在数日内完全恢复正常。

四、辅助检查

(一)血液、尿液检查

HE 本身无特异性的血、尿改变,若合并肾功能损害,可出现氮质血症,血中酸碱度及电解质紊乱,尿中可出现蛋白尿、白细胞、红细胞、管型等改变。

(二)脑脊液检查

外观正常;多数患者脑脊液压力增高,多为中度增高,少数正常;细胞数多数正常,少数可有少量红细胞、白细胞;蛋白含量多数轻度增高,个别可达 $1.0 g/L$。

(三)脑电图检查

可见弥散性慢波或者癫痫样放电。急性期脑电图可出现两侧同步的尖、慢波,尤以枕部明显。严重的脑水肿可出现广泛严重的慢节律脑电活动波;当出现局灶性脑电波时可能存在有局灶病变。脑电图表现可以间接反映 HE 的严重程度。

(四)CT、MRI 检查

颅脑 CT 可见脑水肿所致的弥漫性白质密度降低,脑室变小;部分患者脑干及脑实质内可见弥漫性密度减低,环池狭窄;MRI 显示脑水肿呈长 T_1 与长 T_2 信号;这种信号可以在脑实质或脑干内出现,而且在 FLAIR 不被抑制,而呈更明显的高信号;CT 和 MRI 的这种改变通常在病情稳定后 1 周左右消失。

五、诊断与鉴别诊断

（一）诊断依据

（1）有原发或继发性高血压等病史，发病前常有过度疲劳、精神紧张、情绪激动等诱发因素。急性或亚急性起病，病情发展快，常在 12～48 小时达高峰；突然出现明显的血压升高，尤以舒张压升高为主（常大于 120mmHg）。

（2）出现头痛、抽搐、意识障碍、呕吐、视盘水肿、偏瘫、失语、高血压性视网膜病变等症状和体征；眼底显示 3～4 级高血压视网膜病变。

（3）头颅 CT 或 MRI 显示特征性顶枕叶水肿。脑脊液清晰，部分患者压力可能增高，可有少量红细胞或白细胞，蛋白含量可轻度增高；合并尿毒症者尿中可见蛋白及管型，血肌酐、尿素氮可升高。

（4）经降低颅内压和血压后症状可迅速缓解，一般不遗留任何脑损害后遗症。

（5）需排除高血压性脑出血、特发性蛛网膜下隙出血及颅内占位性病变。

（二）鉴别诊断

1. 高血压危象

（1）指高血压病程中全身周围小动脉发生暂时性强烈痉挛，导致血压急剧升高，引起全身多脏器功能损伤的一系列症状和体征。

（2）出现头痛烦躁、恶心呕吐、心悸气促及视力模糊等症状。伴靶器官病变者可出现心绞痛、肺水肿或 HE。

（3）血压以收缩压显著升高为主，常＞200mmHg，也可伴有舒张压升高。

2. 高血压性脑出血

（1）多发生于 50 岁以上的老年人，有较长时间的高血压动脉硬化病史。

（2）于体力活动或情绪激动时突然发病，有不同程度的头痛、恶心、呕吐、意识障碍等症状。

（3）病情进展快，几分钟或几小时内迅速出现肢体功能障碍及颅内压增高的症状。

（4）查体有神经系统定位体征。

（5）颅脑 CT 检查可见脑内高密度血肿区。

3. 特发性蛛网膜下隙出血

（1）意识障碍常在发病后立即出现，血压升高不明显。

（2）有头痛、呕吐等颅内压增高的症状和脑膜刺激征阳性体征，伴或不伴有意识障碍。

（3）眼底检查可发现视网膜新鲜出血灶。脑脊液压力增高，为均匀血性脑脊液。

（4）脑 CT 可发现在蛛网膜下隙内或出血部位有高密度影。

4. 原发性癫痫

（1）无高血压病史，临床症状与血压控制程度无关。

（2）具有发作性、短暂性、重复性、刻板性的临床特点。

（3）出现突发意识丧失、瞳孔散大、两眼上翻、口吐白沫、四肢抽搐等表现。

（4）脑电图见尖波、棘波、尖一慢波或棘一慢波等痫样放电。

（5）部分癫痫患者有明显的家族病史。

六、治疗

（一）HE 急性期治疗

主要应降低血压和管理血压，降压药物使用原则应做到迅速、适度、个体化。①发作时应在数分钟至 1 小时内使血压下降，原有高血压的患者舒张压应降至 110mmHg 以下，原血压正常者舒张压应降至 80mmHg 以下，维持 1～2 周，以利脑血管自动调节功能的恢复。②根据患者病情及心肾功能情况选用降压药物，以作用快、有可逆性、无中枢抑制作用、毒性小为原则。③在用药过程中，严密观察血压变化，避免降压过快过猛,以防血压骤降而出现休克,导致心脑肾等重要靶器官缺血或功能障碍如失明、昏迷、心绞痛、心肌梗死、脑梗死或肾小管坏死等。④血压降至一定程度时,若无明显神经功能改善甚至加重或出现新的神经症状,应考虑是否有脑缺血的可能,可将血压适当提高。⑤老年人个体差异大,血压易波动,故降压药应从小剂量开始,渐加大剂量,使血压缓慢下降。⑥注意血压、意识状态、尿量及尿素氮的变化,如降压后出现意识障碍加重,尿少,尿素氮升高,提示降压不当,应加以调整。⑦一般首选静脉给药,待血压降至适当水平后保持恒定 2～3 日,再逐渐改为口服以巩固疗效。

1.降压药物

(1)硝普钠:能扩张周围血管、降低外周阻力而使血压下降,能减轻心脏前负荷,不增加心率和心排出量;作用快而失效亦快,应在血压监护下使用。硝普钠 50mg,加入 5％葡萄糖注射液 500mL 中静脉滴注,滴速为 1mL/min(开始每分钟按体重 $0.5\mu g/kg$,根据治疗反应以每分钟 $0.5\mu g/kg$ 递增,逐渐调整剂量,常用剂量为每分钟按体重 $3\mu g/kg$,极量为每分钟按体重 $10\mu g/kg$),每 2～3 分钟测血压一次,根据血压值调整滴速使血压维持在理想水平;本药很不稳定,必须新鲜配制,应在 12 小时内使用。

(2)硝酸甘油:5～10mg 加入 5％葡萄糖注射液 250～500mL 中静脉滴注,开始 $10\mu g/min$,每 5 分钟可增加 5～$10\mu g$,根据血压值调整滴速。硝酸甘油作用迅速,且不良反应小,适于合并有冠心病、心肌供血不足和心功能不全的患者使用。以上两药因降压迅猛,静脉滴注过程亦应使用血压监护仪,时刻监测血压,以防血压过度下降。

(3)利血平:通过耗竭交感神经末梢儿茶酚胺的贮藏、降低周围血管阻力、扩张血管而起到降血压作用,该药使用较安全,不必经常监护血压,但药量个体差异较大,从 250～500mg 或更大剂量开始,而且起效较缓慢、降压力量较弱,不作为首选,可用于快速降压后维持用药。

(4)硫酸镁:有镇静、止痉及解除血管痉挛而降压的作用,可用于各种原因所致的高血压脑病,一般为妊娠高血压综合征所致子痫的首选药物。25％硫酸镁注射液 10mL 肌内注射,必要时可每日2～3 次;或以 25％硫酸镁注射液溶于 500mL 液体中静脉滴注。但应注意硫酸镁使用过量会出现呼吸抑制,一旦出现立即用 10％葡萄糖酸钙注射液 10～20mL 缓慢静脉注射以对抗。

(5)卡托普利:12.5mg 舌下含服,无效 0.5 小时后可重复 1～2 次,有一定的降压效果。

(6)尼膜地平:针剂 50mL 通过静脉输液泵以每小时 5～10mL 的速度输入,较安全,个别患者使用降压迅速,输入过程亦应使用血压监护仪,根据血压调整输入速度,以防血压过度下降。

2.降低颅内压

要选降低颅内压快的药物。

(1)20％甘露醇:125～250mL 快速静脉滴注,每 4～6 小时 1 次,心肾功能不全者慎用,使用期间密切监控肾功能变化,注意监控水、电解质变化。

(2)甘油果糖:250mL,每日 1～2 次,滴速不宜过快,以免发生溶血反应,心肾功能不全者慎用或禁用,其降颅内压持续时间比甘露醇约长 2 小时,并无反跳现象,更适用于慢性高颅压、肾功能不全或需要较长时间脱水的患者;使用期间需密切监控血常规变化。

(3)呋塞米:20～40mg,肌内注射或缓慢静脉滴注,1～1.5 小时后视情况可重复给药。

3.控制抽搐

首选地西泮注射液,一般用量为 10mg,缓慢静脉注射,速度应小于 2mg/min,如无效可于 5 分钟后使用同一剂量再次静脉注射;或氯硝西泮,成人剂量为 1～2mg,缓慢静脉注射,或用氯硝西泮4～6mg 加入0.9％氯化钠注射液 48mL 通过静脉输液泵输入(每小时 4～6mL),可根据抽搐控制情况调整泵入速度;或苯巴比妥0.1～0.2g,肌内注射,以后每 6～8 小时重复注射 0.1g;或 10％水合氯醛 30～40mL,保留灌肠。用药过程应严密观察呼吸等情况。待控制发作后可改用丙戊酸钠或卡马西平等口服,维持 2～3 个月以防复发。

4.改善脑循环和神经营养

由于脑水肿与脑缺血,故在 HE 急性期治疗后,可给予改善脑循环和神经营养的药物,如神经细胞活化剂：脑蛋白水解物、胞磷胆碱等。

5.病因治疗

积极对 HE 的原发病进行治疗，对于 HE 的控制及恢复尤显重要。

（二）HE 恢复期治疗

血压控制至理想水平后，可改口服降压剂以巩固治疗，积极防治水电解质及酸碱平衡失调；对有心力衰竭、癫痫、肾炎等病症时，应进行相应处理。

七、预后与预防

（一）预后

与以下因素有关。

1.病因

HE 的预后视致病的原因而定，病因成为影响 HE 预后的重要因素。因而积极治疗原发病是本病治疗的关键。

2.复发

HE 复发频繁者预后不良，如不及时处理，则会演变成急性脑血管疾病，甚至死亡。

3.治疗

HE 的治疗重在早期及时治疗，预后一般较好，若耽误治疗时间，则预后不良。发作时病情凶险，但若能得到及时的降压治疗，预后一般较好。

4.并发症

HE 若无并发症则预后较好，若并发脑出血或脑梗死则加重脑部损伤；合并高血压危象，可造成全身多脏器损害，更加重病情，预后不良。

5.降压

血压控制情况直接影响 HE 的预后，若降压效果不好，可使脑功能继续受到损伤；若血压降的太低，又可造成脑缺血性损伤，更加重脑损伤。

（二）预防

本病可发生于各种原因导致的动脉性高血压患者，成人舒张压＞140mmHg，儿童、孕妇或产妇血压＞180/120mmHg，可导致发病。新近发病或急速发病的高血压患者可在血压相对较低的水平发生本病，如儿童急性肾小球肾炎或子痫患者血压在160/100mmHg左右即可发生。HE 起病急、病死率高，故对其预防显得尤为重要。

（1）控制高血压：积极治疗各种原因导致的动脉性高血压患者，使血压控制在正常水平。

（2）控制体重：所有高血压肥胖者，减轻体重可使血压平均下降约15％。强调低热量饮食必须与鼓励体育活动紧密结合，并持之以恒。

（3）饮食方面：限制食盐量，食盐日摄入量控制在 5g 左右，并提高钾摄入，有助于轻、中度高血压患者血压降低；限制富含胆固醇的食物，以防动脉粥样硬化的发生和发展；避免服用单胺氧化酶抑制剂或进食含酪胺的食物，以防诱发 HE。

（4）增强体质：经常坚持适度体力活动可预防和控制高血压。

（5）积极治疗和控制各种容易引起 HE 的诱因。

（张素娥）

第十四节 肺性脑病

肺性脑病(pulmonic encephalopathy,PE)是慢性肺胸疾病患者发生呼吸衰竭时,因缺氧和二氧化碳潴留所致的神经精神功能紊乱综合征。临床特征为原有的呼吸衰竭症状加重并出现神经精神症状,如神志恍惚、嗜睡和谵妄,甚至昏迷、四肢抽搐等。肺源性心脏病简称"肺心病",合并肺性脑病者高达20%,病死率32.2%~77%,居肺心病死因之首。

一、病因与发病机制

(一)病因

1.通气功能障碍

(1)阻塞性通气障碍:如慢性支气管炎、慢性阻塞性肺疾病、支气管哮喘等可使气道分泌物增多;支气管黏膜炎性肿胀充血、黏液腺增生及管壁增厚、支气管收缩使管腔狭窄,或由于肺泡壁中弹力纤维破坏和肺泡间隔缺失引起肺弹力降低,呼气时细支气管闭塞等因素产生阻塞性通气障碍。进而影响肺泡通气量,使 O_2 的吸入和 CO_2 排出受阻,引起 PaO_2 下降和 $PaCO_2$ 上升。

(2)限制性通气障碍:肺膨胀受限,如气胸、大量胸水、大量腹水、腹膜炎、重度肥胖、胸膜粘连、胸廓变形或畸形等,都使胸壁顺应性下降和胸腔容积减小,肺活量降低和通气不足,从而使肺泡与血液间的气体交换不足,导致 PaO_2 下降和 $PaCO_2$ 上升。其他如重症肌无力、肌萎缩性侧索硬化症等可因呼吸肌损害而致通气不足而引起呼吸衰竭。

2.换气功能障碍

如弥漫性肺间质纤维化、肺栓塞、急性呼吸窘迫综合征、各种外源性肺泡炎、肺尘埃沉着症(尘肺)、各种结缔组织病引起的肺脏病变、放射性肺炎等疾病可引起肺泡壁中纤维组织增生变厚,炎性渗出或液体积存等;肺泡表面活性物质合成减少、消耗增加,使其表面张力增高,限制了肺泡扩张,使肺膨大受限,通气不足,进而肺泡与血液间气体交换不足,引起 PaO_2 下降和 $PaCO_2$ 上升;肺血管病变可引起通气血流比例失调,亦可影响气体交换,导致呼吸衰竭的发生。

(二)发病机制

1.低氧血症

严重缺氧,体内无氧代谢增强,可导致细胞氧化过程障碍,脑中 ATP 生成减少及消耗增加,钠泵运转失灵,Na^+ 不能泵出细胞外,脑细胞内渗透压增高,导致脑细胞内水肿;另外,缺氧时,体内乳酸堆积而致乳酸酸中毒。缺氧使脑血管扩张,并可直接损伤血管内皮细胞,使其通透性增加,导致脑间质性水肿。

2.二氧化碳潴留及酸碱失衡

慢性 CO_2 潴留时机体可发挥代偿作用,使二氧化碳升高的水平与临床表现不一致。正常时 CSF 的pH、HCO_3^- 含量低于动脉血,而 CO_2 含量却高于动脉血,因为 CSF 中碳酸酐酶含量极少,不易形成 HCO_3^-,而二氧化碳却容易通过血-脑屏障。少量 CO_2 可兴奋呼吸中枢,使通气量增加;但 $PaCO_2$ 升高到正常的两倍时,能很快与 CSF 中 CO_2 达到平衡,使 CSF 的 pH 下降,对呼吸中枢产生抑制作用,引起不同程度的嗜睡。CO_2 潴留也使脑血管扩张,血流量增加,更加重了缺氧引起的脑水肿和颅高压。CSF 的 pH下降,使 H^+ 向细胞内转移,加重脑细胞内酸中毒,降低溶酶体膜的稳定性,释放出各种水解酶。这些酶可致脑细胞死亡,并作用于 γ-球蛋白,生成缓激肽,使血管对儿茶酚胺的反应性降低,加重脑循环障碍,进一步损伤脑功能。

二、病理

肺性脑病的脑组织形态学改变主要为脑水肿、淤血、神经细胞肿胀及各种变性;小血管漏出性出血及小圆细胞或小胶质细胞渗出或增生、浸润等。缺氧主要引起神经细胞肿胀、淤血和漏出性出血,神经细胞增生;二氧化碳潴留主要引起脑水肿,使脑压增高,重者可出现脑疝,但以上改变并无特异性。临床上诊断为肺性脑病患者,病理检查有 50％脑部未发现病理改变,其神经症状大多系脑功能代谢障碍所致,部分患者虽有轻度脑水肿、充血及点状出血等器质性损害,而颅压增高并不明显。但反复发病的重症肺性脑病者,脑神经细胞可出现出血、坏死,形成小液化灶,均为不可逆病变。肉眼观察大体脑标本显示脑白质体积增大,脑沟变浅,脑回变平,颜色呈茶色或苍白色。电镜观察,双侧半球标本显示轻度星形胶质细胞肿胀,轻度血管内皮细胞肥大,其内质网小池中度扩大及吞饮泡的数目增多。

三、临床表现

（一）症状与体征

1.呼吸困难与发绀

呼吸困难明显,二氧化碳麻醉时呼吸变浅变慢,可伴发绀,但严重贫血时可无发绀。

2.头痛头昏及记忆力减退

常见于肺性脑病早期,患者神志清楚,主诉头痛、头昏、精神疲倦、记忆力减退、工作能力降低等。50％以上的患者出现全头或额、枕部剧烈的顽固性头痛,以夜间和早晨加重为特征。

3.运动障碍及其他脑局灶损害征象

常见各种不自主运动,早期可出现姿位性粗大无节律震颤,称扑翼样震颤;有时可发生偏瘫失语及感觉障碍,表现为突发性的肢体无力、麻木感;约 30％的患者发生癫痫发作。

4.颅内压增高

大部分患者可出现颅内压增高,表现为头痛,呕吐,视神经水肿,严重者可致脑疝。

5.眼部症状

球结膜充血水肿,瞳孔忽大忽小,后者是早期脑疝征象。

6.反射变化

多数患者可出现足跖反射暴露不明显或巴宾斯基征阳性,腱反射亢进或减弱、消失或正常。

7.精神障碍

可出现不同程度的意识障碍,如兴奋、烦躁不安、胡言乱语、躁狂忧郁,表情淡漠,定向力、判断力异常;或出现幻觉、妄想;或嗜睡、昏睡、昏迷。

8.循环系统

早期血压偏高,心率加快,多汗;晚期周围循环衰竭时血压下降,甚至休克。常有各种心律失常、肺心病及右心衰竭体征;亦可出现弥散性血管内凝血(DIC)表现。

9.消化系统和泌尿系统

食欲减退或厌食、恶心、呕吐、腹胀、黑便、呕血;口腔黏膜糜烂、溃疡;黄疸、肝大及触痛;浮肿。

（二）临床分型

1.轻型肺性脑病

神志恍惚,表情淡漠,嗜睡,精神异常或兴奋,多语,神经系统阳性体征不明显。

2.中型肺性脑病

神志模糊,谵妄,躁动或语无伦次,肌肉轻度抽动。对各种刺激反应减退,瞳孔对光反射迟钝。常无上消化道出血或弥散性血管内凝血等并发症。

3.重型肺性脑病

昏迷,对各种刺激无反应,深反射消失或出现病理反射,瞳孔或扩大或缩小。或伴有癫痫样抽搐、上消化道出血、弥散性血管内凝血或休克。

（三）并发症

1.休克

以感染性休克多见，其他还有心源性及低血容量性休克。

2.上消化道出血

其发生机制主要是：①呼吸衰竭引起的缺氧和高碳酸血症，以及右心衰竭所致的循环淤血，造成上消化道黏膜充血水肿，糜烂坏死。②或因高碳酸血症，胃壁细胞碳酸酐酶的活性增加，氢离子释放增多，胃酸分泌增加，在缺氧胃黏膜抗酸力低下的情况下极易发生应激性溃疡出血。

3.弥散性血管内凝血

其发生的主要机制是严重缺氧及感染导致毛细血管内皮损伤，进而激活凝血及纤溶系统，导致全身微血栓形成，凝血因子大量消耗并继发纤溶亢进。

此外还有肾衰竭、肝衰竭、电解质紊乱等。

四、辅助检查

（一）血象

白细胞和中性粒细胞计数常见增高；红细胞计数及血红蛋白含量亦常增高。

（二）尿常规

有少量蛋白及红、白细胞。

（三）血生化

血清尿素氮、肌酐可轻度增高；缓解期可恢复正常。血钾或增高（酸中毒）或降低（长期消耗，摄入不足，利尿）；低钠、低氯血症亦常见。

（四）痰培养

社区感染多见肺炎链球菌、流感嗜血杆菌等，而院内感染常以革兰氏阴性菌、金黄色葡萄球菌为主，二重感染以真菌常见。

（五）血气分析

pH 多降至 7.35 以下；PaO_2 降低，多 $< 55mmHg$（7.5kPa）；$PaCO_2$ 明显升高，多 $> 70mmHg$（9.31kPa）；二氧化碳结合力增高，标准碳酸氢盐（SB）和剩余碱（BE）的含量增加。

（六）X 线检查

因原发肺胸疾病的不同，X 线的表现不尽相同，但一般多见右下肺动脉干扩张，横径 $\geq 15mm$；肺动脉段明显突出或其高度 $\geq 3mm$；肺动脉圆锥显著突出，高度 $\geq 7mm$；右心室增大。

（七）心电图检查

电轴右偏，额面平均电轴 $\geq +90°$，重度顺钟向转位。$RV_1 + SV_5 \geq 1.05mV$，V_1 导联 $R/S > 1$，V_1、V_2 甚至延及 V_3 出现 QS 图形（须排除心肌梗死）。其他如肺型 P 波等。

（八）脑脊液检查

部分患者脑脊液压力可有不同程度的升高，pH 降低，偶见红细胞。

（九）脑电图

早期出现不同程度的慢波，后头部 α 节律减少，频率减慢；昏迷时，脑电图呈弥漫性低—中波幅 δ 慢波活动。亦可见三相波和周期性及不规则中等波幅、高波幅 θ 节律或（及）δ 节律。

五、诊断与鉴别诊断

（一）诊断

（1）有慢性肺胸疾患伴呼吸衰竭病史。

（2）有加重呼吸功能损害导致呼吸衰竭的诱发因素，如呼吸道感染使呼吸道阻塞加重；安眠药或镇静药应用使呼吸中枢抑制加重；进食少、消化道功能紊乱引起的呕吐、腹泻，利尿剂或肾上腺皮质激素应用等产生的电解质紊乱,以及并发休克、自发性气胸等。

(3)临床表现有意识障碍、神经定位体征;血气分析有肺功能不全及 CO_2 潴留表现,如 PaO_2 <55mmHg,$PaCO_2$>70mmHg,pH 降至 7.35 以下。

(4)排除了其他原因引起的精神神经障碍。

(二)鉴别诊断

1.急性脑血管疾病

①发病多突然。②常伴有高血压或动脉硬化的病史。③常有三偏征等神经系统定位征。④脑 CT 检查提示脑实质血肿或梗死灶。

2.感染中毒性脑病

临床上以小儿最为常见,是机体对病毒感染或细菌毒素产生变态反应或过敏反应所致的脑功能障碍。多见于急性感染的早期或极期。

3.肝性脑病

①有引起肝细胞衰竭和广泛门-体分流的基础疾病。②有明显的肝功能损害。③血氨增高或血浆氨基酸改变。

4.尿毒症脑病

①表现为注意力不集中,抑郁、失眠甚至出现嗜睡、谵妄、幻觉和昏迷。②有各种原发或继发肾脏疾患。③肾功能减退,水、电解质和酸碱平衡失调。

5.糖尿病昏迷

①有糖尿病病史。②发病前有导致血糖增高的各种诱因。③血糖明显增高,酮症酸中毒者有特殊的烂苹果味。

六、治疗

(一)控制呼吸道感染

有效的抗感染治疗可消除呼吸道黏膜充血、水肿,使痰液稀薄、减少,呼吸道阻塞改善,通气功能增强。临床先据经验或痰涂片革兰染色结果初步选用抗生药:轻、中症感染应用第二、第三代头孢菌素、β-内酰胺类/β-内酰胺类酶抑制剂;青霉素过敏者可选用喹诺酮类或克林霉素联合大环内酯类;重症感染应用广谱β-内酰胺类/β-内酰胺类酶抑制剂联合大环内酯类抗生素;喹诺酮类联合氨基苷类;碳青霉烯类联合大环内酯类或同时联用氨基苷类;必要时联合万古霉素(针对甲氧西林耐药菌株)。有铜绿假单胞菌感染危险因素时,选用具有抗假单胞菌活性的 β-内酰胺类抗生素,联合静脉注射大环内酯类或喹诺酮类等;有真菌感染时,应选用有效抗真菌药物。注意及时通过病原学和药敏检测结果正确选用、调整抗菌药物。

(二)改善呼吸功能,抢救呼吸衰竭

采取综合措施,包括清除痰液、缓解支气管痉挛、通畅呼吸道等,是治疗呼吸衰竭和肺性脑病的最基本措施。

1.祛痰及湿化气道、稀释痰液

除口服复方甘草合剂、溴己新、氨溴索、乙酰半胱氨酸等稀释痰液的药物外,雾化吸入是有效的湿化气道、稀释痰液的治疗方法。雾化方式有射流雾化和超声雾化,雾化液中可加入抗菌药、糜蛋白酶、氨溴索、β2 受体激动剂、地塞米松等。勤翻身、拍背、鼓励咳嗽等都是最有效的排痰方法。患者无力咳嗽时,可通过纤维支气管镜、气管插管或气管切开吸痰。

2.支气管舒张剂

常用 β2 受体激动剂、抗胆碱能药物及茶碱类药物。上述药物的联合使用效果比单用为好。

(1)β2 受体激动剂:主要有沙丁胺醇和特布他林等制剂,吸入数分钟内开始起效,15~30 分钟达到峰值,持续 4~5 小时。沙丁胺醇气雾吸入,每次 0.1~0.2mg,必要时每 4~6 小时 1 次。特布他林气雾剂,每次 100~200μg,每日 3~4 次。

（2）抗胆碱能药物：主要有溴化异丙托品，起效较 β_2 受体激动剂慢，但持续时间长，30～90分钟达最大效果，持续 4～6 小时。剂量为每次 40～80μg（每喷 20μg），每日 3～4 次，与 β_2 受体激动剂联用有协同作用。选择性 M_1/M_3 受体阻滞剂噻托溴铵由于作用时间长，每日 1 次。

（3）茶碱类药物：具有舒张支气管平滑肌作用，并具有强心、利尿、扩张冠状动脉、兴奋呼吸中枢和呼吸肌作用。氨茶碱片，成人口服一般剂量为每次 0.1g，每日 3 次；长效缓释片为每次 0.1～0.2g，每日 1～2 次；静脉滴注剂量为每次 0.25～0.5g，稀释成250～500mL缓慢静脉滴注，每日 1 次。

3.糖皮质激素

因具有强力消除气道非特异性炎症作用和增加 β_2 受体激动剂的作用，从而改善气道阻塞，如布地奈德混悬液在临床上也常应用。

（三）吸氧

肺性脑病缺氧伴二氧化碳潴留时，为保持化学感受器对缺氧的敏感性，使之在有二氧化碳麻醉时仍起呼吸推动作用，因此应为低浓度持续给予，即吸入氧浓度先从 25% 开始，因为只要吸氧浓度提高 2%，就可以提高 PaO_2 15mmHg，不致减弱化学感受器的呼吸驱动作用。待病情好转后，$PaCO_2$ 下降，呼吸中枢敏感性恢复时，再逐渐增加吸氧浓度，但一般不超过 33%。主要方法有鼻导管或鼻塞法、面罩法、经气管氧疗及经机械通气供氧。使用过程中要注意严密观察呼吸、神志及发绀的变化；保持呼吸道湿化、恒温；防止氧中毒。

（四）纠正酸碱失衡及电解质紊乱

呼吸性酸中毒给予低流量持续吸氧；应用呼吸兴奋剂，必要时应用机械通气；控制感染，加强排痰，使呼吸道通畅；适当补碱。呼吸性酸中毒合并代谢性碱中毒：积极去除病因，纠正低钾、低氯，可补氯化钾每日 3～6g，并应补镁。碱中毒严重者（pH＞7.5），静脉滴注盐酸精氨酸 20g，也可给予乙酰唑胺 0.25g，每日 2 次，短期应用。

（五）血管扩张剂

常用的药物有硝苯地平、维拉帕米、酚妥拉明及多巴酚丁胺。钙通道阻滞剂能扩张支气管及血管平滑肌，抑制黏液腺分泌，解除气道痉挛，改善通气，从而纠正缺氧及二氧化碳潴留。此外，维拉帕米还可缓解呼衰及氨茶碱造成的心动过速。①硝苯地平：用10～20mg，口服或舌下含服，每日 3 次。②维拉帕米：10～15mg与氨茶碱配用。③酚妥拉明：可通过阻滞交感神经，拮抗儿茶酚胺作用而扩张血管平滑肌，降低肺动脉压，减轻水肿，兴奋 β 受体，增加冠脉血流及心肌收缩力，提高心脏指数，改善脑循环，使呼吸中枢兴奋性增高，对肺性脑病有促醒作用。常用酚妥拉明 10～20mg 加入 5% 葡萄糖注射液 250～500mL 中静脉滴注。但对血压偏低者，酚妥拉明应慎用，必要时可加用多巴胺维持正常血压，以免诱发脑梗死。

（六）控制心力衰竭

1.利尿剂

一般以间歇、小量呋塞米及螺旋内酯交替使用为妥，目的为降低心脏的前、后负荷，增加心排血量，减轻呼吸困难。使用时应注意此类制剂引起血液浓缩、痰液黏稠，加重气道阻塞、电解质紊乱及心律失常。

2.强心剂

以选用作用快、排泄快药物为原则，一般为常用剂量的 1/2 或 2/3。常用药物有毛花苷丙、毒毛花苷 K。

（七）控制心律失常

除对症处理外，需注意治疗病因，包括控制感染、纠正缺氧、纠正酸碱和电解质平衡失调等。但应用抗心律失常药物时应避免选用普萘洛尔等 β 受体阻滞剂，以免引起气道痉挛。

（八）改善血液高凝状态

该类患者由于长期处于低氧血症状态，继发性红细胞增多，可使血细胞比容增高；感染使血管内皮细胞受损，激活凝血因子，使血小板聚集，全血黏度增加，同时纤维蛋白原大量增加；低氧血症刺激肾素－血管紧张素－醛固酮系统，引起全身血管痉挛收缩，使血液流变学异常，致使高凝状态加重。上述诸多因素使机体内环境极度紊乱,此时机体处于缓慢发展的高凝状态,即 DIC 早期。肝素治疗能改善血液流变学指标,其作用机制为:降低血液黏滞性,改善脏器微循环;抗凝血酶作用;防止血小板释放 5-羟色胺等介质,激活和释放肺泡壁的脂蛋白酶;抗炎、抗过敏、抗渗出作用。

（九）纠正脑水肿

甘露醇除有强力的高渗脱水、改善脑缺氧作用外,还有降低血液黏度、改善肺循环及气血比例失调、增加肾小球滤过率等特点,但大剂量使用易加重体内原有的高血容量状态,导致心肾功能进一步恶化。因此主张小剂量间歇给药,20%甘露醇 125mL 快速静脉滴注,15 分钟内滴完,每 6 小时 1 次;同时应用呋塞米 20mg 静脉注射,每日 2～3 次,病情稳定后逐渐减量。人血白蛋白能提高胶体渗透压,减轻脑水肿,还能提高机体的反应免疫功能。可用 20%人血白蛋白 50mL 静脉滴注,每日 2 次。

（十）改善通气

增加肺泡通气量,才能有效地排出二氧化碳,纠正 CO_2 潴留。

1.应用呼吸兴奋剂

呼吸兴奋剂能兴奋呼吸中枢和外周化学感受器,增加呼吸频率和潮气量以改善通气。先用尼可刹米 0.75g 静脉注射,而后用 3.75g 加 5%葡萄糖注射液 500mL,按每分钟 25～30 滴静脉滴注。如有效,可见呼吸加深,发绀减轻,神志逐渐清醒,PaO_2 升高,$PaCO_2$ 下降。也可用其他呼吸兴奋剂,如洛贝林 12mg 和哌甲酯 20mg 加入 5%葡萄糖注射液 500mL 中静脉滴注。对以中枢抑制为主所致的呼吸衰竭,呼吸兴奋剂疗效较好。由于呼吸兴奋剂应用方便、经济,在无机械通气时,暂时可起急救作用,但如应用 12 小时以上,患者神志及 PaO_2、$PaCO_2$ 均无改善时,则应及时考虑气管插管或气管切开,进行机械通气。近年来,纳洛酮因能抑制 β-内啡肽受体,兴奋呼吸中枢,改善脑皮质供血,使脑细胞功能得到保护和恢复而逐渐应用于肺性脑病的治疗。首剂负荷量 0.8mg 加入 0.9%氯化钠注射液 20mL 中静脉推注,以后给予纳洛酮注射剂 1.6mg 加入 5%葡萄糖注射液 250mL 中,缓慢持续静脉滴入,每日 1 次。

2.机械通气

机械通气通过借助人工装置的机械力量产生或增强患者的呼吸动力和功能,以保证充分的通气和氧合。在经过氧疗和呼吸兴奋剂治疗后,神志障碍无好转,发绀加重,PaO_2 仍小于 50mmHg;$PaCO_2$ 进行性升高,pH 动态下降;潮气量<200mL,呼吸频率>35 次/分钟;或呼吸极度减弱或停止者应用机械通气治疗,以增加通气量和提高适当的氧浓度,在一定程度上改善换气功能和减少呼吸做功的消耗,使肺性脑病患者的缺氧、二氧化碳潴留和酸碱失衡得到不同程度的改善和纠正。呼吸机与患者的连接方式有鼻面罩、喉罩、气管插管术和气管切开术等。综合临床各项指标选择制定合理通气模式,并在治疗过程中据病情变化相应调整。常用的有辅助/控制(A/C)模式、同步间歇指令通气(SIMV)模式、压力支持通气(PSV)模式、压力控制通气(PCV)模式等。注意呼吸频率、潮气量、触发灵敏度、气体流量和形式、吸入氧浓度、PEEP 水平等主要参数。并注意防治机械通气的并发症,如通气不足、过度通气、循环障碍、气压伤、呼吸机相关性肺炎、胃肠充气、消化道黏膜损伤和出血,以及少尿与水、钠潴留等。

七、预后与预防

（一）预后

(1)与动脉血气中的 pH、$PaCO_2$ 有关,pH 越低预后越差,$PaCO_2$ 越高预后越差。

(2)与感染程度有关,感染越重预后越差。

(3)与体质、年龄有一定关系,体质越差、年龄越大预后越差。

(4)与病程有一定关系,病程越长、昏迷的时间越长,预后越差。

(5)与氧疗有关,坚持长期家庭氧疗的患者预后相对较好。

(6)与治疗是否及时有关,如抗感染是否有效,改善通气是否及时等因素有关。

（二）预防

(1)注意饮食起居,适当锻炼,戒烟酒,补充适量的蛋白质,慎食生冷、肥甘滋腻之物。若伴神疲纳少,舌质淡、苔薄白、脉濡细者,可用薏苡仁煮粥,长期食用可健脾利湿,绝生痰之源。

(2)加强原发病的治疗及配合中医药调理。急性期应及早就医,合理使用抗菌药;缓解期中药调补肺脾肾,增强免疫力,预防感冒。

(3)平素患者还需坚持长期家庭氧疗。一般每日吸氧 12～16 小时,持续低流量给氧,氧流量控制在 3L/min 内,使动脉血氧分压达到 50～60mmHg 以上的安全范围以内,而又不至于使动脉血二氧化碳分压进一步升高。可减轻患者呼吸困难症状,改善精神状态及睡眠,减少再入院的次数,提高生活质量,延长存活期等。

(陈　锋)

第十五节　脑血管畸形

脑血管畸形是一种先天性脑血管发生上的异常,由胚胎期脑血管芽胚演化而成的一种血管畸形,有多种类型(最常见的是脑动静脉畸形)。

一、脑动静脉畸形

本病是引起自发性蛛网膜下隙出血的另一常见原因,仅次于颅内动脉瘤。

(一)临床表现

(1)出血:可表现为蛛网膜下隙出血,脑内出血或硬脑膜下出血,一般多发生于年龄较小的病例。

(2)抽搐:多见于较大的,有大量"脑盗血"的动静脉畸形患者。

(3)进行性神经功能障碍:主要表现为运动或感觉性瘫痪。

(4)头痛:常局限于一侧,类似偏头痛。

(5)智力减退:见于巨大型动静脉畸形由于"脑盗血"严重或癫痫频繁发作所致。

(6)颅内血管杂音。

(7)眼球突出。

(二)辅助检查

1.头颅 X 平片

一般无异常。

2.头颅 CT

可见局部不规则低密度区,用造影剂增强后在病变部位出现不规则高密度区。

3.头颅 MRI

在 T_1 加权和 T_2 加权像上均表现为低或无信号暗区(流空现象),此为动静脉畸形的特征性表现。

4.头颅核磁血管显像

MRA 显示血管畸形优于 MRI,两者可互相补充。

5.数字减影血管造影

在动脉期摄片中可见到一堆不规则的扭曲血管团,有一根或数根粗大而显影较深的供血动脉,引流静脉早期出现于动脉期摄片上,扭曲扩张,导入颅内静脉窦。病变远侧的脑动脉充盈不良或不充盈。

(三)诊断

青年人有自发蛛网膜下隙出血或脑内出血史时,应想到本病可能,如病史中还有局限性或全身性癫痫发作则更应该怀疑本病,可结合头颅 CT、脑血管造影、MRI、TCD、头颅平片等,其中脑血管造影是诊断动静脉畸形最可靠、最重要的方法。

(四)鉴别诊断

(1)颅内动脉瘤:该病发病高峰多在 40～60 岁,症状较重。头颅 CT 增强扫描前后阴性较多,与动静脉畸形头颅 CT 见颅内有不规则低密度区不同,可以鉴别。

(2)胶质瘤:患者常表现为神经功能障碍进行性加重,疾病进展快,病程较短。头颅 CT、MRI 检查可见明显的占位。

(3)成血管细胞脑膜瘤和成血管细胞瘤:前者占位效应明显,CT 可见增强的肿瘤。后者很少发生在幕上,周边平滑,多位于缺乏血管的中线位置或中线偏心位置。这些区域通常表现为一个囊状结构拥有正常的血液循环,与占位效应不相称。

(4)颅内转移瘤:该类患者常可发现原发灶,病情进展快,头颅 CT 及 MRI 检查可见明显的占位征象。

(5)后颅窝肿瘤。

(6)其他类型的颅内血管畸形。

(7)Moyamoya 病:脑血管造影可显示颈内动脉和大脑中动脉有闭塞,大脑前、后动脉可有逆流现象,脑底部有异常血管网,没有早期出现的扩张扭曲的静脉。

(五)治疗

(1)避免剧烈的情绪波动,禁烟酒,防止便秘,如已出血,则按蛛网膜下隙出血或脑出血处理。

(2)控制癫痫。

(3)对症治疗。

(4)防止再出血。

二、其他类型脑血管畸形

(一)海绵状血管瘤

本病好发于 20～40 岁成人。临床症状隐袭,最常见的起病症状为抽搐发作,另外有头痛、颅内出血、局部神经功能障碍。CT 和 MRI 是诊断颅内海绵状血管瘤的较好手段。以手术治疗为主,详见神经外科手册。

(二)静脉血管畸形

多见于 30～40 岁的成人,常见症状有癫痫发作,局灶性神经功能障碍和头痛,出血很少见。可依靠 CT、MRI、血管造影。静脉畸形的预后较好,故主张内科治疗,发生严重出血者可考虑手术治疗。

(三)毛细血管扩张症

CT 及 MRI 检查通常不能显示病灶,血管造影时也不能显示扩张的毛细血管,并发出血时上述检查可显示相应的血肿。一般给予对症治疗,若发生严重出血,则可考虑手术治疗。

(四)大脑大静脉畸形

随年龄不同,症状有所不同。新生儿患者的常见症状为心力衰竭,有心动过速、呼吸困难、发绀、肺水肿、肝肿大及周围性水肿。幼儿患者的常见症状为脑积水,头围增大,颅缝分裂,头部可闻及颅内杂音,并有抽搐发作,患儿心脏可有扩大,有时伴有心力衰竭。对较大儿童及青年,除引起癫痫发作外,尚可引起蛛网膜下隙出血、头痛、智力发育迟钝,也可有发作性昏迷、眩晕、视力障碍、肢体无力等。新生儿及婴幼儿出现心力衰竭、心脏扩大、头颅增大、颅内可闻及杂音,应想到本病的可能,进一步确诊可行头颅 CT、MRI(或)和脑血管造影检查。

（陈　锋）

第十六节　颅内动脉瘤

颅内动脉瘤是引起自发性蛛网膜下隙出血最常见的原因。

一、临床表现

(一)发病年龄

多在 40～60 岁,女多于男,约为 3∶2。

(二)症状

(1)动脉瘤破裂出血:主要表现为蛛网膜下隙出血,但少数出血可发生于脑内或积存于硬脑膜下,分别形成脑内血肿或硬膜下血肿,引起颅内压增高和局灶性脑损害的症状。颅内动脉瘤一旦出血以后将会反复出血,每出一次血,病情也加重一些,死亡率也相应增加。

(2)疼痛:常伴有不同程度的眶周疼痛,成为颅内动脉瘤最常见的首发症状;部分患者表现为三叉神经痛,偏头痛并不多见。

(3)抽搐:比较少见。

(4)下丘脑症状:如尿崩症、体温调节障碍及脂肪代谢紊乱。

(三)体征

(1)动眼神经麻痹:是颅内动脉瘤所引起的最常见的症状。可以是不完全的,以眼睑下垂的表现最为突出。

(2)三叉神经的部分麻痹:较常见于海绵窦后部及颈内动脉管内的动脉瘤。

(3)眼球突出:常见于海绵窦部位的颈内动脉瘤。

(4)视野缺损:是由于动脉瘤压迫视觉通路的结果。

(5)颅内血管杂音:不多见,一般都限于动脉瘤的同侧,声音很微弱,为收缩期吹风样杂音。

二、辅助检查

(一)腰穿

腰穿用于检查有潜在出血的患者,或临床怀疑出血而头颅 CT 蛛网膜下隙未见高密度影患者。

(二)影像学检查

1.头颅 CT

在急性患者,CT 平扫可诊断 90% 以上的出血,并可发现颅内血肿、水肿,脑积水。

2.头颅 MRI 和 MRA

其可提供动脉瘤更多的资料,可作为脑血管造影前的无创伤筛选方法。

(三)脑血管造影

脑血管造影在诊断动脉瘤上占据绝对优势,可明确动脉瘤的部位和形状,评价对侧循环情况,发现先天性异常以及诊断和治疗血管痉挛有重要价值。

三、诊断

既往无明确高血压病史,突然出现自发性蛛网膜下隙出血症状时,均应首先怀疑有颅内动脉瘤的可能,如患者还有下列情况时,则更应考虑颅内动脉瘤可能。

(1)有一侧动眼神经麻痹症状。

(2)有一侧海绵窦或眶上裂综合征(即有一侧Ⅲ、Ⅳ、Ⅵ等颅神经麻痹症状),并有反复大量鼻出血。

(3)有明显视野缺损,但又不属于垂体腺瘤中所见的典型的双颞侧偏盲,且蝶鞍的改变不明显者,应考虑颅内动脉瘤的可能,应积极行血管造影检查,以明确诊断。

四、鉴别诊断

1.颅内动脉瘤与脑动静脉畸形的鉴别(表9-4)

表 9-4　颅内动脉瘤与脑动静脉畸形的鉴别

	颅内动脉瘤	脑动静脉畸形
年龄	较大,20岁以下,70岁以上少见,发病高峰为40~60岁	较小,50岁以上少见,发病高峰20~30岁
性别	女多于男,约3:2	男多于女2:1
出血症状	蛛网膜下隙出血为主,出血量多,症状较重,昏迷深,持续久,病死率高。	蛛网膜下隙出血及脑内出血均较多,脑脊液含血量相对较少,症状稍轻,昏迷较浅而短,病死率稍低。
癫痫发作	少见	多见
动眼神经麻痹	多见	少见或无
神经功能障碍	偏瘫、失语较少	偏瘫、失语较多
再出血	相对较多,间隔时间短	较少,间隔时间长
颅内杂音	少见	相对较多
CT扫描	增强前后阴性者较多,只有在适当层面可见动脉瘤影	未增强时多数可见不规则低密度区,增强后可见不规则高密度区,伴粗大的引流静脉及供血动脉

2.有动眼神经麻痹的颅内动脉瘤

应与糖尿病、重症肌无力、鼻咽癌、蝶窦炎或蝶窦囊肿、眼肌麻痹性偏头痛、蝶骨嵴内侧或鞍结节脑膜瘤及 Tolosa-Hunt 综合征鉴别。

3.有视觉及视野缺损的颅内动脉瘤

应与垂体腺瘤、颅咽管瘤、鞍结节脑膜瘤和视神经胶质瘤鉴别。

4.后循环上的颅内动脉瘤

应与桥小脑角的肿瘤,小脑肿瘤及脑干肿瘤做鉴别。

五、治疗

(一)手术治疗

首选手术治疗,由于外科手术技术的不断进步,特别是显微神经外科的发展,及各种动脉瘤夹的不断完善,使其手术效果大为提高,手术的病残率与死亡率都降至比其自然病残率及死亡率远为低的程度。因此,只要手术能达到,都可较安全的采用不同的手术治疗。

(二)非手术治疗

颅内动脉瘤的非手术治疗适用于急性蛛网膜下隙出血早期,病情的趋向尚未能明确时;病情严重不允许作开颅手术,或手术需要延迟进行者;动脉瘤位于手术不能达到的部位;拒绝手术治疗或等待手术治疗的病例。

(1)一般治疗:卧床应持续4周。

(2)脱水药物:主要选择甘露醇、速尿等。

(3)降压治疗:药物降压须谨慎使用。

(4)抗纤溶治疗:可选择6-氨基己酸(EACA),但对于卧床患者应注意深静脉栓塞的发生。

(陈　锋)

第十七节　颈动脉粥样硬化

颈动脉粥样硬化是指双侧颈总动脉、颈总动脉分叉处及颈内动脉颅外段的管壁僵硬,内膜-中层增厚(IMT),内膜下脂质沉积,斑块形成以及管腔狭窄,最终可导致脑缺血性损害。

颈动脉粥样硬化与种族有关,白种男性老年人颈动脉粥样硬化的发病率最高,在美国约 35% 的缺血性脑血管病由颈动脉粥样硬化引起,因此对颈动脉粥样硬化的防治一直是西方国家研究的热点,如北美症状性颈动脉内膜切除试验(NASCET)和欧洲颈动脉外科试验(ECST)。我国对颈动脉粥样硬化的研究起步较晚,目前尚缺乏像 NASCET 和 EC-ST 等大宗试验数据,但随着诊断技术的发展,如高分辨率颈部双功超声、磁共振血管造影、TCD 等的应用,人们对颈动脉粥样硬化在脑血管疾病中重要性的认识已明显提高,我国现已开展颈动脉内膜剥脱术及经皮血管内支架形成等治疗。

颈动脉粥样硬化的危险因素与一般动脉粥样硬化相似,如高血压、糖尿病、高血脂、吸烟、肥胖等。颈动脉粥样硬化引起脑缺血的机制有两点:①动脉-动脉栓塞,栓子可以是粥样斑块基础上形成的附壁血栓脱落,或斑块本身破裂脱落。②血流动力学障碍。人们一直以为血流动力学障碍是颈动脉粥样硬化引起脑缺血的主要发病机制,因此把高度颈动脉狭窄(>70%)作为防治的重点,如采用颅外-颅内分流术以改善远端供血,但结果并未能降低同侧卒中的发病率,原因是由于颅外-颅内分流术并未能消除栓子源,仅仅是绕道而不是消除颈动脉斑,因此不能预防栓塞性卒中。现已认为脑缺血的产生与斑块本身的结构和功能状态密切相关,斑块的稳定性较之斑块的体积有更大的临床意义。动脉-动脉栓塞可能是缺血性脑血管病最主要的病因,颈动脉粥样硬化斑块是脑循环动脉源性栓子的重要来源。因此,有必要提高对颈动脉粥样硬化的认识,并在临床工作中加强对颈动脉粥样硬化的防治。

一、临床表现

颈动脉粥样硬化引起的临床症状,主要为一过性脑缺血(TIA)及脑梗死。

(一)TIA

脑缺血症状多在 2 min(<5 min)内达高峰,多数持续 2～15 min,仅数秒的发作一般不是 TIA。TIA 持续时间越长(<24 h),遗留梗死灶的可能性越大,称为伴一过性体征的脑梗死,不过在治疗上与传统 TIA 并无区别。

1. 运动和感觉症状

运动症状包括单侧肢体无力,动作笨拙或瘫痪。感觉症状为对侧肢体麻木和感觉减退。运动和感觉症状往往同时出现,但也可以是纯运动或纯感觉障碍。肢体瘫痪的程度从肌力轻度减退至完全性瘫痪,肢体麻木可无客观的浅感觉减退。如果出现一过性失语,提示优势半球 TIA。

2. 视觉症状

一过性单眼黑蒙是同侧颈内动脉狭窄较特异的症状,患者常描述为"垂直下沉的阴影",或像"窗帘拉拢"。典型发作持续仅数秒或数分钟,并可反复、刻板发作。若患者有一过性单眼黑蒙伴对侧肢体 TIA,则高度提示黑蒙侧颈动脉粥样硬化狭窄。

严重颈动脉狭窄可引起一种少见的视觉障碍,当患者暴露在阳光下时,病变同侧单眼失明,在回到较暗环境后数分钟或数小时视力才能逐渐恢复。其发生的机制尚未明。

3. 震颤

颈动脉粥样硬化可引起肢体震颤,往往在姿式改变,行走或颈部过伸时出现。这种震颤常发生在肢体远端,单侧,较粗大,且无节律性(3～12 Hz),持续数秒至数分钟,发作时不伴意识改变。脑缺血产生肢体震颤的原因也未明。

4.颈部杂音

颈动脉粥样硬化使动脉部份狭窄,血液出现涡流,用听诊器可听到杂音。下颌角处舒张期杂音高度提示颈动脉狭窄。颈内动脉虹吸段狭窄可出现同侧眼部杂音。但杂音对颈动脉粥样硬化无定性及定位意义,仅50%~60%的颈部杂音与颈动脉粥样硬化有关,在45岁以上人群中,约3%~4%有无症状颈部杂音。过轻或过重的狭窄由于不能形成涡流,因此常无杂音。当一侧颈动脉高度狭窄或闭塞时,病变对侧也可出现杂音。

（二）脑梗死

颈动脉粥样硬化可引起脑梗死,出现持久性的神经功能缺失,在头颅CT、MRI扫描可显示大脑中动脉或/和大脑前动脉供血区基底节及皮质下梗死灶,梗死灶部位与临床表现相符。与其他病因所致的脑梗死不同,颈动脉粥样硬化引起的脑梗死常先有TIA,可呈阶梯状发病。

二、诊断

（一）超声检查

超声检查可评价早期颈动脉粥样硬化及病变的进展程度,是一种方便、常用的方法。国外近70%的颈动脉粥样硬化患者经超声检查即可确诊。在超声检查中应用较多的是双功能超声(Dus)。Dus是多普勒血流超声与显像超声相结合,能反映颈动脉血管壁,斑块形态及血流动力学变化。其测定参数包括颈动脉内膜、内膜-中层厚度(IMT)、斑块大小及斑块形态、测量管壁内径并计算狭窄程度以及颈动脉血流速度。IMT是反映早期颈动脉硬化的指标,若IMT≥1 mm即提示有早期动脉硬化。斑块常发生在颈总动脉分叉处及颈内动脉起始段,根据形态分为扁平型、软斑、硬斑和溃疡型四型。斑块的形态较斑块的体积有更重要的临床意义,不稳定的斑块如软斑,特别是溃疡斑,更易合并脑血管疾病。目前有四种方法来计算颈动脉狭窄程度:NASCET法、ECST法、CC法和CSI法。采用较多的是NASCET法:狭窄率＝[1－最小残存管径(MRI)/狭窄远端管径(DL)]×100%。依据血流速度增高的程度,可粗略判断管腔的狭窄程度。

随着超声检查分辨率的提高,特别是其对斑块形态和溃疡的准确评价,使DUS在颈动脉粥样硬化的诊断和治疗方法的选择上具有越来越重要的临床实用价值。但Dus也有一定的局限性,超声检查与操作者的经验密切相关,其结果的准确性易受人为因素影响。另外,Dus不易区别高度狭窄与完全性闭塞,而两者的治疗方法截然不同。因此,当DUS提示动脉闭塞时,应做血管造影证实。

（二）磁共振血管造影

磁共振血管造影(MRA)是20世纪80年代出现的一项无创性新技术,检查时不需注射对比剂,对人体无损害。MRA对颈动脉粥样硬化评价的准确性在85%以上,若与DUS相结合,则可大大提高无创性检查的精确度。只有当DUS与MRA检查结果不一致时,才需做血管造影。MRA的局限性在于费用昂贵,对狭窄程度的评价有偏大倾向。

（三）血管造影

血管造影,特别是数字减影血管造影(DSA),仍然是判断颈动脉狭窄的金标准。在选择是否采用手术治疗和手术治疗方案时,相当多患者仍需做DSA。血管造影的特点在于对血管狭窄的判断有很高的准确性。缺点是不易判断斑块的形态。

（四）鉴别诊断

1.椎－基底动脉系统TIA

当患者表现为双侧运动或感觉障碍、眩晕、复视、构音障碍、同向视野缺失时,应考虑是后循环病变而非颈动脉粥样硬化。一些交替性的神经症状,如先左侧然后右侧的偏瘫,往往提示后循环病变、心源性栓塞或弥散性血管病变。

2.偏头痛

约25%~35%的缺血性脑血管病伴有头痛,且典型偏头痛发作也可伴发神经系统定位体征,易与TIA混淆。两者的区别在于偏头痛引起的定位体征为兴奋性的,如感觉过敏,视幻觉,不自主运动等。偏头痛患者常有类似的反复发作史和家族史。

三、治疗

治疗动脉粥样硬化的方法亦适用于颈动脉粥样硬化，如戒烟，加强体育活动，减轻肥胖，控制高血压及降低血脂等。

(一)内科治疗

内科治疗的目的在于阻止动脉粥样硬化的进展，预防脑缺血的发生以及预防手术后病变的复发。目前尚未完全证实内科治疗可逆转和消退颈动脉粥样硬化。

1.抗血小板聚集药治疗

抗血小板聚集药治疗的目的是阻止动脉粥样硬化斑块表面生成血栓，预防脑缺血的发作。阿司匹林是目前使用最广泛的抗血小板药，长期服用可较显著地降低心脑血管疾病发生的危险性。阿司匹林的剂量30～1300 mg/d均有效。目前还没有证据说明大剂量阿司匹林较小剂量更有效，因此对绝大多数患者而言，50～325 mg/d是推荐剂量。

对阿司匹林治疗无效的患者，一般不主张用加大剂量来增强疗效。此时可选择替换其他抗血小板聚集药，如抵克得力等，或改用口服抗凝剂。抵克得力的作用较阿司匹林强，但不良反应也大。

2.抗凝治疗

当颈动脉粥样硬化患者抗血小板聚集药治疗无效，或不能耐受抗血小板聚集药治疗时，可采用抗凝治疗。最常用的口服抗凝剂是华法林。

(二)颈动脉内膜剥脱术

对高度狭窄(70%～99%)的症状性颈动脉粥样硬化患者，首选的治疗方法是动脉内膜剥脱术(CEA)。国外自20世纪50年代开展CEA至今已有40年历史，其术式已有极大的改良，在美国每年有10万人因颈动脉狭窄接受CEA治疗，CEA不仅减少了脑血管疾病的发病率，也降低了因反复发作脑缺血而增加医疗费用。我国现已开展此项医疗技术。

四、康复

对于无症状性颈动脉粥样硬化，年龄与颈动脉粥样硬化密切相关，被认为是颈动脉粥样硬化的主要危险因素之一。国内一组1095例无症状人群的DUS普查发现：60岁以下、60～70岁和70岁以上人群，颈动脉粥样硬化的发病率分别是3.7%、24.2%以及54.8%。若患者有冠心病或周围血管病，则约1/3的患者一侧颈动脉粥样硬化狭窄程度超过50%。因此，对高龄，特别是具有动脉粥样硬化危险因素的患者，应考虑到无症状性颈动脉粥样硬化的可能，查体时注意有无颈部血管杂音，必要时选作相应的辅助检查。

有报道无症状性颈动脉狭窄的3年卒中危险率为2.1%。从理论上讲，无症状性颈动脉粥样硬化随着病情的发展，特别是狭窄程度超过50%的患者，产生TIA、脑梗死等临床症状的可能性增大，欧洲一项针对无症状性颈动脉粥样硬化的研究表明，颈动脉狭窄程度越高，3年卒中危险率增加。

由于无症状性颈动脉粥样硬化3年卒中危险率仅2.1%，因此对狭窄程度超过70%的无症状患者，是否采用颈动脉内膜剥脱术，目前尚无定论。由于手术本身的危险性，因此，目前对无症状性颈动脉粥样硬化仍以内科治疗为主，同时密切随访。

(陈　锋)

第十八节　脑底异常血管网病

脑底异常血管网病是颈内动脉虹吸部及大脑前、中动脉起始部进行性狭窄或闭塞以及颅底软脑膜、穿通动脉形成细小密集的吻合血管网为特征的脑血管疾病。脑血管造影显示密集成堆的小血管影像，酷似吸烟时吐出的烟雾，故又称烟雾病，最初在日本报道。

一、病因及发病机制

本病病因不清，可能是一种先天性血管畸形。某些病例有家族史，母子或同胞中有类似患病者；有些病例与其他先天性疾病并存；亦可能是多种后天性炎症、外伤等因素引起，多数病例发病前有上呼吸道感染或扁桃腺炎、系统性红斑狼疮、钩端螺旋体感染史，我国学者报道的半数病例与钩端螺旋体感染有关。本病呈阶梯式进展，当某一支血管发生闭塞时，由于血流中断而出现临床事件，侧支循环形成代偿后又得以恢复，这种过程可反复发生。脑底异常血管网形成后可并发动脉瘤，一旦破裂出血可导致反复发生的脑实质内出血或（和）蛛网膜下隙出血。

二、病理

脑底部和半球深部有许多畸形增生和扩张的血管网，管壁薄，偶见动脉瘤形成。在疾病各阶段均可见脑梗死、脑出血或蛛网膜下隙出血等病理改变。主要病理改变是受累动脉内膜明显增厚、内弹力纤维层高度迂曲断裂、中层萎缩变薄、外膜改变较少，通常无炎症性改变，偶见淋巴细胞浸润。

三、临床表现

（1）约半数病例在10岁以前发病，11～40岁发病约占40%，以儿童和青年多见。TIA、脑卒中、头痛、癫痫发作和智能减退等是本病常见的临床表现，并有年龄差异。

（2）儿童患者以缺血性脑卒中或TIA为主，常见偏瘫、偏身感觉障碍或（和）偏盲，优势半球受损可有失语，非优势半球受损多有失用或忽视。两侧肢体可交替出现轻偏瘫或反复发作，单独出现的TIA可为急性脑梗死的先兆，部分病例有智能碱退和抽搐发作；头痛也较常见，与脑底异常血管网的舒缩有关。约10%的病例出现脑出血或SAH，个别病例可有不自主运动。

（3）成年患者多见出血性卒中，SAH多于脑出血；约20%为缺血性脑卒中，部分病例表现为反复的晕厥发作。与囊状动脉瘤所致的SAH相比，本病患者神经系统局灶症状如偏瘫、偏身感觉障碍、视乳头水肿等发生率较高；脑出血虽发病时较重，但大多数恢复较好，有复发倾向。

四、诊断

如果儿童和青壮年患者反复出现不明原因的TIA、急性脑梗死、脑出血和蛛网膜下隙出血，又无高血压及动脉硬化证据时，应想到本病的可能。本病确诊依赖于以下辅助检查。

（1）数字减影血管造影（DSA）时，常可发现一侧或双侧颈内动脉虹吸段、大脑中动脉及前动脉起始部狭窄或闭塞，脑底部及大脑半球深部的异常血管网，动脉间侧支循环吻合网及部分代偿性增粗的血管；在疾病的不同时期患儿的血管影像改变可不同。

（2）MRI可显示脑梗死、脑出血和蛛网膜下隙出血，MRA可见狭窄或闭塞的血管部位和脑底的异常血管网，正常血管的流空现象消失等。

（3）CT可显示脑梗死、脑出血或蛛网膜下隙出血部位和病灶范围，脑梗死病灶多位于皮层和皮层下，特别是额、顶、颞叶和基底节区；脑出血多见于额叶，病灶形态多不规则。

（4）TCD、PET、SPECT、体感诱发电位、局部脑血流测定等不能提供直接诊断证据。

（5）血沉、抗链"O"、黏蛋白、C-反应蛋白、类风湿因子、抗核抗体、抗磷脂抗体浓度、钩体免疫试验、血小板黏附和聚集性试验等，对确定结缔组织病、钩端螺旋体感染等是必要的。

五、治疗

可依据患者的个体情况选择治疗方法。

（1）针对病因治疗。如与钩端螺旋体、梅毒螺旋体、结核和病毒感染有关，应针对病因治疗；合并结缔组织病者可给予皮质类固醇和其他免疫抑制剂治疗。

（2）TIA、脑梗死、脑出血或 SAH 可依据一般的治疗原则和方法。

（3）对原因不明者可试用血管扩张剂、钙拮抗剂、抗血小板聚集剂和中药（丹参、川芎、葛根）等治疗一般不用皮质类固醇。

（4）手术治疗。对发作频繁、颅内动脉狭窄或严重闭塞者，特别是儿童患者，可考虑旁路手术。如颞浅动脉与大脑中动脉皮层支、硬脑膜动脉的多血管吻合、颞肌移植或大网膜移植等，促进侧支循环的形成，改善脑供血。

六、预后

本病预后较好死亡率为 4.8%～9.8%。临床症状可反复发作，发作间期为数天至数年。儿童患者在一定时间内多呈进行性发展，但进展较缓慢，成年患者病情趋于稳定。

（陈　锋）

第十章　脑神经疾病

第一节　特发性面神经炎

一、概述

特发性面神经炎是指原因未明的、茎乳突孔内面神经非化脓性炎症引起的、急性发病的面神经麻痹。发病率为 20/10 万～42.5/10 万,患病率为 258/10 万。

二、病因与病理生理

病因未明。可能因受到风寒、病毒感染或自主神经功能障碍,局部血管痉挛致骨性面神经管内的面神经缺血、水肿、受压而发病。

三、诊断步骤

(一)病史采集要点

1.起病情况

急性起病,数小时至 3～4 天达到高峰。

2.主要临床表现

多数患者在洗漱时感到一侧面颊活动不灵活,口角漏水、面部歪斜,部分患者病前有同侧耳后或乳突区疼痛。

3.既往病史

病前常有受凉或感冒、疲劳的病史。

(二)体格检查要点

(1)一般情况好。

(2)查体可见一侧周围性面瘫的表现:病侧额纹变浅或消失,不能皱额或蹙眉,眼裂变大,闭眼不全或不能,试闭目时眼球转向外上方,露出白色巩膜称贝耳现象;鼻唇沟变浅,口角下垂,示齿时口角歪向健侧,鼓腮漏气,吹口哨不能,食物常滞留于齿颊之间。

(3)鼓索神经近端病变,可有舌前 2/3 味觉减退或消失,唾液减少。

(4)镫骨肌神经病变,出现舌前 2/3 味觉减退或消失与听觉过敏。

(5)膝状神经节病变,除上述表现外还有乳突部疼痛,耳郭和外耳道感觉减退,外耳道或鼓膜出现疱疹,见于带状疱疹引起的膝状神经节炎,称 Hunt 综合征。

(三)门诊资料分析

根据急性起病,典型的周围性面瘫症状和体征,可以做出诊断。但是必须排除中枢性面神经麻痹、耳源性面神经麻痹、脑桥病变、吉兰-巴雷综合征等。

(四)进一步检查项目

(1)如果疾病演变过程或体征不符合特发性面神经炎时,可行颅脑 CT/MRI、腰穿脑脊液检查,以利于鉴别诊断。

(2)病程中的电生理检查可对预后做出估计。

四、诊断对策

(一)诊断要点

急性起病,出现一侧周围性面瘫的症状和体征可以诊断。

(二)鉴别诊断要点

1.中枢性面神经瘫

局限于下面部的表情肌瘫痪,而上面部的表情肌运动如闭目、皱眉等动作正常,且常伴有肢体瘫痪等症状,不难鉴别。

2.吉兰-巴雷综合征

可有周围性面瘫,但多为双侧性,可以很快出现其他颅神经损害,有对称性四肢弛缓性瘫痪、感觉和自主神经功能障碍,脑脊液呈蛋白-细胞分离。

3.耳源性面神经麻痹

多并发中耳炎、乳突炎、迷路炎等,有原发病的症状和体征,头颅或耳部 CT 或 X 线片有助于鉴别。

4.后颅窝病变

如肿瘤、感染、血管性疾病等,起病相对较慢,有其他脑神经损害和原发病的表现,颅脑 MRI 对明确诊断有帮助。

5.莱姆病

莱姆病是由蜱传播的螺旋体感染性疾病,可有面神经和其他脑神经损害,可单侧或双侧,伴有多系统损害表现,如皮肤红斑、血管炎、心肌炎、脾大等。

6.其他

如结缔组织病、各种血管炎、多发性硬化、局灶性结核性脑膜炎等,可有面神经损害,伴有原发病的表现,要注意鉴别。

五、治疗对策

(一)治疗原则

减轻面神经水肿和压迫,改善局部循环,促进功能恢复。

(二)治疗计划

1.药物治疗

(1)皮质类固醇:起病早期 1~2 周内应用,有助于减轻水肿。泼尼松 30~60 mg/d,连用5~7天后逐渐减量。地塞米松 10~15 mg/d,静脉滴注,1 周后改口服渐减量。

(2)神经营养药:维生素 B_{12}(500 μg/次,隔天 1 次,肌内注射)、维生素 B_1(100 mg/次,每天 1 次,肌内注射)、地巴唑(30 mg/d,口服)等可酌情选用。

(3)抗病毒治疗:对疑似病毒感染所致的面神经麻痹,应尽早使用无环鸟苷(1~2 g/d),连用10~14 天。

2.辅助疗法

(1)保护眼睛:采用消炎性眼药水或眼药膏点眼,带眼罩等预防暴露性角膜炎。

(2)物理治疗:如红外线照射、超短波透热等治疗。

(3)运动治疗:可采用增强肌力训练、自我按摩等治疗。

(4)针灸和低脉冲电疗:一般在发病 2~3 周后应用,以促进神经功能恢复。

3.手术治疗

病后半年或 1 年以上仍不能恢复者,可酌情施行面-舌下神经或面-副神经吻合术。

（三）治疗方案的选择

对于药物治疗和辅助疗法,可以数种联用,以期促进神经功能恢复,针灸和低脉冲电疗应在水肿消退后再行选用。恢复不佳者可考虑手术治疗。

六、病程观察及处理

治疗期间定期复诊,记录体征的变化,调整激素等药物的使用。鼓励患者自我按摩,配合治疗,早日康复。

七、预后评估

70％的患者在1～2个月内可完全恢复,20％的患者基本恢复,10％的患者恢复不佳,再发者约占0.5％。少数患者可遗留有面肌痉挛、面肌联合运动、耳颞综合征和鳄泪综合征等后遗症状。

（张海花）

第二节　面肌痉挛

一、概述

面肌痉挛又称面肌抽搐,以一侧面肌阵发性不自主抽动为表现。发病率约为64/10万。

二、病因与病理生理

病因未明。多数认为是面神经行程的某一部位受到刺激或压迫导致异位兴奋或为突触传导所致,邻近血管压迫较多见。

三、诊断步骤

（一）病史采集要点

1.起病情况

慢性起病,多见于中老年人,女性多见。

2.主要临床表现

从眼轮匝肌的轻微间歇性抽动开始,逐渐扩散至口角、一侧面肌,严重时可累及同侧颈阔肌。疲劳、精神紧张可诱发症状加剧,入睡后抽搐停止。

3.既往病史

少数患者曾有面神经炎病史。

（二）体格检查要点

（1）一般情况:好。

（2）神经系统检查:可见一侧面肌阵发性不自主抽搐,无其他阳性体征。

（三）门诊资料分析

根据典型的临床表现和无其他阳性体征,可以做出诊断。

（四）进一步检查项目

在必要时可行下列检查。

（1）肌电图:可见肌纤维震颤和肌束震颤波。

（2）脑电图检查:结果正常。

（3）极少数患者的颅脑MRI可以发现小血管对面神经的压迫。

四、诊断对策

（一）诊断要点

一侧面肌阵发性抽动、无神经系统阳性体征可以诊断。

（二）鉴别诊断要点

1.继发性面肌痉挛

炎症、肿瘤、血管性疾病、外伤等均可出现面肌痉挛,但常常伴有其他神经系统阳性体征,不难鉴别,颅脑 CT/MRI 检查可以帮助明确诊断。

2.部分运动性发作癫痫

面肌抽搐幅度较大,多伴有头颈、肢体的抽搐。脑电图可有癫痫波发放,颅脑 CT/MRI 可有阳性发现。

3.睑痉挛—口下颌肌张力障碍综合征（Meige 综合征）

多见于老年女性,双侧眼睑痉挛,伴有口舌、面肌、下颌和颈部的肌张力障碍。

4.舞蹈病

可出现双侧性面肌抽动,伴有躯干、四肢的不自主运动。

5.习惯性面肌抽搐

多见于儿童和青少年,为短暂的面肌收缩,常为双侧,可由意志力短时控制,发病和精神因素有关。肌电图和脑电图正常。

6.功能性眼睑痉挛

多见于中年以上女性,局限于双侧的眼睑,不累及下半面部。

五、治疗对策

（一）治疗原则

消除痉挛,病因治疗。

（二）治疗计划

1.药物治疗

药物治疗可用抗癫痫药或镇静药,如卡马西平开始每次 0.1 g,每天 2～3 次,口服,逐渐增加剂量,最大量不能超过 1.2 g/d;巴氯芬开始每次 5 mg,每天 2～3 次,口服,以后逐渐增加剂量至30～40 mg/d,最大量不超过 80 mg/d;氯硝西泮,0.5～6 mg/d,维生素 B_{12},500 μg/次,每天 3 次,口服,可酌情选用。

2.A 型肉毒毒素（BTXA）注射治疗

本法是目前最安全有效的治疗方法。BTXA 作用于局部胆碱能神经末梢的突触前膜,抑制乙酰胆碱囊泡的释放,减弱肌肉收缩力,缓解肌肉痉挛。根据受累的肌肉可注射于眼轮匝肌、颊肌、颧肌、口轮匝肌、颏肌等,不良反应有注射侧面瘫、视蒙、暴露性角膜炎等。疗效可维持 3～6 个月,复发可重复注射。

3.面神经梳理术

通过手术对茎乳孔内的面神经主干进行梳理,可缓解症状,但有不同程度的面瘫,数月后可能复发。

4.面神经阻滞

可用酒精、维生素 B_{12} 等对面神经主干或分支注射以缓解症状。伴有面瘫,复发后可重复治疗。

5.微血管减压术

通过手术将面神经和相接触的微血管隔开以解除症状,并发症有面瘫、听力下降等。

（三）治疗方案的选择

对于早期症状轻的患者可先予药物治疗,效果欠佳可用 BTXA 局部注射治疗,无禁忌也可考虑手术治疗。

六、病程观察及处理

定期复诊,记录治疗前后的痉挛强度分级的评分(0级无痉挛;1级外部刺激引起瞬目增多;2级轻度,眼睑面肌轻微颤动,无功能障碍;3级中度,痉挛明显,有轻微功能障碍;4级重度,严重痉挛和功能障碍,如行走困难、不能阅读等)变化,评估疗效。

七、预后评估

本症一般不会自愈,积极治疗疗效满意,如 BTXA 注射治疗的有效率高达 95％以上。

（张海花）

第三节　三叉神经痛

一、概述

三叉神经痛是指原因未明的三叉神经分布范围内的突发性、短暂性、反复性及刻板性的剧烈的疼痛。三叉神经痛常见于中年女性。该病的发病率为 5.7/10 万～8.1/10 万。患病率 45.1/10 万。

二、病因及发病机制

三叉神经痛的病因及发病机制目前还不清楚。

（一）周围病变学说

有的学者根据手术、尸体解剖或 MRA 检查的资料,发现很多三叉神经痛的患者在三叉神经入脑桥的地方有异常的血管网压迫(如 Zdrman1984 的报道提示,72％的三叉神经痛的患者有异常血管的压迫;解放军 91 医院 1992 年的报道,90％的三叉神经痛的患者有异常血管的压迫),刺激三叉神经根,从而产生疼痛。

（二）中枢性学说

根据患者的发作具有癫痫发作的特点,学者认为患者的病变是在中枢神经系统,是与面部疼痛有关的丘脑-皮质-三叉神经脊束核的刺激性病变所致。

（三）短路学说

三叉神经进入脑桥有一段无髓鞘区,由于受血管压迫等因素的作用,可以造成无髓鞘的神经纤维紧密的结合,在这些神经纤维之间形成假性"突触",相邻神经纤维之间的传入、传出冲动之间发生"短路"(传入、传出的冲动由于"短路",而都可以成为传入的信号)冲动的叠加,容易达到神经元的痛域,诱发疼痛。

三、病理

有关三叉神经痛的病理报道很少。有的研究发现,患者的三叉神经节细胞有变性,轴突有增生,其髓鞘有节段性的脱失等。

四、临床表现

1.发病情况

常见于 50 岁左右的女性患者,男女患者的比例为 1∶3。

2.疼痛部位

三叉神经一侧的下颌支疼痛最为常见,其次是上颌支、眼支。有部分患者可以累及两支(多为下颌支和上颌支)甚至三支(有的作者提出,如果疼痛区域在三叉神经第一支,尤其是单独影响三叉神经第一支的,诊断三叉神经痛要特别慎重!)。

3.疼痛特点

疼痛具有突发性、短暂性、反复性及刻板性的特点。发作前没有先兆,突然发作,发作常常持续数秒,很少超过 1～2 min,每次发作的疼痛性质及部位固定,疼痛的程度剧烈,患者难以忍受,疼痛的性质常常为电击样、刀割样。

4.伴随症状

疼痛发作时可伴有面部潮红、流泪、结膜充血。

5.疼痛的扳机点

患者疼痛的发作常常可以由触摸、刺激(如说话、咀嚼、洗脸、刷牙)以下部位诱发:口角、面颊、鼻翼。

6.诱发因素

因吞咽动作能诱发疼痛,所以可摄取流食。与舌咽神经痛不同,因睡眠中吞咽动作不能诱发疼痛,故睡眠中不出现疼痛发作。温暖时不易疼痛发作,故入浴可预防疼痛发作,也有的患者愿在洗浴中进食。

7.体征

神经系统检查没有异常的神经系统体征(除刺激"扳机点"诱发疼痛)。

五、诊断及鉴别诊断

(一)诊断

三叉神经痛的诊断根据患者的临床表现,尤其是其发作特点,诊断并不困难。但是要与继发性的三叉神经痛鉴别。继发性三叉神经痛有以下特点:①疼痛的程度常常不如原发性三叉神经痛剧烈,尤其是在起病的初期。②疼痛往往为持续性隐痛、阵痛,阵发性加剧。③有神经系统的阳性体征(尤其是角膜反射的改变、同侧面部的感觉障碍及三叉神经运动支的功能障碍)。常见的继发性三叉神经痛的病因有:鼻咽癌颅内转移、听神经瘤、胆脂瘤及多发性硬化等(表 10-1)。

表 10-1 原发性三叉神经痛与继发性三叉神经痛的鉴别

	原发性三叉神经痛	继发性三叉神经痛
病因	不明	鼻咽癌颅内转移、听神经瘤、胆脂瘤等
疼痛程度	剧烈	较轻,常为钝痛
疼痛的范围	局限	常累及整个半侧面部
疼痛的持续时间	短暂	持续性痛
扳机点	有	没有
神经系统体征	无	有

(二)鉴别诊断

三叉神经痛还应与以下几种疾病鉴别。

1.颞下颌关节综合征

常常为一侧面部的疼痛,以颞下颌关节处为甚,颞下颌关节活动可以诱发、加重疼痛。患者张口受限,颞下颌关节有压痛。

2.牙痛

很多三叉神经痛的患者被误诊为牙痛,有的甚至拔了多颗牙。牙痛常常为持续性,进食冷、热食品可以诱发、加重疼痛。

3.舌咽神经痛

该病的发作特点及疼痛的性质与三叉神经痛极其相似,但是疼痛的部位有很大的不同。舌咽神经痛的疼痛部位在舌后部及咽部,说话、吞咽及刺激咽部可以诱发疼痛,所以,常有睡眠中疼痛发作。

4.颞动脉炎

常常见于老年男性,疼痛为一侧颞部的持续性跳痛、胀痛,常常伴有低热、乏力、精神差等全身症状。查体可见患侧颞动脉僵硬,呈"竹筷"样改变。经激素治疗症状可以缓解、消失。

5.偏头痛

此病的发病率远较三叉神经痛的发病率高:常常见于青年女性,疼痛发作前常常有前驱症状,主要表现为乏力、注意力不集中、精神差等。约65%的患者有先兆症状,主要有视觉的先兆,表现为闪光、暗点、视野的改变等。疼痛表现为一侧头部的跳痛,发作以后,疼痛的程度渐进加重,持续数小时到72 h。发作时患者常常有自主神经功能障碍的表现。

六、治疗

(一)药物治疗

目前,三叉神经痛还没有有效的治疗方法。药物治疗控制疼痛的程度及发作的频率仍为首选的治疗方法。药物治疗的原则为:个体化原则,从小剂量开始用药,尽量单一用药并适时注意药物的不良反应。

常用的药物有以下几种。

1.卡马西平

由于卡马西平的半衰期为12~35 h,故理论上可以每天只服2次。常常从小剂量开始:0.1 g,2次/日,3~5 d后根据患者症状控制的程度来决定加量。每次加0.1 g(早、晚各0.05 g),直到疼痛控制为止。卡马西平每日的用量不要超过1.2 g。

卡马西平常见的不良反应有:头昏、共济运动障碍,尤其是女性发生率更高。长期用药要注意检测血象及肝功能的变化。此外,卡马西平可以引起过敏,导致剥脱性坏死性皮炎,所以,用药的初期一定要观察有无皮疹。孕妇忌用。

卡马西平是目前报道的治疗三叉神经痛的有效率最高的药物,其有效率据国内外的报道可达70%~80%。

2.苯妥英钠

苯妥英钠也可以作为治疗三叉神经痛的药物,但是有效率远较卡马西平低。据国内外文献报道,其有效率为20%~64%。剂量为0.1 g,口服,3次/日。效果不佳时可增加剂量,通常每日增加0.05 g。最大剂量不超过0.6 g。

苯妥英钠的常见不良反应有头昏、共济运动障碍、肝功能损害及牙龈增生等。

3.妥泰(托吡酯,topamax)

妥泰系一种多重机制的新型抗癫痫药物。近年来,国内外有文献报道,在用以上两种经典的治疗三叉神经痛的药物治疗无效时,可以选用该药。通常可以从50 mg,2次/日开始,3~5 d症状控制不明显可以加量,每日加25 mg,观察3~5 d,直到症状控制为止。每日的最大剂量不要超过250~300 mg。

妥泰的不良反应极少。常见的不良反应有头昏、食欲下降及体重减轻。国内外还有报道,有的患者用药以后出现出汗障碍。

4.氯硝西泮(氯硝安定)

通常作为备选用的药物。4~6 mg/d。常见的不良反应为头昏、嗜睡、共济运动障碍,尤其在用药的前几天。

5.氯甲酰氮䓬

300 mg/d,分3次餐前30 min口服,无效时可增加到600 mg。该药不良反应发生率高,常见的不良反应有困倦、蹒跚、药疹和粒细胞减少等。有时可见肝功能损害。应用该药治疗应每2个月进行一次血液检查。

6.中(成)药

如野木瓜片(七叶莲),3片,4次/日。据临床观察,该药单独使用治疗三叉神经痛的有效率不高,但是可以作为以上药物治疗的辅助治疗药物。此外,还有痛宁片,4片,3次/日。

7.常用的方剂

(1)麻黄附子细辛汤加味:麻黄、川芎、附子各20~30 g,细辛、荆芥、蔓荆子、菊花、桃仁、石膏、白芷各12 g,全虫10 g。

(2)面痛化解汤:珍珠母30 g,丹参15 g,川芎、当归、赤芍、秦艽、钩藤各12 g,僵蚕、白芷各10 g,红花、羌活各9 g,防风6 g,甘草5 g,细辛3 g。

(二)非药物治疗

三叉神经痛的"标准(经典)"治疗为药物治疗,但以下情况时可以考虑非药物治疗。①经应用各种药物正规的治疗(足量、足疗程)无效。②患者不能耐受药物的不良反应。③患者坚决要求不用药物治疗。非药物治疗的方法很多,主要原理是破坏三叉神经的传导。

常用的方法有以下几种。

1.神经阻滞(封闭)治疗

该方法是用一些药物(如无水乙醇、甘油、酚等),选择地注入三叉神经的某一支或三叉神经半月神经节内。现在由于影像技术的发展,在放射诱导下,可以较准确的将药物注射到三叉神经半月节,达到治疗的作用。由于甘油注射维持时间较长,故目前多采用甘油半月神经节治疗。神经阻滞(封闭)治疗的方法,患者面部的感觉通常能保留,没有明显的并发症。但是复发率较高,尤其是1年以后。

2.其他方法的三叉神经半月神经节毁坏术

如用射频热凝、伽玛刀治疗等。这些方法的远期疗效目前尚未肯定。

3.手术治疗

(1)周围支切除术:通常只适用于三叉神经第一支疼痛的患者。

(2)显微的三叉神经血管减压术:这是目前正在被大家接受的一种手术治疗方法。该方法具有创伤小、安全、并发症少(尤其是对触觉及运动功能的保留)及有效率高的特点。

(3)三叉神经感觉神经根切断:该方法止痛疗效确切。

(4)三叉神经脊束切断术:目前射线(X刀、伽玛刀等)治疗在三叉神经痛的治疗中以其微创、安全、疗效好越来越受到大家的重视。

4.经皮穿刺微球囊压迫(percutaneous microballoon compression,PMC)

自Mullan等1983年首次报道使用经皮穿刺微球囊压迫治疗三叉神经痛的技术以来,至今已有大量学者报道他们采用该手段所取得的临床结果。一般认为,PMC方法与当代使用的微血管减压手术及射频热凝神经根切断术在成功率、并发症及复发率方面都有明显的可比性。其优点是操作简单、安全性高,尤其对于高龄或伴有严重疾病不能耐受较大手术者更是首选方法。其简要的方法:丙芬诱导气管内插管全身麻醉。在整个治疗过程中监测血压和心率。患者取仰卧位,使用14号穿刺针进行穿刺,皮肤进入点为口角外侧2 cm及上方0.5 cm。在荧光屏指引下调正方向直至进入卵圆孔。应避免穿透卵圆孔。撤除针芯,放入带细不锈钢针芯的4号Fogarty Catheter直至其尖端超过穿刺针尖12~14 cm。去除针芯,在侧位X线下用Omnipaque造影剂充盈球囊直至凸向颅后窝。参考周围的骨性标志(斜坡、蝶鞍、岩骨)检查和判断球囊的形状及位置;必要时排空球囊并重新调整导管位置,直至获得乳头凸向颅后窝的理想的梨形出现。球囊充盈容量为0.4~1.0 mL,压迫神经节3~10 min后,排空球囊,撤除导管,手压穿刺点5 min。该法具有疗效确切、方法简单及不良反应少等优点。

(张海花)

第四节　舌咽神经痛

舌咽神经痛是一种出现于舌咽神经分布区的阵发性剧烈疼痛。疼痛的性质与三叉神经痛相似,本病远较三叉神经痛少见,约为1:(70~85)。

一、病因及发病机制

原发性舌咽神经痛的病因,迄今不明。可能为舌咽及迷走神经的脱髓鞘性病变引起舌咽神经的传入冲动与迷走神经之间发生"短路"所致。以致轻微的触觉刺激即可通过短路传入中枢,中枢传出的脉冲也可通过短路再传入中枢,这些脉冲达到一定总和时,即可激发上神经节及岩神经节、神经根而产生剧烈疼痛。近年来神经血管减压术的开展,发现舌咽神经痛患者椎动脉或小脑后下动脉压迫于舌咽及迷走神经上,解除压迫后症状缓解,这些患者的舌咽神经痛可能与血管压迫有关。造成舌咽神经根部受压的原因可能有多种情况,除血管因素外,还与小脑脑桥角周围的慢性炎症刺激,致蛛网膜炎性改变逐渐增厚,使血管与神经根相互紧靠,促成神经受压的过程。因为神经根部受增厚蛛网膜的粘连,动脉血管也受其粘连发生异位而固定于神经根部敏感区,致使神经受压而缺乏缓冲余地,引起神经的脱髓鞘改变。

继发性原因可能是小脑脑桥角或咽喉部肿瘤,颈部外伤,茎突过长、茎突舌骨韧带骨化等压迫刺激舌咽神经而诱发。

二、临床表现

舌咽神经痛多于中年起病,男女发病率无明显区别,左侧发病高于右侧,偶有双侧发病者。表现为发作性一侧咽部、扁桃体区及舌根部针刺样剧痛,突然开始,持续数秒至数十秒,发作期短,但疼痛难忍,可反射到同侧舌面或外耳深部,伴有唾液分泌增多。说话、反复吞咽、舌部运动、触摸患侧咽壁、扁桃体、舌根及下颌角均可引起发作。2%丁卡因麻醉咽部,可暂时减轻或止住疼痛。按疼痛的部位一般可分为 2 型。

(1)口咽型:疼痛区始于咽侧壁、扁桃体、软腭及舌后 1/3,而后放射到耳区,此型最为多见。

(2)耳型:疼痛区始于外耳、外耳道及乳突,或介于下颌角与乳突之间,很少放射到咽侧,此型少见。疼痛程度轻重不一,有如电击、刀割、针刺,发作短暂,间歇期由数分钟到数月不等,少数甚至长达 2～3 年。一般发作期越来越短,痛的时间亦越来越长。严重时可放射到头顶和枕背部。个别患者发生昏厥,可能由于颈动脉窦神经过敏引起心脏停搏所致。

神经系统检查无阳性体征。

三、诊断

根据疼痛发作的性质和特点不难做出本病的临床诊断。有时为了进一步明确诊断,可刺激扁桃体窝的"扳机点",能否诱发疼痛;或用 1%丁卡因喷雾咽后壁、扁桃体窝等处,如能遏止发作,则可以证实诊断。如果经喷雾上述药物后,舌咽处的疼痛虽然消失,但耳痛却仍然保留,则可封闭颈静静脉孔,若能收效,说明不仅为舌咽神经痛,而且有迷走神经的耳后支参与。

临床表现呈持续性疼痛或有神经系统阳性体征的患者,应当考虑为继发性舌咽神经痛,需要进一步检查明确病因。

四、鉴别诊断

临床上应与三叉神经痛、喉上神经痛、蝶腭神经痛及颅底、鼻咽部和小脑脑桥角肿瘤等病变引起的继发性舌咽神经痛相鉴别。

(一)三叉神经痛

两者的疼痛性质与发作情况完全相似,部位亦与其毗邻,三叉神经第三支疼痛时易与舌咽神经痛相混淆。二者的鉴别点为三叉神经痛位于三叉神经分布区、疼痛较浅表,"扳机点"在睑、唇或鼻翼;说话、洗脸、刮胡须可诱发疼痛发作。舌咽神经痛位于舌咽神经分布区,疼痛较深在,"扳机点"多在咽后壁、扁桃体窝、舌根;咀嚼、吞咽等动作常诱发疼痛发作。

(二)喉上神经痛

喉深部、舌根及喉上区间歇性疼痛,可放射到耳区和牙龈,说话和吞咽动作可以诱发,在舌骨大角间有压痛点。用1%丁卡因涂抹梨状窝区及舌骨大角处,或用2%普鲁卡因神经封闭,均能完全抑制疼痛等特点可与舌咽神经痛相鉴别。

(三)蝶腭神经节痛

此病的临床表现主要是在鼻根、眼眶周围、牙齿、颜面下部及颞部阵发性剧烈疼痛,其性质似刀割、烧灼及针刺样,并向颌、枕及耳部等放射。每日发作数次至数十次,每次持续数分钟至数小时不等。疼痛发作时多伴有流泪、流涕、畏光、眩晕和鼻塞等,有时伴有舌前1/3味觉减退。疼痛发作无明显诱因,也无"扳机点"。用1%丁卡因麻醉中鼻甲后上蝶腭神经节处,5~10 min后疼痛即可消失为本病特点。

(四)继发性舌咽神经痛

颅底、鼻咽部及小脑脑桥角肿物或炎症等病变均可引起舌咽神经痛,但多呈持续性痛伴有其他颅神经障碍及神经系统局灶体征。X线颅底拍片,头颅CT扫描及MRI等影像学检查有助于寻找病因。

五、治疗

(一)药物治疗

卡马西平为最常用的药物,苯妥英钠也常用来治疗舌咽神经痛,其他的镇静止痛药物(安定、曲马多)及传统中草药对该病也有一定的疗效。有研究发现N甲基D天冬氨酸(NMDA)受体在舌咽神经痛的发病机制中起一定作用,所以NMDA受体拮抗剂可有效地减轻疼痛,如氯胺酮。也有学者报道加巴喷丁可升高中枢神经系统5-HT水平,抑制痛觉,同时参与NMDA受体的调制,在神经病理性疼痛中发挥作用。这些药物为舌咽神经痛的药物治疗开辟了一个新领域。

(二)封闭疗法

维生素B_{12}和氟美松等周围神经封闭偶有良效。有人用95%乙醇或5%酚甘油于颈静脉孔处行舌咽神经封闭。但舌咽神经与颈内动脉、静脉、迷走神经、副神经等相邻,封闭时易损伤周围神经血管,故应慎用。

(三)手术治疗

对发作频繁或疼痛剧烈者,若保守治疗无效可考虑手术治疗。常用的手术方式有以下几种。

(1)微血管减压术(MVD):国内外学者行血管减压术治疗本病收到了良好的效果,因此有学者认为采用神经血管减压术是最佳治疗方案。可保留神经功能,避免了神经切断术所致的病侧咽部干燥、感觉消失和复发之弊端。

(2)经颅外入路舌咽神经切断术:术后复发率较高,建议对不能耐受开颅的患者可试用这种方法。

(3)经颅舌咽神经切断术:如术中探查没有明显的血管压迫神经,则可选用舌咽神经切断术。

(4)经皮穿刺射频热凝术:在CT引导下可大大减少其并发症的发生。另外舌咽神经传入纤维在脑桥处加入了三叉神经的下支,开颅在此毁损可阻止舌咽神经痛的传导通路。

六、预后

舌咽神经痛如不给予治疗,一般不会自然好转,疼痛发作次数频繁,持续时间越来越少,严重影响患者的生活及工作。

(张海花)

第五节 前庭神经元炎

前庭神经元炎亦称为病毒性迷路炎、流行性神经迷路炎或急性迷路炎。常发生于上呼吸道感染后数日之内,临床特征为急性起病的眩晕、恶心、呕吐、眼球震颤和姿势不平衡。炎症仅限局于前庭系统,耳蜗和中枢神经系统均属正常,是一种不伴有听力障碍的眩晕病。

一、病因及发病机制

病因目前仍不明确,通常认为,前庭神经元炎患者发病前常有感染病史。Shimizu 等在 57 例前庭神经元炎病例中测定血清各种病毒抗体水平,26 例显示病毒抗体效价升高达 4 倍以上,故推断此病与病毒感染有直接关系。Chen 等研究认为前庭神经元炎主要影响前庭神经上部,其支配水平半规管和前垂直半规管,而后垂直半规管和球囊的功能受前庭神经下部支配而不受影响。Goebel 等以解剖标本作研究认为,前庭神经上部的骨道相对较长,其和小动脉通过相对狭窄的通道,使前庭神经上部更易受到侵袭和可能起迷路缺血性损害。

另外,亦有报道认为,前庭神经遭受血管压迫或蛛网膜粘连,甚至可因内听道狭窄引起前庭神经缺氧变性而发病。Schuknecht 等(1981 年)认为,糖尿病可引起前庭神经元变性萎缩,导致眩晕反复发作。

二、病理生理

病理学研究显示,一些前庭神经元炎患者前庭神经切断后,可发现前庭神经有孤立或散在的退行性变和再生现象,神经纤维减少,节细胞空泡形成,神经内胶原沉积物增加。

三、临床表现

(1)本病多发生于中年人,两性发病率无明显差异。

(2)起病突然,病前有发热、上感或泌尿道感染病史,多为腮腺炎、麻疹及带状疱疹病毒引起。

(3)临床表现以眩晕最突出,头部转动时眩晕加剧,多于晚上睡醒时突然发作眩晕,数小时达到高峰,伴有恶心、呕吐,可持续数天或数周,多无耳鸣、耳聋,也有报道约 30% 病例有耳蜗症状;严重者倾倒、恶心、呕吐、面色苍白。可以一家数人患病,亦有集体发病呈小流行现象。该病一般可以自愈,可能为仅有一次的发作,或在过了 12~18 个月后有几次后续发作;每次后续发作都不太严重,持续时间较短。

(4)病初有明显的自发性眼震,多为水平性和旋转性,快相向健侧。

(5)前庭功能检查显示单侧或双侧反应减弱,部分病例痊愈后前庭功能恢复正常。

四、辅助检查

(1)眼震电图(ENG)可以客观记录一侧前庭功能丧失的情况,但 ENG 并非必要,因在急性期自发性眼震等客观体征有助于病变定侧,患者也难于耐受检查。

(2)可行听力检查排除听力损害。

(3)头颅核磁共振(MRI),特别要注意内听道检查以排除其他诊断的可能性,如桥小脑角肿瘤,脑干出血或梗死。必要时行增强扫描。

五、诊断

根据感染后突然起病,剧烈眩晕,站立不稳,头部活动时加重,不伴耳鸣、耳聋。前庭功能检查显示单侧或双侧反应减弱,无耳蜗功能障碍;无其他神经系异常症状、体征;预后良好可诊断。

六、鉴别诊断

(一)内耳眩晕病

又称梅尼埃(Meniere)病,本病为一突然发作的非炎性迷路病变,具有眩晕、耳聋、耳鸣及眼震等临床特点,有时有患侧耳内闷胀感等症状。多为单耳发病,男女发病率无明显差异,患者多为青壮年,60 岁以上老人发病罕见,近年亦有儿童病例报告。眩晕有明显的发作期和间歇期。发作时患者常不敢睁眼、恶心、呕吐、面色苍白、出汗、甚至腹泻、血压多数偏低等一系列症状。本病病因学说甚多,如变态反应、内分泌障碍、维生素缺乏及精神神经因素等引起自主神经功能紊乱,因之使血管神经功能失调,毛细血管渗透性增加,导致膜迷路积水,蜗管及球囊膨大,刺激耳蜗及前庭感受器时,引起耳鸣、耳聋、眩晕等一系列临床症状。梅尼埃病的间歇期长短不一,从数月到数年,每次发作和程度也不一样。而听力随着发作次数的增加而逐渐减退,最后导致耳聋。

(二)位置性眩晕

眩晕发作常与特定的头位有关,无耳鸣、耳聋。中枢性位置性眩晕,常伴有特定头位的垂直性眼震,且常无潜伏期,反复试验可反复出现,呈相对无疲劳现象。外周性位置性眩晕,又称良性阵发性位置性眩晕,为常见的前庭末梢器官病变;亦称为管石症或耳石症;多数病例发病并无明显诱因,而可能的诱因则多见于外伤;眼震常有一定的潜伏期,呈水平旋转型,多次检查可消失或逐渐减轻,属疲劳性。预后良好,能够自愈。

(三)颈性眩晕

由颈部疾病所致的眩晕。其特征是既有颈部疾病的表现,又有前庭及耳蜗系统受累的表现,冷热试验此类患者一般均为正常。其病因可能为颈椎病、颈部外伤、枕大孔畸形、后颈部交感神经综合征。颈椎病是椎动脉颅外段血流受阻的主要原因。由于颈椎骨刺及退行性关节炎、椎间盘病变,使椎动脉受压,转颈时更易受压。若动脉本身已有粥样硬化,而对侧椎动脉无法代偿时即出现症状。眩晕与头颈转动有关,可伴有枕部头痛、猝倒、视觉闪光、视野缺失及上肢麻痛。颈椎核磁共振检查可以协助诊断。

(四)药物中毒性眩晕

以链霉素最常见。其他有新霉素、卡那霉素、庆大霉素、万古霉素、多粘菌素 B、奎宁、磺胺类等药物。有些药物性损害主要影响前庭部分,但多数对前庭与耳蜗均有影响。链霉素中毒引起的眩晕通常于疗程第四周出现,也有短至 4 天者。在行走、头部转动或转身时眩晕更为明显。于静止、头部不动时症状明显好转或消失。前庭功能检查多无自发性眼震,闭目难立征阳性。变温试验显示双侧前庭功能均减退或消失。如伴耳蜗损害,尚有双侧感音性耳聋。眩晕消失缓慢,需数月甚或 1~2 年,前庭功能更难恢复。

(五)桥小脑角肿瘤

特别是听神经瘤,早期可出现轻度眩晕、耳鸣、耳聋。病变进一步发展可出现邻近颅神经受损的体征,如病侧角膜反射减退、面部麻木、复视、周围性面瘫、眼震、同侧肢体共济失调。至病程后期,还可出现颅内压增高症状。诊断依据单侧听力渐进性减退、耳鸣;听力检查为感音性耳聋;伴同侧前庭功能早期消失;邻近颅神经(Ⅴ、Ⅶ、Ⅷ)中有一支受累应怀疑为听神经瘤。头颅核磁共振检查可以协助诊断。

七、治疗

临床治疗原则是急性期的对症治疗、皮质激素治疗和尽早的前庭康复治疗。一项小规模的对照研究发现治疗前庭神经炎,皮质激素比安慰剂更有效。最近的一项临床研究比较了甲基强的松龙、阿昔洛韦和甲基强的松龙+阿昔洛韦三种治疗方法的疗效,结果表明,甲基强的松龙可明显改善前庭神经炎的症状,抗病毒药物无效,两者联合无助于提高疗效。

临床常用治疗方法如下。

(1)一般治疗:卧床休息,避免头、颈部活动和声光刺激。

(2)对症处理:对于前庭损害而产生的眩晕症状应给予镇静、安定剂,眩晕、呕吐剧烈者可肌内注射盐酸异丙嗪(12.5~25 mg)或地西泮(10~20 mg)每 4~6 h 1 次。症状缓解不明显者,可酌情重复上述治疗。对长时间呕吐者,必要时行静脉补液和电解质以作补充和支持治疗。

(3)皮质类固醇激素,可用地塞米松 10~15 mg/d,7~10 天;或服泼尼松 1 mg/(kg·d),顿服或分2 次口服,连续 5 天,以后 7~10 天内逐渐减量。注意补钾、补钙、保护胃黏膜。

(4)维生素 B_1 100 mg,肌内注射,每天 1 次;维生素 B_{12} 500 μg,肌内注射,每天 1 次。治疗 2 周后改为口服。

(5)前庭康复治疗:前庭神经炎的恢复往往需要数周的时间,患者越早开始前庭康复锻炼,功能恢复就越快、越完全。前庭康复锻炼的目的是加速前庭康复的进程,并改善最终的康复水平。前庭康复计划一般包括前庭-眼反射的眼动训练和前庭-脊髓反射的平衡训练。早期眼震存在,患者应尝试抑制各方向的凝视眼震。眼震消失后,开始头-眼协调练习。患者应尝试平衡练习和步态练习。症状好转后应加运动中的头动练习,开始慢,逐渐加快。前庭康复锻炼每天至少 2 次,每次数分钟,只要患者能够耐受,应尽可能多进行锻炼,并少用抗晕药物。

(张海花)

第六节　位听神经疾病

位听神经包括蜗神经和前庭神经,两者通常一起讨论。

一、蜗神经疾病

(一)病因

各种急、慢性迷路炎,药物中毒(链霉素、新霉素、庆大霉素等),颞骨,内耳外伤,噪音,听神经炎,脑膜炎,蛛网膜炎,脑桥小脑角肿瘤,脑桥病变,动脉硬化症,神经衰弱,遗传因素和全身性疾病(贫血和高血压等)等。

(二)临床表现

最常见的症状是耳鸣、听觉过敏和耳聋(听力减退或丧失)。根据耳鸣和耳聋的特点可鉴别传导性和神经性。低音调耳鸣(轰轰、嗡嗡似雷声、飞机声)通常是传导器的病变。高音调耳鸣(吱吱声、蝉鸣声、鸟叫声)常为感音器的病变。神经性耳聋听力障碍的共同特点是以高音频率为主,气导大于骨导,Weber 试验偏向健侧。

(三)治疗

首先是病因治疗。其他对症治疗包括应用 B 族维生素、扩张血管药物及能量合剂等。还可行针灸治疗,严重者的听力障碍应佩戴助听器。

二、前庭神经疾病

前庭神经的功能是调节机体平衡和对各种加速度的反应。当前庭功能受到异常刺激和功能障碍时,可出现一系列的症状和体征。

(一)病因

迷路炎、内耳眩晕病、迷路动脉血液供应障碍及药物中毒;脑桥小脑角肿瘤和脑桥小脑角蛛网膜炎;听神经炎和前庭神经元炎;各种原因所致的脑干病变;心血管系统的病变等。

(二)临床表现

1.眩晕

患者感觉自身或外界物体旋转或晃动(或称为运动幻觉)常伴有眼球震颤和共济失调,以及迷走神经的刺激症状如面色苍白、恶心和呕吐、出汗及血压脉搏的变化,严重时可出现晕厥。

2.眼球震颤

通常为自发性眼球震颤,由快相和慢相组成,快相代表眼球震颤的方向。前庭周围性眼球震颤多为水平性,而且伴有明显的眩晕,闭眼后症状并不能减轻。

3.自发性肢体偏斜

表现为站立不稳或向一侧倾倒。肢体偏斜的方向与前庭周围神经病变侧和眼球震颤的慢相是一致的。而前庭中枢性损害三者的方向是不定的。

(三)诊断和鉴别诊断

首先应确定病变是否位于前庭神经,前庭神经损害的部分患者通常伴有听力障碍。其次是根据眩晕的性质和伴发症状、自发性眼球震颤的特点、肢体倾倒的方向以及各种前庭功能试验的结果鉴别是前庭周围性病变还是中枢性病变。最后结合以上临床特点和借助于各种辅助检测手段对病变进行进一步的定性诊断或病因诊断。

（四）治疗

1.病因治疗

根据不同的病因采取针对性的治疗，如肿瘤行手术切除；炎症进行抗感染；缺血性病变用扩张血管药物等。

2.对症治疗

(1)常规剂量的各种安定剂和镇静剂。

(2)常规剂量的抗组胺类药物，如盐酸苯海拉明、扑尔敏、异丙嗪等。

(3)伴有严重呕吐的患者可肌内注射东莨菪碱 0.3 mg，或阿托品0.5 mg。④维生素、谷维素等。

（张海花）

第七节　多发脑神经损害

一、概述

多发脑神经损害是指单侧或双侧、同时或先后两条以上脑神经受损而出现功能障碍。解剖部位的关系和病变部位的不同组合成多发脑神经损害的综合征。

二、病因与病理生理

病因是多种多样的，炎症性疾病、感染后免疫功能障碍、脱髓鞘疾病、肿瘤、中毒、外伤、代谢性疾病等。

三、诊断步骤

（一）病史采集要点

1.起病情况

不同的病因，起病的急缓是不同的，炎症、外伤或血管病起病急，肿瘤的起病较慢，渐进发展。

2.既往病史

注意有无感染、肿瘤、化学物接触、代谢性疾病等，以期发现病因。

（二）主要临床表现和体格检查要点

受损脑神经的不同组合形成不同的综合征，将分别描述。

1.福斯特-肯尼迪综合征

嗅、视神经受损：表现为病侧嗅觉丧失、视神经萎缩，对侧视乳头水肿。多见于嗅沟脑膜瘤或额叶底部肿瘤。

2.海绵窦综合征

动眼、滑车、展神经和三叉神经眼支受损：表现为病侧眼球固定、眼睑下垂、瞳孔散大、直间接对光反射和调节反射消失，眼和额部麻木疼痛、角膜反射减弱或消失，眼睑和球结膜水肿及眼球突出。见于感染、海绵窦血栓形成、海绵窦肉芽肿、动静脉瘘或动脉瘤等。

3.眶上裂综合征

动眼、滑车、展神经和三叉神经眼支受损。表现为病侧眼球固定、上睑下垂、瞳孔散大、光反射和调节反射消失，眼裂以上皮肤感觉减退、角膜反射减弱或消失，眼球突出。见于眶上裂骨折、骨膜炎或邻近肿瘤等。

4. 眶尖综合征

视、动眼、滑车、展神经和三叉神经眼支受损。表现为眶上裂综合征＋视力障碍。见于眶尖骨折、炎症或肿瘤等。

5. 岩骨尖综合征

三叉神经和展神经受损；表现为病侧眼球外展不能、复视，颜面部疼痛；见于乳突炎、中耳炎、肿瘤或外伤等。

6. 小脑脑桥角综合征

三叉、外展、面、听神经受损，病变大时可以累及脑干、小脑或后组脑神经。表现为病侧颜面部感觉减退、角膜反射减弱或消失，周围性面瘫，听力下降、眼震、眩晕和平衡障碍，小脑性共济失调。最多见于听神经瘤，还可见于炎症、血管瘤等。

7. Avellis 综合征

迷走神经和副神经受损；表现为声音嘶哑、吞咽困难、病侧咽反射消失，向对侧转颈无力、病侧耸肩无力；见于局部肿瘤、炎症、血管病或外伤等。

8. Jackson 综合征

迷走、副和舌下神经受损。表现为声音嘶哑、吞咽困难、病侧咽反射消失，向对侧转颈无力、病侧耸肩无力，病侧舌肌瘫痪、伸舌偏向病侧。见于局部肿瘤、炎症、血管病或外伤等。

9. Tapia 综合征

迷走和舌下神经(结状神经节以下的末梢)受损。表现为声音嘶哑，病侧舌肌瘫痪、伸舌偏向病侧。多见于局部外伤。

10. 颈静脉孔综合征

舌咽、迷走和副神经受损；表现为病侧声带和咽部肌肉麻痹出现声嘶、吞咽困难、咽反射消失，向对侧转颈无力、病侧耸肩无力。见于局部肿瘤、炎症等。

11. 枕髁-颈静脉综合征

舌咽、迷走、副和舌下神经受损。表现为病侧 Vernet 综合征＋舌肌瘫痪和萎缩。见于颅底枪弹伤、局部炎症、肿瘤等。

12. 腮腺后间隙综合征

舌咽、迷走、副和舌下神经受损。表现同 Collet-Sicard 综合征，可有同侧 Horner 征。见于局部肿瘤、炎症、外伤等。

(三)门诊资料分析

详细的病史询问和认真的体检，有助于明确病变范围和可能的原因。

(四)进一步检查项目

局部 X 线摄片、颅脑 CT/MRI 检查，必要时脑脊液检查，有助于了解病变部位、范围、性质和病因。

四、诊断对策

根据临床症状和体征，明确受损的脑神经范围，结合病史和相应的检查以做出诊断，并尽量进行病因诊断。

五、治疗对策

针对病因治疗：感染要抗感染治疗，肿瘤、外伤或血管瘤可以选择手术治疗，脱髓鞘性疾病可予糖皮质激素治疗，代谢性疾病要重视原发病的治疗。

六、预后评估

不同的病因可以有不同的预后。

(张海花)

第十一章 周围神经疾病

第一节 感染性脱髓鞘性多发性神经病

一、急性感染性脱髓鞘性多发性神经病

(一)概述

急性感染性脱髓鞘性多发性神经病又称吉兰-巴雷综合征(GBS),是可能与感染有关和免疫机制参与的急性特发性多发性神经病。临床上表现为四肢弛缓性瘫痪,末梢型感觉障碍和脑脊液蛋白细胞分离等。本病确切病因不清,可能与空肠弯曲菌感染有关;或是机体免疫发生紊乱,产生针对周围神经的免疫应答,引起周围神经脱髓鞘。本病年发病率为 0.6/10 万~1.9/10 万,我国尚无系统的流行病学资料。

(二)诊断步骤

1.病史采集要点

(1)起病情况:以儿童或青少年多见,急性或亚急性起病,数日或 2 周内达高峰。需要耐心分析,争取掌握比较确切的起病时间,了解病情进展情况。

(2)主要临床表现:主要临床表现为运动、感觉和自主神经损害。肢体弛缓性瘫痪,从下肢远端向上发展,至上肢并累及脑神经(也可以首发症状为双侧周围性面瘫)。感觉异常如烧灼感、麻木、疼痛等,以远端为主。自主神经紊乱症状明显,如心律失常、皮肤营养障碍等,但尿便障碍绝大多数患者不出现,严重患者可有。

(3)既往史:若发现可能致病的原因有较大意义。如起病前 1~4 周有无胃肠或呼吸道感染症状,有无疫苗接种史,或者外科手术史,也有无明显诱因。

2.体格检查要点

(1)一般情况:精神疲乏,若感染严重者,可有不同程度的发热。窦性心动过速,血压不稳定,出汗多,皮肤红肿以及营养障碍。

(2)神经系统检查:神志清,高级神经活动正常。脑神经以双侧周围性面瘫、球麻痹为主,四肢呈弛缓性瘫痪,末梢型感觉障碍,大、小便功能障碍多不明显。

3.门诊资料分析

(1)血常规:白细胞轻度升高或正常。

(2)生化:血钾正常。

(3)病史和检查:可见患者有运动、感觉和自主神经障碍,因此,定位在周围神经病变。起病前有感染等病史,考虑为感染性或自身免疫性疾病,应进一步检查感染和免疫相关指标以确诊。

4.进一步检查项目

(1)腰穿:脑脊液蛋白细胞分离是本病特征性表现,蛋白增高而细胞数正常,出现在起病后 2~3 周,但在第 1 周正常。

(2)肌电图:发现运动和感觉神经传导速度明显减慢,有失神经或轴索变性的肌电改变。脱髓鞘病变呈节段性和斑点状特点,可能某一神经感觉传导速度正常,另一神经异常,因此,早期要检查多根神经。发

病早期可能只有 F 波或 H 反射延迟或消失。

（三）诊断对策

1.诊断要点

根据起病前有感染史，急性或亚急性起病，四肢对称性下运动神经元瘫痪，末梢型感觉减退以及脑神经损害，脑脊液蛋白细胞分离，结合肌电图可以确诊。Asbury 等的诊断标准：①多有病前感染或自身免疫反应。②急性或亚急性起病，进展不超过 4 周。③四肢瘫痪常自下肢开始，近端较明显。④可有呼吸肌麻痹。⑤可有脑神经受损。⑥可有末梢型感觉障碍或疼痛。⑦脑脊液蛋白细胞分离。⑧肌电图早期 F 波或 H 反射延迟，运动神经传导速度明显减慢。

2.鉴别诊断要点

（1）低血钾型周期性麻痹：本病一般有甲亢、低血钾病史。起病快（数小时～1 天），恢复也快（2～3 天）。四肢弛缓性瘫痪，无呼吸肌麻痹和脑神经受损，无感觉障碍。脑脊液没有蛋白细胞分离。血钾低，补钾有效。既往有发作史。

（2）脊髓灰质炎：本病为脊髓前角病变，没有感觉障碍和脑神经受损。多在发热数天后，体温未恢复正常时出现瘫痪，通常只累及一个肢体。但本病起病后 3 周也可见脑脊液蛋白细胞分离。

（3）重症肌无力：本病为神经肌肉接头病变，主要累及骨骼肌，因此，没有感觉障碍和自主神经症状。症状呈波动性，晨轻暮重。疲劳试验和肌电图有助于诊断。

3.格林－巴利综合征

变异型根据临床、病理及电生理表现可分为以下类型。

（1）急性运动轴索型神经病：为纯运动型，特点是病情中多有呼吸肌受累，24～48 小时内迅速出现四肢瘫痪，肌萎缩出现早，病残率高，预后差。

（2）急性运动感觉轴索型神经病：发病与前者相似，但病情更重，预后差。

（3）Fisher 综合征：该综合征表现为眼外肌麻痹，共济失调和腱反射消失三联征。

（4）不能分类的吉兰－巴雷综合征：该综合征包括"全自主神经功能不全"和极少数复发型吉兰－巴雷综合征。

（四）治疗对策

1.治疗原则

（1）尽早明确诊断，及时治疗。

（2）根据病情的严重情况进行分型，制订合理的治疗方案。

（3）治疗过程中应密切观察病情，注重药物毒副作用。

（4）积极预防和控制感染及消化道出血等。

（5）早期康复训练对功能恢复有重要意义，同时可提高患者自信心，观察效果。

2.治疗计划

（1）基础治疗（对症支持治疗）：①辅助呼吸：患者气促，血氧饱和度降低，动脉血氧分压下降至 70 mmHg 以下，可进行气管插管，呼吸机辅助呼吸，必要时气管切开。加强护理，保持呼吸道通畅，定时翻身、拍背，雾化吸入，吸痰等。②重症患者持续心电监护，窦性心动过速通常无需处理。血压高时可予小剂量降压药，血压低时可予扩容等。③穿长弹力袜预防深静脉血栓。④保持床单平整，勤翻身，预防褥疮。⑤吞咽困难者可予留置胃管，鼻饲，以免误入气管窒息。⑥尿潴留可加压按摩腹部，无效时可留置尿管。便秘可用大黄苏打片、番泻液等。出现肠梗阻时应禁食并请外科协助治疗。⑦出现疼痛，可予非阿片类镇痛药，或试用卡马西平。⑧早期开始康复治疗，包括肢体被动和主动运动，防止挛缩，用夹板防止足下垂畸形，以及针灸、按摩、理疗和步态训练等。

（2）特异治疗（病因治疗）。①血浆置换：按每千克体重 40 mL 或 1～1.5 倍血浆容量计算每次交换血浆量，可用 5％白蛋白复原血容量，减少使用血浆的并发症。轻、中、重度患者每周应分别做 2 次、4 次和 6 次。主要禁忌证是严重感染、心律失常、心功能不全及凝血系统疾病等。②免疫球蛋白静脉滴注

(IVIG):成人按 0.4 g/(kg·d)剂量,连用 5 天,尽早使用或在呼吸肌麻痹之前使用。禁忌证是先天性 IgA 缺乏,因为免疫球蛋白制品含少量 IgA,此类患者使用后可导致 IgA 致敏,再次应用可发生变态反应。常见不良反应有发热、面红等,减慢输液速度即可减轻。引起肝功能损害者,停药 1 个月即可恢复。③以上两种方法是治疗吉兰-巴雷综合征的首选方法,可消除外周血免疫活性细胞、细胞因子和抗体等,减轻神经损害。尽管两种治疗费用昂贵,但是严重病例或是进展快速病例,均应早期使用,可能减少辅助通气的费用和改变病程。④激素通常认为对吉兰-巴雷综合征无效,并有不良反应。但是,在无经济能力或无血浆置换和 IVIG 医疗条件时,可试用甲基泼尼松龙 500 mg/d,静脉滴注,连用 5~7 天,或地塞米松 10 mg/d,静脉滴注,连用 7~10 天为一疗程。

（五）病程观察及处理

可以按照以下分型评估患者的临床状况。

轻型:四肢肌力Ⅲ级以上,可独立行走。

中型:四肢肌力Ⅲ级以下,不能独立行走。

重型:四肢无力或瘫痪,伴Ⅸ、Ⅹ对颅神经和其他神经麻痹,不能吞咽,活动时有轻微呼吸困难,但不需要气管切开人工辅助呼吸。

极重型:数小时或数天内发展为四肢瘫,吞咽不能,呼吸肌麻痹,需要气管切开人工辅助呼吸。

（六）预后评估

本病为自限性,呈单相病程,多于发病后 4 周时症状和体征停止进展,经数周或数月恢复,恢复中可有短暂波动,极少复发。70%~75%患者完全恢复,25%遗留轻微神经功能缺损,5%死亡,通常死于呼吸衰竭。前期有空肠弯曲菌感染证据者预后较差,病理以轴索变性为主者病程较迁延且恢复不完全。高龄、起病急骤或辅助通气者预后不良。早期有效治疗及支持疗法可降低重症病例的死亡率。

（七）出院随访

(1)出院时带药。

(2)定期复诊和门诊取药。

(3)详告出院时应注意的问题。

(4)继续康复训练。

二、慢性炎症性脱髓鞘性多发性神经病

慢性炎症性脱髓鞘性多发性神经病(chronic inflammatory demyelinating polyneuropathy,CIDP)又叫慢性吉兰-巴雷综合征,是一种慢性病程进展的,临床表现与 AIDP 相似的自身免疫性周围神经脱髓鞘疾病。CIDP 发病率较 AIDP 低。

（一）病因及发病机制

本病发病机制未明,与 AIDP 相似而不相同。CIDP 体内可发现 β-微管蛋白抗体和髓鞘结合糖蛋白抗体,却未发现与 AIDP 发病密切相关的针对空肠弯曲菌及巨细胞病毒等感染因子免疫反应的证据。

（二）病理

炎症反应不如 AIDP 明显,周围神经的供血血管周围可见单核细胞浸润,神经纤维水肿,有节段性髓鞘脱失和髓鞘重新形成的存在。施万细胞再生呈“洋葱头样”改变,轴索损伤也常见。

（三）临床表现

起病隐匿,男女发病率相似,各年龄组均可发病。病前少见前驱感染,起病缓慢,并逐步进展达 2 个月以上。少数患者呈亚急性起病。临床表现主要为对称性肢体远端或近端无力,大多自远端向近端发展,近端受累较重。一般不累及延髓肌致吞咽困难,呼吸困难更为少见。感觉障碍常见的主诉有麻木、刺痛、紧束、烧灼或疼痛感,客观检查可见感觉丧失,不能识别物体,不能完成协调动作,肢体远端重。查体示四肢肌力减退,肌张力低,伴或不伴肌萎缩,四肢腱反射减低或消失,四肢末梢性感觉减退或消失,腓肠肌可有压痛,Kernig 征可阳性。

（四）辅助检查

1.CSF 检查

与 AIDP 相似,可见蛋白－细胞分离,蛋白含量波动于 0.75～2 g/L,病情严重程度与 CSF 蛋白含量呈正相关。少数 CIDP 患者蛋白含量正常,少数患者可出现寡克隆 IgG 区带。

2.电生理检查

早期行 EMG 检查有神经传导速度减慢,F 波潜伏期延长,提示脱髓鞘病变,发病数月后 30％患者可有动作电位波幅减低提示轴索变性。

3.腓肠神经活检

可见反复节段性脱髓鞘与再生形成的"洋葱头样"提示 CIDP。

（五）诊断及鉴别诊断

根据中华医学会神经病学分会的意见,CIDP 的诊断必需条件如下。

1.临床检查

(1)一个以上肢体的周围性进行性或多发性运动、感觉功能障碍,进展期超过 2 个月。

(2)四肢腱反射减弱或消失。

2.电生理检查 NCV

显示近端神经节段性脱髓鞘,必须具备以下 4 条中的 3 条。

(1)2 条或多条运动神经传导速度减慢。

(2)1 条或多条运动神经部分性传导阻滞或短暂离散,如腓神经、尺神经或正中神经等。

(3)2 条或多条运动神经远端潜伏期延长。

(4)2 条或多条运动神经刺激 10～15 次后 F 波消失或最短 P 波潜伏期延长。

3.病理学检查

神经活检示脱髓鞘与髓鞘再生并存。

4.CSF 检查

(1)若 HIV 阴性,细胞数小于 10×10^6/L;若 HIV 阳性,50×10^6/L。

(2)性病筛查实验(venereal disease research laboratories,VDRL)阴性。

应注意与以下疾病鉴别:①多灶性运动神经病是以运动神经末端受累为主的进行性周围神经病,临床表现为慢性非对称性肢体远端无力,以上肢为主,感觉正常。②进行性脊肌萎缩也为缓慢进展病程,但运动障碍不对称分布,有肌束震颤,无感觉障碍。神经电生理示 NCV 正常,EMG 可见纤颤波及巨大电位;③遗传性运动感觉性神经元病一般有遗传家族史,常合并有手足残缺,色素性视网膜炎等,确诊需依靠神经活检。④代谢性周围神经病有原发病的症状和体征。

（六）治疗

许多免疫治疗方法都可以用于 CIDP,并可获得较好疗效。

1.皮质类固醇

绝大多数 CIDP 患者对激素疗效肯定。临床应用泼尼松 100 mg/d,连用 2～4 周,再逐渐减量,大多数患者 2 个月内出现肌力改善.地塞米松 40 mg/d,静脉滴注,连续 4 d。然后 20 mg/d,共 12 d,再 10 mg/d,又 12 d。共 28 d 为 1 个疗程,治疗 6 个疗程后症状可见缓解。

2.血浆交换(PE)和静脉注射免疫球蛋白(IVIG)

PE 每周行 2～3 次,约 3 周后起效,短期疗效好。约半数以上患者大剂量 IVIG 治疗有效,一般用 IVIG 0.4 g/(kg·d),连续 5 d。或 1.0 g/(kg·d),连用 2 d,可重复使用。IVIG 和 PE 短期疗效相近,与大剂量激素合用疗效更好。

3.免疫抑制剂

以上治疗无效可试用免疫抑制剂如环磷酰胺、硫唑嘌呤、环孢素 A 等,可能有效。

（闫朝怡）

第二节 单发性神经病及神经痛

一、单神经病

（一）概述

单神经病又称局灶性神经病，是指单一神经损害出现分布区的功能障碍。

（二）病因与病理生理

单神经病的病因多数是局部因素所致，如创伤、缺血、物理性损伤或肿瘤浸润，也可以是全身性疾病或中毒所致。病理可见缺血、节段性脱髓鞘改变、华勒变性、轴索变性或神经断伤等改变。

（三）诊断步骤

1.病史采集要点

（1）起病情况：疾病情况不同病因的起病情况不同，外伤起病急，肿瘤浸润、中毒等可能起病较缓。

（2）既往病史：可以有外伤、骨折、代谢性疾病病史，肿瘤、化学物质接触史或酗酒史等。

2.主要临床表现和体格检查要点

单神经有相应的神经分布区，不同的神经损害临床症状和体征是不同的，现分述如下。

（1）桡神经麻痹：桡神经源自 $C_5 \sim T_1$ 神经根，主要功能是伸肘、伸腕和伸指。受损的典型症状是垂腕，不同部位的损伤症状可不同。

高位损伤：肘、腕、掌指关节不能伸直，前臂不能旋后，握力减弱；肱骨中 1/3 以下受损时，伸肘功能保存；肱骨下端或前臂上 1/3 受损时，伸肘伸腕功能保存；腕关节损伤则无运动障碍。如果合并感觉障碍仅限于手背拇指和第一、二掌骨间隙，肱三头肌反射和桡骨膜反射减弱或消失。病因可能是肱骨骨折、局部受压、铅或酒精中毒、麻风等。

（2）正中神经麻痹：正中神经源自 $C_6 \sim T_1$ 神经根，主要功能是前臂旋前、屈腕和屈指。受损后可出现握力和前臂旋前肌力的减弱，不同部位的损伤症状不同。

上臂受损时，前臂不能旋前，桡侧 3 指不能屈曲，握拳无力，拇指不能对掌和外展，拇、食指不能过伸，大鱼际肌萎缩状如猿手；前臂中下部损伤时，拇指的外展、屈曲和对掌功能受限。感觉障碍位于桡侧手掌和 3 个半指和食、中指末节背面，损伤后可合并灼性神经痛；桡骨膜反射减弱或消失。病因可以是外伤、骨折、局部压迫等。

腕管综合征：腕管是由腕骨和腕屈肌韧带围成的管状结构，正中神经穿行其中。腕管的先天狭窄或过度活动致正中神经受损，产生桡侧手掌和 3 个半指的疼痛、麻木和感觉减退，大鱼际肌萎缩和手指无力。症状多见于中年女性，劳动后加剧，休息后好转。疼痛可在夜间加剧，严重时可放射到前臂甚至肩部。

（3）尺神经麻痹：尺神经源自 $C_8 \sim T_1$ 神经根，主要功能是完成手部精细动作。受损后出现手部小肌肉运动功能丧失，屈腕肌力减弱并向桡侧偏斜，拇指内收和手指的外展内收动作不能，小鱼际肌萎缩，骨间肌萎缩凹陷，第 4、5 指不能伸直呈屈曲位，呈"爪形手"。感觉障碍在手掌及手背的尺侧、小指和无名指尺侧半。病因可以是腕或肘部骨折、受压或麻风等。

（4）腓总神经损害：腓总神经源自 $L_4 \sim S_3$ 神经根，受损时出现足下垂，足和足趾不能背屈，呈马蹄内翻畸形，行走时跨阈步态，可见胫前肌群萎缩，伴有小腿前外侧和足背部感觉障碍。病因可以是外伤、腓骨头骨折、铅中毒或麻风等。

（5）胫神经损害：胫神经源自 $L_4 \sim S_3$ 神经根，受损时出现足和足趾不能跖屈，内翻力弱，足尖行走困难，可见小腿后肌群和足底肌群萎缩，足底感觉障碍，跟腱反射和跖反射消失。病因可以是外伤、骨折等。

3.门诊资料分析

根据典型的临床表现和详细体检,可以明确损害范围,结合病史不难做出诊断。

4.进一步检查项目

(1)神经电生理检查帮助发现受累神经、损害范围和严重程度,并对预后做出评估。

(2)必要时可进行化学物质或重金属的检测,帮助做出病因诊断。

(四)诊断对策

根据典型的临床症状和体征,发现受累的脊神经,结合相应的检查以明确诊断并评估预后,尽量进行病因诊断。

(五)治疗对策

1.治疗原则

消除病因,促进神经功能恢复。

2.治疗计划

根据损伤程度和性质选择不同的治疗。急性神经断伤需进行手术缝合,压迫性疾病需手术松解,中毒患者要停止毒物的接触,代谢性疾病要控制好原发病。神经损伤的急性期可给予糖皮质激素如口服泼尼松,大剂量 B 族维生素、神经生长因子和改善局部微循环的药物有助于神经功能的恢复,部分神经损伤伴有疼痛可加用非甾体类抗炎药。针灸、理疗有助于肌力的恢复。

3.治疗方案的选择

不同的病因对治疗方案的选择是不同的。药物治疗是必要的,且能促进神经功能恢复。

(六)预后评估

解除病因后配合积极的药物治疗和辅助治疗,疗效尚可;但严重的神经断伤或轴索病变可致恢复慢且不完全。

二、神经痛

(一)概述

神经痛是指受损脊神经分布区的疼痛。包括枕神经痛、臂丛神经痛、肋间神经痛、股外侧皮神经痛、坐骨神经痛、股神经痛等。

(二)病因与病理生理

病因是多种的,原发者多为感染或感染后变态反应所致,出现炎症细胞浸润、节段性脱髓鞘改变;继发者多因邻近组织病变压迫所致,出现髓鞘脱失、轴索变性甚至断裂。

(三)诊断步骤

1.病史采集要点

(1)起病情况:不同病因的起病情况不同,可以是急性、亚急性或慢性起病。

(2)既往病史:原发者病史有感染或疫苗接种史,继发者有外伤、肿瘤、脊柱病变、骨折、结核、炎症等病史。

2.主要临床表现和体格检查要点

(1)枕神经痛:枕神经来自 C_2、C_3 神经。疼痛多为一侧,呈持续性钝痛阵发性加剧,向同侧头顶、乳突或外耳放射,头颈部活动、咳嗽或喷嚏时可加重;枕、后颈部皮肤可有感觉过敏或减退,枕外隆凸下有压痛。病因可以是受凉、颈椎病、脊柱结核、肿瘤、寰枕畸形等。

(2)臂丛神经痛:臂丛由 $C_5 \sim T_2$ 脊神经的前支组成。

原发性臂丛神经痛:可有发热史,急性或亚急性起病,以肩胛部和上肢的剧痛起病,后来逐渐出现肌无力,伴腱反射异常和感觉障碍;数周后出现肌萎缩,以肩胛带和上臂(C_5、C_6 节段)为主;少数患者是双侧臂丛受累。

继发性臂丛神经痛:多慢性起病,反复发作的颈肩部疼痛,呈发麻或触电样,向上臂、前臂外侧和拇指放射,夜间或肢体活动时可加剧,可伴有感觉减退、肌萎缩和上肢腱反射减弱或消失。病因是臂丛邻近组织病变压迫所致,根性压迫如颈椎病、颈椎结核、肿瘤、骨折等,干性压迫如胸腔出口综合征、颈部肿瘤、锁骨骨折、外伤等。

(3)肋间神经痛:一或数个肋间区持续性疼痛,呼吸、咳嗽、喷嚏可加剧,相应肋骨边缘可有压痛,可有局部皮肤感觉过敏。病因是胸膜炎、肋骨骨折、肿瘤、带状疱疹等。

(4)股外侧皮神经病:又称感觉异常性股痛,股外侧皮神经由 L_2、L_3 脊神经后根组成。起病可急可缓,多为单侧大腿外侧感觉异常,如麻木、针刺感或烧灼感,可有感觉过敏或减退。病因是局部受压、糖尿病、中毒、动脉硬化、腹部肿瘤等。

(5)股神经痛:股神经由 $L_2 \sim L_4$ 神经组成。表现为一侧大腿前部、小腿内侧的疼痛,患者会避免屈膝,如不能蹲坐,行走时,先迈健腿并拖曳患腿前行;病侧下肢的后伸可诱发大腿前面和腹股沟区疼痛,伴有大腿前部和小腿内侧的感觉过敏或减退,膝反射减弱或消失。病因可以是外伤、骨盆或股骨骨折、中毒、盆腔炎症或肿瘤、股动脉瘤等。

3.门诊资料分析

根据典型的临床症状和体征,判断病变范围,做出诊断,尽量详问既往史了解病因。

4.进一步检查项目

(1)神经电生理检查帮助明了神经损害范围和严重程度,并对预后做出评估。

(2)根据病情尚需进行相关部位 X 线摄片、颈椎或腰椎 CT/MRI、生化或血脂、必要时可进行重金属的检测,帮助做出病因诊断。

(四)诊断对策

根据典型的临床症状和体征,结合相应的检查以明确诊断,并尽量进行病因诊断。

(五)治疗对策

1.治疗原则

消除病因,缓解疼痛,促进神经功能恢复。

2.治疗计划

(1)药物治疗:疼痛严重者可用非甾体类镇痛药如消炎痛、萘普生、布洛芬等,肌肉痉挛者加用肌松药如乙哌立松、艾司唑仑等,卡马西平对止痛也有帮助。病情严重者在急性期可加用糖皮质激素,一般口服泼尼松 30 mg/d。大剂量 B 族维生素、神经生长因子对受损神经修复有益,可酌情选用。

(2)局部封闭治疗:对疼痛剧烈者可用 2% 普鲁卡因或加泼尼松龙、维生素 B_1 局部封闭,辅以理疗或针灸治疗,可缓解症状。

(3)病因治疗:如骨折行固定制动、神经离断行缝合术、局部压迫行松解术、肿瘤行手术治疗,感染者应予抗感染治疗,糖尿病、血管硬化或中毒要积极治疗原发病。

3.治疗方案的选择

对于早期症状轻的患者可先予药物治疗,效果欠佳可用局部封闭治疗,同时积极进行病因治疗。

(六)病程观察及处理

相关原发病按治疗要求进行观察,对药物治疗患者要注意相应的不良反应,出现时及时处理。

(七)预后评估

本症一般不会自愈,积极治疗疗效满意。

三、坐骨神经痛

(一)概述

沿坐骨神经行程和分布区(即臀部、大腿后侧、小腿后外侧和足部外侧)出现的疼痛综合征。坐骨神经是人体最长的神经,由 $L_4 \sim S_3$ 神经根组成,支配大腿后侧和小腿肌群。

（二）病因与病理生理

原发性坐骨神经痛多因为感染、受凉后病原体或毒素经血流侵犯周围神经引起间质性炎症，又称坐骨神经炎。继发性是坐骨神经通路受病变压迫或刺激所致，根据病变部位分为根性和干性坐骨神经痛。根性多见，主要是椎管内或脊椎病变，最常见是腰椎间盘脱出症，此外是椎管内肿瘤、结核、损伤、炎症等；干性的病变在椎管外，如骶髂关节炎或结核、盆腔疾患、妊娠子宫、臀部注射不当等。

（三）诊断步骤

1.病史采集要点

（1）起病情况：多见于青壮年，急性或亚急性起病。

（2）主要临床表现。多为单侧性，自腰、臀部向大腿后侧、小腿后外侧和足部放射的持续性钝痛，也可呈刀割样或烧灼样痛，可阵发性加剧，夜间常加重。行走、活动或牵拉可诱发和加重疼痛，患者有特殊的减痛姿势：患肢微屈向健侧卧位、仰卧起坐时弯曲患肢膝关节、坐下时健侧臀部着力、站立时脊柱向患侧侧凸等。根性痛以腰骶部明显，在咳嗽、喷嚏和用力排便时可加重；干性痛在臀部以下疼痛较明显。

（3）既往病史：要注意有否感染、外伤、肿瘤或臀部注射药物等病史。

2.体格检查要点

（1）一般情况：好。

（2）神经系统检查：腰椎棘旁、臀点、股后点、腓点、踝点可有压痛，神经牵拉征阳性，患侧可有臀肌萎缩、小腿轻度肌萎缩，踝反射减弱或消失，小腿外侧和足背可有感觉减退。

3.门诊资料分析

从疼痛的性质和分布，结合查体结果，可以做出初步判断。

4.进一步检查项目

（1）X线摄片：有助于发现骨折、脱位和畸形等。

（2）腰椎CT/MRI：对椎间盘脱出、椎管肿瘤、蛛网膜炎等有帮助。

（3）必要时可行腰穿脑脊液检查，有助于椎管内炎症和肿瘤的诊断。

（4）肌电图和神经传导速度有助于判断神经损害范围、性质和严重程度。

（四）诊断对策

1.诊断要点

根据疼痛的分布、加重的诱因、减痛的姿势，结合Lasegue征阳性和踝反射改变、感觉障碍，可以做出诊断。

2.鉴别诊断要点

（1）脊髓疾病：脊髓痨、脊髓压迫症的早期，有的可以发生神经痛，但伴有明确脊髓受损的表现，如截瘫和传导束型感觉障碍、大小便障碍等，不难鉴别。

（2）急性感染性多发性神经根神经炎：部分病例有腰骶神经根痛，但很快发生双下肢对称性弛缓性瘫伴感觉障碍，有时呈进行性加重。

（3）下肢血栓闭塞性脉管炎：典型的间歇性跛行，在行走一段距离后出现以小腿腓肠肌为著的腿痛，休息后缓解，伴足趾冰冷、足背动脉搏动减弱或消失。无坐骨神经的压痛点，踝反射无改变，Lasegue征阴性。

（4）下肢静脉曲张：久站后疼痛加剧，走路或抬高患肢时减轻；无压痛点，踝反射无改变，Lasegue征阴性。

（5）局部软组织病变：如腰肌劳损、急性肌纤维组织炎等，疼痛局限于腰骶部不向下肢放射，无肌力减退、感觉障碍或腱反射改变。

（五）治疗对策

1.治疗原则

镇痛并消除病因。

2.治疗计划

(1)卧床休息:疼痛的急性发作期应卧硬板床休息,减少患肢的活动,避免负重。

(2)药物治疗:疼痛严重者可用非甾体类镇痛药如消炎痛、萘普生、布洛芬等,艾司唑仑、卡马西平对止痛也有帮助。病情严重者在急性期可加用糖皮质激素,一般口服泼尼松 30 mg/d。大剂量 B 族维生素、神经生长因子对受损神经修复有益,可酌情选用。

(3)局部理疗:急性疼痛辅以超短波、离子导入等可缓解疼痛。

(4)封闭治疗:对疼痛剧烈者可用 2% 普鲁卡因或加泼尼松龙、维生素 B_1 对痛点局部封闭。

(5)其他:按摩、推拿、针灸均可酌情选用,有助于止痛,促进神经恢复。

(6)病因治疗:对腰椎间盘脱出保守治疗无效者可选择手术治疗,感染者抗感染治疗,肿瘤者手术治疗等。

3.治疗方案的选择

对于绝大多数患者保守治疗能缓解疼痛,应选择保守治疗,保守治疗无效时可择期手术。

(六)预后评估

积极治疗疗效满意。

(闫朝怡)

第三节　多发性周围神经病

一、概述

多发性周围神经病旧称末梢性神经炎,是肢体远端的多发性神经损害,主要表现为四肢末端对称性的感觉、运动和自主神经障碍。

二、病因

引起周围神经病的病因很多。

1.感染性

病毒、细菌、螺旋体感染等。

2.营养缺乏和代谢障碍

各种营养缺乏,如慢性酒精中毒、B 族维生素缺乏、营养不良等;各种代谢障碍,如糖尿病、肝病、尿毒症、淀粉样变性、血卟啉病等。

3.毒物

如工业毒物、重金属中毒、药物等。

4.感染后或变态反应

血清注射或疫苗接种后。

5.胶原疾病

如系统性红斑狼疮、结节性多动脉炎、巨细胞性动脉炎、硬皮病、类风湿性关节炎等。

6.癌性

如淋巴瘤、肺癌、多发性骨髓瘤等。

三、病理

周围神经炎的主要病理过程是轴突变性和节段性髓鞘脱失。轴突变性可原发于轴突或细胞体的损害,并可引起继发的髓鞘崩解;恢复缓慢,常需数月至 1 年或更久。节段性髓鞘脱失可见于急性感染性多发性神经炎、白喉、铅中毒等，其原发损害雪旺细胞使髓鞘呈节段性破坏。恢复迅速，使原先裸露的轴突恢复功能。

四、诊断步骤

（一）病史采集要点

1.起病情况

根据病因的不同，病程可有急性、亚急性、慢性、复发性等，可发生于任何年龄。多数患者呈数周至数月的进展病程，进展时由肢体远端向近端发展，缓解时由近端向远端发展。

2.主要临床表现

大致相同，出现肢体远端对称性的感觉、运动和自主神经功能障碍。

3.既往病史

注意询问是否有可能致病的病因，如感染、营养缺乏、代谢性疾病、化学物质接触史、肿瘤病史、家族史等。

（二）体格检查要点

一般情况尚可，可能有原发病的体征，如发热、多汗、消瘦等。高级神经活动无异常。

1.感觉障碍

四肢远端对称性深浅感觉障碍。肢体远端有感觉异常，如刺痛、蚁走感、灼热感、触痛等。检查可发现四肢末梢有手套－袜套型的深浅感觉障碍，病变区皮肤可有触痛。

2.运动障碍

四肢远端对称性下运动神经元性瘫痪。肢体远端对称性无力，其程度可从轻瘫至全瘫，可有垂腕、垂足的表现。受累肢体肌张力减低，病程久可出现肌萎缩。上肢以骨间肌、蚓状肌、大小鱼际肌为明显，下肢以胫前肌、腓骨肌为明显。

3.反射异常

上下肢的腱反射常见减低或消失。

4.自主神经功能障碍

自主神经功能障碍呈对称性异常，肢体末梢的皮肤菲薄、干燥、变冷、苍白或发绀，少汗或多汗，指（趾）甲粗糙、松脆等。

（三）门诊资料分析

从症状和体征即末梢型感觉障碍、下运动神经元性瘫痪和自主神经功能障碍等临床特点，可诊断为多发性周围神经病。

根据详细的病史询问，了解相关的病因、病程、特殊症状等，以利于综合判断。

1.药物性

呋喃类（如呋喃妥因）和异烟肼最常见，均为感觉-运动型。呋喃类可引起感觉、运动和自主神经联合受损，疼痛明显。大剂量或长期服用异烟肼干扰了维生素 B_6 代谢而致病，常见双下肢远端感觉异常或减退，浅感觉可达胸部，深感觉以震动觉改变最常见，合用维生素 B_6（剂量为异烟肼的 1/10）可以预防。

2.中毒性

如群体发病应考虑重金属或化学品中毒，需检测血、尿、头发、指甲等的重金属含量。

3.糖尿病性

表现为感觉、运动、自主神经或混合型，以混合型最常见，通常感觉障碍较重，早期出现主观感觉异常，损害主要累及小感觉神经纤维，以疼痛为主，夜间尤甚；累及大感觉纤维可引起感觉性共济失调，可发生无痛性溃疡和神经源性骨关节病。某些病例以自主神经损害为主，部分患者出现近端肌肉非对称性肌萎缩。

4.尿毒症性

该类型约占透析患者的半数，典型症状与远端性轴索病相同，大多数为感觉-运动型，初期多表现感觉障碍,下肢较上肢出现早且严重,夜间发生感觉异常及疼痛加重,透析后可好转。

5.营养缺乏性

如贫血、烟酸、维生素 B_1 缺乏等,见于慢性酒精中毒、慢性胃肠道疾病、妊娠和手术后等。

6.癌肿

可以是感觉型或感觉-运动型,前者以四肢末端开始、上升性、自觉强烈不适及疼痛,伴深浅感觉减退或消失,运动障碍较轻;后者呈亚急性经过,恶化和缓解反复出现,可在癌原发症状前期或后期发病,约半数脑脊液蛋白增高。

7.感染后

如 Guillain-Barre 综合征、疫苗接种后多发性神经病可能为变态反应。白喉性多发性神经病是白喉外毒素作用于血-神经屏障较差的后根神经节和脊神经根,见于病后 8～12 周,为感觉-运动性,数日或数周可恢复。麻风性多发性神经病潜伏期长,起病缓慢,周围神经增粗并可触及,可发生大疱、溃烂和指骨坏死等营养障碍。

8.POEMS 综合征

POEMS 综合征是一种累及周围神经的多系统病变,多中年以后起病,男性较多见,起病隐袭、进展慢。依照症状、体征可有如下表现,也是病名组成:①多发性神经病:呈慢性进行性感觉－运动性多神经病,脑脊液蛋白质含量增高。②脏器肿大:肝脾大,周围淋巴结肿大。③内分泌病:男性出现阳痿、女性化乳房,女性出现闭经、痛性乳房增大和溢乳,可合并糖尿病。④M 蛋白:血白蛋白电泳出现 M 蛋白,尿检可有本-周蛋白。⑤皮肤损害:因色素沉着变黑,并有皮肤增厚与多毛。⑥水肿:视乳头水肿、胸腔积液、腹水、下肢指凹性水肿。⑦骨骼改变:可在脊柱、骨盆、肋骨和肢体近端发现骨硬化性改变,为本病的影像学特征,也可有溶骨性病变,骨髓检查可见浆细胞增多或骨髓瘤。

9.遗传性疾病

如遗传性运动感觉性神经病(HMSN)、遗传性共济失调性多发性神经病(Refsum 病)、遗传性淀粉样变性神经病等,起病隐袭,进展缓慢,周围神经对称性、进行性变性导致四肢无力,下肢重于上肢。远端重于近端,常出现运动和感觉障碍。

10.其他

某些疾病如动脉硬化、肢端动脉痉挛症、系统性红斑狼疮、结节性多动脉炎、硬皮病、风湿病等,可致神经营养血管闭塞,为感觉-运动性表现,有时早期可有主观感觉异常。代谢性疾病如血卟啉病、巨球蛋白血症也影响周围神经,多为感觉-运动性,血卟啉病以运动损害为主,双侧对称性近端为重的四肢瘫痪。约 1/3～1/2 伴有末梢型感觉障碍。

(四)进一步检查项目

1.神经传导速度和肌电图

如果仅有轻度轴突变性,传导速度尚可正常;当有严重轴突变性及继发性髓鞘脱失时传导速度变慢,肌电图呈去神经性改变;节段性髓鞘脱失而轴突变性不显著时,传导速度变慢,肌电图可正常。

2.血生化检查

根据病情,可检测血糖水平、维生素 B_{12} 水平、尿素氮、肌酐、甲状腺功能、肝功能等。

3.免疫学检查

对疑有免疫疾病者,可做免疫球蛋白、类风湿因子、抗核抗体、抗磷脂抗体等检测。

4.可疑中毒者

对可疑中毒者,可根据病史做相关毒物或重金属、药物的血液浓度检测。

5.脑脊液检查

大多数无异常发现,少数患者可见脑脊液蛋白增高。

6.神经活检

对不能明确诊断或疑为遗传性的患者,可行腓神经活检。

五、诊断对策

（一）诊断要点

根据患者临床表现的特点，即以四肢远端为主的对称性下运动神经元性瘫痪、末梢型感觉障碍和自主神经功能障碍，可以临床诊断。注意临床工作时要认真询问病史，掌握不同病因所致的多发性周围神经病的特殊临床表现，有助于病因的诊断。肌电生理检查和神经肌肉活检对诊断很有帮助；神经传导速度测定，有助于亚临床型的早期诊断，并可区别轴索变性和节段性脱髓鞘改变。

（二）鉴别诊断要点

1.亚急性联合变性

早期表现类似于多发性周围神经病，随着病情进展逐渐出现双下肢软弱无力、行走不稳，双手动作笨拙；肌张力增高、腱反射亢进、锥体束征阳性和感觉性共济失调是其与多发性周围神经病的主要鉴别点。

2.周期性麻痹

周期性麻痹为周期性发作的短时期的肢体近端弛缓性瘫痪，无感觉障碍，发作时血清钾低于3.5 mmol/L，心电图呈低钾改变，补钾后症状改善，不难鉴别。

3.脊髓灰质炎

肌力降低常为不对称性，多数仅累及一侧下肢的一至数个肌群，呈节段性分布，无感觉障碍，肌萎缩出现早；肌电图可明了损害部位。

六、治疗对策

（一）治疗原则

去除病因，积极治疗原发病，改善周围神经的营养代谢，对症处理。

（二）治疗计划

1.去除病因

根据不同的病因采取针对性强的措施，以消除或阻止其病理性损害。重金属和化学品中毒应立即脱离中毒环境，避免继续接触有关毒物；急性中毒可大量补液，促使利尿、排汗和通便等，加速排出毒物。重金属如铅、汞、锑、砷中毒，可用二巯基丙醇（BAL）、依地酸钙钠等结合剂；如砷中毒可用二巯基丙醇3 mg/kg肌内注射，4～6小时1次，2～3天后改为每天2次，连用10天；铅中毒用二巯丁二酸钠1 g/d，加入5％葡萄糖液500 mL静脉滴注，5～7天为一疗程，可重复2～3个疗程；或用依地酸钙钠1 g，稀释后静脉滴注，3～4天为一疗程，停用2～4天后重复应用，一般用3～4个疗程。

对各种疾病所致的多发性周围神经病，要积极治疗原发病。如糖尿病控制好血糖；尿毒症行血液透析或肾移植；黏液水肿用甲状腺素；胶原性疾病、SLE、硬皮病、类风湿性关节病、血清注射或疫苗接种后、感染后神经病，可应用皮质类固醇治疗；麻风病用砜类药；肿瘤行手术切除，也可使多发性神经病缓解。

2.改善神经的营养代谢

营养缺乏和代谢障碍可能是病因，或在其发病机制中起重要作用，在治疗中必须予以重视并纠正。应用大剂量B族维生素有利于神经损伤的修复和再生，地巴唑、加兰他敏也有促进神经功能恢复的作用，还可使用神经生长因子、神经节苷酯等。

3.对症处理

急性期应卧床休息，疼痛可用止痛剂、卡马西平、苯妥英钠等；恢复期可用针灸、理疗和康复治疗，以促进肢体功能恢复；重症患者护理时要定期翻身，保持肢体功能位，防止挛缩和畸形。

（闫朝怡）

第四节　多灶性运动神经病

多灶性运动神经病（multifocal motor neuropathy，MMN）为仅累及运动神经的脱髓鞘性神经病，是一种免疫介导的、以肢体远端为主的、非对称性的、慢性进展的、以运动障碍为主要表现的慢性多发性单神经病，电生理特点为持续性、节段性、非对称性运动神经传导阻滞，免疫球蛋白及环磷酰胺治疗有效。

一、病因及病理

一般认为本病为自身免疫性疾病，约 20%～84% 的患者，血中有抗神经节苷脂抗体（GM_1），并且抗体的滴度与临床表现平行，病情进展与复发时升高，使用免疫抑制剂后，随该抗体的下降病情即好转。神经节苷脂抗体，选择性地破坏运动神经的体磷脂，导致运动神经的脱髓鞘改变，继之以雪旺细胞的再生，使病变部的周围神经呈"洋葱球"样改变，无炎症细胞浸润及水肿，严重的伴轴突变性。病变呈灶性分布，可发生于脊神经根，多条周围神经干，同一神经干上多个部位，有的有脊髓前角神经元的脱失和尼氏小体的溶解，甚至有皮质脊髓束的损坏。

二、临床表现

本病多见于 20～50 岁的男性，儿童及老年人亦可见到，男女比例为 4:1。大多数慢性起病，病情缓慢进展，中间可有不同时段的"缓解"，在缓解期病情相对稳定，病程可达几年或几十年，少数人也可急性或亚急性起病，病情进展较快，但很快又进入慢性病程。临床表现以运动障碍为主，主要临床特点为：

（一）运动障碍

呈进行性缓慢加重的肌肉无力，并且无力的肌肉，大多数伴有肌束颤动和肌肉痉挛，晚期出现肌萎缩。肌无力多从上肢远端开始，逐渐累及下肢，肌无力分布与周围神经干或其分支的支配范围一致，正中神经、桡神经、尺神经支配的肌肉最易受累；脑神经支配的肌肉及呼吸肌一般不受累。

（二）腱反射

受累的肌肉腱反射减弱，一部分正常，个别甚至亢进，无锥体束征。

（三）感觉障碍不明显

受损的神经干分布区可出现一过性疼痛或感觉异常，客观检查无感觉减退。

三、辅助检查

（一）血清学检查

血清肌酸磷酸激酶轻度增高，20%～84% 的患者抗 GM_1 抗体阳性。

（二）脑脊液检查

一般正常，极少数患者蛋白有轻微的一过性升高。

（三）神经电生理检查

运动神经传导速度测定表现为：节段性、非对称性、持续性的传导阻滞，复合肌肉动作电位，近端较远端波幅及面积下降 50% 以上，时限增加 <30%，感觉神经传导速度正常。

（四）神经活检

病变段神经脱髓鞘复髓鞘、"洋葱球"样形成，雪旺细胞增殖，无炎症细胞浸润。

（五）MRI 检查

可发现传导阻滞段的周围神经呈灶性肿大。

四、诊断

主要根据临床特点（典型的肌无力特征、感觉大致正常）及典型的神经电生理特征（节段性、非对称性、持续性的传导阻滞等)做出诊断,抗 GM_1 抗体滴度升高,神经活检的特征性改变有助于确定诊断。

五、鉴别诊断

(一)慢性吉兰-巴雷综合征(CIDP)

本病有客观的持久的感觉障碍,肌无力的同时不伴有肌束震颤及肌肉痉挛,腱反射减弱或消失,脑脊液蛋白明显升高,可持续 12 周,免疫激素治疗效果良好。血中无抗 GM_1 抗体。

(二)运动神经元病

该病影响脊髓前角运动细胞和锥体束,临床表现为肌无力及肌萎缩,可累及脑神经,无感觉障碍,腱反射亢进,锥体束征阳性。而 MMN 无锥体束征,病灶与周围神经支配区一致,血中可出现抗 GM_1 抗体,运动神经传导阻滞特点可兹鉴别。

六、治疗

(一)静脉注射免疫球蛋白

用量 $0.4\ g/(kg \cdot d)$(具体用法见 GBS 的治疗),连用 5 d 为一疗程,用药数小时至 7 d 即开始见效,90%的患者肌力在用药 2 周内明显提高,运动神经传导速度明显好转,疗效可维持 $3 \sim 6$ 周,症状即复发,因此,需要根据病情复发的规律,定期维持治疗。免疫球蛋白不能使抗 GM_1 抗体滴度降低。

(二)环磷酰胺

可先给大剂量治疗,而后以 $1 \sim 3\ mg/(kg \cdot d)$ 的剂量维持治疗,85%的患者症状改善,血清抗 GM_1 抗体滴度下降。

以上两种方法同时使用,可减少静脉免疫球蛋白的用量,减少复发,但明显萎缩的肌肉对治疗反应差。因部分患者经上述治疗后,原有症状好转的同时仍有新病灶的产生,所以目前认为上述治疗只是改善症状,不能阻止新病灶的产生,病情仍处于缓慢进展状态。

(三)糖皮质激素及血浆置换

基本无效,糖皮质激素甚至可加重病情。

七、预后

本病为缓慢进行性病程,病程可达几十年,94%的患者始终能够保持工作能力。

（闫朝怡）

第五节 POEMS 综合征

POEMS 综合征又称 Crow-Fukase 综合征。本病为多系统受累的疾病,临床上以多发性神经炎(Polyneuropathy)、脏器肿大(Organomegaly)、内分泌病(Endocrinopathy)、M 蛋白(M protein)、皮肤损害(Skin changes)为主要表现,这五大临床表现的每一个外文字头,组合成缩写词,命名为 POEMS 综合征。因 Crow 于 1956 年首先报道骨髓瘤伴发该综合征的临床表现,Fukase 于 1968 年将其作为一个综合征提出来,故又称为 Crow-Fukase 综合征。

一、病因及病理

不完全清楚,目前多认为与浆细胞瘤、自身免疫有关。浆细胞瘤分泌毒性蛋白,对周围神经及垂体和垂体-下丘脑结构产生免疫损害,从而导致周围神经损害、内分泌和皮肤的改变。自身免疫异常,导致浆细胞产生异常免疫球蛋白,从而损害多系统,形成 POEMS 综合征。

二、临床表现

青壮年男性多见,男女比例为 2∶1,起病或急或缓,从发病到典型临床表现出现的时间不一,数月至数年不等,首发临床表现不一,有时不典型,病程的不同时期表现复杂多变,病情进行性加重,主要临床表现可归纳为:

1.慢性进行性多发性神经病

见于所有患者,大多为首发症状,表现为从远端开始的肢体对称性逐渐加重的感觉、运动障碍,感觉障碍表现为向心性发展的"手套-袜套"状感觉减退,肌无力下肢较上肢为重,很快出现肌萎缩,腱反射减弱,后期消失,脑神经主要表现为视乳头水肿,其支配的肌肉很少瘫痪,自主神经功能障碍主要表现为多汗,个别人在疾病的后期可出现括约肌功能障碍。

2.脏器肿大

主要表现为肝脾肿大,一般为轻中度肿大,质地中等硬度,胰腺肿大亦十分常见,个别人可出现心脏扩大,一部分患者可出现全身淋巴结肿大。在病后期小部分患者可出现肝硬化,门脉高压,一般不出现脾功能亢进。

3.皮肤改变

大部分病例在病后 30 d 左右即可出现明显的皮肤发黑,暴露部位明显,乳晕呈黑色,皮肤增厚、粗糙、多毛。也可出现红斑、皮疹、硬皮病样改变。皮肤改变有时可作为首发症状就诊。

4.内分泌紊乱

明显的改变为雄性激素降低,而雌激素减低不明显,有的患者轻微升高,血泌乳素升高,从而出现男性乳房发育,阳痿,男性女性化,女性乳房增大、溢乳、闭经。胰岛素分泌不足,可导致血糖升高,其中合并糖尿病的人数占总人数的 28%。甲状腺功能低下,T_3、T_4 降低,约占全部患者的 24%。

5.血中 M 蛋白阳性

多为 IgG,其次为 IgA,国外报道可见于一半以上的患者,国内报道不足 50%。

6.水肿

疾病的早期即可出现水肿,中期明显加重,最初眼睑及双下肢出现水肿,腹水、胸腔积液、心包积液几乎见于全部中期患者,积液量中等,有时是患者首次就诊的原因。有的患者出现腹水的同时可出现腹痛。

7.其他

本病可引起广泛的血管病变,包括大、中、小动脉血管及微血管、静脉等,主要表现为闭塞性血管病,多发生在脑血管、腹腔的静脉,心血管偶可受累,表现为脑梗塞、腹腔的静脉血栓形成及心绞痛等。疾病的中后期可出现低热、盗汗、体重下降、消瘦、杵状指等。

三、辅助检查

1.血常规

示贫血,血沉增快。

2.尿液检查

可有本周氏蛋白。

3.血清学检查

血清蛋白电泳可呈现 M 蛋白,但增高不明显。

4.脑脊液检查

脑脊液压力增高,蛋白轻、中度升高,细胞数正常,个别人可有轻微增加。

5.内分泌检查

血 T_3、T_4 降低,血雄性激素降低,血泌乳素升高,胰岛素降低等。

6.骨体检查

可见浆细胞增生,或可出现骨髓瘤表现。

7.肌电图

显示神经源性损害、周围神经传导速度减慢,神经活检为轴索变性及节段性脱髓鞘,间质可见淋巴细胞和浆细胞浸润。

8.X 线检查

可见骨硬化、溶骨病灶,骨硬化常见,主要累及盆骨、肋骨、股骨、颅骨等。

四、诊断

本病表现复杂,诊断主要依靠症状,Nakaniski 提出 7 个方面的诊断标准:

(1)慢性进行性多发性神经病。

(2)皮肤改变。

(3)全身水肿。

(4)内分泌紊乱。

(5)脏器肿大。

(6)M 蛋白。

(7)视乳头水肿、脑脊液蛋白升高。

其他可有低热、多汗。因①慢性多发性神经病见于所有患者。⑥M 蛋白是该病的主要原因,所以这两项为必备条件,具备这两项后,如再加上其他一项临床表现即可确诊。

五、鉴别诊断

1.吉兰-巴雷综合征

该病以肢体对称性的运动障碍,从下肢开始,脑脊液有蛋白-细胞分离现象,但不具内脏肿大、M 蛋白、皮肤改变等多系统的改变。

2.肝硬化

肝硬化主要表现为肝脾肿大、腹水、食道静脉曲张等门脉高压表现,可有脾功能亢进,虽可并发周围神经损害,但无 M 蛋白、骨髓瘤或髓外浆细胞瘤、皮肤等多系统表现。

3.结缔组织病

结缔组织病表现为多脏器多系统损害,可有低热、血沉快、皮肤改变、肌炎等,但同时出现周围神经病变及脏器肿大、水肿者不常见,也不出现 M 蛋白。

六、治疗

本病无特效治疗方法,治疗的远期效果很不理想,病情反复加重。常用的治疗手段为:

(一)免疫抑制剂

(1)强的松 30~80 mg,每日或隔日 1 次口服,病情缓解后减量,改为维持量维持。

(2)环磷酰胺 100~200 mg,每日 1 次。

(3)硫唑嘌呤 100~200 mg,每日 1 次。

强的松效果差时,联合环磷酰胺或硫唑嘌呤,如联合使用效果仍差,可加服或改服三苯氧胺,一次 10~20 mg,一日 3 次,可提高疗效。

(二)神经营养药物

针对末梢神经炎可使用 B 族维生素口服,维生素 B_1 30 mg,每日 3 次,维生素 B_{12} 500 μg,每日 3 次,也可使用神经生长因子,适量肌注。

（三）对症治疗

血糖升高的，可使用胰岛素，根据血糖水平及反应效果适量皮下注射。甲状腺功能低下者，口服甲状腺素片，根据 T_3、T_4 水平调整用量。水肿者，适量使用利尿剂，胸腔积液及腹水多时，穿刺抽水，改善症状。对重危患者，可应用血浆置换法，除去 M 蛋白。

（四）化疗

对有浆细胞瘤或骨髓瘤的患者，进行有效的化疗，可迅速缓解症状。

七、预后

本病经免疫抑制剂治疗，多数患者症状可暂时缓解，但停药即复发，即使维持用药，病情亦反复加重。有报告 5 年生存率 60%，个别患者可存活 10 年以上，对药物反应好的生存期长，说明生存期与药物的反应有关。

（闫朝怡）

第六节　周围神经肿瘤

周围神经肿瘤的分类目前尚无理想的标准，命名及译名纷乱。本节介绍临床常见的起源于神经外胚叶肿瘤如神经鞘瘤、单发神经纤维瘤、多发神经纤维瘤病、神经源性纤维肉瘤、嗜铬细胞瘤及由多种组织组成的球瘤，非新生性肿瘤损伤性神经瘤及跖神经瘤等。

一、神经鞘瘤

神经鞘瘤又名神经膜瘤，雪旺氏细胞瘤，神经瘤。起源于具雪旺氏细胞特征的双基底膜的一种细胞，是发生于周围神经系统，生长缓慢，孤立性生长的良性肿瘤。多见于周围神经及其分支上，以颅神经第 8 对听神经最多见，听神经瘤是颅内肿瘤最多见的一种，约占颅内肿瘤的 90%，其次见于脊神经背根，另可见于三叉神经、面神经、舌咽神经、迷走神经、副神经和舌下神经。

肿瘤多为实质性，包膜完整，将载瘤神经纤维推向一旁，不侵犯神经纤维束，切面比较一致，均匀光滑，色灰红，内含较多胶原间质，可见厚壁供血动脉。囊性者内含黄色黏稠液可自行凝固。镜检可见为薄层纤维包膜包裹的典型神经鞘膜细胞，分为两种：安东尼氏 A 型细胞为梭形细胞，含丰富的嗜伊红细胞浆，界限不清，胞核长形或椭圆形，呈栅栏状排列。安东尼氏 B 型细胞，细胞较小，胞浆稀疏，碱性染色呈蓝色，界限明显，胞核小，呈圆形。

本病多见于成年人，病情缓慢，可经几年到十几年。随病情进展，肿瘤体积增大，压迫神经纤维束，受累神经支配区出现感觉异常，也可出现运动障碍，腱反射改变。当肿瘤位置表浅时，在体表神经径路上，可扪及梭形肿块，随神经横向活动，压迫肿瘤可产生向肢体远端部放射痛。

本病据症状体征较易诊断。颅内及椎管内者需进一步检查。治疗以手术切除为原则，效果较好。

二、单发神经纤维瘤

起源于周围神经鞘膜细胞，是一种生长缓慢的良性肿瘤，多位于皮下、皮内。病理可见瘤体质地略硬，无包膜形成，分界清楚，切面可见漩涡状纤维。镜下见肿瘤由增生的神经鞘膜细胞和成纤维细胞组成。神经轴索穿越其中，并扭曲变形，伴网状纤维，胶原纤维、疏松黏液样基质。部分肿瘤，尤其位于关节附近的可恶变。

治疗宜手术切除，对离断的神经纤维，行对端吻合术。

三、多发神经纤维瘤病

多发神经纤维瘤病亦称神经纤维瘤病，或神经纤维瘤，在 1882 年由 Von Recklinghausen 正式命名并全面阐述,是一种少见遗传病。临床特点为皮肤大量的牛奶咖啡色斑,以及发生在周围神经的多发性纤维瘤。发病率为4/10万。

约50%患者有家族史,属常染色体显性遗传,同一家族患同病者可有不同表现度。此外散发病例可由基因突变引起。病损基因位于17q11.2带或22q11-q13.1带。发病机制可能由于神经嵴分化异常或神经生长因子生成过多、活性增高,致使神经异常增生肿瘤形成。

肿瘤通常为良性,生长缓慢,约有3%～4%发生恶变,瘤体大小不一,形态各异,无明显界限,镜下可见基本由神经鞘膜细胞组成,胞核排列形成栅栏状,也可有来自神经束膜和外膜的中胚层细胞。

发病年龄10～70岁,平均年龄20岁,男性多于女性。本病可累及多个系统、多个器官。早期可见牛奶咖啡色斑,边缘规则、界限清楚、表面光滑,好发于被衣服遮盖部位,躯干、腋窝多见,形状、大小、数目不一。若有6个或6个以上直径超过1.5 cm的牛奶咖啡色斑可确定本病。另皮肤纤维瘤、纤维软瘤沿神经干分布,如珠样结节,甚至丛状神经纤维瘤伴皮肤、皮下组织过度增生,引起表面皮肤或肢体弥漫性肿大,称神经纤维瘤象皮病。有随年龄增长而进展趋势。约有30%～40%患者出现神经系统病变,如椎管内肿瘤、颅内听神经瘤、脑脊膜膨出约30%骨骼异常,可出现脊柱弯曲,四肢长骨弓状畸形等。此外,可见虹膜上粟粒状棕黄色圆形小结节等。

据家族史及各系统的临床表现,辅助检查可诊断。治疗方面,孤立的、生长速度快的、压迫神经的肿瘤均应手术治疗,恢复神经功能。

四、神经纤维肉瘤

神经纤维肉瘤又称恶性神经膜瘤、恶性雪旺氏鞘瘤、神经源性肉瘤。往往由神经纤维瘤病恶变导致,起源于神经鞘膜。

肿瘤呈白色、灰色或紫红色,质硬,切开可见坏死及黏液样物。镜下示瘤细胞呈梭形、多角形,核深染,排列呈栅状或杂乱,原浆丰富,可见瘤巨细胞。

发病年龄在20～50岁不等,临床特征是存在多年的肿瘤多迅速增长,引起受累神经分布区的感觉、运动、腱反射异常,好发于膝、腹股沟、臀、股、肩胛等处的大神经干。

因手术治疗后易复发及远处或多发转移,故应及早行根治手术,对放疗不敏感。

五、嗜铬细胞瘤

起源于肾上腺髓质、颈动脉体、交感神经节、颈静脉球组织内的嗜铬颗粒细胞。最多见于肾上腺髓质,称嗜铬细胞瘤。临床可出现高血压及糖尿。起源于颈动脉体的肿瘤称颈动脉体瘤,位于颈部颈动脉窦及其分岔处,体积增大后可产生压迫症状,如相应神经功能缺损、脑血管供血不足等,动脉造影可见瘤内血供丰富。治疗以手术切除为主。

六、损伤性神经瘤

损伤性神经瘤又称假性神经瘤、截肢神经瘤或神经再生疤痕。多发生于神经被切断或碾伤后,由再生的神经轴索形成缠结,并与增生的神经鞘膜细胞、纤维细胞和致密胶原纤维形成肿块。常呈梭形,与周围组织粘连,有压痛,多见于残肢端,是残肢痛原因。疼痛可采用封闭治疗,如疼痛剧烈,可将该瘤松解后埋入临近组织,减少受压,个别患者可切断相应脊神经后根以止痛。

七、跖神经瘤

跖神经瘤又称足底神经瘤、摩顿氏神经瘤,或局限性跖间神经炎,是跖神经趾间分支局限性退行性变伴周围组织增生的结果。病因可与外伤及遭受机械压迫有关,以致影响局部神经及供应血管。多见于中年以上妇女的第三、第四趾之间,非真正肿瘤。

治疗以手术切除为原则,术后神经机能不受影响。

八、球瘤

球瘤又名神经血管肿瘤,起源于皮肤真皮层内的神经血管肌球小体的肿瘤,为良性,全身皮肤都可发生。

球瘤引起剧烈的自发性疼痛,压痛明显,界限清楚。肿瘤多位于手足指(趾)甲下,严重时可将指甲挺起。

治疗采用手术切除,可行甲下切除达骨膜,一般无复发。

（闫朝怡）

第十二章　神经系统感染性疾病

第一节　急性细菌性脑膜炎

急性细菌性脑膜炎引起脑膜、脊髓膜和脑脊液化脓性炎性改变，又称急性化脓性脑膜炎，多种细菌如流感嗜血杆菌、肺炎链球菌、脑膜炎双球菌或脑膜炎奈瑟菌为最常见的引起急性脑膜炎者。

一、临床表现

（一）一般症状和体征

呈急性或暴发性发病，病前常有上呼吸道感染、肺炎和中耳炎等其他系统感染。患者的症状、体征可因具体情况表现不同，成人多见发热、剧烈头痛、恶心、呕吐和畏光、颈强直、Kernig 征和 Brudzinski 征等，严重时出现不同程度的意识障碍，如嗜睡、精神混乱或昏迷。患者出现脑膜炎症状前，如患有其他系统较严重的感染性疾病，并已使用抗生素，但所用抗生素剂量不足或不敏感，患者可能只以亚急性起病的意识水平下降作为脑膜炎的唯一症状。

婴幼儿和老年人患细菌性脑膜炎时脑膜刺激征可表现不明显或完全缺如，婴幼儿临床只表现发热、易激惹、昏睡和喂养不良等非特异性感染症状，老年人可因其他系统疾病掩盖脑膜炎的临床表现，须高度警惕，需腰椎穿刺方可确诊。

脑膜炎双球菌脑膜炎可出现暴发型脑膜脑炎，是因脑部微血管先痉挛后扩张，大量血液聚积和炎性细胞渗出，导致严重脑水肿和颅内压增高。暴发型脑膜炎的病情进展极为迅速，患者于发病数小时内死亡。华－佛综合征发生于 10％～20％的患者，表现为融合成片的皮肤瘀斑、休克及肾上腺皮质出血，多合并弥散性血管内凝血（DIC），皮肤瘀斑首先见于手掌和脚掌，可能是免疫复合体沉积的结果。

（二）非脑膜炎体征

如可发现紫癜和瘀斑，被认为是脑膜炎双球菌感染疾病的典型体征，发现心脏杂音应考虑心内膜炎的可能，应进一步检查，特别是血培养发现肺炎球菌和金黄色葡萄球菌时更应注意：蜂窝织炎，鼻窦炎，肺炎，中耳炎和化脓性关节炎；面部感染。

（三）神经系统合并症

细菌性脑膜炎病程中可出现局限性神经系统症状和体征。

1. 神经麻痹

炎性渗出物在颅底积聚和药物毒性反应可造成多数颅神经麻痹，特别是前庭耳蜗损害，以展神经和面神经多见。

2. 脑皮质血管炎性改变和闭塞

表现为轻偏瘫、失语和偏盲。可于病程早期或晚期脑膜炎性病变过程结束时发生。

3. 癫痫发作

局限和全身性发作皆可见。包括局限性脑损伤、发热、低血糖、电解质紊乱（如低血钠）、脑水肿和药物的神经毒性（如青霉素和亚胺培南），均可能为其原因。癫痫发作在疾病后期脑膜炎经处理已控制的情况下出现，则意味着患者存有继发性合并症。

4.急性脑水肿

细菌性脑膜炎可出现脑水肿和颅内压增高,严重时可导致脑疝。颅内压增高必须积极处理,如给予高渗脱水剂,抬高头部,过度换气和必要时脑室外引流。

5.其他

脑血栓形成和颅内静脉窦血栓形成,硬膜下积脓和硬膜下积液,脑脓肿形成甚或破裂。长期的后遗症除神经系统功能异常外,10%~20%的患者还可出现精神和行为障碍,以及认知功能障碍。少数儿童患者还可遗留有发育障碍。

二、诊断要点

(一)诊断

根据患者呈急性或暴发性发病,表现为高热、寒战、头痛、呕吐、皮肤淤点或淤斑等全身性感染中毒症状,颈强直及 Kernig 征等,可伴动眼神经、展神经和面神经麻痹,严重病例出现嗜睡、昏迷等不同程度的意识障碍,脑脊液培养发现致病菌方能确诊。

(二)辅助检查

1.外周血象

白细胞增高和核左移,红细胞沉降率增高。

2.血培养

应作为常规检查,常见病原菌感染阳性率可达75%,若在使用抗生素 2 小时内腰椎穿刺,脑脊液培养不受影响。

3.腰椎穿刺和脑脊液检查

本检查是细菌性脑膜炎诊断的金指标,可判断严重程度、预后及观察疗效,腰椎穿刺对细菌性脑膜炎几乎无禁忌证,相对禁忌证包括严重颅内压增高、意识障碍等;典型 CSF 为脓性或浑浊外观,细胞数(1 000~10 000)×10^6/L,早期中性粒细胞占85%~95%,后期以淋巴细胞及浆细胞为主;蛋白增高,可达1~5 g/L,糖含量降低,氯化物亦常降低,致病菌培养阳性,革兰染色阳性率达60%~90%,有些病例早期脑脊液离心沉淀物可发现大量细菌,特别是流感杆菌和肺炎球菌。

4.头颅CT 或 MRI 等影像学检查

早期可与其他疾病鉴别,后期可发现脑积水(多为交通性)、静脉窦血栓形成、硬膜下积液或积脓、脑脓肿等。

三、治疗方案及原则

(一)一般处理

一般处理包括降温、控制癫痫发作、维持水及电解质平衡等,低钠可加重脑水肿,处理颅内压增高和抗休克治疗,出现 DIC 应及时给予肝素化治疗。应立即采取血化验和培养,保留输液通路,头颅 CT 检查排除颅内占位病变,立即行诊断性腰椎穿刺。当 CSF 结果支持化脓性脑膜炎的诊断时,应立即转入感染科或内科,并立即开始适当的抗生素治疗,等待血培养化验结果才开始治疗是不恰当的。

(二)抗生素选择

表 12-1 中的治疗方案可供临床医师选择,具体方案应由感染科医师决定。

(三)脑室内用药

脑室内使用抗生素的利弊尚未肯定,一般情况下不推荐使用,某些特殊情况如脑室外引流、脑脊液短路术或脑积水时,药代动力学及药物分布改变可考虑脑室内给药。表 12-2 供参考。

(四)皮质类固醇的应用

为预防神经系统后遗症如耳聋等,可在应用抗生素前或同时应用类固醇激素治疗。小儿流感杆菌脑膜炎治疗前可给予地塞米松,0.15 mg/kg,1 次/6 h,共 4 日,或 0.4 mg/kg,1 次/12 h,共 2 日。

表 12-1　细菌性脑膜炎治疗的抗生素选择

人群	常见致病菌	首选方案	备选方案
新生儿<1 个月	B 或 D 组链球菌、肠杆菌科、李斯特菌	氨苄西林＋庆大霉素	氨苄西林＋头孢噻肟或头孢曲松
婴儿 1～3 个月	肺炎链球菌、脑膜炎球菌、流感杆菌、新生儿致病菌	氨苄西林＋头孢噻肟或头孢曲松±地塞米松	氯霉素＋庆大霉素
婴儿>3 个月,儿童<7 岁	肺炎链球菌、脑膜炎球菌、流感杆菌	头孢噻肟或头孢曲松±地塞米松±万古霉素	氯霉素＋万古霉素或头孢吡肟替代头孢噻肟
儿童 7～17 岁和成人	肺炎链球菌、脑膜炎球菌、李斯特菌、肠杆菌科	头孢噻肟或头孢曲松＋氨苄西林±万古霉素	青霉素过敏者用氯霉素＋TMP/SMZ
儿童 7～17 和成人	(对肺炎链球菌抗药发生率高组)	万古霉素＋三代头孢＋利福平	氯霉素(非杀菌)
HIV 感染	同成人＋梅毒、李斯特菌、隐球菌、结核杆菌	病原不清时同成人＋抗隐球菌治疗	
外伤或神经外科手术	金黄色葡萄球菌、革兰阴性菌、肺炎链球菌	万古霉素＋头孢他啶(假单胞菌属加用静脉±鞘内庆大霉素),甲硝唑(厌氧菌)	万古霉素＋美罗培南

表 12-2　脑室内应用抗生素的剂量

抗生素	指征	每日剂量
万古霉素	苯甲异噁唑青霉素抗药	5～20 mg(或 5～10 mg/48 h)
庆大霉素	革兰阴性菌严重感染	2～8 mg(典型剂量 8 mg/d)
氨基丁卡霉素	庆大霉素抗药	5～50 mg(典型剂量 12 mg/d)

(韩吉田)

第二节　单纯疱疹病毒性脑炎

　　神经系统病毒感染性疾病的临床分类较多,依据发病及病情进展速度可分为急性和慢性病毒感染,根据病原学中病毒核酸特点可分为 DNA 病毒感染和 RNA 病毒感染两大类,具有代表性的人类常见的神经系统病毒有单纯疱疹病毒、巨细胞病毒、柯萨奇病毒等。单纯疱疹病毒性脑炎(HSE),也称急性出血坏死性脑炎,是由Ⅰ型单纯疱疹病毒(HSV-Ⅰ)感染引起的急性脑部炎症,是最常见的一种非流行性中枢神经系统感染性疾病,是成年人群中散发性、致命性脑炎的最常见病因。病毒通常潜伏于三叉神经半月节内,当机体免疫功能降低时,潜伏的病毒再激活,沿轴突入脑而发生脑炎。病变主要侵犯颞叶内侧面、扣带回、海马回、岛叶和额叶眶面。

一、诊断

(一)临床表现

无明显季节性和地区性,无性别差异。

(1)急性起病,部分患者可有口唇疱疹病史。

(2)前驱症状有卡他、咳嗽等上呼吸道感染症状及头痛、高热等,体温可达 40℃。

(3)神经系统症状多种多样,常有人格改变、记忆力下降、定向力障碍、幻觉或妄想等精神症状,重症病例可有不同程度意识障碍,如嗜睡、昏睡、昏迷等,且意识障碍多呈进行性加重。

(4)局灶性神经功能受损症状多两侧明显不对称,如偏瘫、偏盲、眼肌麻痹等,常有不同形式的癫痫发作,严重者呈癫痫持续状态,全身强直阵挛性发作;也可有扭转、手足徐动或舞蹈样多动等多种形式锥体外系表现。肌张力增高、腱反射亢进、可有轻度的脑膜刺激征,重者还可表现为去脑强直发作或去皮质状态。

(5)脑膜刺激征,重症者可见去大脑强直。

(6)颅内压增高,甚至脑疝形成。

(二)辅助检查

(1)血中白细胞和中性粒细胞增高,血沉加快。

(2)脑脊液压力增高、细胞数增加,最多可达 $1000\times10^6/L$,以淋巴细胞和单核细胞占优势;蛋白质轻、中度增高,一般低于 1.5 g/L;糖和氯化物一般正常。

(3)脑组织活检或脑脊液中检出单纯疱疹病毒颗粒或抗原,或者血清、脑脊液中抗体滴度有 4 倍以上升高,可确诊本病。

(4)EEG 早期即出现异常,有与病灶部位一致的异常波,如呈弥漫性高波幅慢波,最有诊断价值的为左右不对称、以颞叶为中心的周期 2~3 Hz 同步性放电。

(5)影像学改变:CT 多在起病后 6~7 天显示颞叶、额叶边界不清的低密度区,有占位效应,其中可有不规则的高密度点、片状出血影,增强后可见不规则线状影。MRI 早期在 T_2 加权像上可见颞叶和额叶底面周围边界清楚的高信号区。

(三)诊断依据

(1)急性起病、有发热、脑膜刺激征、脑实质局灶性损害症状。

(2)以意识障碍、精神紊乱等颞叶综合征为主。

(3)结合脑脊液变化特点压力增高、细胞数轻中度增加,最多可达 $1000\times10^6/L$,以淋巴细胞和单核细胞占优势;蛋白质轻、中度增高,一般低于 1.5g/L;糖和氯化物一般正常。EEG 出现以颞叶为中心的、左右不对称、2~3Hz 周期同步性弥漫性高波幅慢波,最有诊断价值。头颅 CT 可在颞叶、额叶出现边界不清的低密度区,有占位效应,其中可有不规则的高密度点、片状出血影,增强后可见不规则线状影。MRI 早期在 T_2 加权像上可见颞叶和额叶底面周围边界清楚的高信号区。

(4)确诊需做血和脑脊液的病毒学及免疫学检查。

(四)鉴别诊断

1.结核性脑膜炎

亚急性起病、中毒症状重、脑膜刺激症状明显、特异性脑脊液改变:外观无色透明或混浊呈毛玻璃状,放置数小时后可见白色纤维薄膜形成,直接涂片可找到结核杆菌。脑脊液压力正常或升高,细胞数增至 $(11\sim500)\times10^6/L$,以淋巴细胞为主,糖和氯化物含量降低,氯化物低于 109.2mmol/L,葡萄糖低于 2.2mmol/L,蛋白含量多中度增高,抗结核治疗有效等。

2.化脓性脑膜炎

起病急,感染症状重、多好发于婴幼儿、儿童和老年人。常有颅内压增高,脑膜刺激症状,脑实质受累表现、血常规示白细胞升高,中性粒细胞升高、脑电图表现为弥漫性慢波。脑脊液白细胞增多,常在 $(1.0\sim10)\times10^9/L$,蛋白升高,糖和氯化物降低,脑脊液细菌培养和细菌涂片可检出病原菌。

3.新型隐球菌性脑膜炎

以头痛剧烈、视力下降为主要临床表现,无低热、盗汗等结核毒血症状,脑脊液墨汁染色阳性和真菌培养可资鉴别。

4.其他病毒引起的中枢神经系统感染

如巨细胞病毒性脑炎,亚急性或慢性起病,出现意识模糊、记忆力减退、情感障碍、头痛等症状和体征,血清、脑脊液的病毒学和免疫学检查可明确具体的病毒型别。

二、治疗

(一)治疗原则

及早、足量、足程应用抗病毒治疗、抑制炎症、降颅压、积极对症和全身支持治疗、防止并发症等。

(二)治疗方案

(1)抗病毒治疗:应选用广谱、高效、低毒药物。常选用阿昔洛韦,30mg/(kg·d),分三次静脉滴注,连用 14~21 天;或选用更昔洛韦,5~10mg/(kg·d),静脉滴注,连用 10~14 天。当临床表现提示单纯疱疹病毒性脑炎时,即应给予阿昔洛韦治疗,不必等待病毒学结果而延误治疗。

(2)免疫治疗:能控制炎症反应和减轻水肿,可早期、大量和短程给予糖皮质激素,临床上多用地塞米松 10~20mg/d,1 次/日,静脉滴注,连用 10~14 天,而后改为口服泼尼松 30~50mg,晨起顿服,病情稳定后每 3 天减 5~10mg,直至停止。病情严重时可采用甲泼尼龙冲击疗法,用量 500~1000mg,静脉点滴,每日 1 次,连续 3 天,而后改为泼尼松 30~50mg 口服,每日上午 1 次,以后 3~5 天减 5~10mg,直至停止。还可选用干扰素或转移因子等。

(3)针对高热、抽搐、精神错乱、躁动不安、颅内压增高等症状可分别给予降温、抗癫痫、镇静和脱水降颅压等相应处理。

(4)应注意保持营养、水电解质平衡、呼吸道通畅等全身支持治疗,并防治各种并发症。

(5)恢复期可采用理疗、按摩、针灸等促进肢体功能恢复。

（韩吉田）

第三节　新型隐球菌性脑膜炎

一、概述

新型隐球菌性脑膜炎是由新型隐球菌感染所致,是中枢神经系统最常见的真菌感染。本病发病率虽很低,但病情重,病死率高,且临床表现与结核性脑膜炎颇为相似,常易误诊。

隐球菌是条件致病菌,接触鸽子排泄物是发生新型隐球菌病的主要原因,但只有当宿主免疫力低下时才会致病,该病常见于全身性免疫缺陷性疾病、慢性衰竭性疾病,如获得性免疫缺陷综合征(AIDS)、淋巴肉瘤、网状细胞肉瘤、白血病、霍奇金病、多发性骨髓瘤、结节病、结核病、糖尿病、肾病及红斑狼疮等。

二、临床表现

本病通常起病隐袭,多呈亚急性或慢性起病,急性起病仅占 10%,进展缓慢。30~60 岁多见,男性较多,鸽子饲养者的患病率较一般人群高数倍,免疫功能低下或缺陷患者多见,5%~10% 的 AIDS 患者可发生隐球菌性脑膜炎。几乎所有的患者均有肺部感染,但由于症状短暂、轻微,临床易被忽略。

本病典型表现为间歇性头痛、呕吐及不规则低热,常见脑膜刺激征如颈强直及 Kernig 征,可见意识障碍、痫性发作及精神障碍等。发热仅见于半数病例,头痛可为持续性或进行性加重,大多数患者可出现颅内压增高、视乳头水肿和小脑受累症状、体征。由于脑底部蛛网膜下隙渗出明显,蛛网膜粘连常引起多数颅神经受损,如听神经、面神经及动眼神经等,可因脑室系统梗阻出现脑积水。少数患者以精神症状如烦躁不安、人格改变、记忆减退及意识模糊为主,偶可因大脑、小脑或脑干的较大肉芽肿引起偏瘫、失语和共济失调等局灶性神经体征,少见症状如视力模糊、眼球后疼痛、复视和畏光等。约 15% 的患者无脑膜炎症状、体征。

新型隐球菌感染也可引起遍及全脑的隐球菌结节,可大至肉眼见到,小至显微镜下方可查见,炎性反应较轻。隐球菌结节聚积于视神经可引起视神经萎缩,较大的隐球菌结节可出现颅内占位病变症状,隐球菌结节偶见于脑室内、脊髓、脊髓硬膜外或硬膜下等。

本病通常呈进行性加重,平均病程为 6 个月,偶见几年内病情反复缓解和加重者。本病预后不良,无合并症的新型隐球菌性脑膜炎病死率为 40%,未经抗真菌治疗的患者病死率高达 87%,但极个别患者也可自愈。

三、诊断要点

(一)诊断

根据患者隐袭起病,慢性病程,具有真菌感染的条件,如鸽子饲养者、免疫缺陷患者等。以间歇性头痛、呕吐及不规则低热等起病,出现脑膜刺激征、颅内压增高、精神障碍、意识障碍、痫性发作、颅神经损害和局灶性神经体征等;CSF 压力增高,淋巴细胞数增高,蛋白增高和糖含量降低等,脑脊液墨汁染色检出隐球菌可确诊。

(二)辅助检查

1.脑脊液检查

脑脊液压力增高[>200 mmH₂O(1.96 kPa)],淋巴细胞增高[(10~500)×10⁶/L],蛋白增高和糖含量降低。

2.脑脊液隐球菌检查

脑脊液中检出隐球菌是确诊的关键,脑脊液经离心沉淀后沉渣涂片作印度墨汁染色,隐球菌检出率可达 30%~50%。Sabouraud 琼脂培养基培养或动物接种发现隐球菌也具有确诊价值。

3.影像学检查

头颅 CT 或 MRI 检查可发现脑膜炎和脑膜脑炎的各种原发和继发的影像学表现,较特征的是见到扩张的 Virchow-Robin 腔、凝胶状假性囊肿和脉络丛肉芽肿;以及非特异性表现如弥漫性脑水肿、弥漫性脑膜强化、脑实质低密度灶、交通性或梗阻性脑积水、脑实质或室管膜钙化等多种。偶可见到脑实质内低密度病灶,有增强现象,是隐球菌性肉芽肿的表现。25%~50%的隐球菌性脑膜炎患者头颅 CT 可无任何变化。

四、治疗方案及原则

(一)抗真菌治疗

1.单独两性霉素 B(amphotericin B,AmB)治疗

两性霉素 B 目前仍是治疗中枢神经系统隐球菌感染最有效的药物。两性霉素无口服制剂,只能静脉给药。也可经小脑延髓池、侧脑室或椎管内给药、或经 Ommaya 储液鼓作侧脑室或鞘内注射。

单独应用时多从小剂量开始,突然给予大剂量或有效剂量可使病情恶化,成人开始用药,一般每天静脉给 0.3~0.75 mg/kg,逐渐增加至每日 1.0~1.5 mg/kg,按患者寒战、发热和恶心的反应大小决定增长的量和速度。当支持剂量达到时,因其半衰期较长该药可改为隔日 1 次。其间应按临床反应和有无毒副作用,特别是肾的毒性反应来调节剂量。血清肌酐升高至221 μmol/L(2.5 mg/dL)时应减量或停药,直至肝功能改善。治疗一疗程的用药总剂量远比每次用药的单剂量大小重要,前者是治疗成败的决定因素。治疗中枢神经系统感染,成人用药总剂量至少 2~3 g。两性霉素的毒副作用较多。该药不良反应多且严重,最常见的是肾脏毒性、低血钾和血栓形成性静脉炎,此外还可引起高热、寒战、头痛、呕吐、血压下降、氮质血症等,偶可出现心律失常、惊厥、血尿素氮水平增高、白细胞或血小板减少等。阿司匹林、抗组胺药物、输血和暂减低给药剂量,是控制不良反应的有效手段。

2.合并用药

两性霉素 B[0.3 mg/(kg·d)开始,逐渐增量,总剂量 2~3 g]与口服 5-氟胞嘧啶[100 mg/(kg·d)]合并使用是较理想的治疗方案。比单纯使用一种药物的治疗有效率和改善率皆高,复发病例亦较少,减少不良反应。疗效观察要依赖 CSF 的改变,合并治疗 2~4 周,当 CSF 转变为正常后,可改为氟康唑治疗,剂量为400~800 mg/d[10 mg/(kg·d),口服或静滴],疗程为 1~3 个月。若同时服用苯妥英钠,应检测肝功。

(二)手术治疗

脑和脊髓肉芽肿压迫脑室系统导致梗阻性脑积水和颅内压增高,药物治疗常难奏效,可行骨片减压术,脑积水者可行侧脑室穿刺引流术或侧脑室分流减压术。

(三)对症及全身支持疗法

颅内压增高者可用脱水剂如 20%甘露醇、甘油果糖和速尿等降颅压治疗,预防脑疝,保护视神经。因病程长,病情重,机体慢性消耗很大,须注意患者的全身营养,防治肺部感染及泌尿系统感染等,应注意水、电解质平衡,进行全面护理。

(韩吉田)

第四节 脑蛛网膜炎

脑蛛网膜炎又称浆液性脑膜炎,局灶性粘连性蛛网膜炎,是脑的蛛网膜发生炎症,慢性者可粘连或形成囊肿,可引起脑组织损害及脑脊液循环障碍。

祖国医学认为,该病为"痉病""头痛"范畴,是外邪侵袭入脑,壅滞于经脉,以致气血运行不利,筋膜受病,可形成本病。

现代医学认为,本病多数继发于急性或慢性软脑膜感染,以结核最为常见,颅脑外伤,蛛网膜下隙异物刺激,颅外感染也可引起,以蛛网膜急慢性炎症性损害为病理基础。

一、病因病机

宋《三因极一病证方论》认为痉病是由于"血气内虚,外为风寒湿热之所中"引起,陈克正氏总结为外邪侵袭,热盛伤阴,痰浊阻滞,瘀血内阻是造成本病的主要病因病机,脑是本病的主要病位。

引起本病的主要原因大致包括三个方面。

(1)特发性蛛网膜炎:部分患者的病因尚不明确。

(2)继发性蛛网膜炎:既可继发于颅内疾病,又可继发于颅外的疾病,颅内见于蛛网膜下隙出血、急性或慢性脑膜感染、颅脑外伤、脑寄生虫病等;颅外分为局灶性和全身性感染,前者如中耳炎、鼻及鼻窦炎、乳突炎、龋齿、咽喉部感染等;后者如结核、流行性感冒、梅毒、流行性腮腺炎、风湿热、伤寒、百日咳、白喉、败血症、疟疾等,其中以结核、流行性感冒最常见。

(3)医源性蛛网膜炎:见于诊疗操作过程中所引起的蛛网膜炎,如脑室或髓鞘内药物注射、脑池造影检查、颅脑手术及介入治疗等。

二、病理

蛛网膜呈弥漫性或局限性增厚,常与硬脑膜、软脑膜、甚至脑组织、脑神经发生粘连。有的形成囊肿,其中含脑脊液。脑蛛网膜炎粘连可以影响脑脊液循环及吸收,从而引起脑室扩大,形成脑积水。镜下见大量的炎性细胞浸润,网状结构层呈现纤维增殖型变化。脑部病变部位主要侵犯大脑半球凸面、脑底部、小脑半球凸面及脑桥小脑角。

三、临床表现

任何年龄均可发病,以中年多见,大多数患者以慢性或亚急性起病,少部分急性发病。根据起病的形式和病变部位不同,临床表现可以分为下列五型。

(一)急性弥漫型

主要为急性脑膜炎综合征的表现,但程度较轻,局灶性神经系统体征不明显。症状数日或数周内可改善,或呈波动性发病。

(二)慢性弥漫型

慢性起病,除脑膜炎综合征的表现外,常伴有颅内压增高和脑神经损害的症状。

(三)半球凸面型

常有局限性癫痫,单瘫、偏瘫、失语、感觉障碍、精神及行为异常,临床表现与脑肿瘤相似。此外,还可伴有颅内压增高的症状。

(四)幕上脑底型

病变主要累及视交叉与第三脑室底部。视交叉损害表现为头痛、视力减退或失明、视野缺损,视神经检查可见一侧或两侧视力下降,单侧或双颞侧偏盲,中心暗点、旁中心暗点或向心性周边视野缩小,眼底可见视神经盘水肿或视神经萎缩。第三脑室底部损害表现为烦渴、尿崩、肥胖、嗜睡、糖代谢异常等。

（五）颅后窝型

病变堵塞第四脑室出口可造成阻塞性脑积水，常表现为颅内高压征、眼球震颤、共济失调及外展神经麻痹。病变累及脑桥小脑角常出现第 V、VI、VII、VIII 对脑神经损害及小脑体征等。

四、辅助检查

（一）实验室检查

脑脊液：压力正常或增高，细胞数及蛋白含量轻度增高，多数患者完全正常。

（二）影像学检查

CT 和 MRI 显示颅底部脑池闭塞及脑室扩大。脑 MRI 在 T_2 加权像上可见脑表面局部脑脊液贮积与囊肿形成。

（三）放射性核素脑显像

放射性核素脑池扫描可见核素在脑池及蛛网膜颗粒内淤积，吸收延迟。

五、诊断

根据发病前有蛛网膜下隙出血、头部外伤、颅内或颅外感染。脑室内介入治疗史，起病的形式，症状缓解与复发的特点，结合脑 CT 或 MRI 影像学改变，可以做出诊断。病因方面在排除继发性和医源性的蛛网膜炎外，应考虑特发性的可能。

六、治疗

1. 病因治疗

对已明确的细菌或结核菌感染者必须应用抗生素或抗结核药物治疗。

2. 抗感染治疗

对弥漫性蛛网膜炎患者可应用肾上腺皮质激素治疗，如地塞米松 $5 \sim 10$ mg/d，静脉滴注，连用 $7 \sim 14$ 天。

3. 抗粘连治疗

解除粘连可用糜蛋白酶 5 mg 或胰蛋白酶 $5 \sim 10$ mg 肌内注射，每日 1 次。严重粘连的患者可髓鞘内注射糜蛋白酶或地塞米松，每周一次。药物治疗无效者可根据病情进行蛛网膜粘连松解术。

4. 颅内高压处理

有颅内高压者应给予高渗性脱水剂，如 20% 甘露醇、甘油果糖等。经药物治疗无效、脑积水进行性加重或颅内压增高脑疝形成的早期患者，可施行脑脊液分流术。

5. 手术治疗

造成明显压迫症状的蛛网膜囊肿，可考虑手术摘除。

6. 辨证分型论治

陈氏将本病分为五型：

（1）外邪侵袭型：治以祛风散寒，和营燥湿，方用柴葛解肌汤加减。

（2）里热壅盛型：治以泄里热，存阴止痉，方用增液承气汤加减。

（3）肝脑热盛型：治以清营凉血，开窍止痉，方用清营汤送服安宫牛黄丸或紫雪丹。

（4）瘀血内阻型：治以活血化瘀，通窍止痛，方以通窍活血汤加减。

（5）痰浊阻滞型：治以祛风豁痰，熄风镇痉，方以祛风导痰汤加减。

7. 单验方

陈氏以连翘 10 g，板蓝根 15 g，金银花 15 g，竹叶 6 g，柴胡 6 g，生地 12 g，大青叶 10 g，玄参 10 g，水煎内服治疗，或用全蝎 3 g，蜈蚣 1 条，研末吞服，对抽搐动风有效。

8.其他疗法

(1)针灸疗法:赵氏用体针治疗,取风池、百会、太阳、印堂、曲池、合谷、太冲为主,平补平泻,中等强度刺激,留针20~30分钟,其中太阳宜点刺出血。

(2)皮肤针:取脊柱两侧,以颈椎、骶椎部为主,头部阿是穴。

(韩吉田)

第五节　颅内脓肿

颅内脓肿是由于正虚于内,热毒内侵,上壅于脑,气血壅滞,化腐成脓所致,临床表现以头痛如啄,时轻时重,甚则剧烈疼痛,伴寒热、恶心呕吐,甚则意识朦胧为主证的一种脑病。颅脑痈的病名最早见于《丹台玉案》,记载了颅脑痈的命名及治法方药,但指头顶部肌肤之痈,并非脑组织生痈。本节所指系生于颅内组织间或皮肤间的一种急性化脓性疾患。

西医学中的脑脓肿、硬膜外脓肿、硬膜下脓肿、垂体脓肿,以及邻近部位感染性疾病等引起的颅内脓肿,均可参照本节辨证论治。

一、诊断与鉴别诊断

(一)诊断依据

参照中国中医研究院广安门医院主编《实用中医脑病学》中颅脑痈病的诊断标准,其诊断依据如下。

(1)化脓性感染病灶,如中耳炎、乳突炎、副鼻窦炎、开放性颅脑损伤等。

(2)临床表现头痛如啄,时轻时重,甚或剧烈头痛,发热或壮热口渴,恶心呕吐;甚则意识朦胧或神昏谵语。头颅生痈部位局部光软无头,红肿热痛,或出现局限性癫痫,有或无视乳头水肿,伴有脑的局灶性症状与体征。

(3)发病迅速,易肿、易脓、易溃、易敛;一般没有生命危险。

(4)必要的辅助检查,如脑血管造影、头颅CT、MRI等以确立其性质、部位,可做为本病诊断的参考依据。

(二)鉴别诊断

1.脑疽

颅脑痈系阳亢热极而生,其症多焮赤肿痛,色鲜红活,根束顶尖,时痛时止。督脉纯阳,起于尾闾,上贯颠顶,夹毒上升,故易脓易腐易敛,多属顺证。而脑疽系寒热错杂所生,其症漫肿色黯平塌坚硬,然足太阳经外阳内阴,从头走足,阳降阴凝,难脓难腐难敛,多属逆证。

2.外感性脑病

颅脑痈起病较缓,初起头痛不甚,发热不高,一般无肺系症状,痈肿不断增大时才出现颅压增高。而外感性脑病起病急骤,初起即有剧烈头痛,壮热,呕吐成喷射状,项强,并多伴有肺系症状。病情进展迅速,很快即可进入昏迷,并极易出现痉、闭、脱证。

二、病因病机

(一)病因

1.火热毒邪,上攻入脑

热毒壅滞脑内,热灼津液,炼液成痰,痰热蒙蔽清窍,阻滞气机,灼伤脑络,耗伤气血,痈邪客脑,腐脑而成颅脑痈。

2.颅脑损伤,瘀血化痈

颅脑开放性损伤,脑中血瘀,毒聚脑内日久,经治邪热已退,但脑脉瘀阻,邪毒内入,久而不愈,化热腐脑而成痈患。

3.湿热痰火,上注成痈

素体脾虚,痰湿内盛,久而蕴热,湿热内壅,郁为痰火,上注于脑,腐而成痈;或素嗜烟酒,湿热内生,久而化为痰火,上客于脑,热腐脑络,发为痈患。

(二)病机

本病急性期起病较急,病情发展较快,病位在脑,以实证多见。缓解期病势较缓,病情相对稳定,以虚证及虚实夹杂证多见。本病的形成与感受热毒之邪有关。多因正不胜邪,邪毒内陷,壅聚脑内,致脑髓受损,脑脉痹阻,甚或神机失用而发病。急性期多呈热毒亢盛,正邪交争之势;日久不愈则耗伤正气,瘀阻脑络,而成气阴不足,瘀血阻络之证。

三、辨证论治

(一)辨证思路

本病的治疗重在清热解毒、活血通络、化痰开窍。临证根据其病机的转化,病势的消长而采取不同的治法。病程日久应以扶正祛邪为主,但应注意祛邪不伤正,扶正而不留邪。

(二)辨证要点

1.辨发病过程

颅脑痈证见项不强,患处皮肤光软无头,继而形寒发热,局部开始焮红,舌淡红,苔黄腻,脉浮数,多为初期;若见剧烈头痛,恶心呕吐,局部肿热高突,伴神志朦胧,壮热不已,颈项僵硬,舌红或紫,苔黄腻,脉滑数,多为成脓期;若患处流出赤色脓液,局部痛止,全身症状消失多为恢复期。

2.辨虚实

颅脑痈无论何期,证见壮热,呕吐,躁动不安,舌红苔黄,脉滑数者为实。而证见身热不扬,形寒肢冷,面色苍白或萎黄,舌淡少苔或无苔,脉细弱无力者为虚。

(三)治疗

1.治疗思路

颅脑痈多为急性起病,病情进展迅速,具有易肿、易脓、易溃、易敛的演变特点。本病多分急性期和缓解期,病情有轻中重之别,缓解期治疗是治疗的最佳阶段,重在清热解毒,化瘀排脓,改善近期症状,减少后遗症的发生。

2.治疗原则

颅脑痈多以实证为主,或见虚实夹杂者。急性期治以清热解毒,凉血消痈,化痰开窍为主;缓解期治以益气养血,托毒透邪>化瘀排脓为主。

(四)分证论治

1.火热毒邪,上壅于脑

症舌脉:局部高肿坚硬,皮肤灼热,头痛如啄或剧烈头痛,恶寒壮热,心烦躁动,口渴喜饮,恶心呕吐,甚则项强,意识昏蒙,谵妄,舌红苔黄腻,脉滑数。

病机分析:风热火毒之邪,上攻于脑,壅遏气血,腐脑为痈,故头痛如啄或头痛剧烈;邪正交争,故恶寒壮热;邪毒入脑,心神失主,故心烦躁动;热毒极盛侵及营血,脑神被扰,则意识昏蒙、谵妄;舌红苔黄,脉滑数是风热火毒上壅之征。

治法:清热解毒,凉血活血。

(1)方药运用:①常用方:仙方活命饮合五味消毒饮加减。金银花15 g,白芷15 g,川贝母15 g,天花粉15 g,防风10 g,乳香、没药各4 g,归尾15 g,陈皮15 g,赤芍15 g,玄参15 g,牡丹皮15 g,炮山甲9 g,皂角刺10 g,连翘10 g,野菊花15 g,蒲公英15 g,紫花地丁15 g,生甘草6 g。方中金银花、野菊花、连翘、紫花地丁、蒲公英、防风、皂角刺、生甘草疏风清热解毒;白芷、川贝、炮山甲托毒排脓,解毒散结;乳香、没药、归尾、赤芍合玄参、牡丹皮以活血凉血止痛;陈皮理气和胃;花粉解毒生津。诸药共奏清热解毒,凉血活血之功。②加减:若证见神昏谵语加麝香冲服 0.1 g,薄荷 6 g 以开窍醒神;高热不退者,宜加生石膏先煎 12 g,人工牛黄 3 g 以清热解毒;若见意识昏蒙、谵妄者,可加用安宫牛黄丸以清热开窍醒神。③中成药:清开灵注射液,每次 30 mL,加入 5% 葡萄糖 500 mL 中静点,每日 1 次。清热解毒,活血开窍,适用于脑脓肿急性期。

(2)针灸:肩井、少泽、足三里为主穴,配曲池、合谷穴。适于未成脓期,针刺用泻法。热盛者可加十宣放血;神昏谵语者可加人中、劳宫强刺激;呕吐甚者可加针内关,用泻法;抽搐者加针后溪、申脉。

临证参考:本证因火热毒邪,上攻入脑,腐脑为痈所致,以实证为主,治疗上应运用清热解毒,辅以凉血活血。如伴见肢体抽搐者,属肝风内动,宜加用羚羊角、钩藤、全蝎、僵蚕、地龙以平肝止搐。如见喷射呕吐者,为脑压偏高,当以猪苓、云茯苓、泽泻、白术、大腹皮、大黄、芒硝分利二便,以减低颅内压,达抽薪泻火之功。

2.痰热上扰,蒙蔽清窍

症舌脉:身热不重,头痛头晕,恶心呕吐,表情淡漠,言语謇涩,神识恍惚,口渴不欲饮,舌质红,苔黄腻,脉滑数。

病机分析:热毒壅滞脑内,热灼津液,炼液成痰,痰热蒙蔽清窍,而出现神识恍惚,头痛头晕等;痰热阻滞气机,胃气上逆而恶心呕吐;舌红,苔黄腻,脉滑数为痰热之象。

治法:清热化痰,醒神开窍。

(1)方药运用:①常用方:黄连温胆汤与菖蒲郁金汤加减。黄连 12 g,清半夏 12 g,茯苓 15 g,枳实 15 g,竹茹 15 g,石菖蒲 15 g,郁金 15 g,蒲公英 15 g,紫花地丁 15 g,金银花 15 g,连翘 15 g。方中黄连、清半夏、茯苓清热化痰;石菖蒲、郁金醒神开窍;蒲公英、紫花地丁、金银花、连翘清热解毒,凉血消痈;枳实、竹茹调理气机,清热止呕。诸药合用,共奏清热化痰,醒神开窍之功。②加减:大便秘结加大黄 6 g,芒硝 10 g;高热者加生石膏 15 g,知母 12 g;心烦不安加黄芩 12 g,山栀 12 g,莲子心 15 g;口舌㖞斜加僵蚕 12 g,地龙 12 g。③中成药:至宝丹,每次 1 丸,每日 2~3 次,温开水送服或鼻饲。化痰开窍,清热解毒,适用于本病热毒内闭而昏迷者。

(2)针灸:风池、风府、翳风、下关。适用于颅脑痈患者因颅内压变化引起的头痛证。针刺用泻法,10 天为 1 疗程。

临证参考:本证多因患者过食肥甘厚腻之品,体内蕴湿生痰所致。如患者四肢沉重,口渴不欲饮,舌苔黄厚腻者,乃为湿热蕴脾之证,可加藿香、佩兰、薏苡仁、黄芩;如出现口淡乏味,纳谷不馨,嗳气频作,舌苔白腻者,可加白蔻、砂仁、枳壳醒脾化湿,理气除胀。

3.热毒炽盛,灼伤营血

症舌脉:高热不退,午后尤甚,头痛如裂,神识昏蒙或神昏谵语,恶心呕吐,寒战高热或发痉发厥,舌红绛,苔黄腻或黄糙,脉洪数或弦数。

病机分析:邪正交争,正不胜邪,故见高热不退,头痛如裂;热邪上攻,扰动神明可见神识昏蒙或神昏谵语;正不胜邪,邪热内入营血,灼伤营阴,而见寒战高热,发痉发厥;舌红绛,苔黄腻或黄糙,脉洪数为邪入营血,邪正交争之象。

治法:清热解毒,凉血消痈。

(1)方药运用:①常用方:五味消毒饮、黄连解毒汤、犀角地黄汤三方合并加减。蒲公英 15 g,紫花地丁 15 g,黄连 15 g,黄芩 15 g,栀子 15 g,水牛角丝(先煎)12 g,生地黄 12 g,牡丹皮 12 g,玄参 12 g,赤芍 12 g,薏苡仁 30 g,桃仁 15 g,冬瓜子 15 g,连翘 15 g。方中蒲公英、紫花地丁、黄连、黄芩、栀子、连翘清热泻火解毒;水牛角丝、生地黄、赤芍、牡丹皮清热凉血;薏苡仁、桃仁、冬瓜子凉血消痈。诸药合用气血同调,祛邪而不伤正,共奏清热解毒、凉血消痈之功。②加减:神识昏蒙,或神昏谵语者加石菖蒲 15 g,郁金 15 g 以开窍醒神;发痉发厥,肝风内动者加羚羊角先煎 3 g,钩藤(后下)12 g,地龙 15 g 以熄风止痉;恶心呕吐者加竹茹 12 g,清半夏 15 g 以清热止呕。③中成药:鱼腥草注射液,每次 20 mL,加入 5% 的葡萄糖 500 mL 中静脉滴注,每日 2 次。清热、解毒、利湿,适于颅脑痈的成脓期。

(2)针灸:太阳、头维、合谷、足三里、太冲、合谷、足三里、太冲穴的针感向下传,以引邪下行,或痛时针刺,每次留针 30 分钟,其间行针 2 次,6 次后休息 1 天。本法适于血管性头痛。

临证参考:本证为热毒炽盛,深入营血之证,处于颅脑痈的成脓期,在清热解毒的同时,应注意顾护正气,可用生黄芪、当归、炮山甲扶正祛邪。

4.颅脑损伤,瘀血化痈

症舌脉:高热不退,入夜尤甚,头痛头胀,躁动不安,并伴肢体抽搐,恶心呕吐,神昏谵语,舌质黯红,少苔或无苔,脉弦细。

病机分析:素有颅脑损伤,日久不愈,化瘀生热,故见高热不退,入夜尤甚;"热甚则肉腐,肉腐则为脓",因邪毒内攻,营卫逆乱,火热瘀凝于营血分,故见头痛头胀,躁动不安,神昏谵语;舌质黯红,少苔或无苔,脉弦细为热瘀互结,灼伤营血之征。

治法:清热泻火,凉血化瘀。

方药运用:①常用方:黄连解毒汤合清营汤加减。黄连 15 g,黄芩 15 g,黄柏 15 g,栀子 15 g,水牛角丝先煎 12 g,生地黄 10 g,玄参 10 g,麦冬 10 g,金银花 15 g,连翘 15 g,丹参 12 g,赤芍 12 g,三七粉 3 g。方中黄连、黄芩、黄柏、栀子清热泻火解毒;水牛角丝、生地黄清营凉血;玄参、麦冬、生地黄养阴清热;金银花、连翘清热解毒,透邪外出;丹参、赤芍、三七凉血活血消瘀。②加减:神昏、言语不清加麝香冲服 0.1 g,石菖蒲 9 g 以凉血解毒,开窍醒神;四肢抽搐加全蝎 6 g,僵蚕 6 g 以止痉;喉中痰鸣,壮热不退加羚羊角先煎 3 g,天竺黄 6 g 以凉血解毒,清热化痰;呕吐如喷射者,加猪苓 12 g,茯苓 12 g,泽泻 9 g,白术 12 g,大腹皮 9 g 等滋阴利水,分利二便。③中成药:安宫牛黄丸,每次 1 丸,每日 2～3 次,温开水送服或鼻饲。清热化痰开窍,适用于高热不退者。

临证参考:本证患者素有颅脑外伤疾患,因调理不当,迁延日久,化瘀腐脑而致。因此在治疗过程中注重原发病灶的治疗,必要时可用通窍活血汤合千金苇茎汤加减。

5.邪毒内陷,气血两亏

症舌脉:身热已退,或有低热,烦躁不安,少气懒言,或神疲,少食,自汗盗汗,或口渴欲饮,或气息低促,汗出肢冷,肢体拘急,手足麻木,面色萎黄,舌淡红,苔薄白或少苔,脉细弱无力。

病机分析:邪热内聚日久,耗伤气阴,故神疲乏力,口渴欲饮;筋脉失养,而见肢体拘急,手足麻木;正气内虚,热毒未清,故低热,烦躁不安;余邪留恋不清,气阴受损,而见少气懒言,神疲少食,自汗盗汗;舌淡红,苔薄白或少苔,脉细弱无力,均为一派气阴两亏之象。

治法:补养气血,托毒透邪。

方药运用:①常用方:八珍汤合托里消毒散加减。人参 6 g,白术 15 g,茯苓 15 g,当归 15 g,川芎 15 g,生地黄 10 g,白芍 10 g,金银花 15 g,蒲公英 15 g,紫花地丁 15 g,野菊花 15 g,黄芪 15 g,穿山甲 15 g,皂角刺 15 g,炙甘草 6 g。方中人参、白术、茯苓、当归、川芎、生地黄、白芍可以益气补血,扶正祛邪;金银花、蒲公英、紫花地丁清解热毒;野菊花、黄芪、穿山甲、皂角刺可托里排毒消痈。综观全方,攻补兼施,扶正以祛邪,共奏补养气血,托毒消痈之功。②加减:口舌喎斜加地龙 10 g,僵蚕 10 g,全蝎 10 g,搜风通络;虚风内动加龟甲(先煎)12 g,牡蛎(先煎)12 g,滋阴清热;溃后脓出不畅,疮口四周坚硬,或脓水稀薄,可重用生黄芪 30 g,加苇茎 15 g,冬瓜仁 15 g,薏苡仁 15 g,败酱草 15 g 以补益气血,托里排脓敛疮。③中成药:生脉饮口服液,每次 10 mL,每日 3 次。益气养阴生津,适用于本病后期气血不足者。

临证参考:本证属患者脓溃之后,体质虚弱,脓出不畅之证。治疗时,应在祛邪的同时,要注意扶助正气,疾病后期,可以选用八珍汤、六味地黄丸、知柏地黄丸、十全大补汤等方辨证调治,以收全功。

四、其他疗法

(一)单验方

(1)金银花 30 g,玄参 30 g,当归 20 g,板蓝根 20 g,蒲公英 15 g,郁金 10 g,车前子 10 g,连翘 10 g,生甘草 10 g。每日 1 剂,水煎 2 次,分早晚两次服。用于瘀热内蕴,神明受扰,腐脑成痈之证。

（2）茯苓 16 g，半夏 20 g，川贝 12 g，胆星 6 g，远志 15 g，石菖蒲 10 g，郁金 10 g，金银花 20 g，连翘 15 g，败酱草 20 g，冬瓜仁 20 g，生苡仁 15 g，山慈菇 15 g，乳香、没药各 6 g，芫蔚子 15 g，牛黄（另研兑）0.5 g，广角粉（冲）0.4 g，生甘草 6 g，每日 1 剂，水煎服。治心脾蕴热，肌腐血败，郁毒成痈之证。

（3）生地黄、熟地黄各 20 g，当归 10 g，制首乌 10 g，芦根 10 g，白茅根 10 g，生薏苡仁 20 g，桃仁 12 g，冬瓜子 15 g，泽兰 30 g，夜交藤 30 g，珍珠母（先煎）30 g，益母草 30 g，阿胶（烊化）10 g，鹿角胶（烊化）10 g，白芥子 6 g，白芷 4 g，蒲公英 30 g，水煎服，日一剂。用于正气虚弱，湿热毒侵，邪入营分，营阴亏损，伤及肝肾，脑腑受损之证。

（二）食疗方

（1）苦瓜汤：苦瓜性寒，有清暑、泻热、解毒作用，能泻六经实火。用苦瓜煨汤服，用于痈疽疔毒患者恢复期。

（2）炖服鲜淡菜，每次 250 g，每日 3 次。有解毒清热利尿消痈之效。

（3）用金银花 30～50 g，泡茶频饮。清热解毒，适用于一切患有痈疽疔毒之人。

五、转归与预后

在发病全过程中，若能以中西医结合内治和外治方法，一般预后较好。而失治、误治以致出现虚痉、虚闭及脱证，则预后不佳。

六、护理与预防

颅脑痈患者的护理应从高热、抽搐、意识障碍三方面着手，应保持室内洁净，空气流通，使患者口腔清洁，呼吸道通畅等。除按一般重病护理外，尚需注意忌荤腥发物及厚腻之品，多吃素菜，保持疮口流脓通畅，并随时观察全身症状。及时治疗，预后大都良好。颅脑痈患者后期的康复治疗应从后遗症、饮食治疗、精神治疗三方面进行。颅脑痈患者病后易遗留口眼㖞斜、头痛、眩晕等症，应对症治疗，同时注意饮食应清淡，少吃多餐，禁食过咸及动物脂肪类食物，应保持心情舒畅，适当参加一些体力活动。颅脑痈患者的预防应本着早治疗，以内治为主的原则，禁烟、酒、辛辣。肥甘厚腻、鱼虾腥臭或腐败之食，以免内生邪毒，外部开放性损伤，尤应防止感染，及早治愈。

（韩吉田）

第六节　结核性脑膜炎

结核性脑膜炎（tuberculous meningitis，TBM）是由结核杆菌侵入蛛网膜下隙引起的软脑膜、蛛网膜非化脓性慢性炎症病变。在肺外结核中大约有 5%～15% 的患者累及神经系统，其中又以结核性脑膜炎最为常见，约占神经系统结核的 70%。TBM 的临床表现主要有低热、头痛、呕吐、脑膜刺激征。TBM 任何年龄均可发病，以青少年多见。艾滋病患者、营养不良者、接触结核传染源者、精神病患者，老人、酒精中毒者是患病的高危人群。自 20 世纪 60 年代推广卡介苗接种后，本病发病率显著降低。近年来，因结核杆菌的基因突变、抗结核药物研制相对滞后等，使得结核病的发病率及死亡率逐渐升高。

结核性脑膜炎在中医学属"头痛""痉证"等范畴。1997 年颁布实施的中华人民共和国国家标准《中医临床诊疗术语·疾病部分》明确提出"脑痨"的病名，因痨虫侵袭于脑，损伤脑神所致。

一、病因与发病机制

（一）中医病因病机

1. 阴虚内热

痨虫侵袭并犯脑，易伤阴分；或素体阴虚，复感痨虫，耗伤阴液，阴虚生内热，则虚热内生，潮热盗汗，五心烦热；痨虫犯脑，损伤脑神，而见头痛。

2.气血两虚

痨虫侵袭并犯脑，久病失养，耗伤气血，气血亏虚，不能上荣脑髓，而致头晕耳鸣；不能濡养筋脉，筋脉拘急，而易成痉。

3.热甚发痉

痨虫侵袭并犯脑，正邪交争，正不胜邪，邪热内甚，煎灼阴液，经脉失养而致痉证；或痨瘵伤阴，阴虚内热，虚热盛而动风发痉。

(二)西医病因及发病机制

TBM是由结核分枝杆菌感染所致。结核分枝杆菌可分为4型：人型、牛型、鸟型、鼠型。前两型对人类有致病能力，其他两型致病者甚少。结核菌的原发感染灶90%发生于肺部。当机体防御功能发生障碍时；或结核菌数量多，毒力大、机体不能控制其生长繁殖时，则可通过淋巴系统、血行播散进入脑膜、脑实质等部位。

TBM的发病通常有两个途径：

1.原发性扩散

结核菌由肺部、泌尿生殖系、消化道等原发结核灶随血流播散到脑膜及软脑膜下种植，形成结核结节，在机体免疫力降低等因素诱发下，病灶破裂蔓延及软脑膜、蛛网膜及脑室。形成粟粒性结核或结核瘤病灶，最终导致TBM。

2.继发性扩散

结核菌从颅骨或脊椎骨结核病灶直接进入颅内或椎管内。

TBM的早期由于引起脑室管膜炎、脉络丛炎，导致脑脊液分泌增多，可并发交通性脑积水；由于结核性动脉内膜炎或全动脉炎，可发展成类纤维性坏死或完全干酪样化导致血栓形成，发生脑梗死而偏瘫等。

二、临床表现

本病可发生于任何年龄，约80%的病例在40岁以前发病，儿童约占全部病例的20%。TBM的临床表现与年龄有关，年龄越小者早期症状越不典型，儿童可以呈急性发病，发热、头痛、呕吐明显，酷似化脓性脑膜炎；艾滋病或特发性CD$_4^+$细胞减少者合并TBM时无反应或低反应的改变，临床症状很不典型；老年TBM患者头痛及呕吐症状、颅内高压征和脑脊液改变不典型，但结核性动脉内膜炎引起脑梗死的较多。一般起病隐匿，症状轻重不一，早期表现多为所谓"结核中毒症状"，随病情进展，脑膜刺激征及脑实质受损症状明显。

(一)症状与体征

1.结核中毒症状

低热或高热，头痛，盗汗，食欲减退，全身倦怠无力，精神委靡不振，情绪淡漠或激动不安等。

2.颅内高压征和脑膜刺激征

发热、头痛、呕吐及脑膜刺激征是TBM早期最常见的临床表现，常持续1~2周。早期由于脑膜、脉络丛和室管膜炎症反应，脑脊液生成增多，蛛网膜颗粒吸收下降，形成交通性脑积水，颅内压轻至中度增高；晚期蛛网膜、脉络丛和室管膜粘连，脑脊液循环不畅，形成完全或不完全梗阻性脑积水，颅内压明显增高，出现头痛、呕吐、视盘水肿，脉搏和呼吸减慢，血压升高。神经系统检查有颈强直，Kernig征阳性、Brudzinski征阳性，但婴儿和老人脑膜刺激征可不明显；颅内压明显增高者可出现视盘水肿、意识障碍，甚至发生脑疝。

3.脑实质损害症状

常在发病4~8周出现，可由脑实质炎症，或血管炎引起脑梗死；或结核瘤、结核结节等可致抽搐、瘫痪、精神障碍及意识障碍等。偏瘫多为结核性动脉炎使动脉管腔狭窄、闭塞引起脑梗死所致；四肢瘫可能由于基底部浓稠的渗出物广泛地浸润了中脑的动脉引起缺血、双侧大脑中动脉或双侧颈内动脉梗死所致。

不自主运动常由于丘脑下部或纹状体血管炎症所致,但较少见。急性期可表现为轻度谵妄状态,定向力减退,甚至出现妄想、幻觉、焦虑、恐怖或木僵状态,严重者可致深昏迷。晚期可有智力减退,行为异常。部分患者临床好转后,尚可遗留情感不稳、发作性抑郁等。

4.脑神经损害症状

约 20%~31.3% 的 TBM 因渗出物刺激及挤压、粘连等引起脑神经损害,以单侧或双侧视神经、动眼神经、展神经多见,引起复视、斜视、眼睑下垂、眼外肌麻痹、一侧瞳孔散大、视力障碍等;也可引起面神经瘫痪、吞咽及构音障碍等。

(二)临床分期

1.前驱期

多在发病后 1~2 周。开始常有低热、盗汗、头痛、恶心、呕吐、情绪不稳、易激动、便秘、体重下降等。儿童患者常有性格的改变,如以往活泼愉快的儿童,变得精神委靡、易怒、好哭、睡眠不安等。

2.脑膜炎期

多在发病后 2~4 周。因颅内压增高使头痛加重,呕吐变为喷射状,部分患者有恶寒、高热、严重头痛,意识障碍轻,可见脑神经麻痹(多为轻瘫,出现的概率由高至低依次为展神经、动眼神经、三叉神经、滑车神经、面神经、舌咽神经、迷走神经、副神经、舌下神经),脑膜刺激征与颈项强直明显,深反射活跃。Kernig 征与 Brudzinski 征阳性,嗜睡与烦躁不安相交替,可有癫痫发作。婴儿可前囟饱满或膨隆,眼底检查可发现脉络膜上血管附近有圆形或长圆形灰白色、外围黄色的结核结节及视盘水肿。随病程进展,颅内压增高日渐严重,脑脊液循环、吸收障碍发生脑积水。脑血管炎症所致脑梗死累及大脑动脉导致偏瘫及失语等。

3.晚期

多在发病后 4 周以上。以上症状加重,脑功能障碍日渐严重,昏迷加重,可有较频繁的去大脑强直或去皮质强直性发作,大小便失禁,常有弛张高热、呼吸不规则或潮式呼吸,血压下降,四肢肌肉松弛,反射消失,严重者可因呼吸中枢及血管运动中枢麻痹而死亡。

(三)临床分型

1.浆液型

即浆液性结核性脑膜炎,是由邻近结核病灶引起但未发展成具有明显症状的原发性自限性脑膜反应。主要病变是脑白质水肿。可出现轻度头痛、嗜睡和脑膜刺激征,脑脊液淋巴细胞数轻度增高,蛋白含量正常或稍高,糖含量正常。有时脑脊液完全正常。呈自限性病程,一般 1 个月左右即自然恢复。本型只见于儿童。

2.颅底脑膜炎型

局限于颅底,常有多脑神经损害,部分病例呈慢性硬脑膜炎表现。

3.脑膜脑炎型

早期未及时抗结核治疗,患者脑实质损害,出现精神症状、意识障碍、颅压增高、肢体瘫痪等。

三、辅助检查

(一)血液检查

1.血常规

血常规检查大多正常,部分病例在发病初期白细胞轻、中度增加,中性粒细胞增多,血沉增快。

2.血液电解质

部分患者伴有血管升压素异常分泌综合征,可出现低钠和低氯血症。

(二)免疫检查

约半数患者皮肤结核菌素试验为阳性。小儿阳性率可达 93%,但晚期病例、使用激素后则多数阴性;前者往往揭示病情严重,机体免疫反应受到抑制,预后不良,故阴性不能排除结核。卡介苗皮肤试验(冻干的卡介苗新鲜液皮内注射 0.1mL)24~48 小时出现硬丘疹直径 5mm 以上为阳性,其阳性率可达 85%。

（三）脑脊液检查

1. 常规检查

（1）性状：疾病早期脑脊液不一定有明显改变，当病程进展时脑脊液压力增高，可达 $400mmH_2O$ 以上，晚期可因炎症粘连、椎管梗阻而压力偏低，甚至出现"干性穿刺"；脑脊液外观无色透明，或呈毛玻璃样的混浊，静置 24 小时后约 65％出现白色网状薄膜。后期有的可呈黄变；偶有因渗血或出血而呈橙黄色。

（2）细胞数：脑脊液白细胞数呈轻到中度增高[$(50\sim500)\times10^6/L$]，86％以淋巴细胞为主。

2. 生化检查

（1）蛋白质：脑脊液蛋白含量中度增高，通常达 $1\sim5g/L$，晚期患者有椎管阻塞可高达 $10\sim15g/L$，脑脊液呈黄色，一般病情越重蛋白含量越高。

（2）葡萄糖：脑脊液中葡萄糖含量多明显降低，常在 1.65mmol/L 以下。在抽取脑脊液前 1 小时应采血的同时测定血糖，脑脊液中的葡萄糖含量约为血糖含量的 $1/2\sim2/3$（脑脊液中葡萄糖含量正常值为 $45\sim60mmol/dL$），如果 TBM 患者经过治疗后脑脊液糖含量仍低于 1.1mmol/L，提示预后不良。

（3）氯化物：正常 CSF 氯化物含量 $120\sim130mmol/L$，较血氯水平高，约为血中的 $1.2\sim1.3$ 倍。脑脊液中的氯化物容易受到血氯含量波动的影响，氯化物含量降低常见于结核性脑膜炎、细菌性脑膜炎等，尤以 TBM 最为明显。

值得注意的是，TBM 时 CSF 的常规和生化改变与机体的免疫反应性有关，对无反应或低反应者，往往 TBM 的病理改变明显，而 CSF 的改变并不明显，例如艾滋病患者伴 TBM 时即可如此。

3. 脑脊液涂片检查细菌

常用脑脊液 5mL 经 3000 转/分钟离心 30 分钟，沉淀涂片找结核杆菌。方法简便、可靠，但敏感性较差，镜检阳性率较低（20％～30％），薄膜涂片反复检查阳性率稍高（57.9％～64.6％）。

4. 脑脊液结核菌培养

脑脊液结核菌培养是诊断结核感染的金标准，但耗时长且阳性率低（10％左右）。结核菌涂片加培养阳性率可达 80％，但需时2～5 周；涂片加培养再加豚鼠接种的阳性率可达 80％～90％。

5. 脑脊液酶联免疫吸附试验

可检测脑脊液中的结核菌可溶性抗原和抗体，敏感性和特异性较强，但病程早期阳性率仅为 16.7％；如用 ABC-ELISA 测定脑脊液的抗结核抗体，阳性率可达 70％～80％；ELISA 测定中性粒细胞集落因子的阳性率也可达 90％左右。随着病程延长，阳性率增加，也存在假阳性可能。

6. 脑脊液聚合酶链反应（PCR）检查

早期诊断率高达 80％，应用针对结核菌 DNA 的特异性探针可检测出痰和脑脊液中的小量结核菌，用分子探针可在 1 小时查出结核菌。本法操作方便，敏感性高，但特异性不强，假阳性率高。

7. 脑脊液腺苷脱氨酶（ADA）的检测

TBM 患者脑脊液中 ADA 显著增加，一般多超过 10U/L，提示细胞介导的免疫反应增高，区别于其他性质的感染，特别在成人的价值更大。

8. 脑脊液免疫球蛋白测定

TBM 患者脑脊液免疫球蛋白含量多升高，一般以 IgG、IgA 含量增高为主，IgM 含量也可升高。病毒性脑膜炎仅 IgG 含量增高，化脓性脑膜炎为 IgG 及 IgM 含量增高，故有助于与其他几种脑膜炎鉴别。

9. 脑脊液淋巴细胞转化试验

即 3H 标记胸腺嘧啶放射自显影法。测定在结核菌素精制蛋白衍化物刺激下，淋巴细胞转化率明显增高，具有特异性，有早期诊断意义。

10. 脑脊液乳酸测定

正常人脑脊液乳酸（CSF-LA）测定为 $10\sim20mg/dL$，TBM 患者明显增高，抗结核治疗数周后才降至正常。此项测定有助于 TBM 的鉴别诊断。

11.脑脊液色氨酸试验

阳性率可达95％～100％。方法:取脑脊液2～3mL,加浓盐酸5mL及2％甲醛溶液2滴,混匀后静置4～5分钟,再慢慢沿管壁加入0.06％亚硝酸钠溶液1mL,静置2～3分钟,如两液接触面出现紫色环则为阳性。

12.脑脊液溴化试验

即测定血清与脑脊液中溴化物的比值。正常比值为3∶1,结核性脑膜炎时比值明显下降,接近1∶1。

13.脑脊液荧光素钠试验

用10％荧光素钠溶液0.3mL/kg肌内注射,2小时后采集脑脊液标本,在自然光线下与标准液比色,如含量＞0.000 03％为阳性,阳性率较高。

（四）影像学检查

1.X线检查

胸部X线检查如发现肺活动性结核病灶有助于本病诊断。头颅X线片可见颅内高压的现象,有时可见蝶鞍附近的基底部和侧裂处有细小的散在性钙化灶。

2.脑血管造影

其特征性改变为脑底部中小动脉的狭窄或闭塞。血管狭窄与闭塞的好发部位为颈内动脉虹吸部和大脑前、中动脉的近端,还可出现继发性侧支循环建立。脑血管造影异常率占半数以上。

3.CT

可发现脑膜钙化、脑膜强化、脑梗死、脑积水、软化灶、脑实质粟粒性结节和结核瘤、脑室扩大、脑池改变及脑脓肿等改变。

4.MRI

可显示脑膜强化,以及坏死、结节状强化物、脑室系统扩大、积水、视交叉池及环池信号异常;脑梗死主要发生在大脑中动脉皮质区与基底节;结核瘤呈大小不等的圆形信号,T_2WI上中心部钙化呈低信号,中心部为干酪样改变则呈较低信号,其包膜呈低信号,周围水肿呈高信号,化脓性呈高信号,T_1WI显示低信号或略低信号。

（五）脑电图检查

TBM脑电图异常率约11％～73％。成人TBM早期多为轻度慢波化,小儿可为高波幅慢波,严重者显示特异性、广泛性0.5～3C/s慢波。炎症性瘢痕可出现发作性棘波、尖波或棘(尖)慢综合波或局限性改变。随治疗后症状好转,脑电图亦有改善,且脑电图一般先于临床症状改善。

四、诊断与鉴别诊断

（一）诊断

根据结核病史或接触史,呈亚急性或慢性起病,常有发热、头痛、呕吐、颈项强直和脑膜刺激征,脑脊液有淋巴细胞数增多、糖含量降低;颅脑CT或MRI有脑膜强化,就要考虑到TBM的可能性。脑脊液的抗酸杆菌涂片、结核杆菌培养和PCR检测可作出TBM的诊断。

（二）鉴别诊断

婴幼儿、老年人、艾滋病患者、特发性CD_4^+降低者TBM临床表现往往不典型或抗结核治疗效果不好者需要与下列疾病鉴别。

1.新型隐球菌性脑膜炎

呈亚急性或慢性起病,脑脊液改变与TBM类似。新型隐球菌性脑膜炎颅内高压特别明显,脑神经损害出现比TBM晚,脑脊液糖含量降低特别明显。临床表现及脑脊液改变酷似结核性脑膜炎,但新型隐球菌性脑膜炎起病更缓,病程长,可能有长期使用免疫抑制药及抗肿瘤药史,精神症状比结核性脑膜炎重,尤其是视力下降最为常见。新型隐球菌性脑膜炎多无结核中毒症状,脑脊液涂片墨汁染色可找到隐球菌。临床上可与结核性脑膜炎并存,应予注意。

2.化脓性脑膜炎

重症 TBM 临床表现与化脓性脑膜炎相似,脑脊液细胞数大于 $1000×10^6/L$,分类以中性粒细胞为主,需要与化脓性脑膜炎鉴别。脑脊液乳酸含量大于 300mg/L 有助于化脓性脑膜炎的诊断;反复腰椎穿刺、细菌培养、治疗试验可进一步明确诊断。

3.病毒性脑膜炎

发病急、早期脑膜刺激征明显,高热者可伴意识障碍,1/3 的患者首发症状为精神症状。脑脊液无色透明,无薄膜形成,糖及氯化物含量正常。虽然 TBM 早期或轻型病例脑脊液改变与病毒性脑膜炎相似,但后者 4 周左右明显好转或痊愈,病程较 TBM 短,可资鉴别。

4.脑膜癌

脑脊液可以出现细胞数及蛋白含量增高、糖含量降低,容易与 TBM 混淆。但多数患者颅内高压的症状明显,以头痛、呕吐、视盘水肿为主要表现,病程进行性加重,脑脊液细胞检查可发现肿瘤细胞,颅脑 CT/MRI 检查或脑膜活检有助于明确诊断。

五、西医治疗

TBM 的抗结核治疗应遵循早期、适量、联合、全程和规范治疗的原则,并积极处理颅内高压、脑水肿、脑积水等并发症。

（一）一般对症处理

应严格卧床休息,精心护理,加强营养支持疗法,注意水电解质平衡;意识障碍或瘫痪患者注意变换体位,防止肺部感染及压疮的发生。

（二）抗结核治疗

治疗原则是早期、适量、联合、全程和规范用药。遵循治疗原则进行治疗是提高疗效、防止复发和减少后遗症的关键。只要患者临床症状、体征及辅助检查高度提示本病,即使抗酸染色阴性亦应立即开始抗结核治疗。选择容易通过血-脑屏障、血-脑脊液屏障的药物,以及杀菌作用强、毒性低的药物联合应用。在症状、体征消失后,仍应维持用药 1.5～2 年。

常用抗结核药物:主要的一线抗结核药物的用量（儿童和成人）、用药途径及用药时间见表 12-3。

表 12-3　主要的一线抗结核药物

药物	儿童日用量	成人日用量	用药途径	用药时间
异烟肼	10～20mg/kg	600mg,1 次/日	静脉,口服	1～2 年
利福平	10～20mg/kg	450～600mg,1 次/日	口服	6～12 个月
吡嗪酰胺	20～30mg/kg	1500mg/d,500mg,3 次/日	口服	2～3 个月
乙胺丁醇	15～20mg/kg	750mg,1 次/日	口服	2～3 个月
链霉素	20～30mg/kg	750mg,1 次/日	肌内注射	3～6 个月

1.异烟肼(Isoniazid,INH)

可抑制结核杆菌 DNA 合成,破坏菌体内酶活性干扰分枝菌酸合成,对细胞内、外结核杆菌均有杀灭作用,易通过血-脑屏障,为首选药。主要不良反应有周围神经病、肝损害、精神异常和癫痫发作。为了预防发生周围神经病,用药期间加用维生素 B_6。

2.利福平(Rifampicin,RFP)

杀菌作用与异烟肼相似,较链霉素强,主要在肝脏代谢,经胆汁排泄。RFP 与细菌的 RNA 聚合酶结合,干扰 mRNA 的合成,对细胞内、外的结核菌均有杀灭作用,其不能透过正常的脑膜,只部分通过炎症性脑膜,是治疗结核性脑膜炎的常用药物。维持 6～12 个月,与异烟肼合用时,对肝脏有较大的毒性作用,故在服药期间,注意肝功能情况,有损害迹象即应减少剂量。利福喷丁是一种长效的利福平衍生物,不良反应较利福平少,成人口服 600mg,1 次/日。

3. 吡嗪酰胺(Pyrazinamide,PZA)

本品为烟酰胺的衍生物,具有抑菌和杀菌作用,PZA对吞噬细胞内的结核菌杀灭作用较强,作用机制是干扰细菌内的脱氢酶,使细菌对氧利用障碍。在酸性环境下,有利于发挥抗菌作用,pH5.5时杀菌作用最强,与异烟肼或利福平合用,可防止耐药性的产生,并可增强疗效。能够自由通过正常和炎症性脑膜,是治疗 TBM 的重要抗结核药物,与其他抗结核药无交叉耐药性。主要用于对其他抗结核药产生耐药的病例。常见不良反应有肝损害、关节炎(高尿酸所致,表现为肿胀、强直、活动受限)、眼和皮肤黄染等。

4. 乙胺丁醇(Ethambutol,EMB)

乙胺丁醇是一种有效的口服抗结核药,通过与结核菌内的二价锌离子络合,干扰多胺和金属离子的功能,影响戊糖代谢和脱氧核糖核酸、核苷酸的合成,抑制结核杆菌的生长,杀菌作用较吡嗪酰胺强,经肾脏排泄。对生长繁殖状态的结核杆菌有杀灭作用,对静止状态的细菌几乎无影响。其在治疗中的主要作用是"防止结核杆菌发生抗药性"。因此,本品不宜单独使用,应与其他抗结核药合用。主要不良反应有视神经损害、末梢神经炎、过敏反应等。

5. 链霉素(Streptomycin,SM)

为氨基糖苷类抗生素,仅对吞噬细胞外的结核菌有杀灭作用,为半效杀菌药。主要通过干扰氨酰基-tRNA 和核蛋白体 30S 亚单位结合,抑制 70S 复合物的形成,抑制肽链延长、蛋白质合成,致细菌死亡。此药虽不易透过血－脑屏障,但对炎症性脑膜易透过,故适用于 TBM 的急性炎症反应时期。用药期间密切观察链霉素的毒性反应(第Ⅷ对脑神经损害如耳聋、眩晕、共济失调及肾脏损害),一旦发现,及时停药。

抗结核治疗选用药物的注意事项:①药物的抗结核作用是杀菌还是抑菌作用。②作用于细胞内还是细胞外。③能否通过血－脑屏障。④对神经系统及肝肾的毒性反应。⑤治疗 TBM 的配伍。

药物配伍常用方案:以往的标准结核化疗方案是在 12～18 个月的疗程中每日用药。而目前多主张采用两阶段疗法(强化阶段和巩固阶段)和短程疗法(6～9 个月)。

WHO 建议应至少选择 3 种抗结核药物联合治疗,常用异烟肼、利福平和吡嗪酰胺,耐药菌株需加用第 4 种药如链霉素或乙胺丁醇。利福平不耐药菌株,总疗程 9 月已足够;利福平耐药菌株需连续治疗18～24 个月。目前常选用的方案有 4HRZS/14HRE(即强化阶段的 4 个月联用异烟肼、利福平、吡嗪酰胺及链霉素,巩固阶段的 14 个月联用异烟肼、利福平及乙胺丁醇),病情严重尤其是伴有全身血行结核时可选用 6HRZS/18HRE(即强化阶段的 6 个月联用异烟肼、利福平、吡嗪酰胺及链霉素,巩固阶段的 18 个月联用异烟肼、利福平及乙胺丁醇)进行化疗。由于中国人为异烟肼快速代谢型,成年患者 1 日剂量可加至900～1200mg,但应注意保肝治疗,防止肝损害,并同时给予维生素 B_6 以预防该药导致的周围神经病。儿童因乙胺丁醇的视神经毒性作用、孕妇因为链霉素对听神经的影响,应尽量不选用。因抗结核药物常有肝肾功能损害,用药期间应定期复查肝肾功能。

近年来,国内外关于耐药结核菌的报道逐年增加,贫困、健康水平低下、不规则或不合理的抗结核治疗、疾病监测和公共卫生监督力度的削弱是导致结核菌耐药产生的主要原因。目前全世界有 2/3 的结核病患者处于发生耐多药结核病(MDR-TB)的危险之中。我国卫生部调查 2002 年的获得性耐药率为17.1%,初始耐药率为7.6%。如病程提示有原发耐药或通过治疗发生继发耐药时,应及时改用其他抗结核药物。WHO 耐多药结核病治疗指南规定:根据既往用药史及耐药性测定结果,最好选用 4～5 种药物,其中至少选用 3 种从未用过的药物,如卷曲霉素(CPM)、氟喹诺酮类药(如左氧氟沙星)、帕司烟肼(Pa)、利福喷丁、卡那霉素等。可在有效的抗结核治疗基础上,加用各种免疫制剂[如干扰素(IFN)、白介素-2(IL-2)等]进行治疗,以提高疗效。

(三)辅助治疗

1. 糖皮质激素

在有效抗结核治疗中,肾上腺皮质激素具有抗炎、抗中毒、抗纤维化、抗过敏及减轻脑水肿作用,与抗结核药物合用可提高对 TBM 的疗效和改善预后,因此对于脑水肿引起颅内压增高、伴局灶性神经体征和蛛网膜下隙阻塞的重症 TBM 患者,随机双盲临床对照结果显示,诊断明确的 TBM 患者,在抗结核药物联合应用的治疗过程中宜早期合用肾上腺皮质激素药物,以小剂量、短疗程、递减的方法使用。常用药物有:地塞米松静脉滴注,成人剂量为 $10\sim20$ mg/d,情况好转后改为口服泼尼松 $30\sim60$ mg/d,临床症状和脑脊液检查明显好转,病情稳定时开始减量,一般每周减量 1 次,每次减量 $2.5\sim5$ mg,治疗 $6\sim8$ 周左右,总疗程不宜超过 3 个月。

2.维生素 B_6

为减轻异烟肼的毒性反应,一般加用维生素 B_6 $30\sim90$ mg/d 口服,或 $100\sim200$ mg/d 静脉滴注。

3.降低脑水肿和控制抽搐

出现颅内压增高者应及早应用甘露醇、呋塞米或甘油果糖治疗,以免发生脑疝;抽搐者,止痉可用地西泮、苯妥英钠等抗癫痫药。

4.鞘内注射

重症患者在全身用药时可加用鞘内注射,提高疗效。多采用小剂量的异烟肼与地塞米松联合应用。药物鞘内注射的方法:异烟肼 $50\sim100$ mg,地塞米松 $5\sim10$ mg,1 次注入,$2\sim3$ 次/周。待病情好转,脑脊液正常,则逐渐停用。为减少蛛网膜粘连,可用糜蛋白酶 4000U、透明质酸酶 1500U 鞘内注射。但脑脊液压力较高者慎用。抗结核药物的鞘内注射有加重脑和脊髓的蛛网膜炎的可能性,不宜常规应用,应从严掌握。

(四)后遗症的治疗

由于蛛网膜粘连所致脑积水,可行脑脊液分流术。脑神经麻痹、肢体瘫痪者,可针灸、理疗,加强肢体功能锻炼。

六、中医治疗

(一)辨证论治

1.阴虚内热证

证候:头痛,恶心呕吐,耳鸣,潮热盗汗,五心烦热,咽干颧红,形体消瘦。舌红,少苔,脉细数。

治法:滋阴清热。

方药:清骨散加味。银柴胡 9g,胡黄连 6g,秦艽 6g,鳖甲(先煎)15g,龟甲(先煎)15g,地骨皮 6g,知母 15g,甘草 9g,当归 15g,白芍药 10g,生地黄 15g,青蒿 6g。

方解:方中银柴胡、胡黄连、知母、地骨皮清虚热;鳖甲、龟甲滋阴潜阳;当归、白芍药、生地黄滋阴养血;青蒿、秦艽引热外透;甘草调和诸药。诸药合用,具有滋阴清热之效。

加减:盗汗甚者,加乌梅、麻黄根、煅龙骨、煅牡蛎,收涩敛汗;虚烦失眠者,加栀子、淡竹叶、菊花、夜交藤,清热除烦而安神。

2.气血两虚证

证候:头痛,恶心呕吐,眩晕耳鸣,心悸不宁,气短乏力,项背强直,舌淡苔薄,脉细。

治法:益气补血,养筋缓痉。

方药:八珍汤合止痉散加减。当归 12g,白芍药 15g,生地黄 12g,川芎 9g,党参 30g,茯苓 12g,白术 12g,甘草 9g,黄芪 9g,肉桂 6g,天麻 12g,钩藤 15g,僵蚕 12g。

方解:方中四物汤(当归、白芍药、生地黄、川芎)补血;四君子汤(党参、茯苓、白术、甘草)益气;配黄芪、肉桂补气温阳;天麻、钩藤、僵蚕养筋缓痉。诸药合用,具有益气补血、养筋缓痉之功。

加减:抽搐者,加全蝎、蜈蚣,搜风止痉;虚烦者,加酸枣仁、制何首乌、枸杞子、黄精,养血安神。

3.热甚发痉证

证候:头痛,恶心呕吐,发热口噤,手足挛急,项背强直,咽干口渴,心烦急躁,甚者神昏谵语,大便干结,苔黄,脉弦数。

治法:养阴泄热,息风镇痉。

方药:增液承气汤合羚角钩藤汤加减。生大黄(后下)9g,芒硝 3g,玄参 15g,生地黄 15g,羚羊角粉

（冲）0.6g,麦冬 12g,菊花 12g,钩藤 15g,茯神 12g,全蝎 6g,桑叶 12g。

方解:方中大黄荡涤积热;芒硝软坚化燥;玄参、生地黄、麦冬清热养阴增液;菊花、钩藤、桑叶清热凉肝;全蝎、羚羊角息风止痉;茯神宁心安神。诸药合用,共奏养阴泄热、息风镇痉之功。

加减:热盛伤阴者,加生石膏、生晒参,清热护阴;烦躁较甚者,加淡竹叶、栀子,清心除烦。

（二）针刺疗法

1.体针

（1）主穴:风池、百会、大椎、内关、外关、合谷、阳陵泉、太溪。

（2）配穴:神昏者,刺印堂、水沟、中冲;抽搐、烦躁者,加太冲、照海;频繁呕吐者,加内庭、金津、玉液。

2.耳针

取穴:心、脑、肝、皮质下、神门、肾上腺、内分泌、交感。

七、中西医结合治疗思路

虽然随着抗结核药物的不断更新,治疗 TBM 的疗效有所提高,但随着耐药菌株的增多,不典型的脑膜炎患者和艾滋病合并 TBM 者不断增加,TBM 的治疗难度越来越大,抗结核药物耐药性的增强及常见的不良反应亦很严重。理想的治疗原则应该是选用有效的抗结核药物,配用激素减轻粘连,配用中药减轻药物的不良反应。在辨证论治基础上,可考虑加入有抗结核作用的中药,如黄芩、升麻、大蒜、玉竹、紫花地丁、冬虫夏草、百部、丹参等,在改善患者自觉症状方面,有较为明显的作用,并可减轻患者因使用抗结核、激素药物固有的毒性反应。

对本病晚期常见的听力、视力、智力减退,以及偏瘫、截瘫、四肢瘫等,运用针灸、推拿、中药熏洗、服用中药等方法,可改善 TBM 的预后及提高临床疗效。

（刘彦锋）

第七节　流行性脑脊髓膜炎

流行性脑脊髓膜炎简称流行性脑膜炎或"流脑",是由脑膜炎双球菌(Neisseria meningitidis,NM)引起的急性化脓性脑脊髓膜炎,具有发病急、变化多、传播快、流行广、危害大、死亡率高等特点。本病在临床上以突起发热、头痛、呕吐、皮肤黏膜瘀点和脑膜刺激征阳性,以及脑脊液呈化脓性改变为主要特征。严重者可出现感染性中毒性休克及脑实质损害,并危及生命。脑膜炎的主要病变部位在软脑膜和蛛网膜,表现为脑膜血管充血、炎症、水肿,可引起颅内压升高。暴发型脑膜脑炎病变主要在脑实质,引起脑组织充血、坏死、出血及水肿,颅内压显著升高,严重者发生脑疝而死亡。

流行病学调查表明,本病遍见于世界各国,呈散发或大、小流行,以儿童发病率为高。世界各大洲年发病率在 1/10 万～10/10 万,全世界年新发流脑病例 30 万～35 万人,病死率为 5%～10%。从流脑的发病趋势看,发展中国家发病率高于发达国家,非洲撒哈拉以南的地区有"流脑流行带"之称,在流行年度可高达400/10 万～800/10 万。我国发病率低于 1/10 万,病死率在 6%以下,呈周期性流行,一般3～5 年为小流行,7～10 年为大流行。近年来,由于我国流动人口的增加,导致城镇发病年龄组发生变化,流行年发病人群在向高龄组转移。

根据流行性脑脊髓膜炎的临床特征和发病季节,本病属中医学"春温""风温""瘟疫""痉证"等范畴。

一、病因与发病机制

（一）中医病因病机

本病的病因病机为温热疫毒之邪侵入人体所致。如冬季气候反常,应寒反暖;或冬末春初,气候反常,若人体正气虚弱,寒暖失调,起居不慎,温热疫毒之邪乘机侵入人体而发病。

1.邪犯肺卫

"温邪上受,首先犯肺"。温热疫毒之邪从口鼻侵入,首入肺经,致卫阳郁闭,皮毛开合不利,肺失宣降,出现发热、恶寒、咳嗽、咽喉肿痛等肺卫证候。若邪犯太阳经脉,则见恶寒、发热、头痛项强。

2.卫气同病

卫分症状十分短暂,迅速传入气分,卫气同病,正邪相争,脏腑功能紊乱,气分热盛,则身热、脉数;热盛伤阴可见咽干、口燥、渴喜热饮等;兼见卫阳郁闭症状如头痛等。

3.气营两燔

素体营阴不足,复感温热之邪;小儿脏腑娇嫩,形气未充,更易感邪;或气分邪热不解,传入营分。"心主血属营",一则气营热盛,心神被扰则壮热、神昏谵语,甚而昏迷;二则邪入营分,热灼营阴,营阴受损,可见烦躁口渴、发斑;三则毒热消灼肝之阴液,引动肝风,出现抽搐、瘛疭、惊厥,甚至角弓反张。

4.阳气暴脱

因邪盛正虚,或邪入心包,加之汗下太过,阴液大伤,气随津脱;若温热火毒太盛,而正气不支,则出现内闭外脱,症见突然四肢厥冷、唇指发绀、大汗淋漓、脉微欲绝等;或正气不足,邪毒内陷,致阳气暴脱,出现面色青灰、冷汗淋漓、血压下降、呼吸微弱、肢冷脉厥,甚至气不摄血,全身瘀斑迅速增多或出血、衄血等。

5.气阴两虚

病至后期,邪热渐退,气阴亏耗,可见低热、神疲乏力、口干口渴等;肾精肝血耗损,虚风内动,见手足蠕动,甚或瘛疭之候;余热内扰而见虚烦不眠;胃之气阴两伤,失于和降,见时时泛恶、纳谷不馨等。

(二)西医病因及发病机制

1.病因

脑膜炎双球菌自鼻咽部侵入人体后,其发展过程取决于人体与病原菌之间的相互作用。如果人体健康且免疫力正常,则可迅速将病菌消灭或成为带菌者;如果机体缺乏特异性杀菌抗体,或者细菌的毒力强,病菌则从鼻咽部侵入血流形成菌血症或败血症,随血液循环再侵入脑脊髓膜形成化脓性脑脊髓膜炎。目前认为先天性或获得性 IgM 缺乏或减少,补体 C_3 或 $C_3 \sim C_9$ 缺乏易引起发病,甚至是反复发作或呈暴发型。此外,有人认为特异性 IgA 增多及其与病菌形成的免疫复合物亦是引起发病的因素。

脑膜炎双球菌属奈瑟菌属,为革兰染色阴性双球菌,菌体呈肾形或豆形,多成对排列,或四个相连。该菌营养要求较高,用血液琼脂或巧克力培养基,在 $35℃ \sim 37℃$、含 $5\% \sim 10\% CO_2$、pH7.4～7.6 环境中易生长。低于 $32℃$ 或高于 $41℃$ 不能生长。传代 16～18 小时细菌生长旺盛,抗原性最强。本菌含自溶酶,如不及时接种易溶解死亡。本菌对外界环境抵抗力弱,不耐热,温度高于 $56℃$ 及干燥环境中极易死亡。对寒冷有一定的耐受力,对一般消毒剂敏感,如漂白粉、乳酸等 1 分钟死亡,紫外线照射 15 分钟死亡。

本菌的荚膜多糖是分群的依据,分为 A、B、C、D、X、Y、Z、29E、W135、H、I、K、L13 个菌群。此外,尚有部分菌株不能被上述菌群抗血清所凝集,称之为未定群,在带菌者分离的脑膜炎双球菌中占 $20\% \sim 50\%$,一般无致病能力。根据细菌壁脂蛋白多糖成分不同,还可进一步分成不同血清亚群。其中以 A、B、C 三群最常见,占 90% 以上,C 群致病力最强,B 群次之,A 群最弱。国内调查显示,流行期间 A 群带菌率与流脑发病呈平行关系,是主要流行菌株。但近年来流脑流行菌群的变迁研究结果显示,中国流脑患者及健康人群携带菌株中,C 群流脑菌株的比例呈上升趋势,流脑流行菌群正在发生从 A 群到 C 群的变化,C 群流脑在中国已经逐渐成为流行的优势菌群。

2.发病机制

脑膜炎双球菌从鼻咽部进入人体后,如人体健康或有免疫力,大多数情况下只在鼻咽部生长繁殖,而无临床症状(带菌状态)。部分可出现上呼吸道轻度炎症,出现流涕、咽痛、咳嗽等症状,而获免疫力。如人体免疫力低下、一时性下降或病菌毒力强时,细菌可经鼻咽部黏膜进入毛细血管和小动脉,侵入血液循环,部分感染者表现为暂时性菌血症,出现皮肤黏膜出血点,仅极少数患者由于缺乏特异性抗体,细菌通过自身荚膜多糖所具有的抗吞噬屏障作用避免自身被宿主清除,发展为败血症并出现迁徙性病灶如脑膜炎、关节炎、心肌炎、心包炎、肺炎等,其中以脑膜炎最多见。

引起脑膜炎和暴发型脑膜炎的物质主要是细菌释放的内毒素和肽聚糖,而不是病菌的整体作用。内毒素导致血管内皮细胞、巨噬细胞、星形细胞和胶质细胞损伤,使其产生大量的细胞因子、血管脂类和自由基等炎症介质,使血-脑屏障的通透性增高,引起脑膜的炎症反应。同时,这些炎症介质可引起脑血管循环障碍,导致脑血管痉挛、缺血及出血。内毒素还可以引起休克和DIC,还可因皮肤、内脏广泛出血,造成多器官衰竭。严重脑水肿时,脑组织向小脑幕及枕骨大孔突出形成脑疝,出现昏迷加深、瞳孔变化及呼吸衰竭。

二、临床表现

本病可发生于任何年龄,5岁以下儿童容易罹患,2岁左右的婴幼儿患病率比较高,但近年来青年人发病的也不少见,因此,应高度警惕,加强防范。发病季节一般从冬末春初开始,4月份达到高峰,5月下旬逐步减少,冬春季节为流行高峰期,急性或暴发性发病,病前常有上呼吸道感染史,潜伏期多为2~3日。临床上病情常复杂多变,轻重不一。

(一)症状与体征

1.症状

发热、头痛、肌肉酸痛、食欲不振、精神委靡等毒血症症状;幼儿哭啼吵闹、烦躁不安等。重者剧烈头痛、恶心,呕吐呈喷射样等高颅压征,意识障碍表现为谵妄、昏迷等。

2.体征

主要表现有脑膜刺激征,如颈项强直,或角弓反张,Kernig征和Brudzinski征阳性。

(二)临床分型与分期

根据临床表现分为普通型、暴发型、轻型和慢性败血症型。

1.普通型

约占90%左右。病程经过分为4期。

(1)前驱期:大多数患者可无任何症状,部分患者有低热、咽喉疼痛、鼻咽黏膜允血、分泌物增多及咳嗽,少数患者常在唇周及其他部位出现单纯疱疹。此期采取鼻咽拭子做培养可以发现脑膜炎双球菌阳性,前驱期可持续1~2日。

(2)败血症期:患者常无明显前驱症状,突然出现寒战、高热,伴头痛、肌肉酸痛、食欲减退及精神委靡等毒血症症状;幼儿则有哭啼吵闹、烦躁不安、皮肤感觉过敏及惊厥等。半数以上患者皮肤黏膜可见瘀点或瘀斑,严重者瘀点或瘀斑成片,散在于全身皮肤。危重患者瘀斑迅速扩大,中央坏死或形成大疱,多数患者于1~2日内发展为脑膜炎期。

(3)脑膜炎期:症状多与败血症期症状同时出现,除持续高热和毒血症症状外,以中枢神经系统症状为主;大多数患者于发病后24小时左右出现脑膜刺激征,如颈后疼痛、颈项强直、角弓反张、Kernig征和Brudzinski征阳性,1~2日后患者进入昏迷状态。此期持续高热,头痛剧烈,呕吐频繁,皮肤感觉过敏,怕光,狂躁及惊厥、昏迷等。

婴幼儿发病常不典型,除高热、拒乳、烦躁及哭啼不安外,脑膜刺激征可阙如。但惊厥、腹泻及咳嗽较成人多见,由于颅内压增高,可有前囟突出,但有时往往因呕吐频繁、高热失水而反见前囟下陷,给临床诊断带来一定困难,应加以鉴别。多数患者通常在2~5日内进入恢复期。

(4)恢复期:经治疗后体温逐渐降至正常,皮疹开始消退,症状逐渐好转,神经系统检查正常,约10%的患者出现口唇疱疹,患者一般在1~3周内痊愈。

2.暴发型

少数患者起病急骤,病情凶险,如不及时抢救,常于24小时之内死亡。病死率高达50%,婴幼儿可达80%。

(1)休克型:本型多见于儿童。突起高热、头痛、呕吐,精神极度委靡。常在短期内全身出现广泛瘀点、瘀斑,且迅速融合成大片,皮下出血,或继以大片坏死。面色苍灰,唇周及指端发绀,四肢厥冷,皮肤呈花纹样,脉搏细速,血压明显下降。脑膜刺激征大都阙如,易并发 DIC。脑脊液大多清亮,细胞数正常或轻度增加,血及瘀点培养常为阳性。若不及时抢救多在 24 小时内死亡。

(2)脑膜脑炎型:亦多见于儿童。除具有严重的中毒症状外,患者频繁惊厥迅速陷入昏迷;有阳性锥体束征及两侧反射不等;血压持续升高,部分患者出现脑疝,如小脑扁桃体疝入枕骨大孔内,压迫延髓,此时患者昏迷加深,瞳孔先缩小很快散大;双侧肌张力增高或强直,上肢多内旋,下肢伸展呈去大脑强直状态;呼吸不规则,快慢深浅不匀,或为抽泣样,或为点头样,或为潮式,此类呼吸常提示呼吸有突然停止的可能。

(3)混合型:是本病最严重的一型,病死率常高达 80%,兼有两种暴发型的临床表现,常同时或先后出现。

3.轻型

多发生于流行性脑脊髓膜炎流行后期,起病较缓,病变轻微,临床表现为低热、轻微头痛及咽痛等上呼吸道症状,皮肤可有少数细小出血点和脑膜刺激征,脑脊液多无明显变化,咽拭子培养可有病原菌。

4.慢性败血症型

本型不多见,多发于成人,病程迁延数周或数月。临床表现为间歇性发热,反复出现寒战、高热,皮肤瘀点、瘀斑,少数患者脾大,关节疼痛亦多见,发热时关节疼痛加重呈游走性。也可发生化脓性脑膜炎、心内膜炎或肾炎导致病情恶化。

三、辅助检查

(一)血常规

白细胞总数明显增高,一般在 20×10^9/L 左右,高者可达 40×10^9/L或以上。以中性粒细胞增多为主,有时高达 90% 以上,核左移,有时出现类白血病反应。并发 DIC 者血小板减少。

(二)脑脊液检查

脑脊液检查是诊断流脑的重要依据。对颅内压增高的患者,腰椎穿刺时要慎重,穿刺时不宜将针芯全部拔出,而应缓慢放出少量脑脊液做检查。穿刺后患者应平卧 6～8 小时以上,以防引起脑疝。必要时先给予脱水剂。

脑脊液在病程初期可见压力升高、外观仍清亮,稍后则混浊似脓样,细胞数、蛋白质含量和葡萄糖含量尚无变化,白细胞数常达 1000×10^6/L 以上,以中性粒细胞为主。在典型的脑膜炎期,压力明显升高,外观呈混浊米汤样或脓样,白细胞数常明显升高,绝大多数为中性粒细胞。蛋白质含量显著增高,葡萄糖含量明显降低,有时甚或测不出,氯化物含量降低。如临床上表现为脑膜炎而病程早期脑脊液检查正常者,则应于 12～24 小时后再复查脑脊液,以免漏诊。

(三)细菌学检查

1.涂片检查

包括皮肤瘀点和脑脊液沉淀涂片检查。皮肤瘀点检查时,用针尖刺破瘀点上的皮肤,挤出少量血液和组织液涂于载玻片上,革兰染色后镜检,阳性率为 60%～80% 左右。此法简便易行,是早期诊断的重要方法之一;脑脊液沉淀涂片染色,有脑膜炎症状的患者阳性率为 50%,无症状患者阳性率小于 25%。

2.细菌培养

抽取患者静脉血 5mL 进行血培养,皮肤瘀点刺出液或脑脊液培养,阳性率约为 30%。应在使用抗菌药物前进行检测,阳性结果可确诊,还可进行分群鉴定,应同时做药物敏感试验。

(四)血清免疫学检查

1.抗原测定

测定细菌抗原的免疫学试验主要有对流免疫电泳、乳胶凝集试验、金黄色葡萄球菌 A 蛋白协同凝集试验、酶联免疫吸附试验或免疫荧光法、反向被动血凝试验等,其用以检测血液、脑脊液或尿液中的荚膜多糖抗原。一般在病程 1～3 日内可出现阳性。较细菌培养阳性率高,方法简便、快速、敏感、特异性强,有助于早期诊断。

2.抗体测定

测定抗体的免疫学试验有间接血凝试验(indirect hemagglutination test,IHT)、杀菌抗体试验及放射免疫分析法(radioimmunoassay,RIA)检测,阳性率约在70%左右。固相放射免疫分析法(SPRIA)可定量检测 A 群脑膜炎双球菌特异性抗体,阳性率高达90%,明显高于其他方法,但因抗体升高较晚,故不能作为早期诊断指标。如恢复期血清效价大于急性期 4 倍以上,则有诊断价值。

（五）其他实验室检查

1.奈瑟菌属鉴定

用专有酶进行快速鉴定 APINH 系统,鉴定奈瑟菌属细菌的时间已由 48 小时缩短到 4 小时,是比较快速的一种鉴定方法。

2.放射免疫分析法(RIA)检测脑脊液微球蛋白

此项检测更敏感,早期脑脊液检查尚正常时此项检测即可升高,恢复期可正常,故有助于早期诊断、鉴别诊断、病情检测及预后判断。

3.核酸检测

应用 PCR 检测患者急性期血清或脑脊液中脑膜炎双球菌的 DNA 特异片段是更敏感的方法,且不受早期抗生素治疗的影响。常规 PCR 的特异性为95%,敏感性为100%,可用于可疑性流脑病例的快速诊断,但仍有许多局限性;而荧光定量 PCR 更具有常规 PCR 无法比拟的优点。

（六）影像学检查

1.颅脑 CT

早期或轻型脑膜炎,CT 可无异常表现。若持续感染,CT 平扫可显示基底池、纵裂池和蛛网膜下隙密度轻度增高,原因是脑膜血管增生,炎症渗出。脑室变小、蛛网膜下隙消失,可能是脑皮质充血和白质水肿引起弥漫性脑肿胀。由于脑膜血管充血和血－脑屏障破坏,脑膜和脑皮质在静脉注射造影剂后可以有异常的带状或脑回样强化。同时 CT 检查还有助于发现化脓性脑膜炎的并发症和后遗症。

2.颅脑 MRI

对脑膜炎的早期非常敏感,早期炎症表现为病灶边界不清、范围较大的 T_1WI 低信号、T_2WI 高信号。同时可见斑片状不均匀轻度强化。脑膜炎早期表面的炎症波及脑膜,局部脑膜有强化;后期呈 T_1WI 稍高信号,T_2WI 稍低信号。

（七）脑电图检查

以弥漫性或局限性异常慢波化背景活动为特征,少数有棘波、棘慢综合波,某些患者也可脑电图正常。

四、诊断与鉴别诊断

（一）诊断

(1)本病在冬春季节流行,多见于儿童,大流行时成人亦不少见。

(2)突起高热、头痛、呕吐,皮肤黏膜瘀点、瘀斑(在病程中增多并迅速扩大),脑膜刺激征阳性,当患者迅速出现脑实质损害或感染性休克临床症状时提示暴发型,应引起重视。

(3)周围血象中白细胞计数明显增高,脑脊液检查及细菌学检查阳性即可确诊,免疫学检查阳性率较高,有利于早期诊断。

（二）鉴别诊断

1.流行性乙型脑炎

夏秋季流行,发病多集中于 7 月、8 月、9 月,有蚊虫叮咬史,起病后脑实质损害严重,惊厥、昏迷较多见,皮肤一般无瘀点。脑脊液早期清亮,晚期微混,细胞数多在(100～500)×10⁶/L,很少超过 1000×10⁶/L,中性多核细胞占多数,以后淋巴细胞占多数;蛋白质含量稍增加,糖含量正常或略高,氯化物含量正常。确诊有赖于双份血清补体结合试验、血凝抑制试验等,以及脑组织分离病毒。

2.虚性脑膜炎

某些急性严重感染患者(如伤寒、大叶性肺炎,以及其他细菌所致的败血症等)有显著毒血症时,可产生神经系统症状及脑膜刺激征,脑脊液除压力增高外,一般无其他变化。

3.病毒性脑膜炎

多种病毒可引起脑膜炎,多于2周内恢复。脑脊液检查,外观正常,白细胞数多在$1000\times10^6/L$以内,一般在$50\times10^6/L$至$100\times10^6/L$或$200\times10^6/L$之间,淋巴细胞达$90\%\sim100\%$。糖及氯化物含量正常,蛋白含量稍增加。涂片及细菌培养检查无细菌发现。外周血白细胞计数不高。

4.中毒性痢疾

发病更急,一开始即有高热,抽搐发生较早,有些患者有脓血便,如无大便,可用生理盐水灌肠后,留粪便标本镜检,可发现脓细胞。

5.结核性脑膜炎

多有结核史,可能发现肺部结核病灶,起病缓慢,伴有低热、盗汗、消瘦等症状,无瘀点和疱疹。结核菌素试验阳性,脑脊液的细胞数为数十至数百个左右,以淋巴细胞为主。脑脊液在试管内放置12~24小时有薄膜形成,薄膜和脑脊液沉淀涂片抗酸染色可检出结核杆菌。

6.其他化脓性脑膜炎

患者身体其他部位可同时存在化脓性病灶或出血点。脑脊液混浊或脓性,白细胞数多在$2000\times10^6/L$以上,有大量脓细胞,涂片或细菌培养检查可发现致病菌。确切的诊断需有赖于脑脊液、血液细菌学和免疫学检查。

7.流行性腮腺炎脑膜脑炎

多有接触腮腺炎患者的病史,多发生在冬春季节,注意检查腮腺是否肿胀。临床上有先发生脑膜脑炎后出现腮腺肿大者,如腮腺肿胀不明显,可做血和尿淀粉酶测定。

五、西医治疗

流行性脑脊髓膜炎的西医治疗以大剂量磺胺嘧啶、青霉素、头孢菌素类、氯霉素等抗菌治疗为主,并注意抗休克、纠正血压、纠正酸中毒、减轻脑水肿、止痉等对症治疗。

(一)一般治疗

必须强调早期诊断,就地住院隔离治疗。保持病室环境安静,室内空气流通,卧床休息,饮食以高热量、富于营养的流质或半流质为宜。对昏迷不能进食的患者,可适当静脉输入液体,注意纠正水、电解质及酸碱平衡紊乱,使每日尿量保持在1000mL以上。昏迷者应加强口腔和皮肤黏膜的清洁护理,防止压疮、呼吸道感染、泌尿道感染及角膜溃疡发生。密切观察血压、脉搏、体温、意识、瞳孔、呼吸等生命体征的变化。

(二)抗生素

一旦高度怀疑脑膜炎双球菌感染,应在30分钟内给予抗生素治疗,做到早期足量应用抗生素,病情严重者可联合应用两种以上抗菌药物。

1.青霉素G

青霉素在脑脊液中的浓度为血液浓度的$10\%\sim30\%$,大剂量静脉滴注使脑脊液内迅速达到有效杀菌浓度。维持时间长达4小时以上。迄今未发现耐青霉素菌株。青霉素G剂量:儿童每日20万~40万U/kg,成人每日20万U/kg,分次静脉滴注,可用320万~400万U/次,静脉滴注,每8小时1次;疗程5~7日。青霉素G不宜行鞘内注射,因可引起发热、肌肉颤搐、惊厥、脑膜刺激征、呼吸困难、循环衰竭等严重不良反应。

2.磺胺药

磺胺嘧啶易透过血-脑屏障,在脑脊液中的浓度较高,是治疗普通型的常用药物。但本药对败血症期患者疗效欠佳,有较大的不良反应,一般用于对青霉素过敏者、轻症患者或流行期间大面积治疗者。常用量为成人6~8g/d,儿童75~100mg/(kg·d),分4次口服,首次加倍。由于原药在偏酸性的尿液中易析出结晶,可损伤肾小管而引起结晶尿、血尿、腰痛、少尿、尿闭,甚至尿毒症,故应用时给予等量碳酸氢钠及足量水分(使成人每日尿量保持在1200mL以上)。注意血尿、粒细胞减少、药物疹及其他毒性反应的发生。对病情较重,或频繁呕吐,不能口服的患者,可用20%磺胺嘧啶钠注射液50mg/kg稀释后静脉滴注或静脉推注,病情好转后改为口服。疗程为5~7日。其次,磺胺甲基嘧啶、磺胺二甲基嘧啶或磺胺甲噁唑也可选用,疗程5~7日,重症患者可适当延长。停药以临床症状消失为指标,不必重复腰椎穿刺。如菌株对磺胺药敏感,患者于用药后1~2日体温下降,神志转为清醒,脑膜刺激征于2~3日内减轻而逐渐消失。若用药后一般情况及脑膜刺激征在1~2日无好转或加重者,可能为耐磺胺药菌株引起,改用其他抗生素,必要时重复腰椎穿刺及再次脑脊液常规培养、做药物敏感试验。近年来,脑膜炎双球菌耐磺胺药菌株不断增加,故提倡改青霉素为首选药物。

3.氯霉素

易透过血-脑屏障,在脑脊液中的浓度为血液浓度的30%~50%,适用于青霉素过敏和不宜用磺胺药的患者,或病情危重需要用两种抗菌药物以及原因未明的化脓性脑膜炎患者。脑膜炎双球菌对其非常敏感,剂量为成人2~3g/d,儿童40~50mg/(kg·d),分次口服或肌内注射,疗程5~7日。重症患者可联合应用青霉素、氯霉素。使用氯霉素应密切注意其不良反应,尤其对骨髓的抑制,新生儿、老人慎用。

4.氨苄西林

氨苄西林对脑膜炎双球菌、流感嗜血杆菌和肺炎链球菌均有较强的抗菌作用,故适用于病原菌尚未明确的5岁以下的流脑患儿。剂量:肌内注射,每日按体重50~100mg/kg,分4次给药;静脉滴注或静脉注射,每日按体重100~200mg/kg,分2~4次给药,疗程5~7日。本品不良反应与青霉素相仿,以过敏反应较常见,大剂量氨苄西林静脉给药可发生抽搐等神经系统毒性症状,应予以注意。

5.第三代头孢菌素

此类药物对脑膜炎双球菌抗菌活性强,易透过血-脑屏障,不良反应少,适用于病情危重,且又不能使用青霉素G或氯霉素的患者。①首选头孢曲松钠:抗菌活性强,重症患者对青霉素过敏或耐药者可选用。成人和12岁以上儿童2~4g/d,儿童75~100mg/(kg·d),分1~2次静脉滴注或静脉注射,疗程5~7日。②头孢噻肟钠:常用量成人2~6g/d,儿童50~100mg/(kg·d),分2~3次静脉滴注或静脉注射。成人严重感染者每6~8小时2~3g,1日最高剂量不超过12g,疗程5~7日。

(三)控制脑水肿

头部降温以防治脑水肿。及时控制减轻脑水肿的关键是早期发现颅压增高,及时脱水治疗,防止脑疝。

1.甘露醇

20%甘露醇125mL静脉滴注,4~6次/日。对于有脑疝先兆者,用甘露醇250mL快速静脉滴注或静脉推注,可同时交替合用呋塞米,每次20~40mg,直到颅内高压症状好转。

2.甘油果糖

10%甘油果糖250mL,1~2次/日,静脉滴注。

3.七叶皂苷钠

七叶皂苷钠20~25mg加入5%葡萄糖注射液250mL静脉滴注,每日1次。七叶皂苷钠有抗炎、抗渗出、增加静脉张力、降低水肿以及改善微循环的作用。在用药过程中,应注意循环血容量的补充,可使患者保持轻度脱水状态。为减轻毒血症,降低颅内压,加强脱水疗效,可同时应用糖皮质激素。

4.人血清蛋白

5~10g,1~2次/日,静脉滴注。

(四)呼吸衰竭治疗

吸氧,吸痰,给予洛贝林、尼可刹米、二甲弗林、哌甲酯等呼吸中枢兴奋剂。呼吸停止时应立即行气管插管或气管切开,进行间歇正压呼吸。

（五）抗休克治疗

休克患者的变化十分迅速。抗休克治疗必须抢时间,抓关键,全力以赴地采用各种措施,力求改善微循环功能,恢复正常代谢。如患者面色青灰、皮肤湿冷、花斑、发绀、眼底动脉痉挛、血压下降,呈休克状态时,可应用微循环改善剂。大量反复应用有颜面潮红、躁动不安、心率增快、尿潴留等不良反应。

1. 补充血容量

有效血容量不足是感染性休克的突出矛盾,只有及时补足血容量,改善微循环和每搏排出量,才能力争短时期内改善微循环,逆转休克。静脉快速滴注低分子右旋糖酐,每日 500～1000mL。然后根据休克纠正程度、血压、尿量、中心静脉压等,加用平衡液、葡萄糖氯化钠注射液。可根据先盐后糖、先快后慢,见尿补钾,适时补充血浆、清蛋白等胶体溶液。

2. 扩容改善微循环

（1）山莨菪碱（654-2）:每次 10～20mg,静脉注射;儿童每次0.5～1mg/kg,每 15～30 分钟注射 1 次。直至血压上升、面色红润、四肢转暖、眼底动脉痉挛缓解后,可延长至 0.5～1 小时注射 1 次;待血压稳定,病情好转后改为 1～4 小时注射 1 次。

（2）东莨菪碱:成人每次用量 1mg,儿童为每次 0.01～0.02mg/kg,静脉注射,10～30 分钟注射 1 次,减量同上。

（3）阿托品:每次 0.03～0.05mg/kg,以 0.9%氯化钠注射液稀释静脉注射,每 10～30 分钟注射 1 次,减量同上。

在经上述处理后,如休克仍未纠正,可应用血管活性药物,一般首选多巴胺,剂量为每分钟 2～6μg/kg,根据血压情况调整速度和浓度。其他还有酚妥拉明 5～10mg 或酚苄明每次 0.5～1.0mg/kg,加入液体内缓慢静脉滴注。

上述药物应用后,若动脉痉挛有所缓解,而血压仍有波动或不稳定,可给予间羟胺 20～30mg 静脉滴注或与多巴胺联合应用。

3. 抗凝治疗

经积极抗休克治疗,病情未见好转,临床疑有 DIC,皮肤黏膜出血点即使未见增加,也应考虑有 DIC 存在,应做有关凝血及纤溶的检查,并开始肝素治疗;若皮肤瘀点不断增多,且有融合成瘀斑的趋势,不论有无休克,均可应用肝素治疗,剂量每次为 0.5～1mg/kg,静脉推注或加于 100mL 溶液内缓慢静脉滴注,以后每 4～6 小时可重复 1 次,一般 1～2 次即可。用肝素时应做试管法凝血时间测定,使凝血时间控制在正常 2 倍左右（15～30 分钟）。用肝素后可输新鲜血液以补充被消耗的凝血因子。如果有继发纤溶征象,可试用6-氨基己酸 4～6g 加入 10%葡萄糖注射液 100mL 内静脉滴注,或氨甲苯酸 0.1～0.2g 加入 10%葡萄糖注射液内静脉滴注或静脉注射。低凝消耗伴纤溶亢进则应输新鲜全血、血浆、维生素 K 等,以补充被消耗的凝血因子。

（六）糖皮质激素

糖皮质激素有抗炎、抗过敏、抗休克、减轻脑水肿、降颅压等作用,对重症流脑患者可大剂量、短疗程、冲击应用。该类药可增强心肌收缩力,解除细菌内毒素造成的血管痉挛,从而减轻外周血管阻力,稳定细胞的溶酶体膜和减轻毒血症,并可抑制血小板凝集,对感染中毒性休克合并 DIC 者也有一定作用。常用量:地塞米松,成人 10～20mg,儿童按 0.2～0.5mg/(kg·d),分 1～2 次静脉滴注;氢化可的松 100～500mg/d,静脉滴注。病情控制后迅速减量停药。用药不得超过 3 日。

（七）对症治疗

1. 镇静止痛

高热、头痛明显者,可用解热镇痛药如阿司匹林或吲哚美辛。痫性发作者给予地西泮、氯硝西泮、苯妥英钠、卡马西平及丙戊酸钠治疗等。

2. 纠正酸中毒

感染中毒性休克往往伴有严重酸中毒,如不及时纠正,可使病情恶化和加重,可用 5%碳酸氢钠注射液(儿童每次 3mL/kg;成人轻症 200～500mL/d,危重者可用 500～800mL/d)静脉滴注。也可先给总量的 1/3～1/2,以后根据病情及实验室检查结果酌情补充。

3.强心药物

心功能不全或心力衰竭者应及时给予洋地黄类强心药物,如毛花苷丙 0.2～0.4mg 加 0.9％氯化钠注射液 20mL 缓慢静脉注射。

六、中医治疗

(一)辨证论治

1.邪犯肺卫证

证候:鼻塞流涕,咽喉肿痛,头痛,发热,微恶寒,全身不适,舌苔薄白,脉浮而有力。

治法:辛凉解表,清热解毒。

方药:银翘散加减。金银花 30g,连翘 30g,竹叶 15g,荆芥穗 10g,淡豆豉 10g,薄荷 12g,板蓝根 30g,大青叶 20g,桔梗 12g,甘草 3g,芦根 15g。

方解:方中金银花、连翘既有辛凉透邪清热之效,又有芳香辟秽解毒之功;荆芥穗、淡豆豉、薄荷辛散解表,开皮毛而逐邪;桔梗宣肺利咽;甘草清热解毒;竹叶、芦根清热生津;板蓝根、大青叶以加强清热解毒之功。全方共奏辛凉解表、清热解毒之效。

加减:咽干、喉痛者,加牛蒡子、马勃、射干,清喉利咽;高热不退者,加黄芩、知母、石膏,清热解毒。

2.卫气同病证

证候:发热恶寒,咽喉肿痛,头痛项强,精神委靡,烦躁不安,舌红,苔薄白或黄,脉滑数。

治法:清气和卫,解表透邪。

方药:白虎汤合银翘散加减。生石膏(打碎先煎)30g,知母 12g,金银花 30g,连翘 30g,薄荷(后下)12g,竹叶 15g,荆芥穗 10g,钩藤 20g,葛根 20g,芦根 30g。

方解:方中生石膏辛淡甘寒,清胃热而解肌;知母苦寒性润,助生石膏泄热,并可滋水润燥而除烦;金银花、连翘、芦根清热解毒,辛凉透表;薄荷疏散风热,清利头目;竹叶清热生津;钩藤、葛根息风止痉,解肌退热;荆芥穗芳香气烈,质轻,功善解表散风。全方共奏清气和卫、解表透邪之功。

加减:皮肤瘀斑者,加赤芍药、牡丹皮、紫草,凉血解毒;烦躁明显者,加莲子心、郁金、栀子,清心除烦;呕吐明显者,加竹茹、半夏、陈皮,和胃止呕;口渴明显者,加天花粉,生津止渴;头痛明显者,加蔓荆子、菊花,疏散风热、清利头目。

3.气营两燔证

证候:持续高热,头痛欲裂,呕吐频繁,昏睡或烦躁不安,神昏谵语,颈项强直,甚或肢体抽搐,角弓反张,瘀斑成片,大便秘结,舌红绛,少苔或苔黄燥,脉弦数或弦细数。

治法:清气凉营,息风镇惊。

方药:清瘟败毒饮加减。生石膏(打碎先煎)30g,生地黄 15g,水牛角 20g,黄连 10g,黄芩 12g,栀子12g,知母 15g,赤芍药 15g,玄参 12g,连翘 30g,牡丹皮 15g,竹叶 15g,甘草 6g。

方解:本方由白虎汤、凉膈散、黄连解毒汤、犀角地黄汤(现称清热地黄汤)四方组合而成,因此具有数方的综合协同作用,能大解热毒而清气血。方中生石膏清热止渴除烦;知母、玄参、生地黄清热凉血,养阴生津;赤芍药、牡丹皮、水牛角凉血清热;黄连、黄芩、栀子清热泻火;连翘、竹叶透泄邪热,宣畅气机;甘草调和诸药。全方共奏清气凉营、息风镇惊之效。

加减:热盛痰壅者,加竹沥、川贝母、瓜蒌皮,清化痰热;窍闭者,加石菖蒲、郁金,开窍启闭;呕吐频繁者,加竹茹、柿蒂、半夏,降逆止呕;发热抽搐者,加羚羊角粉、钩藤、石决明,凉肝息风;咽干口燥者,加鲜芦根,生津止渴;大便秘结、腑气不通者,加大黄、枳实、厚朴,通腑泄浊;出血显著者,可加蒲黄、侧柏叶、茜草、白茅根等,以增强凉血散血止血之功;身热肢厥,神昏谵语,或嗜睡昏蒙者,可灌服或鼻饲至宝丹,清心开窍、凉血息风。

4.阳气暴脱证

证候:热势骤然下降,四肢冰凉,面色青灰,冷汗淋漓,皮肤花纹样,瘀斑成片,色紫黯,唇甲青紫,呼吸微弱,舌质淡而润,苔白润,脉微欲绝。

治法:回阳救逆,益气固脱。

方药:回阳救急汤加减。制附子(先煎)15g,干姜6g,肉桂6g,人参10g,茯苓15g,炒白术12g,煅龙骨30g,煅牡蛎30g,五味子12g,甘草6g。

方解:方中制附子性味辛热,回阳救逆;干姜、肉桂助制附子温壮元阳,祛寒破阴;人参与五味子合用益气生脉;茯苓、炒白术补益脾胃,固守中州,除湿化饮;煅龙骨、煅牡蛎收敛固脱;甘草调和诸药。全方共奏回阳救逆、益气固脱之功。

加减:本证候但见一二,即应及时投益气回阳之品,不能待诸症俱现才施药,以免延误治疗。冷汗不止者,加黄芪、浮小麦、山茱萸,益气敛汗固脱;瘀血较重者,加红花、赤芍药、丹参、桂枝、当归等,温经活血通脉。

5.气阴两虚证

证候:病势已减,低热不退,全身乏力,神疲懒言,面色少华,四肢欠温,舌质淡黯瘀紫少津,脉细涩。

治法:益气养阴,清透余热。

方药:青蒿鳖甲汤加味。青蒿15g,鳖甲(先煎)15g,生地黄15g,知母10g,黄芪30g,太子参15g,牡丹皮10g,地骨皮10g,麦冬10g。

方解:方中鳖甲滋阴退热,入络搜邪;青蒿芳香清热透络,引邪外出;生地黄滋阴凉血;知母滋阴降火,与鳖甲、青蒿相配,共具养阴透热之功;牡丹皮配青蒿,内清血中伏火,外透伏阴之邪;地骨皮、麦冬养阴清虚热;黄芪、太子参益气生津。全方共奏益气养阴、清透余热之功。

加减:阴虚明显者,加龟甲、白芍药,养阴敛阴;血虚明显者,加当归、阿胶,养血和血;气虚者,重用黄芪、太子参,补气生血;低热、心烦者,加银柴胡、胡黄连、白薇,清虚热、除烦;腹胀纳差明显者,加石斛、生山楂、生麦芽、生谷芽,健胃消食。

(二)中成药

1.柴黄颗粒

适用于流脑邪犯肺卫证,每次1袋,每日3次,冲服。

2.清开灵口服液

适用于流脑卫气同病证,每次20mL,每日3次,口服。重者以清开灵注射液每次40~60mL加入5%葡萄糖注射液中静脉滴注,每日2次。

3.牛黄清心丸

适用于流脑气营两燔证,每次3g,每日2~3次,口服。

4.局方至宝丸

适用于流脑气营两燔证,每次3g,每日3次,口服。

5.牛黄醒脑片

适用于流脑气营两燔证,每次4片,每日3次,口服。

6.安宫牛黄丸

适用于流脑气营两燔证重症者,每次3g,口服,昏迷者给予鼻饲。

7.醒脑静注射液

适用于流脑气营两燔证重症者,每次20mL加入5%葡萄糖注射液中静脉滴注,每日2次。

8.参附注射液或参麦注射液

适用于流脑阳气暴脱证,每次30~50mL加入5%葡萄糖注射液中静脉滴注,每日1次。

(三)针刺疗法

治以清热解毒、醒脑开窍,一般用泻法。

1.主穴

内关、水沟、曲池、合谷、大椎。

2.配穴

高热神昏并抽风者,取十宣和十二井点刺出血以泻热;头痛者,取风池、太阳、头维、外关、足三里、昆仑等,解热止痛;颈项强直者,取外关、身柱,止痉除风;频繁呕吐者,取内关、中脘,降逆止呕;对昏迷程度较深的患者,还可取十宣放血及用雀啄术刺涌泉以醒神开窍;频繁抽搐者,取手十二井点刺放血,除此之外还可以取太冲、足三里、长强、涌泉等;尿潴留者,可取中极、曲骨、阴陵泉、三阴交等穴。

七、中西医结合治疗思路

中西医学在长期的医疗实践中,对流脑的防治积累了丰富的经验。中医强调辨证论治,体现整体调节,用药攻补兼施,扶正祛邪,既可清除体内的细菌毒素,又可增加机体的抗病能力。西医辨病论治,针对性强,疗效明显,二者结合可提高疗效,降低死亡率。

(一)菌毒并治

即在流行性脑脊髓膜炎的治疗过程中,西医采用有效抗生素抗菌消炎,积极控制感染及对症治疗;中医则根据流脑各期各型的特点,在辨证论治基础上,投以清热解毒、透营凉血的中药进行治疗。现代研究表明:金银花、连翘、石膏、知母、大青叶、黄连、芦根、天花粉等对脑膜炎双球菌有较强的抑制和杀灭作用,抑制发热时过度兴奋的体温调节中枢,快速退热,并能增强机体的抗病能力,增强网状内皮系统的吞噬功能,从而消灭病原菌;生地黄、牡丹皮、玄参、麦冬、赤芍药等除具有一定的抗炎、解毒作用外,还有较强的抗惊厥作用;羚羊角、钩藤、生龙骨、生牡蛎、珍珠母、琥珀等具有镇静止痉等作用,还可预防中毒性休克的发生。另外,还需依据流脑发病的不同阶段及患者个体差异而灵活用药,对身热夜甚、神昏躁扰、口反不甚渴、舌质红绛少苔或无苔为主症,兼见斑点隐隐、有出血现象者,应清热解毒、活血化瘀并用;对骤起高热、神昏谵语、面色青灰、四肢厥冷、冷汗淋漓、呼吸微弱者,应清营解毒、益气固脱兼施;对流脑后期余热未尽、手足搐搦者,应清热解毒与益气养阴并用。文献研究发现,在治疗流脑的中医方剂运用上,清气凉营予白虎汤合清营汤;凉血散血予犀角地黄汤合龙脑鸡苏丸;清热解毒予清瘟败毒饮合黄连解毒汤;镇惊息风、豁痰止痉予羚羊角汤合镇肝熄风汤、导痰汤;滋阴增液予增液汤加味;芳香开窍予至宝丹、安宫牛黄丸,降低颅内压,加速昏迷患者的苏醒。近年来许多临床报道采用中西医结合菌毒并治方法治疗流脑,取得良好疗效。

(二)病证结合治疗

即西医辨病论治与中医辨证论治相结合。如"邪犯肺卫证",患者表现为鼻塞头痛、咽喉肿痛、发热等症状,相当于普通型流脑的前驱期,在抗菌消炎、解热镇痛基础上结合疏风清热解毒中药治疗;"热入营分证",见瘀斑隐现、昏睡谵语,相当于普通型流脑败血症期,给予西医抗感染治疗,同时投以凉血活血、清热解毒的犀角地黄汤,控制病情发展,减少并发症;"气营两燔证",除西医抗菌和中医清热解毒"菌毒并治"外,若高热不退,有津枯液竭、动风先兆的患者,西医则及时补液纠正水电解质平衡,同时给予滋阴增液、息风镇惊的中药治疗;流脑患者当出现急性中毒性休克时,属中医的"阳气暴脱证",西医及时抢救休克,同时给予中药参附汤以回阳救逆;流脑患者恢复期,则多见"气阴两虚证",予以补气养阴中药调理善后,对促进患者康复疗效明显。

(刘彦锋)

第十三章 脊髓疾病

第一节 概 述

一、脊髓解剖

(一)外部结构

脊髓全长约 45 cm,上端与延髓相连,下端至第 1 腰椎下缘形成脊髓圆锥。自脊髓圆锥以下形成一条细长的索条,称为终丝,止于第 1 尾椎背面。脊髓自上而下发出 31 对脊神经,包括颈(C)神经 8 对,胸(T)神经 12 对,腰(L)神经 5 对,骶(S)神经 5 对,尾神经 1 对。每 1 对脊神经与脊髓相应的部分称为脊髓节段,因此脊髓也分为 31 个节段。脊髓各节段位置较相应的脊椎高,上颈髓节段($C_1 \sim C_4$)大致与同序数椎骨相对应,下颈髓节段($C_5 \sim C_8$)和上胸髓节段($T_1 \sim T_4$)较同序数椎骨高 2 节椎骨,下胸髓节段($T_9 \sim T_{12}$)则较同序数椎骨高 3 节椎骨,腰髓相当于第 10 至 12 胸椎水平,骶髓相当于第 1 腰椎水平,以此可推断脊髓病变的水平(图 13-1)。由于脊髓与脊柱长度不等,神经根均由相应椎间孔走出椎管,故愈下位脊髓节段的神经根愈向下偏斜,腰段的神经根几乎垂直下降,形成"马尾",由 L_2 至尾节的 10 对神经根组成。脊髓呈微扁圆柱形,有两个膨大部分:颈膨大和腰膨大。颈膨大相当于 $C_5 \sim T_2$ 节段,是支配上肢神经的起源;腰膨大相当于 $L_1 \sim S_2$ 节段,是支配下肢神经的起源。脊髓表面有六条纵行的沟裂,前正中裂深达脊髓前后径的 1/3,后正中沟伸入脊髓后索将其对称地分为左右两部分,前外侧沟和后外侧沟左右各一对,脊神经前根由前外侧沟离开脊髓,后根由后外侧沟进入脊髓。脊髓膜与脑膜相对应,也有三层被膜。最外层为硬脊膜,在 S_2 水平形成盲端。最内层紧贴脊髓表面为软脊膜;硬脊膜与软脊膜间为蛛网膜;硬脊膜与椎骨骨膜之间的间隙为硬膜外腔,其中有静脉丛和脂肪组织;蛛网膜与硬脊膜间为硬膜下腔,其间无特殊结构;蛛网膜与软脊膜间为蛛网膜下隙,与颅内蛛网膜下隙相通,其间充满脑脊液。脊神经穿过硬脊膜时硬脊膜也沿神经根延伸,形成脊神经根被膜。在脊髓两侧软脊膜形成多个三角形突起,穿过蛛网膜附着于硬脊膜内面为齿状韧带,脊神经和齿状韧带对脊髓起固定作用。

(二)内部结构

在横切面上,脊髓由白质和灰质组成。灰质主要由神经细胞核团和部分胶质细胞组成,呈"H"形排列在脊髓中央,中心有中央管;白质主要由上下行传导束及大量的胶质细胞组成,在灰质的外周。

(1)灰质的"H"形中间部分称为灰质连合,其两旁部分为脊髓前角和后角,在 $C_8 \sim L_2$ 及 $S_2 \sim S_4$ 节段有侧角。前角细胞为下运动神经元,发出神经纤维组成前根,支配相关肌肉的运动;后角细胞为痛、温及部分触觉的 II 级神经元,接受脊神经节发出的节后纤维,传递感觉冲动。$C_8 \sim L_2$ 侧角内主要是交感神经细胞,发出纤维经前根、交感神经径路支配和调节内脏、腺体功能;$S_2 \sim S_4$ 侧角为脊髓副交感中枢,发出的纤维支配膀胱、直肠和性腺。

(2)白质分为前索、侧索和后索三部分。主要由上行(感觉)和下行(运动)传导束组成。前索位于前角及前根的内侧,后索位于后正中沟与后角及后根之间,侧索位于前后角之间。下行传导束主要包括皮质脊髓束、红核脊髓束、顶盖脊髓束等;上行传导束主要有脊髓丘脑束、脊髓小脑前后束、薄束、楔束等(图 13-2)。皮质脊髓束传递对侧大脑皮质的运动冲动至同侧前角细胞,支配随意运动;脊髓丘脑束传递对侧躯体痛温觉和粗略触觉至大脑皮质;薄束传递同侧下半身的深感觉和精细触觉,楔束在 T_4 以上才出现,传递同侧上半身深感觉和精细触觉;脊髓小脑前后束传递本体感觉至小脑,参与维持同侧躯干与肢体的平衡与协调。

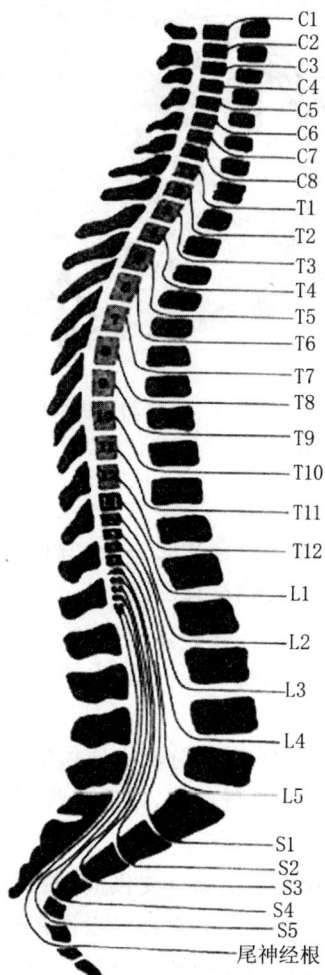

图 13-1　脊椎、脊神经节段与脊柱的关系

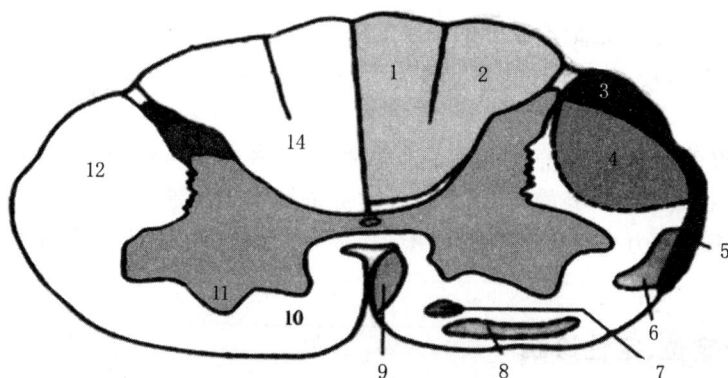

图 13-2　脊髓的内部结构

1.薄束;2.楔束;3.脊髓小脑后束;4.皮质脊髓束;5.脊髓小脑前束;6.脊髓丘脑侧束;7.顶盖脊髓束;8.脊髓丘脑前束;9.皮质脊髓前束;10.前索;11.前角;12.侧索;13.后角;14.后索

（三）脊髓的血液供应

脊髓的血液供应主要有三个来源（图 13-3）。

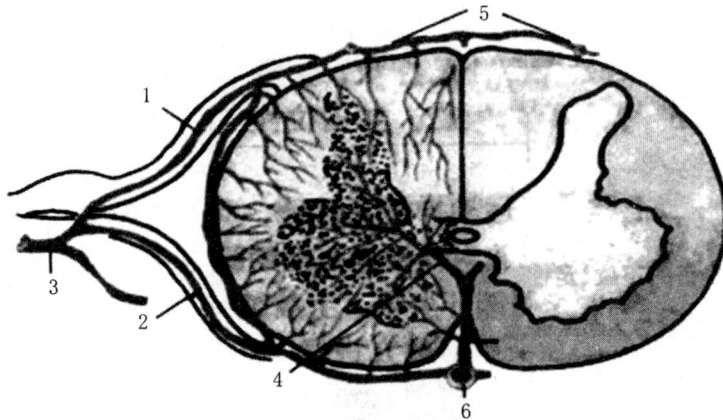

图 13-3　脊髓动脉供血区

1.根后动脉；2.根前动脉；3.根动脉主干；4.沟动脉；5.脊髓后动脉；6.脊髓前动脉

1.脊髓前动脉

起源于两侧椎动脉颅内部分，在延髓腹侧合并成一支，沿脊髓前正中裂下行，为全部脊髓供血。脊髓前动脉在下降的过程中发出两个分支，一支绕过脊髓向后与脊髓后动脉分支吻合，组成动脉冠，另一支在脊髓前正中裂不规则地左右交替深入脊髓，称沟动脉，供应脊髓横断面前 2/3 区域，包括中央灰质、前柱、侧柱及前索、侧索和皮质脊髓束。沟动脉系终末支，易发生缺血性病变，导致脊髓前动脉综合征。

2.脊髓后动脉

多自椎动脉成对发出，沿脊髓后外侧沟下行，分支主要供应脊髓横断面后 1/3 区域，包括脊髓后柱、后索。脊髓后动脉并未形成一条完整连续的纵行血管，略呈网状，分支间吻合较好，故较少发生供血障碍。

3.根动脉

脊髓颈段还接受来自椎动脉及甲状腺下动脉分支供应，胸、腰、骶段分别接受来自肋间动脉、腰动脉、髂腰动脉和骶外动脉等分支供应。这些分支均沿脊神经根进入椎管，统称为根动脉，进入椎间孔后分为前后两支，即根前动脉与根后动脉，分别与脊髓前动脉和脊髓后动脉吻合，构成围绕脊髓的动脉冠，此冠状动脉环分出小分支供应脊髓表面结构，发出小穿通支进入脊髓，为脊髓实质的外周部分供血。由于根动脉对血运的补充，使脊髓不易发生缺血。

由于脊髓动脉分布特点，血运最不充分的节段常位于相邻的两条根动脉分布区交界处，T_4 和 L_1 最易发生供血不足现象（图 13-4）。从横切面看，脊髓有三个供血薄弱区，即中央管部、皮质脊髓侧束和脊髓前角。

脊髓静脉回流经根前静脉、根后静脉引流至椎静脉丛，后者向上与延髓静脉相通，在胸段与胸腔内奇静脉及上腔静脉相通，在腹部与下腔静脉、门静脉及盆腔静脉多处相通。椎静脉丛内压力很低，没有静脉瓣，血流方向常随胸、腹腔压力变化（如举重、咳嗽、排便等）而改变，是感染及恶性肿瘤转移入颅的易经途径。

二、脊髓损害的定位、定性诊断

脊髓损害主要表现为运动障碍、感觉障碍、括约肌功能障碍及自主神经功能障碍等。在临床上，一旦确定病变在脊髓或椎管内，应对损害部位进行定位。首先判定病灶的损伤节段，其次明确病变在髓内还是在髓外，如在髓内应确定在髓内的部位，如在髓外应确定在硬膜下还是在硬膜外。最后确定疾病的病因和性质。

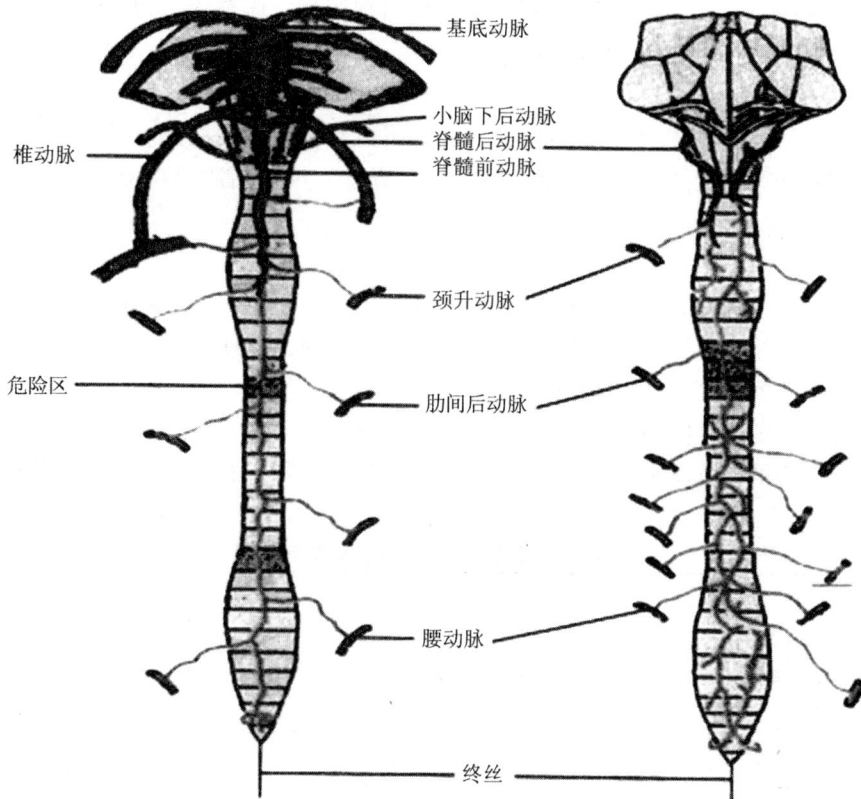

图 13-4 脊髓的血管分布

（一）脊髓病变的损伤节段的定位（纵向定位）

脊髓各节段损害可有不同的临床表现。

1.高颈段（$C_1 \sim C_4$）

损害平面以下各种感觉缺失，四肢呈上运动神经元性瘫痪，括约肌功能障碍，四肢和躯干无汗，伴枕部或后颈部疼痛，咳嗽、转颈时加重，可有该区感觉缺失。$C_3 \sim C_5$ 节段损害出现膈肌瘫痪、腹式呼吸减弱或消失。如三叉神经脊束核受损出现同侧面部外侧痛温觉丧失。如副神经核受累影响同侧胸锁乳突肌及斜方肌，引起转颈和耸肩无力和肌萎缩。如病变从枕骨大孔波及后颅凹，可引起延髓和小脑症状，如吞咽困难、饮水呛咳、共济失调、眩晕和眼球震颤等，甚至导致呼吸循环衰竭死亡。如占位性病变阻塞小脑延髓池可引起颅内压增高。

2.颈膨大（$C_5 \sim T_2$）

双上肢呈下运动神经元性瘫痪，双下肢呈上运动神经元性瘫痪，病变平面以下各种感觉缺失，肩部及上肢可有放射性根痛，括约肌障碍。$C_8 \sim T_1$ 侧角受损可见 Horner 征，表现瞳孔小、眼球内陷、眼裂小和面部汗少等。上肢腱反射改变有助于病变节段的定位，例如，肱二头肌反射减弱或消失而肱三头肌反射亢进提示 C_5 或 C_6 病变，肱二头肌反射正常而肱三头肌反射减弱或消失提示 C_7 病变。

3.胸髓（$T_3 \sim T_{12}$）

双上肢正常，双下肢呈上运动神经元性瘫痪，病变平面以下各种感觉缺失，尿便障碍，出汗异常，常伴相应胸腹部束带感（根痛）。T_4、T_5 节段是血供薄弱区和易发病部位。感觉障碍平面有助于判断病损部位，可根据体表标志判定受损的节段。上、中、下腹壁反射对应的脊髓反射中枢分别位于$T_7 \sim T_8$、$T_9 \sim T_{10}$、$T_{11} \sim T_{12}$节段，腹壁反射消失也可定位，$T_{10} \sim T_{11}$病变时下半部腹直肌无力，当患者仰卧位用力抬头时，可见脐孔被腹直肌上半部牵拉向上移动。称为 Beevor 征。

4.腰膨大（$L_1 \sim S_2$）

受损出现双下肢下运动神经元性瘫痪，双下肢及会阴部各种感觉缺失，尿便障碍。损害平面在

$L_2 \sim L_4$ 膝反射消失,在 $S_1 \sim S_2$ 踝反射消失,$S_1 \sim S_3$ 受损出现阳痿。腰膨大上段受损时神经根痛区在腹股沟或下背部,下段受损时根痛表现坐骨神经痛。

5.脊髓圆锥($S_3 \sim S_5$)

在腰膨大以下,不出现下肢瘫痪及锥体束征。肛门周围和会阴部皮肤感觉缺失,呈鞍状分布;髓内病变可出现分离性感觉障碍,肛门反射消失和性功能障碍,脊髓圆锥为括约肌功能的副交感中枢,损伤后可出现真性尿失禁。

6.马尾

马尾病变与脊髓圆锥病变的临床表现相似,但症状和体征可为单侧或不对称性,多见明显的根痛和感觉障碍,位于会阴部、股部或小腿,下肢可有下运动神经元性瘫痪,尿便障碍常不明显或较晚出现。见于 $L_1 \sim L_2$ 以下外伤性腰椎间盘脱出和马尾肿瘤等。

(二)脊髓内病变的定位诊断(横向定位)

一些进行性病变的早期阶段和某些特殊的变性病,损伤可仅限于脊髓断面的某一部分,表现出特殊的定位体征,临床特点见表 13-1。

表 13-1 脊髓内局限性病变的临床特点

病变部位	症状	常见疾病
中央管附近	双侧节段性分离性感觉障碍,痛温觉减弱或消失,触觉保留	脊髓空洞症、脊髓中央管出血
后索	深感觉障碍,感觉性共济失调,后索刺激性病变在相应支配区可出现电击样剧痛	脊髓痨
侧索	病变对侧肢体中枢性瘫痪	原发性侧索硬化、Friedreich 共济失调
前角	节段性周围性瘫痪	脊髓灰质炎、进行性脊肌萎缩
后角	同侧节段性痛温觉消失、触觉保留的分离性感觉障碍	脊髓空洞症、髓内胶质瘤早期
侧角	$C_8 \sim L_2$ 侧角受损出现血管舒缩障碍、泌汗障碍和营养障碍等,$C_8 \sim T_1$ 病变可见 Horner 征;$S_2 \sim S_4$ 侧角受损产生膀胱直肠功能障碍和性功能障碍	特发性直立性低血压
前角+锥体束	周围性瘫痪和中枢性瘫痪	肌萎缩侧索硬化症
后索+锥体束	深感觉障碍,感觉性共济失调,病变对侧肢体中枢性瘫痪	脊髓亚急性联合变性
后索+锥体束+脊髓小脑束	深感觉障碍,感觉性共济失调,病变对侧肢体中枢性瘫痪及小脑性共济失调	遗传性共济失调
脊髓半切综合征(Brown-Sequard syndrome)	病变节段以下同侧上运动神经元性瘫、深感觉障碍及血管舒缩功能障碍,对侧痛温觉障碍,触觉保留	慢性脊髓压迫症
脊髓横贯性损害	脊髓横贯性损伤急性期呈现脊髓休克(spinal shock),表现为损伤平面以下呈弛缓性瘫痪、肌张力低下、腱反射消失、病理征不能引出和尿潴留等,一般持续1~6周后逐渐转变为上运动神经元瘫痪,出现肌张力增高、腱反射亢进、病理征阳性和反射性排尿等	急性脊髓炎

(三)髓内与髓外病变的鉴别

髓内与髓外病变的鉴别见表 13-2。

(四)硬膜下与硬膜外病变的鉴别(主要为肿瘤)

硬膜外与硬膜下肿瘤的鉴别见表 13-3。

(五)确定疾病的病因和性质

在对疾病进行定位诊断后,根据不同疾病的特点进行定性诊断。

表 13-2 髓内与髓外病变的鉴别

	脊髓内病变	脊髓外病变
根痛	极少	早期出现、明显
脑脊液冲击征	无	有
感觉障碍	分离性,节段型自上而下发展	传导束性,自下而上发展
会阴部感觉	很少受累	早期出现障碍
括约肌功能障碍	早期出现	晚期出现
锥体束征	出现晚	出现早
病变范围	节段较多	节段较少
椎管阻塞	不明显	明显
脑脊液	蛋白轻微增高	蛋白明显增高
脊椎 X 线片	椎间孔无改变	椎间孔可见扩大
脊髓造影充盈缺损	梭形膨大	杯口状
MRI 检查	脊髓梭形膨大	髓外肿块及脊髓移位

表 13-3 硬膜外与硬膜下肿瘤的鉴别

	硬膜外肿瘤	硬膜下肿瘤
发病率	较低	较高
良恶性	多为恶性肿瘤、转移癌	多为良性肿瘤
根痛	出现较早,持续时间较短	出现较早,持续时间较长
进展速度	进展快	较慢
棘突叩痛	较常见	常见
脑脊液冲击征	出现较早	出现早,明显
疼痛与体位	与体位无关	可随体位变化
X 线片	常有椎体破坏	无明显变化,或有椎间孔扩大
脊髓造影充盈缺损	呈锯齿状	呈杯口状

（王　磊）

第二节　急性脊髓炎

急性脊髓炎通常指急性非特异性脊髓炎,是局限于数个脊髓节段的急性非特异性炎症,为横贯性脊髓损害。病因多为病毒性感染或疫苗接种后的自身免疫反应。病理上以病变区域神经元坏死、变性、缺失和血管周围神经髓鞘脱失,炎性细胞浸润,胶质细胞增生等为主要变化。而由外伤、压迫、血管、放射、代谢、营养、遗传等非生物源性引起的脊髓损害称为脊髓病。

一、病因与发病机制

病因未明,可能大部分病例是病毒感染或疫苗接种后引起的自身免疫反应。1957 年在亚洲流感流行后,世界各地的急性脊髓炎的发病率均有增高,故有人推测本病与流感病毒感染有关。但研究发现,患者脑脊液中抗体正常,神经组织中亦未能分离出病毒。不少研究资料提示,许多患者病前有上呼吸道不适、发热和腹泻等病毒感染史或疫苗接种史。故也有可能是病毒感染后或疫苗接种后所诱发的一种自身免疫性疾病。

二、病理

脊髓炎症可累及脊髓全长的任何节段,但以胸段为主(74.5%),其次为颈段(12.7%)和腰段(11.7%),以胸 3~5 节段最常受累。受累脊髓肿胀、质地变软,软脊膜充血或有炎性渗出物,脊髓断面可见病变脊髓软化,边缘不光整,变为灰色或红黄色,灰、白质间分界不清。显微镜下可见软膜和脊髓血管扩张、充血,血管周围是以淋巴细胞和浆细胞为主的炎症细胞浸润;灰质内神经细胞肿胀,尼氏小体溶解,甚至细胞溶解、消失;白质内髓鞘脱失,轴突变性,大量吞噬细胞和神经胶质细胞增生。若脊髓严重破坏时,可软化形成空腔。轻症或者早期患者,病变仅累及血管周围,出现血管周围的炎性细胞渗出和髓鞘脱失,小胶质细胞增生并吞噬类脂质而成为格子细胞,散在于病灶之中。病情严重和晚期者,常可见溶解区的星形胶质细胞增生,并随病程延长逐渐形成纤维瘢痕,脊髓萎缩。

三、临床表现

(1)任何年龄均可发病,但好发于青壮年,无性别差异。

(2)各种职业均可发病,以农民居多。

(3)全年可散在发病,以冬春及秋冬相交时较多。

(4)病前 1~2 周常有上呼吸道感染症状,或有疫苗接种史。以劳累、受凉、外伤等为诱因。

(5)本病起病较急,约半数以上的患者在 2~3 d 内症状发展到高峰。

(6)首发症状为双下肢麻木、无力,病变相应部位的背痛,病变节段的束带感,以及病变以下的肢体瘫痪,感觉缺失和尿便障碍。

(7)病变可累及脊髓的几个节段,最常侵犯胸段,尤其是胸 3~5 节段,颈髓、腰髓次之。也有部分病例受累的脊髓节段呈上升性过程,可累及颈段或延髓,出现呼吸困难,为病变的严重状态。

(8)病变平面以下无汗,出现皮肤水肿、干燥和指甲松脆等自主神经症状。

(9)急性脊髓炎急性期表现为脊髓休克。休克期一般为 2~4 周。表现为瘫痪肢体肌张力降低,腱反射消失,病理反射引不出,尿潴留(无张力性神经性膀胱)。休克期后肌张力增高,腱反射亢进,肌力开始恢复,病理反射出现,感觉平面逐渐下降,膀胱充盈 300~400 mL 即自动排尿(反射性神经性膀胱)。

四、辅助检查

(1)急性期周围血中白细胞总数正常或轻度升高。

(2)脑脊液动力学检查提示椎管通畅,少数病例因脊髓严重水肿,蛛网膜下隙部分梗阻。脑脊液外观无色、透明,白细胞数正常或有不同程度的增高,以淋巴细胞为主。蛋白质正常或轻度增高,脊髓严重水肿出现明显椎管梗阻时蛋白质含量可明显增高(高达 2 g/L 以上)。糖与氯化物含量正常。

(3)影像学检查,如脊柱 X 线检查及脊髓 CT 或 MRI 检查通常无特异性改变。若脊髓严重肿胀,MRI 可见病变部位脊髓增粗等改变。

(4)视觉诱发电位、脑干诱发电位检查有助于排除脑干和视神经早期损害的证据。MRI 能早期区别脊髓病变性质范围、数量,是确诊急性脊髓炎最可靠的措施,亦是早期诊断多发性硬化的可靠手段。

五、诊断和鉴别诊断

根据起病急、病前有感染史或疫苗接种史及有截瘫、传导束型感觉障碍和大小便功能障碍等症状,结合脑脊液检查,一般不难诊断。但需要与下列疾病鉴别:

1. 视神经脊髓炎

视神经脊髓炎为多发性硬化的一种特殊类型。除有脊髓炎的表现外,还有视力下降等视神经炎的表现或视觉诱发电位的异常。视神经症状可在脊髓炎的表现之前或之后出现。有些多发性硬化的首发症状为横贯性脊髓损害,但病情通常有缓解及复发,并可相继出现其他多灶性体征,如复视、眼球震颤和共济失调等可鉴别。

2.感染性多发性神经根炎

病前常有呼吸道感染,全身症状轻,起病急,逐渐进展,数天至数周疾病达到高峰,无背痛,无脊柱压痛,表现为对称性的下肢或四肢软瘫,反射消失,近端重于远端,感觉障碍为末梢样感觉障碍,呈手套、袜套样,无感觉平面,无膀胱直肠功能障碍,脑脊液蛋白-细胞分离,脊髓造影正常。

3.脊髓出血

多由外伤或脊髓血管畸形引起。起病急骤并伴有剧烈背痛,出现肢体瘫痪和括约肌障碍,可呈血性脑脊液。MRI有助于诊断,脊髓血管造影可发现血管畸形。

4.梅毒性脊髓炎

通常伴视神经萎缩和阿-罗瞳孔。疼痛是本病患者常见的主诉。血清和脑脊液梅毒检查可确定诊断。

5.周期性麻痹

有多次发作史,且多在饱食后发病,表现为对称弛缓性瘫痪,无感觉和括约肌障碍,短时间内(数小时至数天)可自行缓解,部分病例发病时血钾降低,心电图有低钾改变,补钾后症状缓解。

6.急性脊髓压迫症

脊柱结核、脊柱转移性癌等,可由于病变椎体被破坏后突然塌陷而出现急性症状。其表现为有原发病史,局部脊椎压迫或有变形,椎管阻塞,脑脊液蛋白明显增高,CT或MRI或脊柱X线平片检查均有助于鉴别。

7.急性硬脊膜外脓肿

有身体其他部位化脓性感染史,如细菌性心内膜炎、皮肤疖肿、扁桃体化脓等;有根痛、发热等感染征象;有局限性脊柱压痛、椎管阻塞、脑脊液蛋白质增多等表现。影像学检查如MRI有助于诊断。

六、治疗

(一)护理

极为重要。

1.皮肤护理

应注意防治褥疮。应勤翻身,在骶部、足跟及骨隆起处加垫气圈,以保持皮肤清洁、干燥。有大、小便失禁者应勤换尿布,保持会阴部清洁。皮肤有红肿、硬块时,应及时用70%的乙醇棉球轻擦,再涂滑石粉或3.5%安息酸酊。已发生溃疡者,若创面表浅,应控制感染,预防扩大;有脓液和坏死组织者,应手术清除坏死组织;如果创面炎症已经消退,局部可用紫外线照射,并外敷紫草油纱条,促进肉芽组织生长。

2.尿潴留的处理

发生尿潴留者可先用针灸治疗,选取气海、关元和三阴交等穴位治疗,无效时可给予导尿。导尿后应留置导尿管并用封闭式集尿袋,鼓励患者多饮水,每3~4 h放1次尿,以保持膀胱有一定的容量,防止挛缩,并用0.02%呋喃西林溶液250~500 mL冲洗膀胱,停留半小时后放出,1次/日或2次/日。如有尿路感染,应及时检查病原菌,根据病原菌的种类,选用敏感的抗生素,进行静脉滴注治疗。

3.瘫痪护理

瘫痪肢体应保持在功能位,早期进行被动运动,四肢轮流进行,每次5~10 min。可防止肌肉挛缩和促进瘫痪肢体恢复,经常翻身、拍背预防坠积性肺炎。瘫痪下肢需要用简易支架,瘫痪侧足应穿新布鞋,维持足背功能位。所盖的棉被不宜太重,以免发生足下垂。当肌力开始恢复时,应尽早鼓励患者做主动运动,锻炼肌肉,以利于恢复。

4.直肠功能障碍的护理

对排便困难者,应及时清洁灌肠或适当选用缓泻剂,促进粪便排出,防止肠麻痹。对于大便失禁者应及时识别其排便信号,如脸红、出汗、用力及烦躁等,以便及时清理,防止污染皮肤。

5.饮食护理

长期卧床不起的瘫痪患者应多食酸性食物,多吃蔬菜,防止长骨脱钙。不能吞咽者应给予鼻饲。

(二)药物治疗

1.激素治疗

急性期应用激素治疗对减轻水肿有帮助,可短程使用糖皮质激素,如甲泼尼龙 0.5~1.0 g、氢化可的松 100~300 mg 或地塞米松 10~20 mg 静脉滴注,1/d,10~20 d 为 1 个疗程,如病情稳定,在逐渐减量的同时给予促肾上腺皮质激素(ACTH)12.5~25 U/d 静脉滴注,连用 3~5 d,或者可改为泼尼松 40~60 mg/d,顿服,每周减量 1 次,5~6 周内逐渐停用。同时,应注意给予适当的抗生素预防感染,补充足够的钾盐和钙剂,加强支持疗法以保证足够的水和热能的供应,预防各种并发症。

2.20%甘露醇

有报道可使病变早期脊髓水肿减轻,并可清除自由基,减轻脊髓损害,对脊髓炎治疗有效。20%甘露醇 1~2 g/(kg·次),每日 2 或 3 次,连用 4~6 d。

3.细胞活化剂和维生素的应用

辅酶 A、三磷酸腺苷、肌苷、胰岛素、氯化钾等加入葡萄糖溶液内组成能量合剂,静脉滴注,每日 1 次,10~20 d 为 1 个疗程;大剂量 B 族维生素如维生素 B_1、维生素 B_6、维生素 B_{12} 及维生素 C 等,能加速周围神经的增生,促进神经功能的恢复,多被常规应用。胞二磷胆碱、乙酰谷酰胺也有类似作用,也可用来促进脊髓功能的恢复。

4.抗生素的应用

应根据感染部位和可能的感染菌选择足量有效的抗生素,尽快控制感染,以免加重病情。

5.中药

大青叶、板蓝根等药物可活血通络,清热解毒,促进肢体恢复。

6.其他药物

干扰素、转移因子、聚肌胞可调节机体免疫力,伴有神经痛者可给予卡马西平等对症治疗。

(三)并发症的处理

(1)高颈位脊髓炎有呼吸困难者应尽早行气管切开或人工辅助呼吸。

(2)注意及时治疗泌尿系或呼吸道感染,以免加重病情。

(四)血液疗法

1.全血输入疗法

目前很少应用,适合于合并贫血的患者。

2.血浆输入疗法

将健康人血浆 200~300 mL 静脉输入,每周 2 或 3 次,可提高患者免疫力,改善脊髓血液供应,改善营养状态及减轻肌肉萎缩。

3.血浆交换疗法

使用血浆分离机,将患者的血浆分离出来弃除,再选择健康人的血浆、白蛋白、代血浆及生理盐水等替换液予以补充,可减轻免疫反应,促进神经肌肉功能的恢复。每日 1 次,7 d 为 1 个疗程。可用于应用激素治疗无效的患者,亦可用于危重患者的抢救。

4.紫外线照射充氧自体血回输疗法(光量子疗法)

将患者自体血经紫外线照射后回输,可提高血氧含量,利于脊髓功能的恢复,增强机体的免疫功能。但是否有效尚有争议。

(五)高压氧治疗

高压氧可提高血氧张力,增加血氧含量,改善和纠正病变脊髓缺氧性损害,促进有氧代谢和侧支循环的建立,有利于病变组织的再生和康复。每日 1 次,20~30 d 为 1 个疗程。

（六）康复治疗

早期宜进行被动活动、按摩等康复治疗。部分肌力恢复时,应鼓励患者主动活动,加强肢体锻炼,促进肌力恢复。瘫痪肢体应尽早保持功能位置,如仰卧、下肢伸直、略外展,以防止肢体屈曲挛缩,纠正足下垂。针灸、理疗等治疗将有助于康复。

七、预后

本病的预后与下列因素有关:

(1)病前有否先驱症状。凡有发热等上呼吸道感染等先驱症状的患者,预后较好。

(2)脊髓受损程度。部分性或单一横贯损害的患者,预后较好;上升性和弥漫性脊髓受累者预后较差。

(3)并发褥疮、尿路感染或肺部感染者预后较差。这三种并发症不仅影响预后,而且还常常是脊髓炎致命的主要原因。

(4)若无严重并发症,患者通常在 3～6 个月内恢复生活自理。其中 1/3 的患者基本恢复,只遗留轻微的感觉运动障碍;另有 1/3 的患者能行走,但步态异常,有尿频、便秘,有明显感觉障碍;还有 1/3 的患者将持续瘫痪,伴有尿失禁。

（王　磊）

第三节　脊髓压迫症

一、概述

脊髓压迫症是由于椎管内不同原因的占位性病变致脊髓或供应脊髓的血管受压而引起受累节段以下脊髓功能障碍的一组临床病症。根据疾病变来源的部位不同,可为脊柱疾病、脊膜疾病、脊髓和神经根疾病三类。导致脊髓压迫症的常见原因有脊柱外伤、椎间盘突出以及髓内外肿瘤等,在包括我国在内的世界某些地区,脊椎结核也是一个常见原因。除此而外,一些临床少见但很重要的原因还有化脓病灶血行播散造成的硬膜外脓肿、血管畸形破裂所致的硬膜外或硬膜下血肿等。本节主要讨论肿瘤造成的脊髓压迫症。

二、病因与发病机制

不论肿瘤性质如何,均可通过直接压迫脊髓、继发于动脉或静脉阻塞的缺血,或髓内肿瘤情况下的侵袭性浸润,从而导致脊髓组织的神经功能受损。临床上,根据所在部位不同,引起脊髓压迫症的肿瘤可以分成两大类:髓外或髓内肿瘤。髓外肿瘤占 90% 左右。根据部位又可进一步分为硬膜外肿瘤或硬膜内肿瘤。在原发性髓外肿瘤中,以神经纤维瘤和脑脊膜瘤相对较为常见,偶尔有脊索瘤、脂肪瘤、皮样囊肿等,多为良性,可在硬膜外或硬膜内生长。对于成年人,髓外肿瘤大多数为硬膜外来源。尽管乳腺癌、肺癌、前列腺癌、肾癌、淋巴瘤和浆细胞恶性增殖较为常见,但几乎所有恶性肿瘤都可转移到脊髓腔。受累脊髓节段以胸髓最为常见,但前列腺癌和卵巢癌转移则主要为腰骶髓,可能系经 Batson 丛沿硬膜外脊髓前表面的静脉网扩散所致。髓内肿瘤占 10% 左右,以室管膜细胞瘤最为常见,其余则为成血管细胞瘤或各类胶质细胞瘤。髓内肿瘤由于直接侵犯脊髓神经组织,所致脊髓压迫症状一般出现较早。

三、临床表现

由肿瘤所致的脊髓压迫症通常为慢性病程。在早期,受压脊髓可通过移位、排挤脑脊液和表面静脉中血液而得以代偿,此时脊髓外形虽已有改变,但因神经传导通路并未中断,临床可不出现任何神经功能缺损;到后期,代偿可能通过骨质吸收造成局部椎管扩大而部分达成,但当到达一定程度后,最终出现失代偿,表现出明显的神经系统症状和体征。

症状可以是隐袭起病、逐渐发展的,或者表现迅速进展的过程,后者通常在转移性癌肿导致脊髓压迫症时发生。疼痛是具有明显特点的一个症状,在许多硬膜外损害的患者通常是最初的异常症状。疼痛性质可为神经根痛、局限的后背痛,或一个肢体的放散痛,后者的特点是随运动牵拉、咳嗽或打喷嚏时加重并可使患者夜间痛醒。疼痛提示痛敏感结构移位,尤其是骨膜或脑膜等结构。最近发生的背痛,尤其是胸椎(椎关节受累并不常见),通常高度提示椎体的转移性肿瘤。典型的疼痛一般发生于脊髓压迫征象出现前几周甚至几个月,但一旦压迫发生,则其总是很快地进行性发展。可以逐渐出现运动症状(如沉重、无力、僵硬,或一个或数个肢体的局限性萎缩),或者感觉异常或麻木,特别是双下肢。当括约肌出现异常时,患者通常已经达到严重的日常功能障碍程度。局部脊椎在检查时有时可能发现触痛。前根受累表现为一种相对应的下运动神经元缺损体征,后根受累导致损害平面皮肤的节段性感觉障碍,横贯性的脊髓传导束受累则可引起损害平面以下的一种上运动神经元缺损体征以及躯干上平面的一种感觉缺损表现。原发的脊髓髓内肿瘤不常见,可能在手足有不易定位的烧灼痛和骶区感觉保留,体征的分布根据损害平面不同而有很大变化,可以是 Brow-Sequard syndrome 或者是中央脊髓综合征。

四、辅助检查

脑脊液通常有黄变现象,其中的蛋白浓度明显增高,白细胞计数可正常或升高,葡萄糖浓度则正常或下降;腰椎穿刺行 Queckenstedt 试验可表现部分或完全性梗阻。脊椎 X 线平片表现可正常或异常,但脊髓造影、CT 扫描以及 MRI 在表现损害性质以及精确定位病变部位方面则非常重要。

五、诊断与鉴别诊断

对于肿瘤所致的脊髓压迫症,只有当脊髓功能障碍症状轻微或缺如早期发现并治疗才有效。当完全瘫痪症状出现超过 48 h,治疗将不能使之逆转。因此,及时正确地做出诊断并进行有效治疗非常重要。

脊髓平片和放射性骨扫描由于不能识别 15%～20%的椎体转移癌及可能遗漏通过椎间孔长至硬膜外腔的跨椎体转移癌,故在诊断上作用有限。MRI 对肿瘤的部位及范围提供了非常明确的诊断信息,在对硬膜外占位病变的诊断中,已取代了 CT 及脊髓造影术。MRI 还可以对恶性肿瘤及其他占位性病变如硬膜外脓肿、结核瘤或硬膜外出血做出鉴别,而其他检查的表现却相似。然而,用 MRI 鉴别恶性肿瘤与感染有时比较困难,因二者均可在 MRI 扫描的 T_1 加权像中表现为相对于正常脊髓的低信号。但与感染不同,典型的椎体转移癌一般并不跨越椎间盘。如果脊髓存在受累的体征,应紧急进行影像学检查;如果有神经根的症状但无脊髓病的证据,通常延期 24～48 h 进行影像学检查还是安全的;仅有后背或颈部疼痛,影像学检查应在几日内完成。最后,在出现一个平面的症状性疾病的患者中,有 40%发现还有其他部位的无症状性硬膜外病变存在,因此,所有患硬膜外恶性肿瘤的患者都应进行全面的脊髓检查。对已有确定肿瘤的患者一般没有必要进行硬膜外占位的活检,但如没有肿瘤病史时,则需要做活检。

六、治疗

治疗取决于损害的性质。处理包括 corticosteroid 减轻间质水肿、针对症状性病变的局部放疗(尽早开始),以及针对肿瘤类型的特殊治疗。如果临床高度怀疑时,可在影像检查前给予corticosteroid(地塞米松,每日 40 mg),并且持续给予小剂量(每日 20 mg,分次服用)直至放疗结束(在 15 天内给予总量 3 000 cGy)。放疗甚至对那些一般认为不敏感肿瘤的转移也几乎同手术一样有效。对于就诊时尚可行动的患者,放疗反应较好,可防止新的无力症状的出现,并且使接受治疗患者运动功能恢复一半左右。但如果就诊时已有严重的运动障碍,即偏瘫或四肢瘫,放疗的效果就十分有限。

当脊髓压迫征象加重时,除放疗外应考虑外科减压术或椎体切除术。硬膜外转移瘤必须立即处理。但与硬膜外的肿瘤相反,大多数硬膜内的占位病变生长缓慢且为良性。根据原发肿瘤的性质,可予以镇痛剂、皮质类固醇激素、放射治疗等,但减压性椎板切除手术常常并不必要。如果可能,硬膜内病变(但为髓外性)最好切除。髓内肿瘤在条件适宜时可行减压和外科切除手术,然后进行放射治疗。用显微外科技术有可能完全切除髓内的室管膜瘤。

七、预后

预后取决于松解前脊髓压迫的原因和严重程度。硬膜外转移瘤所致脊髓压迫症通常最初仅表现为疼痛，然后可以迅速进展，引起永久性的运动、感觉及括约肌功能障碍，因此，任何一个癌症患者在有脊髓或神经根痛时都要早期考虑到这一诊断，并立即进行相应检查。依靠运动、感觉或括约肌功能障碍来做诊断将不必要地延迟治疗时机，从而使预后恶化。

（王　磊）

第四节　脊髓肿瘤

脊髓肿瘤是指生长于脊髓及与之相连接的组织如神经根、硬脊膜、脂肪和血管等的原发性或继发性肿瘤。起源于脊髓的肿瘤远较颅内肿瘤少见，仅占成人和儿童中枢神经系统原发肿瘤的 10%，是压迫性脊髓病的重要原因之一。根据病变部位脊髓肿瘤分为髓内（10%）和髓外（90%）两种，髓外肿瘤又分为髓外硬膜内和硬膜外肿瘤；根据肿瘤的原发部位分为脊髓原发肿瘤和脊髓转移瘤。室管膜瘤是髓内肿瘤的最常见类型，其次是各种类型的神经胶质瘤。髓外肿瘤中相对常见的类型是良性的神经纤维瘤和脊膜瘤；转移癌、淋巴瘤和骨髓瘤常位于硬膜外。

一、临床表现

肿瘤通过直接压迫、继发脊髓动脉或静脉的梗阻而产生的缺血改变以及髓内肿瘤的浸润性破坏，均可以导致脊髓功能损害而出现神经功能缺失。临床表现与脊髓肿瘤存在的部位、原发性或转移性肿瘤有关。症状常隐袭出现并逐渐进展，但转移瘤所致的脊髓压迫症状可以起病很快；背痛或神经根性痛常见，呈一侧性或沿肢体向下放射，咳嗽或用力时加重；逐渐进展的一个或多个肢体的沉重、无力、僵硬或局限性萎缩，尤其下肢可以出现瘫痪或麻木；病程早期或晚期出现尿便功能障碍。对每个患者来说其临床表现与肿瘤所在的层面、肿瘤的形态、局部血液供应情况和压迫速度有关。总体来说，髓外肿瘤由于压迫或破坏神经根或脊柱，背痛或神经根痛症状往往先于脊髓损害症状，髓内肿瘤则以脊髓功能损害为首发症状。体内外肿瘤临床特点见表 13-4。

表 13-4　髓内外肿瘤临床特点的比较

临床特点	髓内	髓外硬膜内	硬膜外
起病形式	慢，病程长	慢，病程长	慢，病程长
根痛	少	多见	多见
脊柱压痛	少	多见	多见
感觉与运动障碍	由病灶向下发展	自下往上发展，常有脊髓半切症状	自下往上发展，常两侧对称受压
括约肌功能障碍	早期出现	晚期出现	较晚期出现

二、辅助检查

腰穿脑脊液与神经影像学检查是主要的辅助检查，其特点见下表 13-5。

表 13-5　髓内外肿瘤辅助检查特点的比较

	髓内	髓外	硬膜外
椎管梗阻	晚期出现且轻	较早出现	较早出现
脑脊液蛋白增高	轻	明显	明显
脊椎 X 线改变	较少出现	较多见	多见
MRI	髓内病变	髓外病变	髓外病变
椎管造影	梗阻不完全	深杯口状,脊髓移位	锯齿状不全梗阻

三、诊断要点

(1)持续进行性的脊髓受压症状和脊髓损害体征。

(2)腰穿:椎管部分或完全梗阻、蛋白明显增高。

(3)脊柱 X 片:继发于肿瘤的骨侵蚀、骨破坏或骨钙化。

(4)怀疑转移瘤者有原发肿瘤部位的异常发现。

(5)脊髓 MRI 或椎管造影:有明确的髓内或髓外占位病变。

四、鉴别诊断

(一)椎间盘突出症

常与外伤或劳损有关,根痛突出,脊柱平片、CT 和 MRI 可见椎间隙狭窄,椎间盘突出。

(二)亚急性联合变性

逐渐进展病程,以足和手指末端麻木为首要表现,逐渐发展至主要影响到脊髓后索和侧索的双下无力走路不稳,脑脊液检查正常或轻度蛋白升高,血清维生 B_{12} 和叶酸低于正常。

(三)脊髓蛛网膜炎

病程长,症状波动,病变范围广,往往及多个神经根。脑脊液蛋白增高,白细胞增多,椎管造影有条或串珠状改变。

(四)脊髓空洞症

病程缓慢,双上肢远端无力萎缩、有感觉分离现象,脊髓 MRI 可确诊。

五、治疗

及早明确诊断,争取手术治疗机会。原发脊髓肿瘤见神外科治疗常规,转移瘤手术减压往往无效,部分患者可行放疗。

(王　磊)

第五节　脊柱和脊髓结核

侵及脊髓、脊神经根结核病变包括脊柱结核、椎管内结核及结核性脊髓膜炎等,多继发于远隔脏器结核菌感染,特别是肺结核或淋巴结核经血行或淋巴系统入侵。

一、脊柱结核

脊柱结核(tuberculosis of spine)是结核杆菌引起椎骨损害,可因骨质塌陷、结核性脓肿在椎管聚集、肉芽肿形成等导致脊髓损害,约占全身骨关节结核的 1/3。

(一)病因及发病机制

本病通常继发于身体其他部位结核,多由于肺结核血行播散感染,也可由消化道淋巴结核直接蔓延至脊柱。若结核菌由椎体中央动脉侵入椎体,椎间盘不受影响,称中央型;病变侵入椎体上下缘、由椎体扩展至椎间盘,再扩延至邻近椎体,称边缘型。

结核性脓液沿前纵韧带向上、下蔓延,至周围软组织形成寒性脓肿。由于椎管周围结核病灶或寒性脓肿压迫脊髓,以及椎骨干酪性骨炎引起骨质疏松、破坏,使椎体受压形成楔形塌陷,导致脊柱后凸畸形,坏死椎体、肉芽组织及椎间盘等均可压迫脊髓产生临床症状。除直接压迫,结核病变也可累及血管或直接侵及脊髓导致脊髓缺血及坏死,引起脊髓横贯性受损表现。

（二）病理

脊柱结核以胸椎结核为多,颈椎结核次之,可经不同途径使脊髓及脊神经根受损:①椎体干酪性坏死及骨质疏松、破坏,因压力产生楔形塌陷、后凸畸形或死骨直接压迫脊髓及神经根。②椎管内结核病灶或硬膜外寒性脓肿压迫脊髓及神经根。③结核菌直接感染脊髓及脊神经根,使之受累。④结核病灶侵及脊髓供血动脉,可引起脊髓周围冠状动脉血栓形成,导致脊髓缺血,也可影响静脉回流,导致脊髓充血、水肿及退变。⑤硬脊膜、蛛网膜及脊膜结核性炎症病变可引起局部粘连、渗出,并损及脊髓和脊神经根。

（三）临床表现

(1)脊柱结核青少年多见,多有结核接触史或结核感染史如肺结核、淋巴结核等。早期表现低热、消瘦、盗汗、全身乏力、食欲不振及精神萎靡等结核中毒症状,血沉可增快。

(2)脊髓受损症状包括:①急性脊髓受压症状:常由于急性椎体塌陷,突然出现背部剧烈疼痛,多为根性痛;如病变广泛使数个破坏椎体发生融合出现截瘫,以及肌张力减低、腱反射消失和尿潴留;病灶局部棘突常明显突出或向后成角畸形,有明显局部压痛及叩痛,腰穿显示椎管梗阻。②慢性脊髓受压症状:常因硬脊膜外结核性肉芽组织压迫引起,早期出现神经根刺激症状如根痛、腰背部剧痛等,沿神经根走行放散,可为单侧或双侧,表现肋间神经痛、束带感、颈项、上肢及后头痛,下肢放射性疼痛等,继之出现病变水平以下各种感觉缺失,可经脊髓半切征阶段转为截瘫或四肢瘫,腱反射消失或活跃,可出现病理反射,伴局部肌萎缩,以及病变胸椎、腰椎或颈椎棘突突出,局部压痛或叩痛,晚期可发生括约肌障碍。

（四）辅助检查

血沉增快,结核菌素试验阳性。腰穿完全或不完全椎管梗阻,CSF蛋白明显增高。脊柱X线平片早期可见椎体上缘或下缘密度减低,相邻椎体关节面骨质轻度破坏,典型表现椎体骨质破坏、椎间隙缩窄,侧位片椎体楔形塌陷、脊柱后凸和椎体移位,胸椎旁常见梭形或三角形寒性脓肿阴影,颈椎寒性脓肿使咽后壁及气管后软组织阴影增宽,气管向前推移;腰椎结核脓肿使腰大肌阴影凸出、宽大。脊髓碘水造影可见椎管梗阻现象,CT检查可更清楚显示脊椎结核病变和寒性脓肿。MRI检查可见椎体、椎体上下缘及间盘等 T_1WI 低信号、T_2WI 高信号骨质破坏现象,椎间盘狭窄,寒性脓肿 T_1WI 信号与肌肉相似,T_2WI 为高信号。结核病灶多累及两个以上椎体。

（五）诊断及鉴别诊断

1.诊断

根据青少年结核病患者或有结核病接触史者,亚急性病程,出现低热、盗汗、乏力、消瘦及食欲不振等全身结核中毒症状,脊髓压迫综合征,脊柱疼痛、压痛及叩痛,伴神经根性刺激征,X线、CT或MRI显示椎体及椎间盘破坏和寒性脓肿等。

2.鉴别诊断

(1)脊髓肿瘤或椎管内肿瘤:多中年以后发病,X线平片缺乏椎体或椎间盘破坏现象,无寒性脓肿等。

(2)急性脊髓炎:发病急,无结核病史,迅速出现脊髓横贯性损害,腰穿无椎管梗阻,CSF细胞数可增高,X线椎体无破坏,脊柱无压痛及叩痛等。

(3)脊髓蛛网膜炎:发病缓慢,病程较长,症状可有波动,病变范围较广泛,脑脊液检查及动力学检查、碘剂造影和MRI均有助鉴别,少数脊椎结核可伴脊髓蛛网膜炎。

（六）治疗

(1)药物治疗:可联合应用抗结核药,如异烟肼、对氨水杨酸钠、利福平、链霉素及乙胺丁醇等。

(2)某些病例除长期抗结核治疗,尚需及时手术,清除突起的椎体后缘、椎间盘及死骨、结核性肉芽肿、脓肿及干酪样物质等,并行相应椎板切除减压。手术适应证是有明确脊髓压迫症,伴寒性脓肿、有明确死骨存在、有感染性窦道。

(3)支持对症治疗:如截瘫患者须注意防治压疮、尿路感染等合并症。

二、椎管内结核瘤

椎管内结核瘤(intraspinal tuberculoma)包括脊髓髓内结核瘤、硬膜内结核瘤及硬膜外结核性肉芽肿等,不包括脊柱结核及结核性冷脓肿压迫脊髓所致脊髓压迫症。椎管内结核瘤病源来自身体远隔部位结核病灶血行播散,或结核性脑膜炎经脑脊液直接扩散,病变压迫脊髓和脊神经根引起脊髓压迫综合征。椎管内结核瘤约为脑结核瘤 1/20。

(一)病理

椎管内结核瘤可位于任何脊髓节段,病变占位效应导致椎管完全性或不完全性梗阻。髓内结核瘤相对多见,质地较硬,病灶边界清楚,大小不一。髓外硬膜内结核瘤呈不规则肿块,与脊髓、蛛网膜、硬脊膜广泛粘连。硬膜外结核性肉芽肿常呈环形包绕于硬脊膜,与硬脊膜紧密粘连,使硬脊膜增厚压迫脊髓。组织学可见病灶中心干酪样坏死,周围肉芽组织增生,可见郎罕巨细胞和类上皮细胞。

(二)临床表现

(1)患者多为青少年,有肺结核或结核性脑膜炎病史,可有盗汗、低热、食欲不振及乏力等结核中毒症状。表现脊神经根和脊髓受损症状体征,如根性疼痛或束带感,病灶水平以下感觉障碍、锥体束征及尿便障碍等,截瘫不完全,病程较短患者通常疗效及预后比后较好。

(2)血沉增快,腰穿呈完全性或不完全性椎管梗阻,出现蛋白-细胞分离现象,蛋白明显增高,细胞数正常或轻度增高。X 线脊柱平片多无异常,脊髓碘水造影有椎管梗阻征象。CT 或 MRI 检查可明确椎管内病灶部位、形状及大小等。

(三)诊断及鉴别诊断

1.诊断

根据临床表现、脑脊液检查、脊髓碘水造影及 CT、MRI 等影像学检查可明确椎管内占位病变,结合全身结核中毒症状、身体其他部位结核灶或结核性脑膜炎病史,血沉增快等可考虑本病可能,术前难于诊断,常在手术探查后才明确诊断。

2.鉴别诊断

临床上须注意与脊柱结核及结核性冷脓肿所致脊髓压迫症鉴别。

(四)治疗

(1)考虑椎管内结核瘤可能或证实结核病变应进行系统正规抗结核药物治疗。对症治疗应注意防治压疮、尿路感染等并发症。

(2)应尽早手术,清除结核病灶,并通过组织活检证实诊断,开始正规抗结核治疗。硬脊膜外结核多使脊髓受压,病变未直接侵及脊髓,清除病灶、椎管减压后效果较好。硬膜内及髓内肿瘤由于脊髓粘连不易分离,疗效较差。

三、结核性脊膜脊髓炎

结核性脊膜脊髓炎(tuberculous meningomyelitis)是结核性脑膜炎的致病结核菌及其炎性渗出物经脑脊液扩散波及脊膜和脊髓,炎性渗出物充满蛛网膜下隙,引起脊髓、脊神经根受损及脊髓血管炎症反应,导致脊膜和脊髓结核性炎症。

(一)临床表现

(1)患者除表现结核性脑膜炎症状体征,可见多发性脊神经根刺激征、皮肤过敏及神经根牵扯试验如 Lasegue 征,腱反射减弱或消失,尿潴留或尿急、尿失禁,严重者出现脊髓长束受损症状和体征。

（2）腰穿一般通畅，脑脊液蛋白增高，细胞数增高，淋巴细胞为主，糖及氯化物降低等。MRI 可除外椎管内占位性病变。

（二）诊断及鉴别诊断

1.诊断

根据结核病或结核性脑膜炎病史，出现多发神经根刺激征及 Lasegue 征，肢体瘫、腱反射减弱或消失、尿便障碍，典型脑脊液改变等。

2.鉴别诊断

须注意与结核性脑膜炎鉴别，后者主要表现头痛、呕吐及颈强等。

（三）治疗

本病应正规抗结核治疗，选择异烟肼、链霉素、对氨基水杨酸钠、利福平及乙胺丁醇等联合用药。急性期可用地塞米松 10～20 mg/d，静脉滴注，或泼尼松口服。

（王　磊）

第六节　脊髓蛛网膜炎

脊髓蛛网膜炎是蛛网膜的一种慢性炎症过程，在某些因素的作用下蛛网膜增厚，与脊髓、脊神经根粘连（或形成囊肿）阻塞椎管，或通过影响脊髓血液循环而导致脊髓功能障碍。发病率较高，与椎管内肿瘤发病率相接近。发病年龄在 30～60 岁多见，男性多于女性，受累部位以胸段多见，颈段及腰骶段少见。

一、病因和发病机制

继发于某些致病因素的反应性非化脓性炎症。

1.感染性

有原发于脊柱附近或椎管内的疾病如脊柱结核、硬膜外脓肿和脑脊髓膜炎等，也有继发于全身疾病如流感、伤寒、结核和产褥感染等。有报道，结核性脑膜炎引起者最多见。

2.外伤性

如脊柱外伤、脊髓损伤、反复腰椎穿刺。

3.化学性

如神经鞘内注入药物（抗癌药、链霉素等）、脊髓造影使用的碘油、麻醉药及其他化学药剂。

4.脊柱或者脊髓本身的病变

如椎管内肿瘤、蛛网膜下隙出血、椎间盘突出以及脊椎病等均可合并脊髓蛛网膜炎。

5.其他

如脊髓空洞症、脊柱脊髓的先天性畸形。

二、病理

蛛网膜位于硬脊膜与软脊膜之间，本身无血管供应，故缺乏炎症反应能力。但在病原刺激下，血管丰富的硬脊膜和软脊膜发生活跃的炎症反应，进入慢性期后，引起蛛网膜的纤维增厚，并使蛛网膜与硬脊膜和软脊膜发生粘连。

虽可发生于脊髓任何节段，但以胸腰段多见，病变部位的蛛网膜呈乳白色、浑浊，并有不规则不对称增厚，以后成为坚韧的瘢痕组织，可与脊髓、软膜、神经根和血管发生粘连伴有血管增生。根据病变发展情况分为 3 种类型：局限型（仅局限于 1～2 个节段），弥漫型（有多个节段呈散在分布），囊肿型（粘连及增厚的蛛网膜形成囊肿）。

三、临床表现

(1)发病前约 45.6% 有感染及外伤史。

(2)多为慢性起病且逐渐缓慢进展,但也有少数是迅速或亚急性起病。

(3)病程由数月至数年不等,最长者 10 年,症状常有缓解,故病情可有波动。

(4)由于蛛网膜的增厚和粘连及形成囊肿对脊髓、神经根和血管的压迫也为不对称和不规则,及不同病变部位的临床表现呈多样性,可有单发或多发的神经根痛,感觉障碍多呈神经根型、节段型或斑块状不规则分布,两侧不对称。运动障碍为不对称的截瘫、单瘫或四肢瘫,一般以局限型症状较轻,弥漫型症状则较重,囊肿型类似于脊髓占位的压迫症表现。括约肌功能障碍出现较晚,症状不明显。

四、实验室检查

(一)腰椎穿刺

脑脊液压力正常或者低于正常。弥漫型和囊肿型可引起椎管阻塞,奎肯试验可表现为完全阻塞、不完全阻塞、通畅或时而阻塞时而通畅。脑脊液淡黄色或无色透明;脑脊液蛋白含量增高,甚至脑脊液流出后可自动凝固,称弗洛因综合征,蛋白增高的程度与椎管内阻塞的程度不一致,与病变节段无明显关系;细胞数接近正常或增高(以淋巴细胞为主);往往呈现蛋白细胞分离现象。

(二)X 线检查

脊柱平片多无异常,或同时存在增生性脊椎炎及腰椎横突退化等改变。

(三)椎管造影

见椎管腔呈不规则狭窄,碘水呈点滴和斑块状分布,囊肿型则显示杯口状缺损。碘油造影因其不能被吸收而本身就是造成脊髓蛛网膜炎的病因之一,故不宜使用。

(四)MRI

能明确囊肿性质、部位、大小,并能了解病灶对周围重要组织的损害情况。

五、诊断

引起脊髓蛛网膜炎的病因较多,临床上对能够明确病因的不再做出脊髓蛛网膜炎的诊断,仅对难以明确病因,符合神经症状和病理表现的才做出该诊断。但该类病变临床诊断比较困难,误诊率也较高。脊髓蛛网膜炎的主要有以下特点。

(1)发病前有感冒、受凉、轻伤或劳累病史,在上述情况下出现症状或者症状加重。

(2)脊髓后根激惹症状。单侧或双侧上肢根痛明显,手或前臂可有轻度肌肉萎缩及病理反射。

(3)病程中症状有缓解和加重,呈波动性表现。该特点有助于和椎管内肿瘤鉴别。

(4)脊髓症状多样。病变侵犯范围广而不规则,病变水平的确定往往比较困难,且病变平面以下感觉障碍的分布不规律,如果病变不完全局限于椎管内,可出现脑神经损害的表现,有时可有助于诊断脊髓蛛网膜炎。

(5)脑脊液检查:蛋白含量增高,脑脊液呈现蛋白细胞分离现象,以及奎肯试验中椎管通畅性的变化支持脊髓蛛网膜炎的诊断。

(6)脊髓碘水造影:往往有椎管腔呈不规则狭窄,碘水呈点滴和斑状分布,囊肿型则显示杯口状缺损的特征性改变。

六、治疗

(一)非手术治疗

确定诊断后,首先考虑非手术治疗,但目前的治疗方法效果仍不十分理想。对早期、轻症病例,经过治疗可以使症状消失或减轻。保守治疗可选用:肾上腺皮质激素(静脉滴注或口服)、血管扩张药、B 族维生素等,积极治疗原发病(抗感染或抗结核治疗等)及对于神经功能损害给予康复治疗。

(1)激素:虽然认为椎管内注射皮质激素能治疗蛛网膜炎,但由于其本身也是引起蛛网膜炎的原因之一,临床上多采用口服或静滴的方法给予。氢化可的松每日 100～200 mg 或地塞米松 10～20 mg,2～4 周后逐渐减量、停药。必要时重复使用。

(2)抗生素:有急性感染症状如发热使症状加重时可考虑使用。

(3)40%乌洛托品液静脉注射,5 mL,每日 1 次,10～20 d 为 1 个疗程。10%碘化钾溶液口服或 10%碘化钾溶液静脉注射,10 mL,每日 1 次,8～10 d 为 1 个疗程。

(4)维生素,如维生素 B_1、维生素 B_{12}、烟酸等。

(5)玻璃酸酶(透明质酸酶)。玻璃酸酶的作用可能是由于它能溶解组织的渗出物及粘连,因而有利于改善了脑脊液的吸收和循环;有利于抗结核药物的渗出液;解除了对血管的牵拉使其更有效地输送营养。每次用玻璃酸酶 500 U,稀释于 1 mL 注射用水中,鞘内注射,每周 1 次。对结核性脑膜炎患者当脑脊液蛋白>3 g/L,疑有椎管梗阻者则用氢化可的松 25～50 mg 或地塞米松 0.5～1 mg,玻璃酸酶 750～1 500 U,鞘内注射,每 2 周 1 次,10 次为 1 个疗程。

(6)理疗,如碘离子导入疗法。

(7)放射疗法。此法对新生物的纤维组织有效应,对陈旧的纤维组织作用较小。一般使用小剂量放射线照射,不容许使用大到足以引起正常组织任何损害的剂量,并须注意照射面积的大小及其蓄积量。

(8)蛛网膜下隙注气。有人认为此法有一定疗效。每次注气 10～20 mL,最多 50 mL,每隔5～14 d注气 1 次,8 次为 1 个疗程。

(9)针刺、按摩、功能锻炼。

(二)手术治疗

多数学者指出,手术治疗仅限于局限性粘连及有囊肿形成的病例。有急性感染征象或脑脊液细胞明显增多时,则不宜手术。手术中切除椎板后,应首先观察硬脊膜搏动是否正常,有无肥厚。切开硬脊膜时应注意保持蛛网膜的完整,根据观察所得病变情况,进行手术操作。术后强调采用综合治疗,加强护理,防止并发症的发生,并积极促进神经功能的恢复。诊断为囊肿型者可行囊肿摘除术,弥漫性或脑脊液细胞增多明显者不宜行手术治疗,因可加重蛛网膜的粘连。

(王 磊)

第七节 脊髓空洞症

脊髓空洞症是一种慢性进行性的脊髓变性疾病,是由于不同原因导致在脊髓中央管附近或后角底部有胶质增生或空洞形成的疾病。空洞常见于颈段,某些病例,空洞向上扩展到延髓和脑桥(称之为延髓空洞症),或向下延伸至胸髓甚至腰髓。由于空洞侵及周围的神经组织而引起受损节段的分离性感觉障碍、下运动神经元瘫痪,以及长传导束功能障碍与营养障碍。

一、病因和发病机制

脊髓空洞症与延髓空洞症的病因和发病机制目前尚未完全明确,概括起来有以下四种学说。

1.脑脊液动力学异常

早在 1965 年,由 Gardner 等人认为由于第四脑室出口区先天异常,使正常脑脊液循环受阻,从而使得由脉络膜丛的收缩搏动产生的脑脊液压力搏动波通过第四脑室向下不断冲击,导致脊髓中央管逐渐扩大,最终形成空洞。支持这一学说的证据是脊髓空洞症常伴发颅颈交界畸形。其他影响正常脑脊液循环的病损如第四脑室顶部四周软脑膜的粘连也可伴发脊髓空洞症。通过手术解决颅颈交界处先天性病变后,脊髓空洞症所引起的某些症状可以获得改善。但是这种理论不能解释某些无第四脑室出口处阻塞或无颅颈交界畸形的脊髓空洞症,也不能解释空洞与中央管之间并无相互连接的病例。也有人认为传送到脊髓的搏动压力波太小,难以形成空洞。因此,他们认为空洞的形成是由于压力的影响,脑脊液从蛛网膜下隙沿着血管周围间隙(Virchow-Robin 间隙)或其他软脊膜下通道进入脊髓内所造成。

2.先天发育异常

由于胚胎期神经管闭合不全或脊髓中央管形成障碍,在脊髓实质内残留的胚胎上皮细胞缺血、坏死而形成空洞。支持这一学说的证据是脊髓空洞症常伴发其他先天性异常,如颈肋、脊柱后侧突、脊椎裂、脑积水、Klippel-Feil 二联征(两个以上颈椎先天性融合)、先天性延髓下疝(Arnold-Chiari 畸形)、弓形足等。临床方面也不断有家族发病的报道。但该学说的一个最大缺陷在于空洞壁上从未发现过胚胎组织,故难以形成定论。

3.血液循环异常

该学说认为脊髓空洞症是继发于血管畸形、脊髓肿瘤囊性变、脊髓损伤、脊髓炎伴中央软化、蛛网膜炎等而发生的。引起脊髓血液循环异常,产生髓内组织缺血、坏死、液化,形成空洞。

4.继发于其他疾病

临床上屡有报道,脊髓空洞症继发于脊柱或脊髓外伤、脊髓内肿瘤、脊髓蛛网膜炎、脊髓炎以及脑膜炎等疾病。因脊髓中央区是脊髓前后动脉的交界区,侧支循环差,外伤后该区易坏死软化形成空洞,常由受伤部的脊髓中央区(后柱的腹侧,后角的内后方)起始并向上延伸。脊髓内肿瘤囊性变可造成脊髓空洞症。继发性脊髓蛛网膜炎患者,可能由于炎症粘连、局部缺血和脑脊液循环障碍,脑脊液从蛛网膜下隙沿血管周围间隙进入脊髓内,使中央管扩大形成空洞。脊髓炎时由于炎症区脱髓鞘、软化、坏死,严重时坏死区有空洞形成。

目前,多数学者认为脊(延)髓空洞症不是单一病因所造成的一个独立病种,而是由多种致病因素造成的综合征。

二、病理

空洞较大时病变节段的脊髓外形可增大,但软膜并不增厚。空洞内有清亮液体填充,其成分多与脑脊液相似。有的空洞内含黄色液体,其蛋白增高,连续切片观察,空洞最常见于颈膨大,常向胸髓扩展,腰髓较少受累。偶见多发空洞,但互不相通。典型的颈膨大空洞多先累及灰质前连合,然后向后角扩展,呈"U"字形分布。可对称或不对称地侵及前角,继而压迫脊髓白质。空洞在各平面的范围可不相同,组织学改变在空洞形成早期,其囊壁常不规则,有退变的神经胶质和神经组织。如空洞形成较久,其周围有胶质增生及肥大星形细胞,形成致密的囊壁(1~2 mm 厚。部分有薄层胶原组织包绕)。当空洞与中央管交通时,部分空洞内壁可见室管膜细胞覆盖。

空洞亦可发生在延髓,通常呈纵裂状,有时仅为胶质瘢痕而无空洞。延髓空洞有下列 3 种类型:①裂隙从第四脑室底部舌下神经核外侧向前侧方伸展,破坏三叉神经脊束核、孤束核及其纤维。②裂隙从第四脑室中缝扩展,累及内侧纵束。③空洞发生在锥体和下橄榄核之间,破坏舌下神经纤维。上述改变以①、②型多见,③型罕见。延髓空洞多为单侧,伸入脑桥者较多,伸入中脑者罕见。延髓空洞尚可侵犯网状结构,第 Ⅹ、Ⅺ、Ⅻ脑神经及核,前庭神经下核至内侧纵束的纤维,脊髓丘系以及锥体束等。

脑桥空洞常位于顶盖区,可侵犯第 Ⅵ、Ⅶ脑神经核和中央顶盖束。

Barnett 等根据脊髓空洞症的病理改变及可能机制,将其分为四型,见表 13-6。

三、临床表现

发病年龄通常为 20~30 岁,偶尔发生于儿童期或成年以后,文献中最小年龄为 3 岁,最大为 70 岁。男性与女性比例为 3:1。

1.脊髓空洞症

病程进行缓慢,最早出现的症状常呈节段性分布,首先影响上肢。当空洞逐渐扩大时,由于压力或胶质增生的作用,脊髓白质内的长传导束也被累及,在空洞水平以下出现传导束型功能障碍。两个阶段之间可以间隔数年。

表 13-6　脊髓空洞症分型

1.脊髓空洞伴孟氏孔阻塞和中央管扩大
(1)伴Ⅰ型 Chiari 畸形
(2)伴颅后窝囊肿、肿瘤、蛛网膜炎等造成孟氏孔阻塞
2.脊髓空洞不伴孟氏孔阻塞(自发型)
3.继发性脊髓空洞:脊髓肿瘤(常为髓内)、脊髓外伤、脊蛛网膜炎、硬脊膜炎、脊髓压迫致继发性脊髓软化
4.真性脊髓积水,常伴脑积水

(1)感觉症状:由于空洞时常始于中央管背侧灰质的一侧或双侧后角底部,最早症状常是单侧的痛觉、温度觉障碍。如病变侵及前连合时可有双侧的手部、臂部尺侧或一部分颈部、胸部的痛、温觉丧失,而触觉及深感觉完整或相对地正常,称为分离性感觉障碍。患者常在手部发生灼伤或刺、割伤后才发现痛、温觉的缺损。以后痛、温觉丧失范围可以扩大到两侧上肢、胸、背部,呈短上衣样分布。如向上影响到三叉丘脑束交叉处,可以造成面部痛、温觉减退或消失,包括角膜反射消失。许多患者在痛、温觉消失区域内有自发性的中枢痛。晚期后柱及脊髓丘脑束也被累及,造成病变水平以下痛、温、触觉及深感觉的感觉异常及不同程度的障碍。

(2)运动障碍:前角细胞受累后,手部小肌肉及前臂尺侧肌肉萎缩,软弱无力,且可有肌束颤动,逐渐波及上肢其他肌肉、肩胛肌以及一部分肋间肌。腱反射及肌张力减低。以后在空洞水平以下出现锥体束征、肌张力增高及腱反射亢进、腹壁反射消失、Babinskin 征呈阳性。空洞内如果发生出血,病情可突然恶化。空洞如果在腰骶部,则在下肢部位出现上述的运动及感觉症状。

(3)营养性障碍及其他症状:关节的痛觉缺失引起关节磨损、萎缩和畸形,关节肿大,活动度增加,运动时有摩擦音而无痛觉,称为夏科(Charcot)关节。在痛觉消失区域,表皮的烫伤及其他损伤可以造成顽固性溃疡及瘢痕形成。如果皮下组织增厚、肿胀及异样发软,伴有局部溃疡及感觉缺失时,甚至指、趾末端发生无痛性坏死、脱失,称为 Mervan 综合征。颈胸段病变损害交感神经通路时,可产生颈交感神经麻痹(Horner)综合征。病损节段可有出汗功能障碍,出汗过多或出汗减少。晚期可以有神经源性膀胱以及大便失禁现象。其他如脊柱侧突、后突畸形、脊柱裂、弓形足等亦属常见。

2.延髓空洞症

由于延髓空洞常不对称,症状和体征通常为单侧型。累及疑核可造成吞咽困难及呐吃、软腭与咽喉肌无力、悬雍垂偏斜;舌下神经核受影响时造成伸舌偏向患侧,同侧舌肌萎缩伴有肌束颤动;如面神经核被累及时可出现下运动神经元型面瘫;三叉神经下行束受累时造成同侧面部感觉呈中枢型痛、温觉障碍;侵及内侧弓状纤维则出现半身触觉、深感觉缺失;如果前庭小脑通路被阻断可引起眩晕,可能伴有步态不稳及眼球震颤;有时也可能出现其他长传导束征象,但后者常与脊髓空洞症同时存在。

四、辅助检查

(一)腰椎穿刺及奎肯试验

一般无异常发现。如空洞较大则偶可导致脊腔部分梗阻引起脑脊液蛋白含量增高。

(二)X 线检查

可发现骨骼 Charcot 关节、颈枕区畸形及其他畸形。

(三)延迟脊髓 CT 扫描(DMCT)

即在蛛网膜下隙注入水溶性阳性造影剂,延迟一定时间,分别在注射后 6 h、12 h、18 h 和24 h 再行脊髓 CT 检查,可显示出高密度的空洞影像。

(四)磁共振成像(MRI)

MRI 是诊断本病最准确的方法。不仅因为其为无创伤检查,更因其能多平面、分节段获得全椎管轮廓,可在纵、横断面上清楚显示出空洞的位置及大小、累及范围、与脊髓的对应关系等,以及是否合并Arnol-chiari 畸形,以鉴别空洞是继发性还是原发性,有助于选择手术适应证和设计手术方案。

（五）肌电图

上肢萎缩肌肉有失神经表现,但在麻木的手部,感觉传导速度仍正常,是因病变位于后根神经节的近端之故。

五、诊断与鉴别诊断

（一）诊断

成年期发病,起病隐袭,缓慢发展,临床表现为节段性分布的分离性感觉障碍,手部和上肢的肌肉萎缩,以及皮肤和关节的营养障碍。如合并有其他先天性缺陷存在,则不难做出诊断。MRI 检查可确诊。

（二）鉴别诊断

本病须与下列疾病鉴别:

1.脊髓内肿瘤

可以类似脊髓空洞症,尤其是位于下颈髓时。但肿瘤病变节段短,进展较快,膀胱功能障碍出现较早,而营养性障碍少见,脑脊液蛋白含量增高,可以与本病相区别。对疑难病例可做脊髓造影和 MRI 鉴别之。

2.颈椎骨关节病

可出现手部及上肢的肌肉萎缩,但根痛常见,感觉障碍为呈根性分布而非节段性分布的分离性感觉障碍。可行颈椎摄片,必要时做 CT 和 MRI 检查可明确诊断。

3.肌萎缩性侧索硬化症

不容易与脊髓空洞症相混淆,因为它不引起感觉异常或感觉缺失。

4.脑干肿瘤

脊髓空洞症合并延髓空洞症时,需要与脑干肿瘤鉴别。脑干肿瘤好发于 5~15 岁儿童,病程较短,开始常为脑桥下段症状而不是延髓症状,临床表现为展神经、三叉神经麻痹,且可有眼球震颤等;其后随肿瘤长大而有更多的脑神经麻痹症状,出现交叉性瘫痪。如双侧脑干肿瘤则出现双侧脑神经麻痹及四肢瘫。疾病后期可出现颅内压力增高等,可与延髓空洞症相鉴别。

5.麻风

虽可有上肢肌萎缩与麻木,但无分离性感觉障碍,所有深浅感觉均消失,且常可摸到粗大的周围神经（如尺神经、桡神经及臂丛神经干）,有时可见到躯干上有散在的脱色素斑、手指溃疡等,不难鉴别。

六、治疗

本病目前尚无特殊疗法,可从以下几方面着手。

（一）支持治疗

一般对症处理,如给予镇痛药、B 族维生素、三磷酸腺苷、辅酶 A、肌苷等。痛觉消失者应防止烫伤或冻伤。加强护理,辅助按摩、被动运动、针刺治疗等,防止关节挛缩。

（二）放射治疗

对脊髓病变部位进行照射,可缓解疼痛,可用深部 X 线疗法或放射性核素[131]I 疗法,以后者较好。方法有:

(1)口服法。先用复方碘溶液封闭甲状腺,然后空腹口服钠[131]I 溶液 50~200 μCi,每周服 2 次,总量 500 μCi 为 1 个疗程,2~3 个月后重复疗程。

(2)椎管注射法。按常规做腰椎穿刺,取头低位 15°,穿刺针头倾向头部,注射无菌钠[131]I 溶液 0.4~1.0 μCi/mL,每 15 天 1 次,共 3 或 4 次。

（三）手术治疗

对 Chairi 畸形、扁平颅底、第四脑室正中孔闭锁等情况可采用手术矫治。凡空洞/脊髓的比值超过

30%者,有手术指征。手术的目的在于:

(1)纠正伴同存在的颅骨及神经组织畸形。

(2)椎板及枕骨下减压。

(3)对张力性空洞,可行脊髓切开和空洞-蛛网膜下隙分流术或空洞-腹膜腔分流术。

(四)中药治疗

有人采用补肾活血汤加减治疗该病,据报道有效。但至少持续服药 3 个月以上,否则疗效不佳。

七、预后

本病进展缓慢,如能早期治疗,部分患者症状可有不同程度缓解。少数患者可停止进展,迁延数年至数十年无明显进展。部分患者进展至瘫痪而卧床不起,易发生并发症,预后不良。

（王　磊）

第十四章 癫痫及痫性发作性疾病

第一节 概 述

一、定义

(一)癫痫

癫痫是一组由不同病因所引起,脑部神经元高度同步化,且常具有自限性的异常放电所导致的综合征,以发作性、短暂性、重复性及通常为刻板性的中枢神经系统功能失常为特征。

(二)痫性发作

痫性发作为大脑神经元的一次不正常的过度放电,并包括高度同步的一些行为上的改变。

(三)急性发作

急性发作是由于大脑结构出现损害或代谢障碍,或急性全身性的代谢紊乱而引起的痫性发作,如低血糖、乙醇中毒等可能引起易感个体痫性发作。

二、病因

癫痫的病因复杂,是获得性和遗传性因素等多因素共同作用的结果。目前根据病因分为三类,即症状性、特发性(遗传性)和隐源性。病因与年龄有明显的关系。在新生儿期病因主要为感染、代谢异常(如维生素 B_6 依赖、低血糖、低钙血症)、出生时缺氧、颅内出血、脑部发育异常;婴儿或年龄小的儿童的病因主要为热性惊厥、遗传代谢性或发育异常性疾病、原发性/遗传性综合征、感染、发育异常、退行性变化;儿童和青春期年轻人主要病因为海马硬化、原发性/遗传性综合征、退行性疾病、发育异常、创伤、肿瘤;成年人最常见的病因为创伤、肿瘤、脑血管病、先天性代谢病、乙醇/药物、海马硬化、感染、多发性硬化、退行性疾病;老年人的主要病因为脑血管病、药物/酒精、肿瘤、创伤、退行性变化(如痴呆病)。

三、发病机制

发病机制尚不完全清楚,但一些重要的发病环节已为人类所知,发病机制见图 14-1。

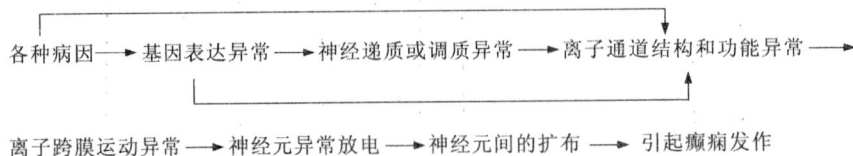

各种病因 → 基因表达异常 → 神经递质或调质异常 → 离子通道结构和功能异常 →

离子跨膜运动异常 → 神经元异常放电 → 神经元间的扩布 → 引起癫痫发作

图 14-1 癫痫发病机制

四、分类

1. 癫痫发作的分类

1981 年国际抗癫痫联盟关于癫痫发作的分类参照两个标准：①发作起源于一侧或双侧脑部。②发作时有无意识丧失。其依据是脑电图和临床表现，详见表 14-1。

表 14-1 1981 年癫痫发作的国际分类

I.部分性(局灶性,局限性)发作
单纯部分性发作
运动症状发作
躯体感觉或特殊感觉症状性发作
有自主神经症状的发作
有精神症状的发作
复杂部分性发作
单纯部分性发作起病,继而意识丧失
发作开始就有意识丧失
部分性发作进展至继发全身发作
单纯部分性发作继发全身发作
复杂部分性发作继发全身发作
单纯部分性发作进展成复杂部分性发作,然后继发全身发作
II.全身(全面)发作
失神发作
典型失神发作
不典型失神发作
肌阵挛发作
阵挛性发作
强直发作
强直阵挛发作
失张力发作
III.不能分类的癫痫发作

2. 癫痫及癫痫综合征的分类

癫痫及癫痫综合征的分类见表 14-2。

五、癫痫发作的临床表现

癫痫发作的共同特征：发作性、短暂性、重复性、刻板性。不同类型癫痫发作的特点分述如下。

(一)部分性发作

此类发作起始时的临床表现和脑电图均提示发作起源于大脑皮质的局灶性放电，根据有无意识改变和继发全身性发作又分为以下几类。

1. 单纯部分性发作

起病于任何年龄，发作时患者意识始终存在，异常放电限于局部皮质内，发作时的临床表现取决于异常放电的部位。分为以下四类。

表 14-2　1989 年癫痫和癫痫综合征的国际分类

I. 与部位有关的癫痫(局部性、局灶性、部分性)

与发病年龄有关的特发性癫痫

具有中央颞区棘波的良性儿童期癫痫

具有枕区发放的良性儿童期癫痫

原发性阅读性癫痫

症状性

儿童慢性进行性局限型癫痫状态

有特殊促发方式的癫痫综合征

颞叶癫痫

额叶癫痫

枕叶癫痫

顶叶癫痫

隐源性:通过发作类型、临床特征、病因学以及解剖学定位

II. 全身型癫痫和癫痫综合征

与年龄有关的特发性全面性癫痫

良性家族性新生儿惊厥

良性新生儿惊厥

良性婴儿肌阵挛性癫痫

儿童失神发作

青少年失神发作

青少年肌阵挛性癫痫

觉醒时全身强直阵挛发作的癫痫

其他全身性特发性癫痫

特殊活动诱导的癫痫

隐源性或症状性癫痫

West 综合征(婴儿痉挛)

Lennox-Gastaut 综合征

肌阵挛-起立不能性癫痫

肌阵挛失神发作性癫痫

症状性全身性癫痫

无特殊病因

早发性肌阵挛性脑病

伴暴发抑制的早发性婴儿癫痫性脑病

其他症状性全身性发作

特殊性综合征

其他疾病状态下的癫痫发作

III. 不能确定为局灶性或全身性的癫痫或癫痫综合征

有全身性和部分性发作的癫痫

新生儿癫痫

婴儿重症肌阵挛性癫痫

慢波睡眠中伴有连续性棘-慢波的癫痫

获得性癫痫性失语

其他不能确定的发作

没有明确的全身或局灶特征的癫痫

IV. 特殊综合征

热性惊厥

孤立单次发作或孤立性单次癫痫状态

由乙醇、药物、子痫、非酮症高血糖等因素引起急性代谢或中毒情况下出现的发作

(1)部分运动性发作:皮质运动区病灶诱发的局灶性运动性癫痫表现为身体相应部位的强直和阵挛。痫性放电按人体运动区的分布顺序扩展时称 Jackson 发作,多起始于拇指和示指、口角或趾和足。阵挛从起始部位逐渐扩大,可以扩展至一侧肢体或半身,但不扩展至全身。神志始终清楚。发作过后可有一过性发作的肢体瘫痪,称 Todd 瘫痪,可持续数分钟至数日。病灶位于辅助运动区时,发作表现为头或躯体转向病灶的对侧、一侧上肢外展伴双眼注视外展的上肢。

(2)部分感觉(体觉性发作或特殊感觉)性发作:不同感觉中枢的痫性病灶可诱发相应的临床表现,如针刺感、麻木感、视幻觉、听幻觉、嗅幻觉、眩晕、异味觉等。

(3)自主神经性发作:包括上腹部不适感、呕吐、面色苍白、潮红、竖毛、瞳孔散大、尿失禁等。

(4)精神性发作:表现为情感障碍、错觉、结构性幻觉、识别障碍、记忆障碍等。

2.复杂部分性发作

起病于任何年龄,但青少年多见。痫性放电通常起源于颞叶内侧或额叶,也可起源于其他部位。发作时有意识障碍,发作期脑电图有单侧或双侧不同步的病灶。常见以下类型:①单纯部分性发作开始,继而意识障碍。②自动症系在癫痫发作过程中或发作后意识朦胧状态下出现的协调的、相适应的不自主动作,事后往往不能回忆。自动症可表现为进食样自动症、模仿样自动症、手势样自动症、词语性自动症、走动性自动症、假自主运动性自动症和性自动症等。③仅有意识障碍。④意识障碍伴有自动症。发作后常有疲惫、头昏、嗜睡,甚至定向力不全等。

3.部分性发作进展为继发全面性发作

部分性发作进展为继发全面性发作可表现为全身强直、强直或阵挛,发作时脑电图为部分性发作迅速泛化成为两侧半球全面性发放。单纯部分性发作可发展为复杂部分性发作,单纯或复杂部分性发作也可进展为全面性发作。

(二)全面性发作

全面性发作的临床表现和脑电图都提示双侧大脑半球同时受累,临床表现多样,多伴有意识障碍并可能是首发症状,分为六类。

1.全面性强直－阵挛发作(generalized tonic-clonic seizure,GTCS)

GTCS 是最常见的发作类型之一,以意识丧失和全身对称性抽搐为特征,伴自主神经功能障碍。大多数发作前无先兆,部分患者可有历时极短含糊不清或难以描述的先兆。其后进入:①强直期,患者突然出现肌肉的强直性收缩,影响到呼吸肌时发生喘鸣、尖叫、面色青紫,可出现舌咬伤、尿失禁,持续 10～30 s 进入阵挛期。②阵挛期,表现为一张一弛的阵挛惊厥性运动,呼吸深而慢,口吐白沫,全身大汗淋漓,持续 30 s 至数分钟。③阵挛后期,阵挛期之末出现深呼吸,所有肌肉松弛。整个发作过程持续 5～10 min。部分患者进入深睡状态。清醒后常感到头昏、头痛和疲乏无力。发作间期脑电图半数以上有多棘慢复合波、棘慢复合波或尖慢复合波。发作前瞬间脑电活动表现为波幅下降,呈抑制状态,强直期呈双侧性高波幅棘波爆发,阵挛期为双侧性棘波爆发与慢波交替出现,发作后为低波幅不规则慢波。

2.强直性发作

多见于弥漫性脑损害的儿童,睡眠中发作较多。表现为全身或部分肌肉的强直性收缩,往往使肢体固定于某种紧张的位置,伴意识丧失、面部青紫、呼吸暂停、瞳孔散大等。发作持续数秒至数十秒。发作间期脑电图可有多棘慢复合波或棘慢复合波,发作时为广泛性快活动或 10～25 Hz 棘波,其前后可有尖慢复合波。

3.阵挛性发作

几乎都发生于婴幼儿,以重复性阵挛性抽动伴意识丧失为特征。持续 1 至数分钟。发作间期脑电图可有多棘慢复合波或棘慢复合波,发作时为 10～15 Hz 棘波或棘慢复合波。

4.肌阵挛发作

发生于任何年龄。表现为突发短促的震颤样肌收缩,可对称性累及全身,可突然倒地,也可能限于某个肌群,轻者仅表现为头突然前倾。单独或成簇出现,刚入睡或清晨欲醒时发作频繁。发作间期脑电图呈现双侧同步的 3～4 Hz 多棘慢复合波或棘慢复合波,发作时可见广泛性棘波或多棘慢复合波。

5.失神发作

失神发作分为典型失神和非典型失神发作。①典型失神发作:儿童期起病,预后较好,有明显的自愈倾向。表现为突然发生和突然终止的意识丧失,同时中断正在进行的活动。有时也可伴有自动症或轻微阵挛,一般只有几秒钟。发作后即刻清醒,继续发作前活动。每日可发作数次至数百次。脑电图在发作期和发作间期均可在正常的背景上出现双侧同步对称的 3 Hz 棘慢复合波。②非典型失神发作:多见于有弥漫性脑损害的患儿,常合并智力减退,预后较差。发作和终止均较典型者缓慢,肌张力改变明显。发作期和发作间期脑电图表现为不规则、双侧不对称、不同步的棘慢复合波。两者鉴别见表14-3。

表 14-3　　典型失神发作与非典型失神发作的鉴别

项目	典型失神发作	不典型失神发作
持续时间	10～20s	较长
意识丧失	完全	不完全
开始	突然	不太突然
终止	突然	不太突然
发作次数	每日多次	较少
过度换气	常可诱发	不常诱发
合并现象	短暂眼睑阵挛	自动症、肌张力变化、自主神经表现
年龄	4～20 岁	任何年龄
病因	原发性	症状性
脑电图	背景正常,双侧对称同步2～4 Hz 棘慢复合波	背景异常,不对称、不规则 2.5～3 Hz 棘(尖)慢复合爆发,阵发性快波
治疗	疗效好	疗效差

6.失张力发作

多见于发育障碍性疾病和弥漫性脑损害,儿童期发病。其表现为部分或全身肌肉张力突然丧失,出现垂颈、张口、肢体下垂、跌倒发作或猝倒等。持续数秒至 1 min。可与强直性、非典型失神发作交替出现。发作间期脑电图为多棘慢复合波,发作时表现为多棘慢复合波、低电压、快活动脑电图。

六、常见癫痫及癫痫综合征的临床表现

(一)与部位有关的癫痫

1.与发病年龄有关的特发性癫痫

(1)具有中央－颞区棘波的良性儿童性癫痫:好发于2～13岁,有显著的年龄依赖性,多于15～16 岁前停止发作。男女比例为 1.5∶1。发作与睡眠关系密切,大约75%的患儿只在睡眠时发生。多表现为部分性发作,出现口部、咽部、一侧面部的阵挛性抽搐,偶尔可以涉及同侧上肢,有时会发展为全面强直阵挛发作,特别是在睡眠中。一般体格检查、神经系统检查及智力发育均正常。脑电图显示中央颞区单个或成簇出现的尖波或棘波,可仅局限于中颞或中央区,也可向周围扩散。异常放电与睡眠密切相关,睡眠期异常放电明显增多。

(2)具有枕区放电的良性儿童癫痫:好发年龄 1～14 岁,4～5 岁为发病高峰。发作期主要表现为视觉异常和运动症状。一般首先表现为视觉异常,如一过性视力丧失、视野暗点、偏盲、幻视等。视觉异常之后或同时可出现一系列的运动症状,如半侧阵挛、复杂部分发作伴自动症、全身强直阵挛发作。发作后常常伴有头痛和呕吐,约 30%的患者表现为剧烈的偏侧头痛。17%还伴有恶心、呕吐。发作频率不等,清醒和睡眠时都有发作。一般体格检查、神经系统检查及智力发育均正常。典型发作间期脑电图表现为背景正常,枕区出现高波幅的双相棘波。棘波位于枕区或后颞,单侧或双侧性。

(3)原发性阅读性癫痫:由阅读引起,没有自发性发作的癫痫综合征。临床表现为阅读时出现下颌痉挛,常伴有手臂的痉挛,如继续阅读则会出现全身强直－阵挛发作。

2.症状性癫痫

(1)颞叶癫痫:主要发生在青少年,起病年龄为 10～20 岁,62％的患者在 15 岁以前起病。发作类型有多种,主要包括单纯部分性发作、复杂部分性发作以及继发全身性发作。发作先兆常见,如上腹部感觉异常、似曾相识、嗅觉异常、幻视、自主神经症状等。复杂部分性发作多表现为愣神,各种自动症如咀嚼、发音、重复动作以及复杂的动作等。发作间期脑电图正常或表现为一侧或双侧颞区尖波/棘波、尖慢波/棘慢波、慢波。蝶骨电极或长程监测可以提高脑电图阳性率。

(2)额叶癫痫:发作形式表现为单纯性或复杂性部分性发作,常伴有继发全身性发作。丛集性发作,每次发作时间短暂,刻板性突出,强直或姿势性发作及下肢双侧复杂的运动性自动症明显,易出现癫痫持续状态。发作间期脑电图可显示正常、背景不对称、额区尖波/棘波、尖慢波/棘慢波、慢波。

(3)枕叶癫痫:发作形式主要为伴有视觉异常的单纯性发作,伴有或不伴有继发全身性发作。复杂部分性发作是因为发放扩散到枕叶以外的区域所致。视觉异常表现为发作性盲点、偏盲、黑朦、闪光、火花、光幻视及复视等,也可出现知觉性错觉,如视物大小的变化或距离变化以及视物变形;非视觉性症状表现为眼和头强直性或阵挛性向病灶对侧或同侧转动,有时只有眼球转动,眼睑抽动或强迫性眼睑闭合,可见眼震。发作间期脑电图表现为枕部背景活动异常,如一侧性 α 波波幅降低、缺如或枕部尖波/棘波。

(4)顶叶癫痫:发作形式为单纯部分性发作,伴有或不伴有继发全身性发作。通常有明显主观感觉异常症状。少数有烧灼样疼痛感。

(5)儿童慢性进行性局限型癫痫状态:表现为持续数小时、数天,甚至数年的,仅影响身体某部分的节律性肌阵挛。脑电图表现为中央区局灶性棘慢波,但无特异性。

(6)有特殊促发方式的癫痫综合征:指发作前始终存在环境或内在因素所促发的癫痫。有些癫痫发作由特殊感觉或知觉所促发(反射性癫痫),也可由高级脑功能的整合(如记忆或模式认知)所促发。

(二)全身型癫痫和癫痫综合征

1.与发病年龄有关的特发性癫痫

(1)良性家族性新生儿惊厥:发病年龄通常在出生后 2～3 天。男女发病率大致相当。惊厥形式以阵挛为主,有时呈强直性发作,也可表现为呼吸暂停,持续时间一般不超过 1～3 min。起病开始日内发作频繁,以后发作减少,有些病例的散在发作持续数周。发作期脑电图可见快波、棘波。发作间期脑电图检查正常。部分有病例局灶性或多灶性异常。

(2)良性新生儿惊厥:发作常在出生后 3～4 天发生,男孩多于女孩。惊厥形式以阵挛为主,可从一侧开始,然后发展到另一侧,很少为全身四肢同时阵挛,发作持续时间为 1～3 min,发作频繁。1/3 患儿出现呼吸暂停。惊厥开始时神经系统检查正常,惊厥持续状态时可出现昏睡状态及肌张力低下。60％病例发作间期脑电图可见交替出现的尖样 θ 波,部分可显示局灶性异常。发作期 EEG 可见有规律的棘波或慢波。

(3)良性婴儿肌阵挛癫痫:病前精神运动发育正常。发病年龄为出生后 4 个月至 3 岁,男孩多见。部分患者有热性惊厥史或惊厥家族史。发作表现为全身性粗大肌阵挛抽动,可引起上肢屈曲,如累及下肢可出现跌倒。发作短暂,约 1～3 s。发作主要表现在清醒时。无其他类型的发作。脑电图背景活动正常,发作间期脑电图正常或有短暂的全导棘慢波、多棘慢波爆发,发作期全导棘慢波或多棘慢波爆发。

(4)儿童失神发作:发病年龄 3～10 岁,发病高峰年龄为 6～7 岁,男女之比约为 2∶3。发作形式为典型的失神发作。表现为突然意识丧失,但不跌倒,精神活动中断,正在进行的活动停止,两眼凝视前方,持续数秒钟,绝大多数在 30 s 以内,很少超过 45 s,随之意识恢复。发作频繁,每天数次至数百次。临床表现可分为简单失神和复杂失神两种。简单失神发作仅有上述表现,约占 10％。复杂失神发作占大多数,表现为失神发作同时可伴有其他形式的发作,常见为轻微阵挛、失张力、自动症、自主神经的症状。患儿智力发育正常,神经系统检查无明显异常。脑电图表现为正常背景上双侧同步的 3 Hz 的棘慢波综合。光和过度换气可诱发发作。

(5)青少年期失神发作:在青春期或青春期前开始发作,无性别差异。发作形式为典型的失神发作,但其他临床表现与儿童失神癫痫不同。约 80％伴有强直-阵挛发作。大部分病侧在醒后不久发生。15％～20％

的病例伴有肌阵挛发作。发作频率明显少于儿童失神发作。智力发育正常。脑电图背景正常,发作期和发作间期显示 3 Hz 弥漫性棘慢波综合。

(6)青少年肌阵挛性癫痫:发病年龄主要集中在 8~22 岁,平均发病年龄为 15 岁,发病无性别差异。发作形式以肌阵挛为主。约 30% 的患者发展为强直-阵挛、阵挛-强直-阵挛和失神发作。发作常出现在夜间、凌晨或打盹后。最早的症状往往是醒后不久即出现肌阵挛或起床不久手中所拿的物品突然不自主地掉落。85% 的患儿在起病数月或数年后出现全面性强直-阵挛发作,10%~15% 的患儿有失神发作。患者神经系统发育及智能均正常,神经影像学检查正常。一般不能自行缓解,亦无进行性恶化。发作期脑电图表现为广泛、快速、对称的多棘慢波,随后继发少数慢波。发作间期脑电图可有快速、广泛、不规则的棘慢波放电,睡眠剥夺、闪光刺激等可诱发发作。

(7)觉醒时全身强直阵挛发作的癫痫:起病于 10~20 岁,主要于醒后不久发作,第 2 个发作高峰为傍晚休息时间,绝大部分以全身强直阵挛发作为唯一发作形式。剥夺睡眠和其他外界因素可激发发作。常有遗传因素。

(8)其他全身性特发性癫痫:指其他自发性癫痫,如不属于上述综合征之一,可归于本项内。

(9)特殊活动诱导的癫痫:包括反射性癫痫及其他非特异因素(不眠、戒酒、药物戒断、过度换气)诱发的癫痫。

2.隐源性或症状性癫痫

(1)West 综合征(婴儿痉挛):是一类病因不同几乎只见于婴儿期的有特异性脑电图表现且抗癫痫药物治疗效果不理想的癫痫综合征。由特异性三联征组成:婴儿痉挛、精神运动发育迟滞及高度节律失调。85%~90% 的患儿在出生后 1 年内发病,发病高峰为 6~8 个月。发病性别无显著差异。痉挛可为屈曲性、伸展性和混合性三种形式。

(2)Lennox-Gastaut 综合征:特发性 LGS 无明确病因。症状性 LGS 的病因主要包括围生期脑损伤、颅内感染、脑发育不良、结节性硬化和代谢性疾病等。LGS 的主要特点包括:起病年龄早,多在 4 岁前发病,1~2 岁最多见;发作形式多样,可表现为强直发作、肌阵挛发作、不典型失神发作、失张力发作和全身强直-阵挛性发作等多种发作类型并存;发作非常频繁;常伴有智力发育障碍。脑电图表现为背景活动异常、慢棘慢波复合(<3 Hz)。

(3)肌阵挛-起立不能性癫痫:常有遗传因素。起病年龄为 6 个月至 6 岁,发病高峰年龄为 3~4 岁。发作形式多样,常见轴性肌阵挛发作,以头、躯干为主,表现为突然、快速地用力点头、向前弯腰,同时两臂上举。有时在肌阵挛后出现肌张力丧失,表现为屈膝、跌倒、不能站立,故称之为站立不能发作。发病前智力发育正常,发病后有智力减退。脑电图早期有 4~7 Hz 节律,余正常,以后可有不规则快棘慢综合波或多棘慢波综合波。

(4)肌阵挛失神发作性癫痫:起病年龄 2~12.5 岁,发病高峰年龄为 7 岁,男性略多于女性。发作类型以失神发作和肌阵挛发作为主,表现为失神发作伴双侧节律性肌阵挛性抽动,发作持续时间较失神发作长,为 10~60 s。约一半患儿在发病前即有不同程度的智力低下,但无其他神经系统的异常发现。脑电图上可见双侧同步对称、节律性的 3 Hz 棘慢复合波,类似失神发作。

3.症状性全身性癫痫及癫痫综合征

症状性全身性癫痫及癫痫综合征包括无特殊病因的早期肌阵挛性癫痫性脑病、伴暴发抑制的早发性婴儿癫痫性脑病、其他症状性全身性癫痫和有特殊病因的癫痫。

(1)早发性肌阵挛性脑病:出生后 3 个月内(多在 1 个月内)起病,男女发病率大致相当。病前无脑发育异常。初期为非连续性的单发肌阵挛(全身性或部分性),然后为怪异的部分性发作,大量的肌阵挛或强直阵挛。脑电图特征为"暴发-抑制",随年龄增长可逐渐进展为高度节律失调。家族性病例常见,提示与先天代谢异常有关。

(2)伴爆发抑制的早发性婴儿癫痫性脑病:又称大田原综合征。新生儿及婴儿早期起病,半数以上发病在 1 个月以内,男女发病率无明显差异。发作形式以强直痉挛为主。常表现为"角弓反张"姿势,极度低头、肢伸向前、身体绷紧。发作极为频繁。伴有严重的精神运动障碍,常在4～6个月时进展为婴儿痉挛。脑电图呈周期性爆发抑制波形是本病的特点,但并非本病所特有。

（三）不能分类的癫痫

1.新生儿癫痫

由于新生儿的特点,癫痫发作的临床表现常容易被忽略。发作包括眼水平性偏斜、伴或不伴阵挛、眼睑眨动或颤动、吸吮、咂嘴及其他颊－唇－口动作、游泳或踏足动作,偶尔为呼吸暂停发作。新生儿发作还见于肢体的强直性伸展、多灶性阵挛性发作、局灶性阵挛性发作。脑电图表现为爆发抑制性活动。

2.婴儿重症肌阵挛性癫痫

起病年龄1岁以内,病因不清。发作形式以肌阵挛为主。早期为发热诱发长时间的全身性或一侧性惊厥发作,常被误诊为婴儿惊厥。1～4岁以后渐出现无热惊厥,易发生癫痫持续状态,进行性精神运动发育倒退,特别是语言发育迟缓。60%的患儿有共济失调,20%的患儿有轻度的锥体束征。脑电图表现为广泛性棘慢波、多棘慢波。

3.慢波睡眠中伴有连续性棘－慢波的癫痫

本型癫痫由各种发作类型联合而成。在睡眠中有部分性或全身性发作,当觉醒时为不典型失神,不出现强直发作。特征脑电图表现为在慢波睡眠相中持续的弥散性棘慢波。

4.获得性癫痫性失语

获得性癫痫性失语又称 Landau-Kleffner 综合征(LKS),主要特点为获得性失语和脑电图异常。本病的病因尚未明确,发病年龄在18个月至13岁,约90%在2～8岁起病。男性发病略高于女性。发病前患儿语言功能正常。失语表现为能听到别人说话的声音,但不能理解语言的意义,逐渐发展为不能用语言进行交流,甚至完全不能表达。患儿已有的书写或阅读功能也逐渐丧失。失语的发展过程有3种类型:突发性失语,症状时轻时重,最终可以恢复;失语进行性发展,最终导致不可恢复的失语;临床逐渐出现失语,病情缓慢进展,失语恢复的情况不尽一致。80%的患者合并有癫痫发作。约一半患者以癫痫为首发症状,而另一半以失语为首发症状。癫痫的发作形式包括部分运动性发作、复杂部分性发作、全面性强直－阵挛发作、失张力发作或不典型发作。清醒和睡眠时均有发作,发作的频率不等。70%的患儿有精神行为异常,表现为多动、注意力不集中、抑郁、暴躁、智力减退、易激动和破坏性行为,有些患儿可表现为孤独症样动作。发作间期清醒脑电图背景活动多正常,异常脑电活动可见于单侧或双侧颞区单个或成簇的棘波、尖波或1.5～2.5 Hz 的棘慢波综合。睡眠时异常放电明显增多,阳性率几乎100%。有时异常放电呈弥漫性分布。

（四）特殊癫痫综合征

热性惊厥:指初次发作在1个月至6岁,在上呼吸道感染或其他感染性疾病的初期,当体温在38℃以上时突然出现的惊厥,排除颅内感染或其他导致惊厥的器质性或代谢性异常。其有明显的遗传倾向。发病与年龄有明显的依赖性,首次发作多见于6个月至3岁。

七、癫痫的诊断思路

（一）确定是否为癫痫

(1)病史:癫痫有两个重要特征,即发作性和重复性。发作性是指突然发生,突然停止;重复性是指在一次发作后,间隔一定时间后会有第二次乃至更多次相同的发作。癫痫患者就诊时间多在发作间歇期,体格检查多正常,因此诊断主要根据病史。但患者发作时常有意识丧失,难以自述病情,只能依靠目睹患者发作的亲属及其他在场人员描述,经常不够准确。医生如能目睹患者的发作,对诊断有决定性的作用。

(2)脑电图检查:脑电图的痫性放电是癫痫的一个重要特征,也是诊断癫痫的主要证据之一。某些形式的电活动对癫痫的诊断具有特殊的意义。与任何其他检查一样,脑电图检查也有其局限性,对临床表现为痫性发作的患者,脑电图检查正常不能排除癫痫,脑电图出现癫痫波形,而临床无癫痫发作的患者也不能诊断癫痫,只能说明其存在危险因素。目前脑电图检查主要有常规脑电图检查、携带式脑电图检查及视频脑电图监测。随着视频脑电图监测的临床应用,提高了癫痫诊断的阳性率。

（二）明确癫痫发作的类型或癫痫综合征

不同类型的癫痫治疗方法亦不同，发作类型诊断错误可能导致药物治疗的失败。

（三）确定病因

脑部 MRI、CT 检查可确定脑结构性异常或损害。

（王　艳）

第二节　全面性发作

全面性发作的神经元痫性放电起源于双侧大脑半球，特征是发作时伴有意识障碍或以意识障碍为首发症状。

一、病因及发病机制

1.与遗传关系密切

150 种以上少见的基因缺陷综合征是以癫痫大发作或肌阵挛发作为临床表现的，其中常染色体显性遗传疾病有 25 种，如结节性硬化和神经纤维瘤病；常染色体隐性遗传疾病约 100 种，如家族性黑矇性痴呆和类球状细胞型脑白质营养不良等，热性惊厥的全身性发作与编码电压门控钠通道 β 亚单位基因的突变有关。良性少年型肌阵挛性癫痫基因定位于 6q21.3。

2.大脑弥漫性损害

弥漫性损害大脑的病因如缺氧性脑病、中毒等。皮层痫性放电病灶的胶质增生、灰质异位、微小胶质细胞瘤或毛细血管瘤改变。电镜下病灶的神经突触间隙电子密度增加，痫灶周围有大量星形细胞，改变了神经元周围的离子浓度，使兴奋易于向周围扩散。

二、临床表现

（一）失神发作

1.典型失神发作

典型失神发作通常称为小发作。

(1)无先兆和局部症状：突然意识短暂中断，患者停止当时的活动，呼之不应，两眼瞪视不动，状如"愣神"，约 3～15 s；可伴有简单的自动性动作，如擦鼻、咀嚼、吞咽等，一般不会跌倒，手中持物可能坠落，事后对发作全无记忆，每日可发作数次至数百次。

(2)EEG：发作时呈双侧对称，3 周/s 棘慢波或多棘慢波，发作间期可有同样的或较短的阵发活动，背景波形正常。

2.不典型失神发作

(1)意识障碍发生及休止：较典型者缓慢，肌张力改变较明显。

(2)EEG：较慢而不规则的棘慢波或尖慢波，背景活动异常。

（二）肌阵挛发作

(1)多为遗传性疾病。

(2)某一肌肉或肌群呈突然短暂的快速收缩，颜面或肢体肌肉突然短暂跳动，单个出现，或有规律的反复发生。发作时间短，间隔时间长，一般不伴意识障碍，清晨欲觉醒或刚入睡时发作较频繁。

(3)EEG 多为棘慢波或尖慢波。

（三）阵挛性发作

1.年龄

仅见于婴幼儿。

2.表现

全身重复性阵挛性抽搐。

3.EEG

快活动、慢波及不规则棘慢波。

(四)强直性发作

1.年龄

儿童及少年期多见。

2.表现

睡眠中较多发作,全身肌肉强烈的强直性肌痉挛,使头、眼和肢体固定在特殊位置,伴有颜面青紫、呼吸暂停和瞳孔散大;躯干强直性发作造成角弓反张,伴短暂意识丧失,一般不跌倒,持续 30 s 至 1 min 以上,发作后立即清醒。

3.常伴自主神经症状

面色苍白、潮红、瞳孔扩大等。

4.EEG

低电位 10 周/s 波,振幅逐渐增高。

(五)全面性强直—阵挛发作(GTCS)

GTCS 是最常见的发作类型之一,也称大发作,特征是意识丧失和全身对称性抽搐。发作分为三期。

1.强直期

(1)意识和肌肉:突然意识丧失,跌倒在地,全身骨骼肌呈持续性收缩。

(2)五官表现:上睑抬起,眼球上窜,喉部痉挛,发出叫声;口先强张,而后突闭,或咬破舌尖。

(3)抽搐:颈部和躯干先屈曲而后反张,上肢先上举后旋再变为内收前旋,下肢自屈曲转变为强烈伸直。

(4)持续 10~20 s 后,在肢端出现细微的震颤。

2.阵挛期

(1)震颤:幅度增大并延及全身成为间歇性痉挛,即进入阵挛期。

(2)每次痉挛都继有短促的肌张力松弛,阵挛频率由快变慢,松弛期逐渐延长,本期持续 0.5~1 min。

(3)最后一次强烈阵挛后,抽搐突然终止,所有肌肉松弛。

3.惊厥后期

(1)牙和二便:阵挛期以后尚有短暂的强直痉挛,造成牙关紧闭和大小便失禁。

(2)意识:呼吸首先恢复,心率、血压、瞳孔等恢复正常,肌张力松弛,意识逐渐苏醒。

(3)自发作开始至意识恢复历时 5~10 s。

(4)清醒后,常头昏、头痛、全身酸痛和疲乏无力,对抽搐全无记忆。

(5)或发作后进入昏睡,个别在完全清醒前有自动症或暴怒、惊恐等情感反应。

强直期和阵挛期可见自主神经征象,如心率加快,血压升高,汗液、唾液和支气管分泌物增多,瞳孔扩大等。呼吸暂时中断,皮肤自苍白转为发绀,瞳孔散大,对光及深、浅反射消失,病理反射阳性。

强直期逐渐增强的弥漫性 10 周/s 波;阵挛期逐渐变慢的弥漫性慢波,附有间歇发作的成群棘波;惊厥后期呈低平记录。

(六)无张力性发作

1.肌肉张力

(1)部分或全身肌肉张力突然降低,造成颈垂、张口、肢体下垂或躯干失张力而跌倒,持续 1~3s。

(2)短暂意识丧失或不明显的意识障碍,发作后立即清醒和站起。

2.EEG

多棘—慢波或低电位快活动。

三、诊断及鉴别诊断

(一)诊断

1.GTCS 的诊断依据

(1)发作史及其表现,关键是发作时有无意识丧失性。

(2)间接证据:舌咬伤和尿失禁,或发生跌伤及醒后头痛、肌痛也有参考意义。

2.失神发作

(1)特征性脑电表现。

(2)结合相应的临床表现。

(二)鉴别诊断

1.晕厥

(1)意识瞬时丧失:脑血流灌注短暂性全面降低,缺氧所致。

(2)多有明显诱因:如久站、剧痛、见血、情绪激动和严寒等,胸内压力急剧增高,如咳嗽、抽泣、大笑、用力、憋气、排便、解尿等诱发。

(3)发作先兆:常有恶心、头晕、无力、震颤、腹部沉重感或眼前发黑等,与癫痫发作相比,摔倒时较缓慢。

(4)自主神经症状:面色苍白、出汗,有时脉搏不规则,或伴有抽动、尿失禁。

(5)四肢强直阵挛性抽搐:少数发生,多发生于意识丧失 10 s 以后,持续时间短,强度较弱,与痫性发作不同。

(6)脑电图和心电图监测:帮助鉴别。

2.低血糖症

(1)血糖水平:发作低于 2 mmol/L 时,可产生局部癫痫样抽搐或四肢强直发作,伴有意识丧失。

(2)病因:胰岛 β 细胞瘤或长期服用降糖药的 2 型糖尿病患者。

(3)既往病史:有助于确诊。

3.发作性睡病

(1)鉴别:因意识丧失和摔倒,易误诊为癫痫。

(2)突然发作的不可抑制的睡眠、睡眠瘫痪、入睡前幻觉及摔倒症等四联症。

4.基底型偏头痛

(1)鉴别:因有意识障碍与失神发作鉴别;但发生缓慢,程度较轻,意识丧失前常有梦样感觉。

(2)偏头痛:双侧,多伴眩晕、共济失调、双眼视物模糊或眼球运动障碍。

(3)脑电图:可有枕区棘波。

5.假性癫痫发作(表 14-4)

表 14-4　癫痫性发作与假癫痫发作的鉴别

特点	癫痫发作	假癫痫发作
发作场合和特点	任何情况下,突然及刻板式发作	有精神诱因及有人在场时,发作形式多样
眼位	上睑抬起,眼球上蹿或转向一侧	眼睑紧闭,眼球乱动
面色	发绀	苍白或发红
瞳孔	散大,对光反射消失	正常,对光反射存在
摔伤,舌咬伤,尿失禁	可有	无
Babinski 征	常为阳性	阴性
对抗被动运动	无	有
持续时间及终止方式	1~2 min,自行停止	可长达数小时,需安慰及暗示治疗

（1）又称癔病性发作：多在情绪波动后发生，可有运动、感觉、自动症、意识模糊等类癫痫发作症状。

（2）症状有戏剧性：表现双眼上翻、手足抽搐和过度换气，伴有短暂精神和情绪异常，无自伤和尿失禁。

（3）特点：强烈的自我表现，精神刺激后发生，发作中哭叫、出汗和闭眼等，暗示治疗可终止发作。

（4）脑电监测：有鉴别意义。

国外报道，假性发作患者中 10％左右可患有癫痫，癫痫伴有假性发作者为 10％～20％。

四、治疗

癫痫是可治性疾病，大多数预后较好。在最初 5 年内 70％～80％缓解，其中 50％可完全停药。精确定位癫痫源，合理选择手术治疗可望使约 80％难治性癫痫病患者彻底治愈。

（一）药物治疗的一般原则

1.明确癫痫诊断，确定发作类型

（1）及时服用抗癫痫药物（AEDs）控制发作。

（2）首次发作者在调查病因之前，不宜过早用药，应等到下次发作再决定是否用药。

（3）根据所用 AEDs 的不良反应，确定用药时间和预后。用药前说明治疗癫痫的长期性、药物毒不良反应及生活中注意事项。

2.病因治疗

病因明确者如调整低血糖、低血钙等代谢紊乱，手术治疗颅内占位性病变，术后残余病灶使继续发作者，需药物治疗。

3.根据发作类型选择 AEDs

根据发作类型选择 AEDs，详见表 14-5。

表 14-5　根据癫痫的发作类型推荐选择的抗癫痫药物

发作类型	一线 AEDs	二线或辅助 AEDs
①单纯及复杂部分性发作、部分性发作继发 CTCS	卡马西平、丙戊酸钠、苯妥英钠、苯巴比妥、扑痫酮	氧异安定、氯硝西泮
②GTCS	卡马西平、苯巴比妥、丙戊酸钠、苯妥英钠、扑痫酮	乙酰唑胺、奥沙西泮、氯硝西泮
特发性大发作合并失神发作	首选丙戊酸钠，其次为苯妥英钠或苯巴比妥	
继发性或性质不明的 GTCS	卡马西平、苯妥英钠或苯巴比妥	
③失神发作	丙戊酸钠、乙琥胺	乙酰唑胺、氯硝西泮、三甲双酮
④强直性发作	卡马西平、苯巴比妥、苯妥英钠	奥沙西泮、氯硝西泮、丙戊酸钠
⑤失张力性和非典型失神发作	奥沙西泮、氯硝西泮、丙戊酸钠	乙酰唑胺、卡马西平、苯妥英钠、苯巴比妥/扑痫酮
⑥肌阵挛性发作	丙戊酸钠、乙琥胺、氯硝西泮	乙酰唑胺、奥沙西泮、硝西泮、苯妥英钠
⑦婴儿痉挛症	促肾上腺皮质激素（ACTH）、强的松、氯硝西泮	
⑧有中央-颞部或枕部棘波的良性儿童期癫痫	卡马西平或丙戊酸钠	
⑨Lennox-Gastaut 综合征	首选丙戊酸钠，次选氯硝安定	

4.常用剂量和不良反应

常用剂量和不良反应,详见表14-6。

表 14-6　抗痫药的剂量和不良反应

药物	成人剂量/(kg/d)		儿童剂量 [mg(kg·d)]	不良反应(剂量有关)	特异反应
	起始	维持			
苯妥英(PHT)	200	300～500	4～12	胃肠道症状,毛发增多,齿龈增生,面容粗糙,小脑征,复视,精神症状	骨髓、肝、心损害,皮疹
卡马西平(CBZ)	200	600～2 000	10～40	胃肠道症状,小脑征,复视,嗜睡,精神症状	骨髓与肝损害,皮疹
苯巴比妥(PB)		60～300	2～6	嗜睡,小脑征,复视,认知与行为异常	甚少见
扑米酮(PMD)	60	750～1 500	10～25	同苯巴比妥	同苯巴比妥
丙戊酸盐(VPA)	500	1 000～3 000	10～70	肥胖,震颤,毛发减少,踝肿胀,嗜睡,肝功能异常	骨髓与肝损害,胰腺炎
乙琥胺(ESM)	500	750～1 500	10～75	胃肠道症状,嗜睡,小脑症状,精神异常	少见,骨髓损害
加巴喷丁	300	1 200～3 600		胃肠道症状,头晕,体重增加,行走不稳,动作增多	
拉莫三嗪(LTG)	25	100～500		头晕,嗜睡,恶心,神经症状(与卡马西平合用时出现)	儿童多见
非氨酯	400	1 800～3 600	15	头晕,镇静,体重增加,视野缩小,精神异常(少见)	较多见,骨髓与肝损害
托吡酯	25	200～400		震颤,头痛,头晕,小脑征,肾结石,胃肠道症状,体重减轻,认知或精神症状	

(1)药物监测:药物疗效受药物吸收、分布及代谢的影响,用药应采取个体化原则。儿童需按体重(kg)计算药量,婴幼儿由于代谢较快,用量应比年长儿童相对较大。多数 AEDs 血药浓度与药效相关性明显高于剂量与药效相关性,因此,测定血药浓度,即应进行药物监测(TDM),检测苯妥英钠、卡马西平、苯巴比妥及乙琥胺血药水平,可提高用药的有效性和安全性。

(2)不良反应:所有 AEDs 都有,最常见剂量相关性不良反应,通常于用药初始或增量时发生,与血药浓度有关;多数为短暂性的,缓慢减量可明显减少。进食时服药可减少恶心反应。

(3)特异反应:与剂量无关,难以预测。严重的特异反应如皮疹、粒细胞缺乏症、血小板缺乏、再生障碍性贫血和肝衰竭等可威胁生命。约 1/4 的癫痫转氨酶轻度增高,但并不发展为肝炎或肝衰竭。

5.坚持单药治疗原则

提倡小剂量开始的单药治疗,缓慢增量至能最大程度地控制发作而无不良反应或反应很轻的最低有效剂量。单药治疗癫痫约 80% 有效,切勿滥用多种药物。

6.联合治疗

(1)原则:30% 以上患者需联合治疗。一种药物不能控制发作或出现不良反应,则需换用第二种 AEDs,如合用乙琥胺和丙戊酸钠治疗失神或肌阵挛发作,或其一加用苯二氮䓬类可有效。

(2)注意:化学结构相同的药物,如苯巴比妥和扑痫酮、氯硝西泮和地西泮等不宜联合使用。合用两种或多种 AEDs 常使药效降低,易致慢性中毒而使发作加频。传统 AEDs 都经肝脏代谢,通过竞争可能抑制另一种药的代谢。

7.长期坚持

AEDs 控制发作后,必须坚持长期服用,除非严重不良反应出现,不宜随意减量或停药,以免诱发癫痫持续状态。

8.增减药物、停药及换药原则

(1)增减药物:增药可适当的快,但必须逐一增加,减药一定要慢,以利于确切评估疗效和不良反应。

(2)停药:遵循缓慢和逐渐减量原则,完全控制发作 4～5 年后,根据情况逐渐减量,减量 1 年左右时间内无发作者方可停药,一般需要半年甚至一年才能完全停用,以免停药所致的发作。

(3)换药:应在第 1 种药逐渐减量时逐渐增加第 2 种药的剂量至控制发作,并应监控血药浓度。

(二)传统 AEDs

药物相互作用复杂,均经肝代谢,多数血浆蛋白结合率高,肝脏或全身疾病时,应注意调整剂量。

1.苯妥英钠(PHT)

PHT 对 GTCS 和部分性发作有效,加重失神和肌阵挛发作。胃肠道吸收慢,半清除期长,达到稳态后成人可日服 1 次,儿童日服 2 次。因治疗量与中毒量接近,不适于新生儿和婴儿。不良反应为剂量相关的神经毒性反应,如皮疹、齿龈增厚、毛发增生和面容粗糙,干扰叶酸代谢可发生巨红细胞性贫血,建议同时服用叶酸。

2.苯巴比妥(PB)

适应证同苯妥英钠。小儿癫痫的首选药物,对 GTCS 疗效好,或用于单纯及复杂部分性发作,对少数失神发作或肌阵挛发作也有效,预防热性惊厥。价格低廉,可致儿童兴奋多动和认知障碍,应尽量少用。

3.卡马西平(CBZ)

适应证同苯妥英钠,是单纯及复杂部分性发作的首选药物,对复杂部分性发作疗效优于其他 AEDs。治疗 3～4 周后半清除期降低一半以上,需增加剂量维持疗效。与其他药物呈复杂而难以预料的交互作用,20％患者白细胞减少至 4×10^9/L 以下,个别可短暂降至 2×10^9/L 以下。

4.丙戊酸钠(VPA)

广谱抗癫痫药。良好控制失神发作和 GTCS,胃肠道吸收快,抑制肝的氧化、结合、环氧化功能,与血浆蛋白结合力高,与其他 AEDs 有复杂的交互作用。半衰期短,联合治疗时半清除期为 8～9 h。因有引起致死性肝病的危险,2 岁以下婴儿有内科疾病时禁用此药治疗。也用于单纯部分性发作、复杂部分性发作及部分性发作继发 GTCS;GTCS 合并失神小发作的首选药物。

5.扑痫酮(PMD)

适应证是 GTCS,对单纯及复杂部分性发作有效。经肝代谢成为具抗痫作用的苯巴比妥和苯乙基丙二酰胺。

6.乙琥胺(ESX)

ESX 仅用于单纯失神发作和肌阵挛。吸收快,约 25％以原型由肾排泄,与其他 AEDs 很少相互作用,几乎不与血浆蛋白结合。

(三)新型 AEDs

多经肾排泄,肾功能损害应调整剂量;血浆蛋白结合率低,药物间相互作用少。

1.加巴喷丁(GBP)

GBP 不经肝代谢,以原型由肾排泄。治疗部分性发作和 GTCS。

2.拉莫三嗪(LTG)

起始剂量应小,经 6～8 周逐渐增加剂量。对部分性发作、GTCS 和 Lennov-Gastaut 综合征有效。胃肠道吸收完全,经肝代谢。

3.非氨酯(FBM)

单药治疗部分性发作和 Lennox-Gastaut 综合征。胃肠道吸收好,90％以原型经肾排泄。可发生再生障碍性贫血和肝毒性,其他 AEDs 无效时才考虑试用。

4.氨己烯酸(VGB)

用于部分性发作、继发 GTCS 和 Tennox-Gastcnlut 综合征,对婴儿痉挛症有效,也可用作单药治疗。经胃肠道吸收,主要经肾脏排泄。不可逆性抑制 GABA 转氨酶,增强 GABA 能神经元作用。有精神病史的患者不宜应用。

5.托吡酯(TPM)

TPM 亦称妥泰。天然单糖基右旋果糖硫代物,可作为丙戊酸的替代药物。对难治性部分性发作、继发 GTCS、Lennox-Gastaut 综合征和婴儿痉挛症等有效。远期疗效好,无明显耐受性,大剂量也可用作单药治疗。卡马西平和苯妥英钠可降低托吡酯麻药浓度,托吡酯也可降低口服避孕药的疗效及增加苯妥英钠的血药浓度。

(四)AEDS 的药代动力学

1.血药浓度

药物口服吸收后分布于血浆和各种组织内。多数 AEDs 部分地与血浆蛋白相结合,仅游离部分透过血脑屏障发挥作用。常规所测血药浓度是血浆内总浓度,当血浆蛋白或蛋白结合部位异常增多或减少时,虽药物血浆总浓度不变,其游离部分却异常减少或增多,出现药物作用与血药浓度的预期相矛盾的现象。

2.药物半清除期

药物半清除期反映药物通过代谢或排泄而清除的速度;稳态是指药物吸收和清除阈达到平衡的状态,只有在达到稳态时测得的血药浓度才可靠,而一种药物达到稳态的时间大致相当于其 5 个半清除期的时间。为了减少 AEDs 血浓度的过大波动,应以短于稳态时的药物半清除期 $1/3\sim1/2$ 的间隔服用。半清除期为 24h 或更长时间的 AEDs,每日服用 1 次即可维持治疗血药浓度,于睡前服可避免药物达峰浓度时的镇静作用。

(五)手术治疗

1.考虑手术治疗基本条件

(1)长时间正规单药治疗,或先后用两种 AEDs 达到最大耐受剂量,或经一次正规、联合治疗仍不见效者。

(2)难治性癫痫指复杂部分性发作患者用各种 AEDs 治疗难以控制发作,血药浓度在正常范围之内,并治疗 2 年以上,每月仍有 4 次以上发作者。

(3)难治性部分性发作者最适宜手术治疗。

2.最理想的适应证

最理想的适应证始自大脑皮质的癫痫放电。手术切除后不会产生严重神经功能缺损。

3.常用的手术方法

(1)前颞叶切除术:难治性复杂部分性癫痫的经典手术。

(2)颞叶以外的脑皮质切除术:局灶性癫痫治疗的基本方法。

(3)癫痫病灶切除术。

(4)胼胝体部分切除术。

(5)大脑半球切除术。

(6)多处软脑膜下横切术:适于致痫灶位于脑重要功能皮质区的部分性发作。如角回及缘上回、中央前后回、优势半球 Broca 区、Wernicke 区等,不能行皮质切除术时选用。

五、预后

典型失神发作预后最好,药物治疗 2 年儿童期失神通常发作停止,青年期失神癫痫易发展成全身性发作,治疗需更长时间;原发性全身性癫痫控制较好;5～10 岁起病者有自发缓解倾向,易被 AEDs 控制;外伤性癫痫预后较好;无明显脑损伤的大发作预后较好,缓解率 85%～90%;有器质性脑损伤及/或神经系统体征的大发作预后差;发病较早、病程较长、发作频繁及伴有精神症状者预后差;无脑损伤的肌阵挛性癫痫预后尚可,伴有脑部病变者难以控制。

(王　艳)

第三节　部分性发作

一、概述

1.概念

痫性放电源于一侧大脑半球,向周围正常脑区扩散可扩展为全身性发作。成年期痫性发作最常见的类型是部分性发作。

2.分型

根据发作期间是否伴有意识障碍分为三型。

(1)无意识障碍:为单纯部分性发作。

(2)有意识障碍:发作后不能回忆,为复杂部分性发作。

(3)单纯和复杂部分性发作:均可能继发全身性强直一阵挛发作。

二、病因及发病机制

(一)病因

1.单纯部分性发作

多为症状性癫痫,常见脑器质性损害,以脑外伤、产伤、脑炎、脑瘤和脑血管疾病及其后遗症居多。

2.复杂部分性发作

多因产伤,或脑炎、脑外伤、肿瘤、脑血管意外、脑动脉硬化、脑血管畸形及脑缺氧等。

(二)发病机制

异常神经元突触重建及胶质增生与复杂部分性发作密切相关。颞叶结构的异常放电引起复杂部分性发作,在痫性活动的发生、发展及传播中海马和杏仁核起重要作用。颞叶癫痫与诱发痫性发作的特定结构受损,或海马硬化(AH)相关。

三、临床表现

(一)单纯部分性发作

痫性发作的起始症状提示痫性灶多在对侧脑部,发作时限不超过 1 min,无意识障碍。分为四型。

1.部分运动性发作

(1)表现:局部肢体抽动,一侧口角、眼睑、手指或足趾多见,或整个一侧面部或一个肢体远端,有时言语中断。

(2)杰克逊癫痫:发作自一处开始后沿大脑皮质运动区分布顺序缓慢移动,如自一侧拇指沿腕部、肘部、肩部扩展。

(3)Todd 瘫痪:病灶在对侧运动区。部分运动性发作后如遗留暂时性(数分钟至数日)局部肢体瘫痪或无力。

(4)部分性癫痫持续状态:癫痫发作持续数小时或数日。

2.体觉性发作或特殊感觉性发作

(1)体觉性发作:肢体常麻木感和针刺感,多在口角、舌、手指或足趾发生,病灶在中央后回体感觉区,偶有缓慢扩散犹如杰克逊癫痫。

(2)特殊感觉性发作:①视觉性:视幻如闪光,病灶在枕叶。②听觉性:幻听为嗡嗡声,病灶在颞叶外侧或岛回。③嗅觉性:焦臭味,病灶在额叶眶部、杏仁核或岛回。④眩晕性:眩晕感、飘浮感、下沉感,病灶在岛间或顶叶。

特殊感觉性发作可是复杂部分性发作或全面强直－阵挛发作的先兆。

3.自主神经发作

(1)年龄:以青少年为主。

(2)临床症状:很少单独出现,以胃肠道症状居多,如烦渴、欲排尿感、出汗、面部及全身皮肤发红、呕吐、腹痛等。

(3)病灶:杏仁核、岛回或扣带回。

(4)EEG:阵发性双侧同步 θ 节律,频率为 $4\sim7$ 次/s。

4.精神性发作

(1)各种类型遗忘症:如似曾相识、似不相识、快速回顾往事、强迫思维等,病灶多在海马部。

(2)情感异常:如无名恐惧、愤怒、忧郁和欣快等,病灶在扣带回。

(3)错觉:如视物变大或变小,听声变强或变弱,以及感觉本人肢体变化等,病灶在海马部或颞枕部。

精神症状可单独发作,常为复杂部分性发作的先兆,或为继发的全面性强直－阵挛发作的先兆。

(二)复杂部分性发作

(1)占成人痫性发作 50% 以上:在发作起始精神症状或特殊感觉症状出现,随后意识障碍、自动症和遗忘症,或发作开始即意识障碍,又称精神运动性发作。病灶多在颞叶,故又称颞叶癫痫,或见于额叶、嗅皮质等部位。先兆或始发症状包括单纯部分性发作的各种症状,特别是错觉、幻觉等精神症状及特殊感觉症状。

(2)在先兆之后发生复杂部分性发作:患者做出似有目的的动作,即自动症。自动症是在痫性发作期或发作后意识障碍和遗忘状态下发生的行为,先瞪视不动,然后无意识动作,如机械地重复动作,或出现吮吸、咀嚼、舔唇、清喉、搓手、抚面、解扣、脱衣、摸索衣裳和挪动桌椅等,甚至游走、奔跑、乘车上船,也可自动言语或叫喊、唱歌等。病灶多在颞叶海马部、扣带回、杏仁核、额叶眶部或边缘回等。在觉醒时 EEG 仅 30% 呈发作放电。EEG 表现为一侧或两侧颞区慢波,杂有棘波或尖波。

(三)全面性强直－阵挛发作

全面性强直－阵挛发作多由单纯或复杂部分性发作继发而来:脑电图可见快速发展为全面性异常。大发作之后可回忆起部分性发作时的情景。

四、诊断及鉴别诊断

(一)诊断

1.首先确认癫痫是否发作

(1)详细了解首次发作的时间和情况,仔细排除内科或神经科急性疾病。

(2)除单纯部分性发作外,患者并不能记忆和表述发作时的情景,需向目睹者了解整个发作过程,如发作的环境、时间,发作时姿态、面色、声音,有无肢体抽搐及大致顺序,发作后表现,有无怪异行为和精神失常等。

(3)有多次发作的患者需了解发病后情况、发作形式、相关疾病及事件、可能的触发因素,以及发作的频率下最长间隔、间隙期有无异常等。

(4)了解家族史,怀孕期、分娩期和产后生长发育情况,有否热性惊厥、严重颅脑外伤、脑膜炎、脑炎、寄生虫感染史等。

2.确定发作类型

依靠病史等确定发作类型及可能属于哪种癫痫综合征。

3.最后确定病因

(1)首次发作者,排除内科或神经科疾病,如低血糖、高血糖、高渗状态、低钙血症、低钠血症、高钠血症、肝衰竭、肾衰竭、高血压脑病、脑膜炎、脑炎、脑脓肿和脑瘤等。

(2)排除药物或毒物引起的痫性发作,如异烟肼、茶碱、氨茶碱、哌替啶、阿米替林、多塞平、丙米嗪、氯丙嗪、氟哌啶醇、氨甲喋呤、环孢霉素 A、苯丙胺等。

(3)若先后用两种抗痫药治疗效果不佳,就应再次评估,复查 EEG 和高分辨率 MRI。

(二)鉴别诊断

1.偏头痛

(1)应与复杂部分性发作持续状态鉴别。

(2)多有头痛发作史和家族史。

(3)主要症状为剧烈偏头痛,无意识障碍。

(4)EEG 正常或仅少数患者出现局灶性慢波,如有尖波常局限于头痛侧颞区。

(5)如幻觉则以闪光、暗点、视物模糊为特征。

2.短暂性脑缺血发作(TIA)

(1)一过性记忆丧失、幻觉、行为异常和短暂意识丧失等,可与复杂部分性发作混淆。

(2)年龄大、脑动脉硬化及脑电图阴性。

3.非痫性发作

详细询问病史与屏气发作、遗尿、梦魇、腹痛、低血糖发作等鉴别。

五、预后

起源于脑结构性病变的部分性癫痫患者,预后与病因是否得到根除有关。这类癫痫对药物治疗有抵抗性,但经 3~5 年治疗后缓解率可达 40%~45%。发作形式仅有一种的患者比多种发作形式预后好,缓解率达 65% 以上。复杂部分性发作停药后复发率高,应长期服药。

(褚 旭)

第四节 癫痫及癫痫综合征

一、具有枕区放电的良性儿童期癫痫

(1)发病年龄:儿童期。

(2)临床表现:以视觉症状开始如黑矇、闪光、视幻觉或错觉等,随之一侧阵挛性抽动及自动症。发作后约 1/4 患儿出现头痛。

(3)EEG:仅在闭眼时见到一侧或双侧枕区或颞区阵发性高波幅棘慢波或尖波,呈反复节律性发放。

(4)治疗:选用卡马西平或丙戊酸钠治疗。

二、具有中央-颞部棘波的良性儿童期癫痫

(1)年龄性别:3~13 岁好发,9~10 岁为发病高峰。遗传倾向明显,男性明显多于女性。

(2)临床表现:常在夜间发病,嘴角及面部一侧抽动,对侧肢体偶可累及,甚至进展为 GTCS。

(3)频率:每月一次或数月一次。

(4)EEG:见一侧中央-颞区高波幅棘波,有向对侧扩散的倾向。

(5)治疗:卡马西平或丙戊酸钠治疗有效。

(6)预后:可不经治疗于 16 岁前自愈。

三、West 综合征(婴儿痉挛症)

(1)年龄性别:出生后一年内发病,4~7 月为发病高峰,男孩多见。

(2)临床表现:快速点头状痉挛,双上肢外展,下肢和躯干屈曲,偶尔下肢也可为伸直状;常伴有精神运

动发育迟滞。

(3)EEG:呈特征性高峰节律失常。

(4)治疗:早期用 ACTH 或皮质类固醇治疗疗效较好。

(5)预后:症状性多见,肯定有脑损伤的证据或病因明确,预后不良;隐源性较少见,智能障碍少见。

四、Lennox-Gastaut 综合征

(1)病史:多数患儿有脑病史。

(2)年龄:起病于学龄前。

(3)临床表现:同时有多种形式发作,最常见强直性发作,其他为失张力性发作、肌阵挛性发作、失神发作和全身性强直－阵挛发作,发作难以控制,常伴智能障碍。

(4)发作频率:发作频繁,每日多达数十次,癫痫持续状态易出现。

(5)EEG:背景活动异常,可见 3 Hz 棘慢波,常有多灶性异常。

(6)治疗:首选丙戊酸钠,次选氯硝安定、妥泰、菲氨酯等。

(7)预后:不良。

(褚 旭)

第五节 癫痫持续状态

一、概述

1.概念

癫痫持续状态指一次癫痫发作持续 30 min 以上,或连续多次发作,发作间期意识或神经功能未恢复至通常水平称癫痫状态。

2.特点

一般指全面强直－阵挛发作持续状态。神经科常见急诊,致残率和死亡率高。任何类型癫痫均可出现癫痫持续状态。

二、病因与病理生理

(一)常见原因和诱因

1.常见原因

停药不当和不规范的 AEDs 治疗。

2.常见诱因

感染、精神因素、过度疲劳、孕产和饮酒等。

3.年龄不同,病因有异

(1)婴儿、儿童期:感染、产伤、先天畸形为主。

(2)青壮年:多见于脑外伤、颅内占位。

(3)老年:脑卒中、脑肿瘤和变性疾病等。

(二)病理生理

(1)持续或反复惊厥发作引起大脑耗氧和耗糖量急剧增加,使神经元内 ATP 减少,导致离子泵功能障碍,钾离子游离到细胞外,钙离子进入细胞内超载。兴奋性氨基酸及神经毒性产物(如花生四烯酸、前列腺素等)大量增加,导致神经元和轴突水肿死亡。

(2)低血糖、缺氧使脑损害出现不可逆;脑血流自动调节功能失调,脑缺血加重,相继出现代谢性并发

症,如高热、代谢性酸中毒、休克、低血糖、高血钾、蛋白尿等,甚至因心、肝、肺、肾多脏器衰竭而死亡。

三、分类与治疗

(一)惊厥性全身性癫痫持续状态

1.临床表现

(1)最常见,主要是 GTCS 引起,其次为强直性、阵挛性、肌阵挛性等。

(2)特征:全身性抽搐一次接一次发生,始终意识不清,不及时控制可多脏器损害,危及生命。

2.对症处理

(1)保持呼吸道通畅,面罩或鼻导管吸氧,必要时气管切开。

(2)监护心电、血压、呼吸,定时血气、血化学分析。

(3)查找诱发原因并治疗。

(4)防止舌咬伤,牙关紧闭者应放置牙垫。

(5)防止坠床,放置床档。

(6)应及时处理常伴有的脑水肿、感染、高热等。①防治脑水肿:20%甘露醇快速静脉滴注,或地塞米松 10~20 mg 静脉滴注。②预防或控制感染:应用抗生素。③物理降温高热。④纠正代谢紊乱,如发作引起的低血糖、低血钠、低血钙。⑤纠正酸中毒,维持水及电解质平衡,营养支持治疗。

3.药物治疗

快速控制发作是治疗的关键,可酌情选用以下几种药物。

(1)安定(地西泮):地西泮静脉推注对成人或儿童各型持续状态均为最有效的首选药物。成人剂量通常为 10~30 mg。单次最大剂量不超过 20 mg,儿童用量为 0.3~0.5 mg/kg,5 岁以上儿童 5~10 mg,5 岁以下每岁 1 mg 可控制发作。以每分钟 3~5 mg 速度静脉注射。15 min 后如复发可重复给药,或用 100~200 mg 地西泮溶于 5%葡萄糖或氯化钠溶液中,于 12h 内缓慢静脉滴注。地西泮偶可抑制呼吸,则需停止注射。

(2)苯妥英钠:迅速通过血脑屏障,脑中很快达到有效浓度,无呼吸抑制,不减低觉醒水平,对 GTCS 持续状态尤为有效。成人剂量 15~18 mg/kg,儿童 18 mg/kg,溶于氯化钠溶液中静脉注射,静脉注射速度不超过 50 mg/min。但起效慢,约 80%患者 20~30 min 内停止发作,作用时间长(半清除期 10~15 h),可致血压下降及心律失常,需密切监控,有心功能不全、心律失常、冠心病及高龄者宜慎用和不用。

(3)异戊巴比妥钠。

(4)10%水合氯醛:成人 25~30 mL 加等量植物油保留灌肠。

(5)副醛:8~10 mL 肌内注射或 15~30 mL 用植物油稀释保留灌肠。因引起剧咳,有呼吸疾病者勿用。

(6)利多卡因:用于地西泮静脉注射无效者。2~4 mg/kg 加入 10%葡萄糖内,以 50 mg/h 速度静脉滴注,有效或复发时均可重复应用。心脏传导阻滞及心动过缓者慎用。

(7)氯硝安定(氯硝西泮):药效是安定的 5 倍,半清除期 22~32 h,成人首次剂量 3 mg 静脉注射,数分钟奏效,对各型癫痫状态疗效俱佳,以后每日 5~10 mg,静脉滴注。注意对呼吸及心脏抑制较强。

(8)其他:上述方法均无效者,可用硫喷妥钠静脉注射或乙醚吸入麻醉控制发作。

4.维持治疗

控制癫痫发作后,立即使用长效 AEDs,苯巴比妥 0.1~0.2 g 转肌内注射,每 8 h 一次,维持疗效。同时鼻饲卡马西平或苯妥英钠,待口服药达到稳态血浓度后逐渐停用苯巴比妥。

(二)非惊厥性全身性癫痫持续状态

1.临床表现

主要为失神发作持续状态,发作持续可达数小时,表现意识障碍、失语、精神错乱等。

2.快速控制发作

首选安定地西泮静脉注射,继之口服丙戊酸钠或乙琥胺,或二者合用。

3.预后较好

一般不导致死亡,治疗不及时可留智能障碍等后遗症。

(三)复杂部分性发作持续状态

1.临床表现

复杂部分性发作持续状态的恢复时间较失神发作要慢;部分患者出现发作后浮肿或记忆减退,记忆缺损可能成为永久性损害。

2.快速控制发作

用地西泮或苯妥英钠静脉注射控制发作,继之以苯巴比妥肌内注射、口服苯妥英钠维持疗效。

(四)单纯部分性发作持续状态(又称 Kojewnikow 癫痫)

1.临床表现

此型较难控制,由单纯部分性发作持续状态可扩展为继发性全身性发作,发作终止后可遗留发作部位 Todd 麻痹。

2.快速控制发作

首选苯妥英钠以较大负荷剂量(20 mg/kg)静滴,然后再用常规剂量,可辅以苯巴比妥或卡马西平口服。

(褚　旭)

第十五章 痴 呆

第一节 概 述

一、痴呆的定义

痴呆为一临床综合征,是由于大脑器质性或代谢性病变造成的进行性智能衰退。它不同于智能发育不全,智能发育不全是指智能状态从未发展达到相当的水平。而痴呆则是指智能活动在达到相当水平后再出现进行性衰退。Cummings 和 Benson 从临床实用角度,将痴呆定义为获得性、持续性智能损害,并具有以下精神活动领域中至少三项受损:语言、记忆、视空间技能、情感或人格和认知(概括、计算、判断等)。强调了"获得性"可区别于先天智能发育不全。强调"持续性"是为了排除常见的急性脑外伤、代谢障碍和中毒疾病引起的意识错乱状态。智能缺损几小时至几天,甚至几周则诊断为意识错乱状态更恰当。如持续几个月则应考虑痴呆。

国际疾病分类诊断标准第 10 次修订(ICD-10)对痴呆作了一般性描述。"痴呆是由于脑部疾病所致的综合征,它通常具有慢性或进行性的性质,出现多种高级皮质功能紊乱,其中包括记忆,思维,定向,理解、计算、学习能力、语言和判断功能。意识是清晰的,常伴有认知功能的损害,偶而以情绪控制和社会行为或动机的衰退为前驱症状。"在 ICD-10 中拟定痴呆的诊断要点:"诊断痴呆的基本条件是存在如上所述的足以妨碍个人日常生活的记忆和思维减退。典型的记忆损害影响新信息的识记、储存和再现,但以前学过的和熟悉的资料也可能会丢失,这种情况尤其见于痴呆晚期。痴呆不仅仅是记忆障碍,还有思维和推理能力的损害以及观念的减少。信息摄入过程受损,使患者逐渐感到难以同时注意一个以上的话题。如果痴呆是唯一的诊断,则需提供意识清晰的证据。然而谵妄附加于痴呆的双重诊断也常见。应证明上述症状和功能损害至少存在 6 个月,方可确定痴呆的临床诊断。"

以上对痴呆的描述和定义,对可逆或不可逆的精神状态改变同等适用,组织结构或代谢两类病因引起的痴呆也都包含在内。不同的病因所致的痴呆可产生不同的神经心理学障碍模式,对智能的影响并不相似。因此,在明确痴呆的诊断后应细致了解病史及神经系统受损的临床特点,必要的辅助检查及实验室检查,明确病因,对可治的潜在病因采取针对性的措施,缓解和防止痴呆症状的发展。

二、痴呆的流行病学

1.痴呆的患病率

由于痴呆大多发生于老年人,随着社会人口的老龄化,痴呆的发病率和患病率逐年增多,近于流行的趋势。65 岁以下的人群痴呆的患病率大约为 5%,发病随年龄增长而增多,具体数值各地区甚至同一地区,相差甚大。有的资料认为痴呆的患病率在欧美为 4%~5%,在日本为 4.5%~4.7%,而 Uede 等调查65 岁以上日本居民痴呆的患病率达 6.7%。在我国仅为 0.46%~1.8%。我国地域辽阔,至今尚无全国性的痴呆流行病调查资料。近年来国内少数省市关于痴呆的流行病调查表明,在 65 岁以上老年人中,痴呆的患病率为 0.75%~4.69%:上海地区,高氏的一份 3 779 名的人口普查中(60 岁以上),发现痴呆患病率在 4.21%,另一份张氏 5 055 名 55 岁以上人口普查中,55 岁以上痴呆的患病率为 2.57%,60 岁以上为

3.46％,65岁以上高达4.61％。而北京地区陈氏一份8 740名60岁以上人口普查中,发现痴呆111名,痴呆的患病率为1.27％,高氏一份906名60岁以上的人口普查中痴呆患病率为3.9％,其中60岁以上组痴呆的患病率为1.1％,65岁以上组为1.9％,70岁以上组为2.7％,75岁以上组高达11.3％。各调查结果差异如此之大,可能与调查方法、人口标本以及对痴呆的诊断标准不同有关。虽然调查的总患病率不同,但各调查均表现随年龄增长,痴呆的患病率也明显增高。女性的患病率高于男性。文化水平低者的患病率明显高于文化水平高者。

2.痴呆的发病率

国外对痴呆发病率的研究已有多篇报道,Backman等对1976年—1978年Framinghan研究中不是痴呆者,观察2年,结果显示,5年痴呆的发病率随年龄增长而成倍增加。从65～69岁组的7‰到85～89岁组的118‰,性别无显著差异。Kokmen等的研究提示痴呆的发病随年龄的增长而直线上升。痴呆的总发病率为122/10万人年,而65～74岁组为304.9/10万人年,75～84岁组为1 530.9/10万人年,而85岁以上组则高达2 922.9/10万人年。

国内关于痴呆发病率的研究很少。沈渔氏对1986年在北京市调查的1 090名60岁以上的老年人进行3年随访,结果重度痴呆的年发病率为3‰～5.6‰,发病率随年龄增长而增加。70～79岁组为4.1‰,80岁以上组为5‰,不同性别间的痴呆发病率无显著差异。总之,随着人口的老龄化,痴呆患者的数量正日趋增多,已成为不可忽视的社会问题,日益受到人们的关注。

3.痴呆的病因构成

痴呆的病因构成各研究数值差别很大,争论较多,主要是很多不同病因的痴呆常难以确定其病因和类型,大多根据临床诊断,这样可能造成误诊。因此,调查不同病因的痴呆患病率存在很多困难。从总的趋势看,大抵在欧美以Alzheimer病为最多,占全部痴呆的50％,脑血管病痴呆占20％,Alzheimer与脑血管病痴呆的混合型占10％～20％,Kokmen等在诊断的痴呆1 262中,单纯Alzheimer病63％,单纯多梗塞痴呆7％,单纯帕金森性痴呆4％,Alzheimer病合并其他原因痴呆为25％,其他原因8％,不明原因7％。Alzheimer病远远高于血管性痴呆。在日本正好相反,血管性痴呆占60％,Alzheimer病30％,混合型占10％。我国来自北京地区的资料与日本相似,以脑血管性痴呆占第一位,其次为Alzheimer病。但上海的两份资料均显示Alzheimer病占首位,这并不一定代表两城市痴呆的病因构成有差异,可能与被调查对象和采用的诊断方法、诊断标准不尽相同有关。

为了制订我国全面防治痴呆的计划,尽快制订全国统一的方法,采用多中心合作,准确摸清我国不同地区痴呆的发病率、患病率以及痴呆的病因构成比是一件很重要的工作,尽一切可能找出可治的病因,针对性治疗。

三、痴呆的病因分类

引起痴呆的疾病有百余种,目前尚无统一的分类方法,多数按病因分类,分为变性病痴呆和非变性病痴呆。有的分为原发性变性的痴呆疾病、脑血管性痴呆疾病、继发性痴呆疾病。系统的病因分类如下。

(1)变性病:①Alzheimer病。②路易体痴呆。③帕金森病。④关岛形帕金森病-肌萎缩侧索硬化-痴呆复合。⑤进行性核上性麻痹。⑥运动神经元病。⑦额叶型非Alzheimer病。⑧皮克病。⑨亨廷顿病。⑩多发性硬化。⑪苍白球黑质色素变性。⑫成人型家族黑矇痴呆综合征。⑬肝豆状核变性。⑭异染性脑白质营养不良。⑮原发性丘脑变性。⑯原发性基底节钙化。

(2)血管性:①多梗塞性痴呆。②腔隙状态皮质下白质脑病。③脑淀粉样血管病。④结节性多动脉炎;⑤颞动脉炎。

(3)神经系统意外损伤:①拳击家痴呆。②闭合或开放脑外伤后。③脑缺氧。④蛛网膜下隙出血。⑤一氧化碳中毒。

(4)感染:①艾滋病-痴呆复合。②克-雅病。③单纯疱疹性脑炎。④细菌或霉菌性脑膜炎/脑炎后;⑤神经梅毒。⑥进行性多灶性白质脑病。

(5)中毒:①酒精依赖性痴呆。②重金属中毒。③有机溶液中毒。

(6)占位病灶:①慢性硬膜下血肿。②脑内原发或转移脑瘤。

(7)代谢/内分泌:①维生素 B₁₂缺乏。②叶酸缺乏慢性肝性脑病、尿毒症性脑病。③慢性电解质紊乱。

(8)其他原因:①正颅压脑积水。②癫痫。③惠普尔病。④贝切特综合征。⑤系统性红斑狼疮。⑥脑类肉瘤病。

四、痴呆的诊断与鉴别诊断

(一)痴呆的诊断

痴呆的诊断应包括两个方面:首先明确是否痴呆,其次判断其病因。

1.确定是否痴呆

虽然国际疾病分类诊断标准第 10 次修订(ICD-10)明确了痴呆的定义并拟定其诊断要点,但在临床运用时常发生困难。脑部疾病晚期的严重痴呆状态,诊断较容易,但在疾病的早期仅有轻度智能减退时则困难,因此,在痴呆疾病的诊断中应重视下面两个问题。

(1)详细了解病史:痴呆患者或可疑痴呆患者往往对自己的疾病缺乏认识,自己提供病史有困难,为了解多方面精神状态如记忆、语言、运用、视空间功能、推断能力和人格改变,需由其家属、同事从其日常工作和生活中的表现来判断。但不要只听家属或同事提供的结论性判断,如记忆好不好,工作正常或不正常等,而要求提供具体表现。

也应了解有无知觉障碍,如幻视、幻听和错觉。了解病史还应包括起病及其发展形势,是隐袭起病,还是急性或亚急性起病;病程呈进行性发展还是阶梯样发展,病情是否有波动。这些对痴呆的分类鉴别诊断很重要。

(2)全面的精神状态检查:完成精神状态检查是个复杂的、有些不定形的和非常困难的任务,然而在痴呆的检查中又是不可回避的关键步骤,简单的临床精神状态检查包括意识(觉醒状态、注意力)、定向、记忆(即刻回忆,近记忆或短时记忆,远记忆或长期记忆,虚构,遗忘等)、语言(听、说、读、写,命名)、运用(执行动作和模仿动作)、视空间(如临摹)、计算及概括能力等。同时配合神经心理学量表进行筛选。神经心理学量表种类很多,作为标准化的工具,量表用以观察和评价患者的认知功能,如词语能力、逻辑思维、定向能力、记忆力等,以数字化来表达这种观察的量的变化或描述其质的改变。目前临床上应用较多的量表有:长谷川痴呆量表(HDS)、简易精神状态检查(MMSE)、记忆量表、韦氏智力量表(WAIS)、功能活动评定量表(FAQ)、日常生活活动量表(ADL)等。但要注意不能单用智能筛选量表的结果来判断被检查者是否痴呆,肯定是否痴呆必须结合详细的病史及临床表现。

2.判断痴呆的病因

痴呆的诊断确定后,尽可能找出痴呆的病因。详细可靠的病史、神经系统受损的临床特点及躯体检查,对某些引起痴呆的病因有提示作用。必要的辅助检查,包括脑脊液、脑电图,诱发电位、脑核素扫描、CT、MRI、SPECT、PET 等检查。以及有关感染、中毒、营养代谢障碍、电解质紊乱、内脏功能衰竭、内分泌疾病等的相应实验室检查,对判断病因有重要价值。

(二)痴呆的鉴别诊断

1.与假性痴呆的鉴别

见表 15-1。

2.与正常老年人鉴别

主要是痴呆早期与正常老年人的认知改变相鉴别。健忘是大多数老年人的常见主诉:良性衰老健忘是正常老年的极端型,还是早期痴呆,诊断上较困难。Grober 等设计记忆测查方法用以筛选老年人痴呆,认为有高度的准确性。按 Grober 等描述的实际是健忘和遗忘。健忘者记得有某件事,一时想不起来,事后又重新想起来,或经提醒、联系想起来。遗忘则根本想不起来,是记忆过程受损。实际上,痴呆患者除记忆障碍外,还有人格、语言、认知和视空间障碍。正常老年人有自知力,很少出现语言和视空间定向障碍,生活能自理。

表 15-1　真性痴呆与假性痴呆的鉴别

	假性痴呆	真性痴呆
发病日期	比较明确	常常是不清楚的
就医前症状	持续时间短	已持续长时间
过去史	常有精神症状	精神症状不常见
认知功能障碍	喋喋不休的说	很少诉说
操作	对简单操作不肯努力去做	认真去做
行为与认知功能障碍的程度	不相符	相符
症状在晚间加重	少见	常见
回答	典型是不知道	常接近但有所偏离
难度相同的一般检查	表现出能力不同	表现基本一致
疾病的细节	常可记忆	不记得

3.与抑郁状态的鉴别

老年人群中抑郁的患病率很高,甚至可达 15％。高龄老人中,抑郁的百分率更高。抑郁是误诊痴呆常见的疾病。实际上有些抑郁症患者有集中力、记忆和定向缺陷。否认抑郁感受和明显行为改变者,符合痴呆的诊断标准,诊断为有抑郁的痴呆综合征或抑郁性痴呆可能更合理。如病程较短,既往有人格或情感障碍或类似家族史,对询问有情感性症状,认知测试不费力等则较符合抑郁症的诊断。痴呆和抑郁无很好的鉴别方法,可试用抗抑郁药物,并注意随访。抑郁状态患者经治疗后抑郁症状减轻的同时,认知症状也改善。可参考真假性痴呆的鉴别。

4.与谵妄状态的鉴别

谵妄或急性意识错乱状态时最有特性的特征是注意力不集中或受损。其他主要特征是突然起病,持续时间短,思维不连贯和语无伦次,幻觉,时间、地点、人物等的定向力下降,记忆障碍,睡眠周期紊乱,脑电图不正常和有全身性疾病的证据。但在老年患者中,因临床征象不鲜明,认识谵妄比青年患者更困难。虽然,典型的谵妄起病突然,在老年患者则可能发生较慢;隐袭起病,平稳出现可导致误诊为痴呆。反之,波动性的认识缺损伴间断清醒(通常在傍晚或晚上加重,清晨较清醒)和突出的幻觉,高度提示谵妄。

5.与遗忘综合征的鉴别

遗忘综合征表现有短时和长时记忆丧失。但与痴呆不同者是不合并概念思维受损、判断损害或其他皮质功能障碍或人格障碍。慢性遗忘综合征可因间脑和颞叶内侧结构病变引起。最常见者如硫胺缺乏和慢性酒精中毒、低氧、一氧化碳中毒、头颅外伤、疱疹脑炎、蛛网膜下隙出血和间脑肿瘤等。诊断为痴呆的一部分病例中,实际是遗忘综合征。这类患者也可表现轻度的人格、情感和高级皮质功能障碍。酒精中毒引起的临床精神障碍增多,反映酗酒者较弥散的大脑病变。详细的神经心理测试有助于区别遗忘综合征和更广的半球病变引起的缺陷。

6.与神经官能症的鉴别

周身疲乏无力和一些模糊不清的躯体症状是临床上常见的诉述。早期痴呆的临床症状,有时表现为原有的一些轻度躯体症状加剧。例如原来有些腰背酸痛的患者,突然发现这种疼痛加剧到使自己无法从事工作的地步;或慢性头痛患者,突然感到头痛使自己丧失活动能力。早期痴呆的另一个症状是容易感到疲劳,这种疲乏症状与神经官能症有所不同,往往在开始一天工作的时候,确是全力以赴,但是结果总是不能完成预期的任务。

总之,大脑的各种病损都有可能引起痴呆,痴呆的临床表现本身不能说明其病因。临床医师主要依靠发病年龄、家族史、病程演进方式、详细的神经系统检查和躯体检查、相关的实验室检查、神经电生理及神经影像学来综合诊断。明确痴呆的病因,尤其是可逆性痴呆的病因,以便针对性治疗。

（褚　旭）

第二节　额颞痴呆

这是一组以行为障碍为主而记忆损伤次之的变性痴呆,其病理、临床表现、神经心理及影像学等方面与Alzheimer病有所不同,被命名为额颞痴呆(frontotemporal dementia,FTD)。额颞痴呆包括额叶变性型、运动神经元病型及Pick型。Pick型即Pick病,过去认为Pick病是一个单独的疾病。1994年瑞典Lund和英国Manchester研究小组共同发表了一份关于"额颞痴呆的临床及神经病理学标准",从而澄清了Pick病在额颞痴呆中的位置,现在认为Pick病是额颞痴呆的一个类型。

一、病因与发病机制

额颞痴呆属于中枢神经变性痴呆,家族性病例与散发性病例并存,遗传学特点为异质性。目前病因未明,发病机制不清。

二、病理

1.额叶变性型

大体解剖,轻度对称性额叶及前颞叶脑回萎缩,脑室系统扩大,一般无纹状体、杏仁核或海马的萎缩。镜下,微空泡形式和轻到中度的星形胶质细胞增生见于Ⅰ～Ⅲ层;神经元萎缩或缺失出现于Ⅱ和Ⅲ层;有时见少量的营养不良性轴突。无Pick小体或Lewy体。白质区见轻到中度的星形胶质细胞增生,主要发生于皮质下U形纤维,而深部白质的改变轻微,这些白质区的改变与灰质病变相关。

2.运动神经元病型

脑部的病理改变与额叶变性型相同,并存在脊髓运动神经元变性,主要影响颈和胸段,最明显的细胞缺失出现于灰质内侧细胞柱。该型许多患者还有明显的黑质细胞缺失。

3.Pick型

局限性脑叶萎缩与额叶变性型类似,独特的病理特点是皮质小型神经元中可见嗜银包涵体即Pick小体。电镜下Pick小体有两种丝状结构组成,一种系直径15 nm的直丝,另一种为两条13 nm丝状结构相互缠绕而成的螺旋状结构,两种结构互相排列。萎缩区白质胶质细胞增生。

三、临床表现

(一)临床特点

1.发病年龄

发病在65岁以前,在一级亲属中可有相似患者。

2.行为障碍

隐袭起病,缓慢发展,早期自知力及社会意识丧失。患者不注意卫生或表现小偷行为;有抑制力解除的早期征象,如无节制的性活动,暴力行为等;心理固化和固执;食欲过度,如暴食,大量吸烟,酗酒;刻板和重复行动;利用行为,如对环境中物体的无节制的探寻;注意力涣散;冲动;洞察力早期丧失。

3.情感症状

抑制解除,焦虑,过度悲伤,自杀和固定观念,妄想;疑病,古怪的躯体关注。上述症状出现于早期且逐渐消失。后出现情感冷漠,缺乏同情心;表情缺乏。

4.言语障碍

言语进行性减少;言语刻板;模仿言语及持续性言语;后期则出现缄默。

5.记忆障碍

早期即可出现记忆障碍,但临床上常用的简明精神状态检查(MMSE)和Mattis痴呆等级量表得分在一段时间内仍保持在正常范围。记忆损害研究发现,疾病早期已有顺行性遗忘。Alzheimer病的言语记忆和空间记忆均受损,而额颞痴呆则无空间记忆的缺陷,据此可以与Alzheimer病相鉴别。

6.体征

患者可有躯体征,如早期出现原始反射及大小便失禁。晚期出现运动减少,肌强直及震颤;低血压和血压不稳。运动神经元病型可出现球麻痹,肌无力,肌束震颤等运动神经元病征象。

(二)电生理及影像学

脑电图正常是额颞痴呆的一个显著特征,并可依此与Alzheimer病、血管性痴呆及Creutzfeldt-Jakob病鉴别。

疾病早期,CT或MRI可以正常或有不对称的额叶及颞叶前份萎缩,即使到疾病晚期脑萎缩仍以额及颞前区为主,很少累及颞叶中份。

额颞痴呆的SPECT和PET的研究同样显示选择性额及颞区的血流减少,而顶叶和枕叶血流相对完好。

四、诊断与鉴别诊断

(一)诊断要点

(1)发病在65岁以前,在一级亲属中可有相似患者。

(2)隐袭起病,缓慢发展,行为障碍为主而记忆损伤次之。

(3)患者可有躯体征,运动神经元病型可出现球麻痹,肌无力,肌束震颤等运动神经元病征象。部分患者可出现运动减少,肌强直、震颤等锥体外系体征。

(4)脑电图正常。

(5)CT或MRI显示叶及额颞叶前份萎缩。

(6)最后确诊及分型须依靠病理。

(二)鉴别诊断

额颞痴呆须与Alzheimer病、血管性痴呆、Lewy包涵体痴呆等鉴别,鉴别诊断参阅Alzheimer病。

五、治疗及预后

目前尚无特异性治疗方法。可参照Alzheimer病的治疗试用对症治疗、神经介质替代剂、神经营养因子和神经细胞保护剂。

(褚 旭)

第三节 血管性痴呆

血管性痴呆(VD)系指缺血性、出血性脑血管疾病引起的脑损害所致的痴呆。随着人口的老龄化及脑血管疾病患病率的上升,VD患者的数量正日趋增加。在痴呆的病因构成中,欧美国家VD占5%~20%,日本VD的比例较高约为60%,占第一位。我国VD的发病率较高,是仅次于Alzheimer病的第二位常见的痴呆。但某些地区资料与日本类似,VD第一位。

一、病因及发病机制

多发性脑梗死是VD最常见的病因,而脑梗死继发于血栓或栓塞,血栓形成多为脑动脉硬化的合并症,脑栓塞的来源大多源于心脏;高血压不仅使大中动脉粥样硬化加重,也是小动脉管壁玻璃样变性的主要原因。其次为动脉硬化性皮层下白质脑病。此外,某些特定部位(额叶底面、颞叶海马、丘脑等)的梗死、脑低灌流综合征所致的全脑缺血缺氧,蛛网膜下隙出血、慢性硬膜下血肿、脑出血及其他一些不常见的脑血管病,均可导致血管性痴呆。

二、病理

VD 的病理改变主要分为局灶性和弥散性两类。较常见的病变为大脑实质可见出血或缺血损害,以缺血性多见。常见的病理改变为脑的小动脉病变所致的多发性腔隙病灶或主干动脉阻塞所致的大面积梗死灶及动脉硬化改变,此外还有分水岭梗死、慢性脑缺血所致的皮质下白质特别是脑室周围内有脱髓鞘改变及胶质细胞增生、海马硬化等等。多发性或大面积梗死病灶使脑组织容积明显减少,导致脑萎缩及脑室扩大。

三、临床表现

VD 多见于 60 岁以上的老年人。可急性起病,常有反复卒中的病史和不同程度的神经系统的症状体征,如失语、失用、构音障碍、颅神经损害、假球麻痹、偏瘫、肌张力异常、锥体束征、感觉障碍以及认知功能障碍等。痴呆的症状呈阶梯状发展,早期表现为情感易波动,易激惹,焦虑抑郁或情感淡漠,人格相对完整。记忆障碍中近事遗忘最早出现,继而随着病情的发展,逐渐出现远事遗忘和定向、注意、学习、理解障碍、判断、计算、抽象思维能力及综合分析能力的障碍,严重者影响语言功能,最终生活不能自理。晚期患者通常人格障碍明显。不同的血管引起的临床表现可有不同(见表 15-2)。

表 15-2　VD 临床表现与病变部位的关系

病变部位	临床特点
多发性梗死	起病急,阶段性进展,可出现局灶性神经生理和神经病理损害,如记忆障碍、偏瘫和偏身感觉障碍和锥体束征
单个大动脉梗死	
颈内动脉	失语(主侧大脑半球)、患侧一过性黑矇、对侧偏瘫和偏身感觉障碍
大脑前动脉	意志缺失、失用,经皮层性运动性失语、记忆力减退、对侧下肢瘫痪及感觉障碍,尿失禁
大脑中动脉	严重的失语(主侧大脑半球)、失读、失写及计算障碍,对侧偏瘫、偏盲及偏身感觉障碍,对侧锥体束征
大脑后动脉	记忆力障碍、失认、失读,无失写,有视野缺损及脑干受损的症状
丘脑区分支	失语(主侧半球)、注意力和记忆力减退、不同程度运动及感觉障碍
低灌注阴影区	经皮层性失语、记忆减退、失用、视空间障碍等
腔隙性梗死	常有高血压病史,表现记忆减退、精神运动性动作缓慢、情感淡漠、抑郁、多灶性运动障碍、帕金森综合征及假性球麻痹

(一)根据病因病损分类

根据病因和病损的部位不同可将 VD 分为下列几种类型。

(1)多梗死性痴呆。

(2)脑重要部位单一梗死所致的痴呆。

(3)脑小动脉病变所致的痴呆。

(4)脑低灌流所致的痴呆。

(5)其他脑血管性痴呆。

(二)根据国际疫病第 10 版分类

在国际疾病分类第 10 版(ICD-10)中 VD 被分为以下几种类型。

(1)急性起病型:起病较急,痴呆在各种脑卒中后很快出现。

(2)多梗死性痴呆(皮质为主):起病较慢,痴呆在数次局限性梗死后发生。

(3)其他血管性痴呆(皮质下为主):常有高血压史,多数病灶位于大脑半球深部的白质,皮层功能通常保持完整。

(4)混合型:皮层和皮层下均有损害,累及脑的深部和浅部结构。

四、辅助检查

CT 和 MRI 检查可见单个或多个大小不等的局限性梗死灶或陈旧性出血灶,还可见脑萎缩、脑室扩大和脑室周围白质脱髓鞘表现,精神心理测验有认知功能障碍。SPECT 及 PET 检查有病灶相关区域的脑血流量、供氧和葡萄糖代谢降低。

五、诊断与鉴别诊断

(一)诊断

VD 的诊断主要依靠临床、病史、神经系统检查及神经影像综合判断。有痴呆的临床表现、脑血管疾病的足够证据和两者的相互关联,是 VD 诊断的基本条件。

1.按 DSM-Ⅲ-R 及 ICD-10 的标准

对 VD 的诊断,必须符合下列条件。

(1)符合痴呆。

(2)认知功能损害不均衡,即某些功能受累而另一些功能相对完好。如记忆功能障碍较明显,而其他功能障碍相对较轻。

(3)至少有下列之一的局灶性脑损害表现:①单侧肢体的硬瘫。②单侧的腱反射增强。③病理征阳性。④假性球麻痹。

(4)有卒中的证据(包括病史、体征及实验室检查),且脑卒中与痴呆有合理的关系。

2.我国的关于 VD 诊断标准

中华医学会神经病学会在参照 DSM-Ⅳ、NINDS-AIREN 及 ICD-10 的基础上经多次讨论制订了我国的关于 VD 诊断标准征求意见稿。该标准包括:临床很可能 VD、可能为 VD、确诊 VD 和排除性诊断。

(1)临床很可能 VD。痴呆符合 DSM-Ⅳ-R 的诊断标准,主要表现为认知功能明显下降,尤其是自身前后对比记忆力下降,以及 2 个以上认知功能障碍,如定向、注意、言语,视空间功能、执行功能、运动控制等,其严重程度已干扰日常生活,并经神经心理学测试证实。

脑血管疾病的诊断:临床检查有局灶性神经系统症状和体征,如偏瘫、中枢性面瘫、感觉障碍、偏盲、言语障碍等,符合 CT,MRI 上相应病灶,可有或无卒中史。

影像学表现:多个腔隙性脑梗死或者大面积梗死或重要功能部位的梗死(如丘脑、基底前核),或广泛的脑室周围白质损害。

痴呆与脑血管病密切相关,痴呆发生于脑卒中后 3 个月内,并持续 6 个月以上;或认知功能障碍突然加重、或波动、或呈阶梯样逐渐进展。

支持 VD 的诊断:①认知功能损害不均匀性(斑块状损害)。②人格相对完整。③病情波动,多次脑卒中。④可呈现步态障碍、假性球麻痹等体征。⑤存在脑血管病的危险因素。

(2)可能为 VD。符合上述痴呆的诊断;有脑血管病和局灶性神经系统体征;痴呆和脑血管病可能有关,但在时间或影像学方面证据不足。

(3)确诊 VD。临床诊断为很可能或可能的 VD,并由尸检或活检证实不含超过年龄相关的神经元纤维缠结(NFTs)和老年斑(SP)数,以及其他变性疾患组织学特征。

(4)排除性诊断(排除其他原因所致的痴呆)。意识障碍;其他神经系统疾病所致的痴呆;全身性疾病所致的痴呆;精神疾病(抑郁症等)。

注:当 VD 合并其他原因所致的痴呆时,建议用并列诊断,而不用"混合性痴呆"的诊断。

(二)VD 应与下列疾病相鉴别

1.Alzheimer 病

AD 和 VD 部是老年人发生痴呆最常见的原因,两者可以单独发生,也可并存或先后发生。脑血管疾病亦常可使 AD 加重。因此两者存活期的鉴别诊断较困难,最后确诊需病理检查。采用 Hachinski 缺血量表对 AD 和 VD 进行鉴别在临床上较简单,且具有一定的准确性。即对每一临床特征给 1 分或 2 分,积 7 分以上者符合 VD,而 4 分以下者则为 AD(详细见表 22-3)。Hachinski 鉴别积分表,有 Hachinski 缺血量表的主要内容,加上了 CT 扫描,凡总分低于 2 分者可考虑 AD,3~4 分可拟诊 VD,4 分以上可确诊 VD(表 15-3、表 15-4)。

表 15-3　Hachinski 缺血量表

临床特征	分数	临床特征	分数
突然起病	2	情感脆弱	1
阶梯式恶化	1	高血压病史	1
波动性病程	2	卒中史	1
夜间意识混乱	1	合并动脉粥样硬化证据	1
人格相对保留	1	局限性神经系统症状	1
抑郁症状	1	局限性神经系统体征	2
躯体疾患	1		

表 15-4　Hachinski 鉴别积分表

临床症状	分数
突然发病	2
脑卒中史	1
局灶神经症状	2
局灶神经体征	2
CT 示单个低密度灶	2
CT 示多个低密度灶	3

此外采用 Rortera-Sanchey 改良记分法,对 AD、VD 和两者兼有的混合性痴呆具有一定的鉴别意义。即 6 分以上为 VD,3 分以下为 AD,两者之间为混合性痴呆(表 15-5)。

表 15-5　Rortera-Sacnchey 改良记分表

临床起病	分数
急性起病	1
局灶性运动障碍	2
锥体束征	1
高血压	1
脑卒中病史	4
脑电图局灶性慢波	1
CT 局灶性脑萎缩	2

2.帕金森病

该病是发生于中年以上的中枢神经系统变性疾病。主要病变在黑质和纹状体。以静止性震颤、肌强直和运动减少为主要特征。起病多缓慢,逐渐加重,可伴有痴呆表现。但无脑卒中的历史和证据。

3.进行性舞蹈病

最常发生于中年人,常有家族史,是基底节和大脑皮质变性的一种显性遗传性疾病。以慢性进行性的舞蹈样动作和痴呆为主要表现。痴呆以早期累及额叶功能而记忆相对完好为特征,晚期才有明显的记忆功能障碍。

4.HIV 痴呆

HIV 痴呆是由人免疫缺损病毒(HIV)感染所致,为 AIDS 常见的神经系统损害,约半数的患者可出现痴呆。通常起病隐袭,呈进行性痴呆发展,常有运动障碍、共济失调和震颤等症状。晚期患者除有严重的痴呆症状外,常见缄默、截瘫和括约肌功能障碍。脑脊液检查呈炎性改变,并有特异性的 IgG,HIV 培养阳性。

六、治疗

VD 的治疗主要有三个方面,一是预防和治疗脑血管疾病,特别是预防脑血管疾病的反复发作;二是激活脑代谢,改善智能,间接控制痴呆的发展;三是减少因痴呆而产生的症状和并发症,提高患者的生活质量。

(一)防治脑血管疾病

脑血管疾病是 VD 的病因,因此,预防和治疗脑血管病是防止 VD 的关键。首先应做好脑血管疾病的一级预防,预防脑血管疾病的发生。一旦发生了脑血管疾病,就应考虑可能发生 VD,并采取预防措施。有效的预防措施包括积极治疗脑血管病;防治高血压、高脂血症、糖尿病、心脏病、TIA、吸烟、饮酒及血液学异常(如红细胞压积增加或降低、蛋白 S 和蛋白 C 缺乏、高纤维蛋白原、狼疮抗凝物质、AT-Ⅲ水平降低)等危险因素;以及采用某些药物治疗(如长期抗凝治疗、抗血小板治疗)和外科治疗(如颈动脉内膜切除术)预防脑血管疾病的再发。

(二)改善智能

改善智能目前主要采用脑代谢、循环改善剂、高压氧及中药治疗。

1.脑代谢激活剂

具有赋活脑细胞能量代谢的作用,如活化脑组织的氧及葡萄糖代谢,增加脑干网状结构或丘脑下垂体功能,促进参与脑内神经传导的代谢功能,对损伤组织的修复、赋活,对周边脑组织的保护及功能障碍改善均有作用。从而改善智能,间接控制痴呆的发展。常用药物有:

(1)氢化麦角碱:又名海得琴、喜得镇,是麦角碱三种成分(麦角科尔宁、麦角嵴亭,麦角隐亭,比例 1:1:1)的二氢衍生物的混合物。能改善神经细胞的能量代谢,增加胶质细胞氧及营养物质的摄取,扩大毛细血管口径,降低血管阻力,增加脑血流量,并能抑制血管运动中枢,减慢心率,降低血压。用法和剂量为口服 1 次 1~2 mg,每日 2~3 次,饭前服。一般在 2~3 周显效,1 疗程约为 3 个月。亦可 0.9 mg 加入 500 mL 葡萄糖液或生理盐水中静滴。0.3 mg 加入 5%葡萄糖液 20 mL 中缓慢静推。肌注每日 1~2 次,每次 0.3 mg。不良反应:可有恶心、皮疹、鼻塞、眩晕和视物模糊,偶见心动过缓。

(2)吡拉西坦:又名脑复康,为中枢兴奋剂。具有激活、保护并修复,大脑神经细胞的作用,可促进大脑对磷脂和氨基酸的利用,增加大脑蛋白质的合成,促进两侧大脑半球经胼胝体的信息传递、提高学习和记忆能力,改善脑缺氧。用法和剂量为口服 1 次 0.4~0.8 g,每日 2~3 次。不良反应:偶有口干、食欲减退、失眠、荨麻疹等。

(3)胞二磷胆碱:为核苷衍生物,是卵磷脂合成的主要辅酶。能改善意识状态,降低大脑血管阻力,增加大脑血流量,改善大脑血液循环,提高脑细胞线粒体氧促磷酸化能力和摄氧量。还具有催醒作用。用法和剂量为静滴,500~750 mg 加入 5%葡萄糖 500 mL 溶液中,每日 1 次;肌注 250 mg 每日 1 次,10 天为 1 疗程。不良反应:偶有恶心、呕吐、食欲缺乏及胃烧灼感等。

(4)脑活素:为脑组织的蛋白水解产物,主要成分为未结合氨基酸和低分子量多肽。它能促进神经元的蛋白合成,加强呼吸链作用,还能刺激激素的产生。能改善脑细胞缺氧症状和记忆障碍,使紊乱的葡萄糖运转正常化,还可活跃及调节神经递质,肽类激素及酶的活性。用法和剂量为静滴,10~20 mL 脑活素溶于 250 mL 生理盐水中,每日 1 次,10~20 日为 1 疗程。肌注 5 mL 每日 1 次,20~30 日为 1 疗程。间隔 2~3 周可行新疗程。不良反应:静滴过快可有轻度发热,偶有寒战、发热等变态反应。肾功能严重障碍者禁用。

(5)都可喜:是二甲磺酸烯丙哌三嗪和阿吗碱的复方制剂,能有效地提高动脉内氧含量。用法和剂量为每日 80 mg,分别于早晨和晚各服 40 mg。禁与单胺氧化酶抑制剂合用。不良反应:少数有恶心。

2.脑血管扩张剂

使脑血管扩张,改善局部脑血循环,因此也兼有赋活脑代谢的作用。

(1)钙拮抗剂:尼莫地平能有效调节细胞内钙的水平,使之维持正常生理功能。对脑血管的作用尤为突出,可与中枢神经的特异受体结合。在适宜剂量下选择性扩张脑血管,几乎不影响外周血管。增加剂量可降低高血压。用法和剂量为口服每次 30～40 mg,每日 3 次。脑水肿及颅内高压者慎用,应尽量避免与其他钙离子拮抗剂和 β 受体阻滞药合用。

(2)银杏叶制剂:银杏叶提取物中含有黄酮类(约 20 余种)、萜类、酚类及氨基酸等多种有效成分,具有扩张脑血管、增加脑血流量、降低血脂、激活血小板活化因子(PAF)、抑制自由基、抗脂质过氧化作用及改善记忆等功能。故银杏叶制剂已广泛应用于治疗 VD。常用药物有天保宁、百路达和银可络等(用量均为 1～2 片,每日 3 次)。

3.高压氧治疗

常压下脑组织中的 PaO_2 为 4.53 kPa,但在 3 个绝对大气压(ATA)纯氧下,则可达60.1 kPa,比常压下大 13 倍,高压氧治疗的原理就是利用高压下氧在血浆中溶解度的显著增加,以及在组织中的弥散率和弥散距离增加,改善缺血、缺氧所引起的脑损害,保护受损的脑组织。对部分 VD 智能的改善具有一定的疗效。

4.中药治疗

祖国医学认为痴呆病多属肝肾阴虚,气滞血瘀在 VD 的发病中起主要作用。近年多采用活血化瘀、养阴益气、补肝肾的治则,在 VD 的治疗中获得一定的疗效。

(三)康复治疗

除药物治疗外,给予患者心理、脑力和体力的康复治疗,让患者建立起合理的生活态度,树立起生活的信心和愉快的情绪,有合理的运动,对于维持尚存的脑功能,防止痴呆的进一步发展具有重要作用。具体可参考脑血管病的康复。

(四)对症及并发症治疗

(1)对抑郁症状者,可用哌醋甲酯(利他林),口服每次 10 mg,每日 3 次。也可用多虑平口服每次 25～50 mg,每日 1～3 次。

(2)有幻觉患者可用氯丙嗪,口服每日 25～50 mg,每日 1～3 次。

(3)对兴奋不安及谵妄者可用小剂量安定类药物,如氯硝安定口服每次 0.5 mg,每日 3 次。

此外,硫酸铝对大小便失禁患者可试用,每天 7～10 g,引起轻度便秘后再定时灌肠排便。金刚烷胺可增加患者食欲、兴趣和情感反应等。

(褚　旭)

第四节　路易体痴呆

路易体痴呆(dementia with Lewy Bodies,DLB)是一种神经系统变性疾病,临床主要表现为波动性认知障碍、帕金森综合征和以视幻觉为突出代表的精神症状。20 世纪 80 年代前,路易体痴呆的病例报道并不多,直至后来细胞免疫组化方法的诞生使之诊出率大幅度提高。目前在老年人神经变性性痴呆中,它的发病率仅次于 Alzheimer 病。

一、流行病学

一项系统性综述显示,65 岁以上老年人中 DLB 的患病率为 3.6%～7.1%,仅次于 Alzheimer 病和血管性痴呆,男性较女性略多,发病年龄在 60~80 岁之间。来自欧洲和日本的研究资料也有相似结果。我国尚无完整流行病学资料。

二、病因与发病机制

路易体痴呆的病因和危险因素尚未明确。本病多为散发,虽然偶有家族性发病,但是并没有明确的遗传倾向。

路易体痴呆的发病机制不明确。病理提示 Lewy 体中的物质为 α-突触核蛋白(α-synuclein)和泛素(ubiquitin)等,异常蛋白的沉积可能导致神经元功能紊乱和凋亡。但是,α-突触核蛋白和泛素的沉积机制仍有疑问。其可能发病机制有以下两种假设。

(一)α-突触核蛋白基因突变

α-突触核蛋白是一种由 140 个氨基酸组成的前突触蛋白,以新皮质、海马、嗅球、纹状体和丘脑含量较高,基因在第 4 号染色体上。正常情况下 α-突触核蛋白二级结构为 α 螺旋。研究证明,α-突触核蛋白基因突变可导致蛋白折叠错误和排列混乱。纤维状呈凝团状态的 α-突触核蛋白积聚物,与其他蛋白质一起形成了某种包涵物,即通常所说的 Lewy 体。α-突触核蛋白基因有 4 个外显子,如 209 位的鸟嘌呤变成了腺嘌呤,即导致氨基酸序列 53 位的丙氨酸被苏氨酸替代,破坏了蛋白的 α 螺旋,而易于形成 β 片层结构,后者参与了蛋白质的自身聚集并形成淀粉样结构。Feany 等采用转基因方法在果蝇身上表达野生型和突变型 α-突触核蛋白,可观察到发育至成年后,表达突变型基因的果蝇表现出运动功能障碍,脑干多巴胺能神经元丢失,神经元内出现 Lewy 体等。

(二)Parkin 基因突变

泛素-蛋白水解酶系统存在于真核细胞的内质网和细胞质内,主要包括泛素和蛋白水解酶两种物质,它们能高效、高选择性地降解细胞内受损伤的蛋白,避免异常蛋白的沉积,因此发挥重要的蛋白质质量控制作用。在此过程中,受损蛋白必须要和泛素结合才能被蛋白水解酶识别,该过程称为泛素化。泛素化需要多种酶的参与,其中有一种酶称为底物识别蛋白(parkin 蛋白或 E3 酶),该酶由 Parkin 基因编码。如果 Parkin 基因突变导致底物识别蛋白功能损害或丧失,则上述变异的 α-突触核蛋白不能被泛素化降解而在细胞内聚集,最终引起细胞死亡。

三、病理

1912 年德国病理学家 Lewy 首先发现路易体。这是一种见于神经元内圆形嗜酸性(HE 染色)的包涵体,它们弥漫分布于大脑皮层,并深入边缘系统(海马和杏仁核等)、黑质或脑干其他核团。20 世纪 80 年代通过细胞免疫染色方法发现 Lewy 体内含有泛素蛋白,以后又用抗 α-突触核蛋白抗体进行免疫标记,使诊断率进一步提高。

Lewy 体并不为路易体痴呆所特有,帕金森病等神经退行性疾病均可出现;另外路易体痴呆神经元中可能还有以下非特异性变化:神经炎性斑、神经原纤维缠结、局部神经元丢失、微空泡变、突触消失、神经递质枯竭等,这些变化在帕金森病和 Alzheimer 病也可见到,但分布和严重程度不一,因此可以鉴别。

四、临床表现

路易体痴呆兼具 Alzheimer 病的认知功能障碍和帕金森病的运动功能障碍,但又有其特点。路易体痴呆的临床表现可归结为 3 个核心症状(波动性认知障碍、帕金森综合征、视幻觉)。

(一)波动性认知障碍

认知功能损害常表现为执行功能和视空间功能障碍,而近事记忆功能早期受损较轻。视空间功能障碍常表现得比较突出,患者很可能在一个熟悉的环境中迷路,比如在吃饭的间隙去洗手间,出来后可能无法找到回自己餐桌的路。

相对于 Alzheimer 病渐进性恶化的病程,路易体痴呆的临床表现具有波动性。患者常出现突发而又短暂的认知障碍,可持续几分钟、几小时或几天,之后又戏剧般地恢复。比如一个患者在和别人正常对话,突然就沉默不语,两眼发直,几小时后突然好转。患者本人对此可有特征性的主观描述"忽然什么都不知道了,如同坠入云里雾里",在此期间患者认知功能、定向能力、语言能力、视空间能力、注意力和判断能力都有下降。

(二)视幻觉

50%～80%的患者在疾病早期就有视幻觉。视幻觉的内容活灵活现,但不一定是痛苦恐怖的印象,有时甚至是愉快的幻觉,以至患者乐意接受。早期患者可以分辨出幻觉和实物,比较常见的描述包括在屋子内走动的侏儒和宠物等。视幻觉常在夜间出现。听幻觉、嗅幻觉也可存在,出现听幻觉时患者可能拿着未连线的电话筒畅聊,或者拿着亲友的照片窃窃私语。后期患者无法辨别幻觉,对于旁人否定会表现得很激惹。

(三)帕金森综合征

主要包括运动迟缓、肌张力增高和静止性震颤。与经典的帕金森病相比,路易体痴呆的静止性震颤常常不太明显。

(四)其他症状

有睡眠障碍、自主神经功能紊乱和性格改变等。快速动眼期睡眠行为障碍被认为是路易体痴呆最早出现的症状。患者在快速动眼期睡眠会出现肢体运动和梦呓。自主神经功能紊乱常见的有体位性低血压、性功能障碍、便秘、尿潴留、多汗、少汗、晕厥、眼干口干等。自主神经紊乱可能由于脊髓侧角细胞损伤所致。性格改变常见的有攻击性增强、抑郁等。

五、辅助检查

(一)实验室检查

路易体痴呆没有特异性的实验室检查方法,因此检查的目的是鉴别诊断。需要进行的检查有血常规、甲状腺功能、维生素 B_{12} 浓度、梅毒抗体、莱姆病抗体、HIV 抗体检查等。

(二)影像学检查

影像学检查可分为结构影像和功能影像。前者包括 MRI 和 CT,后者包括 SPECT 和 PET。

路易体痴呆在 MRI 和 CT 上没有典型的表现,检查的目的是鉴别其他疾病。MRI 和 CT 可明确皮层萎缩的部位,对于额颞叶痴呆的诊断有一定意义,Alzheimer 病内侧颞叶皮层萎缩的情况较路易体痴呆常见。MRI 和 CT 尚能反映脑白质情况,出现脑白质病变时应注意鉴别血管性痴呆。

SPECT 和 PET 检查手段可分为多巴胺能示踪显像(^{123}I-FP-CIT,^{18}F-dopa)、脑血流灌注显像(^{99m}Tc-HMPAO/^{99m}Tc-ECD/^{123}I-IMP)和脑代谢显像(^{18}F-FDG PET)等,但这些检查尚在研究中,不能临床推广应用。有研究表明,路易体痴呆患者纹状体的多巴胺能活性降低,而 Alzheimer 病没有变化,故有助于鉴别。还有研究表明,路易体痴呆患者枕叶皮层的代谢率比较低,Alzheimer 病正常,故有一定意义。

(三)神经心理学检查

认知功能障碍主要表现在视空间功能障碍,比如让患者画钟面,虽然钟面上的数字、时针、分针和秒针一应俱全,但是相互间关系完全是混乱的,数字可能集中在一侧钟面,而时针分针长短不成比例。又比如画一幢立体的小屋,虽然各个部件齐全,但是空间关系错误,患者完全不顾及透视关系(图 15-1)。

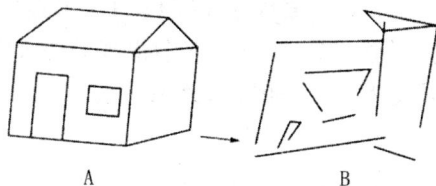

图 15-1　路易体痴呆患者临摹的小屋
A. 正确的小屋图形;B. 路易体痴呆(DLB)患者临摹的图形

六、诊断

路易体痴呆的诊断比较困难,主要依靠病史,没有特异性的辅助检查手段。而且部分患者兼有Alzheimer病或帕金森病,因此很难鉴别。

2005 年,McKeith 等报道了一个国际研究小组根据既往标准修改的诊断标准,该标准的主要内容如下。

1. 很可能(probable)DLB 和可能的(possible)DLB 必须具备的症状

(1)进行性认知功能下降,以致明显影响社会或职业功能。

(2)认知功能以注意、执行功能和视空间功能损害最明显。

(3)疾病早期可以没有记忆损害,但随着病程发展,记忆障碍越来越明显。

2. 三个核心症状

如果同时具备以下三个特点之二则诊断为很可能的 DLB,如只具备一个,则诊断为可能的 DLB。

(1)波动性认知功能障碍,患者的注意和警觉性变化明显。

(2)反复发作的详细成形的视幻觉。

(3)自发的帕金森综合征症状。

3. 提示性症状

具备一个或一个以上的以下症状,并且具有一个或一个以上的核心症状,则诊断为很可能的 DLB;无核心症状,但具备一个或一个以上的以下症状可诊断为可能的 DLB;只有以下提示性症状不能诊断很可能的 DLB。

(1)REM 期睡眠障碍。

(2)对抗精神病类药物过度敏感。

(3)SPECT 或 PET 提示基底节多巴胺能活性降低。

4. 支持证据(DLB 患者经常出现,但是不具有诊断特异性的症状)

(1)反复跌倒、晕厥或短暂意识丧失。

(2)自主神经功能紊乱(如直立性低血压、尿失禁)。

(3)其他感官的幻觉、错觉。

(4)系统性妄想。

(5)抑郁。

(6)CT 或 MRI 提示颞叶结构完好。

(7)SPECT/PET 提示枕叶皮质的代谢率降低。

(8)心肌造影提示间碘苄胍(MIBG)摄取降低。

(9)脑电图提示慢波,颞叶出现短阵尖波。

5. 不支持 DLB 诊断的条件

(1)脑卒中的局灶性神经系统体征或神经影像学证据。

(2)检查提示其他可导致类似临床症状的躯体疾病或脑部疾病。

(3)痴呆严重时才出现帕金森综合征的症状。

6. 对症状发生顺序的要求

对于路易体痴呆,痴呆症状一般早于或与帕金森综合征同时出现。对于明确的帕金森病患者合并的痴呆,应诊断为帕金森病痴呆(PDD)。如果需要区别 PDD 和 DLB,则应参照"1 年原则"(1-year rule),即帕金森症候出现后 1 年内发生痴呆,可考虑 DLB,而 1 年后出现的痴呆应诊断为 PDD。

该标准的敏感度为 75%,特异度为 79%,因此,路易体痴呆的临床诊断的准确性还不是很高。

七、治疗

路易体痴呆尚无治疗方法,目前的用药主要是对症治疗。路易体痴呆精神行为症状和锥体外系症状比较突出,针对这两类症状的治疗药物,在药理机制上常有矛盾,有时会给治疗带来一定困难。

对于改善认知,目前疗效比较肯定的是胆碱酯酶抑制剂,可作为首选药物,多奈哌齐对改善视幻觉有一定作用,利斯的明对改善淡漠、焦虑、幻觉和错觉有效。当胆碱酯酶抑制剂无效时,可选用新型非典型抗精神病药物如阿立哌唑、氯氮平、奎硫平、舍吲哚,这些药物比较安全。选择性 5-HT 受体再摄取抑制剂对改善情绪有一定作用。

经典抗精神病药物如氟哌啶醇和硫利达嗪可用于 Alzheimer 病,但禁忌用于路易体痴呆。这类药物会加重运动障碍,导致全身肌张力增高,重者可出现抗精神药物恶性综合征而危及生命。左旋多巴可加重视幻觉,并且对帕金森症状改善不明显,故应当慎用。

八、预后

本病预后不佳。寿命预期为 5~7 年,较 Alzheimer 病短。患者最终死因常为营养不良、肺炎、摔伤、压疮等。

(褚　旭)

第十六章　运动障碍性疾病

第一节　概　述

一、概念

多因基底节功能紊乱，引起随意运动调节功能障碍，但未影响肌力、感觉及小脑功能，又称锥体外系疾病。

二、病变部位

基底节。

三、分类

(1)肌张力降低－运动过多：特征是异常不自主运动。
(2)肌张力增高－运动减少：特征是运动贫乏。

四、基底节及其神经环路

(一)生理解剖

基底节是大脑皮质下一组灰质核团，在解剖学上无统一划分，包括尾状核、壳核、苍白球、丘脑底核和黑质。壳核与苍白球又合称豆状核，苍白球属于旧纹状体，尾状核和壳核属于新纹状体；旧纹状体和新纹状体总称纹状体。

(二)神经环路

基底节由以下三个重要的神经环路构成。

1.皮质－皮质环路

大脑皮质－尾壳核－内侧苍白球－丘脑－大脑皮质。

2.黑质－纹状体环路

黑质与尾状核、壳核之间的往返联系纤维。

3.纹状体－苍白球环路

尾状核、壳核－外侧苍白球－丘脑底核－内侧苍白球。

在皮质－皮质环路中，有直接通路(纹状体－内侧苍白球/黑质网状部)和间接通路(纹状体－外侧苍白球－丘脑底核－内侧苍白球/黑质网状部)，是基底节实现其运动调节功能的结构基础。两条通路的活动平衡才能实现正常运动功能。黑质纹状体多巴胺(DA)能神经投射对直接通路是兴奋效应，对间接通路是去抑制效应，达到易化皮质的运动功能作用。在环路中，帕金森病病理位点明确。尚不清楚特发性震颤的病理解剖。

(三)病理基础

基底节递质生化异常及环路活动发生紊乱。

（四）治疗原理

治疗运动障碍疾病均纠正递质异常和环路活动紊乱。

五、诊断方法

（一）病史

诊断运动障碍疾病需要发病年龄、起病方式、病程、用药史、既往疾病或伴发疾病史、生长发育史和家族史等。

1. 发病年龄

（1）提示病因，如婴儿或幼儿期起病与脑缺氧、产伤、核黄疸或遗传因素相关，少年期震颤可能是肝豆状核变性。

（2）帮助判断预后，如儿童期起病的原发性扭转痉挛严重致残率远较成年起病者高；年老的迟发性运动障碍较年轻者顽固。

2. 起病方式

提示病因，如急性起病的偏侧投掷症或严重舞蹈症病因可能为血管性，缓慢、隐袭起病者可能为神经变性疾病。

3. 病程

帮助诊断，如小舞蹈病通常在起病 64 个月内缓解。

4. 用药史

如酚噻嗪类及丁酸苯类药物可引起运动障碍。

5. 既往疾病或伴发疾病史

如风湿热、系统性红斑狼疮、甲状腺疾病、真性红细胞增多症等可伴有舞蹈症状。

6. 家族史

如亨廷顿舞蹈病、抽动－秽语综合征、良性遗传性舞蹈病、扭转痉挛、特发性震颤等疾病有遗传性。

（二）体格检查

获知运动障碍症状的特点，如角膜 K-F 环提示肝豆状核变性，静止性震颤、铅管样或齿轮样肌强直提示帕金森病。

（三）辅助检查

帮助诊断本组疾病。如 PET 或 SPECT 显示帕金森病纹状体 DA 转运载体（DAT）功能降低、DA 递质合成减少和 D_2 型 DA 受体活性改变。测定血清铜、尿铜和血清铜蓝蛋白含量有助于诊断肝豆状核变性，CT 显示肝豆状核变性的双侧豆状核区低密度灶；基因分析确诊某些遗传性运动障碍疾病。

（褚　旭）

第二节　脑性瘫痪

脑性瘫痪中华医学会儿科学分会神经学组 2004 年全国小儿脑性瘫痪专题研讨会讨论通过的定义为：出生前到生后 1 个月内各种原因所引起的脑损伤或发育缺陷所致的运动障碍及姿势异常。主要是指由围生期各种病因所引起的，获得性非进行性脑病导致的先天性运动障碍及姿势异常疾病或综合征。是在大脑生长发育期受损后所造成的运动瘫痪，是一种严重致残性疾病。

其特点是非进行性的两侧肢体对称性瘫痪。Litfer 首先描述了本病，亦称 Litter 病；脑性瘫痪的概念由 Ingram 首先使用。本病发病率相当高，不同国家和地区的发生率为 0.06%～0.59%，日本较高约为 0.2%～0.25%。

一、病因及病理

(一)病因包括遗传性和获得性

1.出生前病因

如妊娠早期病毒感染、妊娠毒血症、母体的胎盘血液循环障碍和放射线照射等。

2.围生期病因

早产是重要的确定病因,以及脐带脱垂或绕颈、胎盘早剥、前置胎盘、羊水堵塞、胎粪吸入等导致胎儿脑缺氧,难产等所致胎儿窒息、缺氧,以及早产、产程过长、产钳损伤和颅内出血及核黄疸等。

3.出生后病因

如各种感染、外伤、中毒、颅内出血和严重窒息等。病因不明者可能与遗传有关。人体维持正常肌张力调节及姿势反射依赖皮质下行纤维抑制作用与周围Ⅰa类传入纤维易化作用的动态平衡,当脑发育异常使皮质下行束受损时,抑制作用减弱可引起痉挛性运动障碍和姿势异常。感知能力如视、听力受损可导致智力低下,基底节受损可引起手足徐动,小脑受损可发生共济失调等。

(二)病理改变

以弥散的不等程度的大脑皮质发育不良或脑白质软化、皮质萎缩或萎缩性脑叶硬化等,皮质核基底节有分散的、状如大理石样的病灶瘢痕,为缺血性病理损害,多见于缺氧窒息婴儿。出血性病理损害为室管膜下出血或脑室内出血,有时为脑内点状出血或局部出血,多见于未成熟儿(妊娠不足32周),可能因此期脑血管壁脆弱,血管神经发育不完善,脑血流调节能力较差所致。脑局部白质硬化和脑积水、脑穿通畸形、锥体束变性等也可见。产前病变以脑发育不良为主,围生期病变以瘢痕、硬化、软化和部分脑萎缩、脑实质缺陷为主。

二、临床分型及表现

脑性瘫痪临床表现复杂多样,多始自婴幼儿期。严重者生后即有征象,多数病例在数月后家人试图扶起病儿站立时发现。临床主要表现为锥体束征和锥体外束损害征,智能发育障碍和癫痫发作三大症状。

运动障碍是本病的主要症状,由于锥体束和锥体外束发育不良而致肢体瘫痪。多数是在生后数月始被发现患儿肢体活动异常的。个别严重病例可在出生后不久即出现肌肉强直、角弓反张、授乳困难。一般出现不等程度的瘫痪,肌张力增高,肌腱反射亢进,病理征阳性。均为对称性两侧损害,下肢往往重于上肢。

根据运动障碍的临床表现分为如下几种类型。

(一)痉挛型

以锥体系受损为主;又称痉挛性脑性瘫痪。Litter最早提出缺氧-缺血性产伤(脑病)的概念,后称Litter病。是脑性瘫痪中最为常见和典型的一类。常表现为双下肢痉挛性瘫痪、膝踝反射亢进、病理征阳性。由于肌张力增高比瘫痪更明显,尤其是两腿内收肌、膝关节的伸肌和足部跖屈肌肌张力突出的增高,所以患儿在步行时两髋内收,两膝互相交叉和马蹄内翻,使用足尖走路而呈剪刀式步态。患儿这种异常费力地向前迈步状态,一眼望去便可确认是痉挛性双侧瘫痪。可伴有延髓麻痹,表现吞咽和构音困难、下颌反射亢进,不自主哭笑,核上性眼肌麻痹、面瘫等。还可伴有语言及智能障碍。根据病情可分为以下几种。

1.轻度

最初24小时症状明显,表现易惊、肢体及下颌颤抖,称紧张不安婴儿;Moro下限反应,肌张力正常,腱反射灵敏,前囟柔软,EEG正常,可完全恢复。

2.中度

表现嗜睡、迟钝和肌张力低下,运动正常,48～72小时后恢复或恶化,若伴抽搐、脑水肿、低钠血症或肝损伤提示预后不良。

3.重度

生后即昏迷,呼吸不规则,需机械通气维持,生后 12 小时内发生惊厥,肌张力低下,Moro 反射无反应,吸吮力弱,光反射和眼球运动存在。中至重度患儿如及时纠正呼吸功能不全和代谢异常仍可望存活,可能遗留锥体系、锥体外系和小脑损伤体征及精神发育迟滞。

（二）不随意运动型

以锥体外系受损为主,又称手足徐动型脑性瘫痪,多由核黄疸或新生儿窒息引起,主要侵害基底神经节,常见双侧手足徐动症,生后数月或数年出现,可见舞蹈、肌张力障碍、共济失调性震颤、肌阵挛和半身颤搐等。轻症患儿易误诊为多动症。

（三）核黄疸

继发于 Rh 与 ABO 血型不相容或肝脏葡萄糖醛酸转移酶缺乏的成红细胞增多症,血清胆红素高于 250 mg/L 时具有中枢神经系统毒性作用,可导致神经症状。酸中毒、缺氧及低体重婴儿易患病。轻症生后 24～36 小时出现黄疸和肝脾肿大,4 日后黄疸渐退,不产生明显神经症状。重症生后或数小时出现黄疸并急骤加重,肝脾及心脏肿大,黏膜和皮肤点状出血;3～5 日婴儿变得倦怠、吸吮无力、呼吸困难、呕吐、昏睡、肌强直和抽搐发作,可伴舞蹈征、手足徐动、肌张力障碍或痉挛性瘫等,多在数日至 2 周内死亡;存活者遗留精神发育迟滞、耳聋和肌张力低,不能坐、立和行走。

（四）共济失调型

以小脑受损为主,是一种少见的脑性瘫痪。由于小脑发育不良以致患儿出现肌张力减低,躯体平衡失调,坐姿及动作不稳、步态笨拙和经常跌倒,行走时双足横距加宽,辨距不良,并伴意向性震颤、语言缓慢、断续或呈爆发式语言和运动发育迟缓。CT 和 MRI 可见小脑萎缩。

（五）肌张力低下型

往往是其他类型的过渡形式,多见于幼儿,主要表现为肌张力减低,关节活动幅度增大,肌腱反射正常或活跃,病理征阳性。多无肌肉萎缩。患者往往不能站立、行走,甚至不能竖颈。随年龄增长肌张力可逐渐增高而转为痉挛性瘫痪。

（六）混合型

脑性瘫痪的患儿多伴有以下症状。

1.反射异常

姿势反射、原始反射、体位姿势反射的异常和手足徐动、舞蹈样动作。这类不自主运动可单独出现,也可两者同时伴发,但均为双侧性,并因随意运动和情绪激动而加重症状。

2.智能障碍

由于大脑皮质发育不良,几乎所有患儿都合并有一定程度的智能和行为缺陷。智能障碍的程度和瘫痪的轻重并不平行。随着智能障碍的出现,还可伴发言语发育迟滞,说话较晚,并有构音障碍。

3.癫痫发作

有的患儿合并有癫痫大小发作,脑电图异常。此外还可出现斜视、弱视、听力减退、牙齿发育不良以及短暂性高热等。

根据偏瘫、截瘫和四肢瘫,脑性瘫痪又可分为以下类型。

（1）先天性婴儿偏瘫:婴儿及儿童早期出现。

（2）后天性婴儿偏瘫:3～18 个月的正常婴儿常以痫性发作起病,发作后出现严重偏瘫,伴或不伴失语。

（3）四肢瘫:较少见,多为双侧脑病变。

（4）截瘫:多因脑或脊柱病变,如先天性囊肿、肿瘤和脊柱纵裂等。

按瘫痪部位（指痉挛型）可分为以下几种情况:①单瘫,单个肢体受累。②双瘫,四肢受累,上肢轻,下肢重。③三肢瘫,三个肢体受累。④偏瘫,半侧肢体受累。⑤四肢瘫,四肢受累,上、下肢受累程度相似。

三、影像学检查

X线检查头颅片可见双侧不对称,病侧不如健侧膨隆,岩骨和蝶骨位置较高,额突较大,两侧颞骨鳞部或顶骨局部变薄或隆起。CT、MRI可见广泛性程度不等的脑萎缩,有局灶体征者可见大脑皮质和髓质发育不良,脑软化灶,囊性变,脑室扩大或脑穿通畸形等。

四、诊断和鉴别诊断

(一)诊断

本病缺乏特异性诊断指标,主要依靠临床诊断。我国小儿脑性瘫痪会议(2004年)所定诊断条件为以下几点。

(1)引起脑性瘫痪(简称脑瘫)的脑损伤为非进行性。

(2)引起运动障碍的病变部位在脑部。

(3)症状在婴儿期出现。

(4)有时合并智力障碍、癫、感知觉障碍及其他异常。

(5)除外进行性疾病所致的中枢性运动障碍及正常小儿暂时性的运动发育迟缓。

高度提示脑性瘫痪的临床表现有以下几种情况:①早产儿,低体重儿,出生时及新生儿期严重缺氧、惊厥、颅内出血和核黄疸等。②精神发育迟滞、情绪不稳和易惊,运动发育迟缓、肌张力增高及痉挛典型表现。③锥体外系症状伴双侧耳聋和上视麻痹。

(二)鉴别诊断

1.遗传性痉挛性截瘫

单纯型儿童期起病,双下肢肌张力增高、腱反射亢进、病理征及弓形足,缓慢进展病程,有家族史。

2.共济失调毛细血管扩张症(Louis-Barr综合征)

常染色体隐性遗传病,呈进展性,表现共济失调、锥体外系症状、眼结合膜毛细血管扩张和甲胎蛋白显著增高等,因免疫功能低下常见支气管炎和肺炎等。

3.脑炎后遗症

有脑炎病史,表现智力减退、易激惹、兴奋、躁动和痫性发作等。

五、治疗

脑性瘫痪尚无有效的病因治疗,目前主要采取物理疗法、康复训练和药物治疗等适当措施帮助患儿获得最大限度的功能改善。痉挛、运动过多、手足徐动、肌张力障碍及共济失调等可采用康复训练配合药物治疗,必要时手术治疗。

(一)物理疗法及康复训练

(1)完善的护理、充足的营养和良好的卫生。

(2)长期坚持科学的智能、语言和技能训练。

(3)采取物理疗法、体疗和按摩等促使肌肉松弛,改善下肢运动功能、步态和姿势。

(4)手指作业治疗有利于进食、穿衣、写字等与生活自理有关的动作训练。

(5)支具和矫正器可帮助控制无目的动作,改善姿势和防止畸形。

(二)药物治疗

1.下肢痉挛影响活动者

可以试用氯苯氨丁酸,自小量开始,成人5 mg,每日2次口服,5日后改为每日3次,以后每隔3~5日增加5 mg,可用20~30 mg/d维持;儿童初始剂量0.75~1.5 mg/(kg·d),此药也可鞘内注射;不良反应有嗜睡、恶心、眩晕、呼吸抑制,偶有尿潴留;或用安坦,有中枢抗胆碱能作用,2~4 mg口服,每日3次;或用氯硝安定,成人首次剂量3 mg,静脉注射,数分钟奏效,半清除期22~32小时,有呼吸及心脏抑制作用。

2. 震颤治疗

可试用苯海拉明。

3. 运动过多

可试用氟哌啶醇、安定和丙戊酸钠。

4. 伴发癫痫者

应给予抗癫痫药。

5. 核黄疸治疗

重症病例出生即出现黄疸、呕吐、昏睡、总胆红素迅速上升及血红蛋白下降等，应交换输血，必要时多次输血，降低血清非结合胆红素水平，保护神经系统；血清蛋白可促进胆红素结合，紫外线照射可促进间接胆红素转化。

（三）手术治疗

1. 选择性脊神经后根切断术（SPR）

SPR 是显微外科技术与电生理技术结合，选择性切断脊神经后根部分与肌牵张反射有关的Ⅰa类肌梭传入纤维，减少调节肌张力与姿势反射的γ环路中周围兴奋性传入，纠正皮质病变使下行抑制受损导致的肢体痉挛状态；脑性瘫痪痉挛型如无严重系统疾病、脊柱畸形及尿便障碍，可首选 SPR 加康复训练，3～10 岁时施行为宜；患儿术前应有一定的行走能力、智力接近正常，术后坚持系统的康复训练也是治疗成功的基本条件。

2. 矫形外科手术

适用于内收痉挛、肌腱挛缩和内翻马蹄足等，可松解痉挛软组织，恢复肌力平衡及稳定关节。

（褚　旭）

第三节　帕金森病

帕金森病（Parkinson's disease，PD）又称震颤麻痹，是常见于中老年人的神经系统变性疾病，65 岁以上人群中患病率为 1 000/10 万。临床主要特征为静止性震颤、运动迟缓、肌强直和姿势步态异常。

一、诊断依据

（一）临床表现

1. 静止性震颤

常为首发症状，多由一侧上肢远端（手指）开始，逐渐扩展到同侧下肢及对侧上肢及下肢，即常呈"N"字形进展。下颌、口唇、舌及头部通常最后受累。典型表现为拇指与示指间呈"搓丸样"动作，节律为 4～6 次/秒，静止时出现，随意运动时减轻，紧张时加剧，睡眠时消失。部分患者可合并姿势性震颤。

2. 肌强直

屈肌和伸肌同时受累，关节被动活动时阻力始终一致，似弯曲软铅管（铅管样强直）。伴有震颤时可在均匀的阻力中出现停顿，如同转动齿轮（齿轮样强直）。肌强直可引起特殊的屈曲体姿，表现为头前倾，躯干俯屈，上肢肘关节屈曲，腕关节伸直，前臂内收，下肢髋、膝关节略为弯曲。肌强直可引起关节疼痛。

3. 运动迟缓

表现为随意动作减少，动作缓慢、笨拙。早期表现为手指精细动作缓慢，逐渐发展成全面性随意运动减少、缓慢。面容呆板，双眼凝视，瞬目减少"面具脸"；语速慢，语音低沉；写字越写越小"写小征"；晚期因合并肌张力增高致起床、翻身均有困难。

4. 姿势步态异常

站立时呈屈曲体姿，步态障碍在疾病早期表现走路时下肢拖曳，随病情进展呈起步困难、小步态，行走时上肢的前后摆动减少或消失;转弯时常单脚为轴,缓慢、困难。晚期患者起立困难,起步后小步前冲,越走越快,不能及时停止或转弯(慌张步态),下坡时尤为突出。

5.其他症状

自主神经症状常见,如溢脂性皮炎(脂颜)等、出汗异常、顽固性便秘、性功能减退。可伴有抑郁和(或)睡眠障碍。患者在疾病晚期可发生痴呆。

(二)辅助检查

血、脑脊液常规检查均无异常,CT、MRI 检查亦无特征性改变,功能性脑影像 PET 或 SPECT 检查可显示多巴胺递质合成减少,多巴胺转运体(DAT)功能显著降低等。

(三)鉴别诊断

1.继发性帕金森综合征

特点是有明确病因,如感染、药物、中毒、脑血管病、外伤等,相关病史是鉴别诊断的关键依据。

2.伴发于其他神经变性疾病的帕金森综合征

进行性核上性麻痹、多系统萎缩、橄榄脑桥小脑萎缩、亨廷顿舞蹈病、路易体痴呆、肝豆状核变性、皮质基底节变性等。所伴发的帕金森症状对左旋多巴不敏感。

3.其他

早期患者还须与特发性震颤、抑郁症及脑血管病鉴别。

二、治疗

(一)药物治疗

PD 目前以药物治疗为主,疾病早期可鼓励患者多做主动运动,而不做特殊治疗。若影响日常生活和工作,则需采用药物治疗。目前的药物只能缓解症状,不能阻止病情进展,需终身服用。药物治疗的原则是:小剂量开始,缓慢递增,个体化治疗。可选药物:

1.抗胆碱能药物

适用于震颤症状突出且年龄较轻(<65 岁)的患者。常用药物有:

(1)苯海索,1~2 mg,每日 3 次口服。

(2)卡马特灵,起始量每次 2.5 mg,每日 3 次口服,逐渐增至每日 20~30 mg,分 3 次服。

(3)其他还有苯甲托品、环戊丙醇、东莨菪碱、比哌立登等,作用均与安坦相似。老年患者慎用,狭角型青光眼及前列腺肥大者禁用。

2.金刚烷胺

对少动、强直、震颤均有改善作用。50~100 mg,每日 2~3 次。肝、肾功能不全以及癫痫、严重胃溃疡者慎用。

3.复方左旋多巴

发挥替代治疗作用,是本病最基本最有效的药物,对震颤、强直、运动迟缓等均有较好疗效,是年老患者(≥65 岁)的首选用药。临床上使用的复方 L-Dopa 有标准片、控释片、水溶片等不同剂型。

(1)标准片:起始 62.5 mg(即 1/4 片),每日 2~3 次,据情况可增至 125 mg,每日 3~4 次;最大不超 250 mg,每日 3~4 次;空腹用药疗效较好。

(2)控释片:适用于症状波动者,将标准片转换成为控释片时,日总剂量应作增加并提前服用。

(3)水溶片:起效快,适用于有吞咽障碍、剂末恶化、"开—关"现象患者。狭角型青光眼及精神病患者禁用,活动性消化道溃疡者慎用。

4.多巴胺受体激动药

近几年来主张首选治疗,但麦角类如溴隐亭,可导致心脏瓣膜病变和肺胸膜纤维化,现已不主张使用。非麦角类有:

(1)吡贝地尔缓释片,50 mg/d 起始,每周增加 50 mg,有效剂量 150 mg/d,分 3 次口服,最大不超250 mg/d。

（2）普拉克索，每日 3 次服用，0.125 mg 每次起始，每周增加 0.125 mg，有效剂量0.5～0.75 mg每次，每日总量不超 5 mg。

5.单胺氧化酶B抑制药

丙炔苯丙胺多与复方 L-Dopa 合用，有协同作用，能改善"开—关"现象及运动症状波动，减少左旋多巴的用量，可有神经保护作用，尤其与维生素 E 合用。用量为 2.5～5 mg，每日 2 次，宜早、午服用，有胃溃疡者慎用。

6.儿茶酚－氧位－甲基转移酶（COMT）抑制药

恩他卡朋，单独使用无效，与左旋多巴合用可增强后者疗效。剂量 100～200 mg，每日 3 次服用，用药须监测肝功能。

（二）外科治疗

手术适应证为药物失效、不能耐受或出现运动障碍（异动症）者。目前常用的手术方法有苍白球、丘脑毁损术和深部脑刺激术（DBS）。手术不能根治疾病，但可以改善症状，术后仍需应用药物。

（三）细胞移植及基因治疗

有研究显示异体胚胎中脑黑质细胞移植到患者的纹状体可改善 PD 的运动症状。另外干细胞移植结合基因治疗也是正在探索中的一种较有前景的新疗法。

（四）康复治疗

进行语言、进食、行走及各种日常生活的训练，结合教育与心理疏导等辅助措施，改善生活质量。卧床者应加强护理，减少并发症的发生。

三、预后

PD 是一种慢性进展性疾病，目前尚无治愈的方法。多数患者在发病数年内尚能生活自理并继续工作。疾病晚期，由于严重肌强直、患者全身僵硬、卧床不起，最终死于肺炎等各种并发症。

（褚　旭）

第四节　亨廷顿病

亨廷顿病（Huntington's disease，HD）又称亨廷顿舞蹈病、慢性进行性舞蹈病、遗传性舞蹈病，于 1842 年由 Waters 首报，1872 年由美国医生 George Huntington 系统描述而得名，是一种常染色体显性遗传的基底节和大脑皮质变性疾病，临床上以隐匿起病、缓慢进展的舞蹈症、精神异常和痴呆为特征。本病呈完全外显率，受累个体的后代 50％ 发病。可发生于所有人种，白种人发病率最高，我国较少见。

一、病因及发病机制

本病的致病基因 IT15 位于 4p16.3，基因的表达产物为约含 3 144 个氨基酸的多肽，命名为 Huntingtin，在 IT15 基因 5 端编码区内的三核苷酸（CAG）重复序列拷贝数异常增多。拷贝数越多，发病年龄越早，临床症状越重。在 Huntingtin 内，(CAG)n 重复编码一段长的多聚谷氨酰胺功能区，故认为本病可能由于获得了一种毒性功能所致。

二、病理及生化改变

（一）病理改变

主要位于纹状体和大脑皮质，黑质、视丘、视丘下核、齿状核亦可轻度受累。大脑皮质突出的变化为皮质萎缩，特别是第 3、5 和第 6 层神经节细胞丧失，合并胶质细胞增生。尾状核、壳核神经元大量变性、丢失。投射至外侧苍白球的纹状体传出神经元(含 γ-氨基丁酸与脑啡肽,参与间接通路)较早受累,是引起舞蹈症的基础;随疾病进展,投射至内侧苍白球的纹状体传出神经元(含 γ-氨基丁酸与 P 物质,参与直接通路)也被累及,是导致肌强直及肌张力障碍的原因。

(二)生化改变

纹状体传出神经元中 γ-氨基丁酸、乙酰胆碱及其合成酶明显减少,多巴胺浓度正常或略增加,与 γ-氨基丁酸共存的神经调质脑啡肽、P 物质亦减少,生长抑素和神经肽 Y 增加。

三、临床表现

本病好发于 30~50 岁,5%~10%的患者于儿童和青少年发病,10%于老年发病。患者的连续后代中有发病提前倾向,即早发现象,父系遗传的早发现象更明显,绝大多数有阳性家族史。起病隐匿,缓慢进展。无性别差异。

(一)锥体外系症状

以舞蹈样不自主运动最常见、最具特征性,通常为全身性,程度轻重不一,典型表现为手指弹钢琴样动作和面部怪异表情,累及躯干可产生舞蹈样步态,可合并手足徐动及投掷症。随着病情进展,舞蹈样不自主运动可逐渐减轻,而肌张力障碍及动作迟缓、肌强直、姿势不稳等帕金森综合征渐趋明显。

(二)精神障碍及痴呆

精神障碍可表现为情感、性格、人格改变及行为异常,如抑郁、激惹、幻觉、妄想、暴躁、冲动、反社会行为等。患者常表现出注意力减退、记忆力降低、认知障碍及智能减退,呈进展性加重。

(三)其他

快速眼球运动(扫视)常受损。可伴癫痫发作,舞蹈样不自主运动大量消耗能量可使体重明显下降,常见睡眠和(或)性功能障碍。晚期出现构音障碍和吞咽困难。

四、辅助检查

(一)基因检测

CAG 重复序列拷贝数增加,大于 40 具有诊断价值。该检测若结合临床特异性高、价值大,几乎所有的病例可通过该方法确诊。

(二)电生理及影像学检查

EEG 呈弥漫性异常,无特异性。CT 及 MRI 显示大脑皮质和尾状核萎缩,脑室扩大。MRI 的 T_2 加权像示壳核信号增强。MR 波谱(MRS)示大脑皮质及基底节乳酸水平增高。^{18}F 氟-脱氧葡萄糖 PET 检测显示尾状核、壳核代谢明显降低。

五、诊断及鉴别诊断

(一)诊断

根据发病年龄,慢性进行性舞蹈样动作、精神症状和痴呆,结合家族史可诊断本病,基因检测可确诊,还可发现临床前期病例。

(二)鉴别诊断

本病应与小舞蹈病、良性遗传性舞蹈病、发作性舞蹈手足徐动症、老年性舞蹈病、肝豆状核变性、迟发性运动障碍及棘状红细胞增多症并发舞蹈症鉴别。

六、治疗

目前尚无有效治疗措施,对舞蹈症状可选用:①多巴胺受体阻滞剂:氟哌啶醇 1~4 mg,每日 3 次;氯丙嗪 12.5~50 mg,每日 3 次;奋乃静 2~4 mg,每日 3 次;硫必利 0.1~0.2 g,每日 3 次;以及哌咪清等。均应从小剂量开始,逐渐增加剂量,用药过程中应注意锥体外系不良反应。②中枢多巴胺耗竭剂:丁苯那嗪 25 mg,每日 3 次。

七、预后

本病尚无法治愈,病程 10～20 年,平均 15 年。

(褚　旭)

第五节　小舞蹈病

小舞蹈病(chorea minor,CM)又称风湿性舞蹈病或 Sydenham 舞蹈病,由 Sydenham(1684 年)首先描述,是风湿热在神经系统的常见表现。本病多见于儿童和青少年,其临床特征为不自主的舞蹈样动作、肌张力降低、肌力减弱、自主运动障碍和情绪改变。本病可自愈,但复发者并不少见。

一、病因与发病机制

本病的发病与 A 组 β-溶血性链球菌感染有关。属自体免疫性疾病。约 30％的病例在风湿热发作或多发性关节炎后 2～3 个月发病,通常无近期咽痛或发热史,部分患者咽拭子培养 A 组溶血性链球菌阳性;血清可检出抗神经元抗体,与尾状核、丘脑底核等部位神经元抗原起反应,抗体滴度与本病的转归有关,提示可能与自身免疫反应有关。本病好发于围青春期,女性多于男性,一些患者在怀孕或口服避孕药时复发,提示与内分泌改变也有关系。

二、病理

病理改变主要是黑质、纹状体、丘脑底核及大脑皮质可逆性炎性改变和神经细胞弥漫性变性,神经元丧失和胶质细胞增生。有的病例可见散在动脉炎、栓塞性小梗死。90％的尸解病例可发现风湿性心脏病证据。

三、临床表现

(一)发病年龄及性别
发病年龄多在 5～15 岁,女多于男,男女之比约为 1：3。

(二)起病形式
大多数为亚急性或隐袭起病,少数可急性起病。大约 1/3 的病例舞蹈症状出现前 2～6 个月或更长的时间内有 β-溶血性链球菌感染史,曾有咽喉肿痛、发热、多关节炎、心肌炎、心内膜炎、心包炎、皮下风湿结节或紫癜等临床症状和体征。

(三)早期症状
早期症状常不明显,不易被察觉。患儿表现为情绪不稳、焦虑不安、易激动、注意力分散、学习成绩下降、动作笨拙、步态不稳、手中物品时常坠落,行走摇晃不稳等。其后症状日趋明显,表现为舞蹈样动作和肌张力改变等。

(四)舞蹈样动作
常常可急性或隐袭出现,常为双侧性,可不规则,变幻不定,突发骤止,约 20％患者可偏侧或甚至更为局限。在情绪紧张和作自主运动时加重,安静时减轻,睡眠时消失。常在 2～4 周内加重,3～6 个月内自行缓解。

(1)面部最明显,表现挤眉、弄眼、撅嘴、吐舌、扮鬼脸等,变幻莫测。

(2)肢体表现为一种快速的不规则无目的的不自主运动,常起于一肢,逐渐累及一侧或对侧,上肢比下肢明显,上肢各关节交替伸直、屈曲、内收等动作,下肢步态颠簸、行走摇晃、易跌倒。

（3）躯干表现为脊柱不停地弯、伸或扭转，呼吸也可变得不规则。

（4）头颈部的舞蹈样动作表现为摇头耸肩或头部左右扭转。伸舌时很难维持，舌部不停地扭动，软腭或其他咽肌的不自主运动可致构音、吞咽障碍。

（五）体征

（1）肌张力及肌力减退，膝反射常减弱或消失。肢体软弱无力，与舞蹈样动作、共济失调一起构成小舞蹈病的三联征。

（2）旋前肌征：由于肌张力和肌力减退导致当患者举臂过头时，手掌旋前。

（3）舞蹈病手姿：当手臂前伸时，因张力过低而呈腕屈、掌指关节过伸，伴手指弹钢琴样小幅舞动。

（4）挤奶妇手法，或称盈亏征：若令患者紧握检查者第二、三手指时，检查者能感到患者的手时紧时松，握力不均，时大时小。

（5）约 1/3 患者会有心脏病征，包括风湿性心肌炎、二尖瓣回流或主动脉瓣关闭不全。

（六）精神症状

可有失眠、躁动、不安、精神错乱、幻觉、妄想等精神症状，称为躁狂性舞蹈病。有些病例精神症状可与躯体症状同样显著，以致呈现舞蹈性精神病。随着舞蹈样动作消除，精神症状很快缓解。

四、辅助检查

（一）血清学检查

白细胞增加，血沉加快，C 反应蛋白效价提高，黏蛋白增多，抗链球菌溶血素"O"滴度增加；由于小舞蹈病多发生在链球菌感染后 2~3 个月，甚至 6~8 个月，故不少患者发生舞蹈样动作时链球菌血清学检查常为阴性。

（二）咽拭子培养

检查可见 A 组溶血型链球菌。

（三）脑电图

无特异性，常为轻度弥漫性慢活动。

（四）影像学检查

部分患者头部 CT 可见尾状核区低密度灶及水肿，MRI 显示尾状核、壳核、苍白球增大，T_2 加权像显示信号增强，PET 可见纹状体呈高代谢改变，但症状减轻或消失后可恢复正常。

五、诊断

凡学龄期儿童有风湿病史和典型舞蹈样症状，结合实验室及影像学检查通常可以诊断。

六、鉴别诊断

见表 16-1。

表 16-1 常见舞蹈病鉴别要点

	小舞蹈病	亨廷顿病	肝豆状核变性	偏侧舞蹈症
病因	风湿性	常染色体显性遗传	遗传性铜代谢障碍	脑卒中、脑瘤
发病年龄	大多数为 5~15 岁	30 岁以后	儿童、青少年	成年
临床特征	全身或偏侧不规则舞蹈，动作快	全身舞蹈、手足徐动、动作较慢	偏侧舞蹈样运动	有不完全偏瘫
	肌张力低、肌力减退	慢	角膜 K-F 色素环	
	情绪不稳定，性格改变	进行性痴呆	精神障碍	
	可有心脏受损征象		肝脏受损征	
治疗	抗链球菌感染（青霉素）	氯丙嗪、氟哌啶醇	排铜 D-青霉胺口服	治疗原发病
	肾上腺皮质激素		口服硫酸锌减少铜吸收	对症用氟哌啶醇
	氟哌啶醇、氯丙嗪、苯巴比妥		对症用氟哌啶醇	

七、治疗

(一)一般处理

急性期应卧床休息,保持环境安静,避免强光或其他刺激,给予足够的营养支持。

(二)病因治疗

确诊本病后,无论病症轻重,均应使用青霉素或其他有效抗生素治疗,10~14天为一疗程。同时给予水杨酸钠或泼尼松,症状消失后再逐渐减量至停药,目的是最大限度地防止或减少本病复发,并控制心肌炎、心瓣膜病的发生。

1. 抗生素

青霉素:首选40~80万U,每日1~2次,两周一疗程,也可用红霉素、头孢菌素类药物治疗。

2. 阿司匹林

0.1~1.0g,每日4次,小儿按0.1g/kg,计算,症状控制后减量,维持6~12周。

3. 激素

风湿热症状明显时,泼尼松每日10~30mg,分3~4次口服。

(三)对症治疗

(1)首选氟哌啶醇0.5mg开始,每日口服2~3次,以后逐渐加量。

(2)氯丙嗪:12.5~50mg,每日2~3次。

(3)苯巴比妥:0.015~0.03g,每日2~4次。

(4)地西泮:2.5~5mg,每日2~4次。

八、预后

本病预后良好,可完全恢复而无任何后遗症状,大约20%的病例死于心脏并发症,35%的病例数月或数年后复发。个别病例舞蹈症状持续终生。

（张　平）

第六节　特发性震颤

一、疾病概述

特发性震颤(ET)又称家族性震颤,是一种原因未明的具有遗传倾向的运动障碍性疾病,以震颤为唯一表现。1/3以上患者有阳性家族史,呈常染色体显性遗传。目前已确认两个致病基因位点,分别定位于3q13(FET1)和2p22~25(ETM或ET_2)。

隐匿起病,缓慢发展,也可长期缓解。各组年龄均可发病,但多见于40岁以上的中、老年人。震颤是唯一临床症状。表现为姿势性或动作性震颤,常累及一只手或双手或头部,下肢较少受累,无全身或其他神经系统阳性体征。有的病例因震颤而妨碍手部完成精细动作如书写,喉部肌肉受累可影响发音。少量饮酒可使症状暂时缓解。

二、治疗

本病药物治疗可选用:①普萘洛尔30~90mg,3次/日,口服。②阿罗洛尔10mg,早、午服用,该药效果显著,注意其降压作用。③扑痫酮50mg,2次/日,口服,治疗亦有效。④氯硝西泮、地西泮等亦有一定效果。对少数症状严重,以一侧为主和药物治疗无效的患者可行丘脑毁损术、丘脑深部电刺激等方法治疗。亦可注射肉毒毒素A治疗。

三、预后

本病情长期稳定,无进行性加重,通常不致残,症状轻微者不必治疗。

(张　平)

第七节　肝豆状核变性

一、概述

肝豆状核变性又称 Wilson 病(WD),是以铜代谢障碍为特征的常染色体隐性遗传病。由于 WD 基因(位于 13q$^{14.3}$)编码的蛋白(ATP7B 酶)突变,导致血清铜蓝蛋白合成不足以及胆管排铜障碍,血清自由态铜增高,并在肝、脑、肾等器官沉积,出现相应的临床症状和体征。本病好发于青少年,临床表现为铜代谢障碍引起的肝硬化、基底节变性等多脏器病损。该病是全球性疾病,世界范围的患病率约为 30/100 万,我国的患病率及发病率远高于欧美。

二、临床表现

1.肝症状

以肝病作为首发症状者约占 40%～50%,儿童患者约 80%发生肝脏症状。肝脏受累程度和临床表现存在较大差异,部分患者表现为肝炎症状,如倦怠、乏力、食欲不振,或无症状的转氨酶持续增高;大多数患者表现为进行性肝肿大,继而进展为肝硬化、脾肿大、脾功能亢进,出现黄疸、腹水、食管静脉曲张及上消化道出血等;一些患儿表现为暴发性肝衰竭伴有肝铜释放入血而继发的 Coomb 阴性溶血性贫血。也有不少患者并无肝肿大,甚至肝缩小。

2.神经系统症状

以神经系统症状为首发的患者约占 40%～59%,其平均发病年龄比以肝病首发者晚 10 年左右。铜在脑内的沉积部位主要是基底节区,故神经系统症状突出表现为锥体外系症状。最常见的症状是以单侧肢体为主的震颤,逐渐进展至四肢,震颤可为意向性、姿位性或几种形式的混合,振幅可细小或较粗大,也有不少患者出现扑翼样震颤。肌张力障碍常见,累及咽喉部肌肉可导致言语不清、语音低沉、吞咽困难和流涎;累及面部、颈、背部和四肢肌肉引起动作缓慢僵硬、起步困难、肢体强直,甚至引起肢体或(和)躯干变形。部分患者出现舞蹈样动作或指划动作。WD 患者的少见症状是周围神经损害、括约肌功能障碍、感觉症状。

3.精神症状

精神症状的发生率约为 10%～51%。最常见为注意力分散,导致学习成绩下降、失学。其余还有:情感障碍,如暴躁、欣快、兴奋、淡漠、抑郁等;行为异常,如生活懒散、动作幼稚、偏执等,少数患者甚至自杀;还有幻觉、妄想等。极易被误诊为精神分裂症、躁狂抑郁症等精神疾病。

4.眼部症状

具有诊断价值的是铜沉积于角膜后弹力层而形成的 Kayser-Fleischer(K-F)环,呈黄棕色或黄绿色,以角膜上、下缘最为明显,宽约 1.3 mm 左右,严重时呈完整的环形。应行裂隙灯检查予以肯定和早期发现。7 岁以下患儿此环少见。

5.肾症状

肾功能损害主要表现为肾小管重吸收障碍,出现血尿(或镜下血尿)、蛋白尿、肾性糖尿、氨基酸尿、磷酸盐尿、尿酸尿、高钙尿。部分患者还会发生肾钙质沉积症和肾小管性酸中毒。持续性氨基酸尿可见于无症状患者。

6.血液系统症状

主要表现为急性溶血性贫血,推测可能与肝细胞破坏致铜离子大量释放入血,引起红细胞破裂有关。还有继发于脾功能亢进所致的血小板、粒细胞、红细胞减少,以鼻出血、齿龈出血、皮下出血为临床表现。

7.骨骼肌肉症状

2/3 的患者出现骨质疏松,还有较常见的是骨及软骨变性、关节畸形、X 形腿或 O 形腿、病理性骨折、肾性佝偻病等。少数患者发生肌肉症状,主要表现为肌无力、肌痛、肌萎缩。

8.其他

其他病变包括:皮肤色素沉着、皮肤黝黑,以面部和四肢伸侧较为明显;鱼鳞癣、指甲变形。内分泌紊乱如葡萄糖耐量异常、甲状腺功能低下、月经异常、流产等。少数患者可发生急性心律失常。

三、诊断要点

(一)诊断

任何患者,特别是 40 岁以下者发现有下列情况应怀疑 WD,须进一步检查。

(1)其他病因不能解释的肝脏疾病、持续血转氨酶增高、持续性氨基酸尿、暴发性肝炎合并溶血性贫血。

(2)其他病因不能解释的神经系统疾病,特别是锥体外系疾病、精神障碍。

(3)家族史中有相同或类似疾病的患者,特别是先证者的近亲,如同胞、堂或姨兄弟姐妹等。

(二)鉴别诊断

对疑似患者应进行下列检查,以排除或肯定 WD 的诊断。

1.实验室检查

对所有疑似患者都应进行下列检查。

(1)血清铜蓝蛋白(ceruloplasmin,CP):CP 降低是诊断 WD 的重要依据之一。成人 CP 正常值为 $270\sim370$ mg/L($27\sim37$ mg/dL),新生儿的血清 CP 为成人的 1/5,此后逐年增长,至 $3\sim6$ 岁时达到成人水平。96%～98%的 WD 患者 CP 降低,其中 90%以上显著降低(0.08 g/L 以下),甚至为零。杂合子的 CP 值多在 $0.10\sim0.23$ g/L 之间,但 CP 正常不能排除该病的诊断。

(2)尿铜:尿铜增高也是诊断 WD 的重要依据之一。正常人每日尿铜排泄量为 $0.047\sim0.55$ μmol/24 h($3\sim35$ μg/24 h)。未经治疗的 WD 患者尿排铜量可略高于正常人甚至达正常人的数倍至数十倍,少数患者也可正常。

(3)肝铜量:肝铜测定是诊断 WD 最重要的生化证据,但肝穿为创伤性检查,目前尚不能作为常规的检测手段。

(4)血清铜:正常成人血清铜为 $11\sim22$ μmol/L($70\sim140$ μg/dL),90%的 WD 患者血清铜降低,低于 9.4 μmol/L(60 μg/dL)有诊断价值。须注意,肾病综合征、严重营养不良和失蛋白肠病也出现血清铜降低。

2.影像学检查

颅脑 CT 多显示双侧对称的基底节区、丘脑密度减低,多伴有不同程度的脑萎缩。MRI 多于基底节、丘脑、脑干等处出现长 T_1、长 T_2 异常信号,约 34%伴有轻至中度脑萎缩,以神经症状为主的患者 CT 及 MRI 的异常率显著高于以肝症状为主的 WD 患者。影像学检查虽无定性价值,但有定位及排除诊断的价值。

(三)诊断标准

(1)肝、肾病史:肝、肾病征和(或)锥体外系病征。

(2)铜生化异常:主要是 CP 显著降低(<0.08 g/L);肝铜增高(237.6 μg/g 肝干重);血清铜降低(<9.4 μmol/L);24 小时尿铜增高(>1.57 μmol/24 h)。

(3)角膜 K-F 环阳性。

(4)阳性家族史。

(5)基因诊断。

符合(1)、(2)、(3)或(1)、(2)、(4)可确诊 WD;符合(1)、(3)、(4)而 CP 正常或略低者为不典型 WD(此种情况少见);符合上述 1～4 条中的 2 条,很可能是 WD(若符合 2、4 可能为症状前患者),此时可参考脑MRI 改变、肝脏病理改变、四肢骨关节改变等。

基因诊断虽然是金标准,但因 WD 的突变已有 200 余种,因此基因检测目前仍不能作为常规检测方法。

四、治疗方案及原则

(一)治疗目的

(1)排除积聚在体内组织过多的铜。

(2)减少铜的吸收,防止铜在体内再次积聚。

(3)对症治疗,减轻症状,减少畸形的发生。

(二)治疗原则

1. 早期和症状前治疗

越早治疗越能减轻或延缓病情发展,尤其是症状前患者。同时应强调本病是唯一有效治疗的疾病,但应坚持终身治疗。

2. 药物治疗

(1)螯合剂:①右旋青霉胺(D-penicillamine,商品名 cuprimine、depen):是首选的排铜药物,尤其是以肝脏症状为主者。以神经症状为主的患者服用青霉胺后 1～3 个月内症状可能恶化,而且约有37%～50%的患者症状会加重,且其中又有 50%不能逆转。使用前需行青霉素皮试,阴性者方可使用。青霉胺用作开始治疗时剂量为 15～25 mg/kg,宜从小剂量开始,逐渐加量至治疗剂量。然后根据临床表现和实验室检查指标决定逐渐减量至理想的长期维持剂量。本药应在进餐前 2 小时服用。青霉胺促进尿排铜效果肯定,大约10%～30%的患者发生不良反应。青霉胺的不良反应较多,如发热、皮疹、胃肠道症状、多发性肌炎、肾病、粒细胞减少、血小板降低、维生素 B_6 缺乏、自身免疫疾病(类风湿性关节炎和重症肌无力等)。补充维生素 B_6 对预防一些不良反应有益。②曲恩汀或三乙撑四胺双盐酸盐:本药排铜效果不如青霉胺,但不良反应低于青霉胺。250 mg,每日 4 次,于餐前 1 小时或餐后 2 小时服用。本药最适合用于不能使用青霉胺的 WD 患者。但国内暂无供应。③其他排铜药物:包括二巯基丙醇(BAL,因不良反应大已少用)、二巯基丁二酸钠(Na-DMS)、二巯基丁二酸胶囊、二巯基丙磺酸钠(DMPS)等重金属离子螯合剂。

(2)阻止肠道对铜吸收和促进排铜的药物:①锌制剂:锌制剂的排铜效果低于和慢于青霉胺,但不良反应低,是用于 WD 维持治疗和症状前患者治疗的首选药物;也可作为其他排铜药物的辅助治疗。常用的锌剂有硫酸锌、醋酸锌、甘草锌、葡萄糖酸锌等。锌剂应饭后服药,不良反应有胃肠道刺激、口唇及四肢麻木、烧灼感。锌剂(以醋酸锌为代表)的致畸作用被 FDA 定为 A 级,即无风险。②四硫钼酸胺(ammonium tetrathiomolybdate,TTM):该药能在肠道内与蛋白和铜形成复合体排出体外,可替代青霉胺用作开始驱铜治疗,但国内无药。

(3)对症治疗:非常重要,应积极进行。神经系统症状,特别是锥体外系症状、精神症状、肝病、肾病、血液和其他器官的病损,应给予相应的对症治疗。脾肿大合并脾功能亢进者,特别是引起血液三种系统都降低者应行脾切除手术;对晚期肝衰竭患者肝移植是唯一有效的治疗手段。

3. 低铜饮食治疗

避免摄入高铜食物,如贝类、虾蟹、动物内脏和血、豆类、坚果类、巧克力、咖啡等,勿用铜制炊具;可给予高氨基酸或高蛋白饮食。

(张　平)

第八节　肌张力障碍

肌张力障碍是主动肌和拮抗肌收缩不协调或过度收缩引起的以肌张力异常动作和姿势为特征的运动障碍疾病。在锥体外系疾病中较为多见,仅次于帕金森病。根据病因可分为特发性和继发性;按肌张力障碍发生部位可分为局限性、节段性、偏身性和全身性;依起病年龄可分为儿童型、少年型和成年型。

一、病因及发病机制

特发性扭转性肌张力障碍迄今病因不明,可能与遗传有关,可为常染色体显性(30%～40%外显率)、常染色体隐性或X连锁隐性遗传,显性遗传的缺损基因DYT_1已定位于9号常染色体长臂9q32-34,编码一种ATP结合蛋白扭转蛋白A,有些病例可发生在散发基础上。环境因素如创伤或过劳等可诱发特发性肌张力障碍基因携带者发病,如口-下颌肌张力障碍病前有面部或牙损伤史,一侧肢体过劳可诱发肌张力障碍如书写痉挛、乐器演奏家痉挛、打字员痉挛和运动员肢体痉挛等。

继发性肌张力障碍是纹状体、丘脑、蓝斑、脑干网状结构等病变所致,如肝豆状核变性、核黄疸、神经节苷脂沉积症、苍白球黑质红核色素变性、进行性核上性麻痹、特发性基底节钙化、甲状旁腺功能低下、中毒、脑血管病变、脑外伤、脑炎、药物(左旋多巴、酚噻嗪类、丁酰苯类、甲氧氯普胺)诱发等。

二、病理

特发性扭转痉挛可见非特异性病理改变,包括壳核、丘脑及尾状核小神经元变性,基底节脂质及脂色素增多。继发性扭转痉挛病理学特征随原发病不同而异;痉挛性斜颈、Meige综合征、书写痉挛和职业性痉挛等局限性肌张力障碍病理上无特异性改变。

三、临床类型及表现

(一)扭转痉挛

扭转痉挛是全身性扭转性肌张力障碍,以四肢、躯干或全身剧烈而不随意的扭转动作和姿势异常为特征。发作时肌张力增高。扭转痉挛中止后肌张力正常或减低,故也称变形性肌张力障碍。按病因可分为特发性和继发性两型。

1.特发性扭转性肌张力障碍

儿童期起病的肌张力障碍,通常有家族史,出生及发育史正常,多为特发性。症状常自一侧或两侧下肢开始,逐渐进展至广泛不自主扭转运动和姿势异常,导致严重功能障碍。

2.继发性扭转性肌张力障碍

成年期起病的肌张力障碍多为散发,可查到病因。症状常自上肢或躯干开始,约20%的患者最终发展为全身性肌张力障碍,一般不发生严重致残。体检可见异常运动、姿势,如手臂过度旋前、屈腕、指伸直、腿伸直和足跖屈内翻,躯干过屈或过伸等,以躯干为轴扭转最具特征性;可出现扮鬼脸、痉挛性斜颈、脸痉挛、口-下颌肌张力障碍等,缺乏其他神经系统体征。

(二)局限性扭转性肌张力障碍

可为特发性扭转性肌张力障碍的某些特点孤立出现,如痉挛性斜颈、脸痉挛、口-下颌肌张力障碍、痉挛性发音困难(声带)和书写痉挛等。有家族史的患者可作为特发性扭转性肌张力障碍顿挫型,无家族史可代表成年发病型的局部表现,但成人发病的局限性肌张力障碍也可有家族性基础。为常染色体显性遗传,与18p31基因(DYT_7)突变有关。

1.痉挛性斜颈

痉挛性斜颈是胸锁乳突肌等颈部肌群阵发性不自主收缩引起颈部向一侧扭转,或阵发性倾斜,是锥体外系器质性疾病之一。少数痉挛性斜颈属精神性(心因性、癔症性)斜颈。

(1)本病可见于任何年龄组,但以中年人最为多见,女性多于男性。早期常为发作性,最终颈部持续地偏向一侧,一旦发病常持续终生,起病18个月内偶有自发缓解。药物治疗常不满意。

(2)起病多缓慢(癔病性斜颈例外),颈部深、浅肌群均可受累,但以一侧胸锁乳突肌和斜方肌受损症状较突出。患肌因痉挛收缩触诊有坚硬感,久之可发生肥大。

(3)一侧胸锁乳突肌受累,头颈偏转向健侧;双侧胸锁乳突肌病变,则头颈前屈;双侧斜方肌病变,则头后仰。症状可因情绪激动而加重,头部得到支持时可减轻,睡眠时消失。

(4)癔病性斜颈常在受精神刺激后突然起病,症状多变,经暗示治疗后可迅速好转。

2. Meige综合征

主要累及眼肌和口、下颌肌肉,表现睑痉挛和口—下颌肌张力障碍,二者都可作为孤立的局限性肌张力障碍出现,为Meige综合征不完全型,如二者合并出现为完全型。

(1)睑痉挛表现不自主眼睑闭合,痉挛持续数秒至数分钟。多为双眼,少数由单眼起病渐波及双眼,精神紧张、阅读、注视时加重,讲话、唱歌、张口、咀嚼和笑时减轻,睡眠时消失。

(2)口—下颌肌张力障碍表现不自主张口闭口、撇嘴、咧嘴、撅嘴和缩拢口唇、伸舌扭舌等。严重者可使下颌脱臼、牙齿磨损以至脱落、撕裂牙龈、咬掉舌和下唇、影响发声和吞咽等,讲话、咀嚼可触发痉挛,触摸下颌或压迫颏下部可减轻,睡眠时消失。

3. 书写痉挛

执笔书写时手和前臂出现肌张力障碍姿势,表现握笔如握匕首、手臂僵硬、手腕屈曲、肘部不自主地向外弓形抬起、手掌面向侧面等,但做其他动作正常。本病也包括其他职业性痉挛如弹钢琴、打字,以及使用螺丝刀或餐刀等。药物治疗通常无效,让患者学会用另一只手完成这些任务是必要的。

4. 手足徐动症

手足徐动症也称指痉症,指以肢体远端为主的缓慢、弯曲、蠕动样不自主运动,极缓慢的手足徐动也可导致姿势异常,需与扭转痉挛鉴别。前者不自主运动主要位于肢体远端,后者主要侵犯颈肌、躯干肌及四肢的近端肌,以躯干为轴的扭转或螺旋样运动是其特征。本病症可见于多种疾病引起的脑损害,如基底节大理石样变性、脑炎、产后窒息、早产、核黄疸、肝豆状核变性等。

四、诊断及鉴别诊断

(一)诊断

首先应确定患者是否为肌张力障碍,然后区分是特发性或继发性肌张力障碍。通常,前者的发病年龄较小,可有遗传家族史,除肌张力障碍外,常无其他锥体系或锥体外系受损的症状和体征。从病史的详细询问和体格检查、相关的辅助检查,如脑脊液、血、尿化验、神经影像及电生理学检查中未找到继发性脑或(和)脊髓损害的证据,基因分析有助于确定诊断。而继发性肌张力障碍与之相反,除发病年龄较大外,以局限性肌张力障碍多见,体格检查、辅助检查可发现许多继发的原因及脑、脊髓病理损害证据。常见肌张力障碍疾病临床特征见表16-2。

(二)鉴别诊断

(1)面肌痉挛:常为一侧眼睑或面肌的短暂抽动,不伴口—下颌不自主运动,可与睑痉挛或口—下颌肌张力障碍区别。

(2)僵人综合征:需与肌张力障碍区别,前者表现为发作性躯干肌(颈脊旁肌和腹肌)和四肢近端肌僵硬和强直,明显限制患者主动运动,且常伴疼痛,在自然睡眠后肌僵硬完全消失,休息和肌肉放松时肌电图检查均出现持续运动单位电活动,不累及面肌和肢体远端肌。

(3)颈部骨骼肌先天性异常所致先天性斜颈(患者年龄较小,系由颈椎先天缺如或融合、胸锁乳突肌血肿、炎性纤维化所致)、局部疼痛刺激引起的症状性斜颈及癔病性斜颈。需与痉挛性斜颈鉴别。但前组都存在明确原因,同时能检出引致斜颈的异常体征,可资鉴别。

表 16-2　常见肌张力障碍疾病临床特征鉴别要点

	扭转痉挛	Miege 综合征	痉挛性斜颈	迟发性运动障碍
发病年龄及性别	儿童,成年男性多见	50 岁以后,女多于男	青年、中年	服氟哌啶醇、氯丙嗪数年后,老年及女性多见
临床特征	面肌、颈肩肌、呼吸肌快速抽动,短促而频繁,具有刻板性	面肌眼睑肌、唇肌、舌肌、颈阔肌强直性痉挛	颈部肌肉的痉挛抽动、偏斜及伸屈	面肌、口肌、体轴肌、肢体肌的强直性痉挛
	紧张时加剧,安静时轻,入睡后消失	用手指触摸下颌减轻,行走、强光、阅读时加重,睡眠时消失	行动时加剧,平卧时减轻,入睡后消失,患肌坚硬肥大	随意运动,情绪紧张、激动时加重,睡眠中消失
	伴秽语者为秽语抽动症			
治疗	地西泮、氯硝西泮	氟哌啶醇	苯海索、左旋多巴	停服抗精神病药应缓慢
	小剂量氟哌啶醇	苯海索、左旋多巴	氟哌啶醇	
	心理治疗	肉毒毒素局部注射	肉毒毒素局部注射	利血平、氯硝西泮、氯氮平
			手术治疗	

五、治疗

(一)特发性扭转性肌张力障碍

药物治疗可部分改善异常运动。

1.左旋多巴

对一种多巴反应性肌张力障碍有明显的效果,对其他类型的肌张力障碍也有一定的效果。

2.抗胆碱能药

大剂量的苯海索 20 mg 口服,每日 3 次,可控制症状。

3.镇静剂

能有效地缓解扭转痉挛,并能降低肌张力,部分患者有效。地西泮 5～10 mg 或硝西泮5～7.5 mg,或氯硝西泮 2～4 mg 口服,每日 3 次。

4.多巴胺受体阻滞剂

能有效地控制扭转痉挛和其他多动症状,但不能降低肌张力。氟哌啶醇 2～4 mg 或泰必利 0.1～0.2 g口服,每日 3 次。继发性肌张力障碍者需同时治疗原发病。

(二)局限性肌张力障碍

(1)药物治疗基本同特发性扭转痉挛。

(2)肉毒毒素 A:局部注射是目前可行的最有效疗法,产生数月的疗效,可重复注射。注射部位选择痉挛最严重的肌肉或肌电图显示明显异常放电的肌群,如痉挛性斜颈可选择胸锁乳突肌、颈夹肌、斜方肌等三对肌肉中的四块作多点注射;睑痉挛和口一下颌肌张力障碍分别选择眼裂周围皮下和口轮匝肌多点注射;书写痉挛注射受累肌肉有时会有帮助。剂量应个体化,通常在注射后 1 周开始显效,每疗程不超过 8 周,疗效可维持 3～6 个月,3～4 个月可以重复注射。每疗程总量为 200 U 左右。其最常见的不良反应为下咽困难、颈部无力和注射点的局部疼痛。

(三)手术治疗

对重症病例和药物治疗无效的患者可采用手术治疗。主要手术方式包括副神经和上颈段神经根切断术,部分病例可缓解症状,但可复发;也可用立体定向丘脑腹外侧核损毁术或丘脑切除术,对偏侧肢体肌张力障碍可能有效。有些患者用苍白球脑深部电刺激术(DBS)有效。

六、预后

约1/3的患者最终会发生严重残疾而被限制在轮椅或床上,儿童起病者更可能出现,另 1/3 的患者轻度受累。

(王　磊)

第九节 迟发性运动障碍

迟发性运动障碍(tardive dyskinesia,TD)又称迟发性多动症,于1968年由Crane首先报道,是抗精神病药物诱发持久的刻板重复的不自主运动,常见于长期(1年以上)应用抗精神病药(多巴胺受体拮抗剂)治疗的精神病患者,减量或停服后最易发生。一般认为在长期阻断纹状体多巴胺能受体后,后者反应超敏所致。也可能与基底节γ-氨基丁酸功能受损有关。

本病多发生于老年患者,尤其女性,临床特征是节律性刻板重复的舞蹈-手足徐动样不自主运动,可见于口、面部、躯干或四肢,也可有颈或腰部肌张力障碍或动作不宁。老年人口部运动具有特征性,年轻患者肢体受累常见,儿童口面部症状较突出。不自主运动常在用药数月至数年后出现,症状大多不呈进行性加重,但可能持久不愈,治疗困难。无用药史时与亨廷顿病不易区别。

本病重在预防,使用抗精神病药物应有明确指征,精神病患者亦宜更换药物。治疗时必须先停服致病药物,对症治疗可选用硫必利、舒必利、利舍平、丁苯那嗪等,对控制症状有所帮助。需继续治疗精神病的患者可用非经典抗精神病药氯氮平、利培酮、奥氮平、奎硫平等替代经典抗精神病药。

(王　磊)

第十节 进行性核上性麻痹

进行性核上性麻痹(progressive supranuclear palsy,PSP)又称Steele-Richardson-Olszewski综合征,是黑质致密部DA能神经元和网状部GABA能神经元均严重受损导致的运动障碍疾病。

一、诊断依据

(一)临床表现

该病平均发病年龄为55~70岁,起病隐袭,男性稍多于女性。首发症状常为步态不稳和平衡障碍,常有跌倒。其次构音障碍,多为假性延髓性麻痹所致。患者可出现强直、少动和面肌张力增高使面部出现皱褶,表现为"惊奇"表情。

该病的典型表现是下视麻痹,对PSP的诊断具有特异性。大约1/3的患者有视物模糊、复视和眼部不适感。疾病初期眼球下视受限,出现双眼会聚不能和垂直眼震,检查眼球运动时出现齿轮样或跳跃式,眼球活动受限,眼球不自主固定注视某一点。

多数患者出现双侧较为对称的帕金森症状和运动障碍,而颈部肌张力异常出现颈部过伸位则是PSP的常见症状。患者还经常出现眼睑痉挛,同时伴或不伴眼睑失用。约半数的患者出现智能障碍。症状和体征呈慢性渐进性加重。

(二)辅助检查

头部MRI扫描显示中脑萎缩以及T_2加权像脑干被盖和顶盖弥漫性高信号,而PD和SND患者均未见到类似改变。PET检查显示额叶皮质葡萄糖代谢率降低、纹状体D_2受体密度减少。但目前无确定的特征性改变。

(三)诊断标准及鉴别诊断

病史和体检结果对于PSP的临床诊断相当重要,但该病患者主诉的症状演变常缺乏系统性,而且症状多叠加在一起,早期诊断很困难。本病主要需与帕金森综合征,帕金森叠加综合征相鉴别。确诊需依据神经病理检查。临床诊断标准如下。

1.可能是 PSP 必备指标

发病年龄≥40 岁,进行性加重。①垂直性核上性眼肌麻痹,或②上下视变慢及发病 1 年内出现明显的步态紊乱伴跌倒。①、②具备一项且不存在能解释上述症状的其他疾病。

2.基本是 PSP 必备指标

发病年龄≥40 岁,慢性进行性加重。垂直性或核上性眼肌麻痹和发病 1 年内出现明显的步态紊乱伴跌倒。不存在能解释上述症状的其他疾病。

3.确诊是 PSP 必备指标

临床上诊断可能是或基本是 PSP 者,经组织病理学检查证实符合典型病理改变。

二、治疗

无特殊治疗方法。PSP 涉及多种神经递质系统受损,采用神经递质替代疗法是临床治疗的基础。胆碱酯酶抑制药、毒扁豆碱、乙酰胆碱增强剂等未见明显疗效。有临床研究指出左旋多巴/卡比多巴、金刚烷胺、咪哆吡以及阿米替林对该病有效。结果表明小剂量阿米替林(10～40 mg,每日 2 次)可以改善 PSP 患者的运动障碍等症状,但用药剂量应个体化,单药应用比联合应用不良反应更小。也有学者认为联合服用左旋多巴和 5-羟色胺受体阻滞药有助于改善患者对左旋多巴治疗的效果。

三、预后

经尸检证实该病平均存活时间是 5～6.7 年,经临床诊断的病例中,平均存活 5.9～6.9 年,主要死于肺炎。

（王 磊）

第十七章　自主神经系统疾病

第一节　概　述

自主神经系统分为来自脊髓胸、腰段的交感神经及来自脑干、骶髓的副交感神经两部。两者均与下丘脑紧密联系。自主神经是在大脑皮质的调节下通过下丘脑及脑干、脊髓各节段，以对立统一的规律，支配机体平滑肌及分泌腺，调节一切生理活动，维持机体内环境的平衡和配合全身躯体神经活动，是整个神经系统不可分割的一部分。

一、中枢自主神经系统

中枢自主神经系统，存在于脑和脊髓各个不同节段，包括大脑皮质、下丘脑、脑干的核及脊椎各节段的侧角区。

（一）自主神经中枢在大脑皮质中的分布

皮质活动和机体各内脏系统，彼此有着密切的相互联系。动物实验及临床实践证明，自主神经皮质中枢的位置，在相应的躯体功能区附近或与之重叠，在皮质运动区及运动前区有散在的局限性自主神经代表区。例如刺激眼区可见流泪，刺激舌运动区及面区可见流涎，刺激额部第 8 区可见瞳孔散大，刺激枕部第 19 区又可见瞳孔缩小；岛叶区与内脏的感觉功能有关，旁中央小叶有肛门和膀胱括约肌的调节中枢，边缘叶（扣带回、穹隆回峡、海马回和海马沟）及额叶后眶回、前岛叶存在着与心血管、呼吸、消化系统等自主神经中枢，但在大脑皮质代表区定位问题上，目前尚未完全解决。

（二）下丘脑

下丘脑是自主神经系统重要的皮质下中枢，其复杂性超过一般人所想象，它控制着躯体各种代谢活动，直接或间接关系到垂体、内分泌系统，又和体温调节、水及电解质的调节、情感的表达、睡眠调节等功能有关，并对大脑皮质有潜在影响。

1.下丘脑的解剖结构

下丘脑位于第三脑室底部，前起自视交叉，后止于后穿质及大脑脚底，紧连中脑被盖中央灰质，旁有视束为限。下丘脑的范围包括视交叉、乳头体、灰结节、漏斗。如把下丘脑划区，则可把下丘脑分成前、中和后三区，内部主要皆为灰质，其中有复杂的纤维联系及广泛散在的核群。

2.下丘脑的神经核

下丘脑前区为视上部，神经核有位于脑室旁的室旁核，视束上侧旁的视上核、视交叉上核，前端的视前核。它们不仅是神经细胞的集中所在，而且是内分泌神经细胞的混合核，有腺体细胞功能的特征。下丘脑中为结节部，神经核有位于灰结节深部的结节核，其内侧面的腹内侧核、背内侧核及外侧面的外侧核。后部为下丘脑后核，后下方有乳头体，含有乳头体内侧核、外侧核及中间的乳头闰核三种神经核。但在乳头体不能找到与下丘脑前区相似的具有神经和内分泌混合功能的神经核。

3.下丘脑的联系

下丘脑有很广泛而复杂的纤维联系，尤其下丘脑前区的核，在功能上特别分化，且很多核与神经系统其他部分有密切联系，这些联系往往是通过神经体液的传导取得的。

下丘脑与大脑皮质其他部位的联系。

(1)传入的神经纤维:①来自皮质。额叶皮质大部(第6、8、9、10区)与下丘脑有密切联系,颞叶皮质及海马回亦有纤维至下丘脑。这些联系可能直接经皮质乳头纤维与乳头体内外侧核及下丘脑其他核群联系。②来自丘脑。丘脑与下丘脑亦很密切,如丘脑前核及内侧核与乳头体、下丘脑内侧核有密切联系,特别是其间有往返联系,而丘脑前核及内侧核又有纤维与皮质额叶后眶回及扣带回往返联系。③来自丘脑底部及基底神经节。下丘脑与丘脑底部和基底节,特别苍白球亦有纤维彼此相连,主要与下丘脑前方联系;④来自内侧丘系。来自脑内侧丘系之躯体感觉通路与乳头体脚联系,使感觉冲动传至下丘脑。⑤其次视觉分析器可能与下丘脑的视上核、腹内侧核联系,嗅脑皮质腹内侧区与视前区、下丘脑外侧区联系。

(2)传出纤维到达的主要效应系统:①下丘脑至脊髓及至中脑被盖核及延髓的纤维,此系统的神经纤维,大部分由下丘脑的前区、小部分由后区发出。下丘脑的前方及结节区可能是副交感神经中枢,来自该处的纤维,经下丘脑外侧区,转向后方在大脑导水管腹侧下行,有纤维与中脑被盖核、涎核及迷走神经运动核等相联系,在下丘脑的后方可能为交感神经中枢,起自该处的多数细短神经纤维经下丘脑后外侧区,通过大脑导水管中央灰质带、脑桥、延髓背外侧的网状结构下行(网状脊髓束),达脊髓侧束与脊髓侧角细胞联系。②下丘脑－垂体纤维。此系统之神经纤维主要起源于下丘脑的视上核、室旁核发出的视上－垂体纤维和来自灰结节核的结节－垂体纤维组成,终止于神经垂体,小部分终止于腺垂体前叶。通过此系统完成神经体液的调节作用。

4.下丘脑的功能

下丘脑的功能极为复杂,包括内分泌和外分泌两大方面。它是机体内环境调节中极为重要的一个部分。有关神经－内分泌的功能,近年来发展甚为迅速。有人发现了大脑皮质的某些区域,特别是边缘系统的眶回、海马等均与下丘脑有密切联系,而这些联系又通过某些神经细胞的既是释放的、又是兴奋的传递过程所影响。下丘脑特别与垂体前、后叶有相互密切的关系。下丘脑的外分泌功能,是自主神经的皮质下最高中枢的作用。

二、周围自主神经

周围自主神经是中枢自主神经的感受和效应部分,它亦包括有传入和传出两种动能。但其神经纤维,不管其功能是什么,都包括在交感神经和副交感神经之中。现就两者的解剖和功能简略介绍如下。

(一)交感神经系统

交感神经的皮质下最高中枢为下丘脑的后部,前已介绍,不再赘述。周围的交感神经的第一神经元起始于C_8至L_2节段的脊髓侧角神经细胞,由此发出有髓鞘神经纤维,它经前根和白交通支进入脊椎两旁的交感神经节(椎旁节)。

交感神经节依其部位不同可分为两种。

1.椎旁节

共22~24对,其中颈节3对(上、中、下颈节)、胸节10~12对、腰节3~4对、骶节4~5对,尾部可有不成对神经节1个。下颈节往往与第1胸节合并,成为星状神经节。椎旁节位于脊椎两旁,节间有神经纤维相连,构成交感神经链。

2.椎前节

位于腹腔与盆腔脊椎之前,如腹腔节、肠系膜上神经节、主动脉肾节、膈神经节和肠系膜下神经节。进入椎旁节后之白交通支纤维可有三种不同去路。

(1)一部分纤维与神经节内细胞发生突触,换神经元后,节后纤维经同节段的灰交通支进入脊神经,支配皮肤内之汗腺、血管及立毛肌。

(2)另一部纤维于进入的节内沿交感神经链上升或下降几个节段后,再与神经节内的细胞发生突触,发出节后纤维至头面部汗腺、血管、瞳孔散大肌及唾液腺,还有一部分纤维组成神经丛——心神经丛、肺神经丛、食管神经丛,分布至心脏、肺、食管等。

（3）小部分纤维仅通过交感神经链，经大、小内脏神经至腹腔各神经丛，终止于椎前神经节，再发出节后纤维分布至腹腔与盆腔内脏器官及血管。亦有极少数纤维再穿过椎前神经节直至所支配的脏器内部，构成内脏神经节，如膀胱内即有交感神经细胞。交感神经的功能包括传递内脏的痛觉、部分的胀痛和压觉，但由于该纤维的解剖特点，纤维在离开脊髓后不仅终止于本节段交感神经节，而且很广泛地散布于许多节段，而节后纤维及各种神经丛间又广泛联系，所以交感神经的冲动常起弥散的、无明确定位的功能作用。内脏的疼痛可以引起体表的反应和牵涉痛的发生。交感神经的兴奋，引起交感神经末梢交感素即肾上腺素的分泌，因此交感神经亦有肾上腺素能神经之称。交感神经兴奋时，引起所支配器官的弥散性功能紧张增高，表现为瞳孔散大，眼裂增宽，眼球突出，心跳加快，内脏和皮肤血管收缩，血压升高，呼吸加快，支气管平滑肌放松，支气管扩张，胃肠道蠕动分泌功能抑制，血糖升高，血液凝固时间缩短，脾脏收缩，周围血容量增加等一系列反应。因此，简单地说，交感神经的兴奋引起机体的消耗增加，器官功能的活动增强。

（二）副交感神经系统

副交感神经可因其神经元位置不同而分三部分。

1. 中脑组

该组的神经元位于中脑动眼神经的埃-韦（Edinger-Westphal）核内，其节前纤维经动眼神经而终止于眶内的睫状节，再由此节的神经细胞发出纤维至瞳孔括约肌及睫状肌。

2. 延髓组

延髓的上涎核发出的节前纤维经与面神经一部分纤维构成鼓索神经至颌下神经节，节后纤维自颌下神经节分布至颌下腺及舌下腺，另一部分纤维经岩浅大神经至蝶腭神经节，其节后纤维分布至泪腺及软腭、鼻腔黏液腺。延髓的下涎核发出纤维经舌咽神经及岩浅小神经至耳神经节，其节后纤维终止于腮腺。延髓的迷走神经运动背核的纤维经过迷走神经而终止于心脏、气管、支气管、胃肠等内脏的终端神经节；迷走神经的神经节皆在各终末器官内，故其节前纤维甚长，而节后纤维极短。

3. 骶髓组

自骶2、3、4节段的侧角细胞发出的节前纤维经前根，构成盆神经—盆神经丛而终止于膀胱、直肠、生殖器内或邻近的神经细胞。故副交感神经亦通过两个神经元而支配有关内脏，但有些神经元位于内脏以外，如睫状神经节，有些位于内脏以内，如胃肠、膀胱等的壁内终端神经节。

副交感神经较交感神经具有相对的专一性。副交感神经的兴奋，引起副交感神经末梢乙酰胆碱的分泌，所以副交感神经亦是乙酰胆碱能神经的一部分。该神经的兴奋引起所支配脏器的保护作用和功能的抑制。表现为瞳孔缩小，唾液分泌增加，心跳减慢，血管扩张，血压降低，胃肠蠕动和消化腺分泌增加，以增进吸收功能，膀胱与直肠收缩，促进废物的排出。总之，副交感神经的兴奋可抑制机体的耗损，增加积贮，完全与交感神经起相拮抗作用。人体任何器官的神经支配都是由交感、副交感神经这对矛盾着的两个方面相互作用所维持和调节的，任何一方面的太过或不足均可引起机体的功能失调。因此，在大脑皮质影响下的自主神经的功能调节在维持机体的完整、协调中有着极其重要的意义。

近年来，不少人喜欢应用"自主神经功能紊乱"一词，虽然它反映了某些患者在大皮质功能失调下表现出一些自主神经功能影响的症状，但此名词概念不清，无一定标准，应该与神经症严格区别，更不能以此作为神经症的代名词。故本章不做此介绍，现仅就较常见的自主神经疾病介绍于后。

（杨　雄）

第二节　肢端血管痉挛症

肢端血管痉挛症是一种少见的肢端小动脉痉挛或功能性闭塞引起的局部（指趾）缺血征象。

常因暴露于寒冷中或情绪激动而诱发，症状表现为肢端皮肤阵发性对称性苍白、紫绀和潮红并伴疼痛。分为原发性和继发性两种，前者称雷诺病（Raynaud disease，RD），后者称雷诺综合征（Raynaud syndrome,RS),它继发于各种系统疾病,如血栓闭塞性脉管炎、闭塞性动脉硬化、硬皮病、遗传性冷指病及冻疮等。

一、病因及发病机制

本症为肢端小动脉痉挛所致,引起肢端小动脉痉挛的原因可归纳如下:

(一)神经机制

中枢及周围交感神经机能紊乱。研究发现肢端小动脉壁上肾上腺素受体的密度和敏感性增加,β-突触前受体和病理生理作用,血管壁上神经末梢的反应性增高,以上均提示周围交感神经功能亢进,对正常冷刺激反应过度。一只手震动引起另一只手血管收缩,这现象可被远端周围神经阻滞而控制;身体受冷而肢端不冷可诱发肢端血管痉挛,这现象提示中枢交感性血管收缩机制的作用。

(二)血管壁和血细胞的相互作用

正常的微循环血流有赖于正常的血细胞成分、血浆成分及完整的(未受损伤)内膜。激活的血小板聚集可以阻塞血流,同时释放出血管收缩物质如血栓素 A_2、5-羟色胺(5-HT),这些物质可进一步促使血小板聚集。研究发现 RD 患者血浆纤维蛋白原增加、球蛋白增高、血黏度增高、血流变慢、血小板聚集性增高、强直的红细胞和激活的白细胞以及纤维蛋白降解降低。RD 的血管壁因素不清,但已知损伤的内膜产生血管收缩物质和血管扩张物质均受到影响,RD 患者血浆中前列环素(PG12)增加、血管收缩物质增高、一氧化氮减少以及 VWF 增高。以上血液及内膜的异常改变是疾病的结果,亦是进一步引起疾病的原因。

(三)炎症及免疫反应

严重的 RS 患者常伴有免疫性疾病或炎症性疾病,如结缔组织病、硬皮病、系统性红斑狼疮、结节性多动脉炎、皮肌炎、肌炎、类风湿性关节炎、混合型结缔组织病、药物性血管炎、血栓栓塞性脉管炎或闭塞性动脉硬化症,因此推测 RS 可能存在免疫或炎症基础。

二、病理及病理生理

疾病早期,指趾动脉壁中无病理改变。随着病程进展,动脉壁营养紊乱,动脉内膜增生,中层纤维化,小动脉管腔变小,血流减少;少数患者由于血栓形成及机化,管腔闭塞,局部组织营养障碍。严重者可发生指趾端溃疡,偶有坏死。

根据指动脉病变状况可分为梗阻型和痉挛型,梗阻型有明显的掌指动脉梗阻,多由免疫性疾病和动脉粥样硬化伴随的慢性动脉炎所致。由于存在严重的动脉梗阻,因此对寒冷的正常血管收缩反应就足以引起症状发作。痉挛型无明显指动脉梗阻,低温刺激才引起发作。

三、临床表现

临床特征为间歇性肢端血管痉挛伴疼痛及感觉障碍,寒冷或情绪激动是主要诱因,每次发作可分为三个阶段:

(一)局部缺血期(苍白期)

指趾、鼻尖或外耳突然变白、僵冷、肢端温度降低、出冷汗、皮肤变白常伴有麻木和疼痛感,为小动脉和毛细血管收缩所致,每次发作持续时间为数分钟至数小时不等。

(二)缺氧期

即缺血期,此时皮温仍低、疼痛、皮色呈青紫或蜡状,持续数小时或数日,然后消退或转入充血期。

(三)充血期

动脉充血,皮温上升,皮色潮红,继之恢复正常。有些患者可以无苍白期或苍白期直接转入充血期,也可在苍白青紫后即恢复正常。少数病例多次发作后,指动脉闭塞,双侧指尖出现缺血、水泡、溃疡形成,甚至指尖坏疽。

四、实验室检查

（一）激发试验

(1)冷水试验:将指趾浸于 4 ℃左右的冷水中 1 min,可诱发上述典型发作。

(2)握拳试验:两手握拳1.5 min后,松开手指,也可出现上述变化。

(3)将手浸泡在 10℃～13℃水中,全身暴露于寒冷的环境中更易激发发作。

（二）指动脉压力测定

用光电容积描记法测定指动脉压力,如指动脉压力低于肱动脉压力且大于 40 mmHg,则为梗阻。

（三）指温与指动脉压关系测定

正常时,随着温度降低只有轻度指动脉压下降;痉挛型,当温度减低到触发温度时指动脉压突然下降;梗阻型,指动脉压也随着温度下降而逐渐降低,在常温时指动脉压也明显低于正常。

（四）指温恢复时间测定

用光电容积描记法测定,浸冰水 20 s后,指温恢复正常的平均时间为 5～10 min,而本症患者常延长至 20 min 以上。

（五）指动脉造影和低温(浸冰水后)

指动脉造影,此法除能明确诊断外,还能鉴别肢端动脉是否存在器质性改变。

五、诊断及鉴别诊断

主要根据临床表现为间歇性指趾局部麻痛、皮温降低、皮肤苍白及感觉障碍;寒冷或情绪激动诱发;冷水试验阳性可以确诊。但应与雷诺综合征区别。

六、治疗

（一）一般治疗

避免或减少肢体暴露于寒冷中,保持肢端温暖,冬天戴手套,避免指趾外伤和溃疡。

（二）药物治疗

常用药物有:盐酸妥拉苏林 25 mg,每日 3 次。二氢麦角碱 1 mg,每日 1～3 次。利血平 0.25 mg,每日 2～4 次口服。氯丙嗪 25～50 mg,每日 3～4 次。上述药物效果均尚不肯定。

（三）手术治疗

交感神经切除和掌指动脉周围微交感神经切除均可选用。

（杨　雄）

第三节　红斑性肢痛症

红斑性肢痛症为一少见的阵发性血管扩张性疾病。其特征为肢端皮肤温度升高,皮肤潮红、肿胀,产生剧烈灼热痛,尤以足底、足趾为著,环境温度增高时,则灼痛加剧。

一、病因

本症原因未明。多见于青年男女,是一种原发性血管疾病。可能是由于中枢神经、自主神经紊乱,使末梢血管运动功能失调,肢端小动脉极度扩张,造成局部血流障碍,局部充血。当血管内张力增加,压迫或刺激邻近的神经末梢时,则发生临床症状。应用 5-羟色胺拮抗剂治疗本病获得良效,因而认为本症可能是一种末梢性 5-羟色胺被激活的疾病。有人认为本症是前列腺素代谢障碍性疾病,其皮肤潮红、灼热及阿司匹林治疗有效,皆可能与之有关。营养不良与严寒气候均是主要的诱因。毛细血管血流研究显示这些微小血管对温度的反应增强,形成毛细血管内压力增加和明显扩张。

二、临床表现

主要的症状多见于肢端,尤以双足最为常见。表现为足底、足趾的红、热、肿、痛。疼痛为阵发性,非常剧烈,如烧灼、针刺,夜晚发作次数较多,在发作之间仍有持续性钝痛。温热、行动、肢端下垂或长时站立,皆可引起或加剧发作。晚间入寝时,常因足温暖而发生剧痛,双足露在被外可减轻疼痛。若用冷水浸足、休息或将患肢抬高时,灼痛可减轻或缓解。

由于皮内小动脉及毛细血管显著的扩张,肢端的皮肤发红及充血,轻压可使红色暂时消失。患部皮肤温度增高,有灼热感,有轻微指压性水肿。皮肤感觉灵敏,患者不愿穿袜或戴手套。患处多汗。屡次发作后,可发生肢端皮肤与指甲变厚或溃破,偶见皮肤坏死,但一般无感觉及运动障碍。

三、诊断

注意肢端阵发性的红、肿、热、痛四大症状,其次病史中有受热时疼痛加剧,局部冷敷后可减轻疼痛的表现,则大多数病例的诊断并不困难。

四、鉴别诊断

但应与闭塞性脉管炎、红细胞增多症、糖尿病性周围神经炎、轻度蜂窝组织炎等相鉴别,鉴别的要点在于动脉阻塞或周围神经炎时,受累的足部是冷的。雷诺病是功能性血管间歇性痉挛性疾病,通常有苍白或发绀的阶段,受累时的指、趾呈寒冷、麻木或感觉减退。此外,脊髓结核、亚急性脊髓联合变性、脊髓空洞症等,可发现肢端感觉异常。但它们除轻度苍白外,发作时无客观征象,各病种有感觉障碍等其他特点。

五、治疗

应注意营养,发作时将患肢抬高及施行冷敷可使症状暂时减轻。患者应穿着透气的鞋子,不要受热,避免任何足以引起血管扩张的局部刺激。

(1)对症止痛,阿司匹林小剂量口服,0.3 g/次,1～2 次/日,可使症状显著减轻,或去痛片、可卡因、肾上腺素及其他止痛药物等均可服用,达到暂时止痛。近年来应用 5-羟色胺拮抗剂,如美西麦角,2 mg/次,3 次/日,或苯噻啶,0.5 mg/次,1～3 次/日服用,常可获完全缓解。

(2)维生素 B 族药物应用,也有人主张短期肾上腺皮质激素冲击治疗。

(3)患肢用 1%利多卡因和 0.25%丁卡因混合液 10 mL,另加生理盐水 10 mL 稀释后做踝上部环状封闭及穴位注射,严重者或将其液体做骶部硬膜外局封,亦有一定的效果。必要时施行交感神经阻滞术。

六、预后

本病常很顽固,往往屡次复发与缓解,经好多年而不能治愈;但也有良性类型,对治疗的反应良好。至晚期皮肤指甲变厚,甚至有溃疡形成,但决不至伴有任何致命或丧失肢体的并发症。

(杨　雄)

第四节　面偏侧萎缩症

面偏侧萎缩症为一种单侧面部组织的营养障碍性疾病,其临床特征是一侧面部各种组织慢性进行性萎缩。

一、病因

本症的原因尚未明了。由于部分病例伴有包括 Horner 综合征在内的颈交感神经障碍的症状,一般认为和自主神经系统的中枢性或周围性损害有关。其他学说牵涉到局部或全身性感染、损伤、三叉神经炎、胶原性疾病、遗传变性等。起病多在儿童、少年期,一般在 10~20 岁之间,但无绝对年限。女性患者较多。

二、病理

面部病变部位的皮下脂肪和结缔组织最先受累,然后牵涉皮肤、皮下组织、毛发和脂腺,最重者侵犯软骨和骨骼。受损部位的肌肉因所含的结缔组织与脂肪消失而缩小,但肌纤维并不受累,且保存其收缩能力。面部以外的皮肤和皮下组织、舌部、软腭、声带、内脏等也偶被涉及。同侧颈交感神经可有小圆细胞浸润。部分病例伴有大脑半球的萎缩,可能是同侧、对侧或双侧的。个别并伴发偏身萎缩症。

三、临床表现

起病隐袭。萎缩过程可以在面部任何部位开始,以眶上部、颧部较为多见。起始点常呈条状,略与中线平行,皮肤皱缩,毛发脱落,称为"刀痕"。病变缓慢地发展到半个面部,偶然波及头盖部、颈部、肩部、对侧面部,甚至身体其他部分,病区皮肤萎缩、皱褶,常伴脱发,色素沉着,毛细血管扩张,汗分泌增加或减少,唾液分泌减少,颧骨、额骨等下陷,与健区皮肤界限分明。部分病例并呈现瞳孔变化、虹膜色素减少、眼球内陷或突出,眼球炎症、继发性青光眼、面部疼痛或轻度病侧感觉减退、面肌抽搐,以及内分泌障碍等。面偏侧萎缩症者,常伴有身体某部位的皮肤硬化。仅少数伴有临床癫痫发作或偏头痛,但约半数的脑电图记录有阵发性活动。

四、病程

发展的速度不定。大多数病例在进行数年至十余年后趋向缓解,但伴发的癫痫可能继续。

五、诊断

本症形态特殊,当患者出现典型的单侧面部萎缩,而肌力量不受影响时,不难诊断。仅在最初期可能和局限性硬皮病混淆。头面部并非后者的好发部位,本症的"刀痕"式分布也可帮助鉴别。

六、治疗

目前的治疗尚限于对症处理。有人用氢溴酸樟柳碱 5 mg 与生理盐水 10 mL 混合,做面部穴位注射,对轻症可获一定疗效。还可采取针灸、理疗、推拿等。有癫痫、偏头痛、三叉神经痛、眼部炎症者应给相应治疗。

(杨　雄)

第五节　自发性多汗症

正常人在生理情况下排汗过多,可见于运动、高温环境、情绪激动以及进食辛辣食物时。另一类可为自发性,也可为炎热季节加重,这种出汗多常为对称性,且以头颈部、手掌、足底等处为明显。

一、病因

自发性多汗症病因多数不明。临床常见到下列因素。

(1)局限性及全身性多汗症:常发生于神经系统的某些器质性疾病,如丘脑、内囊、纹状体或脑干等处的损害时,可见偏身多汗。某些偏头痛、脑炎后遗症亦可见之。此外,小脑、延髓、脊髓、神经节、神经干的损伤、炎症及交感神经系统的疾病,均可引起全身或局部多汗。头部一侧多汗,常由于炎症、肿瘤或动脉瘤等刺激一侧颈交感神经节所引起。神经官能症患者因大脑皮质兴奋与抑制过程的平衡失调,亦可表现自主神经系统不稳定性,而有全身或一侧性过多出汗。

（2）先天性多汗症：往往局限于腋部、手掌、足趾等处,皮肤经常处于湿冷状态,可能与遗传因素有关。见于一些遗传性综合征,如 Spanlang-Tappeiner 综合征、Riley-Day 综合征等。

（3）多种内科疾病皆有促使全身汗液分泌过多的情况,例如结核病、伤寒等传染病、甲状腺功能亢进、糖尿病、肢端肥大病、肥胖症及铅、砷的慢性中毒等。

二、临床表现

多数病例表现为阵发性、局限性多汗,亦有泛发性、全身性、或偏侧性及两侧对称性。汗液分泌量不定,常在皮肤表面结成汗珠。气候炎热、剧烈运动或情感激动时加剧。依多汗的形式可有以下几种。

1.全身性多汗

表现周身易出汗,外界或内在因素刺激时加剧,患者皮肤因汗液多,容易发生擦破、汗疹及毛囊炎等并发症。见于甲状腺功能亢进、脑炎后遗症、下丘脑损害后等。

2.局限性多汗

好发于头、颈、腋及肢体的远端,尤以掌、跖部最易发生,通常对称地发生于两侧,有的仅发生于一侧或身体某一小片部位。有些患者的手部及足底经常淌流冷汗,尤其在情绪紧张时,汗珠不停渗流。有些患者手足部皮肤除湿冷以外,又呈苍白色或青紫色,偶尔发生水疱及湿疹样皮炎。有些患者仅有过多的足汗,汗液分解放出臭味,有时起泡或脱屑、角化层增厚。腋部、阴部也容易多汗,可同时发生臭汗症。多汗患者的帽子及枕头,可以经常被汗水中的油脂所污染。截瘫患者在病变水平以上常有出汗过多,颈交感神经刺激产生局部头面部多汗。

3.偏身多汗

表现为身体一侧多汗,除临床常遇到卒中后遗偏瘫患者有偏瘫侧肢体多汗外,常无明显神经体征。自主神经系统检查,可见多汗侧皮温偏低,皮肤划痕试验可呈阳性。

4.耳颞综合征

一侧脸的颞部发红,伴局限性多汗症。多汗常发生于进食酸、辛辣食物刺激味觉后,引起反射性出汗,某些病例尚伴流泪。这些刺激味觉后所致的出汗,同样见于颈交感神经丛、耳大和舌神经支配范围。颈交感性味觉性出汗常见于胸出口部位病变手术后。上肢交感神经切除无论是神经节或节前切除后数周或数年,约 1/3 患者发生味觉性出汗。

三、诊断

根据临床病史,症状及客观检查,诊断并不困难。

四、治疗

以去除病因为主。有时根据患者情况,可以应用下列方法。

1.局限性多汗

特别四肢远端或颈部为主者,可用 3%～5%甲醛溶液局部擦拭,或用 0.5%醋酸铝溶液浸泡,1 次/日,15～20 min/次。全身性多汗者可口服抗胆碱能药物,如阿托品或颠茄合剂、溴丙胺太林等以抑制全身多汗症。对情绪紧张的患者,可给氯丙嗪、地西泮、氨氮䓬等。有人采用20%～25%氯化铝液酊（3 次/周）、或 5%～10%硫酸锌等收敛剂局部外搽,亦有暂时效果。足部多汗患者,应该每天洗脚及换袜,必要时擦干皮肤后用 25%氯化铝溶液,疗效较好。

2.物理疗法

可应用自来水离子透入法,2～3 次/周,以后每月 1～2 次维持,可获得疗效。有人曾提出对严重的掌、跖多汗症,可试用深部 X 线照射局部皮肤,1 Gy/次,1～2 次/周,总量 8～10 Gy。

3.手术疗法

对经过综合内科治疗而无效的局部性顽固性多汗症,且产生工作及生活上妨碍者,可考虑交感神经切除术。术前均应先做普鲁卡因交感神经节封闭,以测试疗效。封闭后未见效果者,一般不宜手术。

(杨　雄)

第六节　神经源性体位性低血压

神经源性体位性低血压是一组原因未明的周围交感神经或中枢神经系统变性病变,直立性晕厥为其最突出表现。

一、诊断

体位性低血压是直立耐受不良的主要原因之一,临床表现主要由器官低血流灌注引起,脑血流灌注不足表现(头晕、眩晕、视物模糊、眼前发黑、无力、恶心、站立不稳、步态蹒跚、面色苍白、出冷汗、意识水平下降或丧失等)最为突出和常见,可合并肌肉灌注不足表现(枕、颈、肩、臀部疼痛或不适)、心脏灌注不足表现(心绞痛)、脊髓灌注不足表现(跛行或跌跤)、肾脏灌注不足表现(少尿)等,虚弱、嗜睡和疲倦亦为其常见表现症状通常在患者从平卧位改为站立位后 30～60 s 内出现,部分患者可在站立后 15 s 内出现或迟至 30 min后出现。一般持续短暂时间后消失,亦可迅速发展为晕厥。一般在晨间较为严重,体位突然改变、过多摄入食物、高环境温度、洗热水澡、用力排便或排尿、饮酒、服用扩血管药物等常可诱发或加重体位性低血压。

有关诊断体位性低血压的标准尚未完全统一,目前采用较多的体位性低血压的诊断标准是:患者从平卧位改为站立位后,动脉收缩压下降 20 mmHg 以上,或舒张压下降 10 mmHg 以上,且伴有脑血流灌注不足的表现。

如果症状提示体位性低血压,但初步检查不能确诊,应在患者早晨离床站立时或进食后测量。一次测量直立时血压没有明显下降并不足以排除体位性低血压。

临床上对诊断体位性低血压最有帮助的检查是倾斜试验,患者平卧于电动试验床,双足固定,待一定时间心血管功能稳定后,升高床头 45°～60°或直立,适时测量患者的心率和血压,可以比较准确地反映患者对体位改变的代偿功能。

直立耐受不良指站立时出现脑血流灌注不足或自主神经过度活动表现(心悸、震颤、恶心、晕厥等),转为卧位后相应症状减轻或消失,血管迷走性晕厥、体位性心动过速综合征、体位性低血压等均以直立耐受不良为主要表现,因此诊断神经源性体位性低血压首先应与血管迷走性晕厥和体位性心动过速综合征等鉴别。与神经源性体位性低血压比较,体位性心动过速综合征交感神经过度活动表现(震颤、焦虑、恶心、出汗、肢端血管收缩等)突出,卧位变直立位时心率明显增加,而血压下降不明显。

神经源性体位性低血压尚需与继发性体位性低血压相鉴别,神经源性体位性低血压常见于中年男性,起病隐匿,早期患者症状较轻,直立相当时间后才出现症状,且较轻微;直立时不伴明显心率增加和血浆去甲肾上腺素的改变;随着病情发展,症状逐渐加重以致不能连续站立 1～2 h;严重者于直立位时立即出现晕厥,需长期卧床体位性低血压亦可继发于糖尿病性自主神经病变、血容量不足等。继发性体位性低血压除有相应原发疾病表现外,头晕、晕厥等脑供血不足症状出现较急,伴有直立时心率明显加快,随着原发疾病的好转,脑供血不足等症状亦随着好转。一种或多种继发性体位性低血压的因素可同时存在于神经源性体位性低血压患者,使低血压症状加重。

二、病理生理

在人体全身静脉容纳大约70%的血容量,15%的血容量在心肺,10%的血容量在全身动脉,而毛细血管只有 5% 的血容量。因此,体内绝大部分血容量是在低压系统内,包括全身静脉、肺循环等。当人体从卧位变直立时,由于重力的效应及循环调节作用,500~700 mL(7~10 mL/kg)的血液快速转移至盆部和双下肢。血液的重新分布通常在 2~3 min 内完成。由于静脉回流减少,导致心室充盈减少,可使心输出量下降约 20%,每搏输出量下降 20%~50%,导致动脉血压的下降。

正常情况下,动脉血压的急剧改变会启动体内心血管系统的代偿机制,可分别刺激心肺的容量感受器及位于主动脉弓与颈动脉窦的压力感受器,冲动经迷走神经及舌咽神经传至延髓的血压调节中枢,经中枢整合后,提高交感神经的兴奋性并降低副交感神经的兴奋性,致效应器部位的去甲肾上腺素及肾上腺素水平提高,引起静脉及小血管收缩,心率加快,心脏收缩力提高以及肾脏水钠潴留,同时激活肾上腺素-血管紧张素-醛固酮系统。当这些代偿机制健全时,一般直立后收缩压有轻度下降(0.7~1.3kPa),而舒张压有轻微提高(0.4~0.7 kPa),心率加快可达 5~20 次/min。下肢的骨骼肌与单向静脉瓣的共同作用,亦阻止血液反流,驱使血液回流至心脏。下肢骨骼肌收缩可产生 12.0 kPa 的驱动力,在站立或运动时都是保证血液回流的重要因素。

以上代偿机制的任一环节出现功能紊乱,都可以导致直立后血压明显下降。根据引起体位性低血压的不同病理生理机制,体位性低血压可分为以下类型:①慢性、进行性、不可逆的体位性低血压,通常是中枢或外周神经系统的进行性、退化性的病变引起,这一类体位性低血压的病理主要是血管中枢的进行性、不可逆的损害,或者是部分或全部交感神经反应的损害,此型体位性低血压最常见的原因是自主神经功能紊乱或衰竭。因此,在站立时,外周血管的收缩能力明显减弱。②急性、一过性、可逆性的体位性低血压,通常是短暂的外源性因素作用,如低血容量、麻醉、外科手术、制动或药物影响等。在体位性低血压中,此类患者占大多数。此类型体位性低血压患者,尽管交感神经系统未受损害,但有功能上的失调,如下肢静脉 α 肾上腺素能受体功能下降,而 β 肾上腺素能受体的功能却正常,导致被动性血管扩张。

由交感神经节后神经元病变引起者,副交感神经系统相对完整,中枢神经系统亦不受影响,临床表现性为单纯自主神经功能衰竭(pure autonomic failure,FAF),其特点为直立时头昏、头晕、晕厥、视物模糊、全身无力、发音含糊及共济失调。患者卧位时血压正常,但站立时则收缩压及舒张压较快地下降达 3~5 kPa(20~40 mmHg)或更多。在昏厥发作时,除早期患者偶有心率代偿性增快外,一般发作时无心率的变化,也无苍白、出汗和恶心等先兆表现。可伴有无汗、阳痿、大小便障碍。血浆去甲肾上腺素水平在患者平卧时低于正常,站立时升高不明显,注射去甲肾上腺素存在失神经支配高敏现象。

由胸段脊髓侧角细胞变性引起者,病变常波及基底核、橄榄、脑桥和小脑。其自主神经功能障碍表现与由交感神经节后神经元病变引起者无差别,但随时间推移,常有帕金森综合征、小脑症状和锥体束征等出现,此时称为多系统萎缩(MSA)。该病变患者安静时血浆去甲肾上腺素水平正常,但站立时不升高,对注射去甲肾上腺素的敏感性反应正常。

三、治疗

体位性低血压的治疗目的并非一定要使血压恢复正常,而是要减轻因血流灌注不足而出现的症状。因此,原则上只有在有症状时才有必要治疗。继发性体位性低血压通过积极病因治疗多可自行恢复。原发性体位性低血压因无明确病因,治疗以对症支持等综合治疗为主,而疾病以后的发展进程则由其存在的基础疾病来决定。通过教育让患者了解认识疾病及其治疗措施对争取患者配合,达到治疗效果最大化有重要作用。

认识和去除可加重原发性体位性低血压症状的因素是首要步骤。引起继发性体位性低血压的原因均可合并存在于原发性体位性低血压,因此对明确诊断的原发性体位性低血压患者,亦应注意搜寻和祛除这些可加重体位性低血压的因素。

物理治疗是体位性低血压的基础治疗,维持或恢复血容量、使用拟交感性药物促血管收缩为一线治疗措施,血管加压素类似物、重组促红细胞生成素、咖啡因等为一线治疗措施的补充,α 肾上腺素受体拮抗剂、β 肾上腺素受体拮抗剂、生长抑素及其类似物、双羟苯丝氨酸、双氢麦角胺、多巴胺拮抗剂(甲氧氯普胺、多潘立酮)、乙酰胆碱酯酶抑制剂(溴吡斯的明)等对体位性低血压可能有效,临床研究结果尚未一致。

(一)物理治疗

物理治疗的目标是提高循环血容量和防止静脉淤血。提高患者对体位改变的耐受性。常见措施有:①改善饮食习惯,应少食多餐。患者进餐后2 h以内避免进行过度活动,进餐后最好坐或躺一会儿,尤其是在早餐后(因更易诱发体位性低血压)。避免浓茶,戒酒。②加强肢体活动或锻炼。在床上进行双下肢锻炼,可防止下肢肌肉失适应性。当患者坐立或双下肢垂于床边时,应间歇运动双下肢。③促进静脉回流。站立时,间歇踮脚尖或双下肢交替负重,通过肌肉收缩,可促进静脉回流。采用高至腰部的下肢弹力袜,尤在下肢静脉曲张患者,以利静脉回流。站立时使用,平卧后则取下。鼓励患者进行深而慢的呼吸运动,避免过度用力,因可增加胸腔压力而影响静脉回流。④从卧位到坐位和立位时缓慢变换体位使其有一个适应时间,减轻相应的症状。⑤夜间睡眠时,抬高上身(15°~30°)睡眠可激活肾素-血管紧张素-醛固酮系统,减少夜尿,保持血容量,并降低夜间高血压。⑥保持病室温度,不宜过高。避免直接日晒及洗热水澡或睡眠时用电热毯等。

独立按治疗计划训练和用生物反馈增强的行为训练,可以减少症状出现的次数和减轻症状。在严重病例,可以在药物治疗的同时附加倾斜训练,这样通过有规律的训练直立体位性适应过程可以完善和改善自主性反射。

(二)增加血容量

适度增加血容量有助于缓解症状,但有时可促发卧位高血压,除有充血性心力衰竭外,均不应限制钠盐的摄入,此类患者在低钠饮食时,体内保留钠的能力不足,若无禁忌,高盐饮食(每日12~14 g)和增加饮水量(每日2~5 L)有一定效果。

口服肾上腺皮质激素-α氟氢可的松可增加水钠潴留,有一定治疗效果。开始每天0.1~0.3 mg口服,之后可根据血压调整剂量,每日剂量可达1.0 mg,最佳有效作用为用药后1~2周。有卧位高血压、心肾功能不全者慎用。

吲哚美辛每日75~150 mg,分3次口服可抑制肾上腺髓质前列腺素(PGA_2和PGE_2)合成,减少血液在外周血管的积聚。使用时注意保护胃黏膜。

(三)促血管收缩

米多君亦名甲氧胺福林,为α受体激动剂,每次口服10 mg,每日3次可增加站立时的收缩压,明显改善起立时头昏、头晕、晕厥等症状,是目前治疗体位性低血压效果最好的药物,不良反应有立毛反应、尿潴留和卧位时高血压等。

口服盐酸麻黄碱,每次25 mg,每日3~4次;或服用苯异丙胺,每次10~20 mg,每日2~3次,有一定效果。服用单胺氧化酶抑制剂如异烟肼、呋喃唑酮后可促使交感神经末梢释放去甲肾上腺素,并抑制其重吸收,常使血压增高,严重病例亦可同时应用酪胺治疗,但治疗期间,每日早晚测量血压。L-DOPS为去甲肾上腺素的前体,每次口服100 mg,每日3次可提高平均动脉压、舒张压及局部血流量,但忌用于有高热的患者。

对合并低血浆去甲肾上腺素的重症患者,可用肾上腺素口服,剂量从15 mg,日3次开始,逐渐增加剂量到30~45 mg,一日3次。剂量大时常见不良反应有失眠、食欲降低、肢体震颤、快速心律失常等。

(四)其他治疗

对伴有贫血的患者,使用重组促红细胞生成素50 U/kg,每周3次,连用6~10周,可明显改善起立时头昏、头晕、晕厥等症状和贫血。血管加压素类似物去氨加脲素乙酸盐5~40 μg经鼻喷雾或100~800 μg口服可防止夜尿、体重丧失和减轻夜间体位性血压下降。咖啡因通过阻滞血管扩张性腺苷受体减轻体位性低血压患者的餐后低血压,用量为每天100~250 mg,口服。

卧位高血压常伴随原发性体位性低血压患者,给治疗带来困难。大多数体位性低血压患者耐受连续的卧位高血压而无不幸效应,高血压性终器官损害亦不常见。少量饮酒或用短作用降压药物可以降低卧位高血压。

盐酸哌甲酯(利他林)10～20 mg,早晨及中午各服1次,可提高大脑兴奋性。复方左旋多巴可改善锥体外系症状,开始剂量为每次125 mg,每日2次,逐渐增加到每次250 mg,每日3～4次,随时根据患者的反应调整剂量。

（杨 雄）

第七节 间脑病变

间脑由丘脑、丘脑底、下丘脑、膝状体及第三脑室周围结构所组成,是大脑皮质与各低级部位联系的重要结构。"间脑病变"一词,一般用于包括与间脑有关的自主神经功能障碍、精神症状和躯体方面的体重变化、水分潴留、体温调节、睡眠-觉醒节律、性功能、皮肤素质等异常和反复发作性的症状群,脑电图中可有特征性变化。

一、病因和病理

引起间脑病变最主要的原因为肿瘤,如颅咽管瘤、垂体瘤或丘脑肿瘤的压迫。其次是感染、损伤、中毒和血管疾患等。据文献报告160例的综合性统计中,肿瘤占52%,炎症(如脑膜炎、脑炎、结核、蛛网膜炎等)占20%,再次为血管病变、颅脑损伤等。少数病因不明。

间脑病变的症状与间脑破坏的程度不成比例。在动物实验中,破坏第三脑室的底部达1/4可不发生任何症状;破坏下丘脑后部达2/3则可引起恶液质而死亡。据对第一、二次世界大战中大量的脑损伤病例的观察,发现间脑损害患者而所谓间脑病变的症状并不多见。有人分析了2000例脑损伤的间脑反应,认为"间脑病"的诊断应当小心。反之,某些患者有较严重的自主神经、心血管系统、水代谢、睡眠-觉醒系统的功能紊乱,但在死后的检查中并不一定有严重的间脑破坏和组织学改变,或仅见轻度脑萎缩等。

二、临床表现

间脑病变的临床表现极为复杂,基本可分为定位性症状和发作性症状两大方面。

1.定位性症状

(1)睡眠障碍:是间脑病变的突出症状之一。下丘脑后部病变时,大部分患者有睡眠过多现象,即嗜睡,但少数患者失眠。当下丘脑后区大脑脚受累时,则表现为发作性嗜睡病和猝倒症等。常见的临床类型为:①发作性睡病。表现为发作性的不分场合的睡眠,持续数分钟至数小时,睡眠性质与正常人相似。这是间脑特别是下丘脑病变中最常见的一种表现形式。②异常睡眠症。发作性睡眠过多,每次发作时可持续睡眠数天至数周,但睡眠发作期常可喊醒吃饭、小便等,饭后又睡,其睡眠状态与正常相同。③发作性嗜睡—强食症。患者不可控制地出现发作性睡眠,每次睡眠持续数小时至数天,醒后暴饮暴食,食量数倍于常量,且极易饥饿。患者多数肥胖,但无明显内分泌异常。数月至数年反复发作一次,发作间并无异常。起病多在10～20岁之间,男性较多,至成年后可自愈。

(2)体温调节障碍:下丘脑病变产生的体温变化,可表现如下特征。①低热。一般维持于37.3℃～37.8℃左右,很少达39℃以上。如连续测量几天体温,有时可发现体温的曲线是多变性的,这种24小时体温曲线,有助于了解温度调节障碍。②体温过低。下丘脑的前部和邻近的隔区与身体的散热可能有关,主要通过皮肤血管扩张和排汗(副交感神经)调节,而下丘脑的后侧部则可能与保热和产热有关,主要通过肌肉的紧张和皮肤血管收缩(交感神经)造成。故当下丘脑前部或灰结节区病变时,散热发生故障,这时很容易使温度过高;而下丘脑后侧部病变时产热机制减弱或消失,常可引起体温过低。③高热。下丘脑视前区两侧急性病变常有体温很快升高,甚至死亡后仍然有很高体温。神经外科手术或急性颅脑损伤影响该区域时,往往在12小时内出现高热,但肢体是冰冷的,躯干温暖,有些患者甚至心率及呼吸保持正常。高热时服解热剂无效,体表冷敷及给氯丙嗪降温反应良好。但是下丘脑占位性病变,可因破坏区域极广而没有体温的明显变化;反之,亦可因下丘脑肿瘤选择性地破坏而引起体温持久升高,脑桥中脑血管性病变也可出现高热。

(3)尿崩症:下丘脑的病变损害视上核、室旁核或视上核-垂体束,均常发生血管升压素分泌过少,可引起尿崩症。各种年龄均可得病,但以10~20岁为多,男性稍多于女性。起病可骤可缓。主要症状有多尿(失水)、口渴、多饮。每昼夜排尿总量常在5~6 L以上,多至10 L余,尿比重低(<1.006),但不含糖。每日饮水也多,总量与尿量相接近,如限制喝水,尿量往往仍多而引起失水。患者有头痛、疲乏、肌肉疼痛、体温降低、心动过速、体重减轻。久病者常因烦渴多饮,日夜不宁,发生失眠、焦虑、烦躁等神经情绪症状。若下丘脑前部核群功能亢进,或双侧视交叉上核损害,偶尔亦发生少饮及乏尿症。

(4)善饥:下丘脑病变引起过分饥饿较烦渴症状为少见。善饥症发现在额叶双侧病变,包括大脑皮质弥散性疾病及双侧前额叶切除后。轻度善饥症状见于激素治疗及少数精神分裂症患者。这些患者对食欲估计不能。在强食症中,表现过分饥饿,伴周期性发作性睡眠过度等症状,常归因于下丘脑病变。双额叶病变时,偶亦发生善饥,表现贪食,吃不可食的东西,同时有视觉辨别功能丧失、攻击行为及性活动增加等症状。

(5)性功能和激素代谢障碍性功能异常:表现为性欲减退,儿童病例有发育迟缓或早熟,青春期后女性则月经周期改变或闭经,男性则精子形成障碍甚至阳痿。Bauer分析60例下丘脑病变,有24例发育早熟,19例为性功能减退。此种障碍之出现常用下丘脑脊髓纤维及下丘脑垂体纤维通过神经体液的调节紊乱来解释。若下丘脑的乳头体、灰结节部附近患有肿瘤,则来自结节漏斗核的下丘脑垂体纤维受阻,能影响腺垂体的促性腺激素的释放,使内分泌发生异常。下丘脑的脊髓纤维可调节脊髓各中枢活动,改变性功能。成人脑底部肿瘤,刺激下丘脑前方或腹内侧区时,偶亦发生性欲过旺者。

闭经-溢乳综合征的主要机制是催乳素分泌过多,高催乳素血症抑制下丘脑促性腺释放激素的分泌。常由肿瘤(垂体肿瘤等)、下丘脑与垂体功能障碍或服用多巴胺受体拮抗剂(硫代二苯胺、氟哌啶醇)等各种因素所致。间脑病时激素代谢的改变以1,7-酮类固醇类最明显。因1,7-酮类固醇类是许多肾上腺皮质激素和性激素的中间代谢产物,正常人每昼夜排出量为10~20 mg,某些患者可增高到20~40 mg。1,7-羟皮质固醇的测定同样也可有很大的波动性,排出量可以增高达14 mg。

(6)脂肪代谢障碍:肥胖是由于下丘脑后方病变累及腹内侧核或结节附近所致,常伴有性器官发育不良症,称肥胖性生殖不能性营养不良综合征。继发性者常为下丘脑部肿瘤或垂体腺瘤压迫下丘脑所致,其次为下丘脑部炎症。原发性者多为男性儿童,起病往往颇早,有肥胖和第二性征发育不良,但无垂体功能障碍。肥胖为逐渐进展性,后期表现极其明显,脂肪分布以面部、颈及躯干最著,其次是肢体的近端。皮肤细软,手指细尖,常伴有骨骼过长现象。

消瘦在婴儿多见,往往因下丘脑肿瘤或其他病变引起,如肿瘤破坏双侧视交叉上核、下丘脑外侧区或前方,均可发生厌食症,吞咽不能,体重减轻。在成人有轻度体重下降,乏力,但极端恶病质常提示有垂体损害。垂体性恶病质(Simmond综合征)的特征为体重减轻,厌食,皮肤萎缩,毛发脱落,肌肉软弱,怕冷,心跳缓慢,基础代谢率降低等。本征亦发生于急性垂体病变,例如头颅外伤、肿瘤、垂体切除术后。垂体性恶病质反映腺垂体促甲状腺素、促肾上腺皮质激素及促性腺激素的损失。近年来研究,下丘脑还能分泌多种释放因子(主要是由蛋白质或多肽组成)调节腺垂体各种内分泌激素的分泌功能,因此单纯下丘脑损伤时,可以出现许多代谢过程的紊乱。

(7)糖、蛋白代谢及血液其他成分的改变:下丘脑受损时,血糖往往升高或降低。当下丘脑受急性损伤或刺激时,可产生高血糖,但血清及小便中酮体往往阴性。在动物实验中,损伤下丘脑之前方近视交叉处或破坏室旁核时,能引起低血糖及增加胰岛素敏感性。蛋白质代谢障碍表现为血浆蛋白中白蛋白减低,球蛋白增高,因而A/G系数常常低于正常。用电泳法观察,发现球蛋白中以α_2球蛋白的上升比较明显,β部分减低。间脑疾病时血中钠含量一般都处于较低水平,血溴测定常增高。其次也可以发生真性红细胞增多症,在无感染情况下也可出现中性粒细胞的增多。

(8)胃十二指肠溃疡和出血:在人及动物的急性下丘脑病变中,可伴有胃十二指肠溃疡及出血。但下丘脑的前方及下行至延髓中的自主神经纤维,在其径路上的任何部位,有急性刺激性病变时,均可引起胃和十二指肠黏膜出血和溃疡形成。产生黏膜病变的原理有两种意见,一种认为由于交感神经血管收缩纤维的麻痹,可发生血管扩张,而导致黏膜出血;另一种认为是迷走神经活动过度的结果,使胃肠道肌肉发生收缩,引起局部缺血与溃疡形成。

消化性溃疡常发生于副交感神经过度紧张的人。颅内手术后并发胃十二指肠溃疡的发生率不高。根据颅内病变(脑瘤、血管病变)352例尸检病例报告,有上消化道出血及溃疡的占12.5%,内科病例(循环、呼吸系统病变等)非颅内病变的1580例,伴上消化道出血及溃疡的占6%,显然以颅内病变合并上消化道出血的比率为高。上海市仁济医院神经科298例脑出血、鞍旁及鞍内肿瘤病例的统计,有上消化道出血的仅占6%,发病率似较偏低。

(9)情绪改变:动物实验中见到多数双侧性下丘脑病损的动物,都有较为重要的不正常行为。研究指出,下丘脑的情绪反应不仅决定于丘脑与皮质关系上,当皮质完整时,在刺激乳头体、破坏下丘脑的后腹外核及视前核有病变时均可引起。主要的精神症状包括兴奋、病理性哭笑、定向力障碍、幻觉及激怒等。

(10)自主神经功能症状:下丘脑前部及灰结节区为副交感神经调节,下丘脑后侧部为交感神经调节。下丘脑病变时自主神经是极不稳定的,心血管方面的症状常是波动性的,血压大多偏低,或有位置性低血压,但较少有血压增高现象。一般下丘脑后方及腹内核病变或有刺激现象时,有血压升高、心率加快、呼吸加快,胃肠蠕动和分泌抑制,瞳孔扩大;下丘脑前方或灰结节区刺激性病变,则血压降低、心率减慢、胃肠蠕动及分泌增加、瞳孔缩小。但新近研究指出,在视上核及室旁核或视前区类似神经垂体,有较高浓度的血管升压素及催产素,说明下丘脑前方也可引起高血压。若整个下丘脑有病变则血压的改变更为复杂、不稳。伴有心率、脉搏减慢,有时出现冠状动脉的供血不足,呼吸浅而慢,两侧瞳孔大小不对称,偶可引起排尿障碍,常有心脏、胃肠、膀胱区不适感,因结肠功能紊乱,偶有大便溏薄,便秘与腹泻交替出现的情况。

2.发作性症状

常以间脑癫痫为主要表现。所谓间脑性癫痫发作,实为下丘脑疾患所引起的阵发性自主神经系统功能紊乱综合征。发作前患者多先有情绪波动,食欲改变(增高或低下),头痛,打呵欠,恐惧不安,和心前区不适。发作时面色潮红或苍白、流涎、流泪、多汗、战栗、血压骤然升高、瞳孔散大或缩小、眼球突出、体温上升或下降、脉速、呼吸变慢、尿意感及各种内脏不适感,间或有意识障碍和精神改变等。发作后全身无力、嗜睡或伴有呃逆。每次发作持续数分钟到数小时。有的则突然出现昏迷,甚至心脏停搏而猝死。总之,每个患者的发作有固定症状和刻板的顺序,而各个患者之间则很少相同。

三、检查

1.脑脊液检查

除占位病变有压力增高及炎性病变,有白细胞增多外,一般均属正常。

2.X线头颅正侧位摄片

偶有鞍上钙化点,蝶鞍扩大,或后床突破坏情况,必要时行血管造影及CT脑扫描。

3.脑电图

能见到14 Hz的单向正相棘波或弥散性异常,阵发性发放的、左右交替的高波幅放电有助于诊断。

四、诊断

下丘脑病变的病因较多,临床症状表现不一,诊断较难,必须注意详细询问病史,并结合神经系统检查及辅助检查,细致分析考虑。时常发现下丘脑病理的改变很严重,而临床症状却不明显,亦有下丘脑病理改变不明显,而临床症状却很严重。必须指出,在亚急性或慢性的病变中,自主神经系统具有较强的代偿作用。因此不要忽略详细的自主神经系统检查,如出汗试验、皮肤划痕试验、皮肤温度测定、眼心反射、直立和卧倒试验及药物肾上腺素试验等,以测定自主神经的功能状况。脑电图的特征性改变有助于确定诊断。

五、治疗

1.病因治疗

首先要分别肿瘤或炎症。肿瘤引起者应根据手术指征进行开颅切除或深度 X 线治疗。若为炎症,应先鉴别炎症性质为细菌性或病毒性,然后选用适当的抗生素、激素及中药等治疗。若系损伤和血管性病变所致,则应根据具体情况,采用手术、止血或一般支持治疗。非炎症性的慢性退行性的下丘脑病变,一般以对症治疗、健脑和锻炼身体为主。

2.特殊治疗

(1)下丘脑病变若以嗜睡现象为主者,则选用中枢兴奋药物口服,如苯丙胺、哌醋甲酯,氯酯醒等。

(2)尿崩症采用血管升压素替代治疗。神经垂体制剂常用者有下列三种:①垂体加压素以鞣酸盐油剂(又名尿崩停注射剂)的作用时间为最长,肌内注射 $0.5\sim1$ mL/次,可维持 $7\sim10$ 日;②神经垂体粉剂(尿崩停鼻烟剂)。可由鼻道给药,成人 $30\sim40$ mg/次,作用时间约 $6\sim8$ h,颇为方便。③氢氯噻嗪。若对尿崩停类药物有抗药、过敏或不能耐受注射者,可以本品代替。

(3)病变引起腺垂体功能减退者,可补偿周围内分泌腺(肾上腺、甲状腺、性腺)分泌不足,用合并激素疗法。例如甲状腺制剂合并可的松适量,口服,丙酸睾丸酮 25 mg,每周 $1\sim3$ 次肌内注射,高蛋白饮食。若有电解质紊乱可考虑合用去氧皮质酮或甘草。

(4)间脑性癫痫发作可采用苯妥英钠、地西泮或氯氮草等口服治疗。精神症状较明显的患者可应用氯丙嗪口服。但如有垂体功能低下的病例须注意出现危象。

(5)颅内压增高用脱水剂,如氨苯蝶啶 50 mg,3 次/日,口服;双氢克尿塞 25 mg,3 次/日,口服;20% 甘露醇 250 mL,静脉滴注等。

3.对症治疗

血压偶有升高,心跳快,可给适量降压剂,必要时口服适量心得安。发热者可用中枢退热药物(阿司匹林、氯丙嗪)、苯巴比妥、地西泮、甲丙氨酯等或物理降温。合并胃及十二指肠出血,可应用适量止血剂,如酚磺乙胺及氨甲苯酸等。神经症状明显者,应采取综合疗法,首先要增强体质锻炼,如广播操、太极拳及气功等,建立正常生活制度,配合适当的休息,适量服用吡拉西坦康或健脑合剂等。对失眠者晚间用适量催眠剂,白天也可用适当镇静剂,头痛严重者也可用镇痛剂。

(齐子有)

第八节　进行性脂肪营养不良

进行性脂肪营养不良是一罕见的脂肪组织代谢障碍性疾病。主要临床表现为进行性的皮下脂肪组织消失或消瘦,起病于脸部,继之影响颈、肩、臂及躯干。常对称分布,进展缓慢。多数于 $5\sim10$ 岁前后起病,女性较为常见。

一、病因

病因尚不明,且无家族因素。大多数认为自主神经之节后交感神经障碍,或可能与自主神经中枢下丘脑的病变有关,因下丘脑对促性腺激素、促甲状腺激素及其他内分泌腺均有调节作用,并与节后交感神经纤维及皮下脂肪细胞在解剖联系上极为密切。起病前可有急性发热病史,内分泌缺陷,如甲状腺功能亢进症、垂体功能不足、间脑炎。而损伤、精神因素、月经初期及妊娠可为诱因。

二、临床表现

起病及进展均缓慢,常开始于儿童期。首先发现面部脂肪组织消失或消瘦,面部表现为两侧颊部及颞颞部凹入,眼眶深陷,皮肤松弛,失去正常弹性,以后发展到颈、肩、臂、胸或腹部,常呈对称性。有些病例脂肪组织的进行性消失仅局限于面部,或半侧面部、半侧躯体。有时可合并局限的脂肪组织增生、肥大。尤其臀部、髋部仍有丰富的脂肪沉着,表现特殊肥胖。但手、足部常不受影响。

可并发其他病变,如自主神经系统功能的异常,表现为血管性头痛、神经过敏、出汗异常、皮温异常、心动过速、腹痛、呕吐、精神及性格改变等。本病也可并发有其他障碍,如糖尿病、高脂血症、肝脾肿大、肾脏病变等。个别病例合并内分泌功能障碍,如生殖器发育不全、甲状腺功能异常、女性月经异常及多尿症。基础代谢除少数病例外都正常。多数病例在 1~2 年内病情进展较快,经 2~6 年后进展自行停止,保持原状不变,少数达 10 年而后静止。肌肉、骨质、毛发、乳腺及汗腺均正常。无肌力障碍,多数体力不受影响。活组织检查显示皮下脂肪组织消失。也有部分患者血脂低于正常。

三、诊断

依据脂肪组织消失而肌肉、纤维、皮、骨质正常,即可诊断。

四、鉴别诊断

1. 面偏侧萎缩症

表现为一侧面部进行性萎缩,皮肤、皮下组织及骨质全部受累。

2. 局限型肌营养不良(面—肩—肱型)

面肌消瘦伴肌力软弱,而皮下脂肪仍有保留。

五、治疗

目前尚无特殊治疗。若用纯胰岛素针剂直接注入萎缩区,有些患者常逐渐引起局部脂肪组织增长,恢复正常形态。另外,甲状腺、卵巢及垂体激素、紫外线、甲状腺切除术等均曾尝试治疗,已发现无大价值。有些患者在适当注意休息和营养,并做按摩和体疗后可重新获得失去的脂肪。一般强壮剂、各种维生素均可试用。如病变比较局限或由于职业上的需要,可以进行局部脂肪埋植或注射填充剂等整形手术。

(齐子有)

第九节　迷走性晕厥

晕厥是指突然发作的短暂的意识丧失,同时伴有肌张力的降低或消失,持续几秒至几分钟自行恢复,其实质是脑血流量的暂时减少。晕厥可由心血管疾病、神经系统疾病及代谢性疾病等引起,但临床根据病史、体格检查、辅助检查还有许多患者不能找到原因。血管迷走性晕厥(VS)是多发于青少年时期不明原因晕厥中最常见的病因,据统计,有 40% 以上的晕厥属于此类。

血管迷走性晕厥是指各种刺激通过迷走神经介导反射,导致内脏和肌肉小血管扩张及心动过缓,表现为动脉低血压伴有短暂的意识丧失,能自行恢复,而无神经定位体征的一种综合征。

一、发病机制

虽然 Lewis 提出血管迷走性晕厥这一诊断已近 70 年,但至今人们对其病因及发病机制尚未完全阐明。目前多数学者认为,其基本病理生理机制是由于自主神经系统的代偿性反射受到抑制,而不能对长时间的直立体位保持心血管的代偿反应。正常人直立时,由于重力的作用,血液聚集在肢体较低的部位,头部和胸部的血液减少,静脉回流减少,使心室充盈及位于心室内的压力感受器失去负荷,向脑干中枢传入冲动减少,反射性地引起交感神经兴奋性增加和副交感神经活动减弱。通常表现为心率加快,轻微减低收缩压和增加舒张压。而血管迷走性晕厥的患者对长时间的直立体位不能维持代偿性的心血管反应。有研究报道,血管迷走性晕厥患者循环血液中儿茶酚胺水平和心脏肾上腺素能神经的张力持续增加,导致心室相对排空的高收缩状态,进而过度刺激左心室下后壁的机械感受器,使向脑干发出的迷走冲动突然增加,诱发与正常人相反的反射性心动过缓和外周血管扩张,导致严重的低血压和心动过缓,引起脑灌注不足、脑低氧和晕厥。

另外,人们研究还发现,神经内分泌调节也参与了血管迷走性晕厥的发病机制,包括肾素-血管紧张素-醛固酮系统、儿茶酚胺、5-羟色胺、内啡肽以及一氧化氮等,但其确切机制还不清楚。

二、临床表现

血管迷走性晕厥多见于学龄期儿童,女孩多于男孩,通常表现为立位或坐位起立时突然发生晕厥,起病前可有短暂的头晕、注意力不集中、面色苍白、视、听觉下降、恶心、呕吐、大汗、站立不稳等先兆症状,严重者可有 $10\sim20$ 秒的先兆。如能警觉此先兆而及时躺下,可缓解或消失。初时心跳常加快,血压尚可维持,以后心跳减慢,血压渐下降,收缩压较舒张压下降明显,故脉压差缩小,当收缩压下降至 $10.7\ \mathrm{kPa}$ $(80\ \mathrm{mmHg})$ 时,可出现意识丧失数秒或数分钟,少数患者可伴有尿失禁,醒后可有乏力、头昏等不适,严重者醒后可有遗忘、精神恍惚、头痛等症状,持续 $1\sim2$ 天症状消失。发作时查体可见血压下降、心跳缓慢、瞳孔扩大等体征。发作间期常无阳性体征。有研究发现,血管迷走性晕厥可诱发张力性阵挛样运动,可被误诊为癫痫。高温、通风不良、劳累及各种慢性疾病可诱发本病。

三、辅助检查

长期以来,明确神经介导的血管迷走性晕厥的诊断一直是间接、费时而且昂贵的,并且常常没有明确的结果。直立倾斜试验是近年来发展起来的一种新型检查方法,对血管迷走性晕厥的诊断起到决定性的作用。其阳性反应为试验中患者由卧位改为倾斜位后发生晕厥并伴血压明显下降或心率下降。

直立倾斜试验对血管迷走性晕厥的诊断机制尚未完全明确。正常人在直立倾斜位时,由于回心血量减少,心室充盈不足,有效搏出量减少,动脉窦和主动脉弓压力感受器传入血管运动中枢的抑制性冲动减弱,交感神经张力增高,引起心率加快,使血压维持在正常水平。血管迷走性晕厥的患者,此种自主神经代偿性反射受到抑制,不能维持正常的心率和血压,加上直立倾斜位时心室容量减少,交感神经张力增加,特别是在伴有异丙肾上腺素的正性肌力作用时,使充盈不足的心室收缩明显增强,此时,刺激左心室后壁的感受器,激活迷走神经传入纤维,冲动传入中枢,引起缩血管中枢抑制,而舒血管中枢兴奋,导致心动过缓和(或)血压降低,使脑血流量减少,引起晕厥。有人认为抑制性反射引起的心动过缓是由于迷走神经介导的,而阻力血管扩张和容量血管收缩引起的低血压是交感神经受到抑制的结果。此外,Fish 认为血管迷走性晕厥的机制是激活 Bezold-Jarisch 反射所致。

直立倾斜试验的方法尚无一致标准,归纳起来有以下 3 种常用方法。

1. 基础倾斜试验

试验前 3 日停用一切影响自主神经功能的药物,试验前 12 小时禁食。患者仰卧 5 分钟,记录动脉血压、心率及 II 导心电图,然后站立于倾斜板床(倾斜角度 $60°$)上,直至出现阳性反应或完成 45 分钟全程。在试验过程中,从试验开始即刻及每 5 分钟测量血压、心率及 II 导联心电图 1 次,若患者有不适症状,可随时监测。对于阳性反应患者立即终止试验,并置患者于仰卧位,直至阳性反应消失,并准备好急救药物。

2. 多阶段异丙肾上腺素倾斜试验

实验前的准备及监测指标与基础倾斜试验相同。实验分 3 个阶段进行,每阶段先平卧 5 分钟,进行药物注射(异丙肾上腺素),待药物作用稳定后,再倾斜到 $60°$,持续 10 分钟或直至出现阳性反应。上一阶段若为阴性,则依次递增异丙肾上腺素的浓度,其顺序为 $0.02\sim0.04\ \mu\mathrm{g}/(\mathrm{kg\cdot min})$、$0.05\sim0.06\ \mu\mathrm{g}/(\mathrm{kg\cdot min})$ 及 $0.07\sim0.10\ \mu\mathrm{g}/(\mathrm{kg\cdot min})$。

3. 单阶段异丙肾上腺素倾斜试验

实验方法与多阶段异丙肾上腺素倾斜试验相同,但仅从第三阶段开始。

直立倾斜试验阳性结果的判断标准如下。

患者在倾斜过程中出现晕厥或晕厥先兆(头晕并经常伴有以下一种或一种以上症状:视、听觉下降,恶心、呕吐、大汗、站立不稳等)的同时伴有以下情况之一者:①舒张压<6.7 kPa(50 mmHg)和(或)收缩压<10.7 kPa(80 mmHg)或平均压下降25%以上。②窦性心动过缓(4~6岁:心率<75次/min;6~8岁:心率<65次 min;8岁以上:心率<60次/min)或窦性停搏>3秒以上。③一过性Ⅱ度或Ⅱ度以上房室传导阻滞。④交界性心律。

四、诊断及鉴别诊断

对于反复晕厥发作的患者,经过详细的询问病史,了解发作时的症状与体征,再通过必要的辅助检查如心电图、脑电图、生化检查和直立倾斜试验等手段不难诊断,但要与以下疾病进行鉴别。

1.心源性晕厥

该病是由心脏疾患引起的心排血量突然降低或排血暂停,导致脑缺血所引起。多见于严重的主动脉瓣或肺动脉瓣狭窄、心房黏液瘤、急性心肌梗死、严重的心律失常、Q-T间期延长综合征等疾患。通过仔细询问病史、体格检查、心电图改变等易于鉴别。

2.过度换气综合征

过度焦虑和癔症发作可引起过度换气,导致二氧化碳减少及肾上腺素释放、呼吸性碱中毒,脑血管阻力增加,脑血流量减少。发作之初,有胸前区压迫感、气闷、头晕、四肢麻木、发冷、手足抽搐、神志模糊等。症状可持续10~15 min,发作与体位无关,血压稍降,心率增快,不伴有面色苍白,亦不因躺下而缓解。当患者安静后发作即终止,并可因过度换气而诱发。

3.低血糖症晕厥

本病常有饥饿史或使用降糖药的病史,主要表现为乏力、出汗、饥饿感,进而出现晕厥和神志不清,晕厥发作缓慢,发作时血压和心率多无改变,可无意识障碍,化验血糖降低,静注葡萄糖迅速缓解症状。

4.癫痫

对于表现为惊厥样晕厥发作的血管迷走性晕厥患者要注意与癫痫鉴别,通过做脑电图、直立倾斜试验的检查不难鉴别。

5.直立调节障碍

该病患者表现为由卧位直立瞬间或直立时间稍长可有出现头晕、眼花、胸闷不适等症状,严重者可有恶心、呕吐,甚至晕倒,不需治疗能迅速清醒,恢复正常。可通过直立试验、直立倾斜试验等加以鉴别。

6.癔症性晕厥

该病发作前有明显的精神因素,且在人群之前。发作时神志清楚,有屏气或过度换气,四肢挣扎乱动,双目紧闭,面色潮红。脉搏、血压均正常,无病理性神经体征,发作持续数分钟至数小时不等,发作后情绪不稳,有晕倒,亦缓慢进行,不会受伤,常有类似发作史,易于血管迷走性晕厥鉴别。

五、治疗

血管迷走性晕厥的治疗有多种方法,要因人而异。

(1)一般治疗:医务人员要耐心细致地告诉患者和家属要正确认识本病的性质,并要求患者避免可能诱发血管迷走性晕厥的因素(如过热的环境和脱水等),告诉患者在有发作先兆时要立即坐下或躺倒,对于只有一次或少数几次发病的患者可进行观察治疗。

(2)药物治疗:对于反复发作且发作前无任何先兆症状和症状严重的患者可选用下列药物治疗:①β-受体阻滞剂如美托洛尔已用于预防并认为有效,因为其负性变力作用可阻缓突然的机械受体的激活,剂量1~4 mg/(kg·d),分2次口服。②丙吡胺因其具有负性变力作用和抗迷走作用而常常有效,剂量一般3~6 mg/(kg·d),分4次口服。③东莨菪碱氢溴酸东莨菪碱剂量为0.006 mg/(kg·次)口服。

(3)对于心脏抑制型、混合型表现的患者,可考虑心脏起搏治疗。

(齐子有)

第十八章 头痛及其他颅面痛

第一节 概 述

头痛(headache)是临床最常见的症状之一,在困扰人类的疼痛中,头痛无疑是发病频率最高的,每个人几乎都不止一次地有过头痛的体验。然而,患者述及的头痛常常不能准确定位,实际上头痛是指局限于头颅上半部,包括眉弓、耳轮上缘和枕外隆突连线以上的疼痛。头颅下半部如面部、舌部和咽部疼痛属于颅面痛。

一、头部痛敏结构

疼痛频发于头部可能有以下原因。首先,为保护颅内重要器官脑的需要,头皮痛觉感受器较身体其他部分更丰富;其次,头面部有鼻通道、口腔、眼和耳等精巧和高度敏感的器官结构,当疾病侵袭时可通过各自独特的方式诱发疼痛;最后,对脑组织及颅内外血管来说,脑肿瘤、脑实质及脑膜炎症、颅内出血及其他脑部病变都可由于病变本身或继发的病理改变引起头痛,血流动力学改变如血压急剧增高、血管痉挛等也可诱发频繁的头痛发作。

头部痛敏结构包括以下几方面。

(1)头皮、皮下组织、帽状腱膜和颅骨骨膜。

(2)头颈部的血管和肌肉,特别是颅外动脉。

(3)眼、耳、鼻腔和鼻窦的精细结构。

(4)颅底动脉及分支、硬脑膜动脉(如脑膜中动脉)、颅内大静脉窦及主要分支。

(5)脑底部分硬脑膜、软脑膜和蛛网膜内的动脉,特别是颈内动脉颅内段和大脑前、中动脉近端。

(6)视神经、动眼神经、三叉神经、舌咽神经、迷走神经及神经节和第$1\sim3$颈神经。小脑幕上部由三叉神经支配,该区域病变主要引起面部、额部、颞部及顶前部疼痛;小脑幕下部(颅后窝)由舌咽、迷走神经和$C_{2\sim3}$神经支配,该区域病变主要引起枕部、耳后及耳咽部疼痛。脑组织本身无感觉神经分布,颅骨、蛛网膜、脑室管膜、脉络丛、软脑膜静脉、颅内小血管和颅骨很少或无感觉神经纤维分布,对疼痛不敏感。

头部痛敏结构受到刺激、压迫和牵张,高级神经活动障碍都可引起疼痛,头颈部肌肉持续性收缩,颅内外动脉扩张、收缩或移位,脑神经和颈神经受压、损伤或化学刺激等均是头痛的常见原因。脑膜中动脉扩张导致搏动性疼痛可放射到眼后部和颞部,起自颈内动脉颅内段和大脑前、中动脉近端的疼痛可放射到眼部和眶颞区。

综上所述,幕上结构所致头痛投射到头部前2/3,三叉神经第Ⅰ、Ⅱ支支配区;幕下结构所致疼痛投射至顶部、头后部及上位颈神经支配区。面神经、舌咽神经、迷走神经可将疼痛投射至鼻眶区、耳区和咽喉等处。有牵涉痛区域可能出现局部头皮触痛,牙齿或颞颌关节痛可引起颅脑牵涉痛,颈内动脉颈段所致头痛可投射至眼眉、眶上区及颈段脊柱上段,有时也可至枕部。颅外疾病所致疼痛一般鲜有头部牵涉痛。

二、神经递质在头痛中的作用

神经递质如5-羟色胺(5-HT)、内啡肽和P物质等均参与头痛的发病机制及治疗反应。在三叉神经节及颅脑血管中存在三种 5-HT 受体,一些是兴奋性受体,另一些是抑制性,均可与受体激动剂如英明格及受体抑制剂如心得安、二甲麦角新碱等起反应。

这些递质存在于中脑导水管周围区域及延髓、脑桥中缝核,可产生内源性疼痛,并对疼痛调控起重要作用。感觉神经及其中枢通路中 γ-氨基丁酸(GABA)门控通道也有致痛或镇痛作用。

三、病因及发病机制

头痛的病因及发病机制非常复杂,包括以下几方面。

1. 颅内病变

如脑肿瘤、脑出血、蛛网膜下隙出血、脑水肿、脑膜炎、脑脓肿和颅内高压症等,颅内占位性病变在病变体积膨胀或牵拉脑部血管及脑底硬脑膜结构时可致头痛,且通常早于颅内压升高。颅内压升高患者的双侧枕部和/或前额部波动性头痛是由于牵拉血管或硬脑膜所致。

2. 颅内、外动脉高度扩张及周围结构受累

颅内、外动脉高度扩张及周围结构受累可引起头痛,如偏头痛、发热、缺氧、低血糖、一氧化碳中毒、使用血管扩张药和癫痫大发作之后等,颞动脉炎、枕动脉炎、各类脉管炎和静脉窦炎也可引发严重的持续性头痛,开始时疼痛局限,之后变得弥散。

椎动脉血栓形成所致的头痛多位于耳后,基底动脉血栓形成所致疼痛则投射到枕部,有时也可出现在前额。颈动脉分流所致疼痛多投射到眼、眉及前额,颅内动脉瘤也会引发牵涉痛,后交通动脉损伤多投射到眼部。注射组胺及摄取酒精后所致头痛均可能为脑血管扩张所致,腌肉中亚硝酸盐引起的所谓热狗性头痛,以及中餐菜肴中使用味精(谷氨酸钠)都可能通过血管扩张机制引发疼痛。发热性疾病伴搏动性或持续性头痛可能因血管扩张引起,头痛通常以前额或后枕区为主。压迫颈内动脉常可减轻一侧头痛,压迫颈静脉或向蛛网膜下隙注射生理盐水可减轻两侧头痛,类似于 5-HT 性头痛。摇动头部可加剧脑膜血管搏动,刺激脑底周围痛觉结构,使疼痛加重。嗜铬细胞瘤、恶性高血压、性行为及服用单胺氧化酶抑制剂等出现的双侧严重的搏动性头痛与血压极度升高有关。咳嗽性头痛或用力性头痛也是由于颅内血管扩张所致,通常为良性,也可与嗜铬细胞瘤、动静脉畸形等颅内病变有关。

3. 功能性或精神性疾病

额、颞、顶、枕和后颈部肌肉可因精神因素、职业、慢性炎症、外伤、劳损或邻近组织病变而发生收缩,引起紧张性头痛,以及临床常见的神经症头痛等。

4. 鼻窦感染或阻塞

如上颌窦和额窦炎相应区域皮肤可有触痛,筛窦炎和蝶窦炎疼痛局限于鼻根部以下深部中线处,蝶窦病变有时也可出现顶部疼痛。可能由于压力改变及对痛觉敏感的窦壁刺激所致。额窦炎和筛窦炎疼痛晨醒时最严重,直立后可逐渐缓解,引流后减轻,弯腰和擤鼻可因压力改变而加剧疼痛。鼻窦疼痛有两个明显特征:

(1)搏动性疼痛时压迫同侧颈动脉可减轻或消除。

(2)可有周期性复发及缓解,取决于鼻窦引流状况。拟交感药物如盐酸去甲肾上腺素可减轻肿胀和充血,缓解疼痛,但即使分泌物消失,疼痛仍会存在,可能由于通道闭塞,窦腔中空气被吸收引起真空窦性头痛,在通气恢复正常后头痛可改善。

5. 脑膜刺激所致头痛

由于感染或出血使脑膜受刺激所致的头痛常急性发作,较严重,区域泛化,位置较深,呈持续性,并伴颈部强硬,向前屈颈时尤明显。通常认为颅内压升高所致,放出脑脊液后可部分缓解。此外,脑膜血管扩张和炎症及化学物质等对脑膜和大血管痛觉感受器刺激可能是引起头痛及颈强直的重要因素。例如,由表皮样囊肿突然破裂所致的化学性脑膜炎,脑脊液压力基本正常,头痛却异常剧烈。

6. 眼源性头痛

弱视和屈光不正等也可引起头痛。通常位于眼眶、前额或颞部,常继发于长时间近距离用眼过度,为持续性酸痛。远视和散光(近视少见)可导致眼外肌及额、颞甚至后枕部肌肉持续性收缩而引起头痛。纠

正屈光不正可消除头痛。眼外科手术中牵扯眼外肌或虹膜也会引发疼痛。神经源性疾病导致的复视或一只眼用眼罩遮住而使用单眼的患者常有前额部疼痛,虹膜炎或急性青光眼使眶内压增高,可产生眼球持续性酸痛,并向前额放射。

7.韧带、肌肉及上位脊柱关节病变伴发的头痛

(1)头痛通常牵涉至同侧枕部和颈背部,有时可波及颞部和前额。向所累及的韧带、肌肉及关节腔中注射高渗性盐水可产生疼痛,老年人由于风湿性或肥大性关节炎常频繁发作这类头痛,颈部扭伤或头颈部突然屈曲、伸展及扭转也可发生;如关节炎引起疼痛,经数小时制动后活动时会感觉僵硬和疼痛。

(2)纤维性肌炎所致头痛在靠近颈部及其他肌肉颅骨附着处有明显触痛结节,可能仅在牵涉痛区有深部触痛或不自主性继发性保护性肌肉痉挛,特征是疼痛较稳定,并从一侧逐渐发展至双侧头部,寒冷或通风等可促其发作,有时疼痛严重,但不影响睡眠,肌肉按摩、热敷及痛点封闭疗效不确定,可使部分患者的疼痛缓解。单侧枕部疼痛常被误诊为枕神经痛。

8.全身疾病

生化或内分泌改变也是头痛的原因,如月经期头痛、绝经期头痛等。

9.腰穿后头痛

由于脑脊液渗漏使颅内压降低引起头痛,压迫颈静脉通常可使头痛加剧,一旦脑脊液渗漏停止,压力恢复,头痛消失。

四、分类

1.根据发病急缓

分为急性头痛(病程在2周内)、亚急性头痛(病程在3个月内)和慢性头痛(病程大于3个月)。

2.根据头痛严重程度

分为轻度、中度和重度头痛。

3.根据病因

分为原发性头痛(如偏头痛、丛集性头痛、紧张性头痛等)和继发性头痛(如外伤、感染、肿瘤等所致)。

国际头痛协会(1988年)制订的头痛分类,分为偏头痛、紧张性头痛、丛集性头痛和慢性发作性偏侧头痛等13类,均有明确的诊断标准,已在临床广泛采用。表18-1为头痛常见的临床特点。

五、诊断

临床应详细询问与头痛有关的线索有助于头痛的病因诊断,病史对慢性复发性头痛诊断尤为重要(表18-2)。

(1)头痛家族史、外伤史及其他疾病史,患者平素的心境及睡眠情况。

(2)头痛发病急缓和诱因,发作的时间、性质、部位、频度、严重程度、持续时间及变化规律、缓解及加重因素等。

(3)了解先兆症状及伴发症状等。

(一)询问病史时应注意

1.头痛性质

胀痛、钝痛或酸痛,无明确定位,性质多样,多见于功能性或精神性头痛;头部紧箍感、头顶重压感和钳夹样痛,多见于紧张性头痛;电击样、针刺样和烧灼样锐痛,多为神经痛;异常剧烈头痛,伴有呕吐常提示为脑膜刺激性头痛,如蛛网膜下隙出血、偏头痛和丛集样头痛等;搏动性头痛是重要信息,为偏头痛或血管性头痛,患者常主诉跳痛或搏动性头痛,但要注意"跳动"或"跳痛"常代指疼痛加剧,并非指搏动性头痛。

须谨慎评价患者对头痛严重程度的描述,注意他们可能淡化或夸大症状,因对疼痛的体验是主观的,是个人耐受性及心理状态等多因素决定的,为客观反映疼痛严重程度,可询叫患者能否坚持日常工作,是否从睡梦中痛醒或因疼痛无法入睡。

2.头痛起病速度

偏头痛、青光眼、化脓性鼻窦炎和蛛网膜下隙出血的头痛突然发生,数分钟内达到高峰;细菌性或病毒性脑膜炎发病相对较缓慢,1～2日或数日头痛达到高峰;脑肿瘤为亚急性或慢性头痛。眼球或颅骨的冰凿痛或冰淇淋头痛是由于咽部冷刺激所致的疼痛,通常迅速发生,持续数秒钟。急性起病且第一次发生的剧烈头痛多为器质性病变,应高度警惕,进一步查明病因。

表 18-1 头痛常见的临床特点

	无先兆偏头痛(普通型偏头痛)	有先兆偏头痛(典型偏头痛)	丛集性头痛(组胺性头痛、偏头痛性神经痛)	紧张性头痛	脑膜刺激性头痛,如脑膜炎、SAH	脑肿瘤	颞动脉炎
部位	单侧或双侧额颞部	同无先兆	单侧眶颞部	全头部或头顶部	全头部,或双侧枕部,额部	单侧或全头部	颞部多见,单侧或双侧
年龄性别	多见于青少年、年轻或中年成人,有时见于儿童,女性多见	同无先兆	青少年及成年男性(90%)	成人居多,男女均可发病,女性多见	年龄和性别不限	年龄和性别不限	50岁以上,男女均可发病
临床表现	呈搏动性;以单侧眼后或耳后为剧;发展为弥漫性钝痛;头皮敏感	同无先兆,常有家族史	剧烈的非搏动性头痛	压迫性(非搏动性),紧箍感,不适感	剧烈,持续性深部疼痛,颈部较明显	程度各异,持续疼痛,可使患者痛醒	搏动性,发展为持续性疼痛,烧灼感,动脉增粗,有触痛
每日发病规律	睡醒或一天中较晚时间发病;多数持续 4～72h,偶可更长	同无先兆	多在夜间,睡后1～2h发病;偶在白天发作	持续性,程度各异,持续数天、数周、数月	快速进展,数分钟至数小时达高峰	持续数分钟至数小时,清晨易加重	先为间歇性,可发展为持续性
病程发作规律	间歇期不规律,可数周和数月发作 1 次,中年及妊娠期减少	同无先兆	每日夜间或白天发作,持续数周至数月,间隔数月或数年后可复发	数月至数年发作一次或多次	单次发作	一生发作一次,持续数周至数月	可持续数周到数月
诱发因素	闪光,噪声,紧张,饮酒可诱发;黑暗和睡眠可减轻	同无先兆	某些病例饮酒可诱发	疲劳和神经紧张	无	无;有时与体位有关	无
伴随症状	有时出现恶心,呕吐	闪光,视野缺损,暗点;偏身感觉异常,无力,构音障碍,眩晕,意识模糊罕见	流泪,鼻塞,流涕,结膜充血,眼睑下垂	抑郁,焦虑,紧张	颈强,克氏征和布氏征阳性	视乳头水肿,呕吐,意识不清,抽搐,局部体征	视力丧失;风湿性多发性肌痛,发热,体重减轻,血沉增快
治疗	麦角胺,英明格,非甾体类消炎剂,预防发作可用心得安或阿米替林	同无先兆	发作前用麦角胺;吸氧,舒马普坦,二甲麦角新碱,皮质类固醇,vempil,顽固者可用锂剂	抗焦虑和抗抑郁药	治疗脑膜炎或出血	皮质类固醇、甘露醇,治疗肿瘤	皮质类固醇

表 18-2　头痛的临床特点与可能的类型或原因的关系

头痛的临床特点		可能的类型及原因
起病年龄	青春期、青年	偏头痛、紧张性头痛
	老年	高血压头痛、颞动脉炎
出现时间	清晨	脑肿瘤、鼻窦炎
	午后	紧张性头痛
	晚上或入睡后	丛集性头痛,睡后痛醒多为颅内器质性疾病
头痛发作频度	发作性	偏头痛
蛛网膜下隙出血	持续性	紧张性头痛、脑肿瘤
	连续数日发作	丛集性头痛
头痛持续时间	数秒至数分钟	脑神经痛(如三叉神经痛、舌咽神经痛),颈神经痛
	2～3个小时至1～2天	偏头痛、紧张性头痛
	数日	低颅压头痛、耳、鼻性头痛
	持续进行性	脑肿瘤
	脑卒中样发作、持续剧痛	蛛网膜下隙出血、硬膜下血肿
头痛部位	全头痛	脑肿瘤、腰穿后头痛、紧张性头痛
	一侧头痛	偏头痛、颞动脉炎、颅内动脉瘤和耳性、鼻性头痛
	前头痛	丛集性头痛、眼性头痛、三叉神经第1支痛
	后枕部痛	蛛网膜下隙出血、紧张性头痛、枕大神经痛、后颅凹肿瘤、颈性头痛
	部位不定	精神性或心因性头痛
头痛性质	搏动样	偏头痛、各种原因所致的血管扩张性头痛
	头部发紧似钳夹	紧张性头痛
	电击样	脑神经痛(如三叉神经痛、舌咽神经痛),颈神经痛
	刀割、钻痛样	蛛网膜下隙出血、硬膜下血肿
头痛诱发及加重因素	用力、咳嗽、喷嚏	颅内压增高性头痛
	与体位关系	血管扩张型头痛,卧位常加重;低颅压头痛,卧位减轻或消失;第Ⅲ脑室肿瘤,可因体位改变加重或减轻
	用眼	眼性头痛
	精神紧张	紧张性头痛
头痛合并症状	呕吐	偏头痛及蛛网膜下隙出血、脑膜炎等颅内压增高性头痛
	焦虑、失眠	紧张性头痛
	神经系统局灶性体征	脑肿瘤、硬膜下血肿、颅内动脉瘤等颅内器质性疾病

3.头痛发生时间与持续时间

某些头痛在特定的时间发生。

(1)有先兆的偏头痛:多发生于清晨或白天,约半小时疼痛程度达到顶点,不经治疗持续4～24h或更长,一般数周发作一次,一周发作数次者较罕见。

(2)典型丛集样头痛:发生在入睡后1～2h或白天固定的时间,持续数周至数月,单次发作一般持续10～30分钟。

(3)颅内肿瘤所致头痛:可在白天或晚间任何时间发作,持续数分钟至数小时。

(4)数年规律性反复发作的头痛为血管性或紧张性头痛,血管性头痛为剧烈搏动性头痛伴呕吐,紧张性头痛持续数周、数月甚至更长时间,程度变化不定。

4. 头痛部位

确定头痛部位是单侧或双侧,前部或后部,局限或弥散,颅内或颅外等。

（1）颅外病变导致头痛多局限而表浅,如颅外动脉炎症时头痛局限于血管分布区,颅内病变导致头痛多弥散而深在。

（2）小脑幕以上:病变头痛一般位于额、颞、顶区,小脑幕以下病变头痛通常位于枕部、耳后部和上颈部,也可放射至前额。

（3）鼻窦、牙齿、眼和上位颈椎损伤引发疼痛定位不明确,但患者通常能指出病痛的区域,如前额、上颌和眶周。

（4）颅后窝损伤所致疼痛位于病变同侧后枕部,幕上损伤引发额部、颞部和头顶部疼痛。

（5）头顶部和枕部疼痛常提示紧张性头痛,较少情况可能是蝶窦、筛窦病变或大的脑静脉血栓形成。

疼痛部位可能具有欺骗性,如前头痛可因青光眼、鼻窦炎、椎基底动脉血栓形成和颅内压增高等引起;耳部疼痛可为耳本身疾病,也可能指示咽喉部、颈部、颅后窝等处病变;眶周和眶上疼痛除反映局部病变,更可能是颈内动脉颈段异常分流所致。

5. 头痛诱发或缓解因素

头痛可与特定的生物学事件相关,即存在促发或缓解因素。

（1）血管性、高颅压性、颅内感染性头痛,以及鼻窦炎和脑肿瘤所致头痛常在咳嗽、喷嚏、大笑、摇头、俯首和弯腰等动作后加剧。

（2）低颅压性头痛常在卧床时减轻,直立时加重,丛集性头痛则在直立时缓解。

（3）按摩颈肌可明显减轻慢性或职业性颈肌痉挛性头痛,颈椎关节炎活动颈部时可有僵硬感和疼痛,一段制动期后,如夜间睡眠时出现典型肌紧张。

（4）月经期前可出现程度较轻的规律性头痛发作（经前期紧张）或偏头痛发作。

（5）高血压性头痛类似脑肿瘤,多清晨时明显,激动或情绪紧张可诱发。

（6）鼻窦炎所致头痛发作时间如同定点样准时,多睡醒后或上午 10 时发作,弯腰及气压改变时会加剧。

（7）视疲劳性头痛因长时间阅读书籍、凝视耀眼的车灯或注视电视和电脑屏幕等原因所致,闭目休息或经过一夜睡眠之后可明显减轻。

（8）饮酒、过劳、负重、弯腰、扭伤、咳嗽及性交等均可致特殊类型头痛发作。

（9）关节炎或神经痛正在发作的患者,冷空气可诱发头痛。

（10）偏头痛患者可因生气、兴奋、焦虑、激动或担心等引起发作,以无先兆的偏头痛多见,有时在一段时期的紧张性活动或极度精神压力后发作,持续数小时或一天,称为周末偏头痛。

（11）压迫颈总动脉、颞浅动脉可使头痛暂时减轻或缓解,是偏头痛和颅外动脉扩张性头痛的特征。

（二）头痛伴随症状和体征

注意头痛患者有无发热、意识障碍、精神症状,以及恶心、呕吐、眩晕、视力减退、视野缺损、眼肌麻痹、眼底出血、视乳头水肿、鼻窦炎症、血压增高、脑膜刺激征、痫性发作和共济失调等,有助于头痛诊断及鉴别。因此,对头痛患者应进行细致的神经系统检查,并检查血压、体温和眼底等,颅脑听诊发现杂音可提示大的动静脉畸形,触诊可发现粗硬的颞动脉伴触痛,以及鼻窦炎出现敏感区或有触痛的脑神经等。

1. 头痛伴视力障碍

（1）眼源性头痛如青光眼。

（2）偏头痛发作前多有视觉先兆,如闪光性暗点和偏盲等,基底动脉型偏头痛可出现双眼黑矇。

（3）某些脑肿瘤可出现短暂性视力减退或视力模糊,如前额叶眶区肿瘤可出现 Foster-Kennedy 综合征,肿瘤侧视力障碍呈进行性加重。

（4）椎基底动脉短暂性脑缺血发作。

（5）头痛伴有复视可见于动脉瘤、蛛网膜炎和结核性脑膜炎等。

2.头痛伴呕吐

(1)典型偏头痛、普通型偏头痛、基底动脉型偏头痛和其他血管性头痛。

(2)颅内感染性头痛,如各种类型的脑膜炎和脑炎等。

(3)脑出血和蛛网膜下隙出血等。

(4)高颅压综合征,如脑肿瘤、脑脓肿、慢性硬膜下血肿引起的颅内压增高和良性颅内压增高症等。

(5)癫痫性头痛多伴有呕吐,患者多为儿童和青少年,以前额、眼眶及两颞部的跳痛为多见,疼痛持续数十秒至数十分钟,还可伴有腹痛、出汗和短暂意识丧失,发作时脑电图可有特异性改变。

3.头痛伴剧烈眩晕

多见于颅后窝病变,如小脑肿瘤、桥小脑角肿瘤、小脑耳源性脓肿、椎基底动脉供血不全等。

4.头痛伴精神症状

可见于额叶肿瘤或神经梅毒,病程早期出现淡漠和欣快等精神症状;颅内感染性疾病,如各种类型脑炎或脑膜脑炎等。

5.体位变化时头痛加重

可见于第Ⅲ脑室附近肿瘤、脑室内肿瘤、颅后窝或高颈髓病变,并可出现意识障碍。

6.头痛伴自主神经症状

如面色苍白、多汗、心悸、呕吐、腹泻等,多见于偏头痛。

7.头痛伴脑神经麻痹及其他神经系统定位体征

多见于脑肿瘤、硬膜下血肿、蛛网膜下隙出血和脑动脉瘤等,慢性硬脑膜下血肿和肿瘤的头痛平躺时加剧,尤其前颅窝病变;假性脑瘤所致头痛通常也在仰卧位时加剧。表18-2归纳了头痛的临床特点与可能的类型或原因的关系。

(三)辅助检查

在神经系统检查基础上,可根据患者具体情况选择合适的辅助检查,如头部 CT 或 MRI、腰椎穿刺及脑脊液检查等。

对某些头、颈椎病变产生的头痛,头颅和(或)颈椎 X 线片,头颅 CT、MRI 和脑电图检查等有重要的诊断价值。腰椎穿刺和脑脊液检查也很重要,对颅内炎症性病变、蛛网膜下隙出血、低颅压等诊断是必不可少的,神经影像学和脑脊液检查的重要性常是其他检查不能取代的。如怀疑头痛可能与头部五官病变有关时应作专科检查。

六、治疗原则

头痛治疗原则如下。

(1)减轻或终止头痛发作的症状。

(2)预防头痛复发。

(3)力争对头痛进行病因治疗。

(张晓林)

第二节　紧张性头痛

紧张性头痛以前曾被称为肌肉收缩性头痛、应激性头痛、特发性头痛及心因性头痛,是一种慢性隐源性头痛,其发病机制尚不完全清楚。目前认为是由多因素,如精神因素、姿势不良,或头颈部其他疾病引起,是最常见的一种头痛类型。

一、临床表现

其临床特点是头痛发作频率高,经常天天痛,多为双侧痛,部位无明显界限,多在额颞部、枕部,严重者整个头部甚至牵涉到颈肩部。性质为钝痛、胀痛,头部有压迫感、紧束感。

不伴恶心、呕吐,及视觉前驱症状。对日常活动无明显影响。有的患者伴有精神紧张、抑郁或焦虑。检查除偶然有肌肉痉挛或颈后肌压痛外,无其他异常发现。在临床上可分为发作性紧张性头痛和慢性紧张性头痛两型。发作性紧张性头痛的疼痛部位多在后颈部,主要与附着在颅骨的肌肉长时间收缩有关;而慢性紧张性头痛几乎天天痛,多是双侧弥散性痛,常伴有抑郁或焦虑,每月头痛天数超过 15 天。

二、诊断

紧张性头痛的诊断某种程度上是排除诊断,需要排除其他原因引起的头痛。

三、治疗

治疗可用抗抑郁或抗焦虑剂,如百忧解、黛安神,以及安定剂;抗炎止痛药,如阿司匹林、扑热息痛、吲哚美辛(消炎痛)、布洛芬、萘普生。

(张晓林)

第三节 丛集性头痛

丛集性头痛曾称 Horton 头痛、偏头痛样神经痛(睫状神经痛),是原发性神经血管性头痛之一,为较罕见的头痛类型。其特点为密集(群集、丛集)短暂而成串的剧烈锐痛或爆炸样头痛发作,丛集期持续数周至数月。好发于男性。无家族遗传史。

一、发病机制

发病机制仍不清楚,可能与偏头痛相同,也属原发性神经血管性头痛。与偏头痛不同之处为丛集性头痛的病灶位于下丘脑灰质中,因其调控生物钟的神经元功能发生紊乱所致。

二、临床表观

发病年龄为 20~50 岁,平均 30 岁。主要见于男性,男女之比为(4~5)∶1。头痛常突发于凌晨或午睡时,先局限于一侧眶周、球后,可向额、颞、下颌放射,甚至扩展至枕、颈部,呈深部爆炸样剧痛。常伴有同侧眼结合膜充血、流泪、流涕、鼻塞,以及 Horner 综合征,无恶心、呕吐。一次发作持续 15~180 min(一般为 30 min 左右)。发作频度不一,可隔日一次或一日数次。这种成串的头痛发作可连续几周至几个月(一般为 2 周至 3 个月)。在此丛集发作期内,头痛发作十分规律,如每次发作的部位、时间和持续时间几乎固定不变。

在丛集期后,可有较长的间歇期。其复发时间也十分规律,如有的患者好在每年的春季或(和)秋季发病。在丛集期,饮酒或血管扩张药可诱发头痛发作。间歇期二者均不会诱发头痛发作。

三、诊断

目前尚无一种仪器或实验室检查可作为诊断丛集性头痛的依据,故其诊断主要根据临床表现。按2004 年国际头痛学会的头痛分类法,丛集性头痛必须符合下述标准,且须注意与偏头痛等进行鉴别。

(1)至少有以下特点的发作 5 次。

(2)重度单侧眼眶、眶上及(或)颞部疼痛,若不治疗可持续 15~180 min。

（3）头痛侧至少伴随以下症状之一：结合膜充血、流泪、鼻塞、流涕、前额及面部出汗、瞳孔缩小及（或）眼裂变窄、眼睑水肿。

（4）辗转不安或激动（因剧痛）。

（5）发作频度，隔日 1 次至每日 1～8 次。

四、治疗

因本病头痛发作时间十分短暂，一般药物治疗也难以奏效，故多在丛集期之初期就应采用药物进行预防性治疗。一线预防药为盐酸维拉帕米（异搏定）缓释片（60～120 mg 口服，每日一次）和碳酸锂（300～900 mg/d，分 2 次口服），二线预防药为丙戊酸钠（500 mg/d，分 2 次服）。在丛集期开始或在发作高峰期，可给予小剂量及短程皮质类固醇治疗，如地塞米松（2～4 mg，每日1～2次）、泼尼松（20 mg，每日1～2次）等。但均须注意其禁忌证和毒副作用的防治。此外，在间歇期不允许给予预防药物。

（张晓林）

第四节　偏头痛

偏头痛是反复发作的一侧搏动性原发性头痛。西方国家的患病率为 10%，仅次于紧张性头痛。女性多见。

一、病因与发病机制

主要有三种学说。

（1）血管学说：认为颅内血管先收缩产生先兆，继之颅外血管剧烈扩张、血流淤滞而头痛。

（2）神经血管学说：认为下丘脑和边缘系统的功能障碍与偏头痛的前驱症状有关，先兆及头痛的发生均与神经元功能障碍继发血管改变有关。先兆期脑血流（CBF）降低从枕叶皮质向前扩散，头痛开始后CBF 增加，并持续到头痛缓解。中脑的中缝背核可能是偏头痛的发生器，其发作与该区被激活和三叉神经末梢受到刺激有关，三叉神经末端释放化学物质如 P 物质，导致局部炎性反应和血管舒张，激发头痛。

（3）神经递质学说：5-HT 在偏头痛的发生中具有重要的作用，中脑 5-HT 神经元受到刺激可以出现CBF 的增加，偏头痛发作中血浆 5-HT 水平降低，以上均提示 5-HT 与偏头痛有关。儿茶酚胺、组胺、血管活性肽、前列环素和内源性阿片物质等亦有可能与偏头痛有关。

二、临床表现

偏头痛的分类：①有先兆的偏头痛。②无先兆的偏头痛：有典型先兆性偏头痛、有典型先兆非偏头痛性头痛、无头痛的典型先兆、家族性偏瘫性偏头痛（FHM）、散发性偏瘫性偏头痛、基底型偏头痛。③其他类型偏头痛：通常为偏头痛前驱症状的儿童周期性综合征、视网膜性偏头痛、偏头痛并发症、可疑的偏头痛。

大多数偏头痛发生在儿童和青年期，女性：男性为 4：1。10% 的患者有先兆。临床症状如下。

（1）前驱症状：在偏头痛发作前一天或数天，有些患者会有一些异常现象，如怕光、怕吵、情绪不稳定、困倦等。

（2）先兆症状：主要是视觉症状，如眼前闪光、冒金星、水波纹、城垛形、视野缺损等，持续约20～30 min。有少许患者只有先兆而不头痛。

（3）头痛症状：在先兆症状消失后出现剧烈头痛，单侧、搏动性、中等或重度搏动性或烧灼性头痛，逐渐蔓及一侧头部或全头，伴恶心、呕吐、畏光、畏声，持续 4～72 h。患者愿意在黑屋子内休息，睡觉后大多数患者能缓解，日常活动时加重。

(4)头痛后期:发作中止后,患者感到疲劳、无力、烦躁、注意力不集中、食欲差等,但1~2天后就好转。

三、辅助检查

(1)颅多普勒超声检查(transcranial doppler,TCD):在偏头痛发作期有颅内动脉扩张,血流速度变慢,缓解期正常。

(2)头颅 CT 和(或)MRI:如无结构性异常,所见应正常。

四、诊断

偏头痛的诊断要点如下。

(1)搏动性头痛意味着跳痛,或随心跳变化。

(2)偏头痛在较小的孩子通常为双侧性,青春期或近成人时表现为单侧性。

(3)排除其他疾病导致头痛的可能。

(4)先兆以可逆的局灶神经系统症状为特点,持续时间不超过 60 min。

五、鉴别诊断

(一)紧张性头痛

由于过度疲劳、精神紧张、姿势不良等原因引起头部颅顶肌、颞肌和颈肌持续收缩而产生的慢性头痛,多为双侧少为单侧,头痛持续 30 分钟至 7 天,轻至中等程度紧缩性或压迫性头痛,颈部牵拉、发僵、酸痛,用力活动不会加重头痛,多不伴有恶心、呕吐、畏光、畏声或畏嗅。

(二)丛集性头痛

头痛持续 15~180 min,程度剧烈,位于眶部、眶上部、颞部或这些部位的任意组合,一天发作可以多达 8 次,而且至少伴有以下一项征象,所有症状均发生在同侧:流泪、结膜充血、鼻塞、流涕、面部出汗、眼睑水肿、眼睑下垂或瞳孔缩小,发作时其额动脉突出。

六、治疗

治疗须根据头痛发作的频率以及有无并存疾病而定。一般来说,治疗可分预防性、急性期治疗。

(一)预防性治疗

如果患者的偏头痛每周发作超过一次,应该考虑长期预防性用药。应改变生活习惯,减少诱发原因。具体药物的选用主要凭经验,但也受并存疾病的制约。

(1)β-受体阻滞剂:普萘洛尔 10~40 mg/次,每日 4 次;阿替洛尔 40~240 mg/d。

(2)钙通道阻滞剂:二线用药,维拉帕米 80 mg,每日 3 次或 4 次;氟桂利嗪 5~10 mg 每晚口服;尼莫地平 20~40 mg,每日 2 次。

(3)抗抑郁剂:阿米替林 50~75 mg/d,每日 3 次。

(4)抗惊厥剂:丙戊酸钠 250~750 mg,每日 2 次;苯妥英钠 200~400 mg/d。

(5)非甾体抗炎药:阿司匹林;布洛芬 400 mg,每日 3 次。

(二)急性治疗

休息,保持安静。

(1)5 羟色胺受体(5-HT 1B/1D 受体)激动剂:舒马曲坦(尤舒)25~50 mg,立即口服或6 mg皮下注射,皮下注射更易见效。

(2)麦角生物碱衍生物:酒石酸麦角胺 0.25~1.0 mg,肌内注射;麦角胺 0.6~1.0 mg 口服。

(3)非甾体抗炎剂:阿司匹林 0.6~1.0 mg;布洛芬 0.6~1.2 g;泰诺林 1.3 g,每日 2 次。

(4)甲氧氯普胺与氯丙嗪可能有效。

(5)布桂嗪、吗啡有效但易成瘾,应尽量避免。

七、预后

大多数患者经积极的急性治疗后,能够终止急性发作,经预防治疗后能够减少发作的次数和程度。部分患者随年龄的增长而自行停止发作。

(张晓林)

第五节　慢性每日头痛

慢性每日头痛(chronic daily headache,CDH)是指频繁头痛,凡头痛超过 4 h/天和超过 15 天/月,持续超过3个月者即可诊断为CDH。CDH 不是单独的头痛病种,而是多种原发性头痛和继发性头痛的变形或混合性头痛。IHS 分类不包括混合性头痛,故 CDH 未能列入。在诊断原发性头痛之前必须排除继发性头痛。世界范围人群的 $3\% \sim 5\%$ 患有慢性每日头痛或慢性近每日头痛。频繁头痛的折磨影响患者的生活质量和工作。

CHD 的危险因素有肥胖,频繁头痛历史(>1 次/周),咖啡,过度使用治疗急性头痛的药物,包括一般止痛药、麦角类和曲普坦类制剂。

1/2 以上的 CHD 患者有睡眠紊乱和情绪疾病如抑郁或焦虑。

一、分类

(一)原发性慢性每日头痛(表18-3)

原发性慢性每日头痛包括 IHS 定义的下列几种原发性头痛。其中以变异性偏头痛最常见。原发CDH 又以每次发作的时间长短(>4 小时或 <4 小时)再细分为不同的亚型。所有的原发性头痛都可合并止痛药使用过度。

表 18-3　原发性 CDH 的类型

慢性紧张性头痛
慢性偏头痛(也曾称作变异性头痛伴有或不伴有止痛药反跳)
新症每日持续头痛
慢性丛集性头痛
连续半侧颅痛
慢性阵发性半侧颅痛
睡眠头痛
自发性刺戳样头痛
SUNCT(短暂单侧神经痛样头痛伴结膜充血和流泪,short-lasting unilateral neuralgiform headache attacks with conjunctival injection and tearing)
颅神经痛(如三叉神经痛)

(二)继发性慢性每日头痛

所有的继发性 CDH 都可合并用药过度。其病因见表18-4。

CHD 以变异性偏头痛和用药过度头痛最多见,以下重点讲解这两型 CDH。

二、临床表现

(一)变异性偏头痛(transformed migraine,TM)

女性多见,原有发作性偏头痛史,多于 $10 \sim 20$ 岁起病,多为无先兆的普通型偏头痛。其头痛发作随时间增长,逐月逐年加重,但先兆消失,伴随症状如恶心、畏声、畏光等却变得越来越轻。而月经期加重等诱发因素以及单侧头痛和胃肠道症状可持续不变。多数患者系过度滥用止痛药所致,部分患者是共存焦虑和抑郁等疾患所致。

表 18-4 继发性 CDH 的病因

外伤后头痛(表现可与多种原发性头痛相似)

颈源性头痛(特别是 C_2、C_3 上神经根嵌顿)

颞下颌关节综合征

鼻窦疾病

动静脉畸形

动脉炎(包括巨细胞动脉炎)

硬膜下血肿

夹层动脉瘤

新生物

感染

颅内压增高

低颅压

(二)用药过度头痛(medication-overuseheadaches,MOH)

女性多见,临床症状如下。

1.一般头痛症状

(1)每日或几乎每日头痛,头痛顽固。

(2)头痛的严重性、类型和定位变化不定。

(3)可预期的经常早晨头痛(2:00～5:00)。

(4)躯体奋力或用脑过度出现头痛的阈值低下。

(5)过量使用止痛药物(>15 天/月)。

(6)对止痛药出现耐受性。

(7)对预防头痛用药无效。

(8)突然中断止痛药时出现戒断症状。

(9)缓慢逐渐停用止痛药,头痛几天内自发改善。

2.伴随症状

(1)头痛伴有乏力、恶心和其他消化道症状。

(2)烦躁,焦虑,易激惹,抑郁。

(3)情绪和认知功能缺陷。

3.特殊症状

麦角制剂过度应用时:①肢体冷和(或)无力,感觉异常,心动过速,肠道激惹综合征。②脉搏缓慢,高血压,头轻。③肢体肌肉疼痛,下肢无力。

三、诊断要点

变异性偏头痛和用药过度头痛的诊断标准见表18-5。

表 18-5　变异性偏头痛和用药过度头痛的诊断标准

变异性偏头痛

A. 每日或几乎每日头痛＞1 个月,＞15 天/月

B. 平均头痛时间:＞4 小时/天(若不处理)

C. 符合至少下列 1 项:

(1)发作性偏头痛病史,符合 IHS 标准

(2)头痛发作频率增加,但偏头痛的严重性和其他表现减轻的病史至少 3 个月

(3)头痛发作时除时间外其他方面符合 IHS 标准

D. 不符合新症每日持续头痛或持续性半颅痛的标准

E. 排除其他疾病

过度用药头痛(medication-overuse headache,MOH)

A. 头痛至少 15 天/月

B. 特征以过度用药时出现头痛或头痛恶化以及停止责任药物后 2 个月头痛消退和恢复到原先头痛的形式

过度用药的定义

(1)规律地过度使用头痛药物＞3 个月

(2)用麦角制剂、曲普坦类制剂、鸦片和止痛药复合剂≥10 天/月

(3)用一般止痛药≥15 天/月

(4)所有头痛药物总用量≥15/月

注:止痛药的复合制剂多含有阿司匹林、醋氨酚和咖啡因

四、治疗方案及原则

原发性每日头痛和继发性每日头痛按照各自的具体疾病进行处理。因原发性和继发性 CDH 多合并用药过度,以下只介绍过度用药的处理。

(一)过度用药的处理

持续数月或数年的慢性每日头痛患者治疗困难,更无任何疗法能使患者完全不再头痛。治疗目的是停用正在使用的致病责任药物以阻断恶性循环,采取预防措施(药物和非药物)以减少头痛发作,并于停止过度用药后 1～2 个月对急性头痛发作进行正规的治疗。

1. 治疗的第一步是停用致病责任药物

若是简单止痛药可迅速戒断。若责任药含有咖啡因、巴比妥、苯二氮䓬类和麻醉剂则应逐渐戒断,巴比妥突然戒断可出现癫痫发作。鸦片类突然戒断可出现恶心、呕吐、激动不安等更严重的戒断综合征。严格地讲,诊断 MOH 要求停止服用所用的药物,并随访 2 个月以观察头痛发作的频率,临床上实际患者的顺应性很差,故几乎很难做到。凡遇此情况时,可于停止用药的同时给予 60 mg 泼尼松 5 天,以减少戒断性头痛和其他症状。

2. 治疗反跳性头痛和戒断综合征

停用致病责任药物会造成反跳性头痛和戒断综合征,应同时给予治疗,特别是戒断后第 7～10 天。对抗药物应视作用责任药而定,若责任药为麦角胺或其他血管活性物质,可使用非甾体抗炎药(NSAIDS)或吩噻嗪类药,同时可使用类固醇激素;若责任药为简单止痛药时,可使用双氢麦角胺和西坦类药。

3. 预防头痛发作

(1)药物:停用致病责任药物成功后,应给予预防用药。预防用药的选择取决于撤药后复现的头痛类型,若是偏头痛则可选用三环抗抑郁药、肾上腺素能 β 阻滞剂、钙拮抗剂、丙戊酸钠。三环抗抑郁药,特别是不只有缓解头痛、帮助睡眠且同时有抗抑郁疗效应作首选。常用的是阿米替林 10 mg,睡前服用,逐渐增加量直至头痛发作减少,随访 3 个月逐渐减量或停用。停用原责任药物成功后,若患者仍需用原药物治

疗头痛时,必须在停药后1~2个月后才能限制使用,且只能用于急性发作,每周最多用1~2天。

(2)枕神经刺激:双侧枕骨下埋藏刺激器治疗变异性偏头痛。

(3)非药物治疗:包括禁用咖啡和浓茶、烟、酒和其他诱发头痛的饮食,生活规律,适当运动,保持心情愉快和自我放松,充足和定时睡眠等。

4.住院治疗

若门诊治疗无效,不安全或戒断症状严重等都应住院治疗。住院治疗除能及时和合理地治疗戒断综合征外,更可静脉给予双氢麦角胺治疗,它可以安全、有效和短时间控制顽固性头痛。双氢麦角胺本身具有抗偏头痛效应,但连续反复使用不会造成慢性头痛和反跳性头痛。此外尚应对非头痛的其他戒断症状给予处理,如应用吩噻嗪等药物治疗。

(二)禁止滥用止痛药和用药过度

慢性头痛患者特别是紧张性头痛和偏头痛患者常过度应用或滥用解热止痛剂、麻醉药、咖啡因、麦角胺、巴比妥类药物。这些药物常以复合剂形式罩以不同的商品名以非处方用药(OTC)出售。慢性头痛患者因头痛折磨所驱动无限制地服用药物,结果是产生药物依赖性,产生慢性每日头痛。停用止痛药又产生反跳性头痛和戒断综合征,表现为头痛恶化并使预防头痛的药物失效,促使患者使用更多的止痛药,从而形成恶性循环。多数头痛患者多不认识过度频繁服用止痛药的恶果,而一旦出现药物依赖后又多不愿或拒绝承认过度用药史,给诊断和治疗带来困难。能够造成反跳头痛和CDH的止痛药的确切剂量和期限难以确定,一般认为单纯止痛药每日3次,每周5天;止痛剂与咖啡因复合制剂每周3天;与麻醉药(如可待因)或麦角胺的复合剂每周2天;麦角胺和咖啡因合剂最差,每周2片足以造成反跳头痛和CDH。停止服药是唯一有效的治疗手段。停药头2周会出现头痛恶化等戒断症状,随后改善,可代以作用机制不同的止痛药,控制使用治疗头痛。精神或躯体依赖严重的患者需住院进行脱毒疗法。

(张晓林)

第六节　其他原发性头痛

一、SUNCT 综合征

SUNCT 综合征的全称为"持续时间短暂的单侧神经痛样头痛发作,伴有结膜充血和流泪"(short-lasting,unilateral,neuralgiform headache attacks with conjunctival injection and tearing,SUNCT),如此冗长的名称虽把疾病的特征、症状包揽无遗,但难以记忆,更难以应用。为此选其英文名称的几个字头,简称为"SUNCT"。

SUNCT 综合征隶属三叉神经自主神经头痛(the trigeminal autonomic cephalgias,TACs)的一种,TACs 是一组单侧三叉神经分布区域的疼痛,同时伴有突出的同侧颅自主神经症状,这种疾病还包括丛集性头痛、阵发性半侧颅痛和连续性半侧颅痛。

(一)临床表现

SUNCT 综合征不多见,可能是因对其认识不足。发病年龄在50岁左右。患者在整日头痛的基础上出现程度严重的阵发性头痛,疼痛局限于三叉神经第一支分布区,阵发性头痛发作时伴有颅部自主神经症状。

头痛一般在三叉神经分布的眼支最重,特别是在眼眶部,或眼眶周围、前额和颞部。头痛发作只限于单侧。疼痛的严重性介于中度到重度。疼痛性质多描述为刺痛、烧灼性痛或电击样痛。头痛发作时间短暂,持续时间介于5~250 s(平均49 s),偶可持续更长些。阵发性头痛发作突然,在2~3 s内达到最大强度,然后维持在最大强度1 min后作用突然停止。多数患者于发作间隙期毫无症状,部分患者于间隙期可有头钝痛。

急性头痛发作时伴随多种头颅的自主神经症状,最多伴有的症状包括同侧结膜充血和流泪;较少见的有同侧鼻充血、流涕、眼睑水肿、眼睑下垂、瞳孔缩小、面部发红和出汗。头痛发作时不伴有恶心、呕吐、畏光、畏声和烦躁不安等。多数患者碰触三叉神经分布区可触发疼痛发作,偶尔碰触三叉神经分布以外的区域也能触发发作,如面的其他部位、头皮,剃胡须、吃饭、咀嚼、刷牙、谈话、咳嗽、颈部运动可触发发作,但有些患者能借连续旋转头部以减轻或中断发作。与三叉神经痛不同的是患者无"不应期",即不停碰触可连续触发疼痛发作。

(二)诊断要点

1.诊断

依靠典型的临床表现可作出诊断。

2.诊断标准

2004 年 IHS 的诊断标准和说明:SUNCT 综合征的特征是持续时间短暂的单侧神经痛样头痛发作,发作时间极短暂、伴有突出的流泪和同侧结膜充血,是区别于其他头面痛综合征的特点。

诊断标准如表 18-6。

表 18-6　SUNCT 综合征的 IHS 诊断标准(2004 年)

A.至少有 20 次发作符合 B～D 标准	D.发作频率每日 3～200 次
B.单侧眼眶、眶上或颞部刺痛或波动性疼痛,持续 5～240 秒	E.能排除其他相关疾病*
C.头痛伴随同侧结膜充血及流泪	

注:* 病史、体检和神经系统检查未发现 IHS 头痛分类中的任何继发性头痛(第 5～12 项疾病);或病史和(或)体检和(或)神经系统检查虽然怀疑这些疾患的可能性,但经适当诊查后已经排除,或这些疾患虽存在,但 SUNCT 综合征首次发生与该疾患并无时间上的密切关联

说明:①SUNCT 综合征在第 1 版《国际头痛疾病分类》出版后才被报告,在最近 10 年内已被确认。②患者可只有结膜充血或流泪,或其他颅部自主神经系统症状,如鼻腔充血、流涕或眼睑水肿。③SUNCT 可能是附录中描述的短暂单侧神经痛性头痛发作,伴颅自主神经症状的亚式(short-lasting unilateral neuralgiform headache attacks with cranial autonomic symptoms,SUNA)。④文献中报道最常类似 SUNCT 的疾患是位于颅后窝或累及垂体的病变。⑤SUNCT 合并三叉神经痛:有报告 SUNCT 患者同时重叠发生三叉神经痛。这些患者应给两个诊断。因将二者从临床上区分开来很困难。

3.鉴别诊断

(1)存在自主神经症状和只限于三叉神经第一支,有助于与三叉神经痛鉴别(表 18-7);而发作时间短暂、疼痛的频繁性和阵发性得以与丛集性头痛(典型疼痛持续 2～30 min,每日定时 1 次)和发作性阵发性半侧颅痛(典型发作持续 2～30 min)相鉴别。

表 18-7　SUNCT 和三叉神经痛的区别

临床表现	SUNCT	三叉神经痛
性别(男:女)	2.1:1	1:2
疼痛部位	V1	V2/3
严重程度	中度～重度	极严重
持续时程	5～250 秒	<1 秒
自主神经症状	突出	无或轻微
不应期	无	完全
卡马西平	部分	完全

(2)若诊断不能肯定可进行治疗试验:消炎痛能排除消炎痛反应性头痛,如发作性阵发性半侧颅痛;抗癫痫药如拉莫三嗪和加巴喷丁对 SUNCT 有时有效,但常不如对三叉神经痛那样完全。然而,在作出原发性 SUNCT 诊断之前,应作 MRI 检查以排除颅内占位病变,特别是位于颅后窝和蝶鞍附近的肿瘤。

（三）治疗方案及原则

抗癫痫药物能部分缓解疼痛发作,证实有效的有卡马西平、拉莫三嗪和加巴喷丁,但效果不如抗癫痫药治疗三叉神经痛显著。

二、霹雳头痛

霹雳头痛(thunderclap headache,TCH),又称作蛛网膜下隙出血样头痛。良性霹雳头痛为突发的剧烈头痛,症状和颅内动脉瘤破裂的头痛相似。按新分类标准已被列为独立的头痛类型,应单独诊断。

（一）诊断要点

1. 诊断标准（表 18-8）

表 18-8　TCH 的诊断标准

A. 严重头疼痛,符合标准 B 和 C	C. 其后几周或几个月无无规则的复发发作[①]
B. 需符合下列 2 项特征:	D. 能排除其他疾病[②]
a. 突然发病,<1 分钟内头痛达到最严重强烈	
b. 持续 1 小时至 10 天	

注:①发病后 1 周内可能再次复发。②应作腰椎穿刺和脑脊液检查以及头颅影像学检查,结果必须正常

2. 鉴别诊断

(1)TCH 作为原发性头痛的证据欠缺,故临床工作中应紧急和详尽地寻找发病原因,排除继发性头痛。

(2)继发性 TCH 头痛:TCH 常是颅内严重的血管性疾病的临床表现,特别是蛛网膜下隙出血,其他必须要排除的疾病还有脑出血、脑静脉窦血栓形成、未破裂的血管畸形(多为动脉瘤)、夹层动脉瘤(颅内及颅外)、高血压危象、中枢神经系统血管炎、可逆性 CNS 血管病和垂体卒中。其他可造成 TCH 的器质性病因有第三脑室胶样囊肿、自发性低颅压以及急性鼻窦炎(尤其是气压性创伤性)。

(3)只有在排除所有器质性病因后才可诊断为原发性霹雳头痛。

（二）治疗方案及原则

部分患者对尼莫地平治疗有效。

三、睡眠头痛

睡眠头痛综合征又称"闹钟"头痛。

（一）临床表现

睡眠头痛是一罕见的良性、复发性头痛病,多发生于老年人,女性多见。头痛独特地只发生在夜间睡眠时,多于夜间 1:00~3:00 时发生,白天午睡时也可发生。睡眠头痛的疼痛程度一般为轻至中度,但约 20% 的患者报告严重的疼痛。约 2/3 的病例为双侧疼痛。头痛发作通常持续 15~180 分钟,但亦有持续更久的例子。不伴有自主神经系统症状。头痛发作频率高,每周多于 4 次。有报告咖啡因与锂盐对头痛有效。

（二）诊断要点

诊断标准见表 18-9。

表 18-9　睡眠头痛的诊断标准

A. 头痛为钝痛,符合标准 B~D	D. 无自主神经系统症状,且下列症状最多不超过 1 项:
B. 只有在睡眠中发生,头痛使患者从睡眠中醒来	恶心、畏光和畏声
C. 至少需具下列 2 项特征:	E. 能排除其他疾病 *
a. 每个月内发作>15 次	
b. 痛醒后持续≥15 min	
c. 首次发作在 50 岁之后	

注: * 应排除颅内疾患。为有效处理患者,应与三叉自主神经头痛鉴别开来。

（三）治疗方案及原则

碳酸锂被认为是最有效的药物。其他报告有效的药物还有咖啡因、氟桂利嗪、维拉帕米、吲哚美辛以及加巴喷丁和乙酰唑胺。

（张晓林）

第十九章 神经－肌肉接头和肌肉疾病

第一节 进行性肌营养不良

进行性肌营养不良(progressive muscular dystrophy,PMD)是一组原发于肌肉组织的遗传变性病,多有家族史。特点是缓慢起病,进行性加重的肌肉萎缩与无力,有时伴假性肥大。多数肌营养不良的致病基因已经明确,但基因编码的膜蛋白功能及其在发病过程中的作用尚待研究。

一、进行性肌营养不良的共性特征

(一)基本特征

肌营养不良有5种基本特征。

(1)它是一种肌病,根据临床、组织学和肌电图的标准定义,没有明显的失神经支配或感觉丧失。

(2)所有的症状都是肢体或颅部肌肉无力的效应(心脏和内脏肌也可能受累)。

(3)症状进行性加重。

(4)组织学改变为肌肉变性和再生,但没有一种明显的代谢产物的异常贮积。

(5)目前确认该病为遗传性疾病,但在某一特别的家系中可没有其他的病例。

上述条件对肌营养不良的定义做了一定的限制。一些不表现为肌无力的家族性肌病,如家族性反复发作性肌球蛋白尿是一种代谢性肌病,而非肌营养不良。几种家族性周期性麻痹即使存在进行性肢体无力,也不能称之为肌营养不良,因为多数患者的主要表现是多次发作。伴有肌强直的症候群,只有当存在肢体无力时才称为肌营养不良。

各种类型进行性肌营养不良的临床表现不同,但其病理改变却基本相同。受累骨骼肌色泽苍白,质软而脆,光镜下见到肌纤维坏死、再生,肌内膜纤维化,肌纤维分支或分裂,大小不均。肌核肿胀,数目增多,肌纤维透明样变或萎缩,胶原和脂肪细胞在肌纤维间及肌肉疾病聚积。组织化学分型以Ⅰ型纤维占优势。电镜下最早出现的病理改变是肌纤维膜灶性缺失,而细胞内结构仍相对完好。病变加重时,可见线粒体减少、肿胀、空泡化,肌浆网扩张,肌溶灶等表现,后期肌纤维Z带溶解,肌丝溶解。

(二)临床类型

根据遗传方式、发病年龄、萎缩肌肉的分布、有无肌肉假性肥大、病程及预后,可分为不同的临床类型,至少有9种类型:Duchenne型假肥大型肌营养不良(duchenne muscular dystrophy,DMD),Becker型假肥大型肌营养不良(becker muscular dystrophy,BMD),面肩肱型肌营养不良(facioscapulohumeral muscular dystrophy,FSMD),肢带型肌营养不良(Limb-girdle muscular dystrophy,LGMD),Emery-Dreifuss肌营养不良(Emery-Dreifuss muscular dystrophy,EDMD),强直性肌营养不良(myotonic muscular dystrophy),眼咽型肌营养不良(oculopharyngeal muscular dystrophy,OPMD),先天性肌营养不良(congenital muscular dystrophy,CMD),远端型肌营养不良。

(三)实验室检查及特殊检查

1.实验室检查

多种血清酶增高,对诊断有较大价值。普遍应用的血清肌酸磷酸激酶(CPK)测定,其中CK-MM同工型最为敏感和特异。血清丙酮酸激酶(PX)及血清肌红蛋白(AD)也是有价值的指标。此外疾病早期和进展期常有血清谷丙转氨酶(OPT)、谷草转氨酶(GOT)、乳酸脱氢酶(IDH)、醛缩酶等酶活性的增高,尤以CPK最为敏感。但10岁以下的患者可以持续升高,最高可达数千单位,往往是正常人的20~100倍,10岁以后CPK逐渐减低。晚期患者肌肉萎缩明显,血清酶活性减低,或者正常。在诊断肌营养不良症,其阳性率达63%。血清酶的异常不仅是诊断肌营养不良症,而且也是诊断携带者的主要手段。

其他:除血清酶外,肌营养不良症红细胞形态大小不一,蝶形凹陷明显,血沉增快。血清免疫球蛋白IgG可以升高,IgM降低,微球蛋白明显升高。

2.肌电图(electromyography,EMG)

肌电图可帮助鉴别肌源性或神经源性肌无力及肌萎缩,提示肌源性改变,能为肌病提供佐证。特点是平均时限缩短,运动单位动作电位幅度降低。EMG半数以上患者运动单位电位时限缩短,多波电位增加,可有纤颤或正相电位,重收缩后干扰相或病理干扰相占绝大多数,而强直电活动较少。肢带型肌营养不良强直样电活动较多,时程缩短,多电位增多,重收缩时出现病理干扰相。先天性肌病EMG无特征性改变。Mcr型的EMG除短程低伏动作电位外,还可见自发纤颤、正性失神经电位及高幅多相动作电位。肌营养不良患者的感觉和运动神经传导速度正常。

3.影像学检查

CT可见变形肌肉的密度减低,X片上可显示肌营养不良的肌层变薄。MRI在肌营养不良症可显示肌肉被"蚕浊"现象,借助T_1和T_2加权像,对正确选择肌活检部位有助。

4.心功能检查

90%以上的DMD有心肌损害,表现心脏扩大、心律不齐、心前区高R波、RS波增高、Q波加深、右束支传导阻滞。心向量图、超声心动图出现左室后壁舒张缓慢。Becker型约半数有心脏异常。

5.肌肉活检病理学检查

肌肉活检发现肌纤维坏死和再生及肌纤维肥大和发育不良,婴儿发病的肌营养不良常以肌纤维坏死为主,而发病晚的肌营养不良一般肌纤维肥大明显,此外Nonaka型远端性肌病和晚发远端性肌病伴肌纤维空泡形成,眼咽型肌营养不良的肌纤维有核内包涵体。肌肉免疫组化染色发现不同膜蛋白缺乏具有确诊价值。

6.基因突变检测

近年来定量PCR、反向转录(RT-PCR)及单链构象多态性(SSCP)及短串联重复序列(STR-PCR)等的应用,对于非缺失型的连锁分析点突变的检测以及mRNA拼剪形式改变的研究具有重要价值。同时,southern印迹、原位杂交技术以及细胞遗传学的方法,对于DMD基因突变检测研究具有特殊的价值。

(四)诊断和鉴别诊断

1.诊断要点

(1)典型肌营养不良症可根据家族史、发病年龄做出诊断。

(2)缓慢进展的肌萎缩和肌无力,以及特定的分布,与病变肌肉相关的关节活动障碍。

(3)血清酶等生化异常,肌电图、肌活检及分子生物学检测等不难做出诊断。在诊断肌营养不良症时常须排除下列疾病。

2.鉴别诊断

(1)强直性肌营养不良症:肌强直多限于舌肌、手肌和前臂,叩击后可立即出现凹陷,片刻消失;用手握拳不能立即放松。本病无假性肥大。但常伴有白内障、脱发和性腺萎缩,血清酶改变不大。

(2)婴儿型肌肉萎缩症:主要与假肥大型相区别,二者均为进行性,但前者的起病年龄更早,肢体远端肌萎缩明显,可见肌束震颤,肌电图及肌活检可做鉴别。

(3)多发性肌炎:其分布范围广,轻症迁延者有时可与肢带型混淆,前者发病较快,常有肌痛、低热、血沉快,且无遗传家族史。

(4)肌萎缩侧索硬化症:应与远端型肌营养不良症区别,前者除肌萎缩外,尚有震颤、束颤、肌张力增高、腱反射亢进及病理反射阳性等上、下运动神经元损害的体征。

(5)重症肌无力:应与眼肌型、眼肌咽肌型、眼肌胃肠肌型鉴别,前者病情具有易疲劳性和被动性特点,一般无肌萎缩,对新斯的明或腾喜龙试验均很敏感,肌内注射后症状迅速消失可与肌营养不良症鉴别。

(6)良性先天性肌张力不全:应与先天性和婴儿期肌营养不良症鉴别,前者无肌萎缩,CPK 含量正常,肌活检无特殊发现,预后良好。

(7)腓骨肌萎缩症:应与远端型及肩胛带肌型营养不良症鉴别。前者肌萎缩呈特征性分布,常先从腓骨肌及伸趾总肌出现肌肉萎缩,其后屈肌群萎缩,逐渐向上发展,一般不超过大腿下1/3。界限较分明,宛如"倒置酒瓶样"或"鹤腿样",踝反射消失,弓形足,可有感觉障碍,大部分病例运动神经传导速度减慢,神经活检呈洋葱样改变。在明确为肌营养不良症后,仍须根据起病年龄、病情演变规律、病变分布范围、遗传形式、伴随症状和体征、实验室检查结果确定其属肌营养不良症哪一类型。

二、各型的临床特征

(一)Duchenne 型肌营养不良/Becker 型肌营养不良

Duchenne 型和 Becker 型肌营养不良(DMD/BMD)属于抗肌萎缩蛋白相关性肌营养不良,是 X 连锁隐性遗传性疾病。临床特征为儿童期发病的盆带肌和肩带肌的无力萎缩,腓肠肌的假性肥大及血清肌酶显著增高。

1.流行病学

DMD 肌营养不良的发病率是活产男婴的 1/3 000～4 000(欧美)和 1/22 000(日本)。由于生存期较短,患病率较少,约占男性的 1/18 000(欧美),BMD 更少见,约为 1/20 000(欧美)。DMD/BMD 是 X 连锁隐性遗传病,患儿绝大多数是男孩,女性多为携带者。

2.病因和发病机制

DMD/BMD 是由于抗肌萎缩蛋白基因突变导致肌细胞膜上的骨架蛋白抗肌萎缩蛋白的结构和功能发生变化,致使肌细胞膜缺陷,导致肌细胞变性坏死所致。正常骨骼肌细胞中含有正常功能的抗肌萎缩蛋白,这是一种位于质膜的细胞骨架蛋白,其各种同种型存在于脑和其他器官。在肌肉中,抗肌萎缩蛋白与膜糖蛋白相关,通过后者连接到肌肉纤维外表面的层粘连蛋白,在维持细胞膜的稳定性和完整性方面有重要作用。抗肌萎缩蛋白功能异常时,DMD 患者抗肌萎缩蛋白几乎缺如,BMD 患者该蛋白的分子量减少或蛋白含量减少,肌膜在收缩和松弛时变得不稳,其损害造成了过多的钙内流,导致细胞坏死。如果糖蛋白异常或缺失,如在肢带型肌营养不良患者,也会产生同样的问题。DMD/BMD 涉及同一等位基因,DMD 基因是第一个通过定位克隆技术克隆的人类遗传性疾病基因。该基因定位于 Xp21,长约 2 300 kb,内含子与外显子碱基比约为 200∶1。DMD 基因突变原因的基因缺失(65%)、重复突变(5%)、点突变(30%)。基因缺失的断裂点均在内含子内。阅读框架学说认为如基因缺失后,未造成阅读框的破坏,即为整码缺失,基因仍能编码有正常功能的抗肌萎缩蛋白,其临床表现较轻,为 BMD;若为移码缺失,造成阅读框架的破坏,基因不能编码有正常功能的抗萎缩蛋白,其临床表现较重,为 DMD。但不符合此原则的病例约占 8%,目前还不能做出解释。

3.临床特点

DMD 是临床上描述得最清楚的一种肌营养不良,该病最常见、最具特征性的表现是四肢近端肌无力、肌萎缩和腓肠肌的假性肥大,多数患者有心肌受累,但延髓肌不受累。DMD 通常在儿童期起病,起病年龄为 3～5 岁,12 岁左右不能行走,20 岁左右死亡。主要临床表现如下。

(1)骨骼肌:患儿主要表现在骨盆带肌和肩带肌的无力萎缩,表现为行走缓慢,易摔倒,开始常限于上楼或爬起困难,首发症状常被忽视。患儿因盆带肌无力,站立时腰椎过度前凸;行走时骨盆左右摆动,呈典型的鸭步;从仰卧位起立时必须先翻转为俯卧,再以双手支持地面和下肢缓慢站起,称为 Gower 征;肩带肌无力,形成翼状肩胛。大部分患者伴有肌肉的假性肥大,以腓肠肌最明显,三角肌、舌肌、臀肌、股外侧肌、冈下肌也可出现。后期出现呼吸肌无力,大约 40% 患者死于呼吸衰竭。

(2)心肌损害:50%～80%的患者出现心脏扩大、心力衰竭和心律失常,包括窦性心动过速、房性早搏、室性早搏及传导阻滞等。

(3)平滑肌功能紊乱:可出现胃肠动力不足、急性胃扩张、假性肠梗阻等。

(4)中枢神经系统损害:约1/3患儿有智能障碍,常表现为精神发育迟滞,原因不明,没有适当的对照组实验来解释本病对进行性社会和教育隔离方面的影响。

BMD在基本特征上与DMD相似:X连锁遗传,表现小腿肌肥大、近端无力重,但起病年龄较晚,通常在12岁以后,进展速度较慢,病程可达25年以上,行走能力可保持到20岁之后,60%患者有弓形足,智力正常,多不伴有心肌受累或仅轻度受累,预后较好,又称良性型。

4.实验室检查

有多种血清酶增高,包括血清CK、LDH、GPT、GOT、PK等,其中CK-MM同工型最为敏感和特异。一般3～4岁时酶活性最高,可达正常的100倍以上。随着病情加重,血清酶升高可能不明显。基因分析,如外显子多重引物PCR法、SSCP-PCR、反转录PCR法等进行DNA分析,或通过免疫印迹和免疫染色法分析蛋白产物,有确诊作用,特别是在散发病例的确诊,鉴别各型肌营养不良,及产前诊断中很有帮助。

5.诊断和鉴别诊断

DMD/BMD的诊断主要依靠临床表现、遗传方式、实验室检查、肌活检的特征性形态学改变、肌电图检查以及DNA分析或特殊蛋白的鉴定。在散发性和不典型病例,需与婴儿型脊肌萎缩症鉴别,但后者临床的肌束颤动和肌电图上失神经支配的证据,可确认为神经元性疾病。良性先天性肌张力不全症,特点是无肌萎缩,CK含量正常,肌活检无特殊发现,预后良好。有时肌活检时发现炎性成分的存在而造成肌营养不良和肌炎鉴别的困难,一般来说肌炎发病更快,更可以伴有肌肉疼痛,而全身受累更少见。

6.治疗

有随机对照实验证明短期应用糖皮质激素(6个月到2年)可显著改善DMD患儿的肌力和功能,但长期应用有明显的不良反应,且无对照实验说明长期应用的益处。一般采用泼尼松0.75 mg/kg的剂量。

(二)面肩肱型肌营养不良

面肩肱型肌营养不良(FSHD)又称Landouzy-Dejerine型肌营养不良,是根据临床和遗传学特征而确定。它是以常染色体显性遗传,病名反映了无力的特征性分布,以选择性侵犯面肌、肩带肌和上臂肌为特征,进展缓慢,血清酶水平正常或接近正常。患病率为1/20 000,在我国较为多见。

1.病因和发病机制

基因定位在4q35-qter,尚未能识别其基因产物。4q35的缺失似乎不能阻碍任何可辨认的基因,但它们将端粒移至接近到着丝粒,推测这种位置效应间接影响到一些邻近基因,这就是FSHD的位置效应变异学说(PEV)。但PEV假说不能解释同一家族内缺失拷贝数相同而临床表现变异大的现象,说明FSHD可能是多种分子发病机制综合作用的结果,其发病机制的最终阐明有待于FSHD基因的分离及其产物分析。有大约10%临床诊断的病例不能被连锁,说明本病存在遗传异质性,但其基因至今未定位。

2.临床特点

本病的临床表现变异很大,发病年龄从婴儿期到老年期不等,大多数患者10～20岁发病。常染色体显性遗传疾病几乎是完全的外显率,14岁时外显率为50%,20岁时为95%。充分发展的FSHD具有下列特征性表现。

(1)面部无力明显,面部表情缺如,唇部稍微外翻似猫嘴,出现特殊的肌病面容。

(2)翼状肩胛。

(3)下肢无力影响到近端肌肉,胫前肌和腓肌最常见。可有腓肠肌、三角肌、舌肌假性肥大,挛缩罕见。病程进展快慢不一。临床上除骨骼肌受累外,还可有视网膜血管病变(Coast综合征)、听力下降、智力发育迟滞等表现,心肌受累罕见。

3.实验室检查

血清CK水平正常或轻度升高。虽然FSHD基因尚未分离成功,但以EcoRⅠ/BLnⅠ双重消化

DNA,再以 P13E-11 为探针进行 Southern 印迹杂交,对定位于 4q35 的 FSHD 是一有价值的诊断和产前诊断方法。

4.诊断和鉴别诊断

根据临床表现、肌电图和肌活检结果,结合基因分析诊断。FSHD 需与下列疾病鉴别。

(1)肩腓脊肌萎缩或肩腓感觉运动神经性周围神经病,表现肩腓型肌病或萎缩,为常染色体显性遗传,但有神经元性肌电图或肌活检的证据。

(2)少数 FSHD 患者肌活检中见到炎性细胞,需与面肩肱型的多发性肌炎鉴别,但对前者采用免疫抑制治疗难以见效,炎性细胞的意义不明。

(3)SaskatchewanHutterite(Shokeir)肌营养不良,无力分布相同,但为常染色体隐性遗传。

(4)一些常染色体显性遗传,但无力分布部位不同的疾病。如强直性脊肌萎缩、Bethlem 肌病、Ⅱ型 EDMD 等。

(5)线粒体肌病、多核性肌病等均为常染色体显性遗传,但有特征性的组织学改变。

(三)Emery-Dreifuss 肌营养不良

Emery-Dreifuss 肌营养不良(EDMD)是一种良性的遗传性肌病,其特征是发展缓慢,早期出现肘关节、跟腱和脊柱的挛缩和畸形,肱腓型分布的缓慢进展的肌萎缩和无力,伴有心脏受累。该病分为 EDMD1 型和 EDMD2 型,前者为 X 连锁性隐性遗传,后者为常染色体显性或隐性遗传。

1.病因和发病机制

EDMD1 型为 X 连锁性隐性遗传,基因定位在 X 染色体的长臂,在 Xq28,已发现的基因突变超过 70 个,受累的基因产物 emerin 位于肌肉、神经、皮肤等组织细胞的核膜上,以骨骼肌和心肌表达最高,该蛋白与 A 型或 B 型核纤层蛋白以及核内的肌动蛋白相互作用,但其确切作用机制尚不清楚。

EDMD2 型为常染色体显性或隐性遗传,是由于发生在 laminA/C 基因上的突变引起,基因位于 Iq11-23。因为 emerin 和细胞核的核纤层蛋白相互作用,其作用的相似性可以解释 EDMD1 型和 EDMD2 型临床表现的相似性。

2.临床表现

该病可发生于儿童期、少年或青春期,但多在十几岁发病,进展缓慢,一般呈良性病程。EDMD 满足上述所列的肌营养不良的标准,但在临床上以如下几种表现为特征。

(1)以肱腓肌无力为特征,即二头肌和三头肌受累而肩胛带肌不受影响,下肢远端肌肉受累。

(2)挛缩出现在明显的肌无力之前,且不成比例的严重,挛缩影响到肘、膝、踝、手指和脊部,发展为脊部强硬,颈部屈曲受限。

(3)心脏传导阻滞常见,常导致安放起搏器,肌病可能很轻或严重。

3.实验室检查

血清 CK 水平在 EDMD1 型中度升高,EDMD2 型正常或轻度升高。免疫化学方法显示 EDMD1 型患者的肌核、白细胞及皮肤中缺乏 emerin,因此在诊断上除肌肉活检外,还可采用皮肤或黏膜活检(如内部刷检脱落表皮细胞)、白细胞检查等,精确诊断需进行 DNA 或基因产物分析。

4.诊断和鉴别诊断

根据临床特点、实验室检查和遗传学分析诊断,若患者有明显的小腿肌肥大或严重的智力发育迟滞,可排除 EDMD。EDMD 需与下列疾病鉴别。

(1)强直性脊肌综合征:包括脊椎和肢体挛缩,但没有心脏病、肌肉萎缩和 X 连锁遗传。

(2)Bethlem 肌病:包括挛缩和肌病,但没有心脏病。

(3)其他的肌病:包括先天性心衰的心肌病,而不是单独的节律异常。

(四)肢带型肌营养不良

肢带型肌营养不良(LGMD)是一类具有高度遗传异质性和表型异质性的常染色体遗传性肌营养不良,其共同的临床特点是肩带肌和/或盆带肌无力。以往对该病认识较少,其诊断是排除性的,随着分子医学的发展,对该病有了更深入地了解。目前的分型是根据基因分析结果做出的。根据遗传方式不同,LGMD1 型代表常染色体显性遗传,LGMD2 型代表常染色体隐性遗传,每一类型根据其致病基因的不同,又分为 LG-MD1A～1F,LGMD2A～2J 共 16 种亚型,具体见表 19-1。

表 19-1　肢带型肌营养不良分型

疾病类型	遗传方式	基因位点	基因产物
LGMD1A	AD	5q22	myotinin
LGMD1B	AD	1q11～21	LaminA and/or C
LGMD1C	AD	1p25	凹陷蛋白 Caveolin-3
LGMD1D	AD	6q23	未知
LGMD1E	AD	7q	未知
LGMD1F	AD	2q	未知
LGMD2A	AR	15q15	钙激活中性蛋白酶 Calpain3
LGMD2B	AR	2p13	dysferlin
LGMD2C	AR	13q12	F-肌聚糖
LGMD2D	AR	17q12	A-肌聚糖(adhalin)
LGMD2E	AR	4q12	B-肌聚糖(hetarosin)
LGMD2F	AR	5q23	△-肌聚糖
LGMD2G	AR	17q11	telethonin
LGMD2H	AR	9q31	TRIM32
LGMD2I	AR	19q13	Fukutin related protein
LGMD2J	AR	2q31	Tinin

1.病因和发病机制

LGMD 与附着于肌纤维膜上的抗肌萎缩蛋白-糖蛋白复合物发生遗传缺陷有关。抗肌萎缩蛋白-糖蛋白复合物包括抗肌萎缩蛋白和 3 个亚单位复合物,其中肌聚糖复合物是一组跨膜蛋白复合物,包括 α、β、γ、δ-肌聚糖,此复合物中任何一个成分异常都引起 LGMD。

2.临床特点

LGMD 的临床表现、病程进展等变异较大,一般来说发病越晚,病程越可能是良性的。常染色体显性遗传和无家族史的患者进展较缓慢。主要表现为肩带肌及盆带肌无力,而面肌不受累,可有腓肠肌、三角肌的假性肌肥大,罕见心脏受累,智能正常。LGMD 在遗传和临床表现上都具有高度异质性。不同类型的 LGMD 可表现出相似的表型,而同一类型的 LGMD 又可表现出很不一致的临床症状,其中 LGMD2C、2D、2E、2F4 型临床表现较重,类似重型 DMD,以小腿肌肥大、心肌病和 CK 水平显著增高为特点,智力正常,发病年龄 4～10 岁,多于 20 岁前死亡。

3.实验室检查

血清 CK、LDH、GOT 等酶明显升高。免疫组化技术和基因检测方法,如 PCR、PCR-RFLP、SSCP、DGGE、DNA 测序等,对临床诊断和分型提供了手段和依据。

4.诊断和鉴别诊断

根据典型的临床表现,结合实验室检查、肌电图、肌活检和遗传方式可确诊。该病需和造成肢带肌无力的下列疾病进行鉴别：多发性肌炎、包涵体肌炎、线粒体肌病、中央轴空病、癌性肌病等。

（五）肌强直性肌营养不良

肌强直性肌营养不良（MD）是一种常染色体显性遗传的多系统疾病，包括特征性分布的肌营养不良、肌强直、心脏病、白内障和内分泌改变，临床表现多样。发病率约为 1/8 000～1/20 000。MD 分为两型，两者的致病基因不同。多数为 MD1 型，MD2 型仅占 2%。

1.病因和发病机制

MD1 的基因定位于 19q13.3，基因产物是抗肌强直蛋白激酶（MT-PK）。突变是该基因 3′端非翻译区-CTG 三联体的重复扩展。正常人的(CTG)n 的拷贝数是 5～40 次，以 13 次为最多，患者则从 50 人至数千人，导致 MT-PK 功能异常。MT-PK 是肌浆网和胞浆膜的外周成分，在骨骼肌、平滑肌、心肌中高度表达，而脑组织和内分泌腺中表达较低。CTG 在重复的数量和症状的严重性之间有一相关性，重复越多，长度越长，病情就越重。同一个体中，不同组织的基因变异不同，即不同组织的 CTG 重复扩增的程度不同。扩增的 CTG 拷贝数在传代中极不稳定，常有增加的趋势，临床上表现为发病年龄提前，病情加重，这种现象在母系传递中多于父系，临床表现轻微的母亲，其后代病情可能严重。例如先天性肌强直性肌营养不良，男孩和女孩均可受累，其根源几乎总是母亲。

MD2 系由位于 3q21 区域的锌指蛋白 ZNF9 基因内含子中(CCTG)n 异常扩增引起，正常人重复次数最大为 26 次，患者的 CCTG 重复扩增范围极大，为 75～11 000 次，平均 5 000 次。与 DM1 的 CTG 扩增相似，两者均位于非翻译区，两者的基因座位也无关，但却导致临床表现相似且如此复杂的疾病，目前认为两者共同的分子机制不在 DNA 水平上，而在 RNA 水平上，由结构相似的包含扩大了的 CUG 或 CCUG 短串重复结构的异常 RNA 所介导的。

2.临床特点

DM 基因外显率几乎是 100%，与其他常染色体显性遗传疾病一样，在起病年龄和不同临床表现的严重性方面有很大变异，起病隐匿，多发生在青春后期，可有多系统受累的表现。

（1）肌病：主要表现为肌无力、肌萎缩和肌强直。肌病在分布上有特点，它累及颅部肌肉和面肌，患者面容消瘦，颧骨隆起，呈典型的斧状脸，有眼睑下垂，眼球运动障碍，构音障碍和咽下困难，胸锁乳突肌变小，颈细长而稍前屈，称鹅颈。肢体肌病在远端最严重，手和足部同样受累。呼吸肌可能受累，甚至发生在明显的肢体无力之前。肌强直在手部最明显，主要表现为肌肉松弛障碍，叩击鱼际或前臂、手指屈肌指腹，可以引出松弛迟缓。有一特殊类型主要累及近端肌和肢带肌，称为近端强直性肌病（PROMM）。

（2）白内障：几乎是普遍性的，有时是本病的唯一表现，随年龄增大而加重，裂隙灯检查白内障的表现是最敏感的方法，以决定一个家系中的哪些成员受累。

（3）内分泌疾病：男性患者易见内分泌改变，前额秃顶非常普遍，常见睾丸萎缩，女性中常见月经不调，排卵不规则，而生育能力几乎没有减低，因此本病继续在家系中传播。糖尿病较一般人群常见。

（4）心脏病：多通过心电图异常表现出来，传导阻滞和节律异常少有症状，可引起晕厥或猝死。

（5）其他：可有认知和行为改变，早发病者可有智能障碍，较少见。可表现为嗜眠过度。对全麻的敏感性增加，伴有手术后期长时间低通气。临床上根据起病年龄不同，分为成年起病型和先天型，成年型多在 15 岁以后起病，症状相对较轻，有明显的遗传早现现象。先天型患儿，病情往往极重，多在短时间内死亡。DM2 很少有先天型，也很少累及中枢神经系统。

3.实验室检查

血清酶活性正常。肌电图有肌病证据，肌强直发放后特征性的递增递减。利用周围血(CTG)n 扩增可检出症状前患者和杂合子，检测绒毛的(CTG)n 扩增可做胎儿的产前诊断。虽然血 DNA 或绒毛(CTG)n 的检测对本病诊断的准确率达 90% 以上，但仍不能反映其他组织的 CTG 重复情况，不适于预后判断。DM2 的 CCTG 扩增次数平均 5 000 次，普通的分子检测法不能奏效。

4.诊断和鉴别诊断

根据肌强直和肌萎缩的特点及多系统损害的临床表现，诊断并不难，阳性家族史有助确诊，基因诊断对于高危人群和产前诊断有意义。

引起肌强直的几种疾病,如先天性肌强直、先天性副肌强直等,不伴有肌强直性肌营养不良的特征性肌病,不致引起诊断上的混淆。

（六）眼咽型肌营养不良

眼咽型肌营养不良（OPMD）为常染色体显性遗传,发病年龄较晚,临床以进行性加重的睑下垂、吞咽困难和四肢无力为特征。

1.病因和发病机制

OPMD 和多聚腺苷酸结合蛋白 2（PABP2）基因突变有关,致病基因定位于 14 号染色体短臂,PABP2基因是一种对 mRNA 起加 poly(A)作用的因子,存在于细胞核中。该基因涉及三核苷酸重复序列（GCG重复）的轻度延长,正常人可以有 GCG 的 6 次重复,该病患者可以达到 8～13 次,重复的数量与病情严重程度有关。但临床资料显示同一家系尽管三核苷酸重复突变相同,但存在发病年龄和严重程度的差异,说明存在其他调节性因素。

2.临床特点

一般 50 岁左右发病,主要累及眼外肌和咽喉肌,根据临床表现分为单纯眼肌型和眼咽肌型,首发症状多为双侧眼睑下垂,逐渐出现眼球固定,少数以进行性吞咽困难为首发症状,四肢肌无力轻而且出现时间较晚。可有面肌、肩带肌和盆带肌的无力和萎缩。该病进展缓慢,后期可因进食受限出现恶液质。

纯合型的患者症状加重,发病年龄提前,在 30 岁左右。

3.实验室检查

血清 CK 水平正常或轻度升高,肌肉活检特征性改变是电镜下可见核内包涵物,由管状细丝组成,外径 8.5 nm,内径 3 nm,在核内呈栅状或杂乱排列。

4.诊断和鉴别诊断

本病主要根据临床表现和病理改变做出诊断,病理检查发现核内包涵物是本病的特异性表现,基因检查是诊断该病的有力证据。

（七）先天性肌营养不良

先天性肌营养不良（CMD）包括一类出生或出生几个月内发病、肌肉活检为肌营养不良改变,并有不同程度中枢神经系统受累的一组肌肉疾病。病情稳定,部分呈缓慢进展。多年来对该病缺乏统一的认识。随着分子医学的进步,人们对该病有了较深刻的认识。该病的国际分类及各类型的特点总结见表 19-2。

先天性肌营养不良在出生时或生后几个月即发病,面部和四肢肌张力低下,肌肉萎缩,出现关节挛缩,伴有脑部病变,如智能发育迟滞、癫痫发作,头 MRI 可发现小多脑回、巨脑回、脑干发育不良、髓鞘形成不良等。眼部病变主要为近视、远视、斜视、视神经萎缩、视网膜剥离、眼底色素形成不良、虹膜缺损、白内障、视神经发育不良等。肌肉组织学为典型的肌营养不良改变。

Fukuyama 型先天性肌营养不良为常染色体隐性遗传,基因位点为 9q31-33,与其基因产物的关系不明。该病明显流行于日本,其他国家少见,在欧洲和美国已有报道。病程进展慢,生存年龄一般不超过 20 岁。

Merosin 缺失型先天性肌营养不良为常染色体隐性遗传,是位于 16q22 的 Merosin 基因突变导致其产物,即肌肉特异性层粘连蛋白 α_2 链表达缺失或减少所致。Merosin 缺陷和肌营养不良的严重程度相关,因此 Merosin 完全缺失型较部分缺失型患者发病早,病情重,预后差。

肌肉—眼—脑异常是以肌肉、眼、脑联合损害为特征的一种先天性肌营养不良,其中 Walker-Warburg综合征为常染色体隐性遗传,基因未确切定位,全球均有发病,患者出生即有四肢肌力低下,生存年龄很少超过 1 岁;肌肉—眼—脑病为常染色体隐性遗传,基因定位于 lp32-34,和 Walker-Warburg 综合征临床表现非常相似,但病情较轻。

伴有小脑萎缩的先天性肌营养不良可能是常染色体隐性遗传性,患者除全身肌无力外,还有小脑性共济失调、眼震和发音困难,头 MRI 示小脑萎缩。该病为一种非进行性疾病,预后好。单纯型先天性肌营养不良是常染色体隐性遗传,该型 Merosin 正常,部分患者可有 α-actinin-3 缺乏,患者表现轻中度的肌无力,非进行性发展,伴有关节挛缩,智力正常,头 MRI 检查无异常。

表 19-2　先天性肌营养不良(CMD)的分类

Fukuyama 型先天性肌营养不良
Merosin 缺失型先天性肌营养不良
Merosin 完全缺失型
Merosin 部分缺失型
单纯型先天性肌营养不良
肌肉－眼－脑异常
Walker-Warburg 综合征
肌肉－眼－脑病
伴有小脑萎缩的先天性肌营养不良
伴发其他病变的先天性肌营养不良
伴有整联蛋白 α-7 突变的 CMD
伴有中枢神经系统萎缩和有髓周围神经轴索缺失的 CMD
伴有家族性交界性大疱表皮松解的 CMD
伴有线粒体结构异常的 CMD
伴早期脊柱强直的 CMD
伴有呼吸功能衰竭和肌肉假性肥大的 CMD
Ullrich 病

(八)远端性肌营养不良(远端性肌病)

远端性肌病是一组遗传方式各异,以对称性四肢远端肌无力为主要表现的肌肉疾病,其共同特点是:足和手部的临床表现发生在近端肢体肌肉受累之前,由于具有遗传性疾病伴有肌病和缓慢进展的特征,被称为远端性肌营养不良。病理学与其他肌营养不良类似,伴有边缘空泡的肌病改变。与遗传性神经病的差别在于感觉不受累以及肌病的组织学和电生理诊断特征。各种类型的远端性肌营养不良有不同的遗传方式,进展速度各异,临床表现和形态学改变不同。根据临床表现、组织病理学和基因类型将该病分为几种,其分类及特点见表 19-3 及表 19-4。

表 19-3　远端性肌营养不良的分类

晚发性(40 岁以后发病)
晚发性远端肌营养不良Ⅰ型(Welander 远端肌肉)
晚发性远端肌营养不良Ⅱa 型(Finnish 远端肌病)
晚发性远端肌营养不良Ⅱb 型(Markesbery 远端肌病)
早发性(40 岁以前发病)
青年早发性远端肌营养不良Ⅰ型(Nonaka 远端肌病)
青年早发性远端肌营养不良Ⅱ型(Miyoshi 远端肌病)
青年早发性远端肌营养不良Ⅲ型(Laing 远端肌病)
边缘空泡型远端肌病
伴有 Desmin 聚集型远端肌病

表 19-4　远端性肌营养不良的特点

类型	遗传方式	基因定位	部位	边缘空泡	CK
Welander	AD	2p13	手	有时	正常/轻度↑
Finnish-Markesbery	AD	2q31	胫骨前肌、腓骨肌	有	正常/轻度↑
Nonaka	AR、散发	9p1-q1	小腿前部肌	有	<5倍
Miyoshi	AR、散发	2p12-14	腓肠肌	无	10～150倍
Laing	AD	14q	胫前肌	无	正常/轻度↑
边缘空泡型	AR	9	胫前肌群	有	正常/轻度↑
Desmin	AD	2q33	小腿肌	Desmin 聚集	轻度↑

三、按遗传方式分类

(一)性连锁隐性遗传性肌营养不良

1.抗肌萎缩蛋白病

(1)婴儿型抗肌萎缩蛋白病:母亲为基因携带者,发病率为 1/3 300 男婴,偶见女孩发病。在 3～7 岁开始出现症状,多数患者在 3 岁前可以站立和行走,而后运动发育停止并倒退,变得笨拙,经常摔倒,行走和上楼困难,行走时出现鸭步。卧位起立时患者必须扶其他物体或者双手支撑大腿。随疾病的发展出现肩带肌、躯干肌和肢体远端肌无力,头面肌肉、胸锁乳突肌和括约肌不受累及,疾病晚期出现轻度肌病面容。可见骨骼肌肥大,腱反射降低或消失。70%的患者出现肌肉挛缩,髋关节、膝关节和肘关节屈曲,脊柱侧弯。患者在 8～15 岁不能行走,一般不到生育年龄,在 18～25 岁死亡。约 90%的患者和 10%的基因携带者有心电图异常改变。呼吸功能不全或肺炎是最常见的死因。还可伴有睾丸小和下降不全、骨小梁脱钙和骨骼萎缩。胃肠道症状如腹胀、饱胀感、急性胃扩展和致死性的假性肠梗阻。30%～40%的患者有智能障碍。

(2)晚发型抗肌萎缩蛋白:多数患者在 4～19 岁发病,肌无力开始出现在盆带和下肢肌,5～10 年后发展到肩带肌和上肢肌,在疾病晚期躯干肌、胸锁乳突肌和肢体远端肌肉也受到累及。可见腓肠肌或三角肌的肌肥大,腱反射降低或消失。关节挛缩出现在疾病晚期并导致患者残疾,常合并有弓形足、心脏和智能的异常,个别患者出现隐睾、生殖器发育不良和睾丸挛缩。在发病后 25～30 年行走能力逐渐丧失,在 40～50 岁死亡。

(3)变异型:该病包括至少 6 个变异型,可以表现为股四头肌肌病或心肌病。

2.伴早发关节畸形的肌营养不良

发病年龄在 45 岁,预后好。临床三联征包括如下内容。

(1)早期肘部挛缩、跟腱缩短和颈后肌挛缩。

(2)缓慢进展的肌无力。

(3)伴心脏损害。

(二)常染色体隐性遗传性肌营养不良

1.先天性肌营养不良

(1)Fukuyama 型先天性肌营养不良:怀孕期间胎动减少,生后表现为软婴儿,肌无力四肢近端重于远端,半数患者有肌肉假肥大。30%的患者有骨关节挛缩畸形,腱反射降低或消失。运动发育迟缓。所有患者有智能发育迟缓,50%患者出现癫痫。头颅 CT 显示脑发育缺陷和脑室周围低密度。多数患者 4 岁后不能行走,在 12～15 岁前死亡。

(2)经典的先天性肌营养不良:①Merosin 缺乏型在新生儿期出现肌无力和肌张力低下和运动发育迟缓,疾病进展缓慢,一般没有明显的中枢神经系统改变,仅磁共振显示大脑白质广泛异常。②Merosin 阳性型包括一组病因不同的疾病,出生后发病,表现为肌无力、吸吮和呼吸困难,运动发育迟缓,出现颈部、面和全身肌肉无力,10％的患者有智能降低和脑白质影像学改变。疾病发展缓慢,预后好于 Merosin 缺乏型。

2.隐性遗传性肢带型肌营养不良

(1)2A 和 2B 型肢带型肌营养不良:发病年龄在 2～50 岁,多数患者的骨盆带肌首先受累。在 15～67 岁死亡。

(2)2C、2D 和 2E 型肢带型肌营养不良:临床表现和婴儿型进行性肌营养不良相同,但两性均可受累,在儿童早期发病,10 岁开始不能行走,约在 20 岁死亡。腓肠肌肥大常见,没有智能障碍。

3.隐性遗传性远端性肌病

Miyoshi 型在青少年期出现行走困难,腓肠肌首先被累及,病后 10 年内丧失行走能力,呼吸肌和心肌一般不被累及。Nonaka 型和 Miyoshi 型的临床和遗传表现相似,但胫前肌和腓骨肌的萎缩重于腓肠肌。

(三)常染色体显性遗传性肌营养不良

1.晚发型远端性肌病(Welander 型)

发病年龄在 40～60 岁,病情进展缓慢,寿命正常。开始为手指和足趾显著的伸肌无力,有时有屈肌无力,部分患者不能用足跟站立,出现跨阈步态,在寒冷状态下精细动作更困难。少数患者经过 20～40 年的病程后出现近端肌、躯干肌、颈肌和面肌受累及,有时出现肌肉假肥大。个别散发患者的病情发展迅速,10～15 年后出现严重肢体功能障碍。

2.面肩肱型肌营养不良

发病年龄在 10～20 岁。开始表现为闭眼困难和不能吹口哨,而后出现肌病面容,翼状肩胛,随病情发展可以累及躯干肌、骨盆带肌。肌萎缩一般非常明显,假肥大比较少见。个别患者表现为听觉异常和视网膜改变。病情进展缓慢,寿命正常或轻微缩短,极个别患者发展迅速在 20 岁即不能行走。

3.肩肱型肌营养不良

肩肱型肌营养不良常散发出现,开始主要累及肩胛带肌,发病年龄在儿童到 40 岁之间,可以双侧不对称,偶见轻度的面肌无力和肌肉假肥大,疾病进一步发展可累及盆带肌和上肢肌,预后良好。

4.眼肌型肌营养不良

多数发病年龄在 20～30 岁,发展缓慢,开始表现为双侧眼睑下垂伴头后仰和额肌收缩,后出现眼外肌无力。随疾病的发展可以扩展到面肌、颈部、躯干和肢体肌肉,个别患者仅出现眼睑下垂。寿命正常或轻度缩短。

5.眼咽型肌营养不良

发病年龄在 40～60 岁,表现为眼外肌和咽肌无力,出现眼睑下垂、吞咽困难、发音障碍和腓肠肌痉挛,面肌和肩肱肌在疾病晚期也可受累及。

四、治疗

本病无特效治疗,确定诊断后应制订一个全面的针对性强的个体化治疗计划。应重视理疗、功能锻炼和康复器械的应用,从一开始就注意防止并发症。假肥大型的病情是本病各型中最严重的,其病情的严重程度与患儿家族中遗传代数成反比,即家族中受累代数愈多,病情愈轻,病情最重的是散发病例。

(一)一般支持治疗

(1)由于本组疾病的病因不明,目前尚无特效疗法。应注意维护及增进患者的一般健康及营养状况。有较多的动物蛋白质、糖类,脂肪则应少些。

(2)尽量能维持日常活动,并应避免过度劳累,也要控制体重。常做深呼吸运动可以延缓肺活量的减退。

(3)进行适当的锻炼、医疗体育、各关节充分的被动运动、按摩等可以增强运动功能和防止挛缩。

(4)尽可能提供辅助设备,防止关节挛缩及脊柱侧弯的进展,对于合并症采用相应的治疗。眼肌型肌营养不良可以手术治疗,脊柱侧弯可以手术矫形,对于关节挛缩进行皮下跟腱手术是否能延长患者的行走时间尚不确定。

(二)药物治疗

药物治疗迄今为止尚无可逆转本病病程的特效疗法,但在临床下列措施可以试用。

1.三磷酸腺苷

三磷酸腺苷每日 20～40 mg,肌内注射。能促进神经和肌肉组织的代谢,改善肌肉的营养状态。

2.胰岛素－葡萄糖疗法

皮下注射胰岛素,第一周每日 4 U,第二周每日 8 U,第三、四周每日 12 U,第五周每日16 U。每次于注射胰岛素后给 5％葡萄糖 500 mL,若治疗有效,可间隔一段时间再重复一疗程。本治疗在于促进肌肉组织中糖原合成,增加糖原的储存和利用。对早期肌萎缩不明显的轻型患者有一定疗效,对晚期病例无作用。

3.肌生注射液

肌生注射液 400～800 mg,肌内注射,每日 1～2 次,1 个月为 1 个疗程。钙离子拮抗剂硝苯地平,每次 10 mg,每日 3 次,用 1 个月停 1 周。如此反复连续使用,同时并用维生素(E、B₁、B₁₂)和维生素 C 等,鼓励患者加强运动。维拉帕米,每次 40 mg,每日 2 次,连服数月。长期服用,可出现心电图异常,如间期延长等,不够理想。可进一步试用其他更为有效且危险性小的钙离子拮抗剂。

4.别嘌呤醇

别嘌呤醇 50～100 mg,每日 3 次口服,可长期服用。该药是一种用于治疗痛风的黄嘌呤氧化酶抑制剂。该剂可使肌肉内的腺嘌呤苷酸增加,因而可使肌肉的功能得到改善。

5.高压氧疗法

高压氧疗法提高肌肉中的含氧量,对肌肉的症状改善有一定帮助,但停止治疗后症状有反复。

6.体外反馈疗法

国内报道用本疗法治疗肌营养不良症取得一定效果。适当的体育锻炼、医疗体育、各关节充分被动运动、推拿、按摩可延缓更严重的萎缩无力和关节挛缩的发生。

(三)治疗展望

近年来 DMD 的基因治疗研究取得了很大的成就,目前主要采取成肌细胞转移治疗及基因取代治疗,即 DNA 或 RNA 直接注射治疗,两种途径来修复肌肉中的抗肌营养不良蛋白,但仍然处于动物实验阶段,还没有用于临床的报道。

(四)预防

预防的重点是携带者的检出、产前诊断和遗传咨询。遗传携带者指表型正常,但带有致病基因的个体。一般包括:隐性遗传病杂合子;显性遗传病的未外显者及表型尚正常的迟发外显者;染色体平衡易位的患者。可以通过家系分析、CK 检测、肌活检及分子生物学方法检出携带者及做出产前诊断,通过广泛开展遗传咨询,配合携带者检出及产前诊断,做出有效的预防措施,能降低遗传性疾病的发病率,减轻家庭社会的负担。

(卢正海)

第二节 特发性炎性肌病

一、概述

特发性炎性肌病是一组原因不明的炎性肌病,常见的有多发性肌炎(PM)、皮肌炎(DM)和包涵体肌炎(IBM)三种。这三种肌炎虽都表现为肌无力,但在临床表现、电生理检查、病理组织学改变、免疫学标志和治疗等方面皆不同。此外,特发性炎性肌病还包括嗜伊红细胞肌病、骨化性肌病、局灶性肌炎和巨细胞性肌炎等,因少见而于此不作介绍。

过去将 DM 看作是有皮疹表现的 PM,现已明确 DM 和 PM 有不同的病理发病机制,PM 是免疫系统攻击肌肉抗原造成的肌病;而 DM 是补体介导的免疫损害侵犯肌内膜血管和真皮微血管系统,而出现肌病和皮肤病损。

二、临床表现

(一)多发性肌炎

患者女性较多,女:男为 2:1。多于 35 岁以后发病,青春期前发病者少见。

1.肌病症状

本病为亚急性起病,逐渐进展,历时数月不再进展,此后症状持续数年病情变为静止,症状可有特发性改善。累及四肢近端肌肉,表现为对称性肩和骨盆带肌无力,故其早期症状为抬上臂梳头困难和上楼梯时抬腿困难;累及颈肌表现为不能维持头部的直立位。远端肌肉受累较晚,眼睑和眼球运动不受累,头颅部肌肉受累主要表现为吞咽困难,一般不造成发音和构音障碍。呼吸肌很少受累。多数患者有中等程度肌痛或肌肉压痛。休息和活动时均有肌痛。无感觉障碍,腱反射正常。

2.全身症状

可有体重下降和发热,但不明显。最常见的为关节痛,但无客观的关节和滑膜炎表现。雷诺现象有时很明显。一般无内脏病变,但一些患者可有肺间质病变和肺纤维化,心肌炎也可发生。PM 可合并系统性红斑狼疮、系统性硬化、各种血管炎等结缔组织病或为其临床表现之一。

严重患者其受累肌群可有肌萎缩和肌挛缩。伴横纹肌溶解、肌球蛋白血症及暴发性肾衰竭,但极罕见。

(二)皮肌炎

可见于所有年龄组的患者,包括儿童。发病率高峰在青春期前和 40 岁左右。女性多于男性。在40 岁以后发病的患者中,10%的病例合并恶性肿瘤,多为肺或乳腺癌。

1.肌病症状

肌病的病程和症状与 PM 相似,但其肌无力影响行走比 PM 严重,有皮肤损害和合并全身疾病。肌肉和皮肤可发生钙盐沉着和钙化。

2.皮肤损害

典型的皮肤损害是面、颈和四肢伸侧红斑。若于指、肘、膝关节上有高出皮面的红或紫红色,其上附有鳞屑的皮损,则称为 Gottron 斑。特征性上睑部紫红色皮疹,个别可出现甲床毛细血管改变,尤于有雷诺现象的患者。这些改变包括毛细血管袢扩张或扭曲,有时还可见无血管区。儿童皮肌炎与成人者相似,但其血管受累较突出。皮肤病损可先于肌病出现,甚或只表现为皮肤受损症状,称为无肌病性皮肌炎,只表现为肌病症状而无皮肤损害者罕见。10%的 IBM 患者呈现硬皮病和皮肌炎的双重表现。

40%的儿童和青少年患者皮肤和肌肉可发生钙盐沉着和钙化,成人患者罕见。皮肤钙化表现为坚硬的黄色或肉色结节,多于骨突出处的表面,偶尔钙化结节穿破皮肤表面造成继发感染。

3.全身症状

常累及肺和食管,心脏受累较少。关节痛多见。合并全身疾病的发生率较 PM 患者低,发热和不适只见于急性期。但并发恶性肿瘤的发生率极高,肿瘤中最常见的是乳腺癌和肺癌,卵巢癌和胃癌的发生率高于常人,直肠和结肠癌的发生率较低。

(三)包涵体肌炎

男性患者多于女性,发病年龄晚,一般大于 30 岁,以 50 岁以后发病最常见,儿童罕有患病者。家族性IBM 罕见,病程进展缓慢,一般病程呈进展性发展超过 6 个月。

1.肌病症状

与 PM 相似,但肌无力除累及肢体近端肌肉外,也累及肢体远端肌肉。特征性的肌无力是屈指长肌无力,表现为屈指无力;以及以屈腕无力为重的腕伸屈无力,被认为是有诊断价值的临床表现。吞咽困难和

PM同样常见。

2.全身症状

IBM与PM一样可合并各种免疫介导疾病,如系统性红斑狼疮、皮肌炎、干燥综合征。一般不合并恶性肿瘤。尚有合并糖尿病和周围神经炎者。

三、诊断要点

(一)临床特点

特发性炎性肌病的诊断:①临床表现:肌病的特征,其他器官受累和合并症。②血液检验:特别是血清肌酶升高。③肌电图检查。④肌肉活检的病理组织学检查。⑤排除可造成肌无力的其他疾病。依靠以上5项内容,也能区分PM、DM和IBM。

(二)实验室检查

对诊断特发性炎性肌病有参考价值的化验检查。

(1)血清肌酶水平:血清中肌酸激酶(CK)、果糖二磷酸醛缩酶、肌红蛋白、乳酸脱氢酶、天冬氨酸转氨酶和丙氨酸转氨酶水平皆增高。这些酶增高只提示肌肉细胞有破坏性活动。实际上最常用的是肌酸激酶,当其增高5~10倍时有参考诊断价值。CK水平可正常或轻度增高,CK等血清酶水平增高与否取决于疾病的阶段,即疾病是否处于活动阶段。

(2)红细胞沉降率增高。

(3)肌红蛋白尿:有时可出现。

(4)类风湿因子:见于50%以上的特发性炎性肌病患者。

(5)抗核抗体:见于不足50%的特发性炎性肌病患者。

(6)白细胞计数增高:见于50%以上的特发性炎性肌病患者。

(三)电生理检查

(1)PM和DM的肌电图改变相同,为肌肉"激惹性"增高的表现,典型表现为低波幅、短时程的多相电位和完全募集;可见纤颤和正相波,但无肌束震颤。神经传导速度正常。

(2)IBM的电生理特征是混合有神经源性和肌病性肌电图改变。表现为插入电位活动增加、纤颤电位、束颤电位、短时程电位、长时程电位以及在同一肌肉表现为短时程电位和长时程电位共存。

(四)影像学检查

肌肉的MRI不作为常规检查,但对无肌无力的炎性肌病患者有辅助诊断价值;MRI对区别皮质激素性肌病和连续性炎性肌病有一定价值;MRI和肌电图都可用于指导选择肌肉活检的取材部位。

(五)肌肉活检

肌病的诊断以及三种肌病的鉴别,最后都要依赖肌肉活检的病理组织学发现,但病理学检查有时正常,这是因为肌病病损可能是局部或暂时性分布所致。一般活检标本取三角肌和股四头肌。

1.PM

健康的肌肉纤维周围有CD8$^+$T淋巴细胞浸润。可见肌纤维坏死和再生。

2.DM

小血管炎性病变、肌肉炎性浸润和肌束周围萎缩;皮肤活检可发现表皮萎缩、基底细胞液化和变性、血管扩张以及真皮淋巴细胞浸润。

3.IBM

单核细胞侵入非坏死肌纤维、镶边空泡肌纤维、坏死的肌纤维、成组的萎缩纤维,肌细胞内可见淀粉样物质沉积,或电镜检查可见15~18 nm的管状细丝包涵体。另外,还可见肌纤维肥大、不整边红纤维。家族性IBM的炎性表现和空泡肌纤维较少。

(六)鉴别诊断

应与其他以肌无力为特征的疾病鉴别:

1．胶原性血管病

胶原性血管病包括多发性肌炎、皮肌炎、风湿性多肌痛、颞动脉炎、类风湿性关节炎、系统性红斑狼疮、结节性多动脉炎、硬皮病。

2．神经源性肌无力

特征为非对称性肌无力，肢体远端受累，腱反射异常，感觉改变或颅神经受累，常提示神经源性损害。

3．失神经性病变

如肌萎缩性侧索硬化。

4．神经肌肉病

重症肌无力和 Lambert-Eaton 肌无力综合征，以肌源性损害为主的应想到进行性肌营养不良的肢带型、Becker 型。周围神经病包括急性炎性多神经病、CIDP 和卟啉病等。

5．营养和代谢性疾病

甲状腺功能亢进或减退以及甲状旁腺功能亢进（任何原因引起的高钾血症），均可致近端肌无力，血清 CPK 升高和肌电图的肌源性改变。阿迪森病、库欣病、原发性醛固酮增多症和任何原因的低血钙症，均可致肌无力。类固醇性肌病常缓慢起病，并伴其他类固醇增多的症状。尿毒症、肝衰竭、吸收不良综合征、高或低钙血症、高或低钾血症、高或低钠血症、低镁和低磷酸盐血症、周期性瘫痪、维生素 D 和 E 缺乏。某些代谢性肌病可见于肉毒碱缺乏状态、肌苷酸盐脱氨酶缺乏症、McArdle 病和肉毒碱棕榈酰基转移酶缺乏，患者在剧烈运动后出现肌溶解及其他症状，如肌肿胀、压痛和痉挛。血清 CPK 和尿肌球蛋白水平明显升高。

6．感染性疾病

引起慢性肌炎的感染包括弓形虫病、旋毛虫病、热带肌炎和某些病毒，尤其是柯萨奇病毒、流感病毒、人类免疫缺陷病毒（HIV）和其他病毒，传染性单核细胞增多症、立克次体、血吸虫、细菌毒素（如葡萄糖球菌、链球菌、梭状芽胞杆菌）。

7．药物有关的中毒

相关药物包括乙醇、安妥明、可卡因、秋水仙碱、色甘酸、环孢素、吐根碱、gemfibrozyl、羟氯奎、左旋色氨酸、美降脂、青霉胺、Zidoindine（AZT）。药物引起的横纹肌溶解如拜斯亭。

8．癌瘤

癌性神经病、神经肌病、Lambert-Eaton 综合征、肌炎、微栓塞。

9．贮存病（酶缺乏症状）

（1）糖原：McArdle 综合征（肌磷酸化酶）、磷酸果糖激酶、脱支酶（又名淀粉 1,6-葡萄糖苷酶）、分支酶、磷酸甘油酸激酶、甘油磷酸变位酶、乳酸脱氢酶。

（2）脂：肉毒碱（原发性或继发性）、肉毒碱棕榈酰基转移酶。

（3）嘌呤：肌苷酸脱氨酶。

四、治疗方案及原则

（一）一般治疗

急性期应休息、理疗，大幅度被动运动能保持肌肉功能及避免挛缩。应禁烟，有呛咳时应抬高头位。用抗酸药 H_2（组胺）拮抗剂，以提高尿液的 pH。

（二）PM 和 DM 的药物治疗

1．肾上腺糖皮质激素

标准的经验性治疗是肾上腺糖皮质激素。泼尼松起始剂量为单剂给 $1\sim2$ mg/（kg·d）。常在用药后 $1\sim2$ 周内肌力改善，且血清 CPK 水平下降。高剂量肾上腺糖皮质激素应维持到肌力正常后 $3\sim6$ 周。症状一旦缓解，肾上腺皮质激素应逐渐减量，全疗程约需 2 年。在病情控制极好的情况下可考虑隔日给药。

肾上腺糖皮质激素治疗失败的可能原因是：初始剂量不当、撤药太快、诊断错误，合并恶性肿瘤、难治性肌病或类固醇性肌病。肾上腺糖皮质激素加量后,肌力好转者提示有疾病活动。若肾上腺糖皮质激素减量后肌力好转,则提示类固醇性肌病。

难治性或需持续大量用肾上腺糖皮质激素的患者,可每日口服硫唑嘌呤,每周静脉注射或口服氨甲蝶呤,或每1～4周静脉注射环磷酰胺,应定期血常规检查。

2.静脉大剂量免疫球蛋白治疗

静脉大剂量免疫球蛋白治疗效果不肯定,可能有暂时的疗效。

3.血浆置换术治疗

临床试验未能证实有效。

(三)IBM 的药物治疗

肾上腺糖皮质激素或其他免疫抑制药治疗以及血浆置换术治疗皆无效,静脉大剂量免疫球蛋白治疗只对少数患者有较小的效应。

(刘秀君)

第三节　周期性瘫痪

根据发作时血清钾的水平可将周期性瘫痪分为三种类型:低血钾性周期性瘫痪、高血钾性周期性瘫痪和正常钾性周期性瘫痪。国内以散发性低血钾性周期性瘫痪最常见。根据病因又分为原发性低钾性瘫痪和继发性低钾性瘫痪,后者有甲状腺功能亢进、原发性醛固酮增多症、肾衰竭、代谢性疾病等。

一、低血钾性周期性瘫痪

低血钾性周期性瘫痪(HOPP)是在 1863 年由 Cavare 首先报道。临床特征为肌无力,血清钾水平降低,活动或高碳水化合物饮食可诱发肌无力发作。1885 年 Goldflam 强调此病与遗传有关,故又称为家族性周期性瘫痪。在我国有家族史者极为罕见,以散发性最多见。

(一)病因及发病机制

家族性周期性瘫痪常见的遗传方式是常染色体显性遗传钙通道病,女性外显率低,男女比率为(3～4):1。该病是 1q32 染色体编码的二氢吡啶受体基因突变所致,也与 11q13～14 和 17q23.1～25.3 位点突变有关。

周期性瘫痪发作时血钾降低,肌细胞内钾增加,引起膜电位过度极化,膜电位下降,从而引起肌无力及瘫痪。细胞内钾的升高可能是泵的间断活动过度所致,泵对胰岛素或肾上腺素的反应增高会导致一过性钠钾泵转运的加速。也有认为是肾上腺素皮质激素间歇性分泌过多所致的钾功能紊乱,故患者在妊娠期少发病。另一种可能的缺陷是肌纤维膜的离子通透性异常。因在发作期间血清肌酸激酶亚单位 B(S-CKB)活性增加,血清肌球蛋白增高,说明肌膜有缺陷。尚有认为与磷酸已糖原的合成有关。此外还证明了与胰岛素密切相关,因胰岛素有促进各种细胞转运钾的功能,故用氯苯甲嗪阻断胰岛素释放,就不致诱发肌无力;反之,静脉注入葡萄糖则可使胰岛素分泌增加而诱发肌无力,显示胰岛素在疾病发作中起重要的作用。碳水化合物大量进入体内易诱发肌瘫痪的原因是葡萄糖进入肝脏和肌细胞合成糖原,代谢需要带入钾离子,使血液中钾离子浓度降低。由于钾内流过度,因而使不能透过膜的阳离子的数目增加,从而被动地引起水和阳离子的内流。也有指出本病的发生与神经机制有关,如间脑部病变可伴有周期性瘫痪,在睡眠时或过度疲劳时发生,这与大脑皮质进入抑制状态,失去其对下丘脑的控制有关。

(二)病理

病情较长者肌肉可有轻度改变,活检中可见肌纤维空泡变性。电镜检查见肌浆网小管局限性膨大,呈空泡状,内含糖原及糖类物质,肌肉钾及水分含量均升高。

（三）临床表现

本病以 20～40 岁多见,男多于女。剧烈运动、疲劳、受凉、酗酒、饱餐、过量进食碳水化合物、感染、创伤、月经、情绪激动、精神刺激等常为诱因。

发病前可有肢体酸胀、麻木、烦渴、多汗、少尿、面色潮红和恐惧等前驱症状,部分患者此时活动后可抑制发作。常于夜间入睡后或清晨转醒时发作,出现四肢肌肉对称性无力或完全瘫痪,可伴有肢体酸胀、针刺感等。瘫痪的肢体近端重于远端,下肢重于上肢,可以从下肢逐渐累及上肢。瘫痪肢体肌张力降低,腱反射减弱或消失。脑神经支配肌肉一般不受影响,膀胱直肠括约肌功能正常。症状于数小时至数天达到高峰。

少数严重患者可发生呼吸肌瘫痪,心动过速或过缓、室性早搏等心律失常和血压增高而危及生命。大多可以完全恢复。

发作数小时至数日逐渐恢复,瘫痪最早的肌肉先恢复。部分患者在肌力恢复时伴多尿、大汗以及瘫痪的肌肉酸痛与僵硬。发作频率不等,数周或数月一次,个别病例每日发作,也有数年一次或终生仅发作一次。发作间歇一切正常。

（四）辅助检查

发作时血清钾含量减少,血清钾浓度往往低于 3.5 mmol/L。尿钾减少,血清 CK 升高,血清肌球蛋白含量升高。心电图可见典型的低钾性改变:U 波出现,PR 间期与 Q-T 间期延长、QRS 波群增宽、T 波平坦、ST 段降低或显示传导阻滞。肌电图显示电位幅度降低,数量减少;完全瘫痪时运动单位消失、电刺激无反应、静息电位低于正常。运动感觉传导速度正常。

（五）诊断及鉴别诊断

1.诊断

通常可根据:①典型的病史与症状。②血钾低。③心电图、神经电生理的特征性改变。④给予钾盐治疗效果好。

诊断有困难时,可行葡萄糖诱发试验,即口服葡萄糖 100 g,或于 1 h 内静脉滴注葡萄糖100 g同时应用胰岛素 20 U,0.5～2 h 后随血糖降低而出现四肢无力或瘫痪为阳性。在瘫痪发生前,可见到快速感应电刺激引起的肌肉动作电位幅度的节律性波动,继而潜伏期延长,动作电位间期增宽,波幅降低,甚至反应消失。瘫痪出现后可给氯化钾 6～10 g 加于盐水 1 000 mL 中静脉点滴,以中止发作。事前应取得患者及家属的了解和同意,必须严密观察,并做好应付一切可能发生意外(如呼吸肌瘫痪、心律失常)的准备。

2.鉴别诊断

(1)高血钾性周期性瘫痪:发病年龄较早,发作多在白天,肌无力发作的时间较短,血钾含量升高,用钾后症状反而加重。

(2)正常血钾性周期性瘫痪:血清钾正常,补钾后症状加重,给予钠盐后症状好转,进食大量碳水化合物不会诱发肌无力。

(3)继发性周期性瘫痪:①甲状腺功能亢进:常以低钾性瘫痪作为首发症状,T_3、T_4 增高,TSH 降低,以及发作频率高,每次持续时间短以资鉴别。②原发性醛固酮增多症:常有高血压、高血钠和碱中毒。③肾小管酸中毒:多有高血氯、低血钠和酸中毒。④药物作用:应注意最近有无服用双氢克尿噻、肾上腺皮质激素等药物。其他如17α-羟化酶缺乏症和腹泻造成短期内失钾过多等。

(4)吉兰－巴雷综合征:急性起病,四肢对称性弛缓性瘫痪,有神经根痛及四肢末梢型感觉障碍,可有脑神经损害;脑脊液呈蛋白－细胞分离,血清钾正常,肌电图呈神经源性改变;病程较长,少有反复发生。

(5)癔症性瘫痪:起病常有精神刺激因素,临床症状表现多样,暗示治疗有效,血清钾正常,肌电图无改变。

（六）治疗

1.控制急性发作

口服 10%氯化钾溶液 30～40 mL。24 h 内再分次口服,隔 2～4 h 可重复给药,总量不超过 10～15 g,

病情好转后逐渐减量。病情重者可用10%氯化钾溶液20～30 mL加入氯化钠溶液1 000 mL中静滴,每小时输入量不超过1 g(20 mmol/h)。

严重心律失常应在心电监护下积极纠治;呼吸肌瘫痪应予辅助呼吸。

2.预防发作

频繁发作者,发作间期可选用钾盐1 g,每日3次口服;螺内酯(安体舒通)20～100 mg,每日分次口服;或乙酰唑胺250 mg,每日3次口服。应避免各种诱发因素,如受凉、饱餐、饮酒、剧烈运动等,可减少复发。低钠、低碳水化合物、高钾饮食,平时多食含钾丰富的食物及蔬菜水果,如肉类、香蕉、菠菜、薯类等有助于预防发作。预后良好,发作往往随年龄增大而逐渐减少或停止。

二、高血钾性周期性瘫痪

高血钾性周期性瘫痪由 Tyler(1951年)首先报道,Gamstorp(1956年)称为遗传性发作无力,临床罕见,主要在北欧国家。

(一)病因及发病机制

疾病的发生与膜电位下降,膜对钠的通透性增加或肌细胞内钾钠转换能力的缺陷有关。由于钠通道失活,肌细胞膜长时间去极化,抑制骨骼肌兴奋收缩。亦有提出钾的调节持续变化与胰岛素分泌异常有关。Lewis认为疾病发作时,对外源钾比对血清钾含量更为敏感是该病的特点。遗传方式为常染色体显性遗传,外显率高。近年来认为这是由于钠通道基因突变引起,定位于17q22～24。用连接酶链反应(LCR)方法,发现钠通道基因有两个新的突变点,即蛋氨酸1592变为缬氨酸,苏氨酸704变为蛋氨酸。

(二)病理

病理表现与低血钾性周期性瘫痪相似。

(三)临床表现

本病多在10岁前起病,男性居多。饥饿、受凉、感染、情绪不佳、妊娠、全身麻醉、服用激素及钾盐时可诱发。肌无力症状与低血钾性周期性瘫痪者相似。常在剧烈运动后休息几分钟至几小时出现肌无力发作,往往从下肢近端开始,然后影响到上肢和脑神经支配的肌肉;常伴有肌肉的痛性痉挛,发作时腱反射减弱或消失。发作多见于白天,持续几分钟至几小时(通常15～60 min),发作频率可从每天数次至每年数次。久病者可有持续性肌无力和肌肉萎缩。可伴有轻度肌强直,常见于肌无力发作时,一些患者只在肌电图检查时出现肌强直放电,但当肢体浸入冷水中则易引起肌肉僵硬,故又称为肌强直性周期性瘫痪。

(四)辅助检查

肌无力发作时血钾及尿钾均升高,且无力程度与血钾量有密切的关系。血钙降低。心电图呈 T 波高尖等高钾表现。

肌电图在瘫痪发作间期检查,当肌肉放松时可有纤颤波,并有肌强直放电及运动电位时限缩短的肌源性变化。瘫痪发作时检查可见插入电位延长,主动收缩后移动针电极时,可出现肌强直样放电,随意运动时动作电位的数量、时限及波幅均减少。在发作高峰时肌电图呈电静息,自发的或随意的运动或电刺激均不见有关电位出现。肌纤维细胞内的静止电位在瘫痪发作时下降更明显,这与钠渗透性增加有关。

(五)诊断及鉴别诊断

1.诊断

有家族史,发作性无力及血钾含量升高等作为临床诊断的根据。如仍有困难,可做以下试验以助诊:①钾负荷试验:口服4～5 g氯化钾(成人量),30～90 min内出现肌无力,数分钟至1 h达高峰,可持续20 min至1天。②运动诱发试验:蹬自行车,并加有400～750 kg的阻力,持续30～60 min,停止运动后30 min诱发肌无力并伴血钾升高。③冷水诱发试验:将前臂浸入11 ℃～13 ℃水中,20～30 min可诱发肌无力,停止浸冷水10 min后恢复。

2.鉴别诊断

(1)低血钾性周期性瘫痪:发病年龄较晚,多在20～40岁,常见于晚上或早上起床时发作,肌无力的时间较长,饱食等常可诱发。血钾含量减低,用钾后症状明显好转。

(2)正常血钾性周期性瘫痪:肌无力持续时间较长,无肌强直表现,在肌无力发作时血钾正常,服钾后症状加重,但用钠后症状迅速好转。

(3)先天性副肌强直症:血钾正常,用钾负荷试验不会加重病情,肌电图检查可助区别。

(4)其他:尚需鉴别的疾病是肾功能不全、肾上腺皮质功能下降、醛固酮缺乏症及药物性高钾性瘫痪。

(六)治疗

无力发作时可用10%葡萄糖酸钙溶液10~20 mL 或氯化钙,缓慢静脉注射;或葡萄糖加胰岛素静滴以降低血钾,或口服葡萄糖2 g/kg和皮下注射胰岛素10~20 U;也可用呋塞米排钾。患者预感发作时,可吸入β肾上腺阻滞剂,必要时10 min后重复1次,往往可避免发作。

发作频繁者口服乙酰唑胺(125~250 mg,一日3次)、双氢克尿塞(25 mg,一日3次)或二氯苯二磺胺(100 mg,一日1次),可帮助排钾,达到减少或防止发作。给予高碳水化合物饮食可预防发作。规律而不是过剧的运动对患者有利。

三、正常血钾性周期性瘫痪

正常血钾性周期性瘫痪又名钠反应正常血钾性周期性瘫痪。

(一)病因及发病机制

有认为是常染色体显性遗传,但亦有人指出遗传方式未能确定。

(二)病理

肌肉活检有的可见肌质网纵管系统扩大、肌小管积贮、线粒体增大增多。

(三)临床表现

多在10岁以前发病,主要为发作性肌无力,多在晚上发生。诱发因素及发作形式与低血钾性周期性瘫痪相似,发作持续时间较长,往往持续数天到数周。限制钠盐的摄入或补充钾盐均可诱发,补钠后好转。

(四)辅助检查

血清钾浓度正常。肌活检可见线粒体增多等改变。

(五)诊断及鉴别诊断

1.诊断

主要根据发作性无力,血清钾正常,大剂量氯化钠溶液静滴可使瘫痪恢复。如有困难可作钾负荷试验,即口服氯化钾或其他钾制剂,如为本病则可出现肌无力而血钾正常。

2.鉴别诊断

(1)高血钾性周期性瘫痪:发作多在白天,发作无力的时间较短,可有肌强直表现,血清钾偏高,给钾后症状加重,而补钙后好转。

(2)低血钾性周期性瘫痪:发病年龄较晚,多在20~40岁,常于晚上或早上起床时发作,肌无力的时间较长,服大量碳水化合物后可以诱发。血钾含量减低,心电图检查有低钾表现,补钾后症状减轻或消失。

(六)治疗

瘫痪发作时,可给予下列药物:①10%葡萄糖酸钙10~20 mL,每天1~2次,缓慢静脉注射;或用钙片,每天0.6~1.2 g,分1~2次口服。②碳酸酐酶抑制剂乙酰唑胺,每日250~500 mg,分次口服。③每日摄入10~15 g食盐,必要时用大剂量氯化钠溶液静滴使瘫痪消失。避免进食含钾多的食物。防止过劳或过度的肌肉活动,注意寒冷或暑热的影响。

间歇期可给氟氢可的松,每日0.1~0.2 mg和乙酰唑胺250 mg,每日2~4次口服,可预防发作。

(靳建华)

第四节 线粒体脑肌病

一、概述

线粒体脑肌病是由于线粒体 DNA(mitochondrial DNA,mtDNA)突变,或核基因或核 DNA(nuclear DNA,nDNA)改变所致的线粒体呼吸链功能障碍的一组疾病,该组疾病累及身体多个系统。需高能量供应的器官最易受累,如中枢神经系统和骨骼肌,其次为心、胃肠道、肝、肾等器官。

本病常见的综合征和名称缩写如下。

(1)KSS:Kearns-Sayre 综合征。

(2)MELAS:线粒体脑肌病伴乳酸中毒和卒中样发作。

(3)MERRF:肌阵挛癫痫伴破碎红纤维。

(4)MNGIE 或 MEPOP 线粒体周围神经病、胃肠型脑病,或称线粒体脑肌病伴多发周围神经病、眼肌麻痹和假性肠梗阻。

(5)NARP:周围神经病、共济失调、色素变性视网膜炎。

(6)Leber 遗传性视神经病(Leber's herectitary optic neuropathy,LHON)。

(7)PEO 进行性眼外肌麻痹。

二、临床表现

(一)一般情况

发病年龄:①婴儿:脑病、Leigh 病。②儿童:MELAS、MERRF、KSS、Leigh 病、肌病和心肌病。③成人 PEO。

(二)中枢神经系统

(1)共济失调:MELAS、MERRF、NARP、Leigh 病。

(2)癫痫发作:MELAS、MERRF、肌阵挛癫痫。

(3)运动疾病。

(4)肌阵挛:MERRF。

(5)肌紧张障碍:MELAS、Leber 病、耳聋-肌紧张障碍。

(6)脊髓:痉挛状态的肌张力障碍。

(7)偏头痛样发作:MELAS、肌病。

(8)认知功能障碍:①纹状体坏死:Leigh 病。②智能低下:Leigh 病。③精神运动衰退:MELAS,KSS,婴儿脑病。④痴呆:MELAS、MERRF、KSS、PEO。

(9)发作性脑病(卒中样发作):MELAS,MERRF,肌病,Leigh 病。

(三)肌病

(1)肌无力。

(2)横纹肌溶解症:隐形遗传综合征。

(3)疲乏和运动耐受不能:PEO 于休息时可伴有血清乳酸水平增高。

(四)多发性神经病

(1)mtDNA:NARP、MERRF、肌病+糖尿病。

(2)常染色体:感觉性共济失调、Alpers 病。

(五)眼科病变

(1)眼肌麻痹和上睑下垂(眼外肌受累):KSS、PEO、MNGIE、MELAS(罕见)。

（2）视觉丧失：①皮质：MELAS。②色素视网膜病：KSS、NARP、MNGIE、Leigh 病、MELAS。③视神经病：Leber 病、NARP、Leigh 病。④白内障。

（六）耳聋

KSS,其他。

（七）全身其他系统

（1）身材矮小：MELAS、MERRF、Kearns-Sayre。

（2）糖尿病。

（3）心脏病：①传导阻滞：KSS。②心肌病。

（4）胃肠道和肝疾病：①假性肠梗阻：MELAS、软骨-毛发发育不良。②肝衰竭：婴儿型。③肝脑综合征。④肝性脑病。⑤Alpers 病。

（5）新生物：嗜络细胞瘤、平滑肌瘤病、肾细胞癌和 B 淋巴瘤。

（6）其他：乳酸酸中毒、发作性恶心和呕吐、甲状旁腺功能低下、近端肾单位功能障碍、肾小球肾病、全血细胞减少、胰腺外分泌功能障碍和精神疾患,特别是抑郁症。

三、常见的线粒体脑肌病综合征

（一）伴进行性眼外肌麻痹（PEO）的线粒体病

PEO 的主要临床表现有慢性进行性眼外肌麻痹,睑下垂伴或不伴肢体无力,也可伴发神经系统和其他系统的临床症状及化验室异常,呈散发性。其中典型形式是 Kearns-Sayre 综合征。

1. Kearns-Sayre 综合征（KSS）

Kearns-Sayre 综合征由固定的三联症组成,即 20 岁以前发病、慢性进行性眼肌麻痹、色素视网膜病和心脏传导阻滞。此外,还必须具备下列症状之一：小脑性共济失调或脑脊液蛋白含量超过 100 mg/L。RRF 几乎见于所有的病例。血和脑脊液乳酸和丙酮酸含量增高,但无症状。一些患者有原发性甲状旁腺功能低下。尸检所有病例能发现脑海绵状变性,与之相当,在头颅 CT 或 MRI 上可见白质性脑病和基底节钙化。心脏疾患可造成猝死,起搏器可延长生命。糖尿病合并脑病可造成发作性昏迷。辅酶 Q 可逆转某些心电图异常。

2. 线粒体周围神经病、胃肠型脑病（MNGIE）

线粒体周围神经病、胃肠型脑病也称作线粒体脑肌病伴多发性周围神经病、眼肌麻痹和假性肠梗阻（MEPOP）。MNGIE 见于儿童期,临床表现为终生营养吸收障碍,后期可出现胃肠道假性梗阻和营养不良。PEO 几乎见于所有的患者,另一特征症状是感觉运动性多发性神经炎,部分患者学习不良和难以胜任工作。

（二）无眼肌麻痹多系统神经系统综合征

1. 线粒体脑肌病伴乳酸中毒和卒中样发作（MELAS）

本病常于 40 岁以前发病,儿童期和青少年期发病最多,临床表现有癫痫发作、卒中样发作及其造成的亚急性脑功能障碍,可致精神衰退和痴呆、间发呕吐、乳酸酸中毒及近端肌无力性肌病等其他异常。CT 和 MRI 显示病变范围和主要脑血管分布区不一致,故此梗死和局部代谢疾患有关。10％的病例可见 KSS 特征性症状。MELAS 呈母系遗传。

2. 肌阵挛癫痫伴 RRF（MERRF）

MERRF 的临床表现特征是儿童期或青少年期发病的肌阵挛、小脑性共济失调、肌阵挛样癫痫发作和线粒体肌病,及其他线粒体脑肌病常见的神经系统和化验室异常。同 MELAS 和 LHON 一样,母系亲属中可无症状或只有部分临床综合征,如马颈圈样分布的脂肪瘤和心血管疾病。CT 和 MRI 可表现为小脑萎缩,也可呈现白质脑病。尸检发现类似 Friedreich 共济失调,并有海绵状变性的成分。

3. 周围神经病、共济失调、色素变性视网膜炎（NARP）和母系遗传的 Leigh 病

NARP 的临床特征为近端肌无力、感觉性周围神经病、发育迟缓、共济失调、癫痫发作、痴呆和色素变性视网膜炎。NARP 为母系遗传。

母系遗传的 Leigh 病也有和 NARP 相同的突变。但是多数 Leigh 综合征是由核 DNA 突变所致。所以该综合征可呈常染色体隐性性连锁或母系遗传。成年病例多为散发。婴儿病例可于生后数月或婴儿早期发病,喂食困难、哭声微弱、呼吸困难是早期症状。随后可出现听力障碍、共济失调、肢体无力、智力衰退,脑干功能障碍和癫痫发作,眼球震颤很常见。年长患者可有 PEO 肌紧张不全或共济失调,年幼患者多于婴儿或儿童期死亡,伴有 NARP 的患者多于 1 岁前死亡,偶有存活至 30 岁以前的病例。

4. Leber 遗传性视神经病(LHON)

LHON 主要临床表现为无痛性、亚急性双侧视力丧失,伴中央盲点、色盲和视神经萎缩。临床表现和其他线粒体疾病很少有相似之处,最早是因母系遗传而分类为线粒体病的。多数病例不伴有中枢和周围神经病损。极少数病例可伴发临床或 MRI 阳性的其他神经系统表现,伴发 Charcot-Marie-Tooth 综合征亦有报道。平均发病年龄 23 岁(6~60 岁)。男性多于女性(4∶1)。特殊的 mtDNA 突变可产生很多临床变异,如 LHON 附加肌紧张不全、亚急性视神经病和脊髓病。

(三)mtDNA 突变的全身系统综合征

身体所有组织皆依赖氧化磷酸化代谢,所以皆可受 mtDNA 突变的影响。虽多数综合征以神经系统损害为主要表现,但亦有以其他系统损害为主的综合征。患者多因非神经系统症状就诊,故熟悉其他系统的表现颇具重要性。

眼肌麻痹最常见,事实上从眼睑、角膜、眼外肌到枕叶皮质整个视轴皆可受累。心脏受累也极普遍,且多为致命性损害,包括心肌病、传导障碍和阻滞、Wolff-Parkinson-White 综合征和高血压。内分泌障碍也很常见,糖尿病发生率最高,因胰岛细胞代谢异常活跃,故最易受氧化磷酸化紊乱的影响,临床上常合并感觉神经性耳聋。胃肠道表现为假性肠梗阻、肝病和体重减轻。肾病的突出表现是一型非选择性远端肾单位疾患,并伴有氨基酸尿、磷酸尿和糖尿,与 Fanconi 综合征类似。乳酸酸中毒和酸碱平衡紊乱或肾小球病是患者就诊肾脏科的常见原因。Pearson 综合征是胰腺外分泌功能障碍为主的疾患,表现为高铁红细胞低增殖贫血、全血细胞减少和脾纤维化及萎缩。其他形式的成高铁红细胞贫血、再生障碍性贫血也和遗传与获得性 mtDNA 突变有关。多发性脂肪瘤其胸部有马颈圈样特征性分布,是核苷酸 8344 位点的 mtDNA 突变。突出的肺表现是 Leigh 病和 MERRF 重症病例的中枢换气异常。精神障碍特别是抑郁症可伴发于 mtDNA 的多发减失。在低钾周期性瘫痪和复发性肌球蛋白尿患者也发现多发 mtDNA 减失。外因也可引起 mtDNA 突变,例如抗病毒药齐多夫定可造成肌肉 mtDNA 减失,而出现获得性线粒体肌病。

四、诊断要点

诊断依靠特征的临床表现、母系遗传史,并辅以相应的化验室检查、病理组织学检查和肌肉生化酶分析或复合体测定等。

(一)辅助检查

线粒体脑肌病不同的综合征可合并的化验室检查异常(以发生多寡为序):骨骼肌活检中可见 RRF,血清和脑脊液中乳酸水平增高,肌电图肌性电位改变,神经传导可见轴突性和脱髓鞘性神经病。听力图检查示感觉神经性耳聋,基底节钙化或 MRI 局限性信号异常,磷-31 磁共振光谱学异常,生化检查中氧化磷酸化过程缺陷及分子遗传学中 mtDNA 突变的证据。临床常用的辅助化验室和影像学检查有以下几点。

1. 乳酸和丙酮酸

动脉血和静脉血皆增高,血浆正常时脑脊液即可出现异常。乳酸/丙酮酸比率:高(>50∶1)时提示呼吸链代谢阻断,正常儿童一般较高。休息时乳酸高多见于 PEO,纯 PEO 罕见,提示可有疲乏症状。运动后乳酸和丙酮酸更增高。正常时不能排除线粒体病,例如 NARP 和 MILS。

2. 血清 CK

血清 CK 正常时可轻度增高。增高可见于 PEO 和上睑下垂,肌无力。极高见于线粒体 DNA 损耗。

3. 肌肉活检

果莫里三色染色于 85% 的病例可见 RRF,多见于 MELAS、MERRF、KSS 和交叉型。RRF 代表肌纤维膜的异常线粒体增殖。阴性肌肉活检不能排除线粒体病。

4.神经影像学

常见的表现有以下三点。

(1)Leigh 病:双侧壳核、苍白球和尾状核高信号。

(2)MELAS:后大脑半球卒中样病变,基底节钙化。

(3)KSS:中央白质弥散性改变,基底节钙化。

(二)鉴别诊断

因线粒体脑肌病临床表现的多样性,应与有相似临床表现的疾病鉴别,如进行性眼外肌麻痹者应与眼肌型进行性肌营养不良鉴别;肌病应与进行性肌营养不良、脂质累积病等鉴别;脑肌病的 MERRF、MELAS 与脑血管疾病、肌阵挛癫痫、脊髓共济失调等鉴别,有鉴别价值的有身材矮小、智力迟钝、乳酸性酸中毒症、RRF。

五、治疗方案及原则

本病无特效治疗。一般予以支持和对症治疗,大剂量维生素特别是 B_1 和 B_2、细胞色素 C、L-肉碱、辅酶 Q 和艾地苯醌均可试用。可试用需氧训练,以增加运动耐受和降低血清乳酸水平,MELAS 患者可试用二氯乙酸盐(dichloroacetate)。

(靳建华)

第五节　重症肌无力

重症肌无力(MG)是由乙酰胆碱受体抗体介导、细胞免疫依赖性、补体参与的自身免疫性疾病,病变主要累及神经、肌肉接头处突触后膜上乙酰胆碱受体。临床特征为受累骨骼肌易于疲劳,并在活动后加重,经休息和服用抗胆碱酯酶药物后症状减轻和缓解。患病率约为人口的每 10 万人中 5 例。

一、病因及发病机制

自身免疫性疾病多发生在遗传的基础上,本病发生的原因,多数认为与胸腺的慢性病毒感染有关。遗传为内因,感染可能为主要的外因。正常人体中,乙酰胆碱受体有它自然的形成、脱落和代谢的过程,这个过程亦可能产生一定的抗体,但由于乙酰胆碱受体脱落与新生乙酰胆碱受体替补的平衡,机体并不发生疾病。在病毒感染的情况下,机体对乙酰胆碱受体脱落的自身代偿能力和耐受力发生了改变,使正常的生理过程过分扩大而产生疾病。其次,病毒表面与乙酰胆碱之间存在的共同抗原——抗病毒抗体的产生,导致交叉免疫反应。第三,病毒感染胸腺,使胸腺中的肌样上皮细胞及其他细胞表面的乙酰胆碱受体致敏,产生抗乙酰胆碱受体抗体。然而这三种因素仅导致一部分人发病,可能是与机体的遗传因素有关。

重症肌无力不仅损害横纹肌神经－肌肉接头处,还累及身体的许多部位,是一个广泛的自身免疫性疾病,其证据有:①癫痫发作和脑电图异常。癫痫的发病率在本病患者较正常人明显升高,血中既可测出抗肌肉的 AchRab,也可测出抗脑的 AchRab。部分患者发现脑电图有发作性弥漫性慢波或尖慢波。②睡眠时相障碍。主要表现在快相眼动期的异常。③记忆力障碍,可随病情的好转而随之改善。④精神病学方面障碍。可伴发精神分裂症、情绪异常、情感和个性改变等。⑤锥体束征阳性,随病情好转病理反射也消失。⑥易合并其他自身免疫性疾病,如甲状腺功能亢进等。

二、病理学

肌纤维改变均无特异性,可有局限性炎性改变,肌纤维间小血管周围可见淋巴细胞集结,称为淋巴漏,同时有散在的失神经性肌萎缩。在神经肌肉接头处终板栅变细、水肿和萎缩。电镜下可见突触间隙增宽、皱褶加深、受体变性。胸腺淋巴小结生发中心增生是常见的,部分患者伴发胸腺瘤。

三、临床表现

女性多于男性,约 1.5 : 1。各种年龄均可发病,但多在 20~40 岁之间。晚年起病者则以男性较多。主要表现为骨骼肌的无力和易疲劳性,每天的症状都是波动性的,休息后减轻,活动后加重,晨轻暮重。整个病程常常也有波动。疾病早期常可自发缓解,晚期的运动障碍比较严重,休息后也不能完全恢复。最常受累的肌群为眼外肌,表现为眼睑下垂、复视、眼球活动障碍。面部表情肌受累出现表情障碍、苦笑面容、闭眼示齿均无力。咀嚼肌及咽喉肌无力时,表现咀嚼和吞咽困难、进食呛咳、言语含糊不清、声音嘶哑或带鼻音。四肢肌群尤其近端肌群受累明显,表现上肢不能持久上抬、梳头困难、走一段路后上楼梯或继续走路有困难。颈肌无力者,头部倾向前坠,经常用手扶托。呼吸肌群受累,早期表现用力活动后气短,严重时静坐或静卧也觉气短、发绀,甚至出现呼吸麻痹。偶有影响心肌,可引起突然死亡。个别患者伴有癫痫发作、精神障碍、锥体束征,认为是 AchRab 作用于中枢神经系统所致。

重症肌无力按改良 Osserman 分型法分为以下几型。

Ⅰ型(眼肌型):单纯眼外肌受累。

Ⅱa 型(轻度全身型):四肢肌肉轻度受累,常伴有眼外肌受累,生活能自理。

Ⅱb 型(中度全身型):四肢肌群中度受累,眼外肌受累,有咀嚼,吞咽及讲话困难,生活自理有一定的困难。

Ⅲ型(重度激进型):急性起病,进展快,多于起病数周或数月内出现延髓麻痹、呼吸麻痹,常有眼外肌受累,生活不能自理。

Ⅳ型(迟发重症型):多在两年内逐渐由Ⅰ、Ⅱa、Ⅱb 型发展到延髓麻痹和呼吸麻痹。

Ⅴ型(肌萎缩型):指重症肌无力患者于起病后半年,出现肌萎缩。

自主神经症状:重症肌无力患者伴有自主神经症状约占 1%,主要表现:①一侧瞳孔散大。②唾液分泌过盛。③小便潴留或困难。④腹痛、腹泻,均在肌无力症状加重时出现。⑤大便困难。⑥呕吐,可以频繁呕吐为首发症状,继之出现四肢无力。上述症状均应应用皮质类固醇治疗后改善、消失。

短暂新生儿重症肌无力为一种特殊类型。女性患者,无论病情轻重,所生的婴儿约 10% 有暂时全身软弱、哭声微弱、吸吮无力、上睑下垂、严重者有呼吸困难。经救治后,皆在一周后到三个月内痊愈,此因患者母体的 AchRab 经胎盘输入婴儿所致。

重症肌无力危象是指急骤发生呼吸肌严重无力,出现呼吸麻痹,不能维持正常换气功能,并可危及患者生命,是该病死亡的常见原因。危象可分为以下三种。

1.肌无力危象为疾病发展的表现

多因感染、分娩、月经、情绪抑郁、漏服或停服抗胆碱酯酶药物,或应用呼吸抑制剂吗啡、神经－肌肉阻断剂如庆大霉素而诱发。有上述诱因者,静脉注射腾喜龙 2~5mg,肌无力症状有短暂和明显的好转。

2.胆碱能危象

为抗胆碱酯酶药物过量,使终板膜电位发生长期去极化,阻断神经－肌肉传导。多在 1 小时内有应用抗胆碱酯酶药物史,除表现肌无力症状外,尚有胆碱能中毒症状,表现为瞳孔缩小、出汗、唾液增多、肌束颤动等胆碱能的 M 样和 N 样不良反应。腾喜龙试验出现症状加重或无改变,而用阿托品 0.5mg 静脉滴注,症状好转。

3.反拗危象

主要见于严重全身型患者,多在胸腺手术后、感染、电解质紊乱或其他不明原因所引起,药物剂量未变,但突然失效。检查无胆碱能不良反应征象,腾喜龙试验无变化。重症肌无力患者仅有上述的肌力障碍。体格检查无其他异常,个别患者可有肌肉萎缩或锥体束征。

四、实验室检查

1.肌电图检查

(1)重复电刺激试验:对四肢肌肉的支配神经应用低频或高频刺激,都能使动作电位幅度很快地降低10％以上者为阳性。

(2)单纤维肌电图:是用特殊的单纤维针电极通过测定"颤抖(Jitter)"研究神经－肌肉接头的功能。重症肌无力的患者颤抖增宽,严重时出现阻滞,是当前诊断重症肌无力最为敏感的电生理手段。检测的阳性率,全身型约为77％～100％,眼肌型为20％～67％,不仅可作为重症肌无力的诊断,也有助于疗效的判断。

(3)微小终板电位:此电位下降,平均为正常人的1/5。

(4)终板电位:终板电位降低。

2.血液检查

血中 AchRab 阳性但也有少数患者该抗体检查为阴性。白细胞介素Ⅱ受体(IL-2R)水平明显增高,并可作为疾病活动性的标志,尤以Ⅱb、Ⅲ、Ⅳ型为著。T 细胞增殖与疾病程度成正比。活动期患者血清中补体含量减少,且与临床肌无力的严重度相一致。

3.免疫病理学检查

诊断有困难的患者,还可作神经－肌肉接头处活检,可见突触后膜皱褶减少、变平坦和其上乙酰胆碱受体数目减少。

4.胸腺的影像学检查

5％～18％有胸腺肿瘤,70％～80％有胸腺增生,应常规作胸部正、侧位照片或加侧位断层提高检出率。纵膈 CT 阳性率可达90％以上。

五、诊断

根据临床上好发肌群的无力现象,同时有晨轻暮重、休息后减轻、活动后加重的特点,又没有神经系统其他阳性体征,则可考虑这个诊断。对有疑问的病例,可作下列辅助试验。

1.肌疲劳试验

使可疑病变的肌肉反复地收缩,如连续作举臂、眨眼、闭目动作,则肌无力症状不断加重,而休息后肌力又恢复者为阳性。

2.药物试验

(1)腾喜龙试验:静脉注射腾喜龙 2mg,如无反应,则再静脉注射 8mg,一分钟内症状好转为阳性。

(2)新斯的明试验:肌内或皮下注射新斯的明 0.5～1mg,30～60 分钟内症状减轻或消失为阳性。

3.本病应与下列疾病相鉴别

(1)脑干或脑神经病变:此类疾病无肌疲劳的特点,新斯的明试验阴性,常有瞳孔改变、舌肌萎缩、感觉障碍和锥体束征。

(2)急性感染性多发性神经根神经炎:发病较急,有神经根痛症状,脑脊液蛋白－细胞分离现象,无肌疲劳的特点,新斯的明试验阴性。

(3)突眼性眼肌麻痹:为甲状腺功能亢进的并发症,有甲状腺肿大、突眼、心率加快等症状,可作同位素和甲状腺功能检查不难鉴别。

(4)Lambert-Eaton 综合征:又称类重症肌无力,为一组自身免疫性疾病。男性患者多于女性,常见于50～70 岁,约 2/3 患者伴有癌肿,尤其是小细胞癌。其肌无力主要表现在肢体近端,较少侵犯眼外肌和延髓所支配的肌肉,肌肉活动后也易疲劳,但如继续用力活动数秒,肌力却可获得暂时的改善。肌电图示单个电刺激的动作电位波幅低于正常,而高频电刺激时,波幅明显增高。用抗胆碱酯酶药物无效,而切除肿瘤后症状可改善。

六、治疗

治疗原则包括:①提高神经－肌肉接头处传导的安全性:主要是应用胆碱酯酶抑制剂,其次是避免用乙酰胆碱产生和(或)释放的抑制剂。首选抗生素为青霉素、氯霉素和先锋霉素等。②免疫治疗:胸腺摘除、胸腺放射治疗和抗胸腺淋巴细胞血清等。肾上腺皮质类固醇、细胞毒药物、抗淋巴细胞血清的超胸腺免疫抑制疗法。血浆交换和大剂量免疫球蛋白输入。③危象的处理:要根据不同的危象进行救治,并保持呼吸道通畅,积极控制肺部感染,必要时应及时气管切开,正压辅助呼吸。

(一)胆碱酯酶抑制剂(CHEI)

能抑制胆碱酯酶对乙酰胆碱的降解,使乙酰胆碱增多,肌力获一过性改善。适用除胆碱能危象以外的所有的重症肌无力患者。长期使用会促进 ACHR 的破坏,特别在抗乙酰胆碱抗体存在的情况下,这种破坏作用更大,故长期用药弊多利少。晚期重症患者由于 ACHR 严重破坏,常可出现耐药性。胆碱酯酶抑制剂有毒蕈碱样(M)和烟碱样(N)两方面不良反应。

M-胆碱系作用:轻者出现腹痛、胀气、腹泻、恶心、呕吐、流涎、肌抽动、瞳孔缩小等。重者可因心搏骤停、血压下降而导致死亡。

N-胆碱系作用:轻者表现为肌束震颤,重者可因脑内胆碱能神经元持续去极化传导阻滞而表现为不同程度的意识障碍。

1.吡啶斯的明

起效温和、平稳、作用时间较长(2~8 小时)和逐渐减效,口服 2 小时达高峰,蓄积作用小。对延髓支配的肌肉无力效果较好。最近有人报告用雾化吸入治疗,对吞咽困难有良好疗效且不良反应少。

糖衣片含 60mg,口服 60~180mg,每日 2~4 次,病情严重者可酌情加量。对于婴儿和儿童的剂量是1mg/kg,每 4~6h 一次,实际剂量还可按临床反应来变化。糖浆制剂 60mg/5mL,易于婴儿和儿童服用。缓释片剂 180mg/片,睡前服为佳,而白天服用易影响吸收率。不良反应很缓和,一般无需加用阿托品,因会加强吗啡及其衍生物和巴比妥类的作用,合并应用时须注意。个别患者有腹痛不能耐受,可减量或用小剂量阿托品对抗其 M-胆碱系不良反应。

2.新斯的明

对肢体无力效果好。甲基硫酸新斯的明溶液稳定性好,供注射,一般用0.5mg。口服后大部分于肠内破坏,只有未被破坏的部分才被吸收,故口服的有效剂量为注射剂量的 30 倍,常用溴化新斯的明 15mg。

溴化新斯的明口服约 15 分钟起效,30~60 分钟作用达高峰,持续约 2~6 小时,其后迅速消失,故日量及每 2 次用药的间期需因人而异。自135mg/d 至 180mg/d,常用 150mg/d,每日 3 次至 2 小时一次,可在进餐前 15~30 分钟口服 15mg。若静脉注射新斯的明有时可致严重心动过缓,甚至心跳骤停,应尽量避免静脉滴注。

3.美斯的明

15mg/片,作用一般持续 4~6 小时,不良反应小。

(二)肾上腺皮质激素

免疫抑制作用主要抑制自体免疫反应,对 T 细胞抑制作用强,而 B 细胞抑制作用弱。使 Th 细胞减少,Ta 细胞增多。抑制乙酰胆碱受体抗体合成,使神经－肌肉接头处突触后膜上的乙酰胆碱受体免受或少受自身免疫攻击所造成的破坏。早期使病情加重,其机制可能是对神经－肌肉接头处传递功能的急性抑制,并使血中乙酰胆碱受体抗体增高,如同时配合血浆交换可对抗之。适用于各型重症肌无力,特别是胸腺切除前后,对病情恶化又不宜于或拒绝作胸腺摘除的重症肌无力患者,以及小儿型、眼型的患者更应首选。治疗的有效率达 96%,其中缓解和显效率89%,对 40 岁以上的患者疗效最好,至少应用 6 个月仍无改善才可认为无效。

1.冲击疗法

适应于住院患者的危重病例、已用气管插管和人工呼吸机者、为争取短期内取得疗效者。实验证明,甲基泼尼松龙在泼尼松结构上引入 1、2 双键,6 位再入甲基,使其作用比泼尼松强 10 倍及半衰期延长。可在冲击治疗后迅速减少剂量而易于撤离,缩短激素治疗时间。

方法:甲基泼尼松龙 1000mg/d,静脉滴入,连续 3～5 天。改地塞米松 10～15mg/d,静脉滴入,连续 5～7 天后,可酌情继续用地塞米松 8mg/d,5～7 天,若吞咽有力或病情稳定,停用地塞米松,改为泼尼松口服 100mg/d,每晨顿服。症状基本消失时,每周减 2 次,每次减 10mg,减至 60mg/d 时,每次减 5mg。减至 40mg/d 时,开始减隔日量,每周减 5mg,如 1、3、5、7 服 40mg,隔日的 2、4、6 服 35mg,而下一周隔日量减为 30mg,以此类推,直至隔日量减为 0。以后每隔一天晨顿服 40mg,作为维持量,维持用药一年以上,无病情反复,可以将维持量每月减 5mg,直到完全停用。若中途有病情反复,则需随时调整剂量。若胸腺摘除术后,则一般需要用维持量(隔日晨顿服,成人 40～60mg;儿童 2.5mg/kg)2～4 年。

2.一般疗法

适用于Ⅰ、Ⅱa、Ⅴ型的门诊治疗,或胸腺手术后复发,症状表现如Ⅰ型或Ⅱa型及Ⅱb型病情稳定期,胸腺摘除术术前治疗。

方法:成人经确诊后,给予泼尼松 60～80mg,儿童 5mg/kg,隔日晨顿服,直至症状基本消失或明显好转开始减量,每 1～2 月减 5mg。Ⅰ型患者通常用一年左右可停药;Ⅱa 型用药至少一年以上,如减药时症状反复,还需调整到能控制病情的最小剂量,待症状再次消失或基本消失,每 2 个月减 5mg 至停药;胸腺瘤术后用维持量同(1);Ⅱb 型在生活可基本自理时,每 2～3 个月减 2～5mg,至完全停药;胸腺摘除术前治疗,如为胸腺增生,用药 2 个月以上症状改善即可尽快减量,每周减 10～20mg,停药后手术。胸腺瘤患者,用药 1～2 月,症状有无改善均须尽快手术。也有人主张,胸腺瘤术前不用激素治疗。

不良反应:约有 66% 的患者有不同程度的不良反应,主要有向心性肥胖、高血压、糖尿病、白内障、骨质疏松、股骨头无菌性坏死、精神症状、胃溃疡。可与 H_2 受体拮抗剂,如雷尼替丁等合用。甲基泼尼松龙冲击治疗的不良反应甚少且轻,对症处理易于缓解。氯化钾口服可改善膜电位,预防骨质疏松和股骨头无菌性坏死可给予维生素 D 和钙剂,后者还有促进乙酰胆碱释放的作用。为促进蛋白合成,抑制蛋白分解,可给予苯丙酸诺龙。

(三)免疫抑制剂

1.环磷酰胺

大剂量冲击疗法主要抑制体液免疫,静脉点滴 1000mg/次,5 日 1 次,连用10～20次,或 200mg/次,每周 2～3 次,总量 10～30g。小剂量长期疗法主要抑制细胞免疫,100mg/d 服用,总量 10g。总量越大,疗程越长其疗效越好,总量达 10g 以上,90% 有效;达 30g 以上,100% 有效。疗程达 3 年可使 100% 患者症状完全消失,达到稳定的缓解。适用于对皮质类固醇疗法无效、疗效缓慢、不能耐受或减量后即复发者,以及胸腺切除术效果不佳者。当血白细胞或血小板明显减少时停用。

2.硫唑嘌呤

抑制 DNA 及 RNA 合成,主要抑制 T 细胞的功能。儿童 1～3mg/(kg·d),连用一到数年。成人 150～200mg/d,长期应用。适应证与环磷酰胺相同。不良反应常见:脱发、血小板及白细胞数减少。

3.环孢素

主要影响细胞免疫,抑制 T_H 细胞的功能。口服 6mg/(kg·d),以后根据药物的血浆浓度(维持在 400～600μg/L)和肾功能情况(肌酐≤176μmol/L)调节药物剂量,疗程 12 个月,2 周可获改善,获最大改善的时间平均 3 个月。不良反应有恶心、一过性感觉异常、心悸、肾中毒等。60 岁以上,有高血压史,血清肌酐达 88～149.6μmol/L 者有引起肾中毒的危险,应慎用。

4.VEP 疗法

即长春新碱、环磷酰胺、氢化泼尼松联合疗法。主要利用其抗肿瘤作用和免疫抑制作用,可适用于伴胸腺肿瘤而不适于手术治疗的患者。

（四）血液疗法

1.血浆交换疗法

能清除血浆中抗 AchR 抗体及免疫复合物，起效迅速，但不持久，疗效维持 1 周～2 个月，之后随抗体水平逐渐增高而症状复现。适用于危象和难治型重症肌无力。具体方法，取全血，分离去除血浆，再将血细胞与新鲜的正常血浆或其他交换液一起输回，每 2 小时交换 1000mL，每次换血浆量 2000～3000mL，隔日一次，3～4 次为一疗程。如与类固醇皮质激素等免疫抑制剂合用，取长补短，可获长期缓解。

2.大剂量静脉注射免疫球蛋白

免疫抑制剂和血浆交换疗法的不良反应为人们提出需要一种更有效和更安全的治疗。单独应用大剂量免疫球蛋白治疗的 65% 患者在 2 周起效，5 日一疗程。总剂量为 1～2g/kg 或每日 400mg/kg，静脉注射，作为缓解疾病进程起到辅助性治疗的作用。其不良反应轻微，发生率 3%～12%，表现为发热、皮疹、偶有头痛，对症处理可减轻。

3.免疫吸附疗法

采用床边血浆交换技术加上特殊的免疫吸附柱（有一次性的，也有重复的），可以有效地祛除患者血浆中的异常免疫物质，常常获得奇效。该疗法最大的好处是不需要输注正常人血浆。

（五）胸腺治疗

1.胸腺手术

一般术后半年内病情波动仍较大，2～4 年渐趋稳定，故术后服药不得少于 2～4 年，5 年 90% 有效。手术能预防重症肌无力女性患者产后发生肌无力危象。病程短，病情轻，尤其胸腺有生发中心的年轻患者的疗效较好。恶性胸腺瘤者疗效较差。

2.胸腺放射治疗

其机制与胸腺摘除相似，但其疗效不肯定，且放射治疗易损伤胸腺邻近组织，不良反应较大。

（六）危象的急救

重症肌无力危象，是指重症肌无力患者本身病情加重或治疗不当引起吞咽和呼吸肌的进行性无力，以至不能排出分泌物和维持足够的换气功能的严重呼吸困难状态，是临床上最紧急的状态，往往需要气管切开，并根据不同的危象采取相应的措施。

1.肌无力性危象

一旦确诊即给新斯的明 1mg，每隔半小时肌内注射 0.5mg，好转后逐渐改口服适当剂量。肌无力危象多因感染诱发或呼吸困难时气管分泌物潴留合并肺部感染。

2.胆碱能性危象

静脉注射阿托品 2mg，根据病情可每小时重复一次，直至出现轻度阿托品化现象时，再根据腾喜龙试验的反应，开始给新斯的明，并谨慎地调整剂量。

3.反拗性危象

应停用有关药物，给予人工呼吸和静脉补液。注意稳定生命体征，保持电解质平衡。2～3 天后，重新确立抗胆碱酯酶药物用量。

首选甲基泼尼松龙的冲击疗法。因有辅助呼吸，激素使用早期出现无力加重现象也可继续用。有强调合用环磷酰胺的积极意义。血浆置换法在危象抢救中也有疗效显著、起效快的优点。有人首先主张早期气管切开，正压式辅助呼吸，同时减用以至停用胆碱酯酶抑制剂 72 小时，称"干涸"疗法，同时加用激素等免疫抑制疗法，效果显著。胆碱能危象时停用所有药物，大约经过 72 小时所有的药物毒性作用可消失。故在控制呼吸的情况下，无需用腾喜龙试验来判断，使得三种危象的鉴别诊断、治疗都变得简单、方便。有利于赢得抢救的时机，提高成功率。同时须精心护理与增强体质，保证患者有足够的营养，防止水电解质和酸碱平衡紊乱。

（七）避用和慎用的药物

对于影响神经肌肉接头传递功能、降低肌细胞膜兴奋性或抑制呼吸的药物，如新霉素、卡那霉素、多黏菌素、奎宁、吗啡、哌替啶等，均应避用。此外，四环素、金霉素、链霉素均应慎用，非那根、鲁米那、地西泮等镇静剂也能抑制呼吸，尽可能不用。

（八）重症肌无力诊断和治疗的流程图（图 19-1）

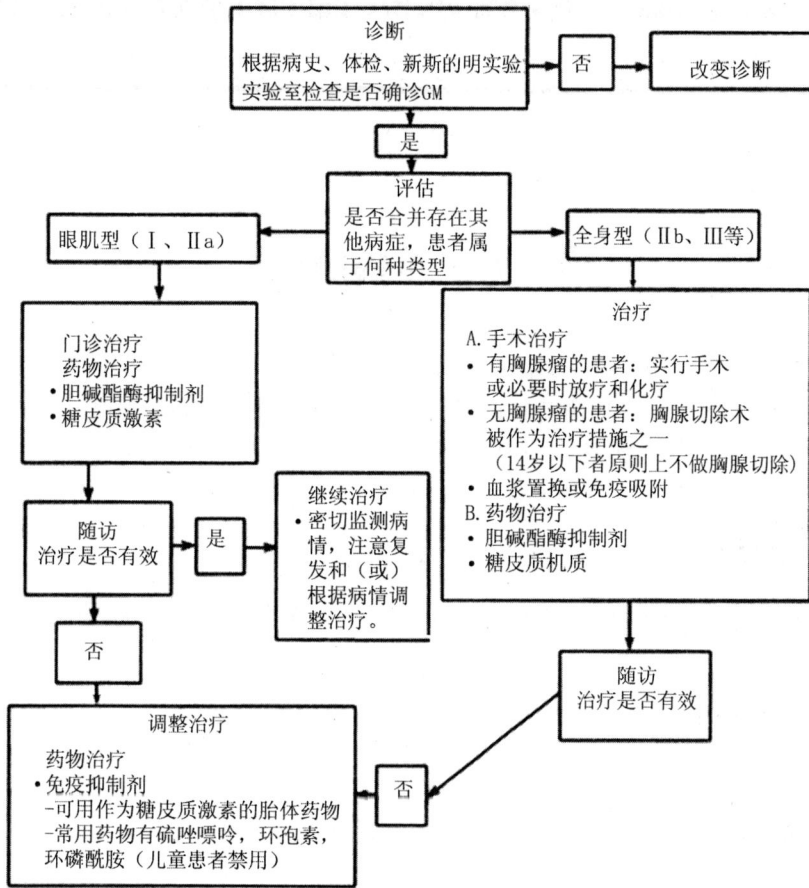

图 19-1　重症肌无力诊断和治疗流程图

（李家雪）

第二十章　神经系统遗传代谢性疾病

第一节　苯丙酮尿症

苯丙酮尿症(phenylketonuria,PKU)是由于苯丙氨酸代谢途径中酶缺陷所致的遗传性代谢缺陷病,因患儿尿液中排出大量苯丙酮酸等代谢产物而得名,属常染色体隐性遗传。临床主要特征为智力低下、发育迟缓、皮肤毛发颜色变浅。本病各国发病率不同,美国为 1/14 000,英国为 1/10 200,澳大利亚为 1/10 500,日本为 1/16 000,中国为 1/18 000。

一、病因及发病机制

本病分典型(约占 99%)和非典型(约占 1%)两型。本节重点介绍典型,病因是由于基因突变致苯丙氨酸羟化酶缺陷而引起苯丙氨酸代谢障碍,使苯丙氨酸不能转变为酪氨酸,从而在体内蓄积并转化为过多苯丙酮酸、苯乳酸及苯乙酸等旁路代谢产物并从尿液中排出,从而出现一系列临床症状:①过量苯丙酮酸由尿排出形成苯丙酮尿。②由于酪氨酸生成减少以及血中过量苯丙氨酸对酪氨酸羟化酶起抑制作用,使酪氨酸转变为黑色素的过程受阻,患儿毛发色素减少。③高浓度的苯丙氨酸及其旁路代谢产物导致脑细胞受损,此外,多巴胺及 5-羟色胺缺乏,使脑的发育和功能受到显著影响,导致患儿智能落后,并出现神经系统症状。

二、临床表现

患儿出生时正常,3～6 个月时开始出现症状,1 岁时症状明显。

(一)神经系统

智能低下为本病最主要症状。可伴行为异常和抽搐等,严重者可出现脑性瘫痪。

(二)外观

患儿出生数月后因黑色素合成不足,患儿毛发逐渐变为棕色或黄色,皮肤白嫩,虹膜色素变淡。

(三)其他

呕吐和皮肤湿疹常见,尿和汗液有特殊的鼠尿臭味。

三、实验室检查及辅助检查

1. Guthrie 细菌生长抑制试验

新生儿喂奶 3 d 后,采集足跟末梢血,吸在厚滤纸上,晾干后邮寄到筛查中心。采用 Guthrie 细菌生长抑制试验半定量测定,原理是苯丙氨酸能促进已被抑制的枯草杆菌重新生长,以生长圈的范围测定血中苯丙氨酸的含量,也可在苯丙氨酸脱氢酶的作用下进行比色定量测定,其假阴性率较低。

2. 尿三氯化铁试验

取尿 5 mL,滴入 10% 的三氯化铁数滴,如尿中有苯丙酮酸,则呈绿色。但新生儿期阴性反应不能除外本病。

3.尿2,4-二硝基苯肼试验

阳性时尿呈黄色或有黄色沉淀。

4.血浆苯丙氨酸浓度测定

正常人血浆苯丙氨酸浓度 0.061～0.18 mmol/L(10～30 mg/L),当血清浓度达0.36 mmol/L(60 mg/L)以上,即可诊断。

5.苯丙氨酸耐量试验

口服苯丙氨酸100 mg/kg,1～4 h后查血,可发现苯丙氨酸浓度增高,酪氨酸含量下降。

6.尿蝶呤分析

应用高压液相层析测定尿液中的新蝶呤和生物蝶呤的含量可以鉴别各型苯丙酮尿症。

四、治疗

本病为少数可治性遗传代谢病之一,应力求早诊断、早治疗。一经确诊,立即给予低苯丙氨酸饮食,以预防脑损害及智能低下的发生。对于婴儿可喂低苯丙氨酸奶粉,幼儿添加辅食时应给以淀粉类、水果和蔬菜等低蛋白饮食。对于非典型病例除饮食控制外,还给予四氢生物蝶呤(BH4)、5-羟色氨酸和L-DOPA等药物。

五、预防

避免近亲结婚。有本病家族史的夫妇必须采用DNA分析或测定羊水中蝶呤,对胎儿进行产前检查。

（刘秀君）

第二节　糖代谢障碍

一、糖原累积病

糖原累积病(glycogen storage disease,GSD)是一类糖代谢障碍性遗传病。由于糖原分解或合成过程中各种酶缺乏,以致糖原(正常或异常结构)累积在肝脏、肌肉、心脏、肾脏等组织而造成一系列的临床症状。糖原合成主要通过四个环节:葡萄糖磷酸化;尿苷二磷酸葡萄糖生成;α-1,4糖苷键;α-1,6糖苷键。糖原分解是糖原在磷酸化酶作用下,将α-1,4糖苷键分解生成1-磷酸葡萄糖,再由脱支酶作用,将α-1,6糖苷键水解生成游离的葡萄糖。缺乏糖原代谢有关的酶,糖原合成或分解则发生障碍,导致糖原沉积于组织中而致病。根据酶缺陷和受累组织,GSD可分为11型。其中Ⅰ、Ⅲ、Ⅳ、Ⅵ、Ⅸ型以肝脏病变为主,Ⅱ、Ⅴ、Ⅶ型以肌肉组织受损为主,以Ⅰ型GSD最为多见。除Ⅷ、Ⅸ型为X连锁隐性遗传外,其他为常染色体隐性遗传(表20-1)。发病率约为1/20 000～1/25 000。Ⅰ型糖原累积病是由于肝、肾等组织中葡萄糖-6-磷酸酶活性缺陷所造成,是糖原累积病中最为多见者,约占总数的25%。

糖是主要的供能物质,人体所需能量的50%～70%来自糖。糖原是动物体内糖的储存形式,广泛存在于各种组织的细胞内,尤以心、肝、肌肉为主。正常肝和肌肉分别含有约4%和2%的糖原,肝糖原的含量低于70 mg/g组织,肌糖原的含量低于15 mg/g组织。肝糖原是血糖的重要来源,肌糖原可供肌肉收缩的急需。

正常情况下,葡萄糖-6-磷酸酶分解葡萄糖占肝糖原分解所得葡萄糖的90%,在维持血糖稳定方面起主导作用。葡萄糖-6-磷酸酶缺乏时,糖原的分解过程发生障碍,致使过多的糖原贮积在肝、肾中,不仅导致其体积明显增大,而且其功能也受到损害。正常人在血糖过低时,胰高糖素分泌随即增高以促进肝糖原分解和葡萄糖异生过程,生成葡萄糖使血糖保持稳定。Ⅰ型GSD患儿则由于葡萄糖-6-磷酸酶的缺陷,6-磷酸葡萄糖不能进一步水解成葡萄糖,因此由低血糖刺激分泌的胰高糖素不仅不能提高血糖浓度,却使大量糖原分解所产生的部分 6-磷酸葡萄糖进入糖酵解途径;同时,由于6-磷酸葡萄糖的累积,大部分 1-磷酸葡萄糖又重新再合成糖原;而低血糖又不断导致组织蛋白分解,向肝脏输送葡萄糖异生原料,这些异常代谢都加速了肝糖原的合成。糖代谢异常同时还造成了脂肪代谢紊乱,亢进的葡萄糖异生和糖酵解过程不仅使血中丙酮酸和乳酸含量增高导致酸中毒,还生成了大量乙酰辅酶 A,为脂肪酸和胆固醇的合成提供了原料;同时还产生了合成脂肪和胆固醇所必需的还原型辅酶Ⅰ(烟酰胺腺嘌呤二核苷酸,NADH)和还原型辅酶Ⅱ(烟酰胺腺嘌呤二核苷酸磷酸,NADPH)。此外,低血糖还使胰岛素水平降低,促进外周脂肪组织分解,使游离脂肪酸水平增高。这些代谢改变最终造成了三酰甘油和胆固醇等脂质合成旺盛,临床表现为高脂血症和肝脂肪变性。

表 20-1　糖原累积病的类型

类型	疾病	酶缺陷	致病基因	基因定位	主要受累组织
GSD 0 型					
0a		糖原合成酶	GYS2	12p12.2	肝
0b		糖原合成酶	GYS1	19q13.3	肌肉
GSD Ⅰ 型					
Ⅰa	Von Gierke 病	葡萄糖-6-磷酸酶	G6PC、G6PC1	17q21	肝、肾
Ⅰb		葡萄糖-6-磷酸转移酶	G6PT1	11q23	肝
Ⅰc		葡萄糖-6-磷酸转移酶	G6PT1	11q23,6p21.3	肝
GSD Ⅱ 型	Pompe 病	α-1,4-葡萄糖苷酶	GAA	17q25.2-q25.3	心、肝、肌肉
GSD Ⅲ 型	Forbes 病				
	Cori 病				
Ⅲa		脱支酶	AGL	1p21	肝、肌肉
Ⅲb		脱支酶	AGL	1p21	肝
Ⅲc		淀粉 1,6-葡糖苷酶			
Ⅲd		低聚-(1,4→1,4)-葡聚糖转移酶活性			
GSD Ⅳ 型	Andersen 病	分枝酶	GBE1	3p12	肝
GSD V 型	McArdle 病	肌磷酸化酶	PYGM	11q13	肌肉
GSD Ⅵ 型	Hers 病	肝磷酸化酶 P	YGL	14q21-q22	肝
GSD Ⅶ 型	Tarui 病	肌肉磷酸果糖激酶	PFKM	12q13.3	肌肉、红细胞
GSD Ⅷ 型		磷酸化酶激酶	PHK	Xp22.2-p22.1	肌肉
GSD Ⅸa 型		肝磷酸化酶激酶	PHKA2	Xp12-q13	肝
GSD Ⅺ 型	Faneoni-Biekel 综合征	葡萄糖转运蛋白 2	GLUT2	3p26.1-q26.3	肝、肾

Ⅰ型 GSD 常伴有高尿酸血症,这是由于患儿嘌呤合成代谢亢进所致。6-磷酸葡萄糖的累积促进了磷酸戊糖旁路代谢,生成了过量的 5-磷酸核糖,进而合成磷酸核糖焦磷酸,再在谷氨酰胺磷酸核糖焦磷酸氨基转移酶的作用下转化成为 1-氨基-5-磷酸核糖乳酸苷,从而促进嘌呤代谢并使其终末代谢产物尿酸增加。

糖原合成与分解代谢途径见图 20-1。

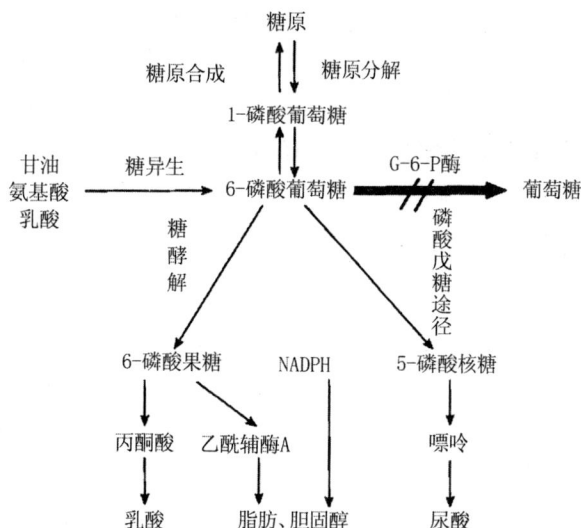

图 20-1　糖原合成与分解代谢途径

（一）临床表现

临床表现轻重不一，大多数起病隐袭，婴儿期除肝大外，其他表现往往不典型。

重症：在新生儿期发病，表现为严重低血糖（出汗、苍白，甚至抽搐、昏迷，多在空腹或饥饿状态下出现，血糖最低可至 0.5 mmol/L）、酸中毒、呼吸困难、肝大。

轻症：婴幼儿期发病，常因生长迟缓、腹部鼓胀等就诊。

主要的临床表现有以下几种。

1.生长发育落后

由于慢性乳酸酸中毒和长期胰岛素/胰高糖素比例失常以及肝脏的损害，使蛋白分解过度、合成障碍及生长介质降低，患儿身材矮小，骨龄落后，骨质疏松，但身体各部比例和智能正常。向心性肥胖，皮下脂肪堆积，可有脂肪泻。

2.腹部膨胀

肝脏持续增大而坚实，常占据右腹的大部，表面光滑，无触痛，不伴黄疸或脾增大，少数可有肝功能不全表现，如 GPT 增高、低蛋白血症。

3.肾脏肿大

一般不引起临床症状。常因肝大不易触及，但在 X 线下可见其增大的阴影。肾功能检查一般正常，但严重患儿可有肾小球滤过率下降，肾小管功能障碍，出现肾小管酸中毒的临床表现。

4.饥饿性低血糖

患儿时有低血糖发作和腹泻发生。少数幼婴在重症低血糖时尚可伴发惊厥。但亦有血糖降至 0.56 mmol/L（10 mg/dL）以下而无明显症状者。随着年龄的增长，低血糖发作次数可减少。

5.其他

肌肉松弛，四肢伸侧皮下常可见黄色瘤。由于血小板功能不良，患儿常有鼻出血等出血倾向。青春期发育延迟。高脂血症使视网膜脂质沉积，眼底可有多发性双侧黄斑周围病变。长期的慢性病变可影响铁剂吸收而导致缺铁性贫血等。

（二）实验室检查

1.血生化

血糖降低、血乳酸升高、血脂升高、尿酸升高。

2.血小板

功能降低，黏附率、聚集功能低下。

3.肝功能

多数正常,少数异常。

4.B超

肝、肾大,可见肝脏有单个或多个腺瘤。几乎所有 GSD-Ⅰ型女性患者用 B 超检查都可发现多发卵巢囊肿,但是临床上无多发性卵巢囊肿的症状。

5.X线

骨质疏松、肾脏大。

6.CT

少数病程较长的患儿肝脏可有单个或多个腺瘤。

7.基因诊断

随着分子基因水平分析的应用,基因突变有了比较高的检测率。基因诊断更适于患者家族中无症状的杂合子诊断。

(三)诊断和鉴别诊断

饥饿性低血糖伴肝大、高脂血症、乳酸酸中毒为诊断本病的线索。糖代谢功能试验有助于本病的诊断:如糖耐量试验中因患儿胰岛素分泌不足,呈现典型糖尿病特征;胰高糖素或肾上腺素试验亦不能使患儿血糖明显上升,且注射胰高糖素后,血乳酸明显增高;由于患儿不能使半乳糖或果糖转化为葡萄糖,因此在半乳糖或果糖耐量试验中血葡萄糖水平不升高。

1.糖耐量试验

试验当日 0 时起禁食,清晨口服葡萄糖 2.5 g/kg,每克加水 2.5 mL,3~5 分钟服完,测 0、30、60、90、120 分钟的血糖和乳酸。大部分患儿糖耐量受损,乳酸峰值比基础值明显升高。

2.胰高糖素试验

肌内注射胰高糖素 20 μg/kg,于 0、15、30、45、60、90、120 分钟测血糖和血乳酸。正常血糖升高 >35 mg/dL;患儿血糖不升高或升高但低于正常。部分患儿乳酸水平增高。

3.肾上腺素试验

皮下注射 0.1% 肾上腺素 0.01 mL/kg,于 0、10、30、60、90、120 分钟测血糖。在餐后 1~3 小时进行胰高糖素或肾上腺素试验可使患儿血糖上升,但在饥饿 14 小时后进行试验则无效应。

4.半乳糖试验

口服半乳糖 2 g/kg,测 0、30、60、90、120 分钟的血糖和血乳酸。由于患儿不能使半乳糖和果糖转化为葡萄糖,因此,半乳糖和果糖耐量试验中血葡萄糖水平不升高,血乳酸升高。

糖代谢功能试验虽有避免作肝组织活体检查的优点,但本病患儿对此类试验反应的个体变异较大。故肝组织的糖原定量和葡萄糖 6-磷酸酶活性测定是确诊本病的依据。

家庭中若有本病患者,其每胎的发病率为 25%。产前明确诊断便于早期终止妊娠,达到优生的目的。可以通过羊水细胞或绒毛细胞测定相应的酶活性,但酶学方法检测技术比较困难,而且 GSD-Ⅰ型在羊水细胞中 G-6-P 并不表现有酶缺陷,因此,应用酶学作产前诊断不是很好的办法。

分子生物学检测:应用 PCR 结合 DNA 序列分析或 ASO 杂交方法能正确地鉴定 88%GSD-Ⅰ型患者携带的突变等位基因。

(四)治疗

本病的病理生理基础是在空腹低血糖时,由于胰高糖素的代偿分泌促进了肝糖原分解,导致了患儿体内 6-磷酸葡萄糖累积和由此生成过量的乳酸、三酸甘油酯和胆固醇等一系列病理生化过程。因此,维持正常血糖水平可阻断这种异常的生化过程,减轻临床症状。

1.饮食治疗

少量多餐,高糖饮食。饮食中蛋白质含量不宜过多,脂肪应少,以高碳水化合物为主。

2.目前多采用生玉米淀粉口服,减少低血糖发作

生玉米淀粉:1.75~2 g/kg,以冷开水调服,每4~6小时一次替代治疗。目的:使血糖控制在正常范围的高限(4.3~5.5 mmol/L),尿乳酸的水平在正常范围内(<0.06 mol/L肌酐)。玉米淀粉是一种葡萄糖的多聚体,口服后在肠道缓慢消化,逐渐释放出葡萄糖,血糖便能维持在正常水平,肝脏不再增大,身高增长加快。玉米淀粉必须用冷水调服,不可煮沸或用开水冲服,因为在加热状态下,玉米淀粉颗粒呈分解状态,极易被淀粉酶水解而不能达到维持血糖恒定的目的。

饮食中注意:碳水化合物约占60%;尽可能减少半乳糖和乳糖,因为两者不能被有效利用来维持血糖;高蛋白饮食对纠正低血糖无特殊意义,因为患者从氨基酸转变为葡萄糖的能力有限。

3.其他治疗方法

(1)肝细胞或肝移植:如果患者存在难以控制的低血糖或肝衰竭或肝腺瘤,可行肝细胞或肝移植。如合并肾衰竭可行肝、肾联合移植。

(2)骨髓移植:也成功应用于Ⅰb型患儿中。

(3)酶替代治疗:近几年利用重组人α-硫糖苷酶治疗晚发型Pompe病获得成功。

(五)预后

未经正确治疗的本病患儿因低血糖和酸中毒发作频繁,常有体格和智能发育障碍。伴有高尿酸血症的患者常在青春期并发痛风。患者在成年期的心血管疾病、胰腺炎和肝脏腺瘤(或腺癌)的发生率高于正常人群,少数患者可并发进行性肾小球硬化症。

二、黏多糖病

黏多糖病(mucopolysaccharidosis,MPS)是一组由于酶缺陷造成的酸性黏多糖不能完全降解的溶酶体累积病。黏多糖是结缔组织细胞间的主要成分,广泛存在于各种组织内。重要的黏多糖有:硫酸皮肤素(dermatan sulfate,DS)、硫酸类肝素(heparan sulfate,HS)、硫酸角质素(keratan sulfate,KS)、硫酸软骨素(chondroitin sulfate,CS)和透明质酸(hyaluronic acid,HA)等。已知有10种溶酶体酶参与黏多糖的降解过程,其中任何一种酶的缺陷均会造成酸性黏多糖分解障碍而聚集在体内,并自尿中排出。患儿缺陷酶的活性仅及正常人的1%~10%。根据酶的缺陷,本病可分为8型(表20-2),除Ⅱ型为X连锁隐性遗传外,其余均为常染色体隐性遗传病。Ⅰ(H)型最常见,为α-左旋艾杜糖醛酸酶缺陷引起。患者实质和间质细胞内有黏多糖沉积。在中枢神经系统及周围神经节神经细胞内、视网膜细胞层、肝脏的库普弗细胞及实质细胞、嗜酸性粒细胞内均有粗大深紫色颗粒。少数病例可因黏多糖沉积于脑脊髓膜上而引起脑脊液循环梗阻,发生脑积水;或因大脑萎缩而致脑室扩大。

(一)临床表现

各型MPS的病程都是进行性的,病变常累及多器官,有相似的临床表现,大都在1周岁左右发病。但各型的病情轻重不一,且有各自的临床特征。ⅠH型在临床上最为多见,症状典型,预后甚差,常在10岁以前死亡。

1.体格发育障碍

患儿大多在周岁以后呈现生长落后,身材矮小并具有特殊面容:头大呈舟状,面部丑陋,前额和双颞突出,毛发多而发际低,眼裂小、眼距宽、鼻梁低平、鼻翼肥大、鼻孔大,下颌小、唇厚外翻、舌大外突等。上述症状以ⅠH型出现最早,最为严重,也最典型。Ⅵ、Ⅶ型与ⅠH型类似,Ⅱ、Ⅲ型较轻,Ⅳ型面部大致如正常人。

关节进行性畸变,脊柱后凸或侧凸,常见鸡胸、驼背、膝外翻或内翻以及手足屈曲、外翻畸形、爪形手等改变。ⅠS型骨骼病变极轻,通常不影响身高。Ⅳ型骨骼病变最严重,患儿椎骨发育不良而呈扁平,表现为身短、鸡胸、肋下缘外突和脊柱极度后侧凸,膝外翻严重,因第2颈椎齿状突发育欠佳和关节韧带松弛而常发生寰椎半脱位。

表 20-2　黏多糖病分型

类型	综合征	缺陷酶	致病基因	基因定位
MPS Ⅰ型				
Ⅰ H 型	Hurler 综合征	α-L-艾杜糖酶	IDUA	4p16.3
Ⅰ S 型	Scheie 综合征	α-L-艾杜糖酶	IDUA	4p16.3
Ⅰ H/S 型	Hurler-Scheie 综合征	α-L-艾杜糖酶	IDUA	4p16.3
MPSⅡ型（A、B）	Hunter 综合征（A、B）	艾杜糖醛酸硫酸酯酶	IDS	Xq28
			SIDS	
MPSⅢ型				
Ⅲ A 型	Sanfilippo 综合征 A	硫酸乙酰肝素硫酸酯酶	SGSH	17q25.3
Ⅲ B 型	Sanfilippo 综合征 B	N-乙酰-α-D 氨基葡糖苷酶	NAGLU	17q21
Ⅲ C 型	Sanfilippo 综合征 C	乙酰辅酶 A：α-氨基葡萄糖苷-N 乙酰转移酶	HGSNAT	8p11
Ⅲ D 型	Sanfilippo 综合征 D	N-乙酰氨基葡糖苷-6-硫酸酯酶	GNS	12q14
MPSⅣ型				
Ⅳ A 型	Morquio 综合征 A	氨基半乳糖-6-硫酸酯酶	GALNS	16q24.3
Ⅳ B 型	Morquio 综合征 B	β-半乳糖苷酶	GLB1	3p21.33
MPSⅥ型	Maroteaux-Lamy 综合征	芳基硫酸酯酶 B	ARSB	5q11-q13
MPSⅦ型	Sly 综合征	β-葡萄糖醛酸酶	GUSB	7q21.11
MPSⅧ型	Diferrante 综合征	氨基葡糖-6-硫酸-硫酸酯酶	?	?
MPSⅨ型		透明质酸酶	HYAL1	3p21.3-p21.2

2.智能障碍

精神神经发育在周岁后逐渐迟缓，表现为反应迟钝、语言落后、表情呆板等，常进行性加重，以ⅠH型最常见，Ⅲ型最为严重，但ⅠS、Ⅳ和Ⅵ型患儿大都智能正常。

3.眼部病变

大部分患儿在周岁左右即出现角膜混浊，Ⅱ、Ⅳ型的发生时间稍晚且较轻。因角膜基质中的黏多糖以KS 和 DS 为主，而Ⅲ型酶缺陷仅导致 HS 降解障碍，故无角膜病变。ⅠS、Ⅱ和Ⅲ型可能有视网膜色素改变，ⅠS型最严重，可并发青光眼，甚至失明。

4.肝脾大

由于黏多糖在各器官的贮积，可出现腹部膨隆、肝脾大，而肝功能正常。

5.其他

常见耳聋、心瓣膜损伤、动脉硬化，还有皮肤水肿、增厚、粗糙等。随着病情进展，可发生肺功能不全、颈神经压迫症状和交通性脑积水等继发病变。

(二)诊断和鉴别诊断

本病患儿的临床表现大同小异，根据临床特征和 X 线检查可提示本病。尿筛查和黏多糖定性可以诊断，但确诊则需进行酶活性测定。

1.骨骼 X 线检查

骨质普遍疏松且有特殊形态改变：颅骨增大，蝶鞍浅长；脊柱后、侧凸，椎体呈楔形，胸、腰椎体前下缘呈鱼唇样前突；肋骨的脊柱端细小而胸骨端变宽，呈飘带状；尺、桡骨粗短，掌骨基底变窄，指骨远端窄圆。

2.尿液黏多糖检测

尿液的黏多糖定性、定量检查。甲苯胺蓝呈色法为本病的筛查试验，亦可用醋酸纤维薄膜电泳来区分尿中排出的黏多糖类型，协助分型。

3.酶学分析

各型 MPS 的确切诊断都应依据酶活性测定为准，可以采用外周血白细胞、血清或培养成纤维细胞进行。本病应与佝偻病。先天性甲状腺功能减低症，骨、软骨发育不良和黏脂病等相鉴别。

（三）治疗及预后

1.酶替代治疗

近几年来,酶替代治疗在黏多糖Ⅰ、Ⅱ、Ⅵ型中已经取得成功。通过酶替代治疗患儿尿中黏多糖明显减少,肝脾明显缩小,生长发育速度加快,关节活动能力提高。

2.骨髓移植

骨髓移植可改善部分临床症状。黏多糖ⅠH型经骨髓移植后,智力改善,末梢组织的黏多糖消失,角膜清亮,肝脾缩小,上肢关节的活动性好转,但不能改变 Hurler 综合征骨骼异常的自然病程,对于已经形成的骨骼畸形无改善。

3.造血干细胞移植、脐血移植

早期造血干细胞移植、脐血移植可使 Hurler 综合征患者病情停止恶化,延长寿命。

4.基因治疗

尚在动物试验阶段。

三、半乳糖血症

半乳糖血症(galactosemia)是由于半乳糖代谢途径中酶的缺陷所造成的遗传代谢病,其发病率约为1/40 000。依据酶的缺陷不同分为 3 型,均为常染色体隐性遗传病,临床表现为黄疸、肝脾大、低血糖和肝功能异常。其中以半乳糖-1-磷酸尿苷酰转移酶缺乏最为多见,在新生儿中发病率为1/10 000~1/30 000,且病情严重。

食物中的半乳糖主要来自奶类所含的乳糖。哺乳婴儿所需能量的 20% 由乳类中的乳糖提供。正常情况下,乳糖进入肠道后即被水解成半乳糖和葡萄糖经肠黏膜吸收。半乳糖被吸收后在肝细胞内先后经半乳糖激酶(galactokinase,GALK)、半乳糖-1-磷酸尿苷酰转移酶(galactose-1-phosphate uridyltransferase,GALT)和尿苷二磷酸半乳糖表异构酶(uridine diphos phate galactose-4-epimerase,GALE)的作用,最终生成 1-磷酸葡萄糖进入葡萄糖代谢途径(图 20-2)。人体肝脏将半乳糖转化为葡萄糖的能力很强,摄入血中的半乳糖在半小时内即有 50% 被转化。

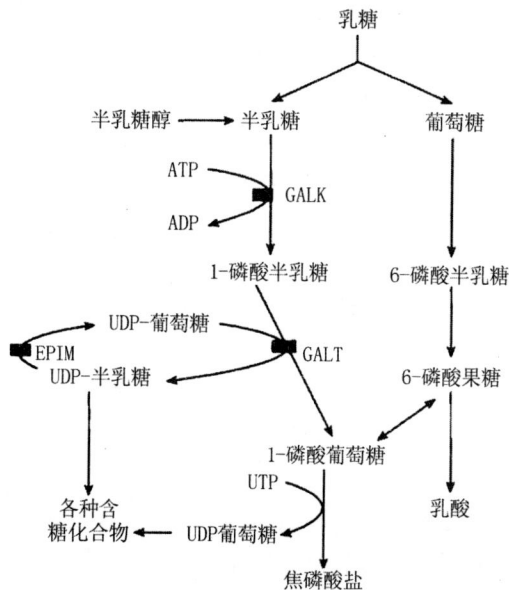

图 20-2　半乳糖代谢途径及其酶缺陷

GALK:半乳糖激酶;GALT:半乳糖-1-磷酸尿苷酰转移酶;EPIM:尿苷二磷酸半乳糖表异构酶

（一）半乳糖-1-磷酸尿苷酰转移酶缺乏性半乳糖血症（半乳糖血症Ⅰ型或典型的半乳糖血症）

1.发病机制

半乳糖-1-磷酸尿苷酰转移酶（GLAT）的编码基因位于 9p13，其缺陷导致半乳糖、半乳糖-1-磷酸和半乳糖代谢旁路生成的半乳糖醇等在各种组织中积累。1-磷酸半乳糖具细胞毒性，对糖代谢途径中的多种酶有抑制作用，特别是葡萄糖磷酸变位酶的作用被阻抑后不能使 1-磷酸葡萄糖转化为 6-磷酸葡萄糖，阻断了糖原分解过程；高浓度的 1-磷酸半乳糖还抑制葡萄糖异生过程，因而在临床上呈现低血糖症状。半乳糖进入晶体后即被醛糖还原酶（aldose reductase）还原成为半乳糖醇，沉积在晶体中造成晶体内渗透压增高、含水量增加、氨基酸转运和蛋白合成降低等代谢异常，最终形成白内障。本型患儿的肝、肾、脑等组织中都有大量 1-磷酸半乳糖和半乳糖醇存积，这类异常代谢产物改变了组织细胞的渗透压摩尔浓度和其能量代谢过程，致使这些器官功能受损。其详细机制尚不完全清楚。

2.病理

患儿在出生后数周内即可有弥漫性肝细胞脂肪变性和胆汁淤积，随着病情进展，很快出现纤维化和肝硬化改变。除晶体白内障形成外，脑、肾等其他组织病理改变较轻。

3.临床表现

典型的本病患儿在围生期即发病，常在喂给乳类后数日即出现呕吐、拒食、体重不增和嗜睡等症状，继而呈现黄疸和肝大。若不能及时诊断而继续喂给乳类，将导致病情进一步恶化，在 2～5 周内发生腹水、肝功能衰竭、出血等终末期症状。如用裂隙灯检查，在发病早期即可发现晶体白内障形成。约 30%～50% 患儿在病程第 1 周左右并发大肠杆菌败血症，使病情更加严重。未经及时诊断和治疗的患儿大多在新生儿期内夭折。少数患儿症状可较轻微，仅在进食乳类后出现轻度的消化道症状，但如继续使用乳类食物则在幼婴期逐渐呈现生长迟缓、智能发育落后、肝硬化和白内障等征象。

4.诊断

早期正确诊断对预后极其重要。

（1）新生儿期筛查：通过对新生儿进行群体筛查不仅可以达到早期诊断和治疗的目的，还可为遗传咨询和计划生育提供资料。以往大多数筛查中心都选用两种方法：①Beutler 试验：用于检测血滴纸片的半乳糖-1-磷酸尿酰转移酶活性，其缺点是假阳性率过高。②Paigen 试验：用于检测血滴纸片半乳糖和半乳糖-1-磷酸的半定量方法，优点是很少假阳性，并且 3 种酶缺陷都可被检出。

目前已建立应用串联质谱仪（tandem MS）进行新生儿筛查的方法。

（2）尿液气相色谱-质谱（GC-MS）或串联质谱（tandem MS）分析：对疑似患儿进行尿液 GC-MS、tandem MS 分析。半乳糖血症患儿尿半乳糖、半乳糖醇、半乳糖酸明显增高。

（3）酶学诊断：外周血红、白细胞、皮肤成纤维细胞或肝活体组织检查等均可供测定酶活性之用，以红细胞最为方便。

（4）其他：常规检查肝功能、凝血机制、血糖、血氨、血电解质、血气等。

5.治疗

诊断一旦明确，应立即治疗。主要是饮食疗法，本病患儿终生禁食含半乳糖成分的食物。开始治疗的年龄越小，效果越好。

明确诊断后，立即停用乳类，改用豆浆、米粉等喂养，并适当补充钙剂，辅以不含半乳糖的果汁、蔬菜汁以补充维生素。4 个月以上添加优质蛋白质如鸡蛋黄、肉松和鱼等营养必需物质。豆浆中虽含有能分解出半乳糖的密三糖和水苏糖，但不能被人体肠道吸收，故无碍于治疗。通常在限制乳类 3～4 天后即可见临床症状改善，肝功能在 1 周后好转。患儿开始摄食辅食后，必须避免一切可能含有奶类的食品和某些含有乳糖的水果、蔬菜如西瓜、西红柿等。

支持对症治疗：低血糖时静脉输给葡萄糖；腹泻严重情况下及时补充电解质和水；对合并败血症的患儿应采用适当的抗生素并给予积极支持治疗。

6.预后

患儿的预后取决于能否得到早期诊断和治疗。未经正确治疗者大都在新生儿期死亡,平均寿命约为6周,即便幸免,日后亦遗留智能发育障碍。获得早期确诊的患儿生长发育大多正常,但在成年后多数出现学习障碍、语言困难或行为异常等问题。女性患儿在年长后几乎都发生性腺功能不足,原因尚不甚清楚。

(二)半乳糖激酶缺乏性半乳糖血症(半乳糖血症Ⅱ型)

半乳糖激酶的编码基因位于17q24,其突变较为少见。本病患儿体内无半乳糖-1-磷酸累积,因此无肝、脑损害;但大量半乳糖在晶体内被醛糖还原酶转化为半乳糖醇后即会导致白内障。另外患儿发病比较早,容易出现智力障碍,尿半乳糖明显增加,故患者应早期终生避免摄入含乳糖的食物。

(三)尿苷二磷酸半乳糖-4-表异构酶缺乏性半乳糖血症(半乳糖血症Ⅲ型)

本型罕见,尿苷二磷酸半乳糖-4-表异构酶的编码基因位于1p36-p35。其常见的临床表现是严重的黄疸、肝脏明显增大,以及严重的智力、生长发育障碍。根据酶缺乏累及组织的不同可以分为两种亚型:大多数患儿为红、白细胞内表异构酶缺乏和半乳糖-1-磷酸含量增高,但成纤维细胞和肝脏中酶活力正常,故患儿不呈现任何症状,生长发育亦正常;另有少数患儿酶缺陷累及多种组织器官,临床表现酷似转移酶缺乏性半乳糖血症,但红细胞内转移酶活性正常而半乳糖-1-磷酸增高可资鉴别。本型在治疗过程中应定期监测红细胞内半乳糖-1-磷酸。

(刘秀君)

第三节 Fabry 病

Fabry 病(Fabry's Disease)又称弥漫性躯体血管角质病,是一罕见的性连锁遗传的遗传性鞘糖脂类代谢病。致病基因 GLA 位于 X 染色体长臂 22.1 位(Xq22.1)。由于 α-半乳糖苷酶 A(一种溶酶体酶)的缺乏,影响了鞘糖酯代谢,导致鞘糖酯在人体许多组织沉积而引起一系列脏器病变。

本病发病率约为 1:40 000。男女均可发病,但症状男性较女性重。起病多在儿童或青少年时期。临床表现多种多样。肾脏最早表现肾小管功能不全如尿酸化和浓缩稀释功能障碍(尿崩症、肾小管性酸中毒等)、糖尿、氨基酸尿等。蛋白尿在儿童时期即可出现,至 20 多岁已非常常见,可伴血尿、管型,尿中含脂细胞,在偏光显微镜下形似"马耳他十字架"。尿中鞘糖酯含量增高,为正常人的 30~80 倍。20~40 岁间出现高血压和肾功能不全,大多在 50 岁左右进展至 ESRD。B 型和 AB 型血者较其他血型发病更早,症状更重。其他可累及皮肤、神经系统、循环系统、眼等系统和脏器,表现皮肤血管角质瘤、肢体疼痛、四肢蚁行感、脑缺血或出血、自主神经功能异常、心脏缺血性改变、心律失常、传导阻滞、高血压、心肌肥厚、二尖瓣脱垂、角膜旋涡状沉积物等。

肾脏病理可帮助明确诊断。光镜下可见肾小球上皮细胞、内皮细胞、系膜细胞及肾小管上皮细胞等体积增大,胞浆中充满大量、大小不一的空泡,类似"泡沫细胞",其在冷冻切片上可为苏丹Ⅲ或油红 O 这些特殊脂肪染色所染,而石蜡切片 PAS 染色不能着染。电镜下可见几乎所有肾脏细胞内都含"斑马小体,这一特征性改变,伴足突融合。肾小球基膜早期可正常,随病变进展逐渐增厚或塌陷、局灶节段和球性硬化,小管萎缩,间质纤维化。免疫荧光阴性,仅硬化部位可有节段 IgM 沉积。

此外尿、血清、血浆、外周血中性粒细胞或培养的皮肤成纤维细胞、头发毛囊提取液中 α-半乳糖苷酶 A浓度测定亦有助于本病诊断,尤其对男性。

解除临床疼痛症状比较容易,但如何阻止肾功能的恶化及心血管疾病的进展,目前缺乏有效手段。主要对症治疗,正规降压治疗对本病有益,血浆置换可祛除血中过多鞘甲酯,可在一段时期内改善临床症状。运用从人脾脏或胎盘中提取或基因重组得到的。α-半乳糖苷酶 A 来治疗这一方法尚处于研究阶段。终末期肾衰患者,行透析或肾移植治疗。

(刘秀君)

第四节　高胱氨酸尿症

高胱氨酸尿症(homocystinuria)又称假性 Marfen 病,属含硫氨基酸的先天代谢异常,是造成儿童期卒中的代谢性遗传病之一。其他造成儿童中风的代谢病有 Fabry 病、Tangier 病、家族性高胆固醇血症及 C 蛋白缺乏症。

高胱氨酸尿症为常染色体隐性遗传。此病可能至少有 3 种酶的缺陷造成,主要是胱硫醚合成酶缺乏,其次有 ^{5}N-甲基四氢叶酸(MTHF)-高半胱氨酸甲基转移酶和 ^{5,10}N-甲烯四氢叶酸还原酶缺乏造成甲硫氨酸代谢障碍,以致患儿尿中出现大量含硫氨基酸,病出现类似 Marfen 病的骨骼异常,神经和血管、眼部等病损症状。

一、临床表现

主要发生于儿童。典型病例主要是由于胱硫醚合成酶缺乏。病程缓慢进展。表现为:

(1)骨骼和肌肉异常,身材高而异常伴四肢细长,指和趾细而长(如蜘蛛状指、趾)脊柱侧凸或后凸,弓形足。四肢肢带肌肉无力。肌电图可有多相电位等肌病表现。

(2)眼部晶体脱位(通常向下)。

(3)毛发稀疏、面部潮红、皮肤上可有网状青斑。

(4)精神发育迟缓,智商低。

(5)动脉血管栓塞和血栓形成。故在儿童中出现急性缺血性中风,呈偏瘫、失语等表现;也有肺和肾血栓形成,冠状动脉梗死等症状。

(6)脑脊液和尿中半胱氨酸含量增高。血和尿中除高半胱氨酸外,尚有高胱氨酸和甲硫氨酸。尿中也有发现 S-腺苷半胱氨-S 腺苷甲硫氨酸等含硫氨基酸。

二、诊断与鉴别诊断

对于精神发育迟缓的儿童出现急性缺血性中风,伴有骨骼异常因疑有此病时,应作尿硝钠试验进行筛选,筛选阳性者再测血中甲硫氨酸、高半胱氨酸或高胱氨酸含量。并区分三种酶的缺乏。对培养的羊水细胞测胱硫醚合成酶活性可作产前诊断。

三、治疗

(1)从新生儿起严格限制膳食中甲硫氨酸摄入量,可阻止智能发育障碍。膳食中增加胱氨酸和甜菜碱(甘氨酸三甲基钠盐)代替不能合成的胱氨酸和半胱氨酸。

(2)大剂量维生素 B_6(500 mg/d 以上)在胱硫醚合成酶和胱硫醚活化中有作用。因两者要有吡哆醛参与。经治疗后部分患儿抽搐减少、智力进步。

(3)维生素 B_{12} 治疗:由于 ^{5}N-甲基四氢叶酸－高半胱氨酸甲基转移酶作用下使高半胱氨酸转化为甲硫氨酸,该酶活性需维生素 B_{12} 为辅助,所以给予维生素 B_{12} 有一定帮助。

(4)有缺血性中风者可用低分子右旋糖苷、扩血管药物治疗。

（刘秀君）

第五节　血卟啉病

血卟啉病(Porphyria)系由先天性和后天性卟啉代谢紊乱引起的代谢性疾病。多有遗传因素。其主要病理生理为卟啉和(或)卟啉前体产生和排泄增多,并在体内积聚。其临床表现主要有光感性皮肤损害、腹痛及神经精神症状等三大征候群。临床上有不同的类型,其中急性间歇性卟啉病、变异型卟啉病和遗传性粪卟啉病可合并有神经系统的损害。尤以急性间歇性卟啉病产生神经精神症状为多见。神经症状中以脊髓损害为主要表现者,称为血卟啉病性脊髓病。

一、病因与发病机制

卟啉病神经系统损害的原理,至今尚不能完全解释。卟啉是血红素合成过程中的中间产物,它与铁螯合成血红素。卟啉的合成代谢需要经过多步反应和多种酶的参与。由于卟啉代谢发生紊乱,卟啉和(或)卟啉前体产生增多,并在体内积聚。动物实验证明卟啉代谢过程中的中间产物具有神经毒性,特别是卟胆原(PBG)及其前质δ氨基-γ酮戊酸(ALA)能在神经接头处抑制递质释放及摄取,有人观察到卟啉病急性发作期脑脊液有较高的AIA。ALA能抑制γ-氨基丁酸转换酶的活性,这种酶可以使谷氨酸转换成γ-氨基丁酸。ALA、PBG与γ-氨基丁酸的结构相似,ALA在神经系统内可以竞争γ-氨基丁酸的受体或结合点,起假递质的作用。γ-氨基丁酸是中枢神经系统的一种抑制性递质。由于正常递质的功能受影响,从而产生一系列的神经精神症状。有的学者报道粪卟啉可引起周围神经脱髓鞘及在植物神经节内色素沉着而产生植物神经症状。有人发现卟啉病患者尿中存在隐匿卟啉(系一种PBG样物质),这种物质曾在精神患者尿中发现过,因此推论是本病急性发作时精神症状的重要原因。许多药物(如磺胺、巴比妥类、抗惊厥药、酒精、安定剂、丙咪嗪类、麦角类以及女性激素)和感染、饥饿、精神创伤及过度劳累能促进其急性发作,说明某些药物能促进ALA合成酶的活性。这些药物出细胞色素P_{450}系统的血红蛋白氧化。在急性发作期,这类药物在肝中的代谢受损。

二、病理

脊髓前角细胞及脊髓侧角内脏运动神经细胞可出现核溶解。髓核和背侧迷走神经核亦可有核溶解,交感神经节的神经元也可受累。末梢神经有脱髓鞘改变和轴索变性。大脑和小脑亦有脱髓鞘改变,但不如末梢神经明显。视上核和室旁核可有轻度胶质变性的空泡变性,其神经纤维也可受损。一些重的病例可见血管周围淋巴细胞浸润。脑血管周围偶可见到黄色色素小体。

三、临床表现

(一)症状与体征

主要有皮肤、腹部及神经精神三大综合征。

1.皮肤综合征

卟啉是人体唯一的内源性光致敏剂,卟啉及其衍生物吸收光波后被激活而放出红色荧光,破坏皮肤溶酶体而产生光感性皮炎。在皮肤暴露部位产生红斑、疱疹、结痂和留下瘢痕及色素沉着。有的皮疹呈湿疹荨麻疹、痒疹样改变。口腔黏膜有红色斑点、牙呈棕红色。有的伴结膜炎、角膜炎、虹膜炎。

2.腹部综合征

发作时急性腹痛,异常剧烈、部位不定、变化多端,但腹部检查无客观体征。可伴恶心、呕吐及便秘。腹痛可能是植物神经受损以及卟啉前体的作用引起肠痉挛所致。

3.神经精神综合征

(1)脊髓受损症状:是血卟啉性脊髓病的主要神经症状。可有截瘫或四肢瘫痪、肌张力增高、锥体束征阳性。

(2)脑部神经受损症状:可出现延髓麻痹(声嘶、吞咽困难)、呃逆、呼吸肌麻痹、心动过速、睑下垂、复视等。

(3)精神症候群:可为神经衰弱、癔病样、精神失常样综合征,表现为狂躁、激动、定向障碍、抑郁、微笑、呼喊、幻觉、妄想,亦可有癫痫发作、意识障碍。

(4)周围神经症状:主要为下肢或四肢感觉运动障碍。严重时可呈 Landry 氏上升性瘫痪。

(5)植物神经症状:腹痛、高血压、多汗。

(二)血卟啉病分型

1.红细胞生成性血卟啉病

由骨髓内卟啉代谢紊乱所致,仅见于小儿,临床罕见。

2.肝性血卟啉病

由肝内卟啉代谢紊乱引起,常有家族遗传史,属于常染色体显性遗传。可分为以下几型:①急性间歇型:以腹痛神经精神症状为主要表现。无光感性皮炎。②迟发性皮肤型:以光感性皮肤损害为主,无腹痛及神经精神症状。③混合型:兼有上述两型症状。④遗传性粪卟啉型:粪及尿排出粪卟啉增加,在眠尔通巴比妥类等药物诱发下可出现急性间歇型症状,偶见光感性皮肤损害。

四、诊断与鉴别诊断

(一)诊断

本病临床表现复杂、变化多端,因此主要依靠临床医生的警惕性及对本病临床症候群及各型的了解。配合实验室检查并参考家族遗传史等加以确定。遇到伴有不明原因腹痛、光感性皮肤损害及其他神经精神症状的脊髓病患者应考虑到血卟啉病性脊髓病的可能,从而注意尿的颜色及进行必要的实验室检查。尿排出后放置一般时间为深红色,或曝晒、加热、加酸即呈红色。揭示尿中可能有卟啉。发作期尿卟啉与尿卟啉胆原有一项阳性,结合临床即可确诊。必要时可测定红细胞中某些特殊酶的活力而确诊。

(二)鉴别诊断

1.继发性卟啉尿

继发性卟啉尿为肝脏病、结缔组织病、血液病(如恶性贫血、溶血性贫血、再生障碍性贫血、白血病、何杰金氏病、红细胞增生症等)、中毒(铅、砷、四氯化碳、酒精、磷、硒磺苯等)、药物(如巴比妥、利眠宁、导眠能、甲磺丁脲、氯碘橫丙脲、磺胺类、苯妥英钠、苯甲脱胺、丙咪嗪、灰黄霉素、氯霉素、麦角制剂等)等原因均可致继发性卟啉尿,其原发病亦可造成神经系统损害,容易混淆。但继发性卟啉尿排出的卟啉前体不多、以粪卟啉为主、尿卟啉增加不显著,尿 PBG 试验阴性,有原发病的病史及症状、体征可鉴别。

2.烟酸缺乏性脊髓病

可有皮肤损害及神经症状,但尿卟啉阴性、烟酸治疗有效。

3.症状性卟啉尿

多由铅、砷、磷、酒精等中毒或血液病、皮肤病、炎症等引起,尿中卟啉排泄增多,依据病史可资鉴别。

4.铅中毒

有腹痛和周围神经病变,但腹痛时间较长,一般超过 24 小时,小便不呈红色,牙龈有铅线,红细胞形态有点彩改变,头发、血尿中的铅增高可以鉴别。

五、治疗

预防在于及早诊断、及时治疗,去除诱因,尤其是禁用巴比妥等药物、忌酒、避过劳和精神刺激,防止饥饿和感染、发作与妊娠有关者不宜妊娠,可以采用综合疗法。

(一)糖类

糖类是 ALA 合成酶抑制物,故高糖饮食可减少发作。在急性发作期,每小时静脉滴注 10% 葡萄糖液

40～60 mL,连续 24 小时能使血卟啉病的症状迅速缓解,糖耐量差者可并用胰岛素治疗。补液还可纠正由于消化道引起的电解质紊乱。疑有低镁症引起的抽搐应适当补充镁盐。

（二）激素

有些患者使用肾上腺皮质激素与促肾上腺皮质激素合用,效果较好。特别是适用于有体位性低血压者。但长期应用不易停用,必须防止不良反应。有些病例急性发作与月经周期有关,应用雄激素、雌激素或口服避孕药有良效,但有些患者的发作可能与服雌激素及口服避孕药有关,所以用药要个体化。

（三）血红蛋白

血红蛋白能以负反馈的机理抑制 ALA、PBG 和卟啉类的合成,可防止因神经瘫痪、呼吸肌麻痹而引起死亡,是抢救危重急性血卟啉病的有效手段。用量为每公斤体重 3～6 mg,24 小时内总量不大于每公斤体重 6 mg。用生理盐水稀释后静脉注射,每分钟速度不大于 40 mL,6～10 分钟注毕,也可加入 500 mL 生理盐水中静脉滴注。第 2 次静脉注射至少间隔 12 小时。也可每天静脉注射一次。疗程 3～5 天。血红蛋白疗法对缓解期尿中的 ALA、PBG 浓度不高者无效。

（四）促细胞代谢药

(1)细胞色素 C 45～60 mg/d,与肾上腺皮质激素合用有协同作用。10%GS 500 mL＋细胞色素 C 45～60 mg＋氟美松 5 mg,静脉滴注,每日 1 次。

(2)ATP 和 AMP 可能抑制卟啉的产生,40 mg/d 口服或静滴。静脉滴注时,用 ATP 或 AMP 40 mg 兑入 10%GS 250 mL 中,每日 1 次。

（五）其他对症治疗

(1)镇痛剂及止痛剂:氯丙嗪、利血平可用于有腹痛及精神症状者。重者可用杜冷丁或亚冬眠疗法。

(2)甲氰咪胍:甲氰咪胍能抑制肝细胞色素 P_{450} 合成,负反馈地引起 ALA 合成受阻。每日口服 800 mg。

(3)维生素 E:Nair 等报道大量维生素 E 治疗急性间歇性卟啉病有效,用药后症状缓解,尿卟胆原排泄减少。

(4)卵巢摘除或深部 X 线照射双侧卵巢:对部分患者有效。作用原理与口服避孕药相同。

(5)有溶血性贫血时可考虑脾切除。

(6)其他对症治疗:高血压者用降压药(但甲基多巴不宜用,会加重症状),心动过速者可用心得安治疗。精神抑郁者可用碳酸锂,严重便秘可用新斯的明治疗。

(7)脊髓病的治疗:可参照糖尿病性脊髓病的治疗。

（六）中医辨证治疗

1.肝郁脾虚

主证:腹部疼痛部位不定,恶心、呃逆,吞咽困难,四肢痉挛性瘫痪,情绪抑郁,皮肤红斑,舌质淡红,苔薄白,脉弦。

治法:抑肝扶脾。

方药:痛泻要方加减。白术 15 g,白芍 20 g,防风 30 g,陈皮 10 g,炙旋覆花 15 g,木香 10 g,蜈蚣 3 条,血余炭 10 g。水煎服,每日 1 剂。

方解:白术健脾补虚;白芍养血柔肝;陈皮、木香理气醒脾;炙旋覆花疏肝行气;防风、蜈蚣平肝、疏肝;血余炭活血化瘀。

加减:腹痛夜间较剧者加附子 9 g,吴茱萸 5 g 以温经散寒止痛;失眠、多梦者加合欢皮 30 g 以解郁安神;呃逆不止者加代赭石 30 g 降逆止呃。

2.肝阳上亢

主证:四肢痉挛性瘫痪,精神烦躁、不安,腹痛,大便秘结,皮肤红斑或有色素沉着,舌质红,苔薄黄,脉弦滑或弦数。

治法:平肝潜阳。

方药：天麻钩藤饮加减。天麻 10 g，钩藤 20 g，石决明 30 g，川牛膝 10 g，桑寄生 15 g，杜仲 10 g，茯神 15 g，夜交藤 30 g，鸡血藤 15 g，石斛 15 g。水煎服，每日 1 剂。

方解：天麻、钩藤、石决明平肝潜阳；牛膝、桑寄生、杜仲补肝肾、强腰膝；茯神、夜交藤养心安神；鸡血藤、石斛养阴活血通络。

加减：精神躁狂者加龙骨 30 g，牡蛎 30 g 以镇静安神；大便秘结较甚者加当归 20 g，枳壳 15 g，厚朴 15 g 以行气养血通便。

3.肝肾亏虚

主证：四肢瘫痪，腰膝酸软无力，声低或嘶哑，感觉障碍，神经衰弱，角膜炎反复发作，腹痛喜按，畏寒肢冷，舌质淡，苔薄白，脉细弱。

治法：滋补肝肾。

方药：加味四斤丸加减。肉苁蓉 15 g，鹿茸 5 g，龟甲 10 g，牛膝 15 g，熟地 15 g，木瓜 15 g，天麻 10 g，五味子 10 g，菟丝子 20 g，黄芪 30 g。水煎服，每日 1 剂。

方解：鹿茸入奇经、壮肾阳、益精血、强筋骨；天麻、龟板潜阳滋阴；熟地、木瓜、五味子补肝肾之阴；肉苁蓉、菟丝子温阳；黄芪补气而益阳。

加减：阳痿、小便清长者加附子 5 g，肉桂 10 g 以温阳助气化；舌红、口干者加知母 10 g，黄柏 9 g 以清虚热之相火。

六、预后与调护

由于该病多有遗传因素引起，故彻底治愈较为困难，若治疗得当，症状可得到有效控制。

调护方面需要保持心情舒畅，避免劳累，少用磺胺药、巴比妥类、抗惊厥药、酒精、安定剂、丙咪嗪类、麦角类以及女性激素等；对并发瘫痪、延髓麻痹、呼吸麻痹、昏迷、癫痫的患者必须加强护理。

（刘秀君）

第二十一章 头颈部肿瘤

第一节 鼻咽癌

鼻咽癌(nasopharyngeal carcinoma,NPC)是指发生于鼻咽部的恶性肿瘤。临床上是以鼻塞、鼻衄、耳鸣、耳堵塞感、头痛、颈部肿块等为主要症状。鼻咽癌是我国高发肿瘤之一,发病率以广东省为最高,其次为广西、湖南、福建、江西等省。居世界首位。男性发病率约为女性的 2～3 倍,40～60 岁为高发年龄组。鼻咽癌的死亡率在全国占全部恶性肿瘤死亡率的 2.81%,居第 8 位。鼻咽癌属于中医学"失荣"的范畴。由于鼻咽癌病变部位较隐蔽,古代缺乏必要的器械进行检查,因此没有专门的病名及论述,但古代医著在"失荣""石上疽""瘰疬""真头痛"等病证中有类似鼻咽癌常见症状的描述。

一、病因病机

中医认为本病的发生与机体内、外各种致病因素有关,因正气虚弱,脏腑功能失调,邪毒乘虚而入,逐渐结聚成癌。①气血凝结:因悲怒忧思等七情所伤,使肝气郁结,气机不调,气滞血瘀,瘀阻脉络,日久形成肿块。②痰浊结聚:长期受有毒化学气体、粉尘、不洁空气的刺激,热毒蕴肺,肺阴耗伤,煎熬津液而为痰,痰浊困结,阻塞经络日久而为癌肿;或由于情志不遂,肝气犯脾,脾失健运,水湿内停,痰浊内生,痰气互结而导致癌肿的发生。③火毒困结:由于长期过食辛辣,及刺激性食物,或常食发霉腐败有毒食物,以致脾胃受伤,热毒蕴积脾胃,结聚而发为癌肿;或由于肝郁化火,火毒循经上逆,火毒结聚而导致癌肿的发生;④正虚毒滞:禀赋不足,或因年老体弱,以致体内阴阳失调,防御能力下降,邪毒乘虚而入,结聚不散而发为癌肿。

现代医学认为鼻咽癌的病因尚未完全明确,目前认为与病毒感染,环境因素及遗传因素等有关。①病毒感染:主要为 EB 病毒。EB 病毒感染的细胞可产生多种 EB 病毒特异性抗原,包括 EB 病毒壳抗原(VCA)、早期抗原(EA)、膜抗原(MA)和核抗原(NA)等。鼻咽癌患者血清中有 EB 病毒各种抗原的抗体存在,特别是 EBV－IgA/VCA 和 EA 的检测,在临床诊断和疗效判断上均有重要意义,抗体的滴度随病情的发展而升高。近年来应用分子杂交及多聚酶链反应(PCR)技术检测证实鼻咽活检组织中有 EBV DNA 特异性病毒 mRNA 或基因产物表达,更证实 EB 病毒在鼻咽癌发展中的重要作用。EB 病毒的研究已成为探索鼻咽癌病因学中一个重要的方面。②环境因素:环境因素也是诱发鼻咽癌的一种因素。多种化学物质,如亚硝胺类及微量元素镍等,与鼻咽癌的发生有一定的联系。在鼻咽癌高发区内大米和水中微量元素镍的含量高于低发区。在鼻咽癌患者家中灰尘、空气、水,患者及其家属的头发、指甲内含有较多微量元素镍、砷、铬。有报道认为在鼻咽癌高发区人们自幼喜食的咸鱼内,含有亚硝胺类化合物,亚硝胺可以诱发大鼠的筛区和咽部癌。在动物实验中,发现维生素缺乏和性激素的失调也可以改变鼻黏膜对致癌物的敏感性。③遗传因素:鼻咽癌具有一定的种族易感性和家族聚集性,并与免疫遗传标志有关。有报道在一个家族三代 49 人中,患鼻咽癌 9 人。在另一家三代 9 人中有 5 人患鼻咽癌,并已发现四对患鼻咽癌的孪生子。发现鼻咽癌患者有明显的民族聚集现象,如侨居国外的中国南方人后代仍保持着较高的鼻咽癌发病率。研究发现决定人类白细胞抗原(HLA)的某些遗传因素和鼻咽癌发生发展密切相关。

二、病理

鼻咽癌的病理分类目前尚未统一。98％鼻咽癌属于低分化鳞癌。未分化癌、腺癌、泡状核细胞癌等较少见。其病灶可呈结节型、菜花型、溃疡型、黏膜下浸润型多种形态。

三、临床表现与诊断

(一)症状

1.鼻部症状

早期可出现回吸性痰中带血或擤鼻时鼻涕带血,晚期表现为大出血。瘤体增大可阻塞后鼻孔,引起鼻塞,始为单侧,继而双侧。

2.耳部症状

肿瘤压迫咽鼓管口,常引起该侧耳鸣、耳闷阻塞及听力障碍或伴有鼓室积液。

3.颈淋巴结肿大

颈淋巴结肿大多发生于颈深淋巴结上群,开始为一侧,渐发展至对侧。肿块为无痛性、质较硬、活动度差。稍晚可发生颈淋巴结中群和下群淋巴结受累,并相互融合成巨大肿块。颈淋巴结转移率高达70％～80％。

4.颅神经症状

肿瘤经破裂孔进入颅内或破坏颅底骨质进入颅中窝,压迫邻近组织,出现各种颅神经症状,常见侵犯第Ⅴ颅神经、第Ⅵ颅神经,继而可累及第Ⅳ、第Ⅲ及第Ⅱ颅神经,引起偏头痛、面部麻木、复视、上睑下垂、视力下降等症状。肿大的颈深部淋巴结也可能压迫穿出颅底的第Ⅸ、第Ⅹ、第Ⅺ及第Ⅻ颅神经,出现软腭麻痹、吞咽困难、声嘶、伸舌偏斜等。而第Ⅰ、第Ⅵ、第Ⅷ颅神经受损甚少。

5.远处转移

远处转移主要以骨、肺、肝较多见,且常为多个器官同时发生。鼻咽癌远处转移后可出现受损器官的相应症状。

(二)体征

鼻咽癌好发于鼻咽顶壁及咽隐窝,常表现为结节状或菜花状隆起,表面粗糙不平,易出血,有时表现为黏膜下隆起,表面光滑。早期病变不典型,或仅表现为黏膜充血、血管怒张或一侧咽隐窝较饱满。颈部可触及质硬、活动度差或不活动、无痛性肿大淋巴结。

(三)实验室及其他检查

1.间接鼻咽镜检查

为耳鼻咽喉科常规检查方法之一。可依次观察双侧咽隐窝、咽鼓管口、咽鼓管隆突、鼻咽顶后壁、底壁及后鼻孔等部位,进行双侧对比是否对称,观察鼻咽黏膜是否光滑。表面有无肿物。

2.纤维鼻咽镜或鼻内镜检查

能全面仔细地观察鼻咽部,有利于发现早期微小病变,并可行照相、录像及活检。

3.影像学检查

(1)X线检查:可以观察颅底骨质破坏情况。如破裂孔、卵圆孔等。对黏膜下肿瘤的诊断也有一定的帮助。

(2)CT检查:CT扫描有较高的分辨率,不仅能显示鼻咽部表层结构的变化,还能显示肿瘤在鼻咽腔的部位及侵犯的范围,对颅底骨质及向颅内侵犯情况也显示较清晰、准确,是早期诊断鼻咽癌的最佳方法之一。

(3)MRI检查:MRI检查对软组织的分辨率比CT高,既可以确定肿瘤的部位及侵犯范围,也可以用于放疗后复发鼻咽癌的观察,以鉴别放射性组织纤维化和复发的肿瘤,并能清楚显示复发性肿瘤的范围及对周围结构的侵犯。对放疗后复发的鼻咽癌,MRI有其独特的作用。

4.EB 病毒血清学检查

EB 病毒血清可作为鼻咽癌诊断的辅助指标。目前已开展有 EB 病毒壳抗原(EBVCA)、EB 病毒早期抗原(EBEA)、EB 病毒核抗原(EBNA)和 EB 病毒特异性 DNA 酶等抗体检测。

5.组织病理学检查

组织病理学检查是确诊的依据,应尽量在鼻咽原发灶取组织送检,以明确诊断。在暂时找不到原发病灶的情况下,为了确定颈部淋巴结的性质,可做颈部淋巴结活检,以便进一步寻找原发灶而明确诊断。

(四)鉴别诊断

临床上需要与以下疾病鉴别:应注意与鼻咽炎、鼻咽血管纤维瘤、鼻咽结核、腺样体肥大、鼻咽囊肿、鼻咽恶性淋巴瘤等鉴别;如出现颈淋巴结转移,应与颈淋巴结炎、颈淋巴结核、腮裂囊肿、涎腺混合瘤、神经鞘瘤、颈动脉体瘤及其他转移性恶性肿瘤相鉴别。

(五)鼻咽癌的 TNM 分类

根据肿瘤生长范围和扩散的程度,按国际抗癌协会(UICC)TNM 分类标准(1997)第五版的方案如下:

1.解剖划分

(1)后上壁:硬腭和软腭连接水平至颅底。

(2)侧壁:包括咽隐窝。

(3)下壁:由软腭的上表面组成。

注:后鼻孔缘(包括鼻中隔后缘)属鼻腔部分。

2.TNM 临床分类

T:原发肿瘤。

Tx:原发肿瘤不能确定。

T0:无原发肿瘤之证据。

Tis:原位癌。

T1:肿瘤局限在鼻咽部。

T2:肿瘤侵犯咽部软组织和(或)鼻后孔。

T2a:无咽旁组织侵犯。

T2b:咽旁组织侵犯。

T3:肿瘤侵犯骨质和(或)鼻窦。

T4:肿瘤侵犯颅内和(或)颅神经,颞下窝,下咽或眼眶。

注:咽旁侵犯指肿瘤突破咽基底筋膜,有咽后、咽侧壁浸润。

N:区域淋巴结

Nx:区域淋巴结不能确定。

N0:无区域淋巴结转移。

N1:同侧淋巴结转移,淋巴结直径不超过 6 cm,位于锁骨上窝以上区域。

N2:双侧淋巴结转移,转移淋巴结直径不超过 6 cm,位于锁骨上窝以上区域。

N3:一个或数个淋巴结转移。

N3a:淋巴结直径大于 6 cm。

N3b:进入锁骨上窝。

注:中线淋巴结视为同侧淋巴结。

M:远处转移。

Mx:远处转移的存在不确定。

M0:无远处转移。

M1:有远处转移。

3.组织学病理分级

G:组织病理学分级。

Gx:组织分级不能确定。

G1:高分化。

G2:中度分化。

G3:低分化。

4.分期

0 期	Tis	N0	M0
Ⅰ期	T1	N0	M0
Ⅱ期A	T2a	N0	M0
Ⅱ期B	T1	N1	M0
	T2a	N1	M0
	T2b	N0,N1	M0
Ⅲ期	T1	N2	M0
	T2a,T2b	N2	M0
	T3	N0,N1,N2	M0
Ⅳ期A	T4	N0,N1,N2	M0
Ⅳ期B	任何T	N3	M0
Ⅳ期C	任何T	任何N	M1

四、治疗

(一)西医治疗

西医治疗包括放射治疗,外科手术治疗、化学药物治疗。放射治疗是治疗鼻咽癌首选的方法。

1.放射治疗

(1)放射线的选择:应选用穿透力大、深度量高、表面量低、骨吸收少的高能放射源,如^{60}Co或电子加速器作外照射,对于外照射后的残存肿瘤,可以用X线体腔管或后装腔内作补充治疗,颈部转移淋巴结宜用深部X照射。

(2)放射剂量和时间:外照射可采用连续法或分段法进行,目前多主张采用连续照射法。连续治疗:每周5次,每次20 Gy,总剂量TD 60～70 Gy/6～7周。分段治疗:整个治疗分两段,每段约3～5周,中间间隔休息3～4周。

(3)放射野的设计:照射野的范围应常规包括鼻咽原发灶及其邻近腔窦、间隙、颅底以及颈部在内。各照射野之间勿使剂量重叠或遗漏,原则上各部位同时开始照射,但对有严重头痛、鼻出血等症者,可以先用小野进行照射以减轻症状,然后按全面的布野进行照射,在照射野不得不包括到脑干、脊髓、眼球等重要组织器官时应注意用挡块保护或及时缩野,以控制它们的受量在容许范围内。

2.手术治疗

(1)手术适应证:①鼻咽部局限性病变经放疗后不消退或复发者;②颈部转移癌放疗结束后残存的肿块,呈活动的孤立性包块,鼻咽部原发灶已控制者,可行颈淋巴结清扫术。

(2)手术禁忌证:①有颅底骨质破坏或鼻咽旁浸润,脑神经损害或远处转移;②全身情况较差或肝肾功能不良者;③有其他手术禁忌证。

(3)手术方法:①颈部转移癌的手术治疗:颈淋巴结转移癌的常规手术是颈廓清术。对鼻咽癌放疗后颈淋巴结残留或复发的患者,可行根治性颈廓清术,但患者体弱或年龄较大者,可考虑作颈淋巴结局部切除术;②鼻咽部肿瘤残存或复发的手术治疗:可经口腔腭进路,经鼻咽及颈侧进路等方法。

3.化疗

(1)鼻咽癌化疗的适应证是：①颈部区域淋巴结病灶巨大块状转移者,先用诱导化疗,使肿瘤缩小,再作放疗;②作为放疗或手术治疗后辅助性化疗,以控制可能存在的微小转移灶;③作为化学增敏剂,以提高肿瘤细胞对放射线的敏感度,多与放疗同时进行;④对不适宜放疗的晚期患者,或放疗后复发,转移的病例,可作化疗。

(2)鼻咽癌常用的化疗药物有:CTX(环磷酰胺)、MTX(甲氨蝶呤)、BLM(博来霉素)、DDP(顺氯氨铂,顺铂)、5-Fu(5-氟尿嘧啶)、VCR(长春新碱)、ADM(多柔比星)。可单独用一种药物或联合用药。

(二)中医治疗

鼻咽癌属本虚标实之证,但早期多属实证,晚期多属虚证,病程较长。治疗上多采用中西医结合综合治疗,中医以内治为主。

1.辨证论治

(1)气血凝结：头痛较甚,跳痛或刺痛,耳内胀闷或耳鸣耳聋,鼻涕带血,颅颡肿块暗红,或有血脉缠绕,触之易出血,颈部或有硬实肿块。全身可出现胸胁胀痛,口苦口干,舌质红或暗红,或瘀暗紫斑,舌苔白或黄,脉弦细或涩缓。治宜行气活血,软坚散结。方选丹栀逍遥散加减。可加三棱、莪术、昆布、牡蛎攻坚散结。

(2)痰浊结聚：头痛头重,鼻塞涕血,颅颡肿块色较淡或有分泌物附着,一般颈部多有肿块,肿块较大。全身可出现痰多胸闷,体倦嗜睡,或见心悸,恶心,胃纳差,大便溏,舌质淡暗或淡红,舌体胖或有齿印,舌苔白或厚腻,脉细滑。法宜祛痰浊、散结聚、和脾胃。方选清气化痰丸加减。可加山慈菇、浙贝、海藻等以加强软坚散结的作用。

(3)火毒困结：头痛剧烈,痰涕带血较多,污秽腥臭,耳鸣耳聋,或视朦复视,颅颡癌肿溃烂,或呈菜花状,或有颈部肿块硬实。全身可出现咳嗽痰稠,心烦失眠,口干口苦,小便赤,量少,大便结,舌质红,脉弦滑或弦数。治宜清肝泻火解毒;方选柴胡清肝汤加减。若火毒盛极,宜配用山豆根、青黛、苦地胆等以苦寒泻热毒;若体虚胃纳欠佳,加白术、鸡内金;若火毒伤阴,加沙参、玄参、白茅根。

(4)正虚毒滞：鼻塞涕血,耳鸣耳聋,头痛眩晕,形体瘦弱,或有盗汗,五心烦热,腰膝酸软,舌红少苔,脉细。鼻咽部肿块隆起,色红或淡红,或血丝缠绕,或脓血涕附着,颈部或可扪及恶核。治宜调和营血,扶正祛邪。方选和营散坚丸。

2.辨放疗、化疗配合中医辨证论治

放射治疗或化学药物治疗鼻咽癌,虽然可以大量地杀灭癌细胞,但在这一过程中,也削伐了机体的气血津液,影响脏腑的功能,使全身和局部抵御外邪之能力下降而出现不良反应。因此,临床上配合中医辨证治疗,可以调整机体的阴阳气血、经络和脏腑的生理功能,增强体质,减轻各种不良反应,巩固疗效,更好地预防鼻咽癌的复发和转移。临床上可分为肺胃阴虚、阴血亏损、脾胃失调、肾精亏损四种证型。

(1)肺胃阴虚：口干咽燥,口渴喜饮,或口唇燥裂,鼻干少津,或口烂疼痛,干呕或呃逆,干咳少痰,胃纳欠佳,大便秘结,小便短少,舌红而干,少苔或无苔,脉细数等。检查:咽部黏膜充血干燥少津,咽后壁黏膜干亮,或有脓痰黏附。鼻腔黏膜红干,时有血痂脓痂。鼻咽黏膜充血,干燥,或有干瘀痂块附着。治宜清肺养胃,润燥生津。方选泻白散合沙参麦冬汤加减。若口烂疼痛较甚者,为体内津液耗伤,心脾二经火炽,可配合导赤散,以清热利湿。

(2)阴血亏损：头晕目眩,面色苍白或萎黄,咽干、鼻干少津,或涕中带血丝,气短乏力,四肢麻木,心悸怔忡,失眠多梦,甚则头发脱落,爪甲无华,口气微腥臭,舌质淡或淡暗,少津,脉细无力。检查:咽部及鼻咽黏膜淡红而干,咽后壁黏膜淡红干亮,或有少许痂块附着。鼻咽部或有少许黄绿色痂块附着。治宜健脾养心,益气补血。方选归脾汤加减。若头发脱落,爪甲无华,为气血亏虚、精气不足的表现,可用大补元煎加首乌、菟丝子、补骨脂、黑芝麻等。也可选用十全大补汤。

(3)脾胃失调：形体消瘦,胃纳欠佳,厌食,恶心呕吐,或呕吐酸水,呃逆心烦,腹胀腹痛,胸脘痞满,大便溏,舌质淡,苔白厚,脉细弱。检查:咽部或鼻咽黏膜淡红、微干,鼻咽部或见脓涕痂块附着。治宜健脾益气,和胃止呕。方选香砂六君子汤加减。可选加藿香、布渣叶、神曲、麦芽、山楂、鸡内金、竹茹等消食醒胃的药物,若脾虚较甚者,亦可选配黄芪、人参等。

(4)肾精亏损:形体消瘦,眩晕耳鸣,听力下降,精神萎靡、口舌干燥、咽干欲饮,腰酸膝软,遗精滑泄,五心烦热或午后潮热,舌红少苔或无苔,脉细弱或细数。检查:咽黏膜潮红干燥,咽后壁黏膜潮红干亮,鼻咽黏膜潮红,或有血痂或脓痂附着。治宜补肾固本,滋阴降火。方选六味地黄汤加减。若阴损及阳,出现形寒肢冷等。肾阳虚或阴阳俱虚的表现者,可选加补骨脂、熟附子、肉桂、骨碎补、淫羊藿等温补肾阳药。若阳虚水泛,头面浮肿者,可用真武汤。

(三)其他

1.外治法

主要根据鼻咽癌不同时期,出现不同症状,而采用不同的外治法。

(1)涕多腥臭污秽者,应使用解毒排脓的滴鼻剂,如鱼腥草液、滴鼻灵;鼻咽黏膜萎缩,干燥痂多者,可用滋养润燥的滴鼻剂滴鼻,如薄荷油等。

(2)咽黏膜溃烂疼痛者,可用金银花、连翘、甘草煎汤反复含漱,或用鱼腥草液雾化吸入,或含服六神丸,或用喉风散、西瓜霜吹喉,以清热利咽,消肿止痛。

(3)颈部恶核溃烂:可外敷阳和解毒膏,以解毒散结,补托排脓祛腐,敛口止痛。

(4)放射性皮炎,轻者皮肤粗糙、瘙痒,重者起颗粒,皮肤增厚水肿、发红、丘疹,甚则皮损难愈。可外用花椒、白矾水清洗,外敷三黄软膏。皮损渗液者,可掺珍珠层粉以收敛生肌。

2.针灸治疗

(1)针刺疗法:按照肿块发生的部位分经取穴,目的在于通经络、和气血,以散结聚,祛邪止痛。方法:取局部穴位和全身穴位相结合,毫针刺,用泻法。每次选主穴、配穴各1～2穴,每天针刺一次,或于头痛,局部疼痛时针刺。主穴:风池、下关、上星、大迎。配穴:臂臑、手三里、合谷。

(2)穴位注射:可用核葵注射液、当归注射液、柴胡注射液、川芎注射液、蟾酥注射液等,作上述穴位注射,每穴0.5 mL,每次1～2穴,每天或隔天1次,10次为一疗程,有消肿散结、止痛的作用。如痰浊结聚型,选用核葵注射液。气血凝结型,选用当归注射液,柴胡注射液或川芎注射液。火毒困结型可用蟾酥注射液。

五、预防与调护

(一)预防

开展肿瘤普查,争取早期诊断,早期治疗。

(二)调护

1.生活调护

注意环境卫生,避免有毒致癌物质外溢,加强个人防护。

2.饮食调护

注意饮食卫生,避免过食辛辣炙煿之品,节制烟酒,忌食有毒、发霉食物。放疗期间可配合饮食治疗。

3.精神调护

注意精神调节,保持心情舒畅,避免忧郁、思虑等过度的精神刺激。医护人员要向患者做好患者思想解释工作,指导患者如何配合治疗,使患者消除恐惧心理,解除思想顾虑,为疾病的治疗康复创造有利条件。

六、预后与转归

鼻咽癌的自然病程约为三个月至十年,但至今未发现有自然消失痊愈,由于鼻咽癌不易早期发现,易向周围扩展和发生转移,故预后较差。本病若能早期发现,早期治疗,5年生存率可达60%以上。局部复发与转移是主要死亡原因。

(胡传杏子)

第二节　鼻窦癌

原发于鼻窦的恶性肿瘤较原发于鼻腔者为多见,因解剖位置隐蔽,不易早期发现,晚期可累及多个解剖部位或向邻近组织侵犯。诊断治疗常感棘手,预后也较差。

一、病因

鼻腔、鼻窦恶性肿瘤发病因素类似。

（一）长期慢性炎症刺激

长期的慢性炎症刺激可使鼻窦黏膜上皮大面积鳞状化生,形成鳞状细胞癌的发生基础。

（二）经常接触致癌物质

长期吸入某些刺激性或化学性物质,如镍、砷、铬及其化合物,硬木屑及软木料粉尘等均有增加诱发鼻腔鼻窦恶性肿瘤的危险。

（三）良性肿瘤恶变

鼻息肉或内翻性乳头状瘤反复复发,多次手术则有恶变的危险。

（四）放射性物质

因鼻及鼻窦良性病变而行放疗者,若干年后有可能诱发恶性肿瘤,因此应禁止滥用放疗。

（五）外伤

肉瘤患者常可追忆有外伤病史。

二、临床表现

鼻窦恶性肿瘤的临床表现随肿瘤原发部位和受累范围而异。

（一）上颌窦恶性肿瘤

上颌窦恶性肿瘤以鳞状细胞癌最多见,其次是移行细胞癌、基底细胞癌、腺癌等,肉瘤则较少见。多发生于40岁以上的男性。多原发于上颌窦内,故早期症状常不明显,及至破坏骨壁,侵入邻近组织,出现颜面外形改变后,始被注意。早期肿瘤较小局限于窦腔某一部位,随着肿瘤的发展先后出现症状。

1.早期症状

（1）单侧脓血鼻涕:持续的单侧脓血鼻涕应引起注意,晚期可有特殊恶臭味。

（2）面颊部疼痛或麻木感:当眶下神经受压时,可出现一侧面颊部、上唇及上列牙齿麻木疼痛感,对早期诊断有重要意义。

2.晚期症状

肿瘤逐渐长大,破坏窦壁,向邻近组织扩展（图21-1）,出现面部外形改变及各种晚期症状。

（1）单侧进行性鼻塞:向内壁侵入鼻腔所致。

（2）上颌磨牙疼痛或松动:向底壁侵犯牙槽骨,常误诊为牙病,但拔牙后症状依旧。重者同侧硬腭及唇龈沟呈半圆形隆起,甚至溃烂,牙齿脱落。

（3）面颊部隆起畸形:向前壁穿破尖牙窝骨壁所致,皮下可触及境界不清之肿块。

（4）眼部症状:向顶壁侵入眶内,使眼球向上移位,突出。触诊眶底抬高,眶缘变钝或饱满。压迫鼻泪管出现流泪。

（5）张口困难:向后侵入翼腭窝和翼内肌时出现张口困难,压迫上颌神经有顽固性神经痛。此时多为晚期,预后不良。

（6）头痛:肿瘤侵犯颅底引起剧烈头痛。

（7）颈淋巴结转移:可在晚期发生,多见于同侧颌下淋巴结。

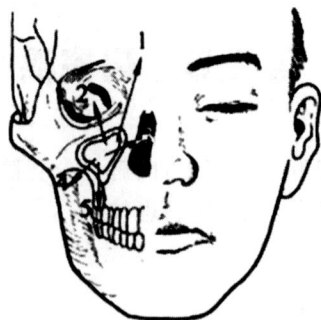

图 21-1　上颌窦恶性肿瘤的发展方向
注：1.向内上方侵入筛窦；2.破坏上壁侵入眼眶；3.破坏内壁侵入鼻
腔；4.破坏后壁侵入翼腭窝、颞下窝；5.向下侵入牙槽及腭部

(二)筛窦恶性肿瘤

筛窦恶性肿瘤的发生率仅次于上颌窦,居第二位,以鳞癌及腺癌为主,也有肉瘤、恶性黑色素瘤等,由于筛窦体积小,筛房骨壁甚薄,并与眼眶和前颅底紧密相连,而且有时骨板呈先天性缺损,因此筛窦肿瘤更易扩散。筛窦恶性肿瘤早期不易发现,当肿瘤侵入鼻腔时可引起鼻塞、血性鼻涕及嗅觉障碍;肿瘤扩大累及周围组织时,出现相应结构和器官受累的临床症状,如破坏眶板(纸样板)进入眼眶,可出现眼球移位、复视;侵及筛顶或硬脑膜,表现头痛加剧;肿瘤向外发展可使内眦鼻根部隆起。常发生同侧颈部淋巴结转移。

(三)额窦恶性肿瘤

额窦恶性肿瘤原发者极少见,早期多无症状。肿瘤发展则出现额部胀痛、皮肤麻木和鼻出血等。

(四)蝶窦恶性肿瘤

蝶窦恶性肿瘤原发者极为罕见,早期无症状,随着肿瘤的发展,可有颅顶眼眶深部或枕部的顽固性头痛,常向颈后部放射。

三、诊断

遇单侧进行性鼻塞或血性鼻涕,单侧面颊部疼痛或麻木感,单侧上列磨牙疼痛或松动,尤其是40岁以上患者,都应怀疑鼻窦恶性肿瘤的可能。

四、诊断标准

(1)鼻镜检查可见鼻腔新生物呈菜花样,触之易出血。

(2)病理活检及细胞涂片是最终确诊的依据。

(3)影像学检查首选鼻窦 CT 检查,可明确肿瘤大小和侵犯范围。

(4)手术探查临床上高度怀疑鼻窦恶性肿瘤,无法活检或反复活检不能确诊者,可考虑鼻窦手术探查,术中快速冰冻切片病理结果有利于确诊。

五、治疗

包括手术、放射、化疗和生物治疗等治疗方案。首次治疗是治疗成败的关键。

(一)手术治疗

手术治疗为多数鼻窦恶性肿瘤首选的治疗手段,多采取手术为主的综合疗法,术前或术后应配合放疗或化疗,以减少术后复发,提高疗效。根据肿瘤的原发部位、侵犯范围及患者全身情况,可选择鼻侧切开术、上颌骨部分切除术或上颌骨全切除术,必要时加眶内容切除术。额窦恶性肿瘤可采用鼻外进路额窦手术,蝶窦恶性肿瘤应以放疗为主,手术为辅。

(二)放射治疗

手术前或手术后加用放疗,疗效较好。目前多倾向于术前根治性放疗,可使癌肿缩小,但注意剂量,以免引起副损伤,放疗后 6 周进行切除。单纯姑息性放疗可用于无法行根治性手术切除的晚期病例。

　　(三)化学治疗

　　化学治疗只对不愿接受或不适应放疗及手术的病例或手术不彻底者;术后复发不能再手术者的姑息性治疗。

(六)预后

　　由于鼻窦恶性肿瘤不易早期确诊,故治疗时机的延误导致多数患者预后不佳。上颌窦癌即使采用综合治疗,5 年生存率仅达 30%～40%。因此,早期发现、诊断和治疗对提高生存率极为重要。

(胡传杏子)

参考文献

[1] 张茁.缺血性卒中二级预防循证医学证据[M].北京:人民卫生出版社,2012.

[2] 张秀华.睡眠障碍诊疗手册 各科睡眠问题及对策[M].北京:人民卫生出版社,2012.

[3] 张华峰.神经科用药[M].北京:中国医药科技出版社,2010.

[4] 张广智,邹玉安.神经系统少见疑难误诊病例分析[M].北京:化学工业出版社,2015.

[5] 袁云,黄一宁.神经内科[M].北京:北京科学技术出版社,2011.

[6] 杨伟民.神经内科合理用药问答[M].北京:人民卫生出版社,2013.

[7] 杨蓉,周东.神经内科护理手册[M].北京:科学出版社,2011.

[8] 杨华.神经系统血管内介入诊疗学[M].北京:科学出版社,2013.

[9] 闫剑群.中枢神经系统与感觉器官[M].北京:人民卫生出版社,2015.

[10] 许志强.神经内科临床速查手册[M].北京:人民军医出版社,2012.

[11] 徐莲英,钱晓芳.神经内科护理基本知识与技能1020问[M].北京:科学出版社,2010.

[12] 肖波.湘雅名医心得丛书 神经内科临床心得[M].北京:科学出版社,2011.

[13] 卫生部医政司.神经内科临床路径[M].北京:人民卫生出版社,2012.

[14] 王拥军.哈里森内科学 神经系统疾病分册[M].北京:北京大学医学出版社,2016.

[15] 王翀.神经系统疾病诊疗手册[M].上海:第二军医大学出版社,2013.

[16] 史福平,邸卫英,邸鸿雁.神经内科疾病诊断与治疗[M].上海:第二军医大学出版社,2010.

[17] 蒲传强.神经内科病案分析[M].北京:科学出版社,2010.

[18] 鲁岩,郭春莉.周绍华神经系统疾病临证心得[M].北京:北京科学技术出版社,2016.

[19] 李智文,王柠.神经内科医师查房手册[M].北京:化学工业出版社,2012.

[20] 李晓红,杜国英,马洪亮,等.常见病临床诊疗丛书 脑卒中[M].北京:化学工业出版社,2013.

[21] 李小龙,张旭.神经系统疾病的检验诊断[M].北京:人民卫生出版社,2016.

[22] 郎志谨.MRI新技术及在中枢神经系统肿瘤的应用[M].上海:上海科学技术出版社,2015.

[23] 蒋国卿,聂建堂,董旭.神经内科疾病病例解析[M].上海:第二军医大学出版社,2010.

[24] 贾建平.神经内科疾病临床诊疗规范教程[M].北京:北京大学医学出版社,2010.

[25] 吉训明.脑血管病急诊介入治疗学[M].北京:人民卫生出版社,2013.

[26] 黄如训.神经系统疾病临床诊断基础[M].北京:人民卫生出版社,2015.

[27] 胡维铭,王维治.神经内科主治医生1000问[M].北京:中国协和医科大学出版社,2011.

[28] 韩杰,李明.当代神经系统疾病概论[M].沈阳:辽宁科学技术出版社,2014.

[29] 韩峰,刘淑萍,汪雷.神经系统疾病用药策略[M].北京:人民军医出版社,2014.

[30] 韩恩吉.实用痴呆学[M].济南:山东科学技术出版社,2011.

[31] 顾文卿,张微微,樊东升.神经系统疾病诊断实践[M].北京:科学出版社,2013.

[32] 耿德勤,倪秀石.神经内科临床处方手册[M].南京:江苏科学技术出版社,2011.

[33] 方燕南.神经内科疾病影像诊断思维[M].广州:广东科技出版社,2011.

[34] 杜万良.神经病学精要[M].北京:人民卫生出版社,2010.

[35] 董为伟.神经系统与全身性疾病[M].北京:科学出版社,2015.

［36］崔丽英.神经内科诊疗常规［M］.北京:中国医药科技出版社,2013.

［37］(美)坎贝尔.DeJong 神经系统检查［M］.原书第 7 版.北京:科学出版社,2014.

［38］(美)奥布莱恩.周围神经系统检查袖珍手册［M］.天津:天津科技翻译出版有限公司,2014.

［39］兴红,张德智.中医治疗神经内科失眠患者的疗效观察［J］.吉林医学,2013,34(27):5627.

［40］王建.神经内科脑卒中患者医院感染的临床观察［J］.中国医药指南,2013,11(25):117－118.

［41］彭燕,张玲莉,吴玥,等．神经内科常见用药错误分析及对策［J］.中国实用神经疾病杂志,2013,16
     (15):15－17.

［42］马丽珍,孟繁兴.以多个脑干综合征为表现的脑干出血 1 例［J］.中西医结合心脑血管病杂志,2013,
     11(10):1275.

［43］吕新明,蔺顺利,曹小清,等.小剂量尿激酶治疗 34 例 TIA 的临床体会［J］.航空航天医学杂志,2013,
     24(10):1218－1219.

［44］李军.神经内科脑卒中患者 178 例医院感染的原因分析及对策［J］.当代医学,2013,19(25):72－73.

［45］郭晓莲,邱荣珍.神经内科住院患者 10 例跌倒原因分析及护理对策［J］.福建医药杂志,2013,35(5):
     163－164.